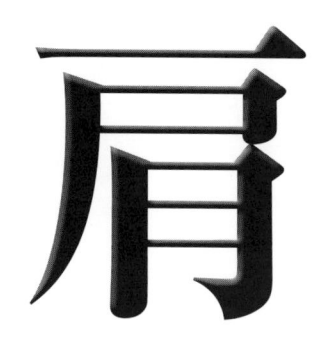

肩 その機能と臨床

第4版

信原克哉
信原病院・バイオメカニクス研究所 院長

医学書院

肩―その機能と臨床		
発　行	1979年10月15日	第1版第1刷
	1984年 9月15日	第1版第4刷
	1987年 4月15日	第2版第1刷
	1995年 1月15日	第2版第4刷
	2001年 4月15日	第3版第1刷
	2011年 8月 1日	第3版第4刷
	2012年10月 1日	第4版第1刷 Ⓒ
	2020年 9月 1日	第4版第4刷

著　者　信原克哉（のぶはらかつや）

発行者　株式会社　医学書院
　　　　代表取締役　金原　俊
　　　　〒113-8719　東京都文京区本郷1-28-23
　　　　電話 03-3817-5600（社内案内）

印刷・製本　永和印刷

本書の複製権・翻訳権・上映権・譲渡権・貸与権・公衆送信権（送信可能化権を含む）は株式会社医学書院が保有します．

ISBN978-4-260-01676-6

本書を無断で複製する行為（複写，スキャン，デジタルデータ化など）は，「私的使用のための複製」など著作権法上の限られた例外を除き禁じられています．大学，病院，診療所，企業などにおいて，業務上使用する目的（診療，研究活動を含む）で上記の行為を行うことは，その使用範囲が内部的であっても，私的使用には該当せず，違法です．また私的使用に該当する場合であっても，代行業者等の第三者に依頼して上記の行為を行うことは違法となります．

JCOPY 〈出版者著作権管理機構　委託出版物〉
本書の無断複製は著作権法上での例外を除き禁じられています．複製される場合は，そのつど事前に，出版者著作権管理機構（電話 03-5244-5088, FAX 03-5244-5089, info@jcopy.or.jp）の許諾を得てください．

第4版 序

　昨年の梅雨入りの頃であろうか，医学書院の北條氏から連絡をうけた。いまだに本書の購読者があるので増刷あるいは改訂の意向はないだろうかとの相談である。話を聞かされて，10年以上も経っている拙書を求めてくれる人々への感謝と，もはや古くなった資料をいまだに提示していることへの自責で，しばし沈思した。だが私は第3版の序で，"自分の手になる第4版は望むべくもない"と記している。もう一度，粉骨砕身してみようかと考えたが，いくども引退興行を繰りかえす歌手のように，不様な声を聴かせたくもない。

　一方，第3版の仕事を終えた私はいつもの習性で肩の資料の蒐集と整理を続けていた。経験する珍しい症例，画像で得られた新しい知見，数千を超える貴重な術中写真，継続的に行なわれてきた追跡調査の結果など，10年間の膨大なお宝が手元に山積している。思えば8年前にWorld Scientific Publisher が出版してくれた英訳本，THE SHOULDER—Its Function and Clinical Aspects が2004年度の英国医学会の Highly Commended Orthopaedics を受賞して以来，仕事が終わったと勘違いしていたようである。背中を押し推薦の辞を書いてくださった津山先生，広畑先生らの墓石を尋ねてみたが，もはや応えてくれない。いずれにしても人生の緞帳は下りる。しばしの黙考のあと踏み出すことを決断した。

　この11年間の大きな変化は発表された論文の多さであった。その中で心打たれて採用した貴重な文献の数は757増えて2,296編になった。また，毎年平均500例ほど行ってきた肩の手術は11年間で4,413件にも達していた。腱板の修復例は1970年開院以来の4,653件を超えたが，これらは患者さんを紹介してくれた大勢の友人たちのおかげである。

　第1版から述べてきた Zero Position と第2肩関節の概念，slipping phenomenon などはもはや常識となった。長い間，関心を惹かなかった腱板疎部損傷 Rotator Interval Lesion，投球中に起きる前後不安定性障害 Antero-Posterior Instability in Throwing，疲労で発現し易い広背筋症候群 Latissimus Dorsi Syndrome などの病態も広く周知されてきている。当院で始まった手術手技，不安定肩に対する NH 法，動揺肩に対する関節形成術 glenoid osteotomy は，長期追跡調査から豊穣な果実を収穫しつつある。

　労苦をともにした医療スタッフ，医師，看護師，理学療法士，放射線技師の諸氏，とくに麻酔科の清成宜人副院長，リハビリテーション部長の立花孝君，それに本書のレイアウト作業に携わってくれた秘書の宮原香枝君，画像作成に協力してくれた研究所の田中洋，野村星一両君，出版にご尽力いただいた医学書院に心から感謝する。

　本書を妻と娘に捧げる。この生きざまに感無量　おもい緞帳垂れ下り。

平成24年9月

信原克哉

推薦の辞

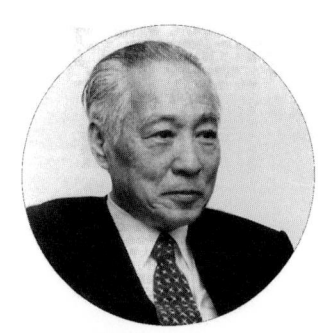

　人間が他の動物と決定的に異なる点は，後肢のみで起立歩行しうる二足動物であり，前肢を体移動とは別の目的の，物を作りそれを使用するという高い知的な動作に使用するという点にあり，他の動物のもたない手という極めて巧緻な器官を，空間の任意な所に位置せしめる肩・肘を含む肩甲上肢帯が，他の動物の前肢と全く違う人間のみのもつ器官として備わっている点である。この意味から，肩は上肢の機能を発揮させるための正に要になっている。

　整形外科の発達に伴い，その包含する多くの問題をより専門的に，より深く研究するグループに分かれ，それぞれの分野で詳細な研究が行われるようになってきた。わが国にも，肩関節とその周辺機構に的をしぼって研究を進めている学徒があるが，本書の著者信原克哉氏は肩関節の問題に取り組んで，すでに20年に及ぶ研究を進めてこられた学究である。私が氏の肩関節に関する種々の研究を，学会や文献誌上で目にするようになってからすでに久しいが，今回氏がライフワークともいうべき，肩関節の研究をまとめられ，多年のお仕事の集大成を世に問われることは，真に歓迎するところである。

　本書をひもとかれれば直ちにわかることであるが，非常にわかりやすい表現を用いながら，しかも学問的に高度の内容を盛られ，肩の分野の先人の主な業績も広く盛り込まれている。最も本書の面目躍如としているところは先人の業績の博引傍証に終わらず，肩の諸問題を考えるとき何が最も大事な点であるかということを，解剖学・運動学・病理学・診断学・治療学すべてにわたり，氏自身の考え方をはっきりと示されている点であり，要領のよい，時にはユーモラスな表現を用いた氏みずからの手になるシェーマ，ならびにこのような単行書としては異例と思われるほど多数のカラー写真が盛られているので，図表を追ってゆくだけで，内容の多くがわかりやすく理解できるほどである。

　信原氏は，昭和45年に兵庫県龍野の地に開業されて以来，多忙な日常の間に肩の研究に対する情熱をもち続け，研究を進めておられる異色の整形外科医であるが，真の学究は野にあっても，決して大学や施設においてなされる研究に遜色することのない仕事をされることを，本書は物語っている。

　筆者は氏の病院を訪れ見学させていただいたことがあったが，その初療よりリハビリテーションに至るまでの設備と診療内容の高度なこと，ことに非常に多くの多種多様な肩関節の患者が遠隔の地からも信原病院に治療を求めて集まっているのを見て，また一例一例の記録が極めて大事に扱われ保存整理されているのを見て，肩関節に関する限りどの大学の肩関節専門診に優るとも劣らぬ内容であるのに感銘を深くした次第であった。病院内に感じられるヒューマンな雰囲気と芸術家肌の院長の弾かれるエレクトーンの調べは，なおいっそう訪問を楽しいものにしたのであるが，氏は常に若々しい情熱をもって，研究にも診療にも純真な個性を発揮しておられる。

　氏が肩関節の研究に打ち込まれるようになった動機をたずねたところ，1955年版のBATEMANの著書「肩」に魅せられて以来とのことであった。学者が情熱をかけたライフワークをまとめた著作が他の学者を鼓舞し，進路を定める機縁になることのある好い例であるが，この信原氏が多年の研究をまとめられた本書も，必ず読む人に肩に関する多くの知識を教えるのみでなく，感動，鼓舞させるものがあると信ずる。

1979年8月31日

東京大学名誉教授　津山直一

推薦の辞

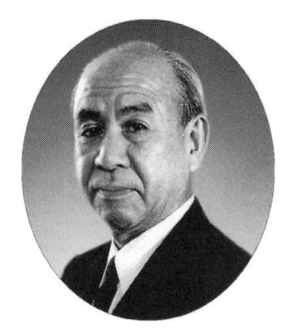

　まず，日本で最初の肩の専門書が同僚の信原先生によって発刊されたことを心から祝福したい。

　この本の各項の至るところに彼の持ち前の優れた才覚と叡智があふれ，その背景になったバイタリテイーが滲んでいる。彼には才智とは別に，臨床家にとって重要なモチベーションを大切にし，素直にこれを生かしてゆく一面がある。そのため，このような立派なライフワークが続けられたものと思う。

　彼の「肩」との出会いは，私の記憶によると昭和34年入局後日も浅く人跡未踏と噂された，十津川村の電源開発ダム工事の診療所出張時代であろう。勧めもあって携行した神中整形外科学とBATEMANの肩の2冊の本を読了した若い彼が，熊野杉の山間で肩に魅せられて「肩」に憑かれたといってよかろう。

　爾来，私は酒を汲み交わす毎に肩談義を聞かされてきたが，何時の間にか次第にその機会も少なくなった。お互いに職場がはなれたことにもよるが，私自身が"後脚"に興味を持ち，彼が"前脚"に造詣が深くなったせいかも知れない。

　昭和38年8月より2年間米国へ留学したが，飛行場についた日から助手として手洗いをしたほどの人物であり，一例でも多くの専門医の手術例を貪欲にみてきている。

　昭和40年帰国し，大学に在籍して米国での貴重な経験を生かし，骨移植の研究（Kobe Bone）と本格的に「肩」の勉強に精出したのである。事情があって高知の病院に転院し，ここで彼は忙しい診療のさなかに，"リハビリテーション"について勉強し，この本に書かれている彼独特の肩の患者の治療体系を確立したものと思う。

　昭和45年3月より故郷に帰り，現在の整形外科病院を開設した。院長でありながら自ら陣頭にたち，また私達の教室の若い人の卒後教育に当たってもらっている。神戸大での実地医家の立場から医学概論や肩についての名講義は学生間で好評であり，これからの日本の医学教育者としても欠かせない人である。

　このような彼が，整形外科医になって20年の貴重な経験を生かして書いたのがこの本である。あるときは逆境に耐えながら，また，忙殺されるような病院経営の中にあってこのような名著が出版されたが，読者の多くはその超人的な努力にただ敬意を表すのみであろう。

　昨年は15年ぶりで日本肩関節研究会の若い人達とともにアメリカに渡り，切り込み隊長としてMAYO ClinicやCAMPBELL Clinicを訪れて堂々と互角に討論をまじえてきた。再びこの秋は肩関節研究会会長としての手腕とその活躍が大いに期待されている。

　この卓抜な"コク"のある肩の本はいままでの20年の間，才智に恵まれ優れた整形外科医として積んできた彼の業績の集大成といえる。

　WATSON-JONESに勝るとも劣らぬ，彼の天性ともいうべき比喩と文章表現の上手さが至るところにみられるのも圧巻である。忙しい臨床家に"肩凝り"を感じさせずに，清涼感をもって理解されるので，患者のために役立つ本になるものと信じている。

　この肩の本が世に出てこの方面の研究者や臨床家の糧になれば，友人の一人として最大の喜びでもある。

昭和54年8月25日

神戸大学教授　広畑和志

第3版 序

　第2版が世に出てからはや14年の歳月が流れた．その間に多くの肩の専門書が刊行され，肩に関する知識は急速に敷衍されてゆく．自分の著述したものが色褪せつつあることを知りながら，私は脱稿の期日で医学書院と違約を続けた．実は第3版は数年前に書き終えていたのである．しかし，読み直してみるとそれは旧版を焼直した旧態依然のもので，私自身そこからは何の感動も得られなかった．

　"ライフワークとしてこの原稿は渡せない"と考えた私は，まったく新しい布地に肩を描こうと決意した．それを用意するには上質の糸が必要である．正確な評価と診断に基づかない粗雑な素材や，短期間の結果で得た細切れの糸は役に立たない．作業は糸紡ぎから始められた．縦糸には文献から博引し選別した英知を，横糸には当院の臨床経験，長期の追跡調査を行なって得た資料をコンピューターに入力して再評価したものが用いられた．

　数年かかって織りあげられた布に，私は the end result idea の筆を使って望む絵柄を書き込んでいった．Zero Position の概念，第2肩関節，挙上位での不安定性を示す病態 slipping，バイオメカニクスを通じて明らかになった諸現象，PUTTI-PLATT 変法としてのNH法，Loose Shoulder に対する手術手技 glenoid osteotomy，運動痛と不安定性を主徴とする病態 Rotator Interval Lesion，throwing plane，投球中に起きる前後不安定性障害 APIT，疲労で発現し易い広背筋症候群 Latissimus Dorsi Syndrome などがそれである．

　自分の手になる第4版は望むべくもない．ドグマの強い文様がくっきり浮かび上がったこの布を，読者諸氏はどう理解してくれるだろうか，不安は尽きない．

　ゲーテの詩に"なみだとともにパンを食べたことのない人は，おんみ人生をしらない"という一節がある．泣くというのは"悲しみ・苦しみ・喜びで心を動かされて声を出し，涙を流すこと"を言うと解説されている．自分の苦痛や苦労は泣くに値しないが，書き終えて瞑想するとなぜか心が哭いていたのは事実である．

　苦労をともにした当院のスタッフ諸氏，改訂作業に携わってくれた秘書の大西智密君，研究員の野村星一君，医学書院の岩野文男・礒川正男の両氏に心から感謝する．

　本書を妻と娘に捧げる．たそがれてひとり，般若心経．

平成13年3月

信原克哉

第2版 序

　過日，ふとある師家の説話にふれる機会に恵まれた。それは「誰も生まれたときのことと死について知らない。人は何処からきて何処に去るのかわからないが，そのうちに育ってきた自我──それを解脱するために修業の道を歩んでいるのだ」というものであった。ちょうど改訂を仕終えて一息ついていた私には彼の言葉が「お前は自我から脱却しないでその集約ばかりしているではないか，それに修業が終わったと思っているな」というように響いたものである。

　思えば7年前，初版本を手にして考えたのは，将来の足がかりのために経験した病態の評価を入力して，得た資料を基にできるだけ多くの仮説をたてておこうということと，今まで行ってきた自分達の医療を追跡調査で再検討してみようということであった。幸いなことによい仲間と患者さん達の協力で，この両輪はゆっくりだが着実に動き始め自我の荷台は前進してきたようである。

　一方，今回蒐集した文献の数は，前回読破した論文のそれをはるかに上まわるものであった。過度とも思える膨大な情報量のなかから，ひかる珠玉の業績を探し出す作業は老眼鏡が必要となった自分にはかなり苦痛となっていた。十分，咀嚼して紹介したつもりだが，なお不消化とのそしりは免れ得ないものであろう。

　師家への言いわけはこの程度の努力で許されるだろうか。肩を凝らして思惟する自分に母から「休息萬命」の短冊が舞い，友からの賀状への添書「人みるもよし，みざるもよし，花ひとりひらく」が目に入る。

　初版の序をお願いした津山先生と広畑先生から，「息の長い本にしなさいよ」と激励されたことを今でも銘記している。

　ご指導いただいた諸兄，苦労をともにした諸氏に心から感謝しつつ。

昭和62年3月

信原克哉

第1版 序

　10年ほど前のことである．病院作りに忙しかった頃，ふと研究から離れなければならない自分をみつけて淋しく感じたことがある．それをまぎらすためであろうか，「肩・その目次，肩の機能と解剖・肩の疾患・肩のリハビリテイション」と書いたメモを作って机の片隅に貼り付け，いつの日かこのライフワークを仕上げようと思った記憶がある．
　その頃，私の目の前にはいつも CODMAN と BATEMAN の本があった．他のものはいつとはなく書棚に入ってゆくのに，不思議とこの2冊は親しい先輩のように感じて手許に残されているのである．しかし一方では，日本に未だ「肩」というタイトルを持つ書が一冊もないのが癪でならなかった．自分自身で書きあげて——と自負してみたが CODMAN でさえ60歳を過ぎ，やっと自分の時間を持つことができ，資料を顧みながら「THE SHOULDER」というバイブルを著述し得たのである．自分が努力するのはまだまだ先のことだろうと悠々とかまえていた．
　一昨年のことである．広畑教授から医学書院に肩の本を出版する企画があるので，早く原稿を仕上げては，と発破をかけられて重い腰をあげ，なぐり書きの草稿を整理し始めたが，それにしても何とこの仕事をごく簡単に考え，無為にこの数年を過ごしてきたことだろう．文献の蒐集とその読破，臨床資料の整理に予想外の時間と労力が費やされるのに愕然として，自分のような臨床医には到底無理——と考えたことが幾度かあった．しかもこの仕事に固執している間に，診療や日常生活にひずみがおきているのではないか，という不安も絶えず続いていた．もしそうだったとしたら患者，友人，それに家族に申し訳ないことをしたと思う．
　出来上がった本をみると，仕事をやりとげたという爽やかさとは別に，自分のドグマが強くでていることに反省と不安が交錯する．そこに誤りや不十分な部分が多くあるとすれば，それは私の不勉強と無精の故であろう．遠慮なく本書の上に書き足していただきたいし，御教示賜りたいものである．しかし内容に虚飾はないつもりである．多くの症例を経験されているかたは資料の一端としてご利用くだされば嬉しく思う．
　最後にいろいろご助力いただいた神戸大学整形外科教室（柏木大治名誉教授・広畑和志教授）および麻酔科教室（岩井誠三教授），当院の小林・塚西両先生および平岡悦代氏，それに本書のために御尽力された医学書院の諸氏に深く感謝の意を表したい．

　本書を敬愛する母に捧げる．

昭和54年9月

信原克哉

目次

第1章　肩とは ——————————————————— 1

第2章　肩の医史 —————————————————— 7

1. 歴史的考察 ———————————— 8
2. 肩関節外科の黎明 ———————— 9
3. 日本の整形外科と肩関節外科 ——— 10
4. 日本肩関節研究会の誕生 ————— 10
5. 世界「肩の外科」の動向 —————— 12
6. アジア肩関節学会の発足 ————— 12

第3章　肩のつくり ————————————————— 15

A．肩の骨　bones of the shoulder ——————— 15
　1. 鎖骨 —————————————— 15
　2. 肩甲骨 ————————————— 16
　3. 上腕骨 ————————————— 19
　4. 躯幹（胸郭） ——————————— 21

B．肩の関節　joints of the shoulder —————— 21
　1. 胸鎖関節 ———————————— 22
　2. 肩鎖関節 ———————————— 22
　3. 肩関節 ————————————— 23

C．肩の注油（肩の滑液包）
　the bursas of shoulder region —————— 24

D．肩の筋群　muscles of the shoulder ————— 24
　1. 躯幹と肩甲骨を結ぶ筋群 ————— 25
　2. 躯幹と上腕骨を結ぶ筋群 ————— 26
　3. 肩甲帯と上腕骨を結ぶ筋群 ———— 26

E．肩の空隙　spaces of the shoulder —————— 28

F．肩の神経と脈管
　nerves and blood vessels of the shoulder — 29
　1. 腕神経叢 ———————————— 29
　2. 肩関節周辺の神経 ———————— 30
　3. 肩周辺の脈管 —————————— 32

第4章　肩の仕組み ————————————————— 33

肩の複合機構　the shoulder complex ————— 33
　1. 肩関節 ————————————— 34
　2. 第2肩関節 ——————————— 36
　　a．その誕生 —————————— 36
　　b．第2肩関節の機構 —————— 38
　　c．大結節の可動域 ——————— 39
　3. 肩甲胸郭（肋骨）関節 —————— 41
　　a．その運動と方向 ——————— 42
　　b．肩甲骨の可動域 ——————— 42
　　c．係留筋の特性 ———————— 43
　4. 肩鎖関節とC-Cメカニズム ———— 44
　　a．肩鎖関節の機能 ——————— 44
　　b．C-Cメカニズム ——————— 44
　5. 胸鎖関節 ———————————— 45
　6. 上腕二頭筋長頭腱 ———————— 45

第5章 肩のバイオメカニクス ─────────── 47

A. 肩の用語と肢位
   terminology in the shoulder and arm positioning ─────── 47

B. 運動の種類と相
   types and phases of motion ─────── 52

C. 肩のブレーキ brake of the shoulder ─── 54

D. CODMAN の逆説
   the paradoxes by CODMAN ─────── 55

E. 代表的な肩の動作
   representative motions of the shoulder ─── 55

F. 腱板の動き function of the rotator cuff ─── 57

G. 腱板モデルによる腱板の研究
   study on rotator cuff composed shoulder model ─────── 58

H. 肩甲骨面Nの設定 setting scapular plane N ─────── 59

I. 挙上・下降時の総合筋力
   general muscle force at elevation and depression ─────── 60

J. 肩甲上腕リズム scapulohumeral rhythm ─────── 61
   1. その背景 ─────── 61
   2. 肩甲上腕リズムの解析 ─────── 62

K. 臼蓋骨頭リズム glenohumeral rhythm ─── 64
   1. 肩の動きの分解 ─────── 64
   2. 肩は複合関節 ─────── 64
   3. 挙上と下降運動パターン ─────── 64

L. 臼蓋の形状 shape of the glenoid ─────── 66

M. 上腕骨骨頭の形状
   shape of the humeral head ─────── 66

N. 骨頭と臼蓋の動態観察
   observation of motion of the humeral head and glenoid ─────── 67

O. 骨頭と臼蓋間の，接触面の変化とその作用点の推移
   changes in the contact area between the humeral head and the glenoid, and tracing of action points ─────── 69

P. 骨頭と臼蓋の動態
   author's observation on motion of the humeral head and glenoid ─────── 71

Q. 肩甲骨の動態 motion of the scapula ─── 72

R. 上腕骨と肩甲骨の回旋
   rotation of the humerus and glenoid ─── 74

S. 臼蓋骨頭リズムの ball roll と gliding の分析
   analysis of ball roll and gliding motion in glenohumeral rhythm ─────── 75

T. 挙上動作における骨頭中心と骨頭瞬間回旋中心の位置変化
   changes in position of the center of the humeral head and the instant rotation center of the humeral head in elevation ─── 76

U. 肩関節内圧の変化
   changes in intraarticular pressure ─────── 77
   a. その方法 ─────── 78
   b. 得られた知見 ─────── 79

V. 肩峰下圧の変化
   changes in subacromial pressure ─────── 79
   a. 方法と資料 ─────── 80
   b. 結果 ─────── 80

W. 最近のバイオメカニクスの進歩
   recent advancement in biomechanics ─── 81

第6章 肩の診察 —————————————— 85

A. 肩のみかた
method of examination of the shoulder —— 85
1. 診察のマニュアル ———————— 85
2. 診察 ——————————————— 86
  a. まず聞く ————————————— 86
  b. 視て触れる ———————————— 87
  c. 動かしながらみる ————————— 92
3. 主な疾患の痛みの特徴 ————————— 101
4. 診断のためのブロックの部位 ————— 102

B. 肩の画像　radiography of the shoulder —— 102
1. レントゲン写真検査 ————————— 102
  a. 撮りかたとみかた ————————— 103
  b. 正常レントゲン写真：読影上の注意 —— 107
2. 肩関節造影 ————————————— 114
3. 動的関節造影 ———————————— 115
  a. 関節造影のしかた ————————— 115
  b. 動態の観察 ———————————— 116
  c. 疾患別所見 ———————————— 117
4. 肩鎖関節造影 ———————————— 119
5. 関節内圧減圧法―治療法としての応用 —— 120
6. 肩のMRI ————————————— 122
  a. MRIの現況 ———————————— 122
  b. 当院のMRI ———————————— 122
  c. 機能的三次元MRI ————————— 123
7. 肩のCT —————————————— 124
  a. 当院のCT ———————————— 124
  b. その他 ————————————— 124
8. 肩の超音波診断 ——————————— 125

C. 肩の評価
functional evaluation of the shoulder —— 125
1. 計測と記録 ————————————— 125
  a. 日整会の用いている測定法 ————— 125
  b. 肩関節疾患治療成績判定基準 ———— 127
  c. 筆者が用いている方法 ——————— 127
2. 肩の筋力テスト ——————————— 132
  a. 評価の方法と表示 ————————— 132
  b. 筋力テストの実際 ————————— 133
  c. 実施上の注意点 —————————— 140
  d. 筋力解析装置 ——————————— 140
3. 肩の日常生活動作群 ————————— 140

D. 肩の運動―記録と分析
motion of the shoulder―recording methods and analysis —————————————— 142

E. 肩の関節鏡検査
arthroscopy of the shoulder ———————— 142

F. 肩の電気的検査法
examination of the shoulder using electrical methods ————————————————— 143
1. 強さ―時間曲線と時値 ———————— 143
2. 筋電図 ——————————————— 143
3. 筋電図による知見 —————————— 144
4. 動作筋電図による解析と所見 ————— 145

第7章 肩の疾患 ————————————— 147

A. 肩関節周囲炎　periarthritis of the shoulder — 147
1. 五十肩とは ————————————— 147
2. 歴史的考察 ————————————— 149
  a. CODMAN以前 ——————————— 149
  b. CODMAN以後 ——————————— 150
3. 症候群の整理と分類 ————————— 151
4. 筆者の分類 ————————————— 152
5. 五十肩の臨床 ———————————— 152
6. 烏口突起炎 ————————————— 155
7. 肩峰下滑液包炎 ——————————— 155
8. 肩関節腱板炎 ———————————— 156

B. 石灰沈着性腱板炎
calcifying tendinitis, calcified tendinitis — 156

C. 上腕二頭筋長頭腱の疾患
diseases of the long head of biceps tendon ————————————————————— 158
1. 上腕二頭筋長頭腱炎 ————————— 158
2. 長頭腱の断裂と脱臼 ————————— 159
  a. 長頭腱の断裂 ——————————— 159
  b. 長頭腱の脱臼 ——————————— 163

D. インピンジメント症候群
impingement syndrome ——— 163
1. インピンジメントと腱板，関連する因子 — 164
2. 診断 — 166
3. 治療 — 168

E. 肩関節拘縮　stiff and contracted shoulder ——— 169
1. 拘縮の定義 — 169
2. 診察のしかた — 169
3. 病態の分析 — 171
4. 拘縮への流れ — 172
5. 治療 — 173
   - a. 第2肩関節形成術 — 173
   - b. 三角筋切除術 — 174
   - c. 大胸筋移行術 — 174
   - d. 肩甲骨頚部骨切り術 — 175
   - e. 上腕骨頚部骨切り術 — 176
   - f. 大結節整復術 — 176

F. 腱板損傷　injury of the rotator cuff ——— 176
1. 腱板断裂に関する知見 — 177
2. 当院資料 — 178
3. 症状と診断 — 179
4. 外傷と変性 — 185
5. 腱板断裂の分類 — 185
   - a. 断裂の種類 — 186
   - b. 筆者の分類 — 186
   - c. 断裂腱と形状，可動制限 — 191
   - d. それぞれの断裂形状の特徴 — 192
   - e. 形状分類に対する検討 — 194
6. 治療 — 195
   - a. 保存的療法 — 195
   - b. 観血的療法 — 196
7. 後療法 — 210
   - a. 術直後の後療法 — 210
   - b. ギプス装着中の後療法 — 211
   - c. ギプス除去後の後療法 — 212
   - d. リハビリテーション期間中の注意 — 213
8. 腱板修復後の予後 — 214
   - a. 追跡調査資料の内容 — 214
   - b. 結果 — 214
   - c. 成績不良症例の検討 — 215
   - d. 再手術症例の検討 — 216
   - e. その他の手術手技 — 217
9. 両側腱板断裂症例の検討 — 217

G. 腱板疎部損傷
rotator interval lesion (RIL) ——— 217
1. 解剖と機能 — 218
2. 一般的事項とその病態 — 219
3. 病態の分析 — 220
4. 症状と診断 — 220
5. 治療 — 222
   - a. 保存的療法 — 222
   - b. 手術の術式と所見 — 223
   - c. 後療法 — 226
6. 追跡調査・術後の成績 — 226

H. 動揺性肩関節　loose shoulder ——— 228
1. Loosening — 229
   - a. 肩自体の loosening — 229
   - b. いわゆる動揺性肩関節（遠藤・滝川） — 229
   - c. 全身疾患の一分症 — 229
   - d. 麻痺性の動揺性肩関節 — 230
   - e. その他のもの — 230
   - f. 動揺性肩関節症（筆者） — 231
   - g. 外国文献にみられるもの — 233
2. 定義とその変遷 — 233
3. 症状と診断 — 234
   - a. 下方への動揺性 — 234
   - b. 前後の動揺性 — 234
   - c. 挙上位での動揺性 — 234
   - d. 筋力の状態 — 235
   - e. 画像所見と診断 — 235
4. 治療 — 236
   - a. その歴史と現況 — 236
   - b. 治療法 — 237
   - c. 臼蓋骨切り術（筆者） — 238
5. 追跡調査・術後の成績 — 241
   - a. 一般的事項と症例の内容 — 241
   - b. 術後の成績 — 243
   - c. 臼蓋骨切り術の評価 — 245
   - d. 動揺性肩関節に関する研究 — 247

I. 肩結合織炎　fibrositis of the shoulder ——— 248
1. 肩凝りとは — 248
2. 結合織炎 — 249
3. 肩結合織炎の諸原因 — 251
4. 症状 — 254
5. 治療 — 254
   - a. 注射療法 — 254
   - b. 鍼療法 — 255

- c．星状神経節ブロック ... 256
- d．理学療法 ... 256
- e．内服剤 ... 256
- f．患者自身の注意事項 ... 256
- g．手術療法 ... 257

J．その他の疾患　miscellaneous diseases ── 257
1. 先天性肩関節脱臼 ... 257
2. 先天性臼蓋形成不全 ... 258
3. 内反上腕骨 ... 258
4. 先天性肩甲骨高位症 ... 259
5. 先天性鎖骨形成不全 ... 259
6. 烏口鎖骨靱帯の異常 ... 260
7. 変形性肩関節症 ... 261
8. 外傷性鎖骨遠位端骨溶解症 ... 262
9. 上腕骨骨頭の骨変化 ... 262
10. 肩の骨軟骨症（炎） ... 262
11. 化骨性筋炎と異所化骨 ... 263
12. 荷こぶと肩峰上滑液包炎 ... 263
13. 弾発肩 ... 263
14. 肩とエントラップメント ... 265
    - a．肩甲上神経のエントラップメント ... 265
    - b．肩甲背神経のエントラップメント ... 265
    - c．鎖骨上神経のエントラップメント ... 265
15. 神経脈管圧迫症候群 ... 265
16. 肩手症候群 ... 266
17. Neuralgic amyotrophy ... 266
18. 神経病性肩関節症 ... 266
19. 肩とリウマチ ... 266
20. 肩と結核 ... 270
21. 肩と化膿，いろいろな関節炎 ... 271
22. その他 ... 273

第8章　肩の骨傷 ── 277

A．肩関節脱臼　dislocation of the shoulder ── 277
1. はじめに ... 277
2. 外傷性肩関節脱臼 ... 278
    - a．一般的事項 ... 278
    - b．病態 ... 278
    - c．整復法 ... 278
    - d．固定法 ... 279
3. 陳旧性肩関節脱臼 ... 280
    - a．経過と症状 ... 280
    - b．整復方法 ... 280
4. 反復性肩関節脱臼 ... 281
    - a．脱臼の諸因子 ... 281
    - b．病態と症状 ... 285
    - c．診察 ... 285
    - d．治療 ... 287
5. その他の脱臼 ... 305
    - a．習慣性脱臼 ... 305
    - b．随意性脱臼 ... 305
    - c．麻痺性疾患 ... 306
    - d．痙攣性疾患 ... 306
6. 亜脱臼 ... 306
    - a．亜脱臼とは ... 306
    - b．筆者の見解と術後経過 ... 307
7. 後方脱臼・後方亜脱臼 ... 307

B．肩鎖関節脱臼　dislocation of the acromioclavicular joint ── 311
1. 病態の分類 ... 311
2. 当院資料 ... 312
3. 症状 ... 313
    - a．新鮮例 ... 313
    - b．陳旧例 ... 313
4. 画像の撮影方法と所見 ... 313
5. 治療 ... 314
    - a．保存的療法 ... 314
    - b．観血的治療 ... 315
6. 肩鎖関節脱臼に被覆された腱板損傷 ... 321
7. 考察 ... 321

C．上腕骨骨折　fracture of the humerus ── 322
1. 骨折の分類 ... 323
2. 当院資料 ... 324
3. 治療 ... 325
    - a．近位部の骨折の治療 ... 325
    - b．観血的治療 ... 331

D．胸鎖関節脱臼　dislocation of the sternoclavicular joint ── 337

E．鎖骨骨折　fracuture of the clavicle ── 337
　1．当院資料 338
　2．治療 338
　　a．保存的治療 338
　　b．手術的治療 339
　　c．筆者の愛用法 340
　　d．予後 342

F．肩甲骨骨折　fracture of the scapula ── 343
　1．当院資料 343
　2．骨折の部位と治療 343
　　a．体部骨折 343
　　b．烏口突起骨折 344
　　c．肩峰・肩甲棘骨折 346
　　d．頚部・臼蓋骨折 346
　3．結果 348

第9章　肩とスポーツ ── 349

A．投球動作の解析と投球障害
　　analysis of throwing motion and injuries ── 349
　1．投球障害 349
　2．障害の要因 349
　3．投球動作の観察 350
　4．当院の運動分析と計測方法 350
　　a．計測方法の変遷 350
　　b．投球動作の諸相 354
　　c．各相での観察・注目点 354
　　d．投球動作のキーポイント 358
　　e．当院での投球動作の相分類 358
　　f．投球動作の所要時間と疼痛を訴える相 359
　　g．筆者の相分類 359
　5．投球動作分析結果 359
　6．NAC Selgraph System による運動学的解析 364
　　a．プロ野球投手の投球分析 364
　　b．高校野球投手の投球分析 365
　　c．少年野球投手の投球分析 366
　　d．体幹の捻じれと投球腕の鞭打ち様運動 368
　　e．重要な第Ⅱ相から第Ⅲ相への移行 370
　　f．体幹と肩の回旋・膝と骨盤の捻じれおよび
　　　　肘の高さとの関係 371
　　g．好調と不調時の比較 373
　7．諸家の報告 375
　8．Qualisys 三次元運動解析システムによる分析 375
　　a．トップポジションの運動学的解析 375
　　b．ボールリリース時の肩関節の投球姿勢と
　　　　肩関節負荷との関係 375
　　c．子供の投球動作 377
　　d．骨頭と臼蓋の位置関係 378
　　e．投球障害肩と関節間力の関係 378
　　f．投球フォームによる投球動作の運動学的相違 385
　9．投球面の概念 385
　　a．投げかた（投球方法）の種類 385
　　b．投球面の設定 386
　　c．投球面の計測 386
　10．投球障害の臨床 387
　　a．はじめに 387
　　b．当院資料 389
　　c．男女・世代・種目別分類 389
　　d．疼痛の発生する相 389
　　e．障害に関係のある因子と部位 389
　　f．スポーツ障害の発生頻度 390
　　g．競技別の特徴 390
　　h．少年野球選手の障害 391
　　i．各世代の特徴 391
　　j．関節内圧の関与 394
　　k．投げ方の問題 394

B．投球動作による肩の疾患
　　shoulder disorders caused by throwing ── 395
　1．上腕二頭筋長頭腱炎およびスラップ障害 396
　2．腱板炎（肩峰下滑液包炎）および
　　　棘上筋腱断裂 396
　3．腱板疎部損傷 397
　4．後方関節包炎と棘下筋腱炎，棘下筋症候群 399
　5．肩関節内インピンジメントと肩後方の緊張 399
　6．不安定肩関節症 403
　7．ベネット障害 404
　8．投球面における前後不安定症
　　　（腱板疎部損傷・棘下筋腱障害合併症候群） 406
　　a．APIT の発生機序 406
　　b．APIT の解析 407
　　c．APIT の臨床 408
　　d．まとめ 409

9. 疲労による投球障害 ……………………… 410
   a. 広背筋症候群 ……………………… 410
   b. 肩凝り・上腕三頭筋長頭腱・小円筋の過緊張 … 411
   c. 四角腔症候群 ……………………… 411
   d. 神経の障害 ………………………… 411
10. 特異的な骨傷 ……………………………… 412
   a. 上腕骨骨端線の障害 ……………… 412
   b. 上腕骨投球骨折 …………………… 412

C. 投球障害の治療
treatment of throwing injury ────── 412
1. はじめに ………………………………… 412

2. 治療方針 ………………………………… 413
3. 投球による肩の障害の予防的訓練 ……… 413
4. 治療上の留意点 ………………………… 414

D. 投球障害の予防
prevention of throwing injury ────── 414
1. その基本 ………………………………… 414
2. 予防対策 ………………………………… 414
3. 管理体制 ………………………………… 414
4. まとめ …………………………………… 415

第10章　肩の治療 ──────────────────────── 417

A. 局所注射のしかた
methods of injection and block ────── 417
1. 肩峰下滑液包 …………………………… 417
2. 肩甲骨内上角 …………………………… 417
3. 肩甲上神経 ……………………………… 417

B. 外固定のしかた
methods of immobilization ────── 418
1. 布・包帯固定 …………………………… 418
2. ギプス固定 ……………………………… 418

C. 関節への侵入方法
surgical approach to the shoulder joint ── 420
1. 前方侵入 ………………………………… 420
2. 上方侵入 ………………………………… 421
3. 側方侵入 ………………………………… 422
4. 後方侵入 ………………………………… 422
5. 腋窩侵入 ………………………………… 422
6. 肩甲骨侵入 ……………………………… 423

D. 手術時の肢位　surgical position ────── 423

E. 手術術式　surgical techniques ────── 423
1. 腱板断裂形成術 ………………………… 423
2. 腱板疎部形成術 ………………………… 423
3. 臼蓋骨切り術 …………………………… 423
4. 第2肩関節形成術，三角筋切除術，大胸筋移行術，肩甲骨頚部骨切り術，上腕骨頚部骨切り術，大結節形成術 ……………………… 423
5. 肩甲骨内上角切除術 …………………… 423

6. 反復性肩関節脱臼形成術 ……………… 423
7. 肩鎖関節脱臼形成術，鎖骨端切除術 … 423
8. 鎖骨骨折に対する術式 ………………… 424
9. 肩関節滑膜切除術 ……………………… 424
10. 上腕骨回旋骨切り術 …………………… 424
11. 筋腱移行による機能再建術 …………… 424
12. 筆者の行っている方法（BATEMAN法と広背筋腱移行術の併施）……………… 425
13. 肩関節固定術 …………………………… 426

F. 肩の人工関節
replacement arthroplasty of the shoulder
────────────────────────── 428
1. その歴史と現況 ………………………… 429
2. 人工肩関節の種類 ……………………… 429
   a. 人工骨頭 …………………………… 430
   b. 人工関節 …………………………… 430
3. 人工肩関節の臨床 ……………………… 437
   a. 適応 ………………………………… 437
   b. 当院資料 …………………………… 439
   c. 手術手技 …………………………… 439
   d. 手術のコツと合併症 ……………… 440
   e. 後療法 ……………………………… 442
   f. 当院の成績と諸家の報告 ………… 443
   g. 骨セメントの使用 ………………… 445
   h. 成績が良くない症例の検討 ……… 445
   i. 人工骨頭と関節置換の対比 ……… 445
   j. 考察 ………………………………… 446
   k. 機能的人工関節の展望 …………… 448

G．鏡視下手術　arthroscopic surgery ── 449
　1．本邦での鏡視下手術　449
　2．肩関節学会での鏡視下手術　449
　3．当院での鏡視下手術　450
　4．最近の報告　450
　5．考察　450
　6．不良例の供覧　451
　7．まとめと独り言　454

第11章　肩の理学療法 ── 455

A．基本的手技　basic techniques ── 455
　1．マッサージ　455
　　a．準備　455
　　b．手技　455
　2．リラクゼーション　456

B．運動療法　therapeutic exercise ── 456
　1．患者自身が行う方法　457
　2．徒手手技による方法　459
　　a．全面介助による方法（他動運動）　459
　　b．相反する動きを反復させる方法　459
　　c．Rhythmic stabilization　459
　　d．矯正による方法　459
　3．器械・器具を用いる方法　460
　　a．スリングによる懸垂訓練　460
　　b．スプリングによる懸垂訓練　460
　　c．滑車による訓練　460
　　d．振り子運動訓練　461
　　e．棒・桿体操　462
　　f．指梯子訓練　462
　　g．肩輪転器による訓練　462
　　h．水中機能訓練　462
　　i．サイベックス-II による訓練　462
　　j．その他の訓練　462
　4．筋力増強訓練　463
　　a．カフエクササイズ　463
　　b．ストレッチ　463
　　c．関節モビライゼイション　464
　　d．肩甲骨の訓練　464

C．物理療法　physiotherapy ── 465
　　a．ホットパックによる温熱療法　465
　　b．極超短波ジアテルミー　465
　　c．超音波ジアテルミー　465
　　d．赤外線照射法　465
　　e．寒冷療法　465

文献 ── 467

事項索引 ── 509

人名索引 ── 522

第1章　肩とは

　日常，患者と接していると「若いのによく肩が凝る」とか，年配の人が「肩が痛くてあがらない，五十肩かな」などと訴えるのをよく聞く。世間でも威張った人を「肩をいからせて歩く」と評したり，優しくなだらかな女性のそれを「なで肩」などと称している。このように，肩という言葉はよく使われているが，頚から腕までの曲線を指したり，あるときは三角筋周辺の腕の付け根のあたりをいったりする，部位を示す名詞的な使いかたと，責任を担ったり，感情を表したり，あるいは対人関係を感じたりする動詞的用法の両面があり，その範囲は広い。では一体「肩」というのはどこをいっているのだろう（表1-1）。

　まず，漢和辞典を開いてみよう。そこには「肩（けん）は臂の本，即ち膊（かた）也。戸は其，形を象る（かたちどる）故に戸と肉（月）を合わす」とあり，また，字統には「肩の形に象る。肩胛骨が腕に連なる骨臼部分の形と，その下に肉を加えて，その嵌接する部分を示す」と説明されている。要するに，肩とは象形と表意の二つが合わされできあがった文字であることがわかるが，これでもまだ漠然とした感じがある。現在，肉月は月となり肋骨を表していた部分も簡素化されてしまっている（図1-1）。ただ嵌接という表現は，現在私たちが使っている関節に比して意味合いが深いものである。

　一方，欧米ではthe shoulderという語でこの部を表現しているが，辞書には「頚と上腕間の躯幹部分，あるいは身体と上腕を連結する関節をいう」と，二つの部分の総称であると一層明確な説明がなされていて，さらにこれをshoulder jointとshoulder girdleとに分けて，肩関節と肩周辺部分を区別している。

　わが国でも，医学上はこれにならって肩関節，肩甲帯などと表現するようになり，前者は躯幹から上肢が分離する肩甲上腕関節 the glenohumeral jointを指し，後者は上肢帯ともいって鎖骨と肩甲骨からなる全域を示している。したがって「肩」は，肩関節と肩甲帯の全部を包括したものと考えるのが妥当であろう。時に，肩関節を広義に解釈して肩そのもの，すなわち肩甲帯を含んだものとする成書もあるが，ここではこれは採らない。

　肩は一体どういうものが変化してできあがったのだろう。身近な動物達の肩はどのようになっているのだろうか。野をかけ森をとびかう犬や兎，小鳥にもたしかに肩がある。しかし蛇や百足に「君の肩は」と問いかけると，彼らは頭をかしげて考えるだろう（図1-2）。この疑問に対しGEGENBAUER（1878）は，肩は魚のヒレから発達したものだというlateral fin theoryを打ち立てた。となると，現在私達の肩の原形は魚から始まっているわけで，それ以前の動物にはないのである（図1-3a）。

表1-1　肩いろいろ

1. 名詞的用法
   　なで肩，怒り肩，肩掛，肩叩き，肩いれ，山の肩，肩書き
2. 動詞的用法
   　動　　作：肩がいい，肩を貸す
   　責任負担：肩が軽くなる，肩の荷がおりる，肩にのしかかる，双肩にかかる，肩透かしする（回避）
   　感情表現：肩で息をする（苦痛），肩を窄める，肩を落とす（失意），肩身が狭い（失敗），肩で風を切る（威勢），肩をいからす，肩を張る（威圧）
   　対人関係：肩入れをする（応援），肩を持つ（加担），肩を貸す，肩代わり（援助），肩を並べる（競争）

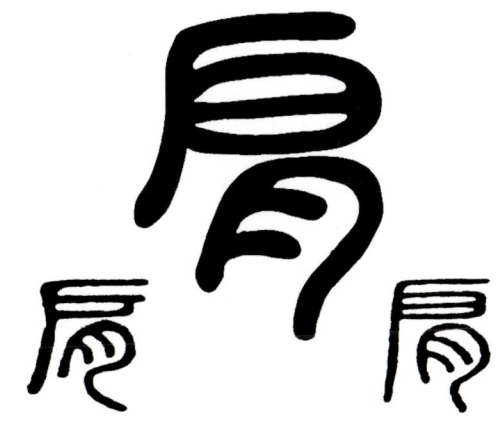

図1-1　肩の古字　ケン，カン，コン，ゴンなどと発音

2　第1章　肩とは

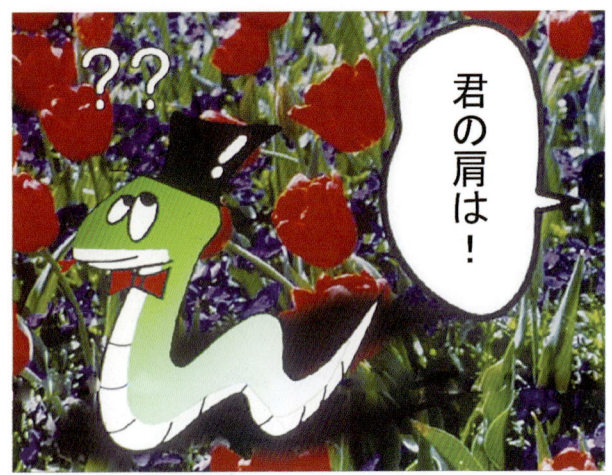

図1-2　蛇には肩がない

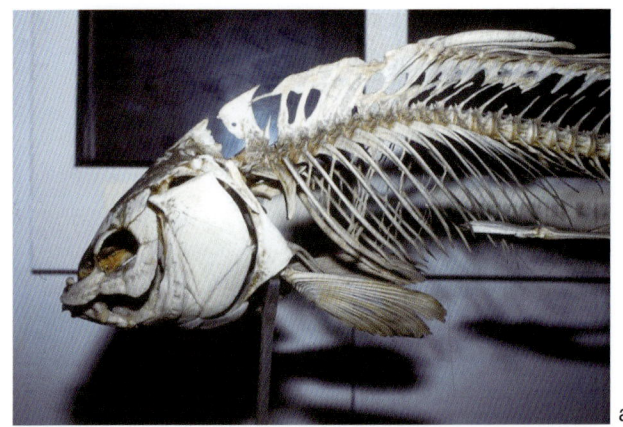

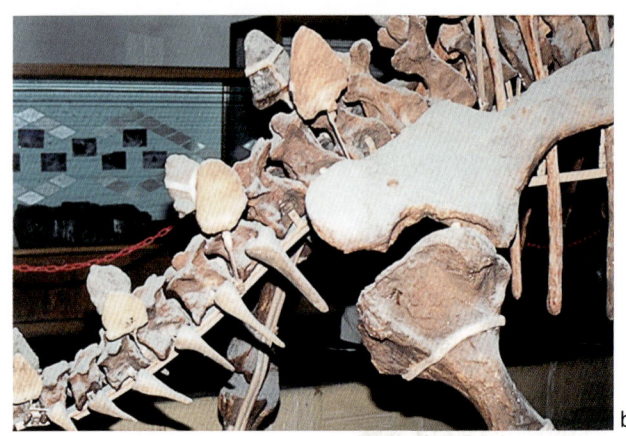

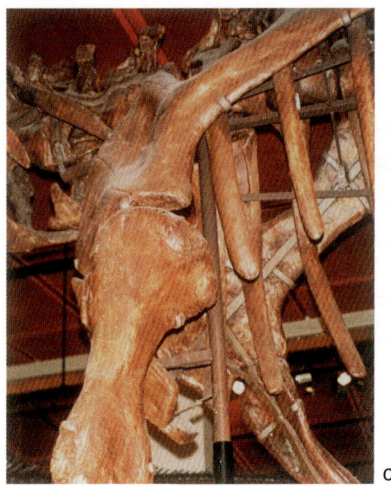

　では，各地の博物館にある動物たちの骨格標本から，肩の形状を観察してその印象を述べてみよう。1億5千万年前，ジュラ期後期に生息した剣恐竜（ステゴザウルス Stegosaurus の仲間）の化石骨格をみると，股関節は進む方向を決める必要からすでに球関節の形状をとっているが，肩関節はまだ蝶番関節の域を出ておらず，いわば前輪駆動の車両のように移動していたことが想像できる（図1-3b）。肩としては機能的に未分化といえよう。しかし，1千万年ほど世紀が下ったマメンチサウルス Mamenchisaurus hochuanensis（四川で発掘された草食恐竜）では，肩甲骨はまだ棍棒状のままだが，巨大な体躯を支えながら動かなければならないため，肩関節はしっかりした球関節に変化している（図1-3c）。また，オオナマケモノの類，エレモテリウム Eremoterium, Ground Sloths（1万5千年前）は水辺で草食するため首は長く，かつ肩甲骨は扁平化し胸郭にしっかり張りつき上肢に巧緻性をもたせている。要するに現在の哺乳動物に近くなっている（図1-3d）。

　"ずんぐりしたトカゲ"の義のハドロサウルス Hadrosaurus（白亜紀後期7千7百万年前，北アメリカニュージャージー州で発見）の上肢はやや矮小化しており，ペリカン目グループのプロトプテルム Plotopteridae（3千7百万年前）の上肢は鳥のように軽量化している（図1-3e）。一方，いわき市の石炭層から発掘されたいわきクジラ Mysticeti, Iwaki whale（6千5百万年前）の肩甲棘は，水中での抵抗を少なくするために退化・消失しており，肩甲骨は扁平な櫂（扇）状となっている（図1-3f）。おもしろいことに現在のゴンドウクジラ black-fish whale もほとんど同じ形状をしており，彼らの生態が変わっていないことを示している（図1-3g）。

　約1万年前にクロマニオン Cro-Magnon 人により絶滅させられたといわれているスミロドン Smilodon Cali-

図1-3　さまざまな動物達の肩
a：始祖魚
b：ステゴサウルス
c：マメンチサウルス
d：エレモテリウム
e：プロトプテルム
f：いわきクジラ
g：ゴンドウクジラ
h：スミロドン
i：原始猿
j：日本猿
k：鹿
l：タイ熊

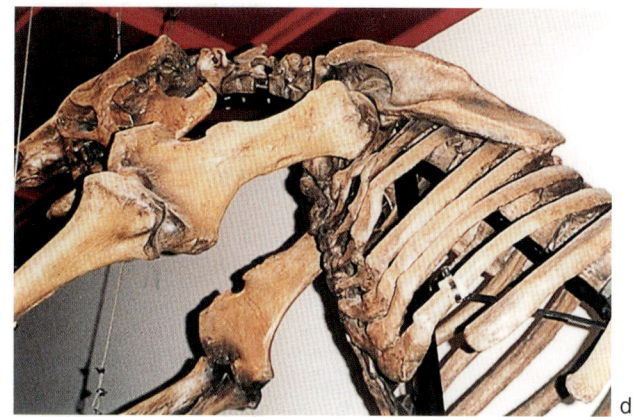
d

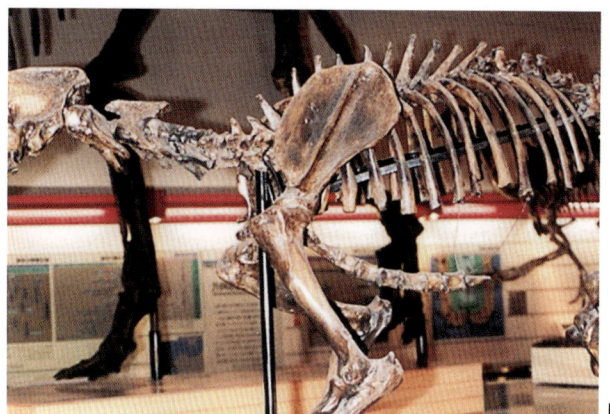
h

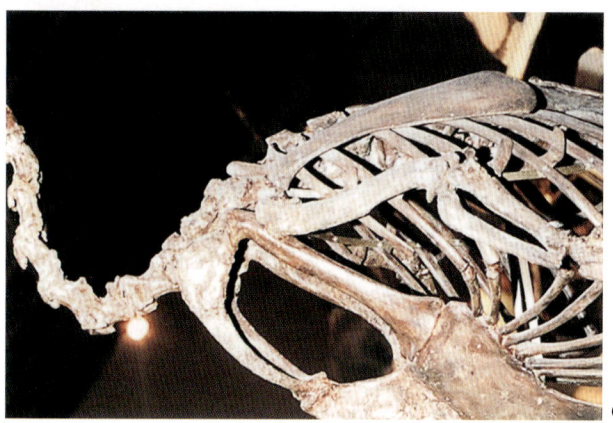
e

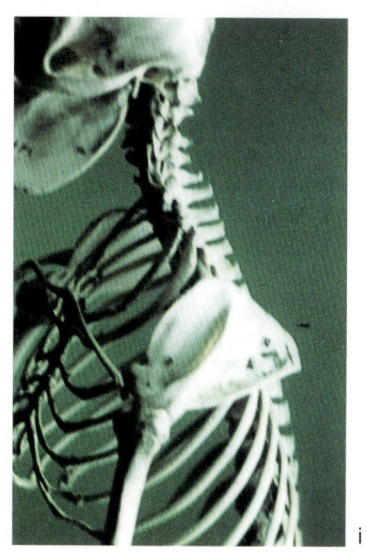
i

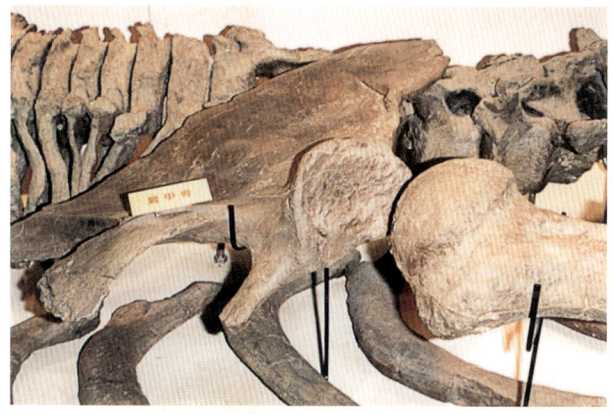
f

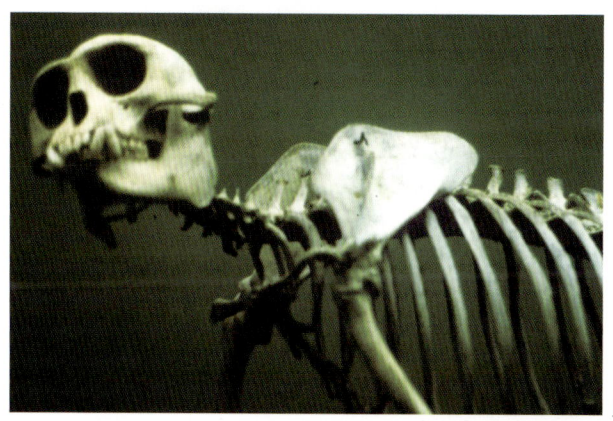
j

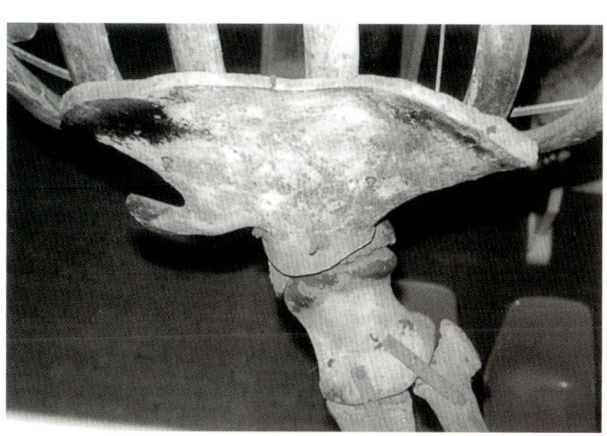
g

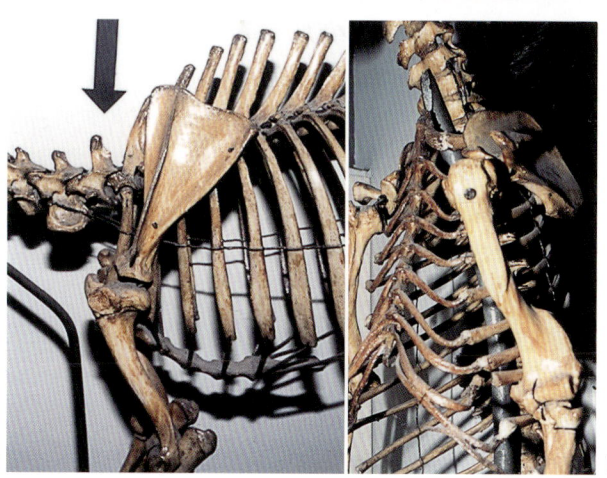
k　l

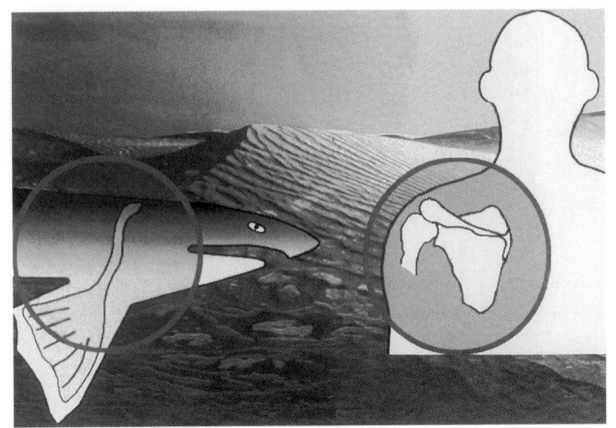

図 1-4　変化した肩（魚から人類へ）

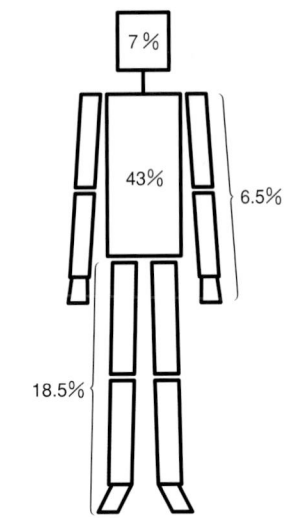

図 1-5　上肢が躯幹に占める割合

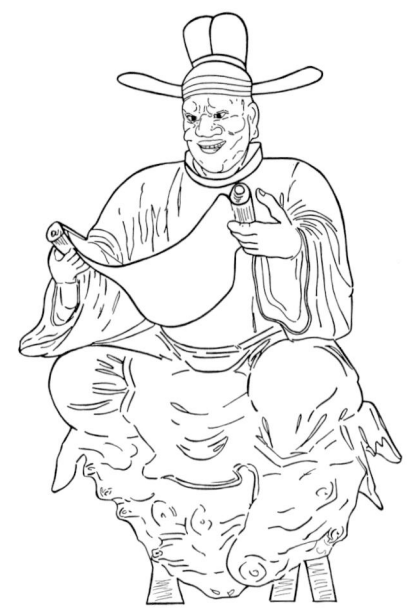

図 1-6　倶生神の像

fornicus（化石哺乳動物，剣歯類，ネコ科）は，ライオンのように超スピードで疾走する能力をもっていたと考えられているが，その理由は肩甲棘が軍配のように肩甲骨を二分しており，強力な棘上筋と棘下筋の機能が均等に作用する特異的な構造をもっていたためであろう（図1-3h）。原始猿 Primary monkey の肩甲棘も二等辺三角形の中央にあるが，これは上肢の巧緻機能が増してきつつあることを物語っている（図1-3i）。

変わったものとしてタイ鹿 Thai deer と熊 bear があげられる。前者の外観は四足動物そのものだが（図1-3k），肩甲棘はやや上方に移動しており，後者のそれも人類に酷似している（図1-3l）。

起立する生活習慣を始めたせいかチンパンジー chimpanzee の肩は人間のそれとほとんど同じである。人間ではさらに臼蓋と上腕骨との関係が90°，軸を変えてしまったため上腕骨骨頭の後捻が起きている。このように，合目的な形態を維持しながら人の肩は変化（応形）を遂げ，2億年という天文学的歳月を経て，現在の肩となったわけである（図1-4）。

肩は人類が起立生活を始めたために，他の仲間達に比して著しく形態を変えたものの一つである。私達は精密器械をみてその仕組みに驚かされることが多いが肩の精巧さはその比ではなく，特に協調的な運動のリズムは感嘆に値するものである。BRAUNE ら（1890）によると，上肢が躯幹に占める割合は13％で，下肢の37％に比べると1/3にすぎないが，その反面，緻密な運動性は下肢の数倍要求されているという（図1-5）。

インドでは人の両肩には Sahadeva という神が宿っているといわれている。日本書紀を開くと，天地の肇に国常立尊（くにのとこたちのみこと）という倶生の神がいたことが記されているし，仏教でも左肩の男神，右肩の女神はともに天部に属する「倶生神」で，人の善悪の行為を記録しておいて死後，閻魔王に報告する役目をもつ神だと考えられている（図1-6）。しかし彼らは告げ口をするということであまり好かれず，俗には地獄の獄卒と混同されるに至っている。形而上の世界のこの傾向はわが国の医学にまで及んだのであろうか。頭部・内臓諸器官の研究の華やかさに比して肩はあまり顧みられることがない。

肩を知ろうとする者にとって守らねばならない基本的な問題が二つある。一つは，解剖上からそのつくりを熟知すること，いわば慣れた郵便配達夫が町名や番地をすみずみまで知りつくしているように。他の一つは，機能的な肩の動態をよく観察すること，言い換えると町や通りでの人や物の動きや流れを知り，平常時と災害を受けたときの違いまでを十分知ることなどが肝要であろう。

中国で五徳とは，万物を組成している木，火，土，金，水の五行をさすが，本邦では火鉢や炉の炭火の上に置き，釜，鉄瓶，薬缶などをかける三脚または四脚の鉄・陶器製の輪のことをいう。大字典には，クトコ（火所）の倒語（夏山雑談），コトコ（火床）の語に戯れに五徳の字をあてた（大玄海）ものとある。ゴトクの機能は三本脚で物を安定させることにあり，ちょうど肩甲骨が挙上位の上肢を支えている様子に似ている。

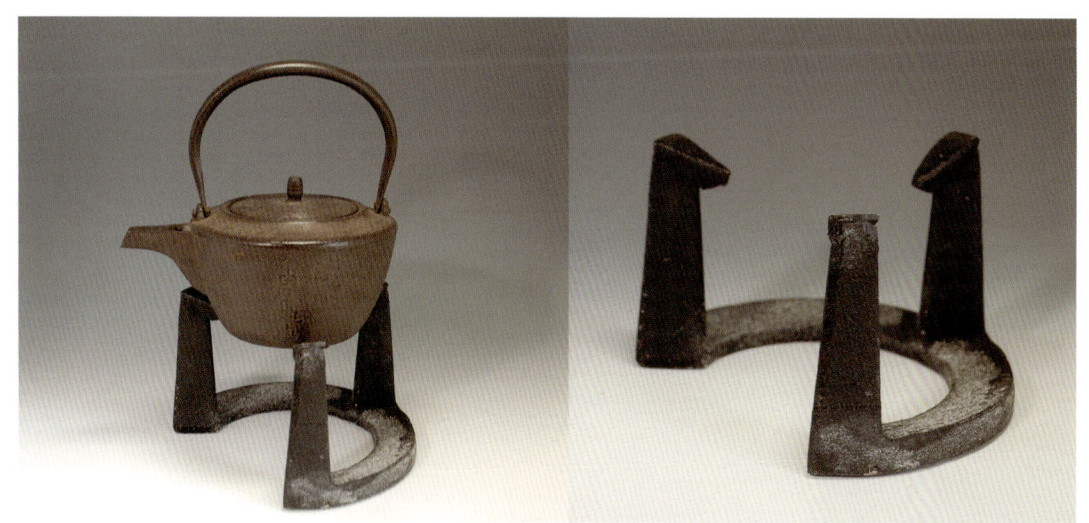

第2章　肩の医史

　医学史を繙くと，古代では四肢や関節についての観察・記述が多いことに気づく。これは骨組織が比較的長くその形状をとどめ，その生物の存在したことを示しているためであろう。書物には，仮骨形成が古生代・二畳期の爬虫類の腕骨にみられたことや，恐竜や熊に洞窟痛風と呼ばれる関節炎があったこと，さらにホモサピエンスより25万年も古いホモエレクトスの大腿骨に骨腫瘍があったことなどが記録されている。サハラ砂漠の岩窟で走る人や争いで傷ついた人々の様子を描いた壁画が発見されたが，原始社会では受けた損傷はおそらく部族の長老によって治療されていたのであろう（図2-1）。

　医療の源流を尋ねると，古代では病気は霊魂や悪魔の呪いによって生じるとされ，有史以来，人々は神々にその快癒を願ってきた。宗教，魔術，医術が一体となっていた時代である。原始医術の中での中心人物は呪術師，シャーマン，魔法医たちであった。病気は神，精霊，魔法によって起きるとされ，その診断は犯した罪，精霊を明らかにすることであった。コンゴの魔法医が治療するときにかぶったキフウェピマスクやバフンガーナの呪術用人形はその代表的なものであろう。またアメリカインディアンが悪霊を払うために建てるテント（ティピー）の中には，"まじない包メディシン"が用意されていた。彼らにとってメディシンとは医療ではなく魔よけを意味していたのである。

　この風潮は未開な土地だけではなく，現代の文明社会でも伝統や信仰，風習や医術となって脈々と続いている。比国ではフェイスヒーラー faith healer と呼ばれる心霊手術師たちが跋扈しており，病気を治す彼らの超人的な力は絶対と信じられ多くの患者があとをたたない（図2-2）。日本でも玄関に魔除けのお札を貼る風習やお面をかぶって踊る祭りなどがそれらである。

　医療技術が進歩した現代でも，病を得た人々は苦しみから逃れるために，世界中至るところで神仏に祈りを捧げている（図2-3）。

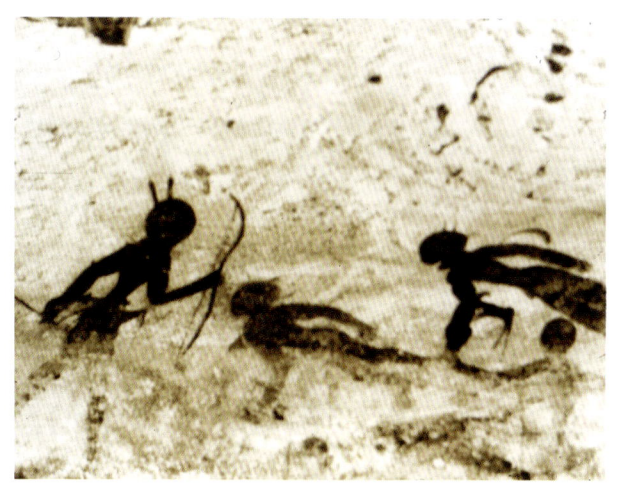

図2-1　岩窟に描かれた戦の壁画（サハラ砂漠）

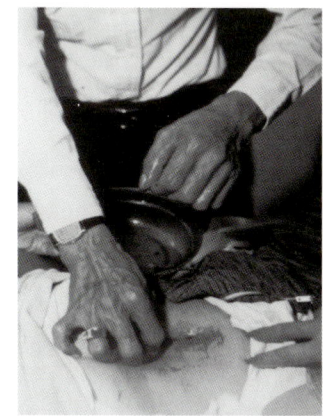

図2-2　比国の心霊手術

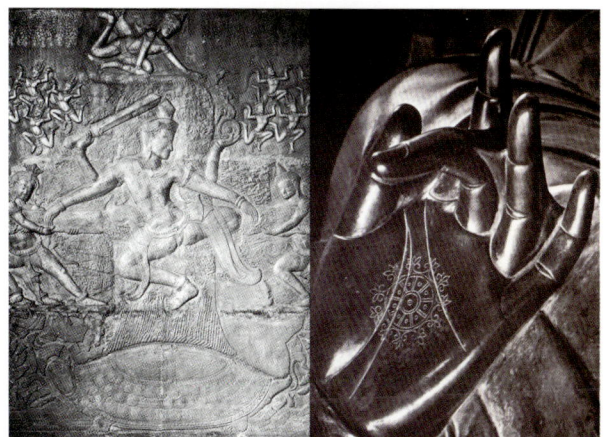

図2-3　病の守護，ビィシュユ神（ヒンズー教）と薬師如来（仏教）

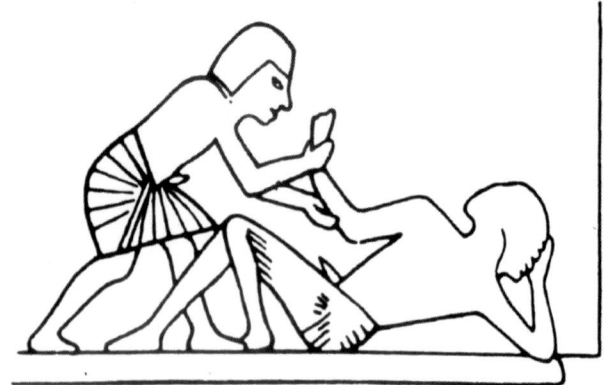

図 2-4 脱臼整復の様子を示しているウーパイの石碑

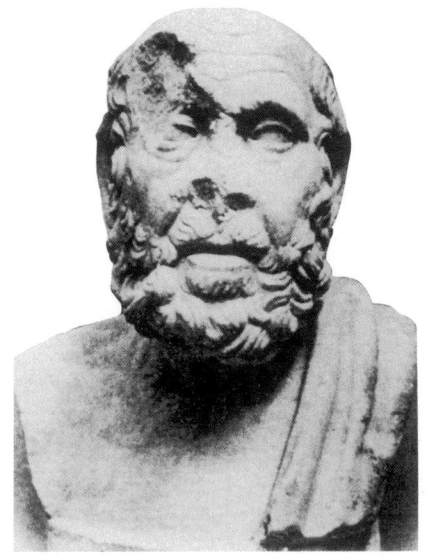

図 2-6 医聖 HIPPOCRATES
1948 年オスティア近郊で発掘された胸像。HIPPOCRATES の肖像とされている。

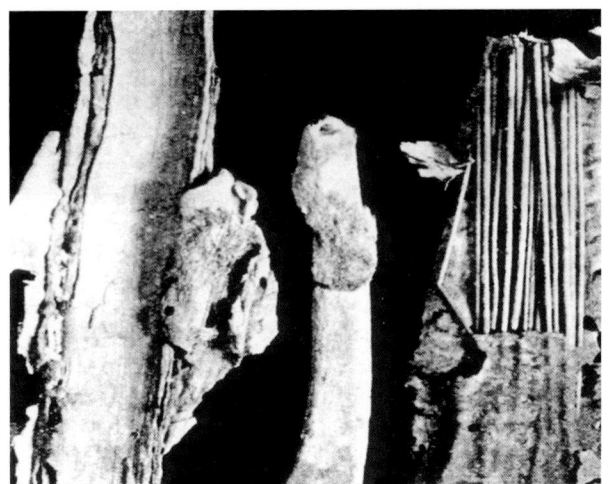

図 2-5 骨折の固定に用いられたシュロと葦

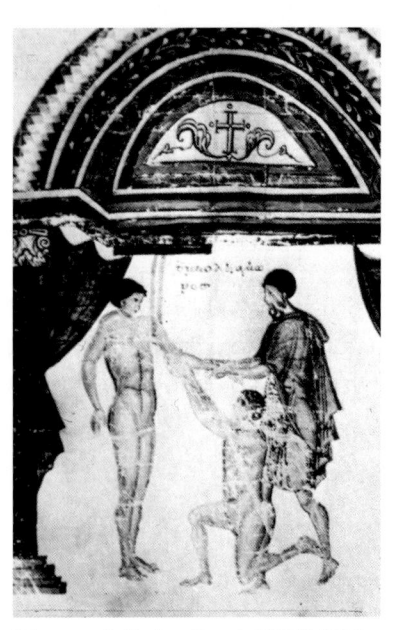

図 2-7 古代イスラムの脱臼整復図

1. 歴史的考察　historical examination

　病気に対する治療は太古から始まっており，BC 3000 年，ウーパイに建てられた石碑に肩関節脱臼の整復手技が（図 2-4），BC 1500 年代のそれにはポリオに冒され杖にすがる人の姿が彫られていることがそれを物語っている。また，BC 2500 年頃に骨折の固定に用いられたシュロと葦が見つかっているが，古代人はこれら身近なものを治療材料として利用していたことがわかる（図 2-5）。

　洋の東西を問わず，医学史の中には四肢に関するものが多い。古代医書にある骨折や脱臼の治療法は，当然なことながら現在行われている保存療法そのものである。古代ギリシャ人は幾世紀にもわたって実用的知識を大量に蓄積し，哲人達は病気に対する合理的な治療法を詳細に記録してきた。その頂点にたったのが現代医学の祖といわれている HIPPOCRATES（BC 469）である（図 2-6）。

　肩関節脱臼の整復手技はかなり普及していたようだが，熟練した技術職人としてではなく冷静な医学者としてこの病態を観察して治療したのは医聖 HIPPOCRATES であった。彼の肩の解剖と脱臼のタイプさらに治療についての綿密な記載には，現代の肩専門医達もただ感嘆あるのみである。当時の整復手技は文字と絵画によって伝達された。GEORGEBERS が 1873 年に EDWIN SMITH から買取り，1975 年に公刊した Papyrus 古文書（BC 1550 年頃）に古代エジプト医学の合理性の高い記述を見ることができる。また絵画を見る限り，イスラム，アラビアの医療もギリシャに劣るものではなかったようである（図 2-7）。

　一方，インド人は特有の医学思想をもち，体表に急所を表すマルマを設定し，ここを貫通する傷は生命に脅威をもたらすと信じていた。現代医学では必ずしも正しいとは言えないが，マルマには確かに重要な脈管，動脈・

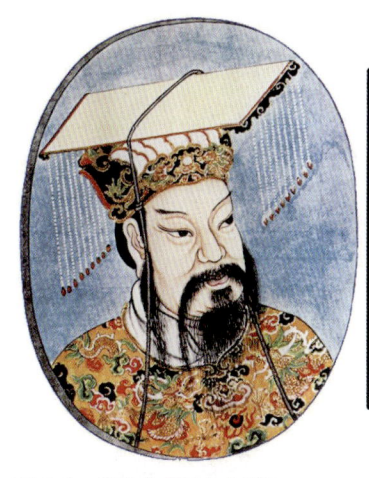

図 2-8　黄帝と「黄帝内経」

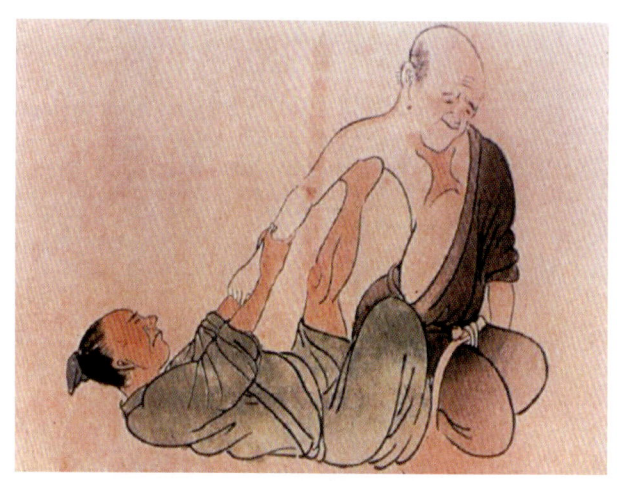

図 2-9　肩正骨範にみる肩脱臼整復図

静脈・神経などが走行している。

　眼を東洋に向けてみよう。東洋医学もメソポタミアのそれと同じ時期に始まっている。中国では BC 2900 年頃に時の皇帝伏羲が古典医学を大成させ，BC 2800 年には神農が薬に関するすべての知識を収集した「本草経」を編纂，さらに BC 2600 年には中国の黄帝の命で医学書「黄帝内経」が刊行されている (図 2-8)。それは膨大な資料を収載した書物で，健康を保つための体操や，物理療法としての按摩療法の基本までが記述されている。3 世紀に発刊された葛洪の整骨医書「肘後救卒方」(261-341, 晋代) はこれを纏めたものだが，この知識は我国にもたらされ 718 年に発布された養老律令の按摩の官制となって現れる。そこには職務と階級の内容，骨関節損傷の整復・包帯・按摩などが定められ，接骨術という名称も現れている。経験をもとにした丹波康頼の「医心法」(982) には，「円融天皇の御代，接骨博士数名あり，各自特有の手法をもって整骨し，大いに貢献云々」とあり，そこには肩をはじめ骨関節損傷の治療法が具体的に記されている。その後，北宋の「聖済総録・正骨科」(1082-1135) や PARE (1510-1590) の「外科書」など，肩関節脱臼の整復法を含めた知識が本邦に敷衍されてくる。

　17 世紀になるとオランダの医師達によって蘭医学が持ち込まれ，本邦の接骨術はその影響を受け大きく変化した。長尾宗治の「紅毛外科」には重錘牽引法が，記載され，パレ外科書を翻訳した楢山鎮山の「紅夷外科宗伝」，本邦最初の整骨書，高志鳳翼の「骨継療治重宝記」などが出版されている。

　18 世紀になると杉田玄白が「解体新書」を出版，本格的な西洋医学の導入と各地で整骨術の研鑽・普及が始まるが，これが奇しくも整形外科の創始者 ANDRY (1741) と同時代であるのも興味深い事実である。19 世紀には大阪の各務文献が「整骨撲乱」を出版して，脱臼骨折から筋骨の疾患，さらに先天性奇形までに言及して整骨術を当時の我国医学の要部とした。驚くべきことにその内容は，今日の整形外科非観血的療法そのものである。同じ頃に華岡青洲によって麻酔薬が開発され，門人によって「青洲華岡先生接骨図説」が編纂されているが，ここに見る肩脱臼整復図 (図 2-9) は明らかに PARE の手技を転用したものである。その後，少林寺拳法の陳の影響を受けた武術整骨術が渡来して，武術での怪我・治療経験から技術を会得した流派が台頭してくる。江戸では名倉素朴の「武備心流整骨伝」，磯又右衛門の「天神真楊流伝書」などが著され，長崎では柔術と拳法の救急法に基づく吉原元棟の「杏陰流整骨術」の一派が現れ，門下の二宮彦可は「正骨範」を出版，技術を公開して秘伝の因習を打ち破るという大英断を行っている。説くところは，西洋外科包帯法，脱臼整復，脊椎矯正，固定副木，筋攣縮の治療，曼陀羅華の使用などである。一方，欧州ではこの頃，骨関節領域は身体の変形を機械的に治す分野で，靴屋を生業としていた包帯具師 (Bandagist) が担当していた。

2. 肩関節外科の黎明
　　modern surgery of the shoulder

　これまで治療に携わるものの関心は疾患の原因探求で，発生頻度の高い肩関節の脱臼が当然その中心であった。前方関節包の弛緩と前下縁部関節唇の損傷は，13 世紀すでに ROGER によって，また上腕骨骨頭の欠損は 19 世紀初頭から FLOWER (1861), EVE (1880), BROCA と HARTMANN (1890) らにより観察されている。現在，それらは脱臼の主因とされているが，結論づけられ常識となったのは，BANKART (1923), HILL と SACHS (1940) の業績によるものである。

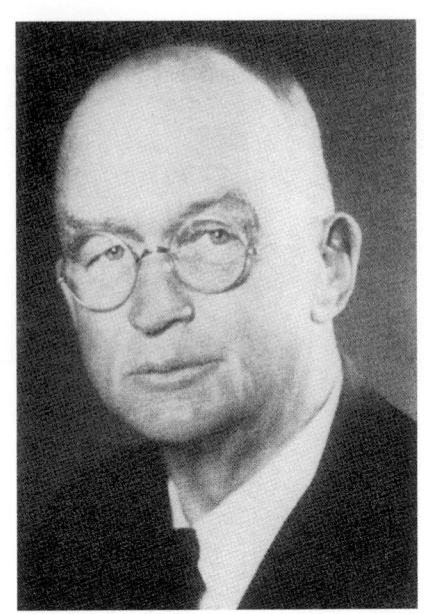

図2-10　ERNEST AMORY, CODMAN (1869-1940)

腱板断裂を初めて発見したのは MONRO (1788) といわれているが，その後，英国の解剖学者 SMITH (1835) もそれを記載している。世界に先駆けて手術的治療を試みたのは MEYER (1921), CODMAN (1911) らであった。以来，この部分は現在も肩関節外科のメインテーマとなっており，ことに後者の輝かしい業績はその名著「The Shoulder」に集約され，現代肩関節外科の定礎となっている（図2-10）。だが，医学全域からみると肩疾患への関心はほとんど払われていなかった。他の領域の研究や治療技術の華やかな進歩に比して，それはあまりにも顧みられなかったようである。この事実は，1962年に英国の GOLDING が行った講演演題「肩—忘れられた関節 forgotten joint」に如実に象徴されている。

3. 日本の整形外科と肩関節外科
　　formation of JOA and JSS

　明治7年，政府は医制を発布した。これは試験合格者に接骨科開業免許を与えるもので，非医師の従来接骨業者とともに十年間，両者は社会に混在していた。しかし，明治16年（1883），西洋医学の導入と医師法の制定によって，接骨術は太政官令（明治18年）によって禁止される。その後，各地の帝大に相次いで整形外科が開設されたが，改革の名の下に迷惑を受けたのは患者達であった。しかも皮肉なことに英米では接骨技術が社会に普及していた時代で，米国では独学で治療体系を編み出した治療師 PALMER (1845-1913) が「病はすべて脊椎の亜脱臼によって生じる」としてカイロプラクティック chiropractic を，ミズリーでは医学哲学者の STILLI (1892) がオステオパシィー osteopathy を創設して，マニピュレーション，モビリゼーションなどの徒手手技を教育，1936年には Sir BAKER が英国で整骨術を復活した。

　いったん廃止された接骨術は，保存的治療技術の消滅と実情を憂いた講道館の嘉納治五郎と医師竹岡宇三郎らの努力で，按摩術営業規則の中に柔道術営業を公認させることに成功，ここで接骨業界は法に守られ医師や政治家の協力を得て発展する。昭和7年には本邦初の養成校が大阪に設立され，昭和13年以降は各種健康保険の取扱いを始め，戦時中は医師会の救護活動に協力して着実に社会に根付いてゆく。敗戦後の昭和20年，GHQの圧力で柔整師の業務は再び廃止の憂き目に会うが，時の厚生大臣一松定吉はこれを阻止，こうして本邦の伝統的な保存的治療は非医師である接骨師によって連綿と伝承されてゆくのである。

　明治39年，整形外科講座が東京大学に開設された。初代教授の田代は，古来から使われている正骨・整骨・矯正などの用語を避け"束ね支えてこれを正すうする"義からこの分野を「整形外科」と命名した。従来の接骨術と一線を画するつもりで名づけたのだろうが，外科という名称が保存療法と相反し整形の語意が容貌に通じているため，最近まで美容外科と混同されるに至った。同時に民衆とともに在った伝統的な保存療法に無関心という過ちも犯してしまうのである。

　戦後，各地の大学に整形外科が開設され，肩関節疾患はそこで治療されることになったが，戸惑った患者達は手軽な保存的治療を求めて「ほねつぎ」の門を訪れていた。事実，全国的に整形外科医が少なかった頃，地方では患者は四肢を痛めると近くの接骨師のところに駆け込んでいたものである。

　日本整形外科学会が初めて「肩」を宿題として選んだのは1947年のことである。担当者は三木威勇治であった。肩関節領域のテーマはその後も研修会に取り上げられ，三木(1946)の所謂五十肩，宮尾(1966)の習慣性脱臼の病態と治療，信原(1969)の Rotator Cuff の損傷などがそれらだが，脊椎，股関節，膝関節などの分野に比して依然マイナーな領域であった。当時，ある整形外科の権威者が，"日本に腱板断裂はほとんどない"といった言葉は，今なお耳元に残響している。

4. 日本肩関節研究会の誕生
　　birth of the Japanese Shoulder Association

　1970年の頃，肩について議論を戦わす仲間がいた。彼らの意図するところは制約がある学会で話せない経験を語り合い，腹蔵なく問題を討議し合うことにあった。

話題は多岐にわたったが，最終的にはそれぞれが興味ある問題，安達は肩関節周囲炎の病因，筆者は腱板断裂の病態と手術所見，遠藤は従来の教科書に記載のなかったLoose Shoulderの疫学調査結果，などを時の経つのを忘れて論じたものである（図2-11）。

自然発生的なこの「肩寄せ合う会」が肩関節研究会にまで発展する経緯は，1974年に西日本整災学会会長の高岸が肩のシンポジウムを企画し，岩渕と前記の3名を演者として招聘したことがきっかけとなっている。同年10月，世界に先駆けて日本肩関節研究会が徳島でその産声をあげた。世話人は遠藤，演題数は11編と少なかったが参加者は87名に及んだ。わずか40年ほど前のことである。その後，山本（龍），三笠，福田（宏）らが「肩寄せ合う会」に参加するようになり，その輪は次第に広がっていった。

肩関節学会は，発足当時は研究会のため症例報告や治療内容，手術手技などを検討していたが，1991年に学会になってからは主題を決め演題を採用するようになった。例年，基礎的研究や腱板断裂の治療と成績，不安定肩の病態解析と治療などが主流であったが，最近ではバイオメカニクス，スポーツ外傷，鏡視下検査と手術，インピンジメント症候群，検査・評価，画像診断など，欧米で話題となっているトピックスが多く発表されている。いわゆる五十肩，習慣性または反復性脱臼，神経性・麻痺性疾患，外傷疾患などは身近なものだが，"はやり"でなく古典化している印象が否めない。2010年の学会（会長，熊谷純）では300の演題中，鏡視下手術に

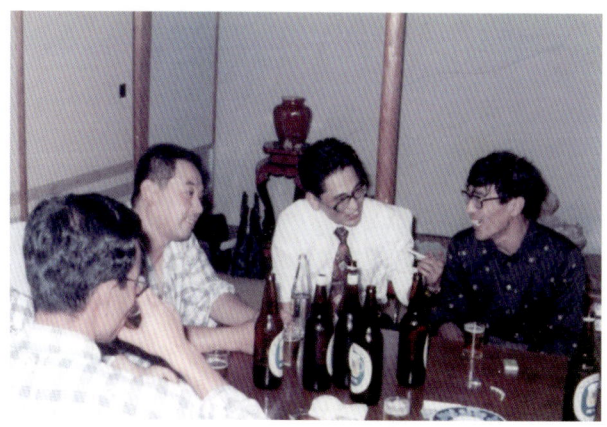

図2-11　肩寄せ合う会のはじまり（1970年頃）
右から遠藤，安達，筆者

関するものが31％を占め，腱板断裂と脱臼の分野で実に半数を超えている。しかし，その内容は追跡調査による検証が少なく，もっぱら手技に関する論議が多く，アナログの域を脱却し得ていない。

スポーツの普及や交通災害の増加とともに肩関節外科はその守備範囲を拡大し，整形外科の重要な一部門として脚光を浴びてゆく。しかし一方では，肩疾患の臨床経験と治療技術の裏づけをもたず，機能の解析よりも画像診断を重視するカンファレンス・ドクターや，手技に興味をもつ医師が増え，社会の要請に応えきれていないことも事実である。欧米の治療法の追試や手技の優劣の論争に終始して，基礎的な研究を怠っていては肩関節外科の進歩は望めそうもない（表2-1）。

表2-1　日本肩関節学会会長・開催地一覧

回	年	会長	開催地	回	年	会長	開催地
第1回	(1974)	遠藤　寿男	徳島市	第21回	(1994)	久津間智允	甲府市
第2回	(1975)	小田　清彦	山口市	第22回	(1995)	尾崎　二郎	奈良市
第3回	(1976)	高岸　直人	福岡市	第23回	(1996)	佐野　精司	大宮市
第4回	(1977)	土屋　弘吉	横浜市	第24回	(1997)	平澤　泰介	京都市
第5回	(1978)	宮崎　淳弘	鹿児島市	第25回	(1998)	藤巻　悦夫	東京都
第6回	(1979)	信原　克哉	相生市	第26回	(1999)	小川　清久	大宮市
第7回	(1980)	河路　　渡	東京都	第27回	(2000)	高木　克公	熊本市
第8回	(1981)	安達　長夫	広島市	第28回	(2001)	森岡　　健	横浜市
第9回	(1982)	山本　龍二	東京都	第29回	(2002)	福田　公孝	札幌市
第10回	(1983)	鈴木　良平	長崎市	第30回	(2003)	高岸　憲二	前橋市
第11回	(1984)	福田　宏明	横浜市	第31回	(2004)	筒井　廣明	横浜市
第12回	(1985)	松野　誠夫	札幌市	第32回	(2005)	黒田　重史	浦安市
第13回	(1986)	高岸　直人	福岡市	第33回	(2006)	伊藤　博元	東京都
第14回	(1987)	三笠　元彦	東京都	第34回	(2007)	玉井　和哉	宇都宮市
第15回	(1988)	桜井　　実	仙台市	第35回	(2008)	米田　　稔	大阪市
第16回	(1989)	松崎　昭夫	福岡市	第36回	(2009)	萩野　利彦	山形市
第17回	(1990)	加藤　文雄	東京都	第37回	(2010)	熊谷　　純	仙台市
第18回	(1991)	水野　耕作	神戸市	第38回	(2011)	柴田　陽三	福岡市
第19回	(1992)	田畑　四郎	磐木市	第39回	(2012)	中川　照彦	東京都
第20回	(1993)	伊藤　信之	長崎市				

表 2-2　肩の運動機能研究会会長・開催地一覧

第1回 (2004)	山口　光圀	横浜市
第2回 (2005)	遊佐　　隆	浦安市
第3回 (2006)	広村　　純	東京都
第4回 (2007)	浜田純一郎	宇都宮市
第5回 (2008)	立花　　孝	大阪市
第6回 (2009)	後藤　康夫	山形市
第7回 (2010)	伊橋　光二	仙台市
第8回 (2011)	伊﨑　輝昌	福岡市

表 2-3　国際肩外科学会開催地一覧

第 1 回 (1983)	カナダ
第 2 回 (1986)	日本
第 3 回 (1989)	アメリカ
第 4 回 (1992)	フランス
第 5 回 (1995)	フィンランド
第 6 回 (1998)	オーストラリア
第 7 回 (2001)	南アフリカ
第 8 回 (2004)	アメリカ
第 9 回 (2007)	ブラジル
第 10 回 (2010)	スコットランド
第 11 回 (2013)	日本

　2003年，高岸(憲)は，肩関節学会開催時に理学療法士，作業療法士，看護師，工学士などのコメディカルのための研究会を企画し「肩フォーラム in 群馬」と銘打った会を共催した．その後，この研究会は「肩の運動機能研究会」となって組織化され，回を重ねるごとにその充実した内容は，肩関節学会のそれを凌ぐほどとなっている（表2-2）．

5. 世界「肩の外科」の動向
trend of "surgery of the shoulder" in the world

　1980年，英国のKESSELとBAYLEYは肩専門医の知識交換，相互交流の場の必要性を説いてLondonで国際的な肩関節会議を開催した．先駆的な日本の動向が各国を刺激し，1982年以降，肩・肘関節外科学会が北米，欧州で，また北欧諸国で，さらに韓国，中国，比国，豪州，南アメリカ，南アフリカなどで続々と設立されてゆく．一方，国際肩外科学会 International Conference on Surgery of the Shoulder (ICSS) は世界各地で開催されている（表2-3）．

　本会は国際とは称しているが本部は New York にあり，アメリカが指導している．2004年には肘関節外科を包括して ICSES と名称を変更，肩の専門ジャーナル JSES を発刊するに至っている．

　今後の問題は，英語圏の学会が closed member 制をとる専門医集団であるのに反して，日本では整形外科医に開放された会員制の学会であること，さらに会員数の少ない前者は肘関節の専門医を含めているが，後者は肩関節に限っていることなど組織の違いの調整であろう．

6. アジア肩関節学会の発足
establishment of Asian Shoulder Association

　世界的な動向のなかで，肩に興味をもつアジアの医師達には個人的に国際学会に参加するしか道はなかった．そして，残念なことに経済的な問題を含めて各国の門戸は，アジア諸国に十分開かれているとは言いがたかった．1979年，シンガポールで行われた第1回 ASEAN 整形外科学会（会長，O R.BOON）での肩の講演会，1988年，Kai-Ming CHAN が香港整形外科学会に用意した Post Congress of International Shoulder Meeting などが，これまでにアジアで行われた肩に関する集会であった．

　しかし，この窮状は西太平洋整形外科学会の故 HILMY 会長（インドネシア）が，1992年に開催した Symposium-Shoulder Day を期に打ち破られた．シンポジウム後に各国の代表者達は，異口同音に筆者の提唱した「アジア肩関節学会設立」に熱烈な賛意を表明した．この合意を受けて翌1993年に，オーストラリア，ニュージーランド，インドネシア，シンガポール，マレーシア，タイ，フィリピン，香港，台湾，北京，韓国，日本など12地区18名の専門医達が，長崎で開催された第20回日本肩関節学会（会長：伊藤信之）に参加し，長年の夢と希望をはらんでアジア肩関節学会が正式に発足したのである（図2-12）．第1回の学術集会は1994年に台北で開催され，Jiunn Jer WU は欧米およびアジア諸国からの多数の専門医達を招聘して，学問だけでなく親睦を深め，会議は大成功を治めた．第2回 (1996) はオーストラリアのパース (Peter HALE) で開催されたが，そのとき編集主幹の SNEPPEN から ISES への参加要請状が届けられ，こうして本会は国際学会の一員として認知されたわけである．第3回 (1999) 年はバリ Bali (R HILMY) で，第4回 (2002) はソウル Seoul (Kwang-Jin RHEE) で，第5回 (2005) は北京 (Gong-Yi HUANG) で，第6回 (2009) は香

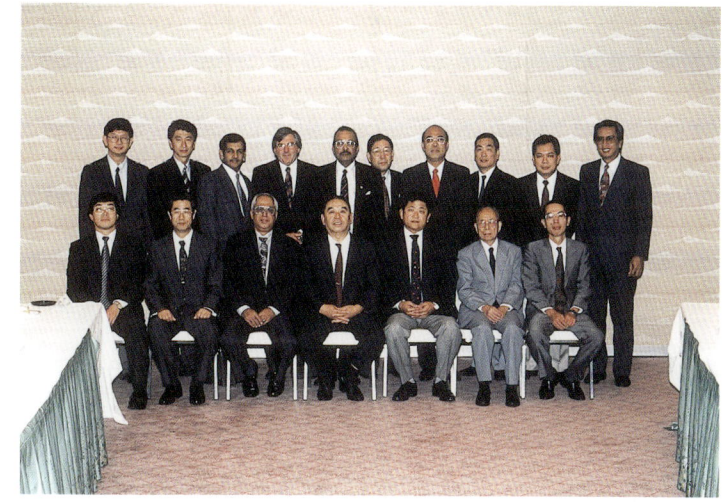
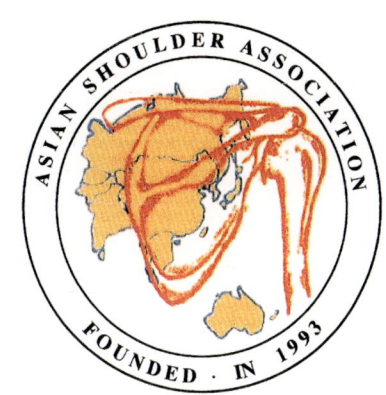

図 2-12　アジア肩関節学会設立会議（於：長崎）と Emblem

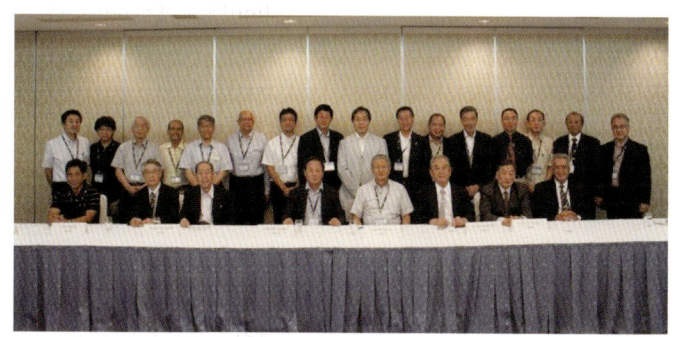
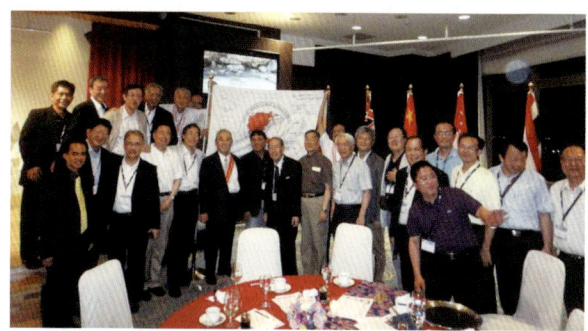

図 2-13　第 7 回アジア肩関節学会理事会（於：沖縄）とアジアの仲間たち

港（Kai-Ming CHAN）で，第 7 回（2011）は那覇（会長：筒井廣明，書記：菅谷啓之）で盛大に開催された（図 2-13）。世界各国からの参加者もあって本会はさらなる発展を遂げるであろう。

一方，アジアの各国にも肩関節学会設立の機運が高まり，1993 年には韓国肩肘学会が，1997 年には中国肩関節センターが，同年には比国肩関節学会が産声をあげている。今後は世界的な枠組みの中で，会員の臨床および研究の場がひろく提供され，交流の輪を広げる組織として活動できることを心から願うものである。

第3章　肩のつくり

A. 肩の骨
bones of the shoulder

　肩は三つの奇妙な骨からできあがっている。普通，物を組み立てるとき，例えば建物を建てるとき，その構造の基となるフレーム，鉄骨が必要だが，人体でこれに相当する骨群が，肩では全く変わっているのである。まず形をみても，鎖骨はどこにでもころがっていそうなS状の棒のようだし，肩甲骨は俗にいわれているカヒガラボネの名のごとく貝殻に似た骨で，上腕骨は歪んだグリップのついた杖そっくりの長管骨である。まずこの骨材を観察してみよう。

1. 鎖骨　the clavicle

　英語では collar bone（襟の骨）と呼ばれているが，わが国では大槻玄澤がオランダ語から訳した鎖骨をそのまま用いている。前者はその部位からつけられた名称だが，後者ではモルモットやコウモリなどにみられる原始的な形状，また家兎では部分的に骨に似た組織があって，上肢の運動に際して伸び縮みするチェーンのように作用することからきた，いわば発生学上の変化を表している語といえる。
　鎖骨は胸部前上方にあり胸骨と肩峰間に横たわる棒状の骨で，内側は前方が凸，外側が凹と二重に弯曲したS字形をしている。これは躯幹と結合する唯一の骨で，発生学的に肩甲骨から分かれたものである。物を持ったり，よじのぼったりする目的のために発達したものだから，犬や雄牛，馬などには鎖骨はないがあっても未発達である。
　鎖骨は胎生期に最初に骨化する組織で組織発生学上 membrane bone に属し骨髄腔もなく他の長管骨とは全く異なっている。皮膚組織も介在して発生することから皮膚骨 dermal bone との異名もあり，胎生期約6週目に

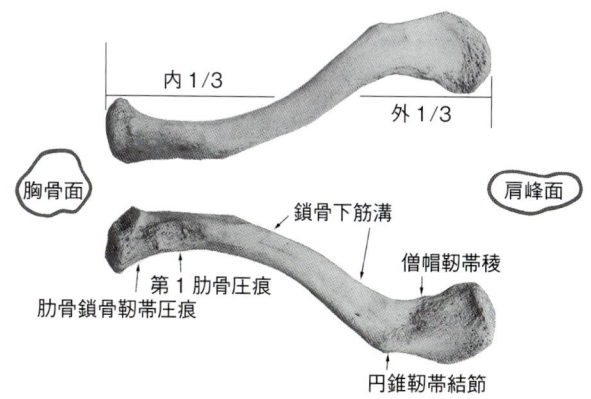

図 3-1　鎖骨
上からと下から見たところ

内方と外方に二つの核ができ，それらが互いに近づき7週で癒合することが観察されている。9週ですでにS状となり肩峰，胸骨間に広がって完成するが，外側1/3に僧帽，三角筋がつき，内側2/3に大胸筋がついているのはこのためである（図3-1, 2）。
　鎖骨は内側で胸骨および第1肋骨と，外側では肩峰および烏口突起と連結する。内側はプリズム形で三つの面をもち，前面上部はやや粗で下部は著しく粗雑だが，後面は凹となり円滑で鎖骨下脈管と上腕神経叢を保護している。これと対照的に，外側は扁平でちょうど裁縫ヘラのような形をしており，末梢に向かうに従って上昇している。
　上から見ると，表面はすべすべして皮膚に移動性をもたせており，内側は前方凸，外側は凹で，前縁では内に大胸筋，外に三角筋が，後縁には内に胸鎖乳突筋，外に僧帽筋がつき，特に外側では三角筋と僧帽筋は広く上面を覆うように付着している。
　下から見てみよう。両端は粗雑で荒く，靱帯群が堅固についていることがうかがわれる。内側には第1肋骨のつく圧痕があり，外側には烏口鎖骨靱帯 the coracoclavicular ligament（C-C lig.）のつく骨稜が特徴的である。中央部は円滑で真ん中に細い溝があり，ここに鎖骨下筋がつく。

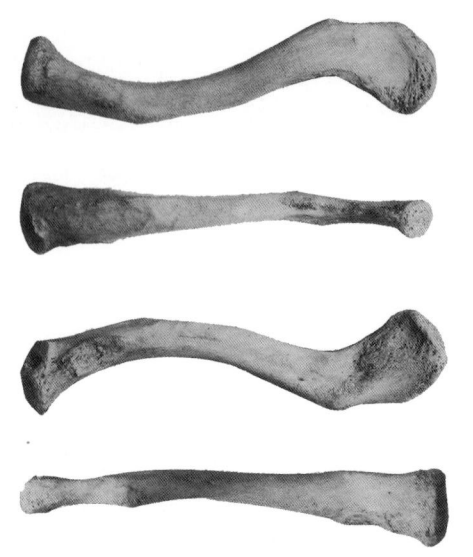
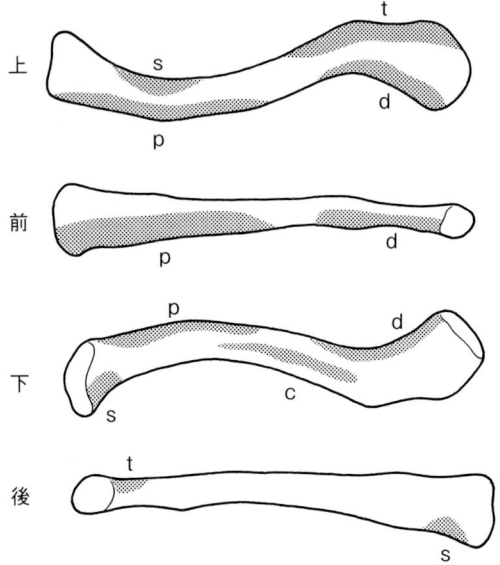

図 3-2 鎖骨と筋の付着部
t：僧帽筋　s：胸鎖乳突筋　d：三角筋　p：大胸筋

2. 肩甲骨　the scapula

身体の背部にある薄い三角形の扁平骨で，その形からわが国ではカヒガラボネ，外国では肩の水かきとか翼などと名づけている．胸郭の半分にあたる六つの肋骨を覆い，立位では第1～2から7～8肋骨間にあって周囲筋群のバランスで保たれており，肩関節の運動時に後胸壁を滑動しながら上肢を支持する，いわば滑車のついた土台のようなものといえる（図3-3）．

二面のうち凸部を背面 dorsal surface，凹部を肋骨面 costal surface と呼び，三角形の三辺を上縁 superior border，椎骨（内）縁 medial border，腋窩（外）縁 axillary or lateral border という．三辺でできる三つの角をそれぞれ上角 superior angle，下角 inferior angle，外側の凹んだところを関節窩 the glenoid（以後，臼蓋と略）と呼ぶ．Gleneはギリシア語で浅いソケットの意である．

【注】日整会の『整形外科用語集』を開くと，股関節の受け皿 acetabulum，Pfanne，articular cavity は，寛骨臼・股臼（蓋）と記載されている．一方，奇妙なことに肩関節の受け皿 glenoid cavity には，解剖名をそのまま転用した肩甲関節窩という用語が記載されている．本邦ではそれは古くから髀臼蓋と称しており，筆者は整形外科学会が，股関節を「寛骨臼」，肩関節を「肩甲関節窩」という使い分けをしていることが理解できない．「オス」と「女性」というように整合性が全くないのである．卑（ひしゃく）の上部は杯形の器，下部は柄を手にとる形を表す象形文字だが，稗は小さい穀物の意，碑は平たい「いしぶみ」の意，牌は札の意などでわかるように，「髀臼蓋」は小さく平たい骨の形状を指した正しい用語である．

今まで学会発表で glenoid cavity を臼蓋と表現して，"関節窩が正しいのでは"と指摘されたこと，さらに論文に臼蓋の用語を使って査読者に訂正を求められたことがあ

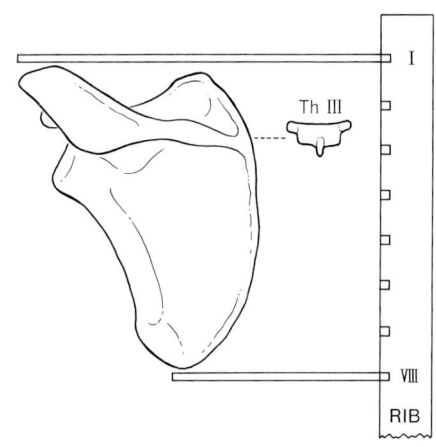

図 3-3 肩甲骨の位置

る．その都度，臼蓋について歴史的な経緯とそれが正しいことを説き，編纂委員会にも訂正を申し入れてきたが，放置されたままである．乱雑な略語が跋扈するなか，用語集を金科玉条とする傾向があるのは残念なことである．

背面から見てみよう．扇形の丘陵は，肩甲棘 the scapular spine の山脈によって，狭く深い上部盆地のような棘上窩 the supraspinous fossa，浅く広い下部平野のような棘下窩 the infraspinous fossa に分けられている．これは元来，同じ大きさであったものが人類の起立とともに筋バランスが崩れてその形を変えたものである（図3-4, 5）．

肩甲棘は内縁の胸椎Ⅲ付近から始まり急に高さと太さを増し，中央部でやや細かく稜 crest となり，少し斜め上外側に向かって角を形成，さらに前方に向かって肩峰 the acromion となっている．

内縁は肩甲挙筋のつく上角から始まり，脊柱に平行に

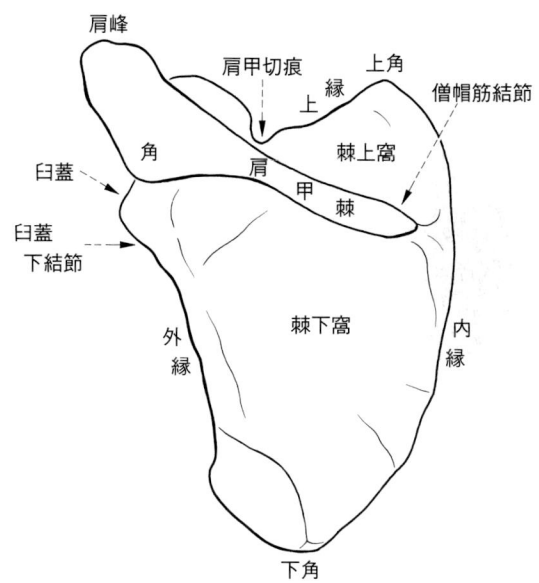
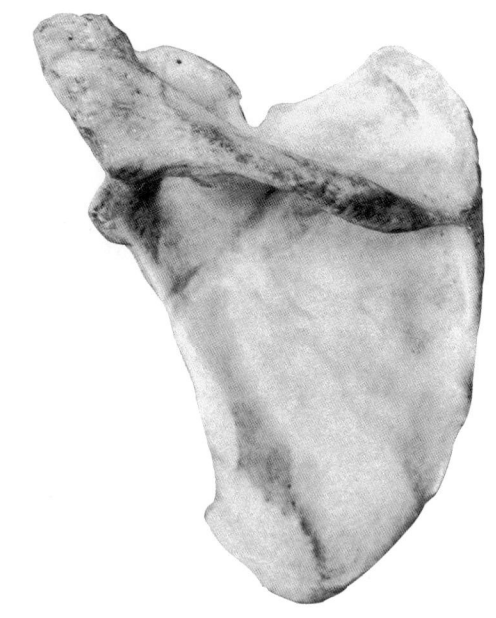

図3-4 肩甲骨背面から見たところ

下降，絞状に外方に向かって前鋸筋と大円筋のつく下角に達して終わる．全域に菱形筋がついているため，辺縁は部厚い．一方，上角から二頭筋長頭腱のつく臼蓋上結節 the supraglenoid tubercle までを上縁と呼ぶが，ここには筋が附いていないので薄く鋭い．烏口突起と分かれるところに肩甲切痕 the suprascapular notch という神経を収める切れこみがあり，上部に肩甲上靱帯 the suprascapular lig. が張られているが，ときにこの靱帯の骨化をみることがある．

外縁は厚く滑らかで，臼蓋下結節 the infraglenoid tubercle から下角までをいう．

肋骨面の構造は簡単で，内縁は前鋸筋がつくため少し平たいが，肩甲下筋がちょうど貝の身のように分厚くつき，胸郭との間にあってクッションの役目をするため全体に窪んでいる．肩甲切痕から外側，やや斜上を向いた部に嘴のように烏口突起が突出しているのが特徴的である．肋骨面から見ると外縁は太く鎖骨ほどの強さをもち，肩甲棘と同じように肩甲骨の鉄骨とも考えられ bar for strength と呼ばれている（図3-6）．

肩甲骨の特異性は外側から見るほうがはっきりする．臼蓋はその形から逆カンマ inverted comma と呼ばれているが，筆者はむしろ"お多福豆"に似ていると思う．ここを中心にして前上に烏口突起，後上に肩峰，下方に太い外縁が三方に分かれ，ちょうどバレリーナがポーズをとったように見える（図3-7）．

上からみると棘上窩はかなり大きいことがわかる．肩甲棘と上縁，肩峰と烏口突起が作る形をみると，まるでジェット機のようにみえ，臼蓋はそれを推進するエンジンのようである．臼蓋と肩甲棘の移行部に切れこみがあ

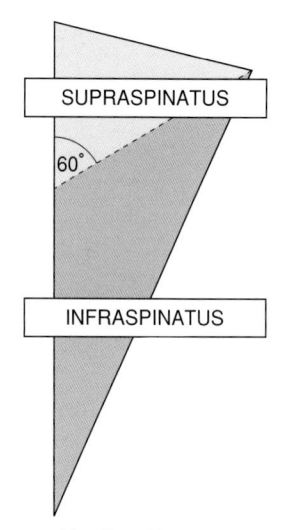

図3-5 棘上筋と棘下筋の横断面比

るが，これは両窩をつなぐ棘窩切痕 the spinoglenoid notch で，肩甲上神経および脈管の棘下枝が走る臨床的に重要なところである（図3-8）．

肩峰 the acromion は肩甲棘の外端の名称で，ギリシャ語の先端 akron，骨 omos の複合語である．棘が外側で急にあがるほぼ直角の部分を角 acromial angle という．肩峰の内上斜方に鎖骨を受ける小関節面 facet があり，これらの後方から僧帽筋，前方から三角筋線維が始まっている．先端 apex には烏口肩峰靱帯 the coracoacromial ligament (C-A lig.) がついている．

烏口突起 the coracoid process は同じく korox，大カラス (crow, raven)，eidos は形とか姿の意で，鳥の嘴に似ているところからこの名がある（図3-9）．GRANT はこれを曲げた指に例えて各節に分け，基節は垂直，中・

18　第3章　肩のつくり

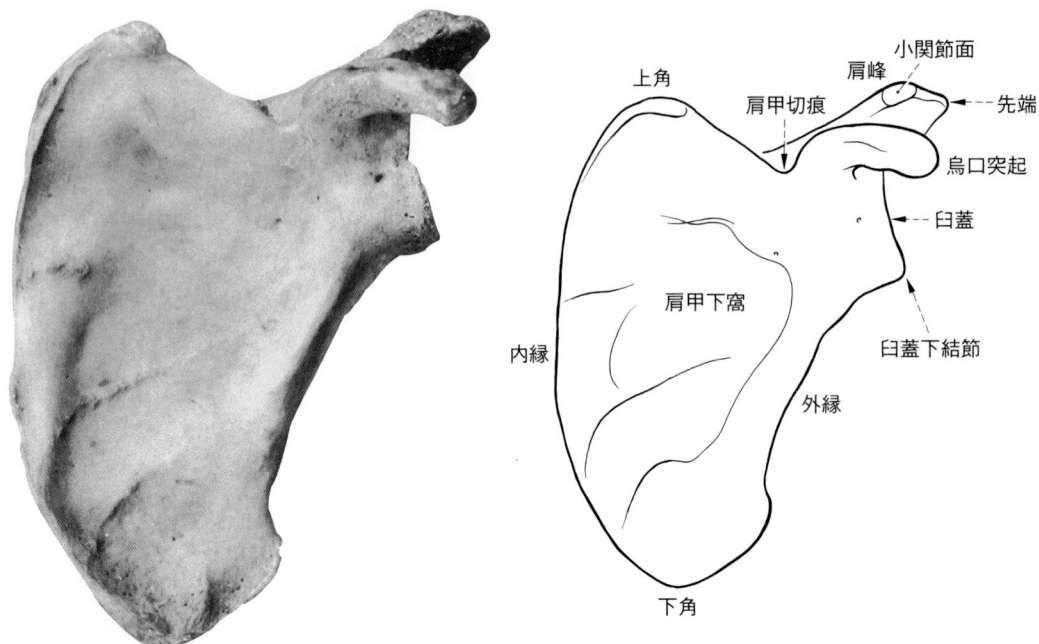

図3-6　肩甲骨　肋骨面から見たところ

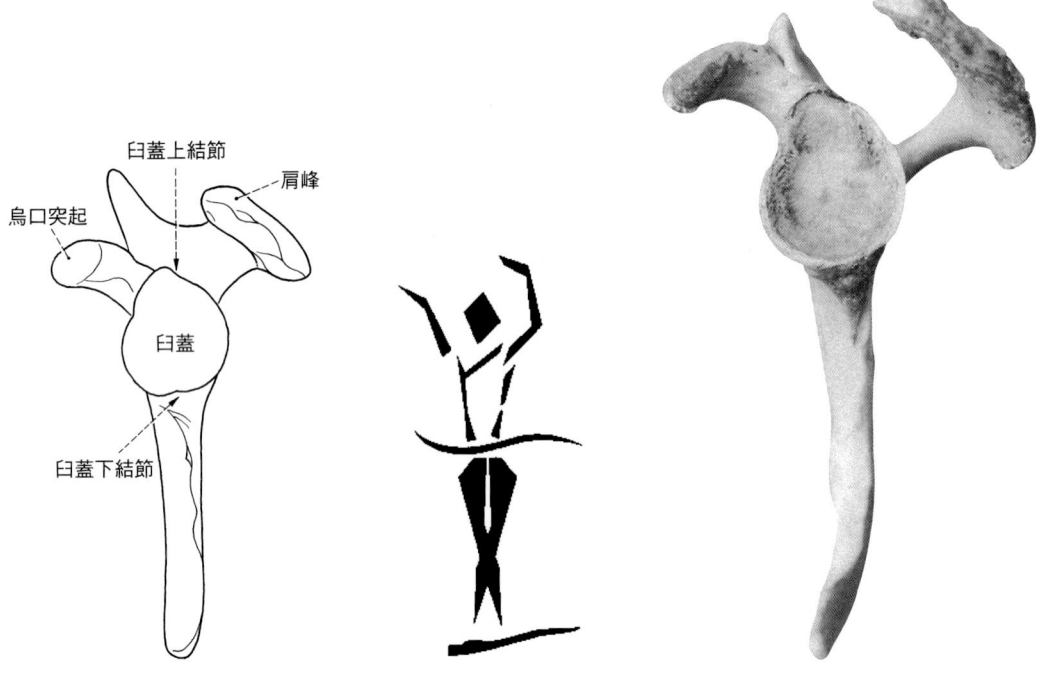

図3-7　肩甲骨　外側方から見たところ

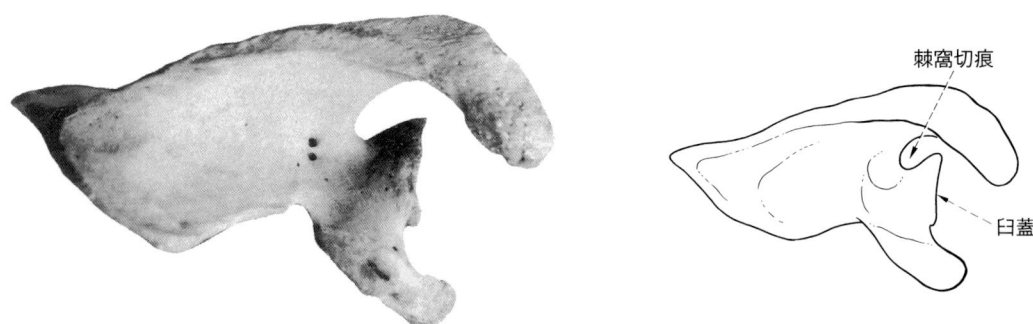

図3-8　肩甲骨　上から見たところ

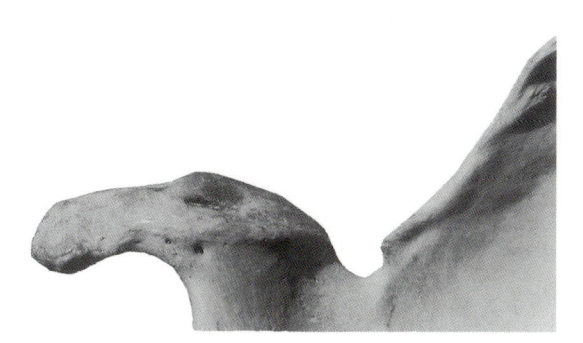

図 3-9 肩にひそむ大カラス

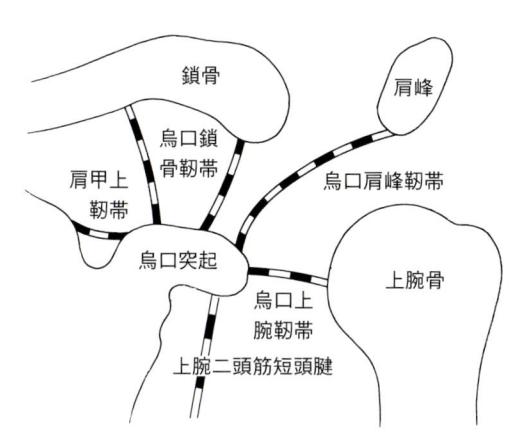

図 3-10 烏口突起は靭帯のターミナル

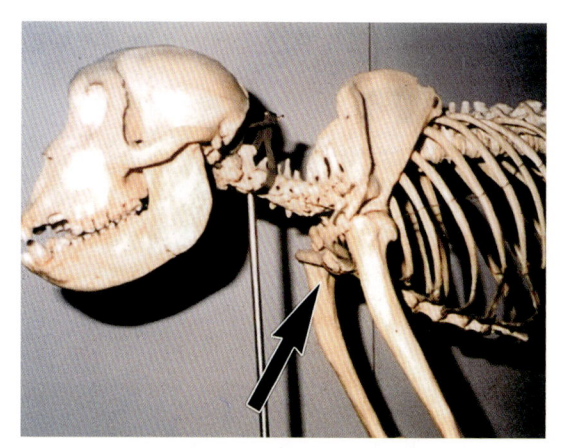

図 3-11 日本猿の烏口突起

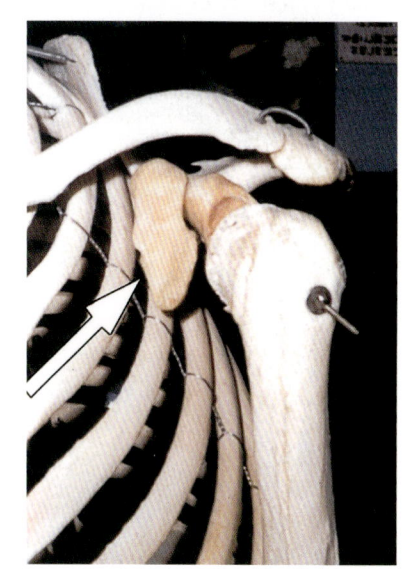

図 3-12 ゴリラの巨大な烏口突起

末節は水平で平たく外側に二頭筋短頭腱，烏口腕筋腱，下方に小胸筋腱，上方に僧帽靭帯 the trapezoid lig. がついていると記載している。小胸筋腱は烏口突起を介して烏口上腕靭帯 the coracohumeral lig.(C-H lig.) となり，小結節に走行していることにも目を向けておこう。山口ら (2010) はこの靭帯の形態を調べ，組織学的には烏口上腕靭帯と上部臼蓋上腕靭帯との間に明確な境界はなく，前者は前挙と後挙で伸展され腱板疎部を引き挙げるように働くとしている。

こうみてみると烏口突起は靭帯のターミナルともいえ，肩峰，小結節，鎖骨に広く靭帯を張りめぐらしている (図 3-10)。ことに，胸骨と臼蓋の間に烏口突起があるのは哺乳類だけという興味ある事実を知ると，この突起の意義が理解できよう。その形状はゴリラでは扁平・巨大で前方に位置しているが，人類では縮小されてその機能を果たしていることも興味深い。しかし，チンパンジーと人類が分れたのは，500 万年前のことといわれておりその経過は長い (図 3-11, 12)。

3. 上腕骨　the humerus

上腕の中軸にある丸い筒状の長管骨で，三つの骨のうちこれだけが犬のよくくわえている骨のシンボルの形をしている。上端には半楕円球状の骨頭が後上内方に，ちょうど臼蓋の向きの逆に向かっている。この約 30°の捻れは元々背面に向かっていたものが，起立位をとったため，内側後方に向かい起きたものである。KRONBERG ら (1990) はその平均値は利き腕で 33°，非利き腕で 29°，90°外転位前額面で 105°，肩甲骨面で 120°と計測している。頚体角は人種によって異なっているが，約 135°で，DEPALMA によると 134〜164°に分布するという。股関節と異なって軟骨に覆われた骨頭 the humeral head の関節面は臼蓋のわずか 1/3 にすぎない。その形状は浦川ら (1991) の解析によると，長軸を中心とした回転楕円体の一部で，長軸と短軸とで 4 分割すると前下方部分は回転軸をもたない楕円体であることが判明して

20　第3章　肩のつくり

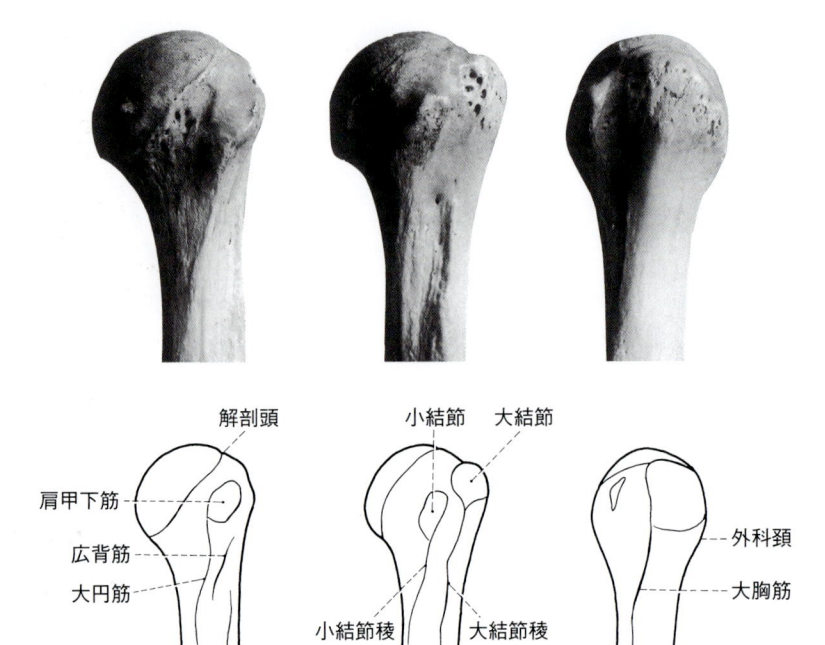

図3-13　上腕骨　左から外旋位，中間位，内旋位

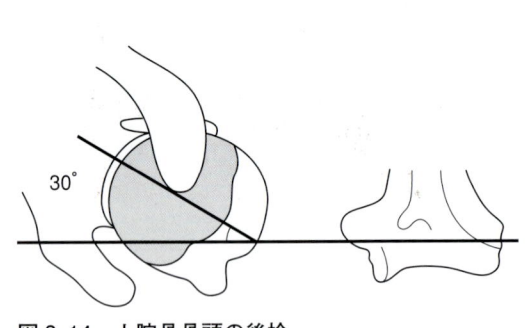

図3-14　上腕骨骨頭の後捻

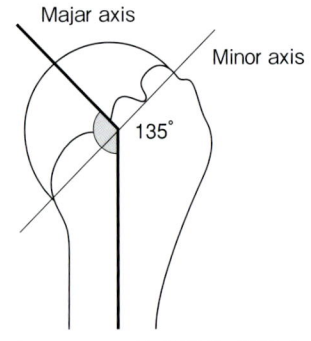

図3-15　上腕骨骨頭の頚体角

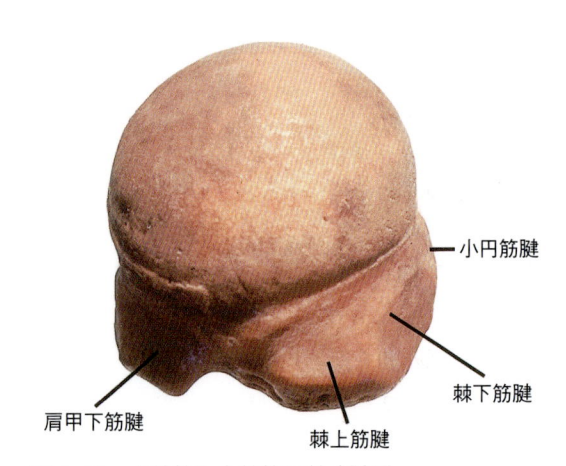

図3-16　大結節と小結節に付く腱群

いる。これはこの部分が下垂位での不安定性に関与していることを示唆している（図3-13, 14, 15, 16）。BOILEAUら（2008）は屍体で骨頭の後捻をX線，CT，直接計測などで調べ，顆間軸で17.9°，滑車軸で21.5°で，骨頭の中心軸と結節の距離は7.0 mm であると述べている。

関節包で覆われた骨端部の境が解剖頚 anatomical neck だが，実際には，結節直下の脈管神経が走っている折れやすい部分，外科頚が臨床上意義をもつ。前面は小結節 lesser tuberosity（LS）で肩甲下筋が付き，側面上外方部分の三つの平面の集まりを大結節 greater tuberosity（GT）といい，棘上筋，棘下筋，小円筋などが付着している。両結節間の結節間溝 bicipital groove には二頭筋長頭腱が収まっており，左右に逸脱しないように直上に横靭帯 transverse lig. が張られている。

両結節は末梢に延びて，それぞれ大結節稜 crest of greater tubercle, lateral lip of bicipital groove, 小結

図3-17 胸郭のつくり

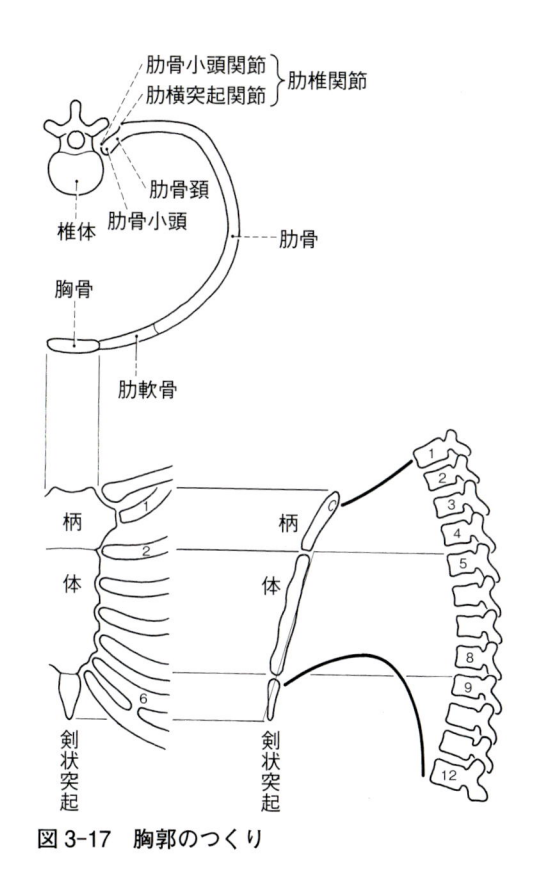

節稜 crest of lesser tubercle, medial lip of bicipital groove を作っている。前者には大胸筋，後者には広背筋，大円筋がつく。

4. 躯幹（胸郭） the thorax

肩の部品を組み立てる前に，それを据えつける躯幹について考えてみよう。これは車にたとえるとボディを載せる車台 chassis の関係である。肩に関して躯幹とは脊柱と肋骨群それに胸骨をいう。後ろの柱として脊柱があり，その各々から肋骨が鳥籠のように半円を描いて前の留め金の胸骨につき，円錐状の胸郭を形成する。胸骨 breast bone は前胸部中央上部にあって，上から柄 handle，体 body，剣状突起 sword の三部からなっている。柄の上外側部は鎖骨切痕があって，肩と連結する唯一の部分で第3胸椎の高さに相当する。また体と剣状突起の移行部は，第6肋骨およびそれ以下の肋骨，肋軟骨群の集合する部位で，第9胸椎の上縁に一致する（図3-17）。

B. 肩の関節
joints of the shoulder

骨材について説明が終わったところで，これらを組み立てる作業をしてみよう。通常，鉄骨なら溶接，ボルトなどで，木材なら釘，接合剤でというように固定できるが，骨では不動結合の場合を除いて可動性をもつ結合，すなわち，関節でなければならないという問題がある。

関節とは二つの骨の結合に腔間を有し可動性のあるものをいう。凸は関節頭，凹を関節窩，薄い軟骨層で覆われた表面を関節面，二つの骨をとりまく結合組織を関節包，内部を関節腔といい，その内に摩擦を少なくするための滑液が満たされる。これは関節包の内張りをしている滑膜から分泌されている。時に腔に向かって皺襞を作り関節半月を作っているものもある。概して，関節の結合は包のほかに靱帯，筋，皮膚などで強固に補強されて一体となっていることが多い。

肩では肩甲骨と上腕骨，肩甲骨と鎖骨を組み合わせ，連合部をそれぞれ「肩関節」，「肩鎖関節」さらに鎖骨と胸骨のそれを「胸鎖関節」と呼ぶ。これらは意外と小さい構造をもっているが，機能的に意義をもつ興味深いものである。肩関節では半楕円形の上腕骨骨頭に対して，臼蓋はわずか1/3の面積しかなく，肩鎖関節に至っては1.5〜2cm長径の面の接触にすぎない。鞍状の胸鎖関節も臨床上よく知られているように修復の困難な不安定なものといえる。

しかし一方では，これらはわずかの面で支点を得ようとする，非常に効率のよい関節に変化したのだとも考えられる。上肢，ことに肩周辺での骨群は，運動は筋群にまかせて自体は付着部にとどまるという機能的要請があって，このように形態を変えたのかもしれない。この合目的的な変化は，上肢が下肢とともにしていた移動動作を放棄したために起きたものであろう。

こうして上肢はより精密な作業に従事するようになり，現在の私達の肩ができあがった。今まで奇妙に見えたそれぞれの骨も，理由があって現在の形態をとっていることが理解できる。鎖骨のクランクシャフト状の前方凸の弯曲は，実は脈管神経系を防御するためのものだし，その上を覆う皮膚も運動が容易なように全く自由である。肩甲棘の位置の上方移動も肩甲骨と上腕骨の関係が90°軸を変え，棘上筋に負担がかかるために起きた応形と考えることができる。さらに上腕骨の後捻 retroversion も同じ経過で起きたもので，二頭筋長頭腱はそのため前方にあることも容易にうなずける。

こうして，それぞれの特性をもった骨は互いに関節を介して体幹に載るのである。一般に肩は体と連結していると考えられがちだが，実際に躯幹と直接連なっているのは胸鎖関節ただ一つで，この頼りない小関節を介して外側では鎖骨外側端に肩峰がつながって肩鎖関節となり，肩甲骨がぶら下がっている。そして肩甲骨臼蓋を面として上腕骨骨頭が接し，重い上肢を吊っているわけで

図 3-18　胸鎖関節のつくり

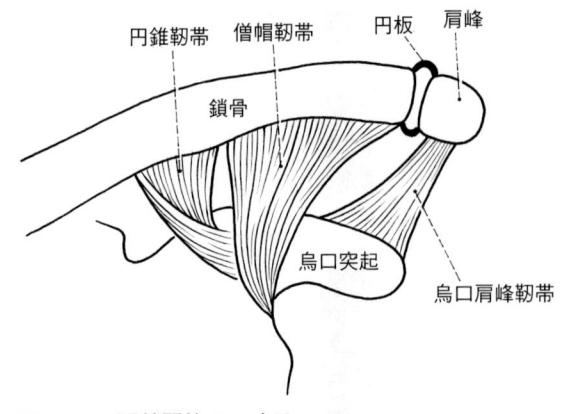

図 3-19　肩鎖関節のつくり

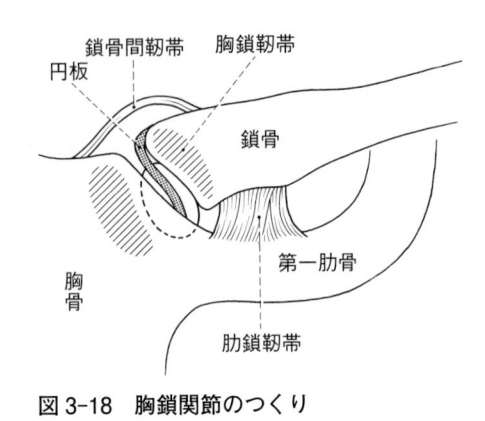

ある。KARLSSON ら（1992）は，手に 1 kg 負荷すると筋力は 150 N に達すると報告している。もちろん，これらの関節のみでは広汎な運動の中心になるにはあまりにも不十分なので，それぞれに強固な靱帯が回りを支える仕組みになっている。

こうしてできあがった骨格だが，まだ構造上虚弱で各部に付着する多くの筋群のバランスによってフレームワークを保ち，筋群の収縮および弛緩によって運動の起点となり得ている。

COOPER ら（1993）は解剖学的な研究を行い，肩の各層は前・側・後方向に発育し四つの層で構成されているとした。第 1 層は三角筋と大胸筋，第 2 層の前部は鎖胸筋膜・上腕二頭筋短頭・烏口腕筋腱・烏口鎖骨靱帯，後部は鎖胸筋膜と上腕骨外側に連なる棘下筋と小円筋の筋腹，深部は全域に広がる三角筋滑液包，第 3 層は腱板，第 4 層は関節包，などである。

1. 胸鎖関節　the sternoclavicular joint (SCJ)

胸鎖関節は鎖骨近位端と肋骨からなる関節で，円板 disc が介在する double arthrodial joint である。胸骨関節面はサドル型で，上外方を向いている。線維性軟骨の円板は，鎖骨が各方向に動くのを容易にすると同時に，前後縁の圧迫を受けることが少ないところは腱様になり，ある程度鎖骨を制動し shock absorber の役を兼ねている。鎖骨端はほぼ三角形で，上方は胸骨上部切痕 suprasternal notch と，下方はサドルの後下方と結合し，前方は比較的自由になっている。

この関節は安定性がほとんどなく，関節包，靱帯，円板などの結合組織によって固定されている点は肩関節とよく似ている。関節包の前後は胸鎖靱帯 sternoclavicular lig.，上部は鎖骨間靱帯 interclavicular lig. で覆われている。関節の少し末梢では，第 1 肋骨軟骨部から起こるらせん状の肋鎖靱帯 costoclavicular lig. が鎖骨下面の

第 1 肋骨圧痕 rough impression について，重量物を下げたとき鎖骨が第 1 肋骨軟骨部に乗りかかり，靱帯がブレーキになって側面から関節の安定性をもたせるようになっている。鎖骨端周辺には，胸鎖乳突筋 sternocleidomastoideus muscle，胸骨舌骨筋 sternohyoideus muscle，胸骨甲状筋 sternothyroideus muscle などがあって，後方の脈管，神経を保護している。右が左より強固なのは，鎖骨上神経 supraclavicular nerve を守るためであろう（図 3-18）。

2. 肩鎖関節　the acromioclavicular joint (ACJ)

肩鎖関節は鎖骨遠位端と肩峰からなる single arthrodial joint で，円板があり関節の形状は多様である。肩峰が鎖骨端下方にやや入りこんでいるのは，肩峰の関節面 facet が斜めになっているためで，関節は平行な包線維で包まれ，すぐ上に三角筋および僧帽筋線維が結合してより強固になっているが，その割に薄く皮膚直下にあるように見える。3～4 歳の頃から両側の線維軟骨から分かれてできあがる円板は，カーテンのようにぶら下がり，上半分しかないものも多い（図 3-19）。

鎖骨の近位関節面は楕円形で，下縁から中枢に向かう扁平部分，すなわち僧帽稜 trapezoid ridge と円錐結節 conoid tubercle に，烏口鎖骨靱帯 coracoclavicular lig. (C-C lig.) が固くついている。稜につくものを僧帽靱帯 trapezoid lig.，結節につくものを円錐靱帯 conoid lig. と呼ぶ。

肩鎖関節は肩甲骨が胸壁上を動くとき支点となる一方，肩峰の前後移動や上腕挙上を容易にする必要もあって，十分な関節包のゆとりをもっている。

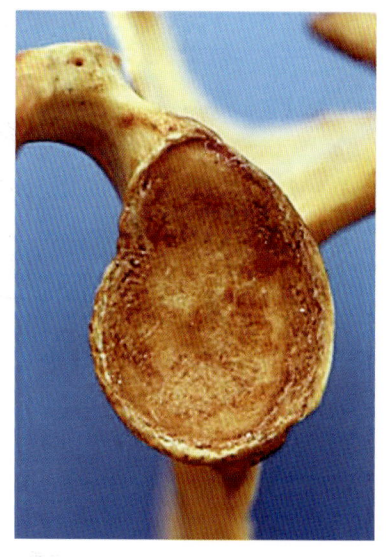

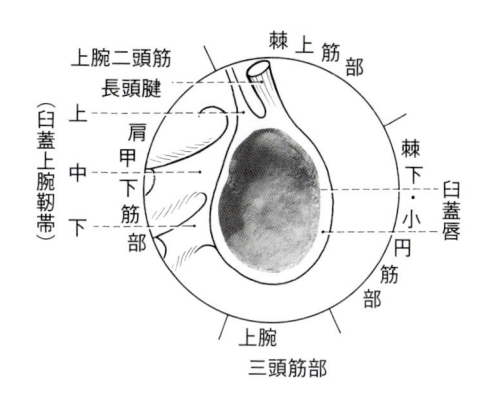

図3-20 臼蓋と関節内部のつくり

3. 肩関節　the glenohumeral joint (GHJ), scapulohumeral joint

　肩関節は肩甲骨臼蓋と上腕骨骨頭からなる球関節 ball and socket, a spheroidal, a multiaxial universal joint といわれている。臼蓋は意外と浅いもので，これを補うためにその周囲と弾力性のある線維性軟骨のクッション，関節唇 glenoid labrum がついていてソケット自体を深く安定させるようになっている。半球上の上腕骨はこの中で回旋運動をするが臼蓋との接触面は案外少なく，股関節と比べるとはなはだ不安定で懸垂関節としての特徴をもつ（図3-20）。

　臼蓋はよく見ると前上方に傾いている。表面は硝子軟骨で覆われているが，骨頭を受けるため中央部が薄くなり，逆に骨頭は周辺部より中央部が厚くなっている。熊谷ら（1990）は肩関節の軟骨は加齢に変化を受けにくいと報告している。臼蓋の前縁にある切りこみは肩甲下筋腱が通っているためで，後縁は関節包が直接臼蓋から起きるため骨堤となっている。カンマの尾は臼蓋上結節で上腕二頭筋長頭腱がつき，下端の粗雑な臼蓋下結節には上腕三頭筋長頭腱がつく。城戸ら（1984）によって，日本人の臼蓋の縦径は平均35.85 mm（男：38.2，女：33.5），横径は平均26.0 mm（男：28.5，女：23.5）と計測されている。Huber（1991）は319個の肩甲骨を調べて臼蓋の表面は3.5 cm^{2}から9.7 cm^{2}とかなりの個人差があり，靭帯と腱で包まれている肩では，癒着があるとその表面はさらに小さくなり，それが脱臼との関連に結びつくと推論している。菊地ら（2007）は臼蓋の下・後方部分では，水平より10°傾きが増すと骨性の安定性が増加，逆に10°以上傾きが減ると不安定になると報告している。Braun-Stein ら（2008）は臼蓋の傾きを計測する方法を提案，烏口突起端と肩峰後外角を測定点としこれを fulcrum axis と名付けている。

　これをとりまく関節唇は，四つの部分に分けられる。前方は肩甲下筋部，上方は棘上筋部，後方の棘下・小円筋部，下方の上腕三頭筋部で，横断面は頂点を臼蓋にむける三角形となっている。畑ら（1992）はその幅は前方が後方より，下方が上方より有意に厚いことを観察している。また，Prodromos ら（1990）は38屍体を検索して関節唇は線維性軟骨組織で線維性の関節包とは明らかに分離しているとした。

　関節包は線維性のはなはだゆとりのある構造をもち，後下部は臼蓋から始まるが，前方部は臼蓋から離れて，滑膜腔 synovial recesses から移行して上腕骨の解剖頸についている。この包のゆとりは骨頭の約2倍といわれるほど広く，20〜40 ml ほどの容量をもつ。滑膜腔は上部・中部・下部の臼蓋上腕靭帯 glenohumeral lig. (G-H lig.) によって洞状に分けられ，そこに関節内面を内張りする滑膜が入りこんできている。それらを上部臼蓋上腕靭帯 superior glenohumeral lig. (SGHL), 中部臼蓋上腕靭帯 middle glenohumeral lig. (MGHL), 下部臼蓋上腕靭帯 inferior glenohumeral lig. (IGHL) と呼ぶ。これらは骨頭の支持靭帯と考えられており，解剖頸の前および下方から始まって窩上結節につき，ことに上部線維 superior band は二頭筋長頭と平行に走っている。山口ら（2009）は，臼蓋上腕靭帯のうち中部と下部だけが典型的な靭帯の構造をもち，上部は疎性結合組織である烏口上腕靭帯の一部が伸び出したもので靭帯ではないとしている。

　この部分と肩甲下滑液包や関節包の関係は難解で，むしろ図を見るほうが理解しやすい。下方は三頭筋長頭腱がついているが，腕を下げているとき関節包が弛緩し，

24　第3章　肩のつくり

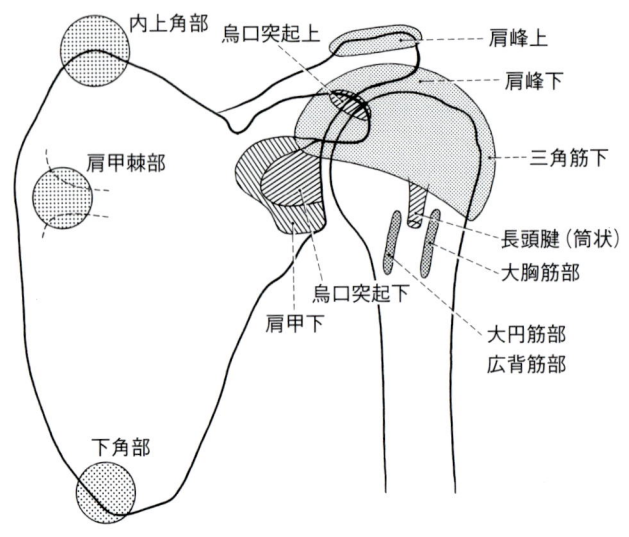

図 3-21　肩周辺の滑液包と名称

表 3-1　肩筋群の機能解剖による分類

1) 躯幹・肩甲骨間筋群
（背　筋）僧帽筋
大・小菱形筋
肩甲挙筋
（胸　筋）小胸筋
鎖骨下筋
前鋸筋
2) 躯幹・上腕骨間筋群
（背　筋）広背筋
（胸　筋）大胸筋
3) 肩甲骨・上腕骨間筋群
（肩甲筋）三角筋
大円筋
棘上筋
棘下筋
小円筋
肩甲下筋
（上腕筋）烏口腕筋
上腕三頭筋

（　）は解剖的分類

四角腔 quadrangular space を形成している。この部は，内に脈管，神経束が入っているので重要である。

C. 肩の注油（肩の滑液包）
the bursas of shoulder region

運動が始まると摩擦が起きる。これを少なくするため，あらゆる機器では注油機構が配慮されているが，人体では腱が骨につくところ，時に皮膚と骨・軟骨との間に滑液包があってこの役目を果たしている。肩では肩峰下のもの，肩甲骨と胸壁間にある肩甲下のもの，および上腕二頭筋長頭腱を包むものを三大滑液包と呼ぶが，他の部位にも案外多くあるので紹介しておこう（図 3-21）。

肩峰と皮膚の間にある肩峰上滑液包は，皮膚の動きを容易にしている。臨床上ごく軽い打撲でもなかなか発赤が去らず，時に軋音に触れることがあるのでなじみがある。肩峰下および三角筋下滑液包は，従来一つのものか別個のものか論議が多い。PFUHL（1934）は腱板，ことに大結節を中心として，前方は C-A arch の下面，上方は肩峰下，内方は僧帽筋にまで広がっていることから一つだとし，CODMAN（1934）は烏口突起下滑液包を加え，この三つは交通しており元々1個のものであると述べている。いずれにせよ機能的には一つと考えてよい。烏口突起にはもう一つ小胸筋腱のつくところに，小さな烏口突起上滑液包がある。

棘下筋，肩甲下筋，上腕二頭筋長頭腱にあるものは肩関節内と交通があり，関節包の延長とも考えられ縁者といってもよい。前二者は滑膜腔後方 infraspinatus recess，前方 subscapular recess からそれぞれ始まり，後者は結節間溝から下方に向かって筒状滑液包 tubular bursa となって長頭腱を包んでいる。広背筋，大円筋部のものは小結節下稜の外側と内側に，大胸筋部滑液包は大結節下稜についている。

その他，肩甲骨上角，下角，肩甲棘の内側にはそれぞれ滑液包が配置されている。上角のものは結合識炎の原因となることで知られている。

D. 肩の筋群
muscles of the shoulder

肩の骨格が理解されたところで，これらを固定・運動させる筋系について述べてみよう。筋肉は必ず骨から起きて他の骨につき，その収縮によって運動が起きるが，一般に動きの少ない側を起始 origin，他側を停止または付着 insertion と呼んでいる。どちらか判断できないとき，躯幹に近いほうを起始と考えてよい。要するに解剖上の分類も機能的にはさして重要でなく，鉄道の上り下りでの両終点の関係とよく似ている。

肩の筋群は従来の神経支配や解剖上の部位別に分類，背筋，胸筋，上肢筋と分けるより，機能的に付着する骨間に分ける QUIRING（1946）のものがより理解しやすい。彼によると，①躯幹・肩甲骨間筋群 axioscapular muscles，②躯幹・上腕骨間筋群 axiohumeral muscles，③肩甲骨・上腕骨間筋群 scapulohumeral muscles の三群に分けることができる（表 3-1）。

発生からみても，胎生期筋は脊椎，頭部，腸骨にまで広がって付着し，まず躯幹と肩甲骨を結ぶ筋群が現れ

表 3-2 肩筋群の名称・機能・支配神経

部位		名称	機能	支配神経
躯幹・肩甲骨	背筋	僧帽筋 大・小菱形筋	肩甲骨全体を保持 肩甲骨を内上・下方に引く	副・頚部神経叢 肩甲背
	胸筋	小胸筋 鎖骨下筋 前鋸筋	肩甲骨を内下方に引く 肩甲骨を胸壁に固定	前胸 鎖骨下筋 長胸
躯幹・上腕骨	背筋 胸筋	広背筋 大胸筋	上腕を後内方に引く 上腕を内転する	胸背 前胸
肩甲骨・上腕骨	肩甲筋	三角筋 大円筋 肩甲下筋 棘上筋 棘下筋 小円筋	上腕の側挙（前・後挙） 上腕の後挙 上腕を内旋 上腕を側挙 上腕を外旋 上腕を外旋	腋窩 肩甲下 肩甲下 肩甲上 肩甲上 腋窩
	上腕筋	上腕二頭筋 烏口腕筋 上腕三頭筋	前腕の屈曲 前腕の屈曲 前腕の伸展	筋皮 筋皮 橈骨

る。次に躯幹と上腕骨を結ぶものが明確となり，最後に肩甲骨と上腕骨を結ぶものが完成されることから，この分類のほうが合理的である。二つの分類を比較してみると，肩甲骨・上腕骨間の筋群は一致するが，背筋群から広背筋，胸筋群から大胸筋が，躯幹から直接上腕骨につく筋群として選り出されるわけである（表3-2）。

1. 躯幹と肩甲骨を結ぶ筋群
muscles connecting the trunk and the scapula

頭・頚・脊柱と肩甲骨を結ぶもので，頚・胸椎を軸として上肢がこの筋群によって支持されていると考えてよい。背筋群として僧帽筋，大・小菱形筋，肩甲挙筋の四つが，胸筋群として小胸筋，鎖骨下筋，前鋸筋の三つがある。背筋群と胸筋のうち，前鋸筋は発生学的に肋骨から始まったものである。

僧帽筋 trapezius
頚から後背に広がる表層にある広い筋で，ラテン語のmusculus cucullaris = monk's hood からその名があり，俗に肩掛け（ショール）筋ともいわれる。肩で一番早く発現する筋で二つに分かれ，後が僧帽筋，前が胸鎖乳突筋となる。起始は後頭部，項靭帯，C_7～Th_{12}までの棘突起など背面正中線で，停止は，上部線維は鎖骨の外1/3，肩峰上，肩甲棘外側にあり，中部線維は肩甲棘内上縁に，下部線維は肩甲棘の内下縁にある。神経支配は副神経（$C_{3,4}$）と頚部神経叢（C_5 より上位）で，上肢を支持する役目すなわち肩甲骨の保持をしている（図3-22）。

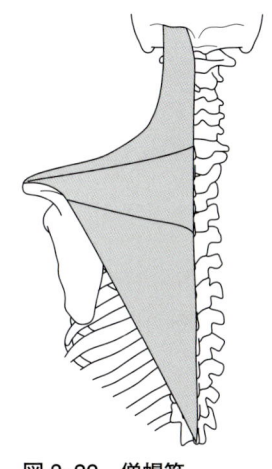

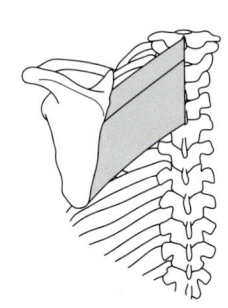

図 3-22 僧帽筋　　図 3-23 大・小菱形筋

大・小菱形筋 rhomboids
僧帽筋の下にあって，上部線維を小菱形筋，下部線維を大菱形筋と呼ぶ。項靭帯，C_7, Th_1〜の棘突起から始まり，前者は棘突起の先端から後者はさらに下方から始まっている。結帯位でよく触れ，菱形 lozenge-shape をしていることからこの名がある。頚椎，上位胸椎棘突起と，肩甲骨内縁に張られている斜めの線維は，それ自体が肩甲骨を引き上げると同時に，挙上することを示している。大菱形筋は下角についているので，肩甲骨の下降も行う。神経支配は腕神経の肩甲背神経で，全体に肩甲骨を内上方に引く作用をもつ（図3-23）。

肩甲挙筋 levator scapulae
頚椎の上部四つの肋横突起から肩甲骨上角，時にそれを越えて内縁上につき，文字通り肩甲骨を引き上げるための筋肉である。筋線維は上では胸鎖乳突筋と一緒にな

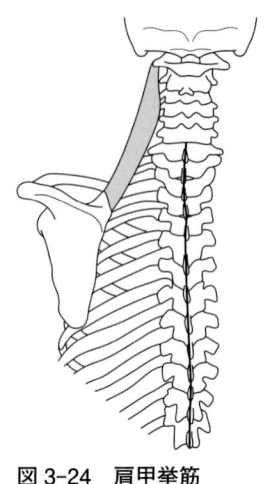

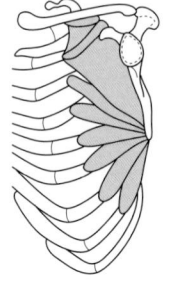

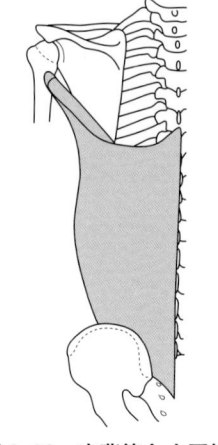

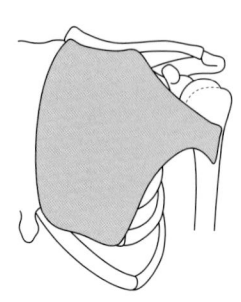

図3-24 肩甲挙筋　　図3-25 前鋸筋　　図3-26 広背筋と大円筋　　図3-27 大胸筋

り，下では小菱形筋や板状筋と広がり，僧帽筋に覆われてともに働く．部位は僧帽筋の前，胸鎖乳突筋の後方にある．肩甲背神経支配（図3-24）．

小胸筋 pectoralis minor

大胸筋下にある三角形の筋肉で，第2～5の四つの肋骨から始まり，烏口突起につく．烏口突起下を指で押さえると触れる．前胸神経支配で肩甲骨を内下方に引く機能がある．

鎖骨下筋 subclavius

鎖骨中央部下面から始まり第1肋骨につく小さな筋で，外からは触れない．鎖骨下筋神経支配．

前鋸筋 serratus anterior

胸郭の前側面，第1～8肋骨からノコギリの歯のように起き，上部三つは上角と内縁，下部五つは下角につく．肋間筋とは被膜で分けられており肩甲下筋とも接触しない．上部のものは小胸筋に覆われているが，下方のものは挙上するとよく観察することができる．前鋸筋の働きは肩甲骨の胸壁固定が主で，この筋なくして上肢の十分な挙上はできない．浜田（純）ら（2007）は大きな筋断面積をもつ上部は肩甲骨の回旋運動中心の機能をもち，中部，下部は$C_{6,7}$支配で前者は肩甲骨の外転に，後者は上方回旋に関与すると報告，前鋸筋の機能障害は頚椎疾患で起きる可能性があるとしている．

長胸神経支配．神経麻痺で著明な翼状肩甲骨が現れることで知られている（図3-25）．

2. 躯幹と上腕骨を結ぶ筋群
muscles connecting the trunk and the humeral

躯幹と上腕骨には，前と後ろからそれぞれ巨大な筋肉が張りめぐらされている．広背筋と大胸筋がそれである（図3-26, 27）．

広背筋 latissimus dorsi

Latus とは広いの意．躯幹下部，すなわち第6胸椎から腰椎棘突起，腸骨稜，下部肋骨，肩甲骨下角から広汎に起きて，上腕骨小結節稜につく．上腕を後内方に引く作用があり，胸背神経 C_{6-8} 支配である．この筋は逆に上肢を支えていると骨盤を挙上，したがって歩行が可能となり C_8 以下の脊髄損傷では効くため，両下肢麻痺患者には特に重要なものとして臨床的意義をもつ．この筋と肩甲下筋，大円筋とは機能・付着部・神経支配のうえで深い関係がある．この筋は肩のスポーツ障害との関連で重要である．

大胸筋 pectoralis major

鎖骨の内半分から起きる上部線維と，胸骨・上位肋軟骨・腹直筋鞘から起きる下部線維から始まり，大結節稜につく扇のような筋肉で形から「筋の翼」ともいわれている．ことに上腕骨につく部で腱は捻れてつくので非常に強固になっている．上の鎖骨部 clavicular part は前挙，下の胸骨部 sternal part は後挙を補助するが，全体として内転作用がある．前胸神経支配．

3. 肩甲帯と上腕骨を結ぶ筋群
muscles connecting the scapular region and the humerus

肩の運動の主役をする筋群で，肩甲筋と上腕筋に分けられる．前者はいわゆる肩関節周囲筋で，外に三角筋と大円筋があり，内には直接臼蓋と骨頭を連結して関節そのものを構成する四つの筋，棘上筋，棘下筋，小円筋，肩甲下筋，すなわち腱板 rotator cuff がある．肩に関係のある上腕筋は上腕二頭筋，烏口腕筋，上腕三頭筋などである．

図 3-28　三角筋

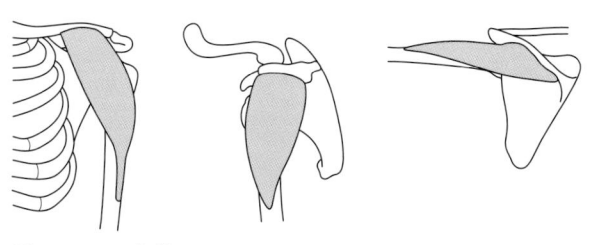

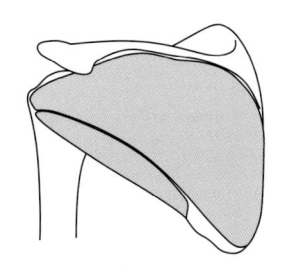

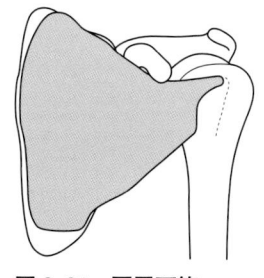

図 3-30　棘下筋と小円筋　　図 3-31　肩甲下筋

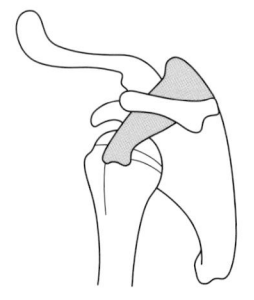

図 3-29　棘上筋

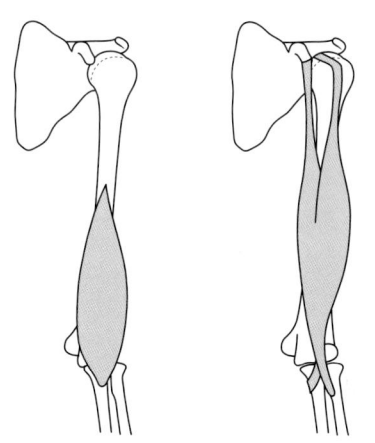

図 3-32　上腕筋と上腕二頭筋

三角筋 deltoid
ギリシャ文字の Δ delta からとった名称で，人類が起立して大きくなったものの一つ。

三つの部分からなり，前枝の下部は大胸筋と重なり，中枝のふくらみを経て，後枝は上腕三頭筋長頭腱，小円筋と重なり合う。後枝はポリオでも比較的効くことが多い。それぞれ鎖骨の外 1/3，肩峰，肩甲骨外 1/3 から起始し，上腕骨体部の三角結節 deltoid tuberosity につく。作用はそれぞれの枝で異なるが，上腕外転が主で神経支配は腋窩神経。三つの線維はそれぞれ自身の神経枝。脈管により供給され，中央部は他の二つと異なっている（図 3-28）。

棘上筋 supraspinatus
肩甲骨棘上窩から大結節につく筋。僧帽，三角筋に覆われている。人間が立位をとるようになり，その機能的役割が増大した。上腕外転，ことに急に外転するときに働き，骨頭を臼蓋に押しつける作用がある。テーブル上でうつぶせになりテーブルから腕を下げ，外転を開始したときよく触れる。肩甲上神経支配（図 3-29）。

棘下筋 infraspinatus
前者の下にあって棘下窩から始まり，大結節につき上腕の外旋をつかさどる。神経支配も同じだが小円筋とは関節包の部分で完全に癒合して同じ作用をする。三角筋後枝の弛緩でよく触れる。すなわち，最敬礼をしながら手を地面につけるとよくわかり，外旋・外転すると一層はっきりする（図 3-30）。

小円筋 teres minor
肩甲骨外縁から起きて大結節の後下面 lower facet につく。Teretis とは round の意でそこからこの名がある。作用は外旋，内転で棘下筋の女房役。大円筋と同じ $C_{5,6}$ 支配だが，異なる神経を経由する。腋窩神経支配。

肩甲下筋 subscapularis
肩甲骨肋骨面から小結節につく貝の肉のような大きな筋だが，表面は円滑な結合織に覆われ胸郭面に決して触れない。時吉ら (2007) はその付着部を観察して，小結節につく腱性部分とその遠位で頚部前方につく筋性部分があるとした。Fick (1904) によると，横断面では三角筋中枝と同じ位の大きさがあるという。作用は内転，内旋。神経支配は肩甲下神経で大円筋と同じ（図 3-31）。

大円筋 teres major
肩甲骨の下角から小結節および小結節稜に走る平たい筋で，抵抗しながら後挙内転するとよくみられる。錐状の線維をもち，広背筋とよく似ている。腋窩神経と橈骨神経の間をくぐり抜けているのは特徴的。またこの筋と小円筋の間を上腕三頭筋長頭が通っている。肩甲上神経支配。

上腕二頭筋および烏口腕筋 biceps, coracobrachialis
上腕筋の前腕屈曲を行う屈筋群で，筋皮神経の支配。二頭筋は長・短頭の二つに分かれ，関節窩上結節と，烏口突起につく。停止は橈骨結節。烏口腕筋は烏口突起と上腕骨体部につく（図 3-32）。

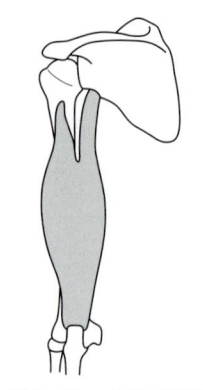

図 3-33　上腕三頭筋

上腕三頭筋 triceps
　前腕の伸展を行う伸筋で，橈骨神経の支配を受ける。長頭腱は窩下結節から，他の内頭腱と外頭腱は上腕骨体から始まり肘頭につく（図 3-33）。

E. 肩の空隙
spaces of the shoulder

　ビルディングで水道や電気など多くの配管の格納されている部分を PS（privy seal）というが，同じように筋，骨の構成の中に取り残された空間が肩でもいくつかある。その主なものは腋窩だが，少しこの隠れた部分をのぞいてみよう。

　腋窩 pectoral region and axilla
　四つの壁に囲まれた腋窩は，外転で前後壁が伸び空間が狭くなってしまう不思議な部分で，底は皮膚と筋膜，天井はしっかりした三つの枠，鎖骨・肩甲骨上縁・第1肋骨でがっちり固められている。前方には大胸筋が雨戸の役目，筋膜に包まれた鎖骨下筋と小胸筋が内窓と二重構造になっている。この内窓は，外方は烏口突起，内方は第1，2肋軟骨から広がる costocoracoid membrane が前にあって鎖骨下筋と小胸筋を押さえ，さらに後方から鎖胸筋膜 clavipectoral fascia によって裏うちされている。このつくりは腋窩の前壁と呼ばれている（図 3-34, 35）。

　後方に肩甲骨の肋骨面，肩甲下筋と，それに広背・大円筋がある。大円筋は広背筋より下につくため外方を，広背筋は下方を補強している。内壁は第1～2肋骨を覆う前鋸筋と肋間筋よりなるが，長胸神経麻痺で前鋸筋が効かなくなると下角は後方に行く。外壁は大小結節間と稜間の狭い部分である。腋窩は末梢に通じる大血管と神経が保護され，上腕二頭筋腱，烏口腕筋，リンパ管などがある重要な部分である。後壁にみられる窓を，後方四

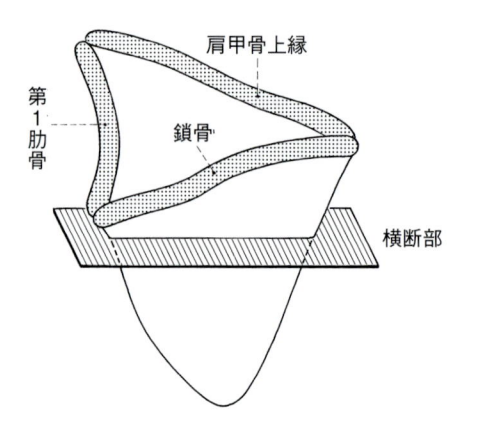

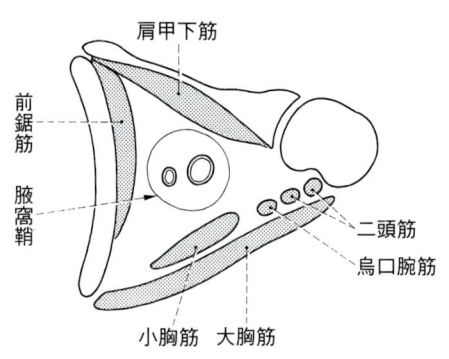

図 3-34　腋窩のつくりと横断図

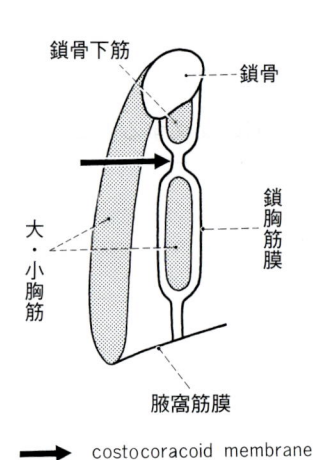

図 3-35　腋窩前方の二重窓
costocoracoid membrane

角腔 quadrangular space と呼ぶ。上は肩甲骨外縁と関節包，外は上腕骨外科頸，下は大円筋で，大ざっぱに二等辺三角形 isosceles triangle と考えてよい。これは臼蓋下につく上腕三頭筋長頭で二分され，外方四角腔 quadrilateral space と内方三角腔 triangular space になるが，四角腔の内に腋窩神経 axillary nerve と後上腕回旋動脈 posterior humeral circumflex artery があり，三角腔内には肩甲下動脈の回旋肩甲枝が入っている。この空間は外転時に大円筋と長頭腱が関節の底につくと消失してしまう。

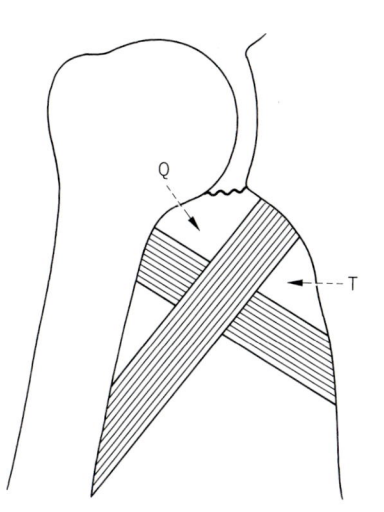

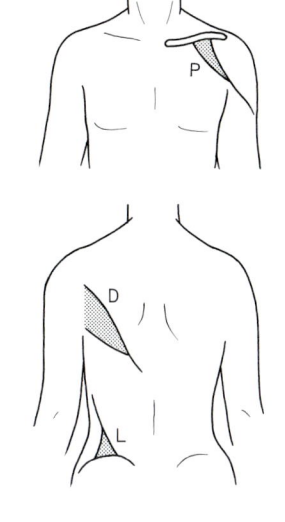

図 3-36　肩の空隙
Q：外方四角腔　P：前胸部三角腔　D：背部三角腔
T：内方三角腔　L：腰部三角腔

前胸部三角腔
deltopectoral triangle, infraclavicular fossa
三角筋と大胸筋の重なるところの空隙をいう。Cephalic vein が通っている。診療時に大切なところである。

背部三角腔 dorsal triangle
僧帽筋と菱形筋と広背筋の間で重ならない背部の三角形部分をいう。聴診器を当てる部位である。

腰部三角腔 lumbar triangle
広背筋と外腹斜筋の交叉するところに残された空間で，底は内腹斜筋である（図 3-36）。

F. 肩の神経と脈管
nerves and blood vessels of the shoulder

1. 腕神経叢　brachial plexus（図 3-37）

上肢全体を支配する神経で，胎生期に神経蕾が発生，一枚の線維膜となってそれぞれの未熟筋内に入り，次第にグループを作りながら広がっていく。上腕神経蕾は下四つの頸髄と第 1 胸髄を含んで発達するが，五つの神経根から始まって主な五つの神経に至るまでに，互いに結合分岐を繰り返す複雑な仕組みになっている。これは一種の集団保障のようなものと考えてよいだろう。ただし線維の方向に切ると部分麻痺にとどまるが，直角に切ると全麻痺を起こす弱点をもっている。

五つの神経前枝 rami は，上部は二つ，中部は一つ，下部は二つと集まって頸部で三つの神経幹 trunks を形成する。神経幹は鎖骨の後で，前後の神経分枝 divisions にそれぞれ二本ずつの線維を送り，小胸筋の上後方で内・外・後の三つの神経束 cords となる。前方の三本の線維は外側二本，内側に一本と分かれ，外部神経束 lateral cord および内部神経束 medial cord となる。

一方，後ろに三本の線維は集まって後部神経束 posterior cord となり，腋窩神経 axillary nerve と橈骨神経 radial nerve とに分かれて肩関節，上肢に分布していく。三つの神経束は腋窩動脈を囲んで外・後・内側にあるためこの名称がつけられている。外部神経束は筋皮神経 musculocutaneous nerve と正中神経 median nerve の一部に，内部神経束も同じように，尺骨神経 ulnar nerve と正中神経の一部に分かれ，三つの神経は腋窩動脈の前でちょうど「M」の文字のように走行している。神経束から各神経に至るまでを神経主分枝 branches と呼ぶが，ここから末梢を鎖骨下部，神経束以上を鎖骨上部という解剖学上の分類もある。また，外部神経束と内部神経束の両者は，前方の筋群にのみ分布しているため，後部神経束に対比して前部神経束 anterior cord と呼ばれることがある。鎖骨上部から出る神経は主として筋枝で，後頸，浅背，浅胸，肩甲筋群を支配している。落合ら（2009）は，肩関節は C_{3-6} 肩峰下滑液包は C_{2-6} DRG 神経細胞に支配され，その 20％は神経支配の重なりがあるとしている。

前胸神経 anterior thoracic nerve
前胸は前部神経束すなわち外・内神経束の支配下にある。外側神経束からは外側前胸神経が出て大胸筋の上半分を，内側神経束から内側前胸神経が小胸筋と大胸筋の下半分を支配する。

後胸神経 posterior thoracic nerve
数本の細い神経の総称で，C_{5-7} の神経根から肩甲背神経 dorsal scapular nerve と長胸神経 long thoracic nerve となって背方に出て，肩甲挙，菱形，前鋸筋に分布す

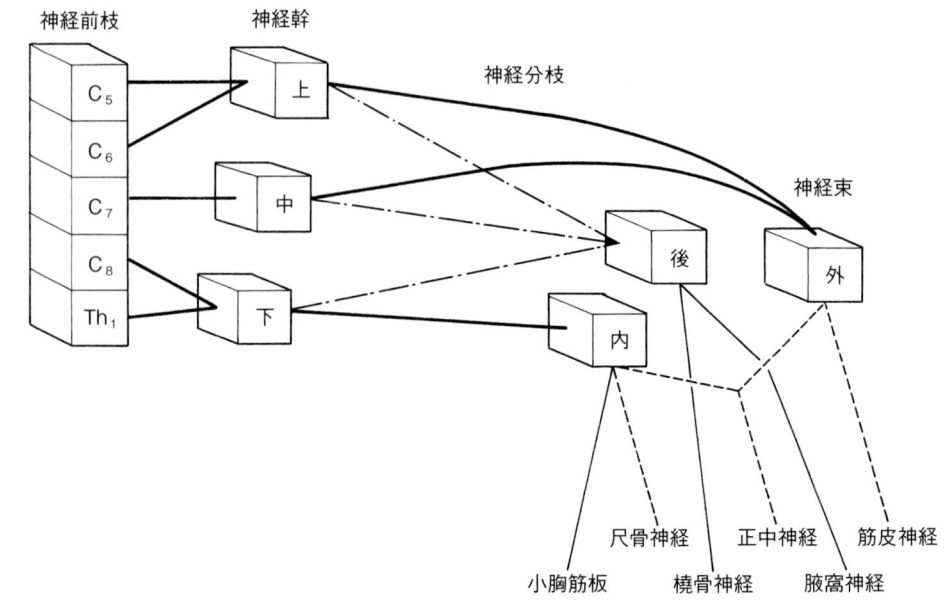

図 3-37 腕神経叢配線図

る。遠藤ら (2009) は, 長胸神経は C_{4-7} で形成され, C_5 は 65.7％で中斜角筋を貫通し, 前鋸筋の三部位はそれぞれ異なる機能を有していると報告している。

肩甲上神経 suprascapular nerve

上部神経幹から分かれ, 肩甲切痕を通って肩甲骨の上縁から背面, そして棘上, 棘下筋に分布する。

肩甲下神経 subscapular nerve および**胸背神経** dorsal thoracic nerve

肩甲下, 大円, 広背筋は, 後部神経束の支配である。肩甲下神経は肩甲骨の前面に行って前者二つを, 胸背神経は後者を支配する。那須ら (2009) は, 広背筋の肩甲骨下角の起始筋束における胸背神経の分布を調べ, 肩甲骨下角起始筋束層と広背筋上部の筋束層の間には, 両者の頭側が底となるような袋状の間隙が形成されているとし, 胸背神経はこの間隙から進入し, 肩甲骨下角の起始筋束の背側から同筋束に分布しているとした。

腋窩神経 axillary nerve

後上腕回旋動静脈 posterior circumflex vessels と並行して腋窩の外側間隙を抜け, 肩の背部に至り, 小円, 三角筋に分布しながら上腕の後外側皮膚に至る神経で, すぐ直上に関節包があり上腕骨外科頚が外にあるという特徴をもつ。

鎖骨下部の神経として前述の筋皮神経 (C_{5-7}), 正中神経 (C_{5-8}, Th_1), 尺骨神経 ($C_{7,8}$, Th_1), 橈骨神経 (C_{5-8}, Th_1) がある。

2. 肩関節周辺の神経 (図 3-38)
nerves around the glenohumeral joint

肩には前・後方, さらに両者から支配される神経があり, しかも表層の皮膚神経と深層の神経とは全く異なっている。そのため診察, 手術などで重要な意味をもつので, 臨床医は骨の神経支配を含めてよく記憶しておく必要がある。神経根は時に $C_{3,4}$, 主として C_{5-7} が肩関節周辺を支配している。

皮膚のうち前面では $C_{3,4}$ からきた鎖骨上神経で, 時にその分枝は鎖骨を貫通していることがあり, 大体 Th_2 のレベルまで分布している。上腕部では腋窩神経の皮膚枝 (外側皮神経) が後ろから回って前面を支配し, 上腕の内側は Th_2 皮神経が広がって分布している。後面の皮膚は直接神経根から皮膚枝と胸神経の皮膚枝が広がっている。線維の方向は背部から腋窩に向かって平行に走行するが, 片側性で棘突起を越えることはない。関節自体に入るものは複雑で, 豊富な神経線維が神経幹から送られ靱帯・関節包・骨膜に分布し, それらは互いにネットワークを作り上げている。BATEMAN (1972) は, 局麻下で biopsy を行ったり関節軟骨面を針で穿刺すると, 名状しがたい感覚が発生し関節内自体の有痛反応があることから, このネットワークは広範なもので限局性のものではないと述べている。そこに分布する神経枝は肩甲上, 筋皮, 腋窩, 肩甲下神経などのものだが, さらに念入りに筋皮, 後部神経束からのものが再加入している。

関節の前面では, 腋窩神経が上部と結節間溝に及ぶ下部を, 肩甲上神経が筋肉を通って前部を, また筋皮神経

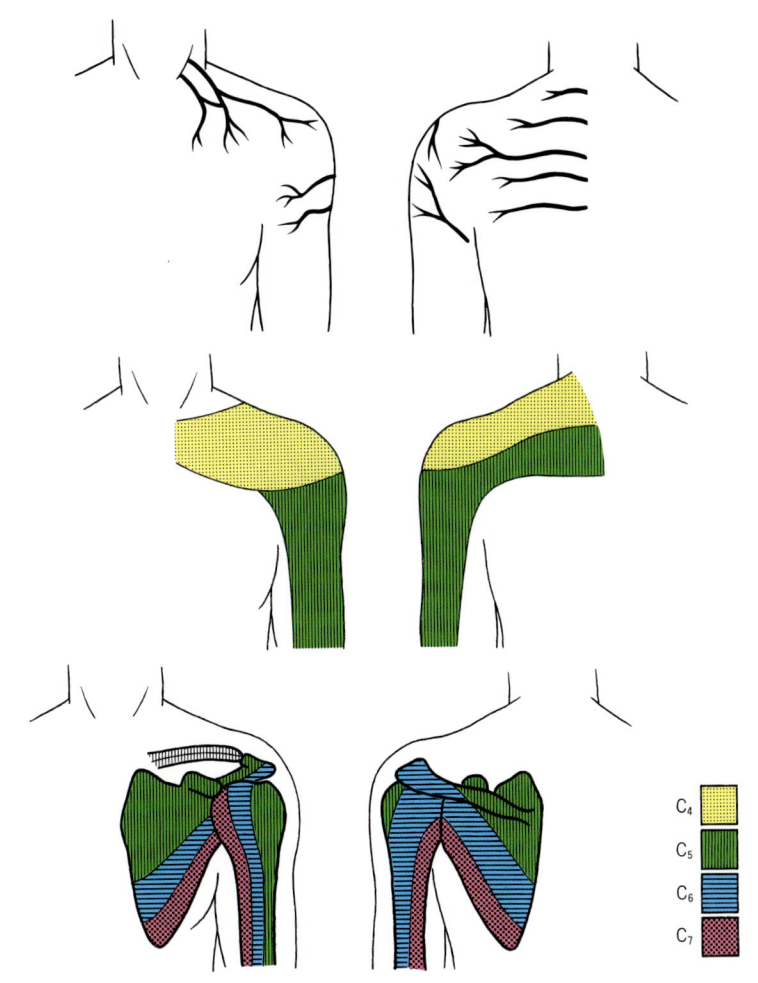

図 3-38　肩関節周辺の神経図

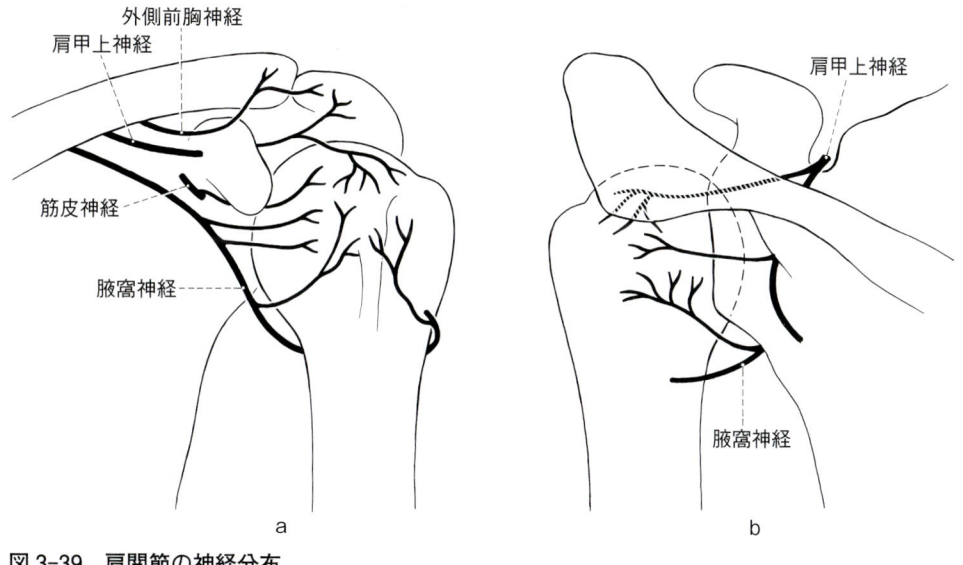

図 3-39　肩関節の神経分布
a：前面　b：後面

が上部を支配しているが，時に後部神経束からの分布をも受けている。外側前胸神経は烏口鎖骨間に入りこんでいる。関節後面は肩甲上神経が二本の枝に分かれ，一本は上方の棘上窩，棘上筋を通過して腱板に，他は後ろに回って烏口肩峰靭帯から烏口突起へと前方に分布している。腋窩神経は後方から回って前方に向かい，主として下部を支配している（図 3-39）。

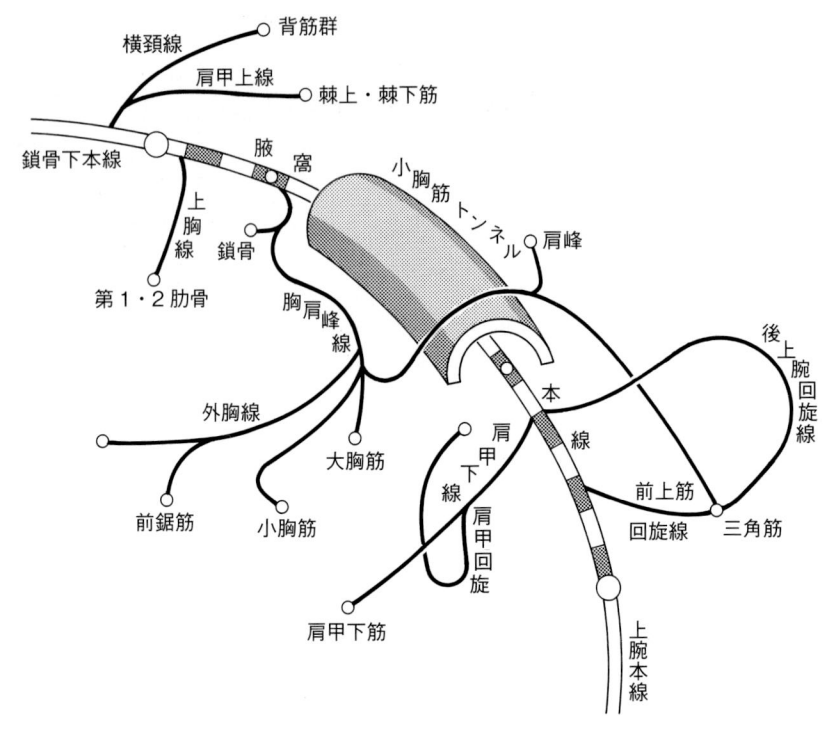

図3-40 肩周辺の動脈マップ

3. 肩周辺の脈管（図3-40）
blood vessels around the shoulder

　心臓のポンプから送り出される血流は，右は腕頭動脈，左は大動脈弓を経て，鎖骨下動脈 subclavian artery というパイプを通過する。これは肺尖の前を外方に走り第1肋骨上で前斜角・中斜角筋の間を通って外下方に弯曲し，腋窩動脈 axillary artery となるがそれまでに二本の分枝を出している。一つは頚の後ろを通って肩甲挙筋の前縁に至る横頚動脈 transverse cervical artery で，これは表層では副神経を伴って僧帽筋内へ，また深層は肩甲挙筋・菱形筋内に入り，菱形筋神経を伴って内縁を下っている。他の一つは肩甲上動脈 suprascapular artery で，これは鎖骨の後ろを外方へと走り，肩甲切痕のところで上縁から背面に回る棘上・棘下筋に入る動脈で，終末は肩甲回旋動脈と吻合している。
　腋窩動脈は第1肋骨から大胸筋腱下および大円筋下縁に至るまでのパイプの名称で，これより末梢の腕に入ると上腕動脈 brachial artery と呼称が変えられる。
　腋窩動脈は，GRANT（1958）がいうように三つの部分に分けると理解しやすい。中央の小胸筋に覆われた部分を第2とすると，それより中枢は第1，末梢は第3の部分というわけである。まず第1部分からは，上胸動脈 superior thoracic artery が出て上部二つの肋間を支配している。第2の部分では胸肩峰動脈 thoracoacromial artery が肋烏口間膜，鎖胸筋膜を貫いて，大胸・小胸，三角筋に達しているし，また外胸動脈 lateral thoracic artery もここから分枝して，胸壁，前鋸筋に至っている。第3の部分は外科頚のところ，詳しくは肩甲下筋の下縁，大円筋の上縁，四角腔 quadrangular space で分岐するが，一番大きな肩甲下動脈 subscapular artery と後・前上腕回旋動脈 posterior・anterior humeral circumflex arteries の三つがある。
　肩甲下動脈は後壁の動脈で，肩甲骨背面に至る肩甲回旋動脈 circumflex scapular artery を分岐する。
　前上腕回旋動脈は後ろのものに比べて小さく，前方に分布して三角・小円筋を支配し，後上腕回旋動脈と吻合している。また，肩甲骨の脈管分布は興味深いもので，横頚・上胸・外胸・肩甲下動脈から広範に供給されて，それらは互いに吻合を行っている。
　静脈では橈側皮静脈 cephalic vein に触れるにとどめよう。これは肩の前面，三角筋前枝にあり，小胸筋上を横切って前部三角腔に入って腋窩静脈に戻るもので，四肢で一番大きく肩の手術時には必ず遭遇し，またカテーテルを心臓にまで挿入できる臨床上重要なものである。また腋窩静脈は同名動脈の前面にあって腕外転で完全にそれを覆ってしまうもので二，三のバルブを有している。

第4章　肩の仕組み

　肩はHIPPOCRATESの時代から，空間的な動きthree dimensional rangeをもっていることが知られている。また同時にそこにはあるパターンがあることも察知され，LOCKHART（1930）はこれをいくつかの相に分解してとらえようと努力してきた。しかし一般的には，肩といえば肩関節を指していたため，外観すなわち肩関節を中心とする上肢の運動をとらえることで満足する傾向が続き，肩甲帯と一緒になって動くメカニズムの解析が始まったのはおよそ80数年前のことである。

　1934年，CODMANはこの肩複合体の生理的運動，協調し合うリズミカルな機能を観察したが，なかでも彼の肩甲上腕リズム scapulohumeral rhythm という概念は肩の金字塔といえる業績である。これは後にINMANら（1944）によって詳細に研究され，上肢躯幹メカニズム arm trunk mechanism, thoracic scapular humeral articulation の機能の全貌の一角が発表されるに至った。

　この歴史的変遷は分野の名称の変化からも窺い知ることができる。「肩の仕組み」を調べる学問を，当初は生理（機能）学 physiology と呼んでいたが，後に機能解剖学 functional anatomy となり，さらに力学の導入で運動学 kinesiology，そして現在では生体力学 biomechanics となってその立場から追究するようになってきている。最近，バイオメカニクス学会や臨床バイオメカニクス学会などで多くの新知見が報告されているが，いまだに医学部にバイオメカニクス講座のあるところは少なく，あっても生体材料 biomaterial の研究が主で，機能分析の分野は興味をもつ研究者の業績に支えられている現状である。

　では「肩のつくり」の項で得た知識を基にして，いま一度，肩をながめてみよう。

肩の複合機構
the shoulder complex

　肩は肩関節と肩甲帯からなり，そこには三つの解剖的関節（肩・肩鎖・胸鎖関節）があることは述べたが，機能的にみるとこれだけでは不十分でさらに三つの機能的関節（関節様関係）が加わってくる。その一つは肩甲骨が胸壁上を滑動するのを関節に見立てた肩甲胸郭関節 scapulothoracic joint, scapulocostal joint と呼ばれるもの，他の一つは肩関節自体の機能面を重視して取り上げた烏口肩峰アーチと骨頭間の第2肩関節，もう一つは肩鎖関節を保持すると同時に靭帯で肩甲骨を吊り上げ鎖骨と肩甲骨の動きを介達・緩衝する烏口鎖骨間メカニズム，C-C mechanism, coracoclavicular mechanism である。

　これら六つの関節を総称して，肩複合体 shoulder complex と呼ぶ。言い換えれば，ここには六つの関節が協調し合って運動し，肩のどの位置においても異なった組み合わせでバランスを保ち，その可動性と安定性をもたせている。「肩の仕組み」が複雑で分析しにくいのはこのためである（図4-1）。

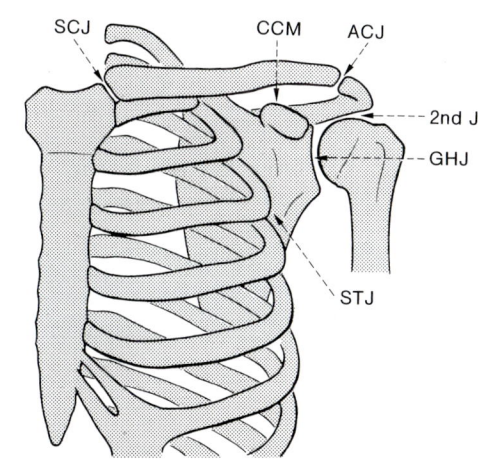

図4-1　肩複合体，それを構成する関節群
GHJ（肩関節）　　　　　: Gleno-Humeral Joint
2nd J（第2関節）　　　 : Subacromial Joint
ACJ（肩鎖関節）　　　　: Acromio-Clavicular Joint
CCM（烏口鎖骨間関節） : Coraco-Clavicular Mechanism
SCJ（胸鎖関節）　　　　: Sterno-Clavicular Joint
STJ（肩甲胸郭関節）　　: Scapulo-Thoracic Joint

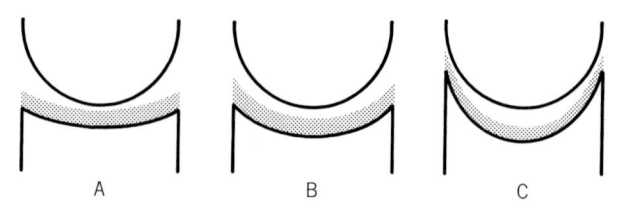

図 4-2　臼蓋の形状, 三つのタイプ
Bが安定しているもの

1. 肩関節　the shoulder joint

　では, 再び肩関節の扉を開こう。お多福豆の形をした臼蓋はよく見ると外側に向いているだけでなく, 前・上方に傾いている。これは後捻した骨頭に適合するためと, 挙上時の受け皿となるための構造で, Soslowskyら(1989)は逆球面に似ていると報告, 浦川ら(1991)もとくに上方および前下方部分が球に近い形状を示し, 関節安定性に関与していると述べている。しかし, この小さな臼蓋だけで骨頭を十分受けられるはずがなく, 半楕円球状の骨頭と半端な臼蓋を見る限り球関節 ball and socket joint とはいえない。これを補強するため, 臼蓋の周囲に関節唇がつき臼の深さをおよそ二倍にしている。その横断面は頂点を臼蓋に向ける三角形で, 内辺は臼蓋と付着, 底(外)辺は腱の付着部となり, 外辺は臼蓋軟骨の連続となって表面は骨頭を受けている。またこれは線維軟骨といわれているが, 軟骨はなく原始線維組織だという説もあり, ことに前方は外旋すると消失してしまうことから, 単なる関節包のたるみにすぎないとの考えもある。臼蓋軟骨は辺縁でより分厚い。

　こうして骨頭は臼蓋に載るが, その接触部分は小さく揺り木馬 rocking-horse のように不安定である。Saha(1967)は両者の関係を観察して, それは考えられているような簡単な構造でなく, そこには多くの差異があると報告している。彼によるとすべての臼蓋は不規則で平滑とはいえず, 約30％は骨頭球面が臼蓋の凹曲面より大きく適合不全で, 大部分の70％のものについても骨頭が臼蓋の周辺環と接触する C 型 circular-band-contact (ring) と, 骨頭が直接臼蓋に接触する A, B 型 circular-area-contact があって, 両者がうまく適合し十分支持されているのは後者にすぎないと述べている(図4-2)。

　関節包は薄いが広くゆとりをもって, 前面のみ滑膜腔から大部分は臼蓋周辺から始まって解剖頸についている。上腕骨の骨端線は関節包内にあって成長するので, 幼少時に上腕骨骨髄炎になると, 関節腔内に炎症が広がるのはそのためである(図4-3)。

　滑膜は関節包を内張りしているが, 臼蓋にまでは及ん

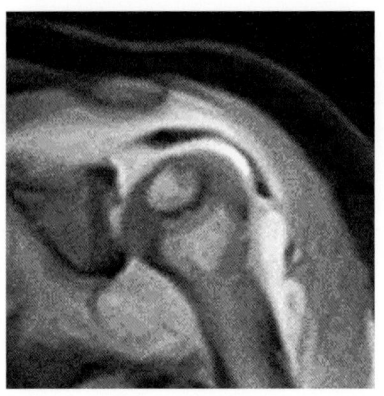

図 4-3　幼児にみられた関節腔内の炎症化膿性肩関節炎

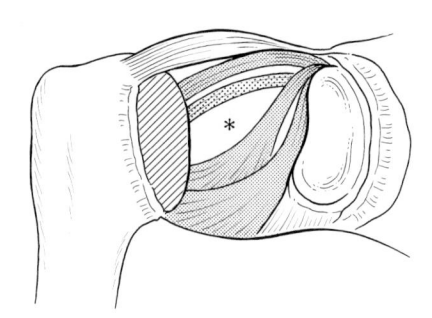

図 4-4　関節内部　後ろから前壁を見たところ
（＊印は Weitbrecht 孔）

でいない。また上腕二頭筋長頭腱は関節包に内蔵されるが滑膜内に入っておらず, 関節包内 intracapsular, 滑膜外 extrasynovial という特徴をもつ。関節包は安定性に深く関与しているが, 関節唇を切除しても影響はないと考えられている。関節包は腕下垂で上部が緊張, 下部は弛緩して腋窩に皺襞 axillary fold を作っているが, 側挙・挙上ではその逆になる。また, 回旋では, 前後の関節包がまるで手拭をしぼるときのように緊張 tautness と弛緩 laxity を繰り返す。中部の関節包は外旋を制限している。

　関節前面は上・中・下の臼蓋上腕靭帯が扇子のように広がり, 関節包のたわみによる洞状の腔を作っているが, 上・中間は開いていて肩甲下包 subscapular recess に通じている。ここは Foramen Weitbrecht と呼ばれ, ここを通って骨頭がすべることから臨床上重要なところである(図4-4)。臼蓋上腕靭帯の機能は安定性の保持と運動の静的拘束で, この靭帯が保たれていると, 外転・外旋動作で骨頭は後方に移動し, 骨頭は前方の関節唇とは接していないことが知られている。上部線維は内転位で下方転位を制限(Warner, 1992), 中部線維は上肢の下垂位を保持, 外転60〜90°で緊張してブレーキとして働き(Ferrari, 1990), 下部線維は外転で緊張して前方の不安定を制限, 後方の関節包下部と協同してハンモッ

肩の複合機構　35

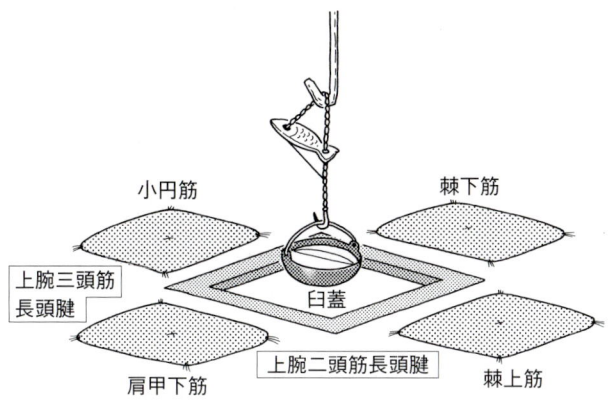

図4-5　臼蓋は小さく4枚の座布団を揃えて骨頭さま待ち

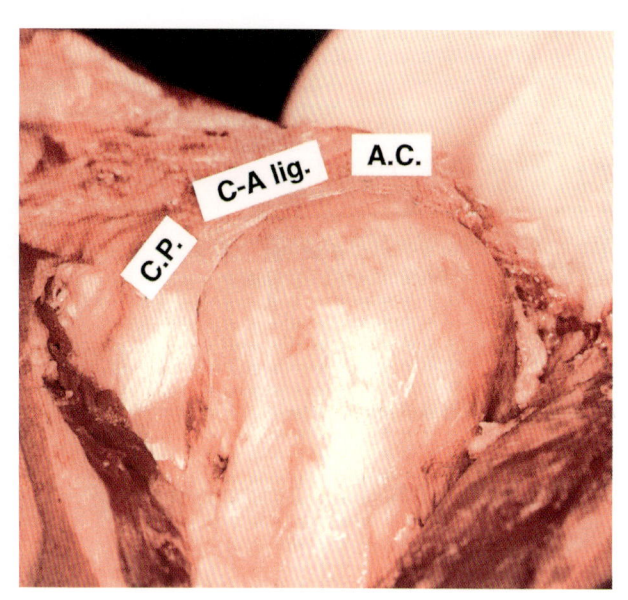

図4-6　腱板と天蓋

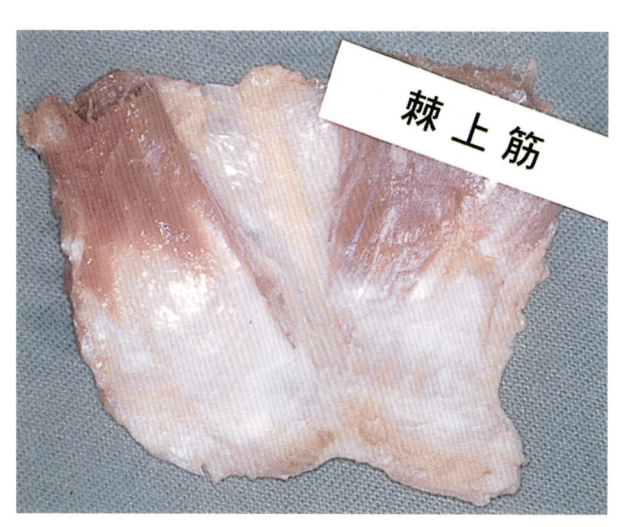

図4-7　取り出された棘上筋腱

クの役目をしている。WANGら（2005）はとくに下臼蓋上腕靱帯IGHLが重要で，前下方関節包と骨頭の移動に関与しているとした。三森（甲）ら（1996）は屍体を用いた研究で，肩甲骨面での外転60°において，外旋時に上部関節包にかかる張力は最も小さく，逆に下部関節包にかかる張力が最も大きいとの知見を報告している。BIGLIANIら（1992）は，下部はsuperior band, anterior axillary pouch, posterior axillary pouchの三つに分けられ，この靱帯は臼蓋付着部，靱帯構造，骨頭付着部などの部分に変異が多いと報告している。

関節包のほかに主役の腱板が登場する。肩甲骨の凹面から始まった肩甲下筋は前方の小結節につき，棘上窩からの棘上筋と棘下窩からの棘下筋，外縁からの小円筋は大結節の三つの面facetに集合し，一つの板状となって付着する（図4-5）。各国ではRotatorensehnen（独），coiffe musculo-tendineuse（仏），musculotendinous cuff（英），rotator cuff（米），Sehnenaponeurose（北欧），肩袖（中国）と呼称されている。わが国では三木がPFUHLのいういわゆるdiscusとして紹介したが普及せず，臨床では棘上筋腱で代表されてきた。回旋筋腱板という言葉もあったが，その後は筆者が慣用した腱板という名称が汎用されている（図4-6）。

腱板は内部で関節包にぴったりと癒合しており，臨床上，全く一体となっているため分けにくいが，屍体では案外たやすく剥離することができる。腱板を代表する棘上筋も取り出してみると，何の変哲もない他の諸筋と同じものだが，腱板の部分は約2.4cmが普通で欧米人の値と一致している（図4-7）。

腱板が付着する部位を詳細に調べた人達がいる。秋田ら（2007）は，棘下筋腱の付着形態を詳細に調べ新しい知見を報告した。烏口上腕靱帯を除去すると棘上筋腱と棘下筋腱の境界が明瞭となり，大結節の前方部では棘上筋腱が内側部に付着，棘下筋腱がその後外側を回り込んで外側部に幅広く停止しているという所見である。また

この事実から棘上筋腱断裂例の多くに棘下筋腱断裂が含まれていることを示唆しているとした。望月ら（2007）は，棘下筋は上に位置する長く厚い腱性部と，下に位置する短く薄い腱性部で構成され，両者は大結節の広範囲にわたって停止していることを報告，これらの所見から腱板断裂では棘下筋腱が中心となっていると考えた。さらに2008年には，棘上筋は大結節上面の前内側に停止，棘下筋は大結節の広範囲に停止していると報告している。二村ら（2008）は棘上筋の停止領域はかなり小さく，棘下筋のそれは大きいとしたが，これは棘上窩と棘下窩をみると当然である。吉村ら（2008）は棘上筋から棘下筋を交差し後方に走る表層線維があること，それが腱板断裂の後方拡大を防止していると推論している（図4-8）。

烏口突起外側の肩甲下筋腱と棘上筋腱の間隙は，腱板疎部the rotator intervalと呼ばれる機能的に重要な

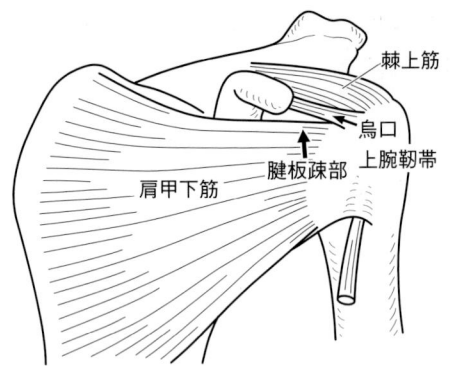

図4-8　腱板疎部模式図

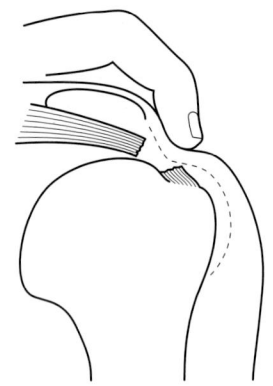

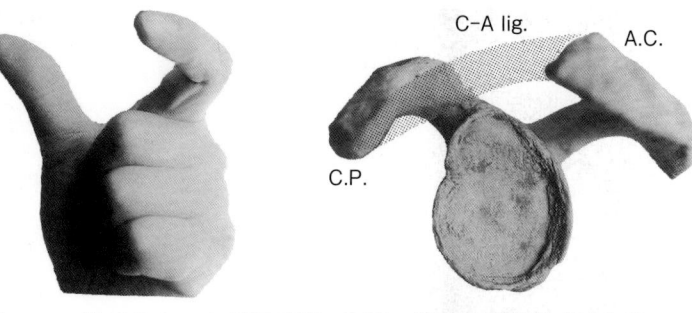

図4-10　指でC-A arch（烏口突起，肩峰，烏口肩峰靱帯）をまねる

図4-9　critical zone

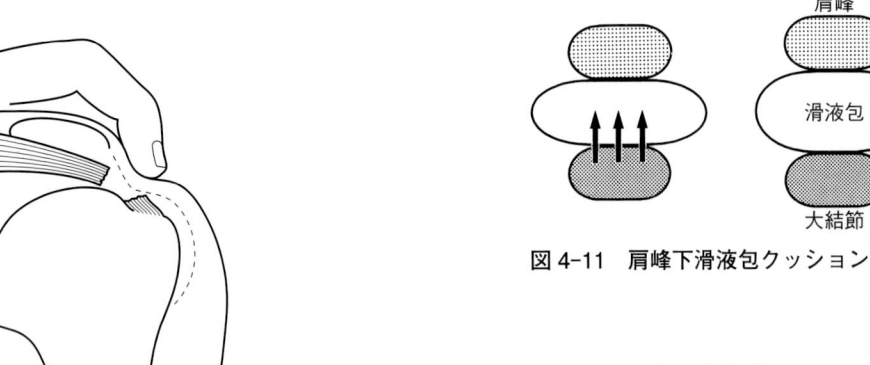

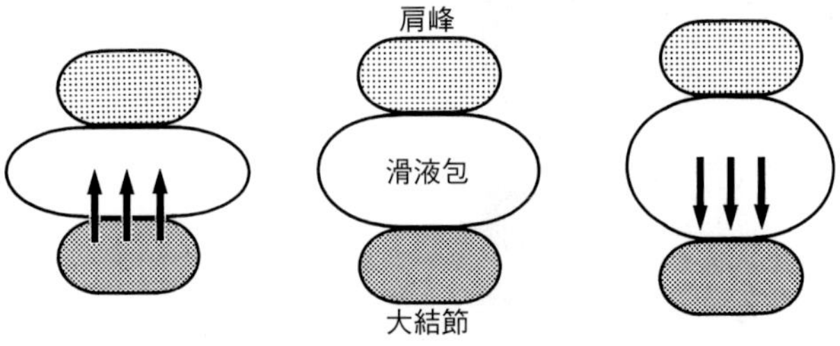

図4-11　肩峰下滑液包クッション

ころである。この部は薄い膜状の組織からなっており，周辺の烏口上腕靱帯，関節包，上臼蓋上腕靱帯などにより補強され，かなりの弾力性を有している。腱板疎部は外旋位で縮小して直線状となるが，内旋位では拡大され弛緩する。この構造は機能的に二つの腱の走行および作用の違いを緩衝して，上肢の挙上・回旋運動を円滑にする衣服のたもとsleeveのようなものだが，一方では外傷を受けやすく，かつ炎症の波及しやすい弱点をもっている。

また腱板の棘上筋腱と烏口上腕靱帯までの部分は緊張がかかる腱終末部で，筋・骨の脈管が吻合しているため石灰化することが多い。当部は肩峰と骨頭との間にあって絶えず圧迫を受け，かつ容易に骨頭の変化が及ぶことなどの悪条件で変性を起こしやすいことからcritical area/zoneと呼ばれている（図4-9）。

肩関節は骨頭が腱板で覆われてもまだ不安定で，さらに外部に補強機構が作られている。それは，肩峰と烏口突起および強固に両者を連結する烏口肩峰靱帯—肩の屋根で，烏口肩峰間弓the coracoacromial arch，天蓋，アーケード，穹窿弓，骨頭のフード，肩関節臼蓋the fornix humeriなどと多くの呼び名をもっている。これは骨頭を上方に脱臼させないための仕組みだが，烏口肩峰靱帯は強い線維をもちその両端は厚く中央部が薄く凹んでおり，ちょうど指のpulleyと同じ役目をしている。Hockmanら（2004）は屍体で調べて，烏口肩峰靱帯は固定性を得るためと上方逸脱防止に役立っているとした。また，前方には一部小胸筋から入りこむ烏口上腕靱帯the C-H lig.があって，強度の外旋と屈伸を調節するブレーキの役目をして上腕骨を制限している（図4-10）。

肩の屋根と腱板の間に，忘れてはならない大切な注油機構がある。これは肩峰と棘上筋腱をそれぞれ天井と床とする肩峰下滑液包で，三角筋下から大結節へと広がっている。これは挙上時に大結節が肩峰下をうまく通るためのクッションあるいは水枕のような役目を果たすために形状が変化する（図4-11）。この部分は関節内圧の影響を受ける重要な機構で，高年齢者の腱板穿孔や腱板断裂のあるとき関節液が漏れ出てこの機構が破綻し，さまざまな臨床症状を呈するようになる。腱板の働きについては別項で述べる（図4-12）。

肩の外層は丈夫な三角筋で，前・中・後の三つの部分がしっかり肩関節を覆っている。

2. 第2肩関節　the second joint of the shoulder

a．その誕生

肩関節をみていると，それはまるで膝関節の構造と同じで，腱板が半月板と非常に類似した位置にあるのに気づく（図4-13）。両者を比べてみると，大腿骨の代わりに肩では烏口肩峰アーチとなっているほかは，骨・軟骨・関節液の配列がほとんど同じ仕組みになっている。た

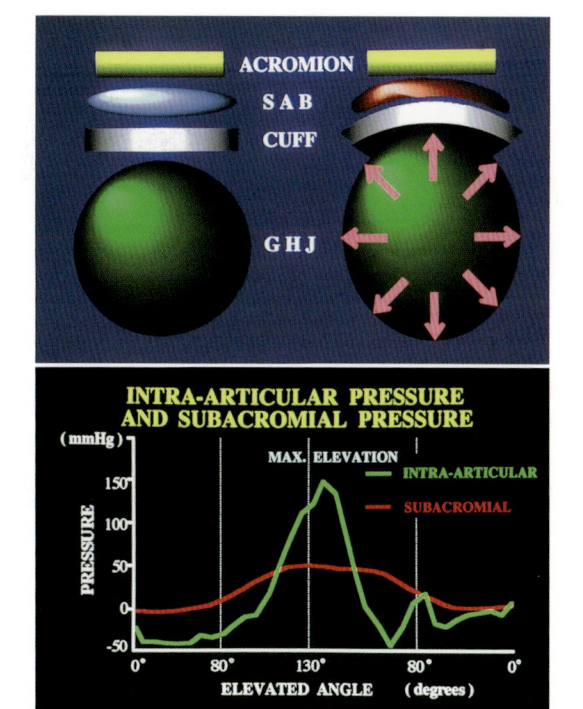

図 4-12 肩関節内圧の変動と相関がある肩峰下腔圧

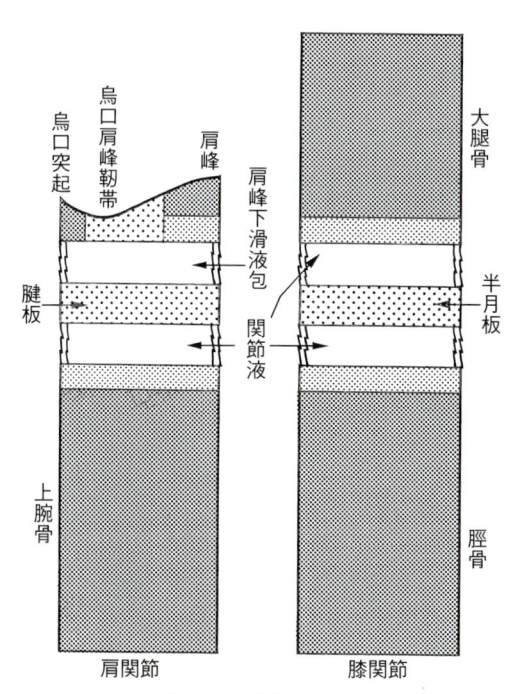

図 4-13 肩と膝の構造比較模図

図 4-14 解剖的肩関節と機能的肩関節

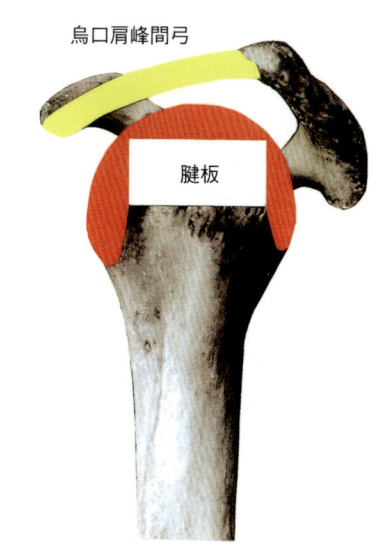

図 4-15 第 2 肩関節

だ．圧迫を受ける半月板が受動的に軟骨を保護しているのに反して，腱板は骨頭を牽引する力学的機能をもつことが異なっている．このつくりのうちで，肩峰と骨頭の関係を最初に注目したのは PFUHL (1934) で，この関節様関係を Das subacromiale Nebengelenke と名付けた．この考えは三木 (1943) によって肩峰下副関節と邦訳され本邦にも紹介されたが，あくまで解剖学的な概念としてとらえられてきたため広く浸透しなかった感がある．

DE SEZE ら (1947) はこれをアーチと大結節の関係に広げ，この内で動く大結節の通路を観察して，骨頭と臼蓋を第1肩関節，このつくりを第2肩関節と呼んだ (図4-14)．また，BATEMAN (1955) も烏口肩峰帯と肩峰下滑液包を中心と考えて「この構造は第2肩関節というべきもの」と記載し，GRANT (1958) は肩峰下の軟骨が浅く陥臼して関節窩の様相を呈しているものを見つけて二次的ソケット secondary socket と記載している．その後，MOSELEY (1939) がこれを the supero-humeral joint と名付け，McLAUGHLIN, BOSWORTH らは the subacromial joint, CAILLIET は the suprahumeral joint, KAPANDJI は the subdeltoid joint などと，少しずつ命名は異なるが大略，同じ解剖上の単位を機能的な面からとらえて関節として登場させている．筆者が第2肩関節の名を使っているのは，もともと機能的なものなので解剖上の部位の名称をつけないほうがよいと考えるからである．

こうしてみると肩関節の動きは，関節内にある骨頭と臼蓋の解剖的関節 (第1肩関節) と，関節外にある大結節とアーチの機能的関節 (第2肩関節) の両者から観察する必要があることがよく理解できよう (図4-15)．こ

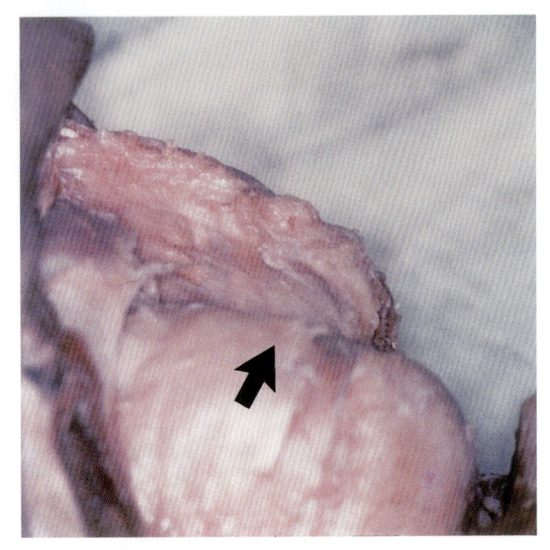

図4-16 肩峰下臼蓋（矢印）

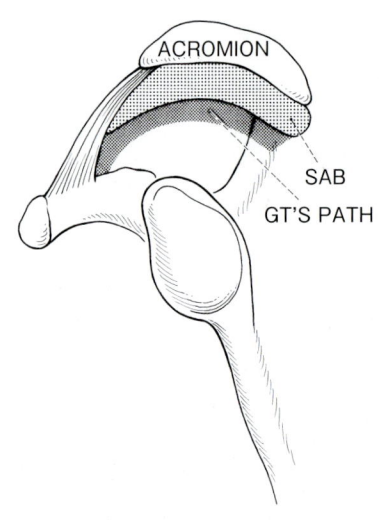

図4-18 大結節の通路（GT'S PATH）
SAB：肩峰下滑液包

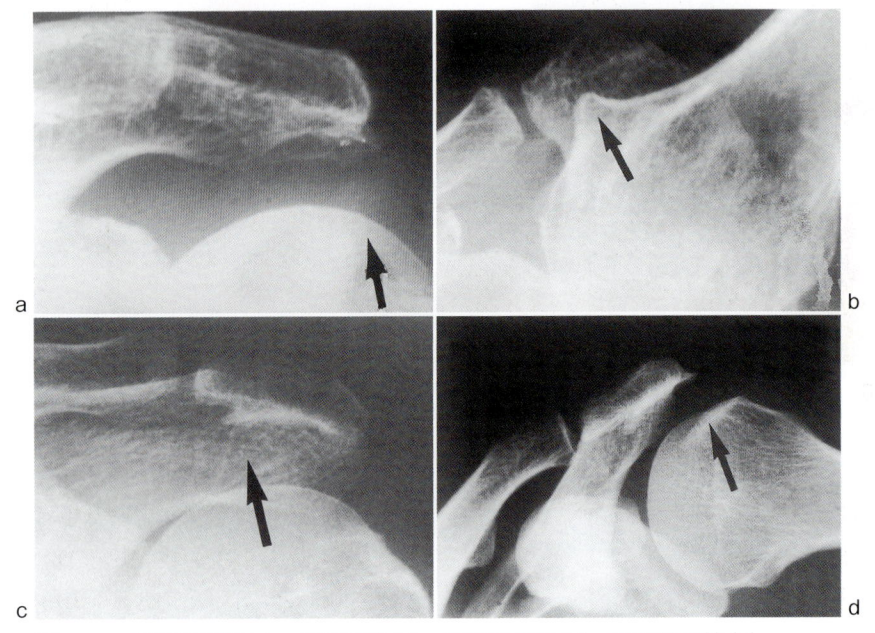

図4-17 肩峰下臼蓋（a），結節骨棘（b），肩峰下骨棘（c），肩峰外骨棘（d）

れらはちょうど1枚の紙の表裏を決めるようなもので，どちらが主，従という関係ではあり得ない。ただ第2肩関節という概念の誕生で，大結節の運動と方向をより明確に把握でき，腱板の機能解析が容易になることは事実である。

b．第2肩関節の機構

第2肩関節を構成しているものは，次の4群に分けることができる。

①肩峰・烏口肩峰靭帯・烏口突起，②肩峰下滑液包，③腱板（二頭筋長頭腱を含む），④上腕骨骨頭（大結節）。

各部の説明はすでに述べたので省略するが肩峰下は副関節とたとえられたように，表面が陥臼してソケット状となっているものが多いことは，臨床上でも剖検上でもよく経験されている。また，高齢者では肩峰から外方に変形性関節症に類似した骨棘形成のあるものや，烏口肩峰靭帯の石灰化と考えられるもの，大結節部の骨棘などかなりの変化もみられ，第2肩関節の存在を裏づけている（図4-16, 17）。

第2肩関節は臨床上の関節なので，腕下垂での静止状態ではわずかに骨頭の上方移動を防止していることと，腱板のpulleyの役目をしているにすぎない。実際に意味をもつのは，肩が活動し始めたときである。CODMAN（1931）は上肢挙上に際して烏口肩峰靭帯が骨頭を導いているようだと述べたが，彼は正常な肩では上肢は挙上してゆくと次第に外旋して大結節は肩峰下をくぐり，決

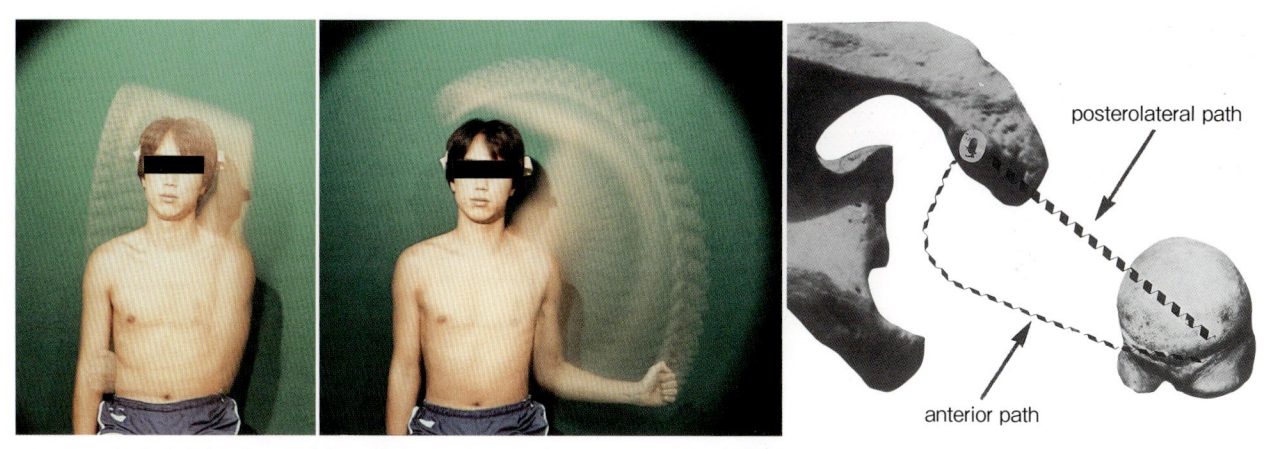

図 4-19 前方路（肘屈曲での内旋・前方挙上）運動パターンと後外路（肘屈曲での外旋・側方挙上）運動パターン，大結節の前方路と後外路

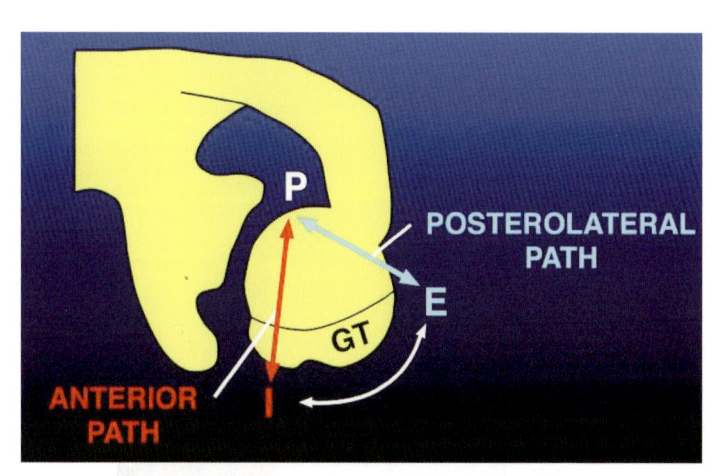

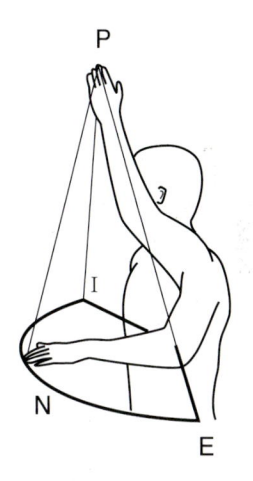

図 4-20 大結節の可動域

して衝突しない仕組みになっていることを知っていたわけである（図4-18）。また，BLOCH（1961）は滑液包の保護にもかかわらず，大結節周辺の軟部組織は側挙によって絶えず圧迫されることから自動的に外旋位をとって亜脱臼に向かう，言い換えると大結節は摩擦を避けるため肩峰の後下方に逃れる運動方向をもっていることを知って，この現象を矯正的外旋と呼びこれが挙上に際しての生理的動態であると考えた。弱点をもつ腱板が圧迫を避けるため選んだ生理的運動といえる。一方，SOHIER（1967）は機能制限，ことに関節包，腱板，烏口上腕靭帯などの病変で外旋障害を起こした肩関節について訓練している際，肘屈曲位，内旋で前方挙上すると大結節がアーチの中央部を通過して挙上が完遂されることを見つけ，これを前方路 anterior path による挙上と名付けた。矯正的外旋はこれに対して外旋，側方挙上で行うため，後外路 posterolateral path と区別できる（図4-19）。こうしてみると，第2肩関節には大結節の運動路が広くあるわけで，今までの概念とは異なってくる。第2肩関節機能の解明は，大結節の運動路の解明にあるといえる。

c．大結節の可動域

大結節は骨頭にある何の変哲もない骨隆起だが，肩関節の微細な回旋，挙上をつかさどる腱板の付着部として重要な部分である。これを潜水艦の潜望鏡にたとえると，それの動きからどこにいて，どちらに向かっているか，また，どんな航路をとっているかなどを知ることができるように肩の各肢位における大結節の点をとらえ，それを連続させて運動範囲を決め同時にそのパターンを調べて，大結節と周辺の部分の関連を解析することが臨床的に意味をもつ。臨床応用は後述するとして，実際に大結節の可動域を調べてみよう。

①上肢には腕下垂位で最大内旋I，最大外旋Eおよび最大挙上Pの三点に運動極限があり，その形状は半円錐体となる。ここに大結節の動きに投影し，理解しやすいように肩を上から見た模式図を作ると，それは三本の矢印の方向に動きその範囲内にある（図4-20）。

②次に日常私達が行っている動作でその運動範囲を縦切してみよう（図4-21）。外旋・側挙による挙上 posterolateral path，および内旋・前挙による挙上 anterior

40　第4章　肩の仕組み

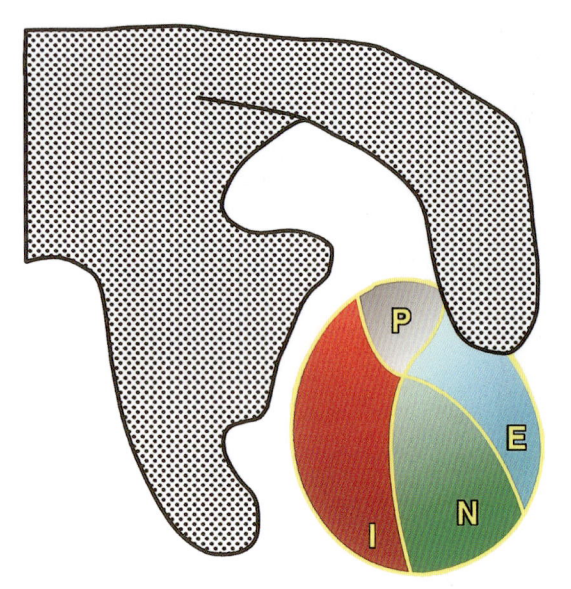

図 4-21　大結節の三つの通路

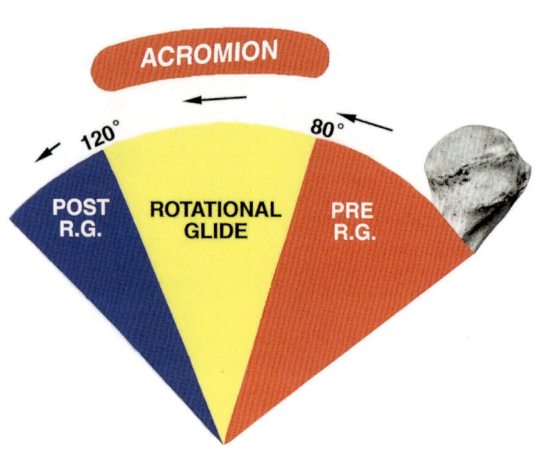

図 4-22　Sohier の考えかたの導入

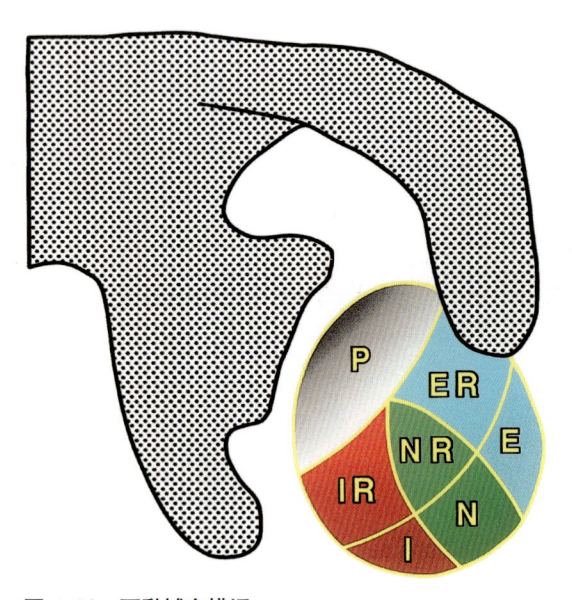

図 4-23　可動域を横切
七つに区分された大結節可動域　その立体表示模図

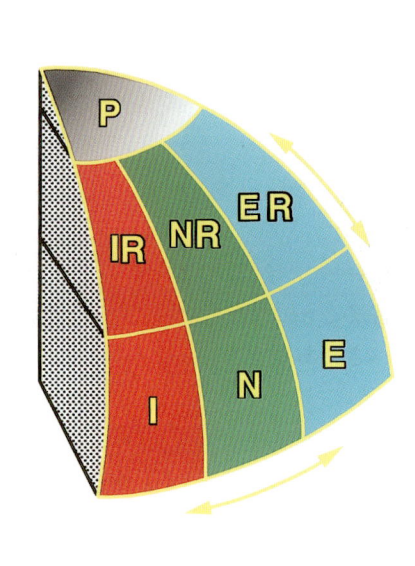

path でみられる大結節の軌跡をたどると，前者ではEからP，後者ではIからPとなり，その両者から区切られた範囲NからPは中間的な挙上 neutral path, intermediate path と名づけられよう．

③ここで Sohier の考えかたを導入する．彼女は肩の動きを大結節が肩峰の外（0〜80°），直下（80〜120°），内方（120°〜）にある三つの相に分け，それぞれを pre-rotational glide（pre RG と略），rotational glide（RG と略），post-rotational glide（post RG と略）と呼んだが，この考えに従って運動範囲を横切する（図 4-22）．

④こうして理論上，大結節の運動範囲は縦，横の分割で九つの区分に分けられる．だが最大挙上位の絶対的な点が不明確なことから，この部を一つに集約して（post R.G. をまとめて）七つの区分としてよいだろう．すなわち，pre R.G. では I-N-E，R.G. では IR-NR-ER，post R.G. ではPなどに分けることができる（図 4-23）．

⑤大結節の運動範囲を七つに区分したところで，それぞれの区分が実際の肩関節解剖上のどこにあたり，臨床上どのような意義をもつのか考えてみよう．肩関節を上からみた模式図に七つに区分したものを重ねてみると，障害の原因となる部分が大体理解できるが，その主な解剖上の四つのポイントである烏口上腕靱帯，烏口肩峰靱帯，肩峰と臼蓋について考えてみよう（図 4-24）．

烏口上腕靱帯 C-H lig. は烏口突起を介して小胸筋と連結する腱で，その終末は前部線維が小結節に，後部線維が大結節についている．その機能は外旋および内転の

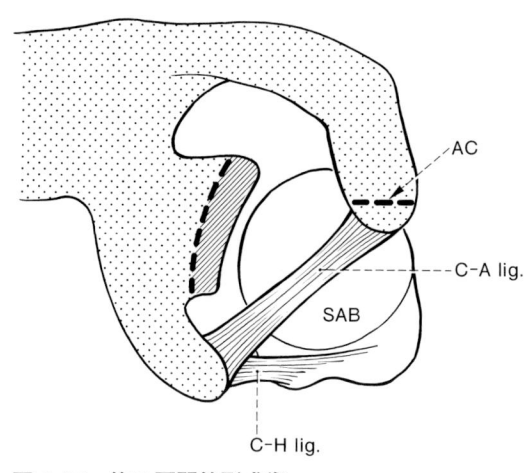

図 4-24 第 2 肩関節形成術
烏口上腕靭帯切除術，烏口肩峰靭帯切除術，肩峰切除術

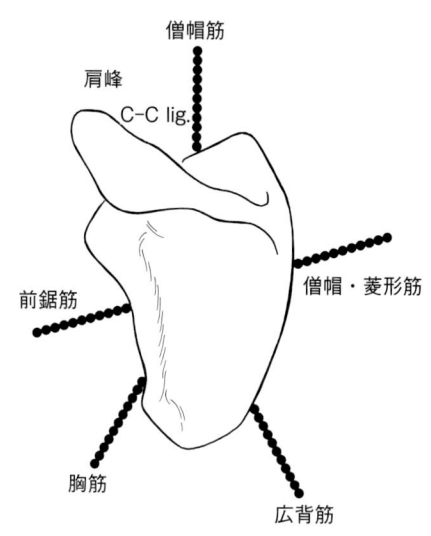

図 4-25 肩甲骨ボートを繋留する筋群

際のブレーキとなることだが，前方挙上で後部，後方挙上で前部線維が緊張して，過度の運動を自制する役目をもっている。診察時によくみられる外旋障害は肩甲下筋の拘縮と思われがちだが，烏口下滑液包の癒着，肩甲下滑液包の閉塞，烏口上腕靭帯周辺の癒着によるものが多く，手術時にこれを切離すると一気に可動域が増すことから，筆者は経験的にここに原因があるのではないかと考えている。したがって，保存的加療で効果がなく，大結節が I，IR に留まるものには積極的に烏口上腕靭帯の切除が行われるべきである。

烏口突起から肩峰にアーチ状に張られている烏口肩峰靭帯 C-A lig. は，その幅に個人差があり一定しないが，腱板の腱板行部を越えることはなく pulley の感がある。弾発指のように大結節部の膨隆，肩峰下滑液包の癒着などが関与するため，大結節が IR，NR にとどまるものはこの靭帯の切除を考えてよい。靭帯が付く肩峰と大結節が衝突して障害となることは以前から知られており，肩峰切除術として普及している。大結節が ER に入りこめないとき，当然本法の対象となる。これらをまとめた手術法を筆者は第 2 肩関節形成術と呼んでいる。

3. 肩甲胸郭（肋骨）関節
the scapulothoracic (scapulocostal) joint

肩甲骨は胸郭上を滑動するが，この両者の関係は古くから機能的関節としてとらえられている。解剖上，肩甲骨を懸垂するのは烏口鎖骨靭帯だがこれだけでは不十分で，周辺に付着する繋留筋群 mooring muscles というロープで躯幹とつながり，かつこれによって各方向に引かれている（図 4-25）。したがって肩甲骨自体の動きは固定されておらず，ちょうど艫綱につながれている波上の船のような感じといえる。しかし，一方では肩甲骨は肩甲帯の一つとして，肩鎖関節・胸鎖関節と共同して上肢挙上の基盤となる機能をもち，この船はただ浮かんでいるだけでなく巨大な起重船の役目をしているといえよう。ことに臼蓋はリフトの先のように骨頭をとらえ，挙上時には受け皿機能を発揮して，その運動の支点となる能動的な作用をもっている。

肩甲骨の動きは胸郭の形状との相関でいくつかのパターンをもっているが，これが肩甲胸郭関節の特徴となっている。この特徴は個人差があり絶対的なものではないが，適当なバランスを保つ位置があるということである。立原ら（2011）は，健常者の肩挙上に伴う肩甲骨運動について調べ，女性は乳房や下着の着用で動きが低下し，男性に比べ肋骨と肩甲骨の動きが少なく，主に肩関節で挙上していると発表している。

肩甲骨は胸郭上を回旋運動 circling movement するが，これは挙上 elevation，下降 depression および滑動 sliding などに分けられる。また，この運動は平面的なものととらえられがちだが，鳥が羽ばたくとき羽を広げるように，立体的にウイング wing することも考える必要がある。例えば，上肢前挙では肩甲骨下角が外側に廻り肩甲骨が胸郭 rib cage に密着するが，上肢を水平前挙して壁に手をつき躯幹を前傾する動作や腕立て伏せの動作をすると肩甲骨はウイングして，指が容易に肩甲骨内縁に入るようになる。また，回旋運動の軸は肩甲骨の各位置によって異なり無数にあるが，肩鎖関節にあると考える説もある。

肩甲胸郭関節は肩凝りの一因である内上角炎，外骨腫や胸郭の異常による肩甲軋音，長胸神経麻痺による翼状肩甲骨など，多くの臨床症状が起きることからも重要なものである。

a. その運動と方向（図4-26, 27）

　肩甲骨は上方 upward, 下方 downward, 前方 forward, 後方 backward の四つの運動方向をもつが, それぞれの運動を挙上, 降下, 外転, 内転と呼ぶ。そして, 実際にはこの他に上・下方回旋が加わって複雑な運動となるわけである。これらを個別に記してみよう。

　挙上：肩をすくめる動作。僧帽筋上部線維と肩甲挙筋が働くが, 後者は横突起から起こっているので肩甲骨をやや前上方に引く。

　降下：この運動は上肢の重力で起きるが, 肩甲帯として鎖骨下筋と小胸筋, 上腕骨からは大胸筋と広背筋が関与して降下を行っている。僧帽筋下部線維単独では, やや内転しながら降下させる。

　外転：手を伸ばす, 物を叩くときなどの動作で, 前鋸筋の上方三部分の線維が行っている。外転だけの動作は少なく, 下方四部分の線維が下角を前方に引くため, 肩甲骨は前上方に引かれる。

　内転：ロープを引く動作で起きる。僧帽筋中部線維と大・小菱形筋が作用するが, 後者は棘突起から起始しているので肩甲骨を後上方に引く。

　上方回旋：挙上にて肩甲骨が胸郭の形に従って前方にすべるため起きる運動で, 下角は腋窩に近づく。

　下方回旋：上方回旋と逆の運動

　挙上・上方回旋：肩の側挙および前挙にぜひ必要な運動で, 上角は下方へ, 肩峰は上方へ, 下角は外方に向かう。僧帽筋と前鋸筋がこの動きを行って上肢を固定するが, 手を上げて物をとるときこの動作は終了する。副神経麻痺でも前鋸筋が働くとき上肢挙上は可能だが, 両者が麻痺すると降下して下角は突出する。このときたとえ腱板が効いていたとしても, 肩甲骨はウイングして挙上はできない。

　降下・下方回旋：クロール泳法するとき, 窓を引き下げるとき, 滑車を使って物を引くときに起きるもので, 早期には小菱形筋と肩甲挙筋, 後期には大菱形筋と小胸筋が, また僧帽筋下部線維と上腕から大胸筋・広背筋が協力して作動する。

　肩甲骨の動きは肩関節（臼蓋）との関係からみれば, 上記のうち挙上, 挙上・上方回旋, 降下・下方回旋の三つの運動で代表される。すなわち挙上は上肢の吊り下げ・支持でそのバランスを保ち, 挙上・上方回旋は上肢を挙上するための臼蓋（受け皿）持ち上げ機構の発揮, 降下・下方回旋は C-A lig. による骨頭把握で上肢に固定性をもたせることなどの重要な運動である。

b. 肩甲骨の可動域

　胸郭および肩甲骨は形, 適合, 年齢, 性別, 体勢などの個人差があるため, 肩甲骨の動きを計測してもあまり絶対的な意味をもたない。肩甲骨の安静・安定位として, Lanz (1955) は前額面と鎖骨軸のなす角30°, 前額面と肩甲棘のなす角40°, 肩甲棘と鎖骨のなす棘鎖角 the spinoclavicular angle (S.C.A. と略) は約70°あたり

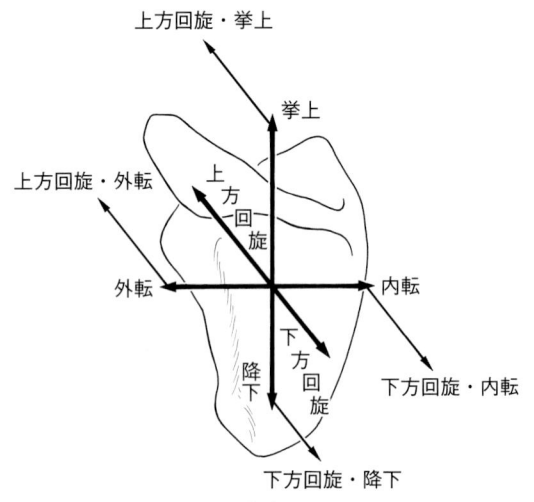

図4-26　肩甲骨の運動方向

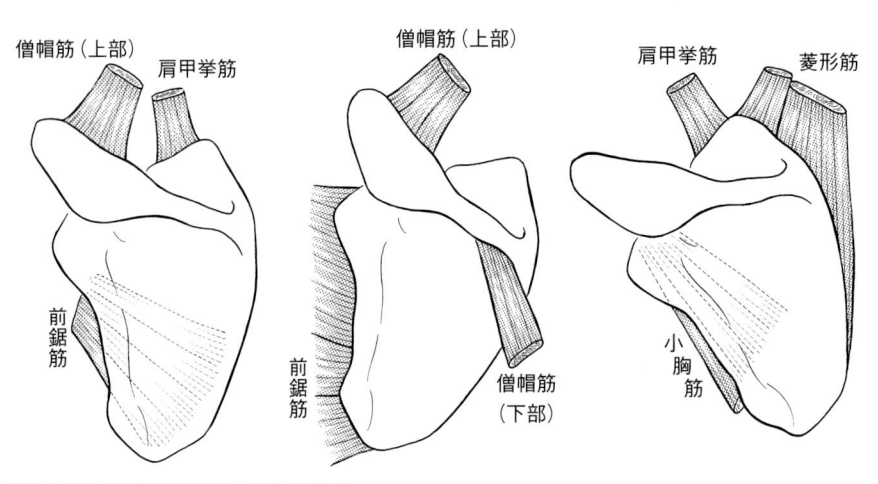

図4-27　肩甲骨を動かす主な筋群

を想定しているが，これは腕下垂位で普通に起立した姿勢で常識的なものである．当院が調べた日本人の健常者 120 人の平均値は，上肢下垂位で 57.6°，挙上とともに増加し，挙上 150°で 70°である．肩甲骨はここから前方および後方にそれぞれ 30°ずつ，合計 60°ほどの可動域があると考えられている．すなわち，胸鎖関節を通る垂直軸で 69°回転するわけである（図 4-28〜31）．

また，肩甲骨は鳥が翼を立てるときのようにウイングしたとき，約 50°，肩鎖関節を通る軸で 50°の回転があるとされている．

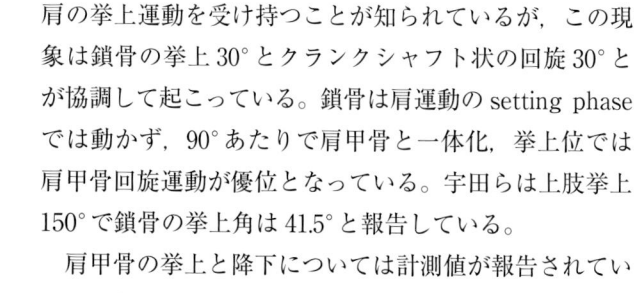

臨床的には上肢挙上に際して，肩甲骨は約 60°回旋し肩の挙上運動を受け持つことが知られているが，この現象は鎖骨の挙上 30°とクランクシャフト状の回旋 30°とが協調して起こっている．鎖骨は肩運動の setting phase では動かず，90°あたりで肩甲骨と一体化，挙上位では肩甲骨回旋運動が優位となっている．宇田らは上肢挙上 150°で鎖骨の挙上角は 41.5°と報告している．

肩甲骨の挙上と降下については計測値が報告されていない．健常者および反対側との比較という点で意味をもつ．

c．係留筋の特性　characteristics of mooring muscles

肩甲骨をつないでいる諸筋はその作用する力の方向を観察すると興味深いものがある．ことにその協調と拮抗はあるときは友となり，またあるときは敵となっており複雑である．その主なものを記しておく．

①僧帽筋上部線維と前鋸筋：上方回旋で協調，外転で拮抗，②僧帽筋上部線維と菱形筋：内転で協調，上下方回旋で拮抗，③僧帽筋上部線維と下部線維：内転で協調，挙上および降下で拮抗，④菱形筋と前鋸筋：いつも拮抗，⑤肩甲挙筋と菱形筋：臼蓋の下方運動に作用するが肩甲上腕リズムに関与しない．

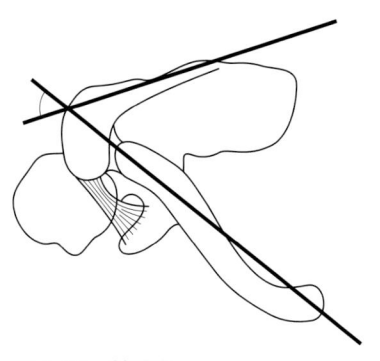

図 4-28　棘鎖角

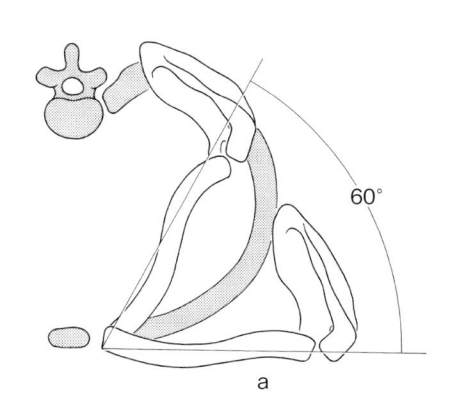

図 4-29　肩甲骨の可動域（Lanz の考えによる）

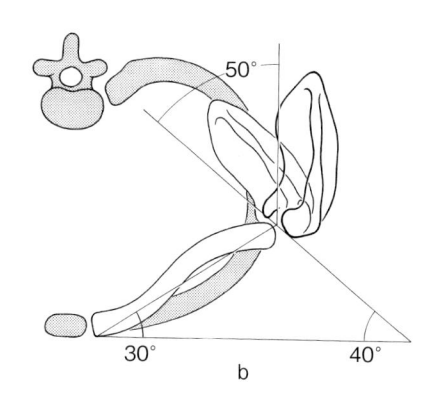

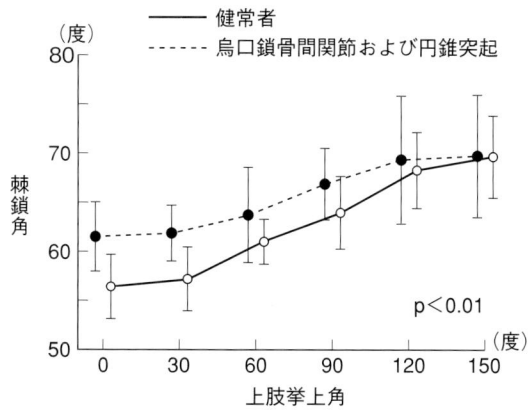

図 4-30　棘鎖角の上肢挙上における変化

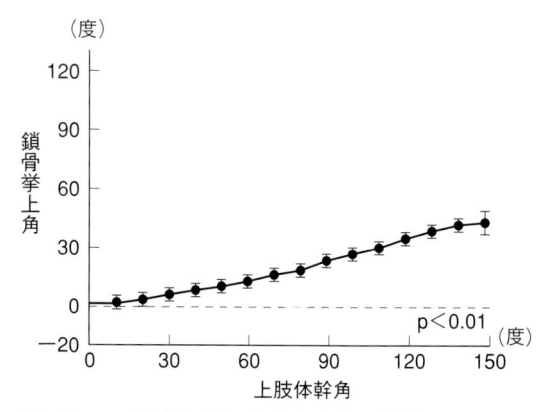

図 4-31　上肢体幹角と鎖骨挙上角の関係

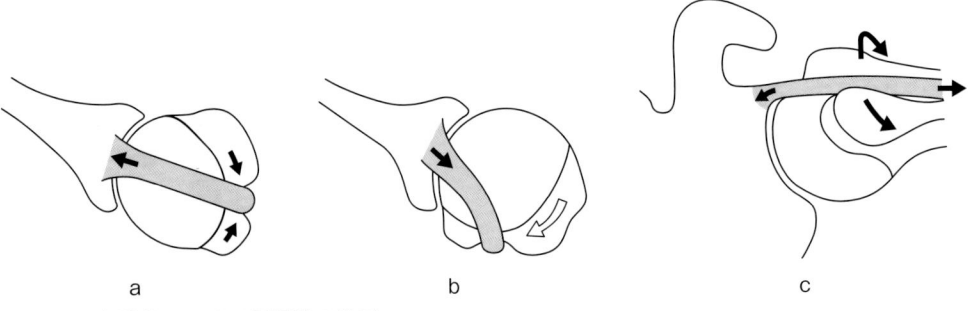

図 4-34 各肢位における長頭腱の位置
a：外旋時　b：内旋時　c：側挙時

る。したがって長頭腱にみられる炎症は二次的なものと考えてよい。

　肢位によって長頭腱がどの部分にあるかということも興味深いが，外旋で緊張が強くなると結節間溝床 floor of the bicipital groove にあり骨頭を固定，内旋では弛緩して結節間溝内壁 medial wall of the bicipital groove にある。また外旋・肘屈曲しても腱の動きはあまりみられないが，側挙してゆくと腱は骨頭圧迫機能を発揮してdepressor として作用すると考えられている（図4-34）。

　長頭腱は前挙で三角筋を助け，ことにポリオのように三角筋麻痺のある場合は偽外転筋 trick abductor として働くことが知られている。

第5章　肩のバイオメカニクス

　人類の進歩につれて肩は股とともに行ってきた移動機能を捨てて，より機能的で精度の高い巧緻性運動に参加するようになった（図5-1）。肩甲骨形状の変化，鎖骨の強化，烏口突起の退化，上腕骨骨頭の後捻など一連の骨格形態の変化と，それに伴う筋腱群の応形変化が，上肢の支持性の強化と可動域の増加という一見矛盾する二つの目的のために生じてきている。

　肩の動きが複雑さをきわめている理由はここにありそうである。これを解析するために，今まで肩はいくつかの関節に分解され，上肢運動の中でそれぞれの関節の動きが観察されてきた。しかし一方，臨床上は依然として肩関節は単なる上肢の付け根としてとらえられ，外見上の角度測定が行われているが，時にはそれも数値の羅列でおおよその実態すら推し計ることができないことが多い。また可動域測定と両輪の日常生活動作群 activities of daily living（ADL）の評価も，日常生活の近代化につれて抗重力での運動を嫌い，躯幹に近いところでの運動で満足するようになったため，実用から遊離する傾向が強くなっている。

　これらの問題を解決する方法として，肩でもバイオメカニクスの知識を応用する必要が生じてきている。30数年前，筆者は「不幸なことにこれに関する文献は少なく，ここで述べる考えの独善性を否定することができないのを残念に思う」と記載したが，最近ではバイオメカニクスの手法が臨床医学に広く導入され，スポーツ運動動作の解明，生体材料の開発などの分野で目覚ましい進歩を遂げつつある。しかし，現在でもまだ不明なことが多く未開拓の分野の一つといえる。ここでは当院で行われた研究から得た知見を集積してみる。スポーツの項を含めそれらが前進の道標となれば幸いである。

　バイオメカニクスとは，生物を表すバイオ bio，機械や力学を示すメカニクス mechanics を合わせた用語で生体力学と訳されている。要するに生物に対して力学的な方法でアプローチする学問である。運動器を扱う整形外科分野では，生物の正常な構造と調節機構を理解し，さらに障害予防や機能回復メカニズムへの解析を目指す

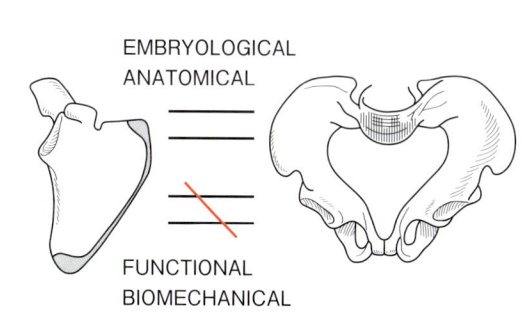

図5-1　肩甲骨と骨盤の対比

ために不可欠な学問だが，肩の領域ではいまだに関心をもつ人が少ない。

　当院のバイオメカニクス研究室は1987年に開設された。そして，各種の運動解析機器と電子機器が整備され，研究所として発足したのは1991年のことである。その後，2001年にジョンズ・ホプキンス大学 Johns Hopkins University と「肩の運動解析」について共同研究を初め，次いで2004年，新潟大学工学部福祉人間工学教室の参加を得て，肩およびスポーツ分野での本格的な研究が行われるようになった。現在は整形外科医，工学関係者，コンピュータ技師，理学療法士，看護師，放射線技師などが参加して研究が進められている。

A. 肩の用語と肢位
terminology in the shoulder and arm positioning

　肩にみられる三次元の運動，体姿を表現するための用語は他の関節のものと変わらないが，実際には各人がそれぞれの微妙な考えの差をもっており，現在でもなお少し混乱が続いている。ここでは肩で用いられる用語 terminology と，日常よくみられる代表的な肢位 positioning を取り上げ検討してみよう（図5-2）。

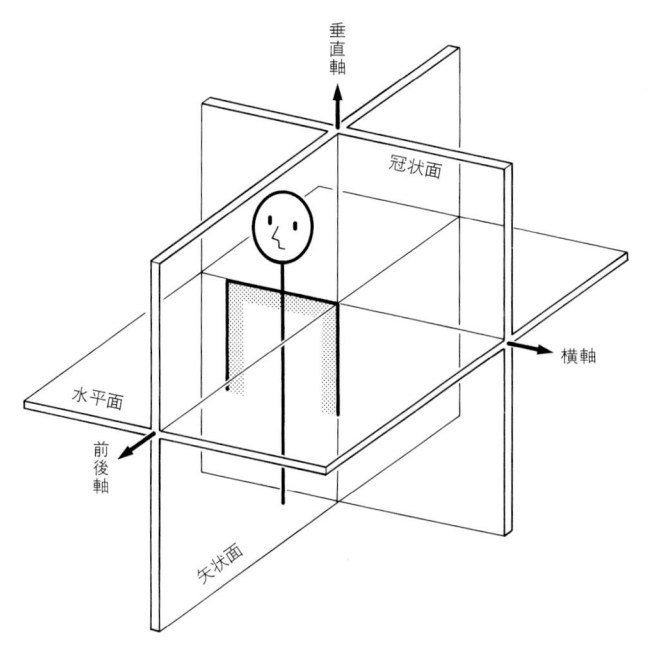

図5-2　肩と軸と面

1）矢状 sagittal
体を前後に貫く水平線の方向をいう。矢がまっすぐ体に当たってくる方向にたとえてこの名がある。この線を含んでいる鉛直面を矢状面 sagittal plane と呼び，そのうち体を左右に二分するものを正中面 median plane という。

2）前頭 frontal
矢状に垂直な鉛直線，その線を含む面を前頭面 frontal plane という。とくに前後に二分するものを冠状面 coronal plane と呼び，実際によく使用する。

3）水平 horizontal
直立して人が立っているとき地面に平行な線，その線を含む面を水平面 horizontal plane という。上肢を90°あげて水平に動かすときに用いられる。

4）挙上 elevation
立位で矢状，前額あるいはその中間のあらゆる面において，上肢が地上から離れる動作をいう。要するに上肢挙上時に使っている動作で，逆の運動は下降といわれる。

5）前方挙上（前挙）elevation in sagittal plane
矢状面での挙上を指すが英語の flexion が直訳されて，肩関節ではおよそ的はずれの「屈曲」という用語がわが国で使用されている。なお flexion のほかに forward flexion, upward flexion, forward elevation などもよく用いられている。

6）側方挙上（側挙）elevation in coronal plane
外転 abduction として知られている動作で，冠状面での挙上をいう。もともと「外転」の定義は正中面から四肢の動きが躯幹を離れてゆくことをいうのだが，これに従うと90°までの挙上は合理的だが，それ以上になると再び躯幹の正中面に近づくことになり，この言葉は肩関節では本来の定義，すなわち中間肢位での表示，0°前挙，0°外転という場合にのみ使用されるべきだと思う。筆者は側挙という用語を愛用している。

7）後方挙上（後挙）backward elevation in sagittal plane
矢状面での躯幹の後ろからの挙上をいう。現在これも屈曲と同じように extension の直訳で「伸展」が使用されている。しかし，外国でもこの動作については異なった見解が多く，backward extension, backward flexion, dorsal flexion などの用語が用いられており，上肢が躯幹を通り過ぎたあとの動きという考えかたから hyperextension とも呼ばれることもある。また伸展（延長）extension とは体の各節が一線上に並ぶ肢位を指すことから，CODMAN はすでに1934年，「自由の女神像や水泳のダイバーにみられる上肢挙上は伸展であって，矢状面での挙上を屈曲と呼ぶこと自体誤りである」と指摘しているほどである。こう考えてみると，現在私達が使用している「屈曲・伸展・外転」などの直訳された用語を肩に当てはめること自体誤りのようである。したがってここでは，あくまで挙上の概念に従って，前挙，側挙（外転），後挙の用語を使うこととする。

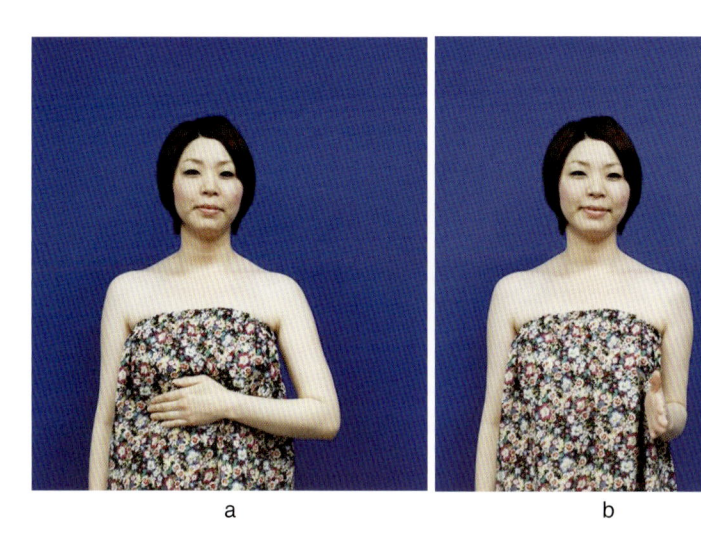

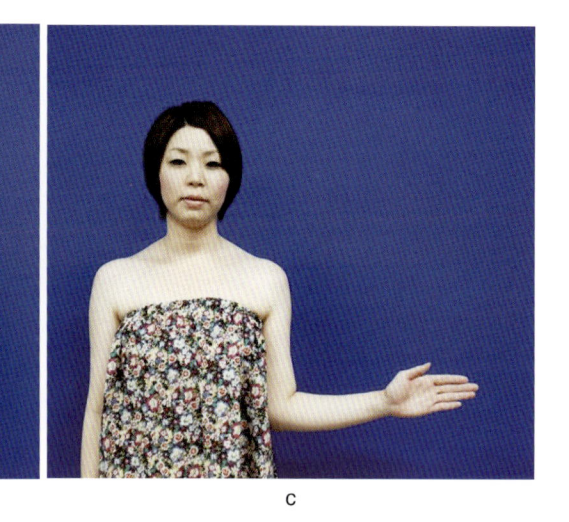

図 5-3 回旋 内旋位(a), 中間位(b), 外旋位(c)

8) 内転 adduction

躯幹の内に自分の腕が入るわけがないので実際にはあり得ないが, 外転に対抗する概念として存在する。実際には, 肘屈曲で体の前方に上肢を動かすとき, 常用的に内転 inferior adduction と呼ぶが, これはベルポー位を指している。また, これとは逆に屈曲位の肘が肩より上にあってかつ頭部の後方にある, いわゆる結髪動作を CODMAN は内転 superior adduction と呼んだが, 現在ではあまり用いられていない。

9) 回旋 rotation (図 5-3)

肩の回旋はどの肢位でも起きているが, 普通は二つの基本肢位, すなわち上肢を躯幹につけ肘屈曲位で行われる回旋 rotation with the arm at side of body と, 側挙 90°で肘屈曲位, 指尖は矢状方向で行われる回旋 rotation in abduction の二つがある。前者は第 1 肢位 (1st plane), 後者は第 2 肢位 (2nd plane) と区別され, それぞれに内旋 internal rotation, inward rotation, 外旋 external rotation, outward rotation がある。

10) 水平分回し movement in horizontal plane

水平面での運動, 90°側挙位を基本肢位として, 上肢が躯幹前方にくるとき内分回し, 後方に向かうとき外分回しという。前者は水平屈曲 horizontal flexion, 水平内転 horizontal adduction, 後者は水平伸展 horizontal extension, 水平外転 horizontal abduction と呼ばれる。しかし, 分回しという用語は同意が得られず混乱をきわめており, 現在は 90°側挙位で上肢が前方にあるとき水平内転, 後方にあるとき水平外転という表現が慣用されている。

11) 前後軸 anteroposterior axis

矢状面にあって冠状面での運動, 側挙・内転などの軸をいう。

12) 横軸 transverse axis

冠状面にある。矢状面での前挙・後挙の軸をいう。

13) 垂直軸 vertical axis

矢状, 冠状面の交叉点を通る水平面での運動の軸をいう。

14) 縦軸 (上腕軸) longitudinal, humeral axis

上腕骨自体の回転軸で, 真の軸ではなく上の前後軸, 横軸, 垂直軸のうちの二つで構成される機能軸だが, 臨床的には意義のある重要なものである。言い換えると肩を中心に考えるのではなく, 上腕骨のほうから見た軸といえる。

15) 円転 circumduction (図 5-4)

実際には肩の立体的な動きを表現するのに適切で便利な言葉だが, 通俗語でもある。肩を円錐の頂点として展開する運動をこう名付けている。例えばトンボをつかまえるとき指尖で大きく円を描きながら次第に輪をせばめ最後に点を指して補えるが, これを circumduction の動作の開始および終末と考えてよい。したがって最大挙上位でこれは消失する。適当な邦訳がなく, ここでは「円転, 周転, 回転」のうちの円転をとってこう訳しておく。

16) 解剖位 anatomical position

立位で下垂した上肢を躯幹につけた肢位。基本肢位の一つで手掌は前面に向いている。

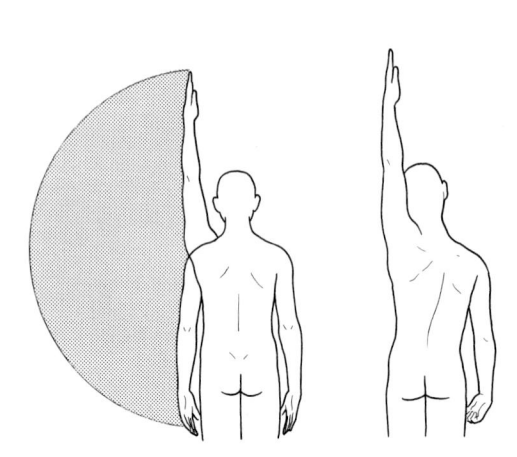

図 5-4　円転・最大挙上位・Zero Position

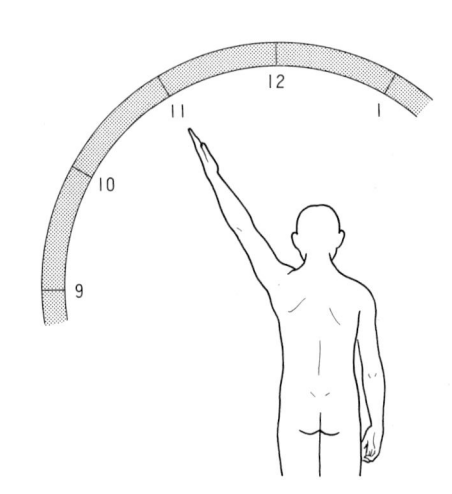

17) 機能位 functional position

　肩関節周辺筋群の均衡をとれる肢位をいい，当然個人差があって絶対的な肢位ではない．これは良肢位 good position ともいわれ，日常生活に能率的な肢位，または関節強直のときでも他の残存機能を有効に使える肢位を指している．肩では 45°前挙，60°外転，内外転なしの肢位がこう呼ばれている．

18) Zero starting position

　解剖位のうち手掌を躯幹に向け，母指を前方にした肢位で，肩関節運動計測の基本肢位，すなわちここを 0 と決めて運動を測定することからこの名がある．

19) 90-60-30 position

　Turek の勧める肢位で，腱板損傷や外傷のあるときの固定肢位．90°側挙，60°外旋，そこから 30°内転した肢位で，腱板が肩峰と骨頭の圧迫から逃れる肢位と考えたことから始まっている．

20) ハンモック肢位 hammock position

　ハンモックの上で両手を頭の後ろに組みこれを枕にして横たわる姿勢で，一番リラックスした楽な肢位をいう（図 5-5）．これは側挙・外旋位で鎖骨は完全に挙上されていないが，肩は最大挙上位に近い．三角・棘上・棘下筋はゆるみ，上腕骨軸は肩甲棘に一致している．また骨頭の軸と頚部の軸も同じように一致する．この肢位では上腕骨は背部に反らすという点では完全にロックされているが，冠状面での動きについては最大挙上位までにまだ十分余裕があるため，Codman は subordinate pivotal positions と名付けた．ハンモック肢位は下垂位から挙上位まで，言い換えると解剖位から最大挙上位までに必ず起きるもので，レントゲン写真所見で小円筋と肩甲下

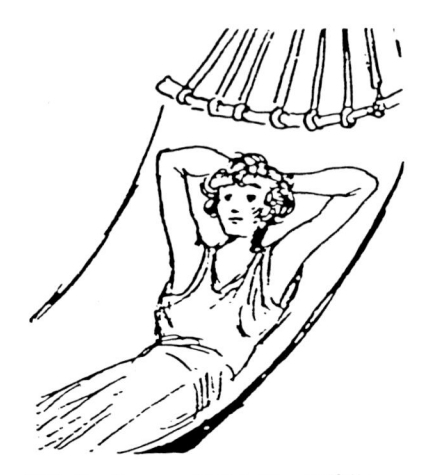

図 5-5　Codman のハンモック肢位

筋の付着が認められ，肩峰を中心とした時計のダイアルで上腕骨は 1 時頃（前向きで左側とすれば）を指している．

21) ゼロポジション Zero Position

　ゼロという名から zero starting position と間違いやすいが，これは 1961 年，Saha によって提唱された肢位である．彼によると冠状・矢状いずれの面からの挙上であっても回旋，関節面での gliding および円転が最小になる肢位があり，そこでは機能軸は解剖軸に一致，そして個人差はあるとしても約 155°の挙上位が Zero Position であるとしている．この肢位では上腕骨はもはや内旋も外旋もせず，上腕骨の機能軸は肩甲棘に一致しており，具体的には四足動物が速く駆けるとき前足を伸ばして，それに安定性をもたせているときの肢位によく似ている．しかし一方では，この肢位は Codman の述べたハンモック肢位と同じものではないかとの疑問も当然起こってくる．その概念はほとんど同じで，Codman の subordinate pivotal positions の考えに同意した Saha が，

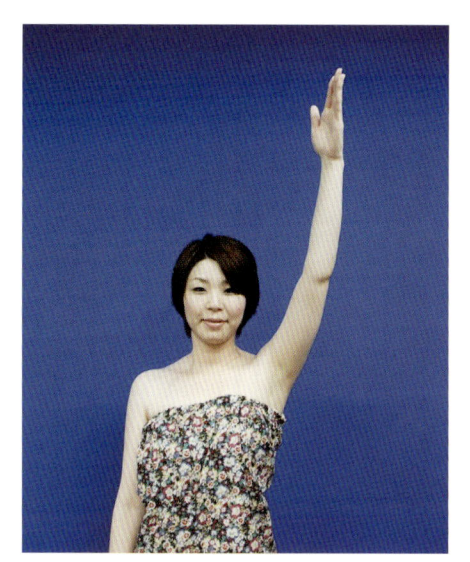

図 5-6　Zero Position 肢位

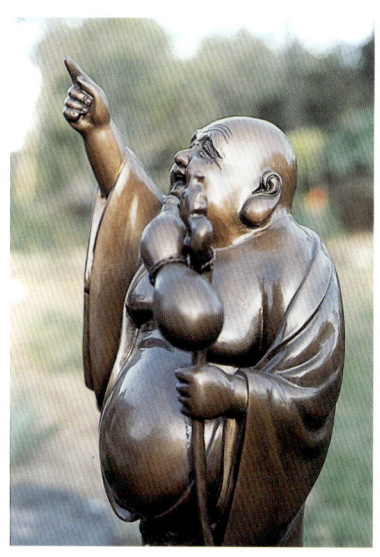

図 5-8　芸術にみられる Zero Position
　　　　鋳銅（布袋像，栄正作）

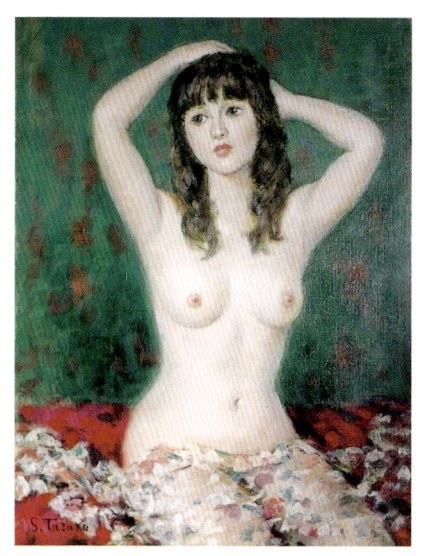

図 5-7　芸術にみられる Zero Position
　　　　絵画（緑蔭の少女，都竹伸政作）

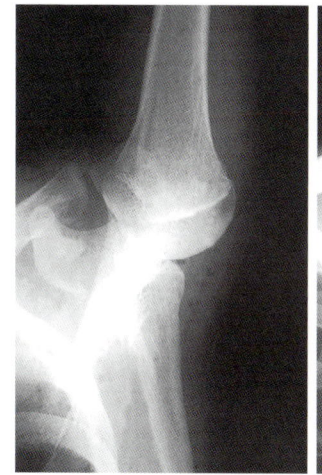

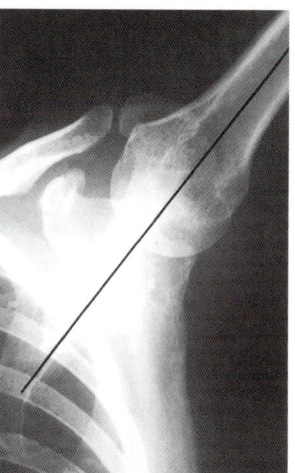

図 5-9　最大挙上位と Zero Position で撮影されたレントゲン写真の比較

新しくラベルを張り替えて発表したものであろう（図5-6～8）。

　ここで Zero Position について行われた研究を紹介しておこう。1970 年，Doody は 17～21 歳までの女性 25 人を対象にして scapular plane での挙上位の検索を行い，それは約 140° にあると報告した。また尾崎（1980）は，当院の 2,000 葉の挙上位レントゲン写真を測定して 150° あたりがこの肢位であると発表した。その後，再度行われた池田ら（1982）の研究は，健常者 60 例の scapular plane での Zero Position は，頭部と脊柱を固定した場合，約 130° との結果を得て報告している。事実，臨床的には Zero Position 以上の挙上は無用でむしろ亜脱臼を強制するような感があり，この肢位が最も楽な挙上位であることは日常よく経験するところである。

　臨床上，Zero Position を採用するときの注意として，あくまでリラックスした肢位 relaxed position であることを銘記しておこう。後方からみると上腕骨軸と肩甲棘が一致していること，側方からは上腕が顔面を隠し耳殻だけが見える肢位にあること，前方からは上腕二頭筋長頭腱が緩んで肘関節が軽度屈曲し手掌が正中面に向いていること（肘を屈曲すると手掌が頭上に載ること）などの確認をして，単なる外転挙上位と間違わないことが肝要である。田中（洋）（2011）は負荷が最小となる姿勢（挙上 90° で水平内転 5°）を最大外旋位から構築したモデルで見て，上腕骨軸と臼蓋面が直角のところが Zero Position であるとした。二次元の研究では肩甲棘と上腕骨軸が一致したところとされている（図 5-9）。

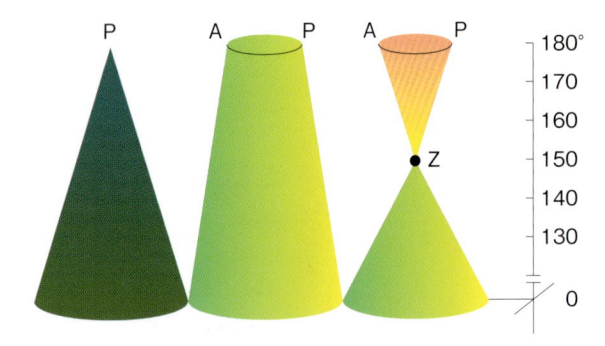

図5-10 最大挙上位の変遷
P：いわゆる最大挙上位　　A：前方路による最大挙上位
Z：Zero Position　　　　A・P・Z：最大挙上域

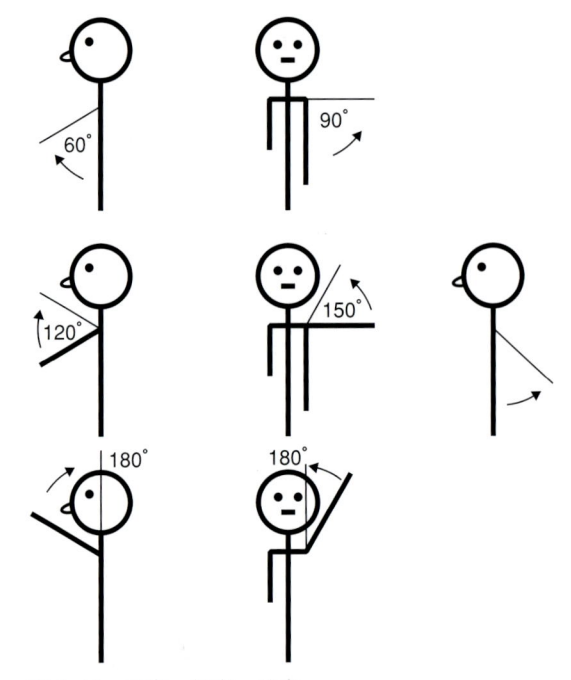

図5-11 前挙・側挙・後挙

22) 最大挙上位 pivotal position

　上肢を挙上した極限，頂上位と考えられるもので，見かけ上は烏口突起と肩峰が同一平面にある．運動性の大きい肩もここでは可動域が消失して，もはや完全に回旋も挙上もしなくなった肢位をいう．これについてCODMANは"腕をどの方向から挙上しても到達する最終点を最大挙上位という"と記述しており，これが常識的にも語意どおりと信じられてきた．しかし1967年，SOHIERによって，上肢を前方路 anterior path で挙上したとき，最大に挙上した後も外旋運動が残っていることがわかり，従来の最大挙上位は絶対的な点ではなくて後外路 posterolateral path の終点を指しており，前方路のそれとは一致しないことが判明した．前方挙上は関節包・靱帯によって制限され120°あたりで最大と考えられてきたが，実はそれ以上の挙上でも外旋運動が残存しているわけである．

　これを図示してみると（図5-10），いわゆる最大挙上位Pは運動の三角錐の頂点にあるが，前方路による最大挙上位Aを加えると頂上は平面にと変化する．さらにSAHAのいう Zero Position が機能的な最大挙上位Zとすると，最大挙上位は点から立体へと広がってゆく．したがってA・P・Zで構成される範囲は最大挙上域 pivotal area と呼ばれるべきで，筆者はこの部分を関節あそび部 joint play としてとらえている．したがって概念としての最大挙上位は，実際には点ではなく域（範囲）であると理解できよう．BRAUNEとFISCHER（1890）は屍体で最大挙上位を計測したが，柔軟性のないそれは肩甲面で104°であると報告している．

B. 運動の種類と相
types and phases of motion

　今まで述べたように，肩では下垂位から挙上，挙上位から降下という動作が主だが，医学上ではそれを表現するのに前後・横・垂直の三つの軸を基本としてその方向を決める方法が用いられる．すなわち前挙・後挙および90°側挙位での回旋は横軸を，側挙・内転は前後軸を，水平外転および腕下垂位での内・外旋は垂直軸を中心にした運動である．そのうち可動域の広い前挙・側挙では運動に三つの相があって，それぞれ参加する筋群の組み合わせが異なっていることも知られている．ここではそれらを観察してみよう（図5-11）．

1) 前挙60°まで

　腋窩神経 $C_{5,6}$ 支配の三角筋前枝と筋皮神経 C_7 支配の烏口腕筋が作動するが，棘上筋はこれより先に働き，骨頭をまず引きつけ運動の効率をあげている．大胸筋鎖骨枝と三角筋中枝，および上腕二頭筋が補助筋として働く．INMANら（1944）はここを setting phase としてとらえている．

2) 前挙60〜120°

　三角筋前枝と肩甲骨の回旋がこの運動を行っている．後者は肩甲骨の係留筋の総合的な働きがちょうどスコップで土を掘り起こすときのように，臼蓋の上前方向きの動きとなって集約されている．ここでは棘下筋・小円筋・肩甲下筋は，骨頭を引き下げる役目をしている．90°以上になると僧帽筋・前鋸筋が側挙の際より早く作動し始めるが，反対に烏口腕筋・上腕二頭筋は働かなくなる．三角筋，大胸筋および棘上筋は約110°あたりまで協調すると考えられているが，この相の終わりに近づくと烏

口上腕靱帯の緊張で運動は制限され，自然に内旋するようになり，大胸筋と広背筋が最終的に抑止作用をもつ．

3）前挙120°以上

三角筋前枝，僧帽筋，前鋸筋のほかに，脊椎筋の運動が加わってこの運動を行う．棘下筋・小円筋・大円筋が伸びきって運動を制限する．一般的にいって，三角筋は水平時に最大の作動力を発揮するが，挙上するに従って減退している．

4）後挙

肩甲下神経 $C_{5,6}$ 支配の大円筋と胸背神経 C_{6-8} 支配の広背筋が作動してこの運動を行う．小円筋，上腕三頭筋長頭腱，三角筋後枝には補助作用があるが，特に三角筋後枝は過度の後挙 hyperextension を行っている．運動は菱形筋・僧帽筋の反対力により固定される．

5）側挙90°まで

腋窩神経 $C_{5,6}$ 支配の三角筋中枝と肩甲上神経 $C_{5,6}$ 支配の棘上筋がこの運動の主役だが，僧帽筋と前鋸筋の共同作用 synergic action によって挙上可能となり，三角筋前枝・後枝および棘下筋が補助筋として働いている．棘上筋は急に負担をかけると力を増す特性をもつが，これが側挙の初期にスターターとして作動する理由となっている．僧帽筋・前鋸筋は前挙に比して側挙のときよく作動するが，そのわけは，側挙時は肩甲骨の固定筋として働き，前挙時は弛緩してしまうからと考えられる．

60°まで，肩甲下筋・棘下筋・小円筋などの下降筋群 depressors は三角筋・棘上筋などの挙上筋群 elevators より強く作用し，60°で前者の力は最大となり上肢重量の9.6倍の力を発揮するといわれている．一方，挙上筋群のそれは，90°側挙までに上肢重量の8.2倍要すると考えられている．

三角筋麻痺が起きても棘上筋が正常なら側挙は可能で，逆の場合も僧帽筋・前鋸筋が働くため可能である．しかし，両者が麻痺すると上肢は挙上できない．わずかに外旋することで上腕二頭筋長頭腱が効き，かなりの挙上ができるようになる．

この運動の制限は，大結節が肩峰に近づくことによって起きる．

6）側挙90～150°

90°側挙で肩峰と大結節によってロックされた運動は，肩甲骨回旋60°と肩鎖関節，胸鎖関節でのそれぞれ30°の動きで挙上できるようになる．このとき三角筋中枝と僧帽筋・前鋸筋が作動している．また90°以上では，今

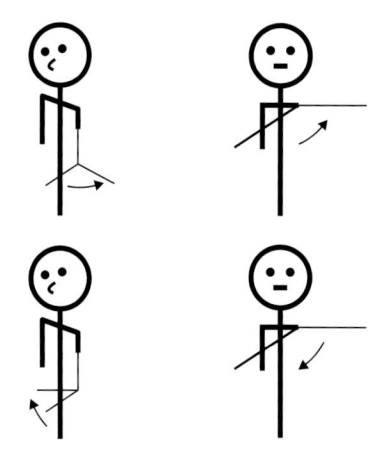

図5-12　回旋・水平分廻し

まで拮抗しあった降下筋群と挙上筋群は一変して協調し始め，前者は120°あたりで骨頭を臼蓋に引きつけるために最高の力を発揮するが，後者は挙上に従ってその力を減弱してゆく．150°あたりになると大胸筋・広背筋，三頭筋長頭腱が伸びきって制限因子となっている．

7）側挙150°以上

前相の他に脊柱の動きが加わってこの運動が可能となる．したがって，脊柱傍筋が強度前弯 exaggeration of lumbar lordosis することで作動する．

8）水平外転（図5-12）

三角筋後枝が作動し，これを棘下・小円筋が補助している．菱形筋・僧帽筋の反対力により固定され，三角筋前枝，関節包前部の緊張により制限される．

9）水平内転

内・外前胸神経 C_{5-8}，Th 支配の大胸筋によって行われ，三角筋前枝が補助する．後挙筋群および躯幹によって制限される．

10）外旋

肩甲上神経 $C_{5,6}$ 支配の棘下筋と腋窩神経 C_5 支配の小円筋が働き，外旋を行う．三角筋後枝が補助筋として作用し，僧帽・菱形筋が肩甲骨を固定して反対力を作っている．この運動は前腕の回外と関連があり，かつ肩甲骨の動きが回旋に関与しているので僧帽筋上部線維と前鋸筋および肩甲挙筋の影響を受ける．烏口上腕靱帯がブレーキとなっている．

11）内旋

肩甲下筋（肩甲下神経 $C_{5,6}$），大胸筋，広背筋（胸背神経 C_{6-8}）および大円筋（肩甲下神経 $C_{5,6}$）の働きでこの運

動が起き三角筋前枝が補助する。肩甲下筋と大円筋が倫理上の内旋筋だが，後者は静力学時にしか働かないので実際には前鋸筋と小胸筋の作用でまず肩甲骨を固定し，そのうえで広背筋がよく作動する。大胸筋は躯幹の前で，三角筋前枝はやや前挙させたとき活動する。回内と内旋は深い関連があり，肘屈曲位でないと分離できない。一般に内旋筋群は外旋筋群より強いといえる。上臼蓋上腕靱帯と外旋筋群の緊張により内旋は制限される。

12) 肩甲骨面 scapular plane, scaption

上肢挙上の際にどの相を使うかはその目的によって異なるが，胸郭上を肩甲骨が最も効率よく滑動する面，肩甲骨面 scapular plane で行われていることは，誰もが理解するところであろう。しかし実際には胸郭の曲率が個人によって異なるため，これはあくまで概念上のものとしてとらえられている。

肩甲骨面 scapular plane という用語が誰によって作られたかは明確でないが，文献上からはおそらく FICK (1911) であろう。彼は上腕骨骨頭が前額面に対して約 30°後方に向かっていると観察してこれを dead meridian plane と名付け，実際には the plane of scapula として呼ぶべきものであると述べている。1937 年，JOHNSTON はこの plane での肩関節の運動を詳細に観察した論文を発表し，その中で「scapular plane は簡単には定義できないが，おそらく肩甲骨臼蓋の長径に対して直角に描いた鉛直角にあるだろう」と推定している。そして現在では，STEINDLER (1970) が常識として「scapular plane は前額面寄り 30°ほど前方に偏位した面，言い換えると前額面と肩甲骨面とが 30°の角をなす面」とした記載に合意している（後述）。

付) 肩周辺筋群の作動能力

1904 年，FICK は周囲筋の作動能力を筋の短縮および横断面積の計測によって割り出した。彼の資料によると 1 cm^2 あたりの絶対筋力は下記の通りである（3.6 kgm のレックリングハウゼン指数がかけられている）。内旋筋群 5.374 kgm；外旋筋群 2.561 kgm；前挙筋群 4.375 kgm；後挙筋群 4.465 kgm；内転筋群 4.320 kgm；外転筋群 2.074 kgm。

C. 肩のブレーキ
brake of the shoulder

肩では筋および関節包・靱帯が過度の運動を防止する仕組みをもっているが，これは協調して，時に運動の制

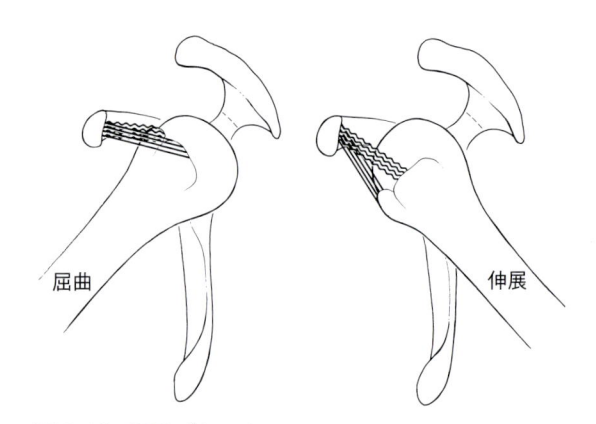

図 5-13 肩のブレーキ
前挙で後部バンドが，後挙で前部バンドが緊張

御をあるいは制動を行っている。停止状態の受動的運動では，制御がとれるため可動範囲は増している。

肩のブレーキ brake of the shoulder として，関節内部には上・中・下の臼蓋上腕靱帯，関節包，そして外部には大・小結節につく烏口上腕靱帯などの capsule-ligamentary system が挙げられる。これらはポリオのときわかるように，関節を作っているというだけでなく臼蓋に結びつける役目をしている。若年では当然このブレーキはゆるく未完成で，2 cm ほどの関節移動を許容している。

通常，筋が伸びきって拮抗筋がその運動のブレーキになっているように思いがちだが，真に関節の最大運動を止めるものは，あくまで関節包を中心としたシステムであることを銘記しておこう。それでは，それぞれの運動のブレーキをみてみよう（図 5-13）。

1) 前挙のブレーキ

外旋すると烏口上腕靱帯がブレーキとなるので，内旋でのみ最大挙上が可能である。棘下・小円筋が伸びきる頃に動きは終了する。

2) 後挙のブレーキ

関節包の前部と烏口上腕靱帯がブレーキとなる。内旋するとこれらがゆるむので後挙しやすくなることで知られている。最終的には棘上・肩甲下筋が運動を停止する。

3) 回旋のブレーキ

腕下垂では烏口上腕靱帯が外旋のブレーキとなる。関節包がゆるむと回旋はしやすくなり，手拭をしぼるように緊張すると困難となる。したがって上肢を挙上していくと，当然可動域は消失してゆく。

図 5-14 CODMAN の the pivotal paradox

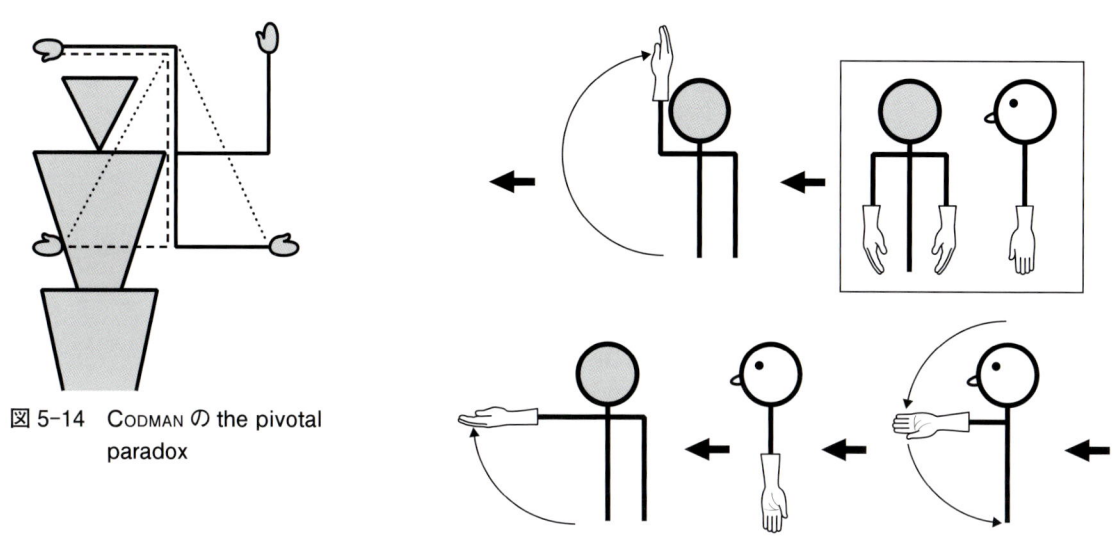

図 5-15 CODMAN's paradox

4）側挙のブレーキ

内旋および中間位で側挙すると，大結節が肩峰にロックされ運動は停止する。拘縮の強い肩では，そのうえ関節包の下部，とくに下部臼蓋上腕靱帯や下部滑膜腔 the inferior synovial recess が癒着しているので，より運動制限が強くなることが知られている。通常，側挙していくと烏口上腕靱帯がゆるむためさらに外旋が可能となるわけだが，運動終末時は大円筋・広背筋および三頭筋長頭腱などが介在して動きを止めている。

5）内転のブレーキ

烏口上腕靱帯がブレーキである。

D. CODMAN の逆説
the paradoxes by CODMAN

1934 年 CODMAN が発表した説の中に運動に関する興味深いものがある。一つは彼自身記載した pivotal paradox で，他の一つはいわゆる CODMAN's paradox として世に知られているものである。これらを紹介しておこう。

1）Pivotal paradox（図 5-14）

これは，最大挙上で上腕骨の回旋は消失するという説である。解剖位から肘屈曲位で挙上してゆくと上腕骨回旋の可能性が減弱していくことを示した彼のイラストで説明すると，まず外旋で挙上が行われる場合，これは冠状面を通る（実線で示されている）。一方，もし内旋で行うと挙上は矢状面で行われる（破線で示されている）。最大挙上位から外・内旋の解剖位に点線を下ろすと三角形となり，これは上腕骨の回旋できる可能性の範囲を示す。こうして，いかなる面からの挙上でもそれは次第に減弱し，最大挙上位では肩甲骨と上腕骨間の回旋は消失しているというものである。

2）CODMAN's paradox（図 5-15）

これは，挙上により自然に上腕骨が回旋するという現象をとらえた説で，肩には第 3 の機能軸（上腕骨軸）があるという，当時としては優れた発想によっている。これを具体的に述べてみると，上肢下垂位で手掌は躯幹に向け母指を前方に向けた姿勢をとる，冠状面で 180°側挙する，このとき手掌は外側に向かっている，次に上肢を矢状面から前方降下させ下垂位に戻す，このとき手掌は外側に向き母指は後方にある。ここで，側挙時に回旋によって手掌が方向を変えていることが観察できる。すなわち側挙と前方降下の二つの運動で 180°の内旋が行われていることになる。前後軸と横軸を使ってうまく行われている運動は第 3 の機能軸によるもので繰り返せない。例えば，上腕下垂位で手掌を外に向けた内旋位で側挙すると 90°以上挙上できないというものである。実際にこの動作を行ってみると，彼の paradox の意が理解できる。

E. 代表的な肩の動作
representative motions of the shoulder

肩の動作には機能面からみてあるパターンによって行われるものがいくつかあるが，その代表的なものをあげてみよう。

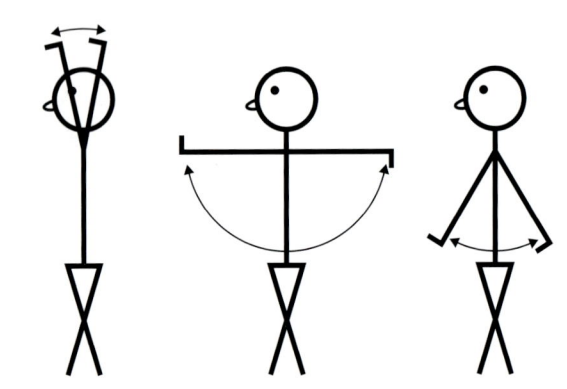

図 5-16　Breast stroke movement

1）Breast stroke movement（図5-16）

これは回転 rolling と滑動 gliding の複合した運動からなり，どちらかといえば蝶番のような動きである．腕下垂位から前後に振幅して次第にその範囲を広めるが，躯幹より上方にいくにしたがって減少し，手を頭上にあげると消失する動作をいう．

2）上・下方のスイング up and downward swing

これはゴルフスイング golf swing, 木こりのスイング swing of the lumberjack として知られる動作である．僧帽筋上部線維と小胸筋が上・後方から下・前方にスイングする吊り紐となり，前者は肩甲骨を起こして後方に引き，後者はそれを前・下方に引き出す役目をしている．

3）斜側方のスイング oblique lateral swing

これは野球のバッティング baseball batting のスイングをいう．これは外上方から内・下方に向かう動作だが，僧帽筋中部線維と上・中部の前鋸筋が肩甲骨の適当な回旋を受け持っている．運動の中心は胸鎖関節で上記の筋群が上肢の外転位を保ち，それから内転筋群とくに小胸筋が内転・前方への運動の原動力となる．

4）下方への打ち込み動作（ハンマー叩き動作 straight downward stroke）

Post hammering のことである．この動作では肩関節は固定され，前から後方への肩甲骨回旋によって行われる．ここでは菱形筋と肩甲挙筋は僧帽筋と前鋸筋に対抗して力の配合をしあい，シーソーの両端のように，支点はまず胸鎖関節に，次いで肩鎖関節に移動する．詳しく説明すると，上肢の前挙に従って肩甲骨が適合，すなわち僧帽筋と前鋸筋が下角を前方に回旋させ，そして肩甲骨が固定された後に，肩甲挙筋と菱形筋が小胸筋の助けのもとに力強く下方に叩きこむ動作をする．運動の中心は最終的には肩鎖関節である．

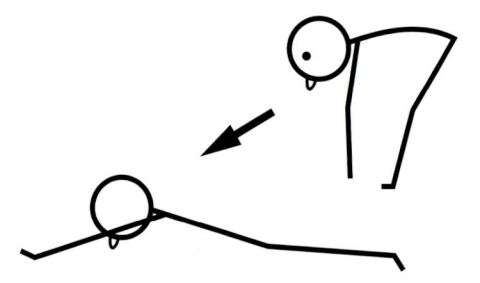

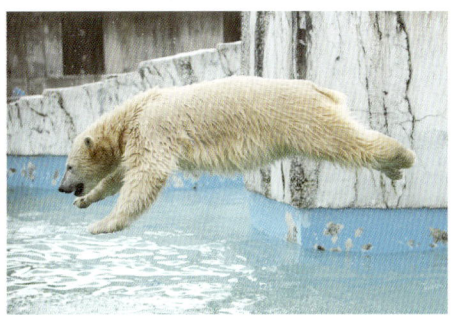

図 5-17　飛込みの動作

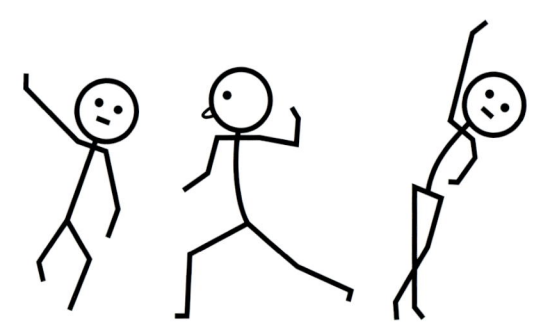

図 5-18　物を投げる動作とアタック動作

5）飛込み動作 diving（図5-17）

水泳の飛込みにみられるもので，躯幹を前傾，両上肢を弛緩下垂させた肢位から，下肢のスプリング力を使って跳躍し，躯幹の伸展と同時に上肢を挙上位（Zero Position）にして体を直線状にして推進させる動作をいう．

6）物を投げる動作 throwing（図5-18）

投てき動作（「第9章　肩とスポーツ」の項参照）．小石を投げるとき，野球の投球 pitching のときには瞬発力や加速力の大きさが要求されるため，できるだけ長い arm lever（指尖から反対側の足尖までの距離）と，上肢・躯幹・下肢のすばやい協調回旋運動が必要である．物を投げるのが下手な人は，僧帽筋上部線維を緊張させ肩甲骨を固定，肩をすくめて上肢だけの動作をする特徴がある．

7）高いところのものを打つ動作 attack motion to ball

バレーボールのアタックやテニスのサーブ時にみられる動作，体をできるだけ伸ばしているが上肢は Zero Position で安定性を図っていることに注目．

F. 腱板の動き
function of the rotator cuff

肩という精密機械から腱板という部品を取り出して観察してみよう．前述のように，この部品の働きは骨頭を臼蓋に保持することで，肩峰と骨頭間にあって円板 disc の形態をしており，烏口肩峰靭帯という pulley の押えで収縮によって骨頭を臼蓋に引きつける役目をしている．この際，線維の走行から考えると，骨頭は棘上筋によって上方へ，棘下筋と肩甲下筋によって下方に引かれている．そして運動を始めると，棘上筋は三角筋中部線維と共同して挙上を，棘下筋・小円筋は外旋を，肩甲下筋は大胸・広背・大円筋などの関節外の筋群とともに内旋をつかさどる．腱板は short rotators あるいは inner muscles，三角筋・大胸筋・広背筋・大円筋などの long rotators，outer muscles と呼称されている．

1) Force Couple Mechanism

このうち，棘上筋と三角筋の共同運動については多くの見解がある．従来は肩甲上神経支配の棘上筋と腋窩神経支配の三角筋中部線維は，共同して 90°までの側挙作用をもつと考えられてきた．しかし，LINGE ら(1963) の実験によると，肩甲上神経をブロックしても肩関節機能は全方向に正常で，棘上筋自体は量的な性質しかもたず関節包の緊張を強めるだけだとその重要性は大きく後退する．一方，SOHIER(1967)は，棘上筋が最初に働き 100°の挙上で最高になるというのは誤りで，筋電図で検索するとそれ以上の冠状面での挙上では十分作動しているとした．KAPANDJI(1970) は両筋の関係を三角筋棘上筋間メカニズム deltoid-suraspinatus force couple mechanism としてとらえ，特に側挙の始めに棘上筋が緊張して作動すると考えて，これを運動開始筋 starter muscle と呼んだ．彼の意見は，腱板は scapulohumeral rhythm に関与，主として棘上筋が側挙の初めに緊張して骨頭を臼蓋に引きつけ骨性支持点を決め，ここでやっとこの精密機械が動き始めるというものである．

1966 年，SINGLETON は三角筋と棘下筋・小円筋・肩甲下筋は，挙上時に共同して骨頭を臼蓋に引きつける作用をもつという，別の force couple があることを報告，BASSETT ら(1990) も，腱板と三角筋後枝は内転筋として，三角筋前枝と上腕二頭筋と棘上筋は外転筋として作用するという見解を発表している．

このように肩ではさまざまな force couple が各肢位でそれぞれ組み合わさって作用しており，そのうえ，僧帽筋や前鋸筋の働きも肩甲骨を介して臼蓋に集約されているため，律動的な運動が行えるわけである．それぞれの筋は座して一つの働きしかしない怠けものではなく，必要に応じてその運動に参加しているのである．ただ，棘上筋が 90°側挙までしか働かないというのは，四足動物ではそこまでの運動能力は必要なく，発生学的にみれば仕方のないことかもしれない．しかし，彼らの棘上筋が前肢の蹴り出しに役立っていることを考えると，人間もその能力は残存しているはずで，常識からも挙上の間は作用していると考えて当然であろう．

2) 第 2 肩関節の概念からみた腱板

ここで私達は少し過ちをおかしていることに気づく．精密機械から取り出したものは単なる部品で，動力学的に動くそれではないのである．回転中の車輪のスポークは全く見えないが，停止した状態で観察すると多くの鋼線はあるというのと同じである．

では，第 2 肩関節の概念から腱板を見てみよう．ここでは大・小結節が運動の主役になっているが，これに運動と方向を与えているのが腱板と考えてよい．BLOCH(1961)のいう，挙上すると自然に上肢が外旋していく「矯正的外旋」の現象は，棘上筋が圧迫を避けて自ら選んだ生理的様態であろう．もちろん，肩周辺の長い回旋筋，臼蓋および骨頭の傾きと後捻，胸郭に対する肩甲骨の前傾も多く影響を与えているが，結節の動きは，大きな船舶が小さな操縦輪 steering wheel で航行されているのと同じような感がしてならない．筆者は腱板の作用の一つに，肩関節運動の微調整の役目があると述べてきたが，大結節の位置づけに関しては腱板が主役であると考えている．

バイオメカニクス(本章「K. 臼蓋骨頭リズム」，64 頁参照)からみると，ship roll は腱板が全く作動していないときか，あるいは断裂があって微調整できない場合と考えることができる．また，最大挙上位近くの回旋 rotation では腱板はブレーキ，あるいは袂 sleeve としての作用しかあるまい．重要な ball roll と gliding の複合された動きは，当然腱板の役割と考えられる．骨頭を臼蓋に擦りつける作用 snubbing action のうちで，両現象は多くの force couple によって起こってくるのであろう．

3) 肩峰下腔と関節内圧

これを解決する鍵として，肩峰下の腔間と関節内圧の関係があげられる．肩峰下滑液包と関節包のクッションが，ちょうどトランポリンの上で人が跳びはねることができるように大結節を跳躍させるのだという仮説を立てると，ball roll と gliding の交代，複合運動がスムーズに行われていることが理解できる．もちろん，周囲筋腱

や関節唇などの弾性もこの作業に従事していることは間違いないであろう．広範囲断裂で骨頭が露呈されているときでも，断裂部が肩峰下滑液包によって被覆されている場合，long rotators をうまく使って骨性支点を得て，挙上が習得されていることがよくある．関節液の肩峰下滑液包内への漏・流出，関節内圧保持機能の消失，大結節のリズミカルな動きの減少，不安定性あるいは拘縮病態の発生，それぞれ相関があるような気がする．

G. 腱板モデルによる腱板の研究
study on rotator cuff composed shoulder model

田中（洋）（2011）は，腱板構成筋である肩甲下筋，棘上筋，棘下筋を生理学的筋断面積 PCSA に比例したモデルの数の線でコンピュータに再現した（図 5-19）．結果をみると，まず棘上筋が 60°で，そして次に三角筋中枝，肩甲下筋が最大値に達し，そのあと三角筋前枝，後枝が力を発揮している．このモデル上では棘上筋は終始活動して，骨頭を臼蓋に引きつけていることが分かる．また，棘上筋は外転に，肩甲下筋は内旋・内転に，棘下筋は外旋に作用し，三角筋は外転で大きく作用していること，棘下筋は挙上 90°までで活動して外旋量が大きいことなどもわかっている（図 5-20）．

総括すると，棘上筋が最大値に達してから棘下筋がこれに続き，さらに肩甲下筋，三角筋前枝・後枝が続いているが，この筋バランスは force couples によるものであろう．

さらにこのモデルを使って腱板断裂の病態を現出してみよう．まず三本の線で表示された棘上筋を切断，同様にそれぞれの腱の線を切断して正常と腱板断裂群を比較

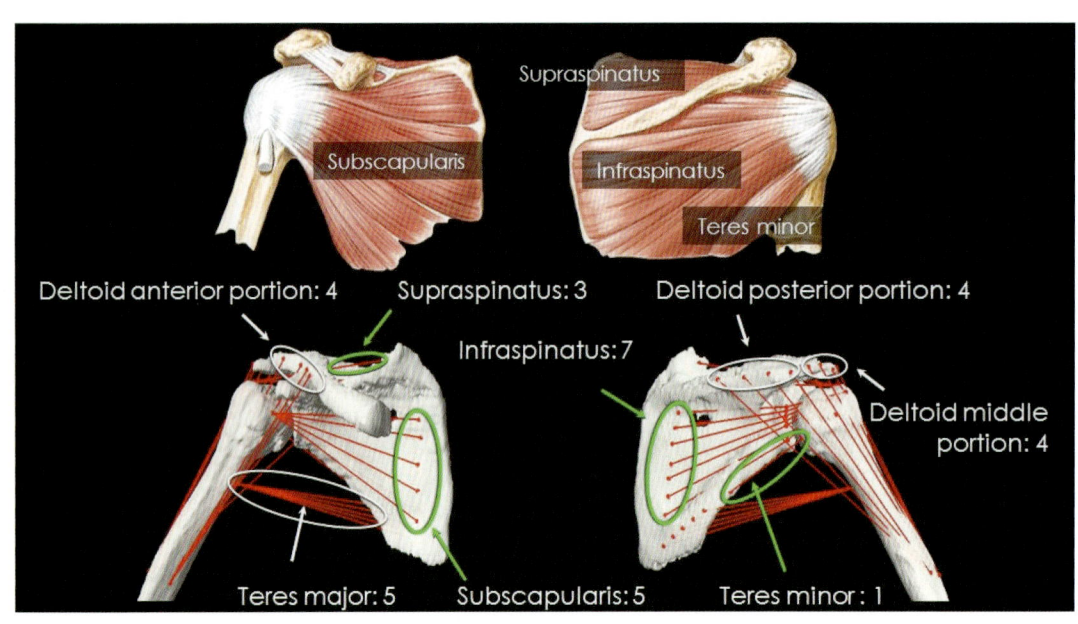

図 5-19 腱板を筋断面積に比例したモデルの数の線でコンピュータに再現

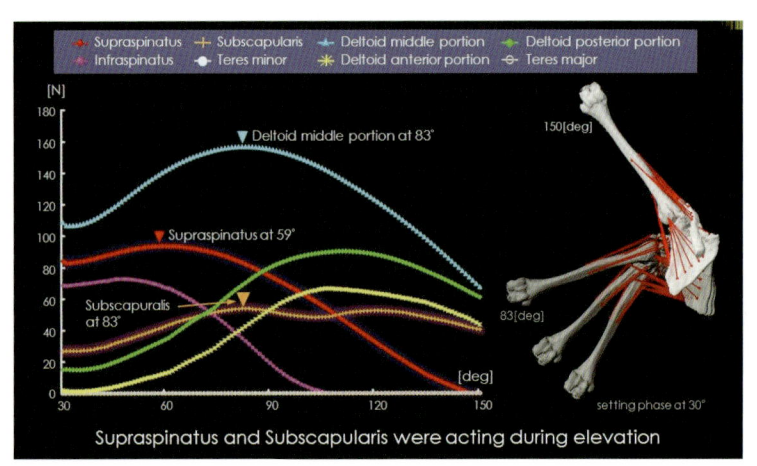

図 5-20 5-19 の結果

してみる。まず，棘上筋すべてが切れた場合，棘下筋は1.5倍の出力が求められており，三角筋前・中枝もその分力を担当しなければならないが，後枝にはほとんど変化がないという結果である。三角筋中枝にも強い出力が要求され，それは棘下筋，三角筋前枝，肩甲下筋と続いている。

この研究によって，腱板断裂では骨頭と臼蓋の最短距離は著しく変化し，骨頭中心は上方に移動，接触の最短距離の中心点は下方，後方に移動するという結果を得ている。肩峰下にもその距離の分布がみられることから，これが骨棘形成に関与している可能性は否定できない。

2D/3D registrationという方法も進行しつつある。これはX線透過像に対してCTの3D画像から再構築した骨モデルを重ねあわせてゆく方法で，肩関節の動的評価がより生体に近づく可能性を含んでいる。

H. 肩甲骨面Nの設定
setting scapular plane N

運動の種類と相の項で述べたが，ここでいま一度肩甲骨面 scapular plane そのものを考えてみよう。これは STEINDLER (1970) の見解に従っているが，これで正しいのだろうか。肩甲骨面は肩の研究の基本となるものなので，曖昧な見解はすべての結果に影響を及ぼす。肩甲棘と上腕骨軸が適合し，三角筋と棘上筋の牽引方向が合致するという肩甲骨面は本当に前額面より30°前方に偏位した面にあるのだろうか。この疑問を解くために行った当院の研究を紹介する。

対象は10歳代から50歳代の健常者男女，各10名ずつ，計100名の両肩である。測定肢位は坐位で脊柱の協調・代償運動を避けるため頭部を固定，坐高を調節できる椅子を作製して行った。なお頭部固定用の支柱にはtransverse axisが測定時に確認できるよう横棒で表示した（図5-21）。

測定にあたって，被検者が肩甲骨面をよく理解できるようあらかじめ数回，習熟させておき，上肢を挙上させ，挙上角度が0，30，60，90，120，150°の各段階において肩甲棘と上腕骨軸が適合していることを確認しながら，肩甲骨面と前額面のなす角度を測定した。なお，検索はすべて腕下垂位で手掌前面から始め，吸期時に行われている。

結果をみると，肩甲骨の前額面に対する傾きは，下垂位の23〜24°から徐々にその角度は増え，90°挙上位で最大値31〜35°をとり，以後挙上につれて減少してゆく。すなわち脊柱の運動を除外した肩甲骨面（これをscapular plane Nと名づける）は，上肢90°挙上位で最も前方に開いた弧を描くように弯曲する面となっている

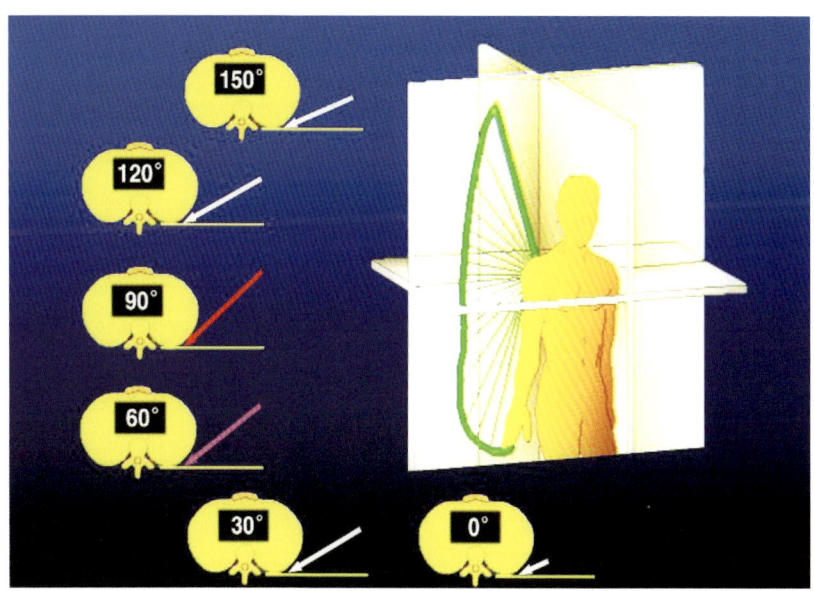

°C		0	30	60	90	120	150
M	R	24.0±4.1	27.5±6.0	31.5±5.6	32.1±5.2	26.5±6.8	15.0±6.1
	L	23.2±6.1	25.8±5.9	29.3±6.3	31.2±6.6	25.5±7.1	16.7±7.0
F	R	24.6±6.0	29.9±5.3	34.3±5.9	35.1±7.1	29.0±5.4	19.3±5.2
	L	23.1±6.2	28.0±5.1	31.8±5.5	31.9±6.0	26.5±5.8	18.9±5.8

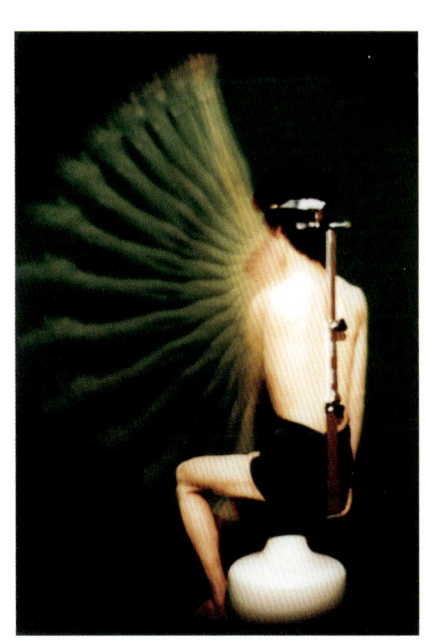

図5-21　Scapular planeでの運動（計測法）　　図5-22　各肢位におけるscapular planeの変移

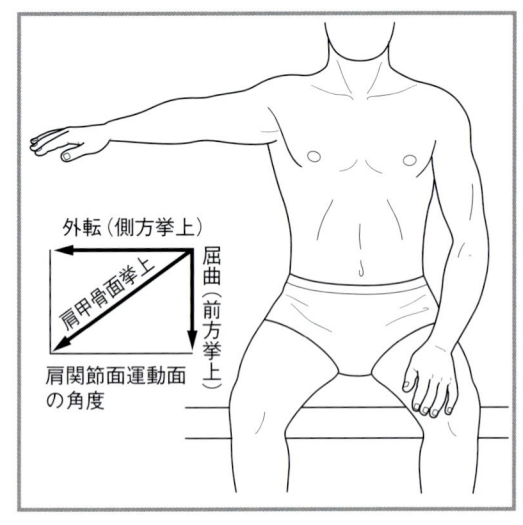

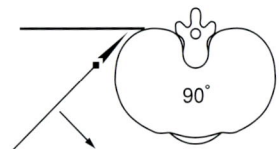

図 5-23　Scaption

津山直一氏訳注：Scaption は scapular plane position から造語したものと思われる。日常肩関節での上肢挙上は前頭面内の側方挙上やこれに直角に前に向かう前方挙上より肩甲骨の面上（肩甲骨面は前頭面より前方に傾いているが，その面の中）で行なわれているので新しく定義したものと考えられる。信原克哉氏の教示による。氏の研究は，肩甲骨面と前頭面のなす角は肢位により変移するが，ここでは90°挙上位の場合を示した。「肩　その機能と臨床第2版（医学書院）」より転載。
筆者コメント：挙上につれて上肢は矯正的外旋をするので手掌は挙上につれて矢状面に向かうことに留意。

（図5-22）。これは，従来の概念と異なっている。ことに150°挙上時の15～16°という値は注目すべきもので，これは肩甲骨の後傾を示しており，STEINDLER のいう plane では脊柱の共同運動がこれを相殺してしまっていることがわかる。臨床上での肩甲骨面の活用とは別に，肩本来の機能計測ということから考えるとき，研究は絶対値により近い scapular plane N での検索を勧める。

1995年に発刊された DANIELS & WORTHINGHAM 新徒手筋力検査法（著者：HISLOP ら，訳者：津山直一）に，三角筋および棘上筋の筋力測定法として shoulder scaption という項目が追加されている。AAOS（アメリカの整形外科学会）によって新しく定義されたこの運動は，前額面より30°ないし45°前方で，屈曲（前方挙上）と外転（側方挙上）の中間にあたる面上での上肢挙上をいっている。これは従来の概念から出ていないが，機能上あるいは臨床上からみて屈曲や外転よりもより頻回に用いられることから設定されたとの註記がある。ただし，手掌を下方に向けた挙上方法が図示されておりこれは正しい scaption とはいえない。事実，回旋力については前額面

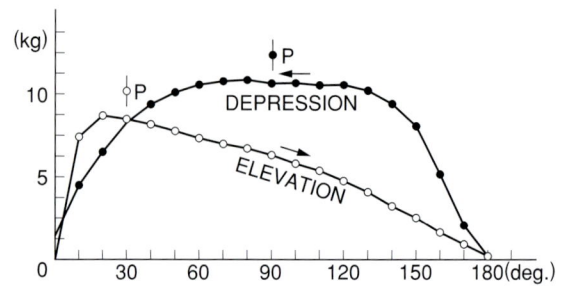

図5-24　Scapular plane N における挙上と下降の総合筋力トルク曲線

よりも scaption のほうが強いことが GREENFIELD ら（1990）によって証明されている。その命名については flexion, extension, abduction, adduction などの用語との整合性をもたすため scapular plane position を縮めて造語したものであろう（図5-23）。

I. 挙上・下降時の総合筋力
general muscle force at elevation and depression

筋力の解析装置，サイベックス-II（Cybex-II）を用いて当院で行った肩の総合筋力の研究を紹介しよう。これは scapular plane N での挙上と下降の筋トルク曲線を求めたもので，健常者の男女60名，計120名（平均年齢40歳）の利き腕を資料としている。まず挙上では総合筋力のピーク値に至る角度は26.5±14.9°，約30°前後で最大に達している。これは INMAN ら（1944）のいう setting phase にあたるが，すでにこの時期で筋トルク値が最大に至っていることは，肩甲上腕リズム scapulohumeral rhythm の安定性を得るために多くの筋群が関与していることを物語っている（図5-24）。一方，下降では比較的強い筋力の持続性がみられ，60°以降は急速なトルク減少がある。また，120～80°間でトルク低下による2相性の曲線が出現するのも特徴的だが，これは rotational glide での作用筋群の組み合わせの移行によるものと推察できよう。得た最大の知見は，挙上と下降時の筋トルク曲線が異なるという事実，および下降が挙上よりも強い筋力の持続があるということであろう。事実その昔に，瓦職人から"屋根に瓦を持上げるより，降ろすほうに力がいる"と聞いたことがある。これは挙上位からの理学療法，Zero Position から始める運動療法が，筋力回復により効果をあげることができる根拠となり得る。

表 5-1　肩複合機構の運動相関

部位＼相	1	2	3
肩関節	腕下垂位→前挙 60°／側挙 30°	→前挙 90°／側挙 90°	→最大挙上位
胸鎖関節（鎖骨）	鎖骨外端の挙上 12～15°	鎖骨外端の挙上 30～36°	クランクシャフト状回旋 30～40° 前挙が側挙より先に
肩甲胸郭関節（肩甲骨）	前後軸の回旋（±）個人差強く setting phase	肩関節に対する肩甲骨運動比 2：1＝肩関節 10°：肩甲骨 5°	左の運動比は逆転 1：2＝肩関節 5°：肩甲骨 10°
肩鎖関節（棘鎖角）	垂直軸にて角度 10°増 前挙＞側挙		角度はさらに 10°増 合計 20°増

表 5-2　諸家による肩の運動範囲とその名称

DEGREE OF ELEVATION		30　60　80 90 105　120　150　180
Saha (Inman)	ABD	1P.　2 PHASE　3 PHASE
	FLEX	1 PHASE　2 P.　3 PHASE
Sohier		PRE R. G.　R. G.　POST R. G.
Nobuhara		HANGING JOINT　JOINT NEEDING SUPPORT　JOINT PLAY

J. 肩甲上腕リズム (表 5-1, 2)
scapulohumeral rhythm

1. その背景

　上肢の躯幹との間の運動は古くから観察され，1890年すでに Braune と Fischer が屍体における肩関節の動きを計測，さらに 1899 年には Steinhausen による肩関節と肩甲骨の協同運動 arm trunk mechanism が測定されている．1935 年，Lanz と Wachsmuth はこれを引用して詳細な計測を行い，結果を報告している．

　一方，上腕骨挙上に付随して回旋する肩甲骨の連動現象を Codman (1934) は肩甲上腕リズムと名付けた．もっとも当時の米国の教科書には，"まず上腕骨が 90°まであがった後に，肩甲骨が動きはじめて挙上できる"，という誤った記載があったため，この考えは新しい事実として受けとめられたに違いない．だがこの観察は 1930年，すでに Lockhart (1930) が行っており，Codman 自身驚きの表現でこれを紹介しているのも興味深い．

　肩関節は肩甲骨を固定すると自動では 90°，他動では120°しか動かず，ことに内旋しているとわずか 60°しか側挙できない．肩甲骨のリズミカルな協調運動をとらえた Codman の肩甲上腕リズムという概念は，肩のバイオメカニクスの基礎ともいえるものである．

　1944 年，Inman らはこのリズムを研究して，まず肩甲骨が上腕骨に連動するまでに約 30°の静止期 setting phase があり，かつ個人差のあること，側挙 30°・前挙60°で初めて両者の関係が一定の度合で動くこと，例えば 15°挙上すると肩関節が 10°・肩甲骨 5°の 2：1 の割合で動いていることなどを発表した．以来，この理論が正しいものとして現在なお信じられている．

　1961 年に Saha は諸家の報告をまとめて肩の運動を三つに区分し，側挙では 30°まで，30～90°の範囲，90°以上，前挙では 60°まで，60～90°の範囲，90°以上のそれ

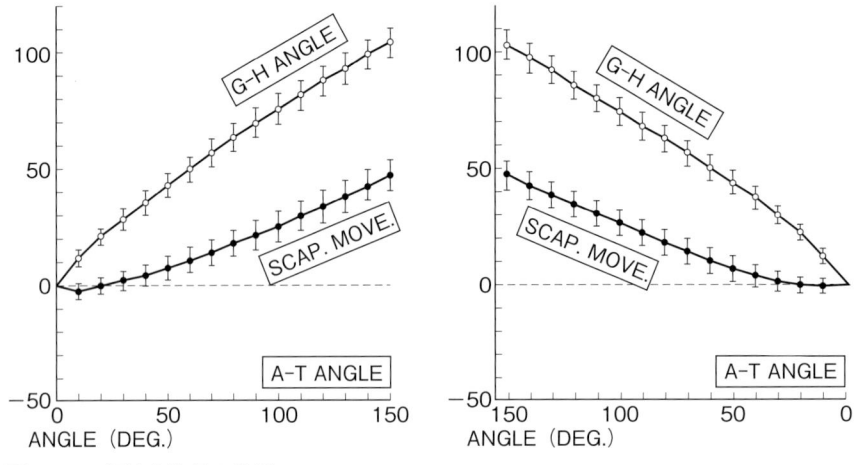

図 5-25 躯幹上腕骨の分解

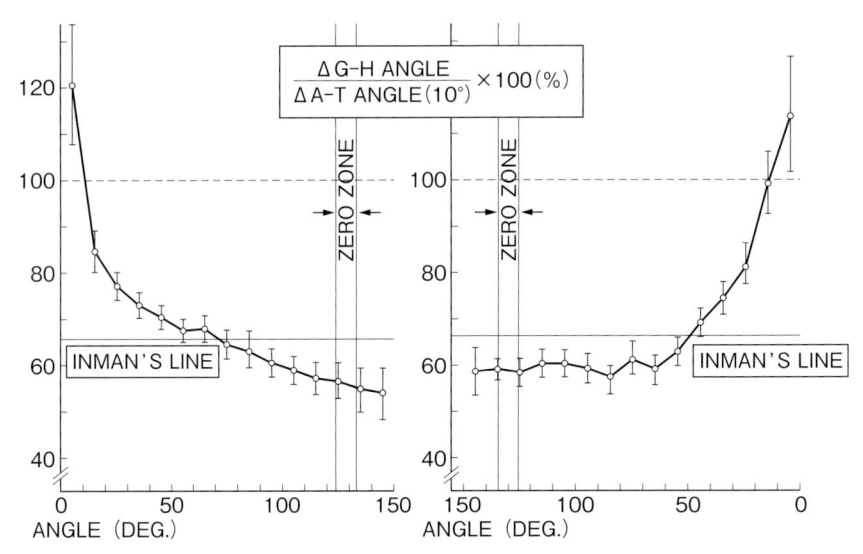

$$\frac{\Delta \text{G-H ANGLE}}{\Delta \text{A-T ANGLE}(10°)} \times 100 (\%)$$

図 5-26 躯幹上腕骨に対する肩関節の動きの比

ぞれを，第1相 1st phase，第2相 2nd phase，第3相 3rd phase と名付け，各相での肩鎖関節・胸鎖関節・肩甲胸郭関節などの動きを計測している（図5-25）。そこで注目すべきことはINMANのいう2：1の割合が90°以上では逆転し，上肢の挙上15°に対して肩関節が5°，肩甲骨が10°となるという説である。彼の観察が正しいとすると従来の考えかたは修正され，90°挙上を境にして肩関節と肩甲骨の運動比は全く反対になる。たしかに90°を超えると，上腕骨は挙上よりも外旋運動が主となり，前後での見かけ上の挙上角度は減じている。

その後，1970年に興味深い論文が登場する。それは肩甲骨面での肩の運動，ことに肩甲骨と肩関節の動きの相関および負荷によるその変化を調べた DOODY, FREEDMAN ら（1970）のものである。Goniometric 手法を用いたこの論文は INMAN の定説を打ち破る画期的な知見を報告している。そこには肩甲上腕リズムは個人差があり，例えば胸郭の形の異なる男女間でも違っており，一次的

な関係としては到底説明できないこと，90～140°の中間位では肩甲骨の動きが肩関節のそれに比して大であること，また挙上時に抵抗を加えるとリズムは変化し肩甲骨が早期に作動して肩の動きは減じること，INMANのいう比は 1.74：1（FREEDMAN は 1.53：1）に修正されるべきで，90°以上の挙上では 2.729：1 と一次的な関係になっていることなどが述べられている（図5-26）。

2. 肩甲上腕リズムの解析
analysis of the scapulohumeral rhythm

上記の数値の違いは測定時の誤差とは考えにくく，実は前二者が coronal plane を使ったのに比し，後者は scapular plane で測定したことによるものであろう。当然なこととして測定方法の異なった結果をいくら対比しても，そのいずれをとるかを決めることはできない。ここで，比較的肩自体の運動に近い scapular plane N で

行われた当院の肩甲上腕リズムの解析結果を報告しよう。

　肩の運動分析の方法として，当時当院では Nac Selgraph 2D System が採用されていた。この機器は躯幹に固定された LED(light emitted diode) から発射する赤外線を特殊カメラでキャッチし，その動きから部位，角速度，角度の変化をコンピュータに入力，分析する能力をもつものである。通常 LED は肩甲棘内縁・肩峰角・上腕骨外顆後面・腕関節・対照として脊柱の合計5点に固定される。検査は6秒間で，被検者に上肢伸展位で各1回の挙上・下降運動を行わせ，それをシステムに入力している。

　健常者60名(男女各30名)の，挙上・下降運動に伴う肩関節の動き glenohumeral angle (G-H angle と略)と肩甲骨回旋の動き scapular rotational angle の変化比は，挙上運動では66.3%，下降運動では66.5%となり，先に INMAN が報告した66.6%と一致し，ほぼ2:1の直線傾向を示しているように思われる。しかし，これを上肢の動き arm-trunk angle (A-T angle と略) の各10°変化に対する G-H angle の変化率により検討すると，挙上パターンでは0〜20°，20〜60°，60〜120°，120〜150°の4期に，同様に下降パターンでは3期に，すなわち150〜70°，70〜20°，20〜0°と分解できる。ここで注目すべき点は挙上20°までの肩甲骨の動きで，その値が0°以下の負の傾向，その比が100%を超える状態になっていることである。このことは setting phase では，上腕骨骨頭が臼蓋に求心位，接触点(面)を求める現象 seeking a stable position があり，それに対応して肩甲骨が下内方へ回旋していることを物語っている。これは，岸辺に係留されているボートに飛び乗ったときに起きる現象 floating phenomenon (筆者) にたとえることができよう。

　また，本研究では挙上・下降時における rhythm が異なっており，前者では G-H angle の変化率が徐々に減少する傾向があり，後者では70°まではそれが約60°と一定の比率で推移しているが，それ以降は急速に増加し，末期には肩甲骨の上方回旋が存在すること，両者の全過程を通じての G-H angle の変化率はほぼ同じ値を示し，それぞれ，66.27±1.35 と 66.4±1.47(%) であることなどが解明されている。A-T angle の最大挙上角度の平均値は151.3%であった。

　肩甲上腕リズムのうちで，90°以上の挙上につれて上腕骨が外旋することは前述したが，この回旋運動に主眼をおいて，肩関節をもっと機能的にみたのが SOHIER (1967) である。彼は骨頭が臼蓋面を滑りながら外旋するのは，その楕円の形からくる偏心半球 eccentric unit のせいで，そのため大結節が肩峰に衝突しないように回

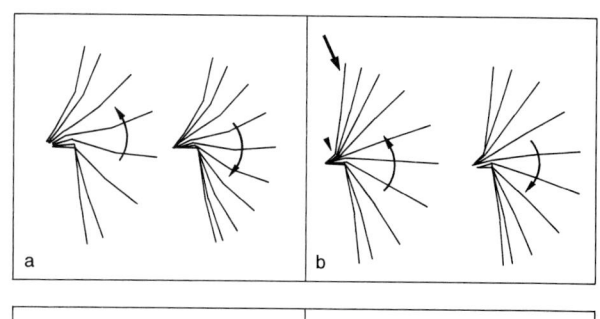

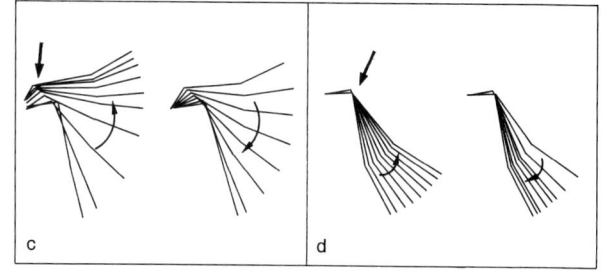

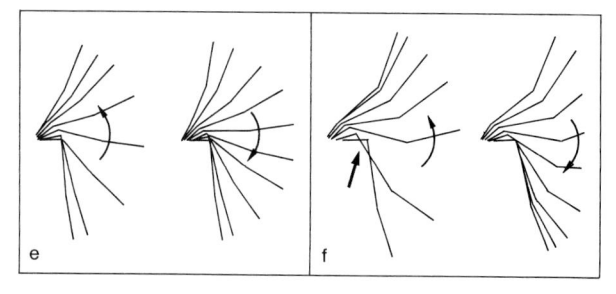

図 5-27　種々の stick-stick 図パターン
a：正常　b：動揺性肩関節症(太矢印は過度運動性を示す)
c：肩関節周囲炎(太矢印は正常な肩甲骨の動きを示す)
d：腱板完全断裂　e：動揺性肩関節症(臼蓋骨切り後)
f：人工骨頭置換術後(太矢印は二頭筋長頭腱の機能低下を示す)

旋するのだと考え，この範囲(挙上80〜120°間)を rotational glide と名付けた。そして，前述のようにその前後を区分して pre-rotational glide, post-rotational glide と呼び，肩の運動範囲を三つに分けた。この機能解剖的な考えは非常に興味があるもので，従来から機能的肩関節としてある第2肩関節の概念にぴったり合致するものとなっている。Rotational glide というのは，大結節が肩峰に衝突することなく，悠々と外旋可動域を自由に使いこなせる安全地帯といえる。側挙では骨性支点が十分あるが，前挙は包の緊張によって挙上を行うため，この場合の屋根は肩峰でなく烏口肩峰靱帯で，大結節はその下をくぐって容易に通過できる。しかし120°を過ぎると包の緊張が最大となるため，次第に rotational glide を利用して挙上するようになる。このように，大結節がどの部分にあるかということを判断することと，挙上の方法，後外路 posterolateral path と前方路 anterior path のいずれを通るかなどを組み合わせて，大結節の位置から病態の解明を行うという試みはすでに実践となって現れている(図5-27)。

K. 臼蓋骨頭リズム（図5-28）
glenohumeral rhythm

肩甲上腕リズムの概念は諸賢の努力によって解明されてきたが，それでもなお平面的な感が否めない。そこで，肩関節内で行われている立体的な動き，臼蓋と骨頭の間で行われている微妙な動きを，筆者は臼蓋骨頭リズム glenohumeral rhythm と命名して分析を行ってみた。

日常，診察していて理解できないことがよくあるが肩も例にもれない。

例えば，腱板大断裂があるのに挙上が可能なものや，部分断裂にもかかわらず挙上困難で拘縮に進行するものなど，手術時に症状と所見が一致せず解釈に苦しむことが多い。また，肩関節周囲炎にみられる増悪時，回復時の非律動的な動きも症例によって千差万別だし，動揺性肩関節症に対する前方侵入手術の不満足な結果など，理解しがたいことを経験して，臼蓋骨頭リズムの解明がkey point になるのではないかと考えさせられる。

1. 肩の動きの分解　resolution of shoulder motion

それでは，まず肩関節内の運動を他の現象にたとえて分解してみよう。

a) 腕下垂位で骨頭が不安定に動くもの，すなわち重心が上下左右に動揺する，いわば波間に船が揺れるような動き（ship roll），b) 腕を挙上するときみられるもので，ボールのころがるような運動（ball roll）と，中心が床面と平行滑動する運動（gliding）の複合された動き（遠藤のいう skid slip），c) Postrotational glide で最大挙上位に至るまでの，骨頭が臼蓋上に支点を得て回旋する運動（rotation），以上の三つに分けることができる（図5-29）。

2. 肩は複合関節　shoulder-the complex joint

筆者は，従来懸垂関節であるといわれている肩関節は，二つの異なった機能をもつ複合関節であるという考えをもっている。第一は懸垂された肢位での動き（懸垂関節 hanging joint），第二は骨頭が臼蓋に支点を得て上肢を挙上する，言い換えると肩甲骨が上肢を支持する動き（要支持関節 joint needing support），第三は上記両者の間での動き（移行帯 transit zone），この三つの機能が統合されてできあがったという考えで，ship roll は第一のうちで，rotation は第二のうちで，そして ball roll,

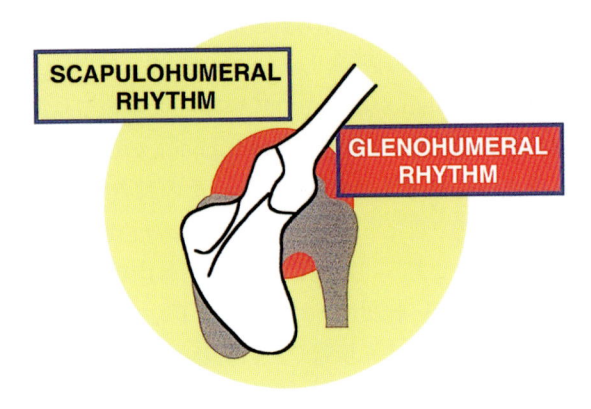

図5-28　二つのリズムの比較

gliding は第三のうちで行われているというものである。また，Zero Position 以上の動きは，どの機器にもある"あそび"のような範囲（関節あそび部 joint play）と考えている（図5-30）。

3. 挙上と下降運動パターン
motion pattern in elevation and depression

肩の運動に関して，先人達は挙上パターンでの検索しか行わなかったが，はたして腕下垂位から挙上するときと挙上位から下垂するときでは臼蓋骨頭リズムは全く同じなのであろうか。これは歩行における swing phase と stance phase の連続とよく似ている関係である。病的肩の動きをみると，明らかに往と復とは異なっていることが観察されている。具体的には下降時120°あたりで，肩甲骨の動きが肩関節の動き glenohumeral movement に移行するときに現れるダウバーン症候 Dawbarn's sign の発生がそれである。一方，正常な運動でも懸垂関節と要支持関節，その移行部がどこにあるかということと，挙上と下降でそれらの範囲が異なっているのではということが問題である。

前項で述べた当院の資料を基に考えてみると，挙上パターンで仮に懸垂関節が60°までとすると，要支持関節は120〜150°となり，60〜120°が移行帯ということになる。同様に下降パターンでは，要支持関節は150〜80°，懸垂関節は60〜20°となる。これらには個人差があるが常識的に筋バランスのよくとれた状態では，臼蓋の傾きが45°あたりでその頂点があると考えられる。また150°以上は最大挙上域 pivotal area で，既述したように関節あそび部として取り扱われるものであろう（図5-31）。

K. 臼蓋骨頭リズム　65

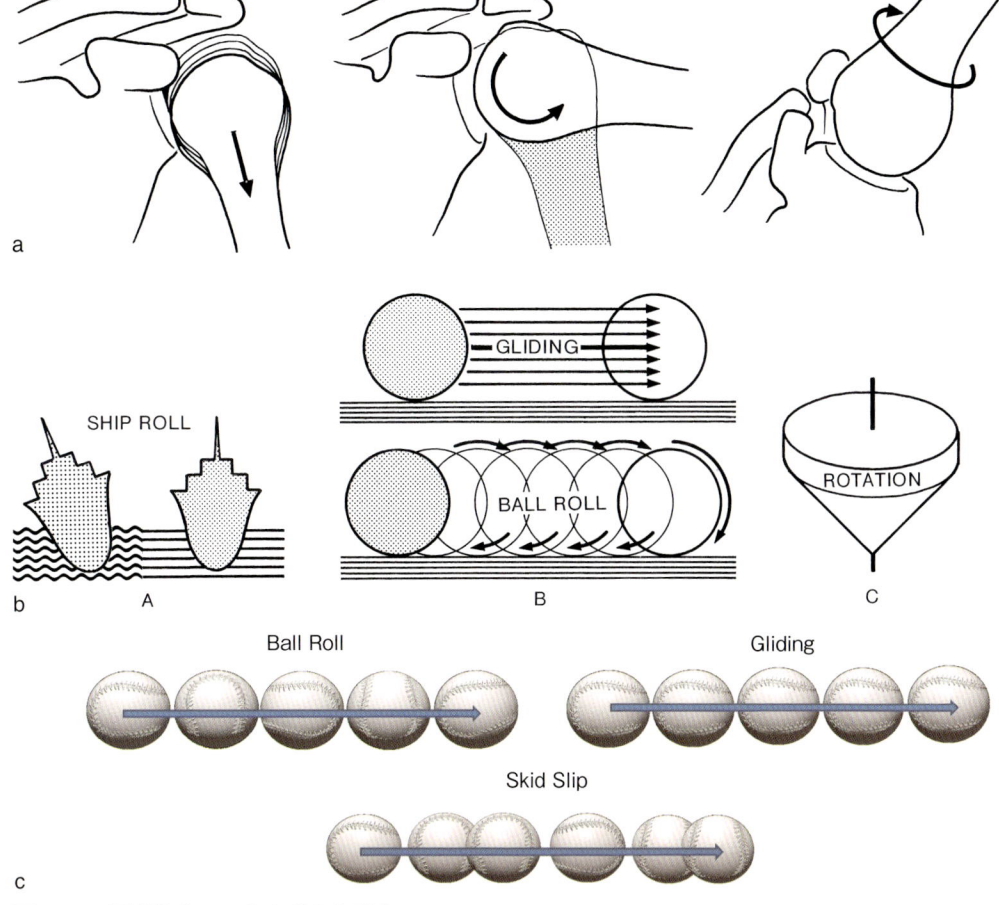

図 5-29　肩関節内でのさまざまな動き
　a：矢印で図示　b：ship roll, gliding, ball roll, and rotation　c：ボールの動きでの模図

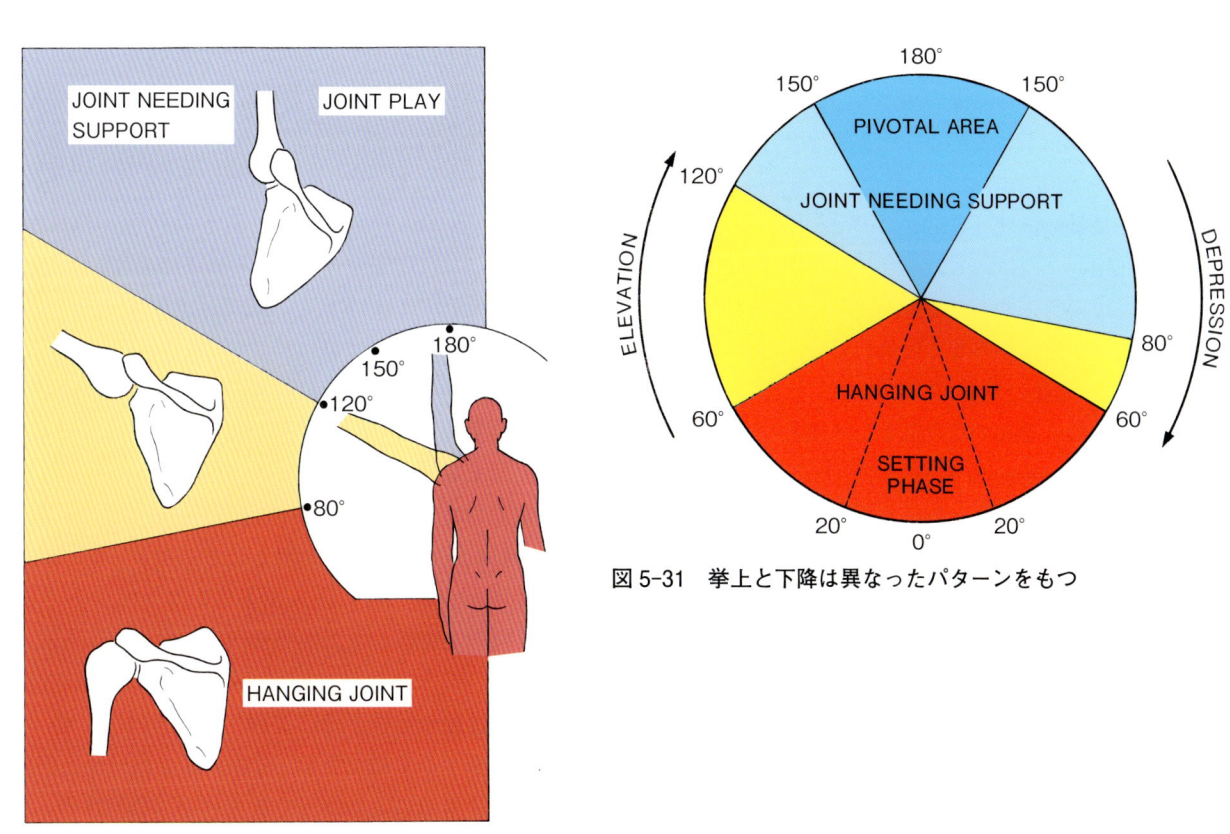

図 5-30　肩関節は懸垂関節と要支持関節からなる合衆国

図 5-31　挙上と下降は異なったパターンをもつ

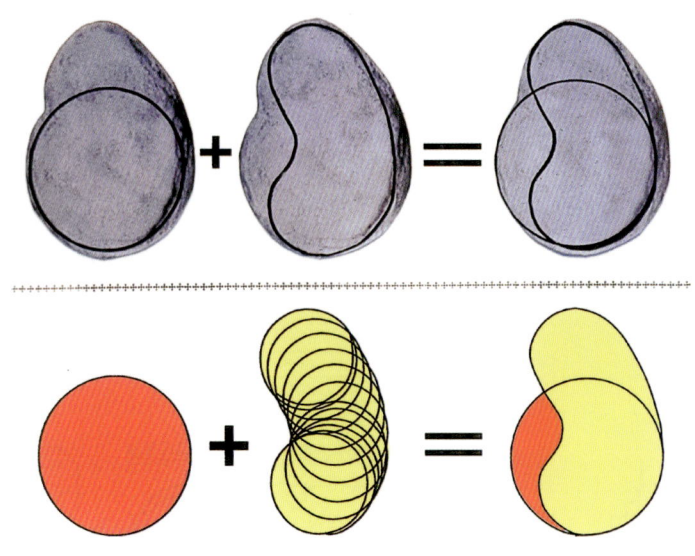

図 5-32 上段は臼蓋，下段は円形と楕円形が合成されてその形となったことを示す

L. 臼蓋の形状
shape of the glenoid

　ここで再び臼蓋を観察してみよう．人類が立位で生活するようになって肩甲骨の応形変化が起きたことはすでに述べたが，これに伴って臼蓋の形状も当然変化が起こっている．手もとにある臼蓋をよくみると，骨頭の骨性支持と求心運動での回旋の中心となって，不規則な二つの表面をもっていることがわかる．この中で複雑な臼蓋骨頭リズムが行われていることを思うと，これは二つの形が癒合したものではないかという考えにとらわれる．逆に肩関節の三次元運動がこの形を要求したのかもしれない．

　バイオメカニクスから見ると，その一つは円形，他の一つは小円形の連続からなる曲楕円形で，前者は懸垂関節の ship roll 運動の側壁（岸壁 wharf）として，要支持関節での rotation 運動の受け皿として機能し，後者は骨頭の後捻 retroversion と相まって，上肢挙上の際に動く骨頭を受けるためのレール，小円形の連続と考えられる．ここで ball roll と gliding 運動が行われ，長頭腱が圧迫腱 depressor としてこれらを調節していると考えられる．骨頭は曲楕円形の上から下に移動して元の円形に戻る，あるいは下から上に移動すること，などが推定できる（図5-32）．臼蓋骨頭リズムはこの形のうちに秘められているような気がする．

　臼蓋と骨頭の径は，筆者（2001），Kwon ら（2005），Delude ら（2007），佐志ら（2010）によって計測値が報告されている．大体，臼蓋縦径は 36.1 ± 2.79 mm，臼蓋横径は 26.1 ± 2.38 mm，骨頭径は 21.8 ± 1.54 mm と報告されており，形態からみて肩関節では骨性支持が少ないことが理解できる．とくに臼蓋の前部分は幾何学的に不安定で，Halder ら（2001）や阿部ら（2007）は，臼蓋の深さは上下に深く前後に浅いと報告している．それを補強するために，前方に上・中・下部臼蓋上腕靭帯がリングのロープのように張り，その深さを約2倍にする関節唇が存在しているのであろう（図5-33）．

M. 上腕骨骨頭の形状
shape of the humeral head

　臼蓋の形状に関する見解を述べたところで，次は上腕骨骨頭の形状について行った*浦川*ら（1991）の解析結果を報告しよう．骨頭は球の一部ではなく楕円体または回転楕円体の一部と考えられるが，詳細な計測に関する研究は案外少なく，その立体的形態を正確に把握することが必要である．

　肩関節に病変を持たない健常者男子40名，平均年齢28.6歳の右上腕骨骨頭を資料として，イメージインテンシファイヤーから取り込んだ画像をコンピュータに入力，それらを解析して上腕骨骨頭を三次元的に再構成し考察を行ってみた．

　上腕骨骨頭の短径方向に X 軸，長径方向に Y 軸，XY 平面に直交する Z 軸をとり，骨頭表面を楕円面と仮定して，最小2乗法による回帰分析を行い，楕円係数 a, b, c を算出した．楕円面とは，$x^2/a^2 + y^2/b^2 + z^2/c^2 = 1$

L. 臼蓋の形状　67

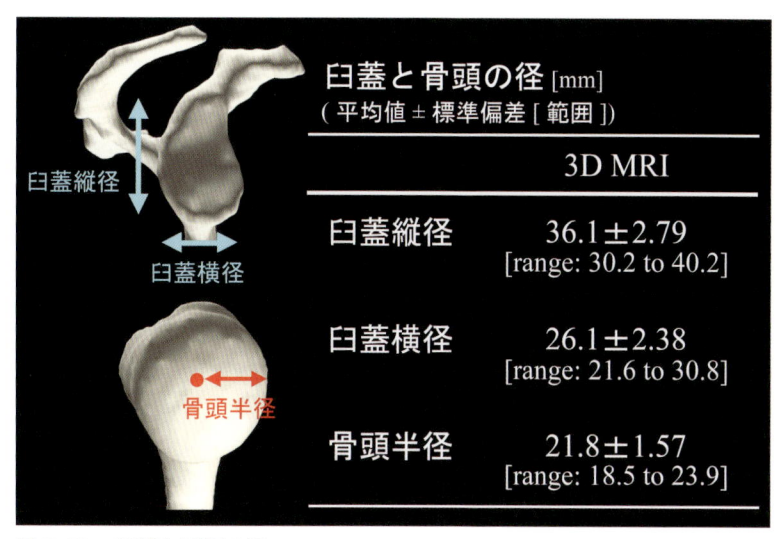

図 5-33　臼蓋と骨頭の径

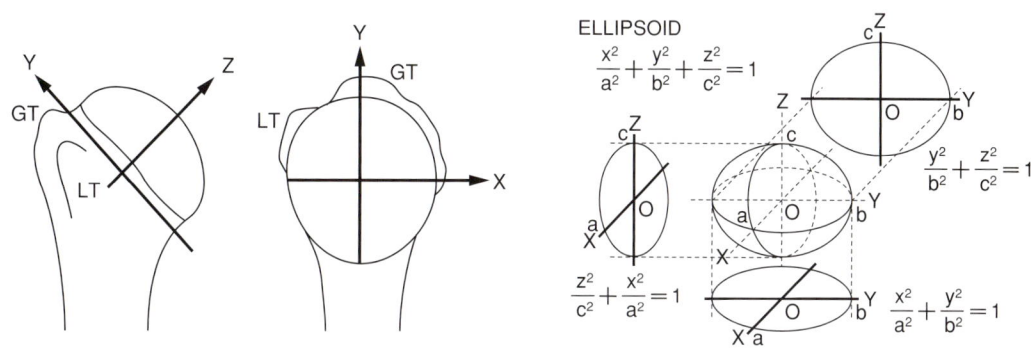

図 5-34　座標軸の設定
楕円面 xy, yz, zx 平面との交わりはそれぞれ異なった楕円を示す

で表される曲面のことで，小判形，ラグビーボールのような形をしている．XY 平面，YZ 平面，ZX 平面との交わりはそれぞれ異なった楕円を示し，$x^2/a^2 + y^2/b^2 = 1$, $y^2/b^2 + z^2/c^2 = 1$, $z^2/c^2 + x^2/a^2 = 1$ で表される．$a = b$ または $b = c$ または $c = a$ の場合は回転楕円面，$a = b = c$ の場合は球面という特殊な形をとることになる．したがって骨頭を楕円体と仮定することにより，球および回転楕円体をも含めた仮定をしていることになり，a, b, c の関係から同定することができる（図 5-34）．

今までの研究はすべて屍体を用いて直接計測，または X 線計測で行われている．当院の方法は，生体を直接 X 線計測した点，三次元的に骨頭表面の近似式を算出した点で，従来の方法とは全く異なっている．前者は関節軟骨を含めた計測という点では優れているが，対象が高齢者中心で骨軟骨の変性が進行していることを考えると，若年者を対象にした当院の資料のほうがより意義があると思われる．骨頭の長径および短径の比は，約 1：1.05 で，諸家の報告と近似した数値となっている．また，骨頭は四足歩行から二足歩行へと進化した際に，全体として回転楕円体に近い形をとって，本来の球関節の機能を残したものと推論できる．

骨頭を四分割した場合，前下方部分が異なった形状を示していたことは，臨床上大きな発見であった．分析の結果，後上方部分，後下方部分および前上方部分は回転楕円体となっているのに対して，前下方部分だけが一定の回転軸をもたず，不規則な形をとっていることが判明したわけである．これは臼蓋に対する骨頭の安定性が下垂位・内旋で著しく欠如していることを物語っており，反復性脱臼にみられる関節唇損傷という器質的変化に対応する部分で，この形状自体が肩不安定性の一因となっていると推察できる（図 5-35）．

N. 骨頭と臼蓋の動態観察
observation of motion of the humeral head and glenoid

骨頭と臼蓋の動態をみてみよう．内旋時では後方の関節包が緊張し，腱板の外旋群はゆるみ，長頭腱の圧迫は減じて骨頭は必然的に上方移動する．実際にレントゲン

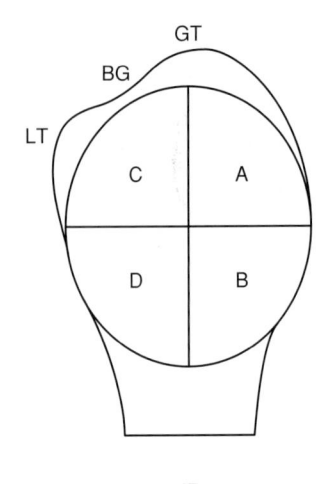

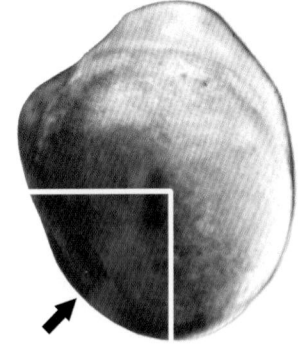

図 5-35　Zone の分け方
Zone A：後上方部分　　Zone B：後下方部分
Zone C：前上方部分　　Zone D：前下方部分

写真をみると，わずかの例外を除いて内旋時骨頭は上昇していることがわかる．一方，外旋時では前方の烏口上腕靱帯が緊張し，車のブレーキの役目をして骨頭を固定し，長頭腱が depressor として働き，骨頭は下降している（図 5-36）．

上方および前方からみた骨頭と臼蓋の関係は興味深いものである（図 5-37）．上方からみたとき，内旋位では臼蓋は外側・前方・やや上方に，骨頭はやや上方・内側・後方に向かっているため，両者の異なったベクトルは対向しているものの矢印のように合わない．前から見たとき，骨頭と臼蓋の求心位は上方に移動している．一方，上から見たとき，外旋位では臼蓋と骨頭の向きはそれぞれ減少し，両者のベクトルは合致，骨性の支点とバランスを得てその求心位は下方に移動する．

挙上時に骨頭が臼蓋に支点を得ると，上腕軸が肩甲棘と一致して一線上に並ぶ．ちょうど回っているコマのように，芯が安定して回旋 rotation が円滑に行われる状態となる．レントゲン写真では上腕軸が臼蓋の中心に向かって肩甲棘と一致し，かつ，骨頭の中心からの垂線が肩甲骨内にあってよく安定している（図 5-38）．しかし，動揺性肩関節症のように不安定性があるときは，肘を屈曲して上肢を下方に引くと外旋位・内旋位，いずれの場合でも骨頭が臼蓋から逸脱して，異常な loosening（ship roll）がみられる．また最大挙上位でも骨頭中心からの垂線は肩甲骨の外側にあることが観察できる．挙上時に骨頭が臼蓋にうまくとどまれず，外側方あるいは外後方にずれる現象を筆者はスリッピング現象 slipping phenomenon と名付けている．

通常，私達は懸垂関節での動態のみをとらえがちだが，要支持関節でも多くの動態があることを知っておこう．

田中（洋）（2011）は，骨頭の支点が臼蓋のどの部分にあるのかを知るために両者の最短距離を調べた（図 5-39）．図は白○が上腕骨骨頭の中心，白□は接触域の中心を計測して，骨頭中心はやや上昇するがほとんど動かず求心位を保っていると結論した．一方，下図は最短距離の中心は下降し後方に偏位していることを示している．このように骨頭と臼蓋面の最短距離と骨頭の中心との位置関係を，上腕骨の支点ととらえることができる．

MERCER ら（2011）は臼蓋に対する骨頭中心の位置は，周囲筋群の安静の長さと瞬間の動きによって決定されるとしている．

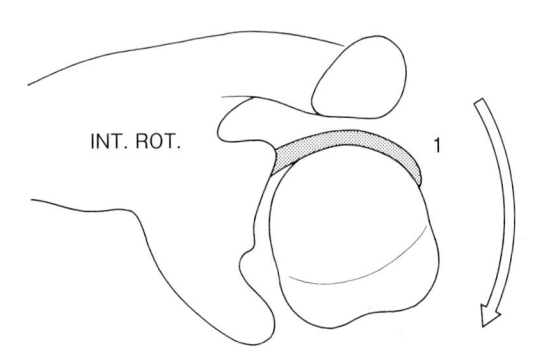

図 5-36　回旋のブレーキ　1：後方関節包　2：烏口上腕靱帯

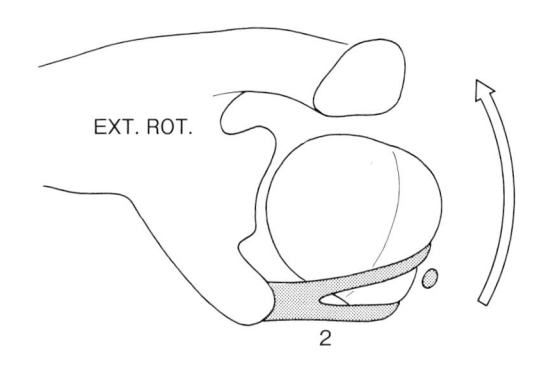

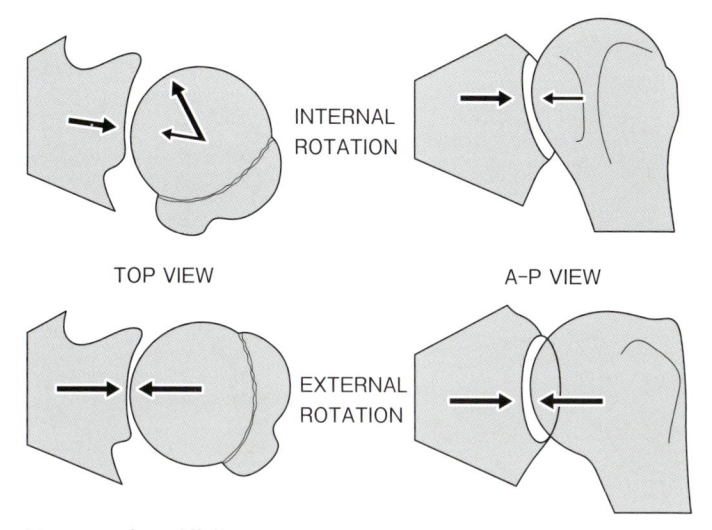

図 5-37 内, 外旋位における骨頭と臼蓋の動態
上：内旋　下：外旋　左：top view　右：A-P view

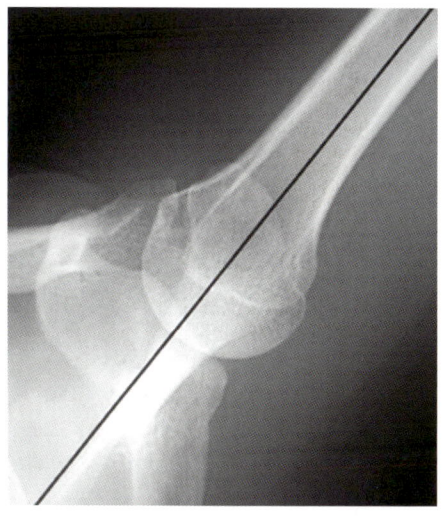

図 5-38 骨頭が臼蓋に求心できる最も安定した肢位 Zero Position

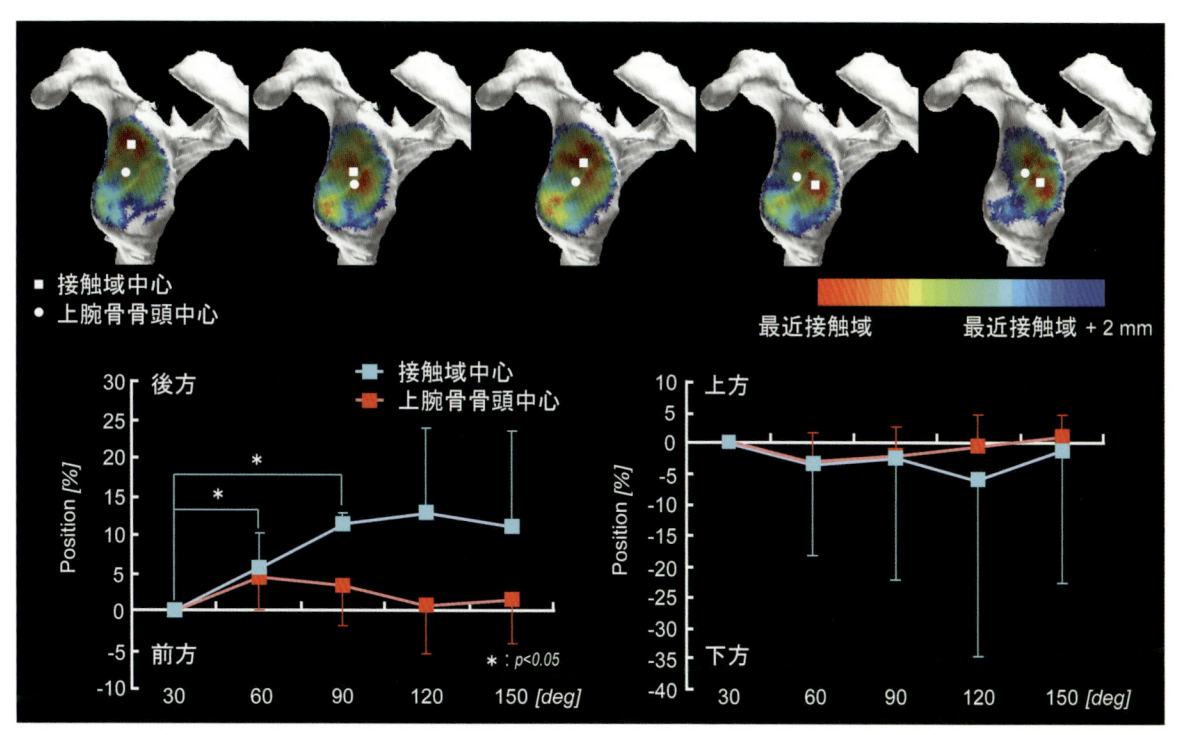

図 5-39 外転運動での骨頭と臼蓋間の最短距離
上腕骨の挙上 30, 60, 90, 120, 150°での動き

O. 骨頭と臼蓋間の, 接触面の変化とその作用点の推移
changes in the contact area between the humeral head and the glenoid, and tracing of action points

ここで, 骨頭と臼蓋の動態を解析した筆者の研究を紹介しておこう. それは逆カンマの特異な形状をもつ臼蓋と楕円形の骨頭, 両者の組み合わせによる偏心運動を検索したものである. 具体的には動作時, 各肢位における両者の接触面の変化とその作用点の推移を計測している.

まず動作時の骨頭と臼蓋の接触点 (面) を経時的に観察できる機器接触面分析器 contact analyzer を作製した (図 5-40). これは骨頭と臼蓋の接点の接触により生じた電気信号を送るリレー部, 瞬時にコンピュータの入力端子に接続する部で構成されている.

実験に供するため, まず肩甲骨と上腕骨から採型した

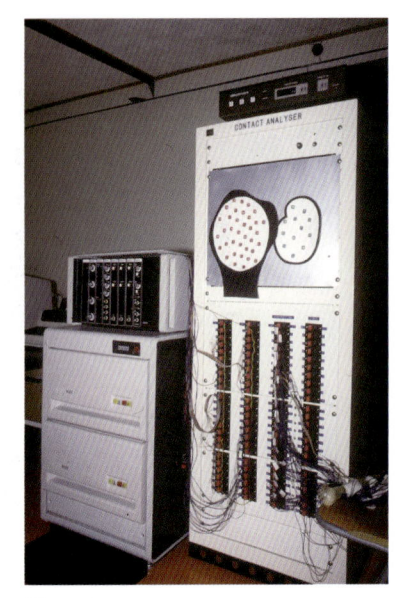

図 5-40　contact analyzer

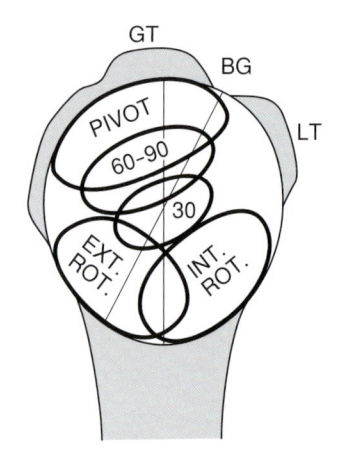

図 5-42　5-41 の結果（各肢位における接触部分）

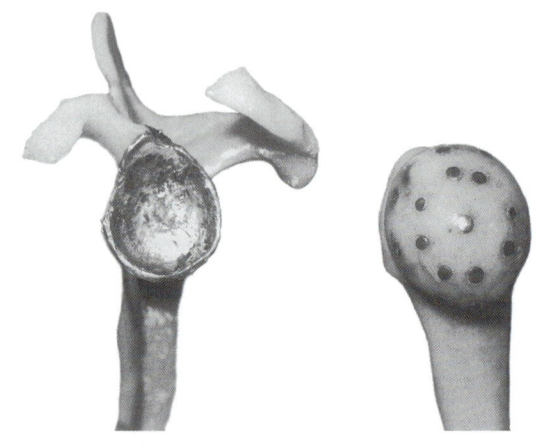

図 5-41　最初の研究に用いられた肩関節モデル

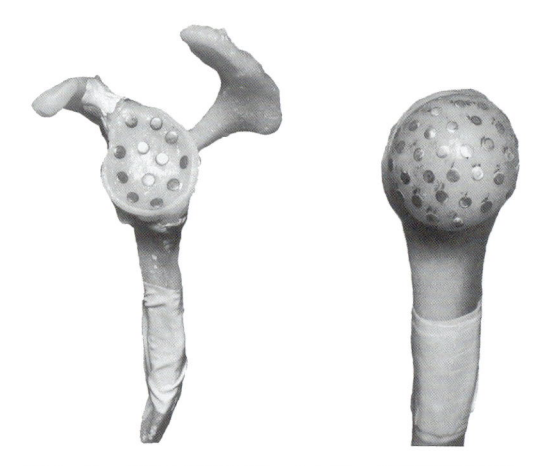

図 5-43　最新の研究に用いられている肩関節モデル

レジンのモデルを作製した．予備実験として，骨頭に18個の銅釘を埋め込み，臼蓋にはごく薄い銅箔 foil を貼りつけ，銅釘が foil に接触したときパネルの豆電球が点灯するシステムを用意した（図 5-41）．これで一定の結果を得たが（図 5-42），さらに精度を高めるため骨頭に 36 個，臼蓋に 12 個の銅釘を埋没させ，表面を研磨して円滑に動かせるように改良した（図 5-43）．両者の銅釘はケーブルで contact analyzer に接続されそれぞれの接触回数が入力できる仕組みになっている（図 5-44）．結果を図 5-45 に示す．

垂直から水平まで可動できる特別な台の上に Kistler's force plate を取り付け，骨頭と臼蓋を連結する関節包として弾性の強い極薄のゴム膜を採用した．肩関節モデルをそれに載せて，骨頭と臼蓋にかかる接触面の変化とその作用点の推移を計測できるシステムを作成した．

実験方法は健常者 12 名を scapular plane N で挙上させ，肩関節の動きを透視下で撮影しておき，3 人の検者はその画像をみながら肩関節モデルを連動させるという古典的な方法をとった．下垂位での内旋と外旋，挙上運動をそれぞれ 6 回繰り返し，資料の両端をカットして平均値を結果として採用した．

骨頭と臼蓋の接点の接触により contact analyzer は始動するが，その変化は非常に興味深いものである．腕下

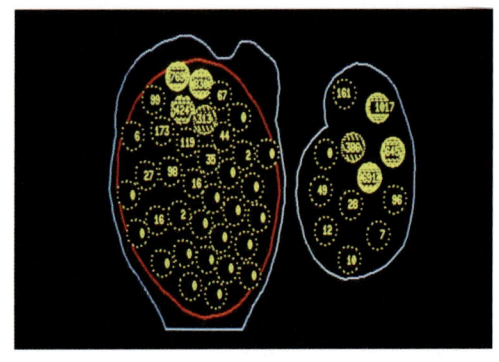

図 5-44　骨頭と臼蓋の各肢位における接触回数

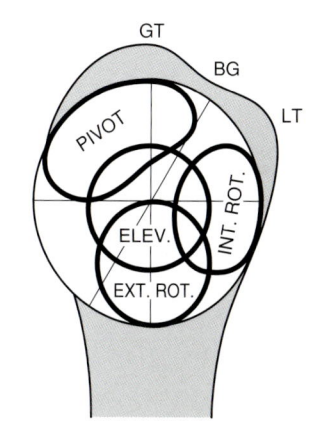

図 5-45 骨頭と臼蓋の接触面，各肢位における変移

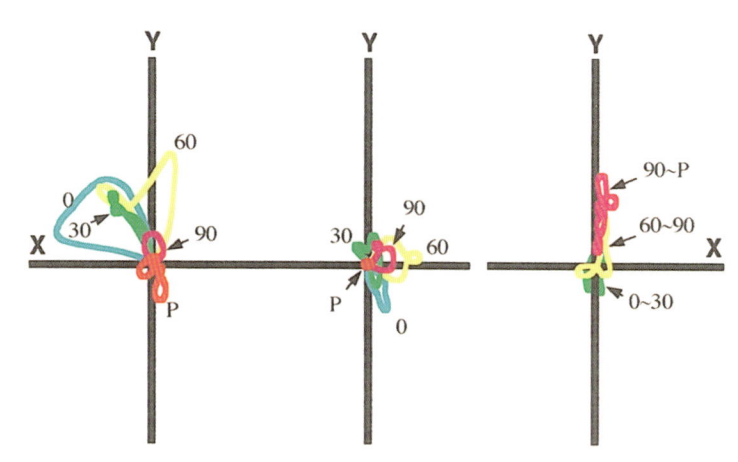

図 5-46 作用点の軌跡　左：内旋　中：外旋　右：挙上と下降

垂位での内旋時の骨頭接触面は中央部前方にあり，臼蓋のそれは上方部に存在する。また外旋時のそれらは骨頭の前下方部および臼蓋の下方全体にある。90°側方挙上での内・外旋運動では骨頭の接触面は中央やや下方に，臼蓋の接触面も同様に中央やや下方に移動しているが，150°挙上位では前者のそれは中央上方，大結節周辺に近づき，後者のそれは後上方に偏っている。Zero Position での両者の接触面は，曲率の一致した凹凸の楕円形で，その骨性適合は二枚貝の"貝合わせ"のように最良である。

Kistler's force plate で測定した作用点について報告しよう。内旋による運動時の作用点の移動は多様性で，下垂位では前方に広く，60°前方挙上で上方に，最大挙上では求心性となっているが，外旋による運動の場合は作用点の移動は肩関節の中心にとどまる傾向があり 60°挙上時にやや後方に偏位するにすぎない。これらの所見は，内旋時は骨性支持が少ないため，運動はもっぱら筋群の力のバランスによっているということ，外旋時は骨頭と臼蓋，両者が求心位をとりあって安定，骨性支持が得られているという従来の筆者の主張と一致している。Scapular plane N における下垂位から挙上位まで運動では，作用点は中心から始まり，振幅 oscillation しながら上方に偏位あるいは上昇している。これを要約すると，挙上時の作用点の移動は骨頭の中心から上後方部表面楕円形の部分に向かっているといえよう（図 5-46）。

前方剪断力について CHAO（1983）は，外転・外旋 90°の肢位で水平外転 30°を加えると，その力は 3.4 倍になると報告している。また骨頭中心について，NAGERL（1993）は外転位での回旋運動で臼蓋がそれを受けていないことをレントゲン写真で計測している。

阿部ら（2007）は肩の安定比 stability ratio と臼蓋の深さとの関係を調べている。また，LEWIS ら（2011）は，今までの研究は臼蓋辺縁の二点接点だが，三次元でみると midglenoid での球形の適合 fit version は −3.6°，standard version は −7.3°で，両者の差は 4°以下であると報告している。RISPOLI ら（2008）は，臼蓋内のセンターを知ろうとして変形性関節症 20 例について CT スキャンで解析している。窩上結節と窩下結節を結んだ線とそれに直角の線の交点を臼蓋センターとし，そこから肩甲軸に沿った臼蓋の傾きに対して垂直な線を引いた点をセンター点とするものだが，1.5 cm の深さで測定すると，センター点は平均 1.7 mm 前方，3.9 mm 下方に移動するという。

P. 骨頭と臼蓋の動態
author's observation on motion of the humeral head and glenoid

言霊というのは上代，言語に宿っていると信仰された不思議な霊力を指す語だが，手許にある肩の骨標本を眺めていると，これらにも骨霊とでもいうべき能力があるのだろうか，その形状を通して何かを語りかけてくれるようである。ここで scapular plane N のもとで行われた運動，すなわち外見からの観察，連続写真撮影の分析，透視下での肩の動態，透明肩関節モデルを使用しての動態などを総合的にみて検討してみよう。

理解を容易にするため臼蓋と骨頭に軸を設定する。臼蓋には上下に長径を引き，これを縦軸 longitudinal axis とする。骨頭では大結節の一番隆起した部分，棘上筋付着部の中点を A とし骨頭表面の最長線の終点を a として，この二点を通るものを解剖軸 anatomical axis とし，同様に結節間溝の点 F から対象とする点 f に至る線を機能軸 functional axis と設定する。さらに両軸の交わる点を通り，それぞれに直角な二つの軸，A′-a′軸，F′-f′軸を設定する（図 5-47）。

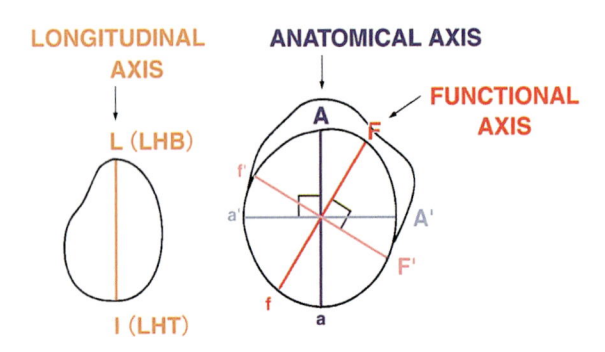

図 5-47　骨頭と臼蓋に軸を設定

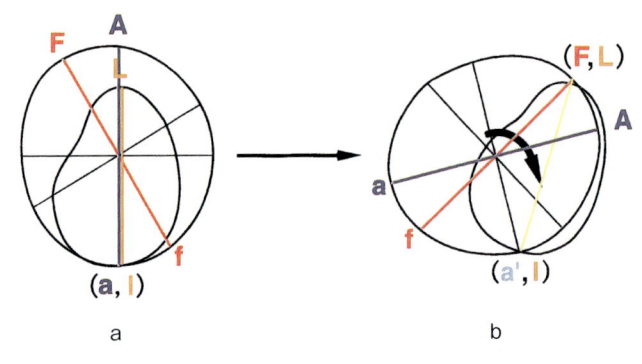

図 5-48　骨頭と臼蓋間の適合の変位（両者の共同回旋運動に注目）
a：腕下垂位　b：挙上位

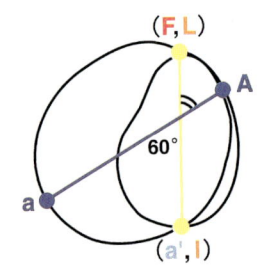

図 5-49　Zero Position での骨頭と臼蓋の適合

臼蓋と骨頭の動態観察を列記してみる。そのうちには仮説もあるが、投球動作の基本（後述）となる重要なものが含まれている。

1）解剖軸と機能軸は約 30°の角度で交わっているが、これは骨頭の後捻 retroversion と一致する。

2）上肢下垂位では臼蓋の縦軸は骨頭の解剖軸と合致しているが、挙上につれて機能軸と沿うようになる。

3）Zero Position で臼蓋の縦軸は骨頭の F-a を結ぶ線と合致している。

ここでは臼蓋の縦軸と骨頭の F-a を結ぶ線分は等しく、かつ臼蓋の凹面と骨頭の凸面の曲率も類似し、形態的にも二枚貝のように完全に適合している。これは Zero Position での接触面の解析結果と同じで、この肢位で上腕骨は安定して、もはや内・外旋しないという従来の学説の根拠となり得る。

4）このとき臼蓋の縦軸と骨頭の解剖軸は約 60°で交わっている。これは glenohumeral rhythm のうちで臼蓋と骨頭の回旋は 60°しかないことを立証している。

5）挙上時、骨頭の点 F と臼蓋の点 L が重なっていることは、二頭筋長頭腱が挙上位で骨頭と臼蓋、両者を適合させる機能をもっていることを示唆している。

実際に後外路 posterolateral path での動きをみてみよう。上肢下垂の外旋位では骨頭の前下方部と臼蓋の下方全体とが接触し、臼蓋の縦軸と骨頭の解剖軸は合致しているが、挙上につれて骨頭が外旋、臼蓋もそれにつれてゆっくり連動し始める。しかし、両者の回旋の度合が異なるため、縦軸は時計の短針のように長針の解剖軸に取り残され機能軸と合致するようになる。さらに、挙上位に近づくと縦軸は点 L が点 F に一致してきて、点 I はより回旋して点 a′ と重なり、臼蓋と骨頭はその形状が適合した位置で互いに求心位を得る（図 5-48）。前述のように骨頭の回旋は、個人差はあるとしても約 60°と考えられるが、臼蓋自体の回旋、縦軸の回旋約 30°が加わってその動きは複雑なものとなっている（図 5-49）。

Q. 肩甲骨の動態
motion of the scapula

臼蓋の動きとなっている肩甲骨の動態に触れてみる。後方から静止した状態をみると、肩甲骨は周囲の係留筋に引かれて安定しているが、上肢挙上につれて下方にある下角は上方に回旋する。その運動パターンには個人差があり、作動筋、胸郭の形状および胸郭曲率などによってそれぞれ異なっている。佐原ら（2009）は挙上・下降動作で挙上初期の動きは、肩甲骨が下方回旋した後に上方回旋する群と下方回旋せずにする群の二つのパターンがあるとしている。一方、宮本ら（2009）は挙上初期で棘上筋に先行収縮を認め、これが下方回旋に関与しているとした。

肩甲骨の動態を検索した池田ら（1982）の研究結果を記しておく。対象は健常者 30 名、方法は scapular plane N での挙上運動を X 線で連続撮影し、30°ごとの写真をコンピュータに入力、X-Y プロッターに描き出した画像で重心の位置を計測、各相におけるその移動と重心のまわりでの回旋角を測定したものである。

全体からみると肩甲骨は 0〜30°までは下降あるいは内転し、臼蓋が上肢の重みを受け始めると胸郭の曲率に沿って内側下方（負の方向）へ移動、筋力が十分発揮で

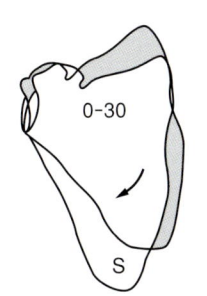

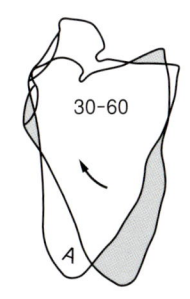

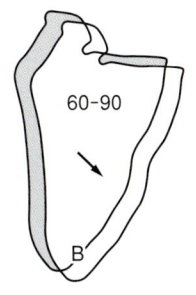

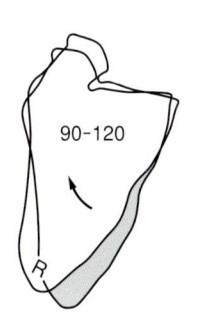

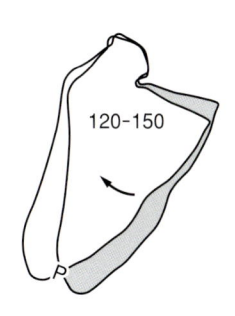

図 5-50　肩甲骨の動態解析（代表的なパターン）
S：setting phase　A：early stage of elevation　B：abduction (floating phenomenon)
R：rotational glide　P：pivotal position

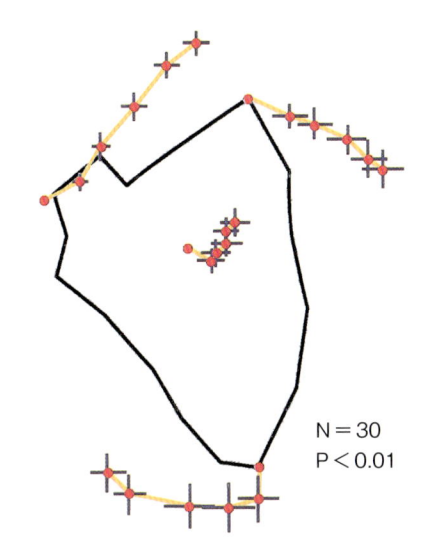

図 5-51　肩甲骨の動きは回旋運動

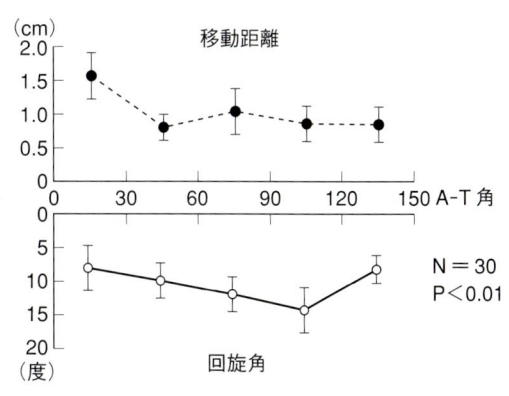

図 5-52　肩甲骨重心の移動距離および回旋角

表 5-3　肩甲骨の動態分析

運動範囲（度）	移動距離	回旋角度
0〜 30	1.56 ± 0.40	8.12 ± 3.18
30〜 60	0.80 ± 0.19	9.80 ± 2.71
60〜 90	1.13 ± 0.32	11.52 ± 2.46
90〜120	0.92 ± 0.23	13.78 ± 3.01
120〜150	0.95 ± 0.27	7.65 ± 2.21

きる状態で次の挙上運動に備えているように見える。この負の動きは setting phase における floating phenomenon の説明として十分なものであろう。今までは常識的に胸郭上での肩甲骨の移動距離はかなり大きいものと考えられているが，0〜30°間を除き，それは比較的小さいものであった。30〜60°間では移動距離が減少するが，これは運動が重心移動から回旋へ，その方向が内側下方から上方へと変わってゆくためと考えられる。総括すると 30〜90°での動きは，主として回旋優位といえるが，その動きは棘下筋の運動点を中心に行うものばかりでなく，下角を中心にしているものもありさまざまである。また，pre-rotational glide から rotational glide に移行するときに，下降・内転して負の運動を行い再調整するものもあることが観察されている。90°以上の挙上では確実に上方回旋している（図 5-50）。

移動距離と回旋角を比率で表し両者の比率を合計すると，0〜30°，60〜90°，90〜120°間ではほぼ同様の数値だが，移動距離は徐々に減少し，回旋角は増加してきている。したがって 0〜30°間は肩甲骨の動きが主で，30〜60°間は移行期，60〜90°，90〜120°間は約 60°の回旋が主といえよう（図 5-51，52，表 5-3）。いずれにしても，肩甲骨の動きは従来の教科書に描かれているような外側方への移動ではなく，ほとんど位置を変えない回旋運動であることを認識する必要がある（図 5-53）。肩甲骨の運動は不安定なものとされていたが，個人差はあるものの胸郭の曲率に一致して安定した運動であることが判明した。

側方から観察すると，肩甲骨は scapular plane N での挙上で後傾し，上肢下垂位と挙上位では面が異なっているため比較はできないが，大略 30°と考えられる。上方から見ると，肩甲骨は横軸 transverse axis に対して腕下垂位では約 24°，挙上位ではやや減じて約 16°の傾きがある（図 5-54）。田中（直）ら（1996）は上肢運動の力源として主に肩甲胸郭間の筋群が関与している可能性を強調している。

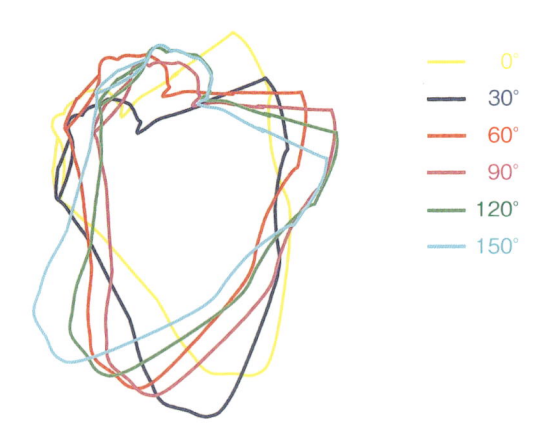

図 5-53　肩甲骨の動きは回旋運動

BOURNE ら（2007）は，LED, Infrared light-emitting diodes を用いて肩甲骨の動きを計測して，それぞれの動作での数値を報告している．外転動作では肩甲骨は後方に突出 44 ± 11°，上方回旋 49 ± 7°，外旋 27 ± 11°，腕を差し出す動作では肩甲骨は上方に回旋 17 ± 3°，内方回旋 18 ± 6°，そのとき後方突出は徐々に 10°以下（5° ± 2°）で減少，さらに手を後ろにした場合，肩甲骨の可動域は 15°を超えないこと，水平外転では肩甲骨は前方に突出 8 ± 3°，上方回旋 5 ± 2°，内方回旋 27 ± 6°することなどがそれらである．

R. 上腕骨と肩甲骨の回旋
rotation of the humerus and glenoid

　上腕骨および肩甲骨の回旋に関する報告は意外に少ないが，健常者男性 40 名，平均 27.5 歳の肩関節を対象とした当院の研究を紹介しよう．なお，方法は「P. 骨頭と臼蓋の動態」の項と同じである．

1）上腕骨の回旋運動
　挙上運動において運動初期から最大挙上位まで上腕骨は外旋し続ける．下垂位より挙上 50°までの間に平均 47.3°外旋し，以後は一時減少して 120°から再び増加し始め最大挙上位では平均 100.3°外旋している．挙上 10°ごとの回旋角度に注目すると，30～40°と 140°から最大挙上位，すなわち setting phase と機能的挙上位 functional pivot は近似した値を示している．

2）肩甲骨の後方回旋（後傾）運動
　肩甲棘を軸とする肩甲骨の回旋運動は，肩甲骨面での上肢挙上運動に際し，上腕骨の外旋運動と同方向の運動である．挙上とともに肩甲骨は後方回旋を開始，挙上

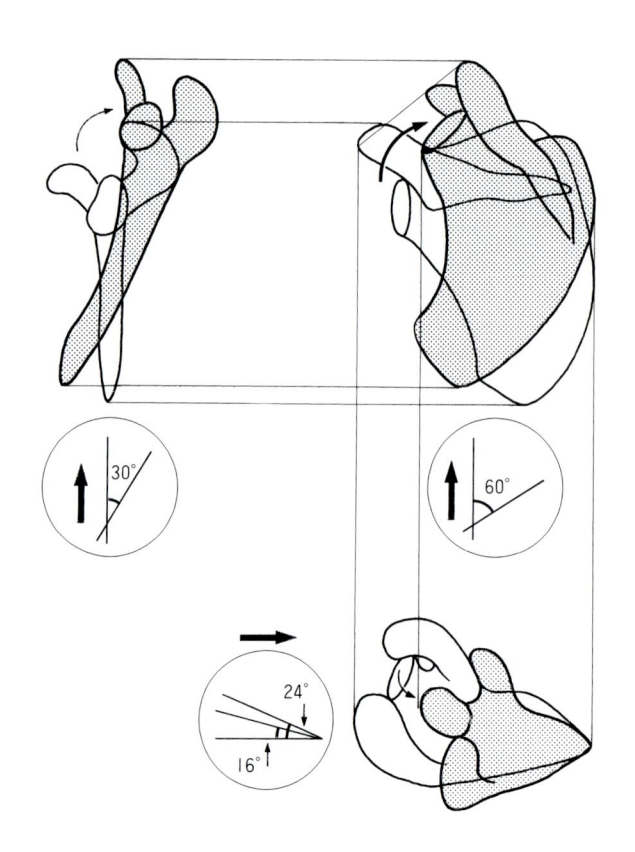

図 5-54　肩甲骨の動き（三次元観察）

30°までに平均 25.1°，その後は徐々にその程度は減少して，最大挙上位で平均 57.2°後方回旋するまでゆるやかな回旋運動を行っている．

3）肩甲骨に対する上腕骨の回旋運動
　挙上 30°までは平均 2.9°の外旋が起き，その後は増大し続ける．そして 80°以後はゆるやかになり 130°以後で再び増加，最大挙上位では平均 43.1°外旋している．上腕骨の外旋と同様に最終挙上域では 30～40°の回旋角度を示している．

　計測結果をその四相に分けて検討すると，setting phase では上腕骨は大きく外旋し始めるが，これは骨頭が臼蓋に支点を求め，腱板が外旋筋優位で緊張したためと考えられる．一方，肩甲骨の後方回旋も大きくなるが，上腕骨の肩甲骨に対する外旋は軽度である．30～80°では肩甲骨に対する上腕骨の外旋が増大しているが，これは大結節がスムーズに肩峰下に入り込む運動と考えられる．80～120°の移行帯では上腕骨，肩甲骨ともに回旋は減少するが，120°以降の要支持関節では上腕骨の外旋は再び増大し，最大挙上位では骨頭の機能軸と臼蓋の長軸が一致している．

　乾ら（2007）は肩関節運動を三次元解析して，上腕骨の回旋は肩甲骨面上では約 40°であると報告した．さらに 2008 年には肩関節の回旋運動を調べ，外転の増大と

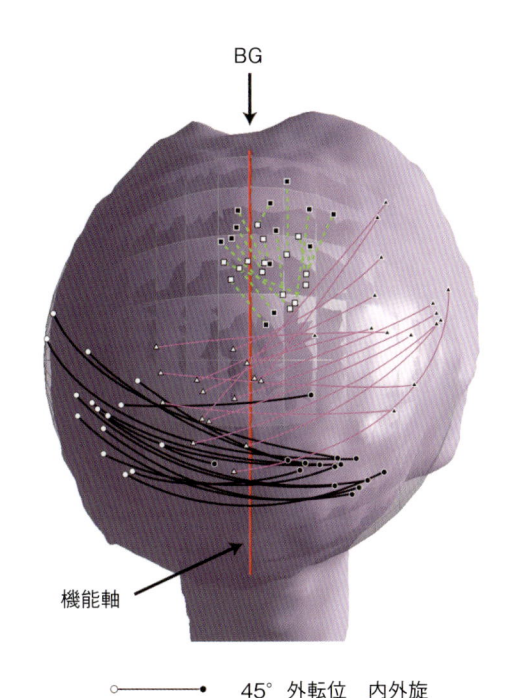

図 5-55 回旋動作による骨頭上の臼蓋の移動

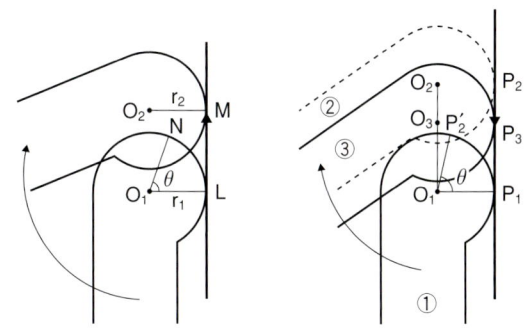

凡例：
- ○――● 45°外転位　内外旋
- △――▲ 90°外転位　内外旋
- □----■ 135°外転位　内外旋

図 5-56 Ball roll と gliding の計算方法

左：Ball roll は LM 線上で行なわれるが，骨頭が臼蓋に対して θ 度挙上したとき，それは下記の式で算定される（O：骨頭中心　r：radius　θ：挙上角度）

$$\text{Ball roll}(B) = LM(LN) = 2\pi \cdot (r_1 + r_2)/2 \cdot \theta/360$$

右：上肢が位置①から③に移動するとき骨頭はまず②に移動，そして③に slide down する。Gliding は下記の計算式で求められる。

$$\text{Gliding}(G) = P_1P_2(P_1P_2') - P_1P_3(O_1O_3) = \text{Ball roll}(B) - O_1O_3$$

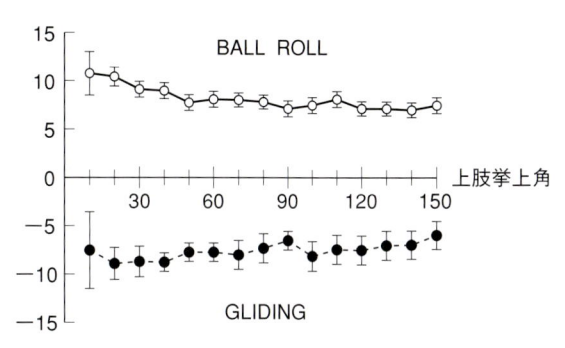

図 5-57 上肢挙上角 10°間における ball roll と gliding の変化

ともに内旋は減少すること，最大挙上位では下垂位に比して平均 20°外旋していることなどを報告し，懸垂関節と要支持関節は捻じれた関係にあると考えた。また，下垂位では回旋に伴い臼蓋中心が骨頭上を大きく移動するのに比べ，外転が大きくなるにつれて中心移動量は減少，135°でほとんど移動していないことを確認して ball roll と gliding の複合された懸垂関節域での回旋と，関節接触面が限局された要支持関節域での回旋は異なると報告している（図 5-55）。

S. 臼蓋骨頭リズムの ball roll と gliding の分析
analysis of ball roll and gliding motion in glenohumeral rhythm

臼蓋骨頭リズムは，上肢下垂位で骨頭が不安定に動く ship roll，上肢挙上時に骨頭が転がる動き ball roll と中心が床面と平行移動する滑動 gliding などの複合運動，上肢挙上位で骨頭が臼蓋上に支点を定めて回旋する運動 rotation などから成っていることは前述したが，ここで ball roll と gliding を計測した福島ら（1989）の研究について述べる（図 5-56）。

対象は健常者 60 名の男女，平均 28.3 歳である。Ball roll（B）は挙上時に gliding が全く行われていないと仮定して計測し，gliding（G）は実際には連動して行われている ball roll と gliding を別々に独立した運動と仮定して計測した。Gliding には臼蓋の長軸上，すなわち Y 軸上を挙上角度間によっては上方へ gliding する場合と下方へ gliding する場合があるため，前者を正，後者を負として算出した。得られた値は，①B 値，G 値，②|G|/B 比，③B+G 値などである。さらに，結果を肩甲骨が上腕骨に連動するまでの相 setting phase（0～30°），上腕骨が肩にぶら下がって挙上してゆく相：懸垂関節 hanging joint phase（30～80°），骨頭が臼蓋上に支点を得るまでの相：移行帯 transitional phase（80～120°），骨頭が臼蓋上に支点を得ている相：要支持関節 phase of joint needing support（120～150°）などの四相に分けて検討した。

計測数値をみると，ball roll，gliding の値は挙上開始初期に最大値を示し，それ以降は挙上につれてほぼ平行して減少する傾向にあった。これは setting phase の存在とその後は肩甲骨の回旋運動が徐々に増大していくことを反映している（図 5-57）。

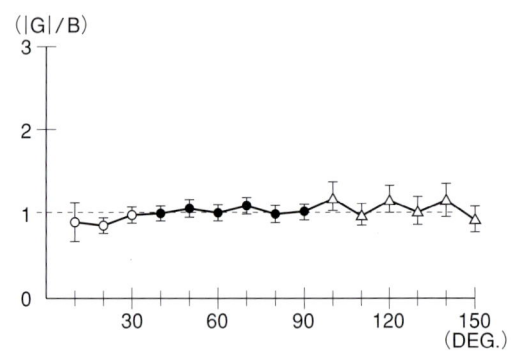

図 5-58　Ball roll の値に対する gliding の絶対値の比

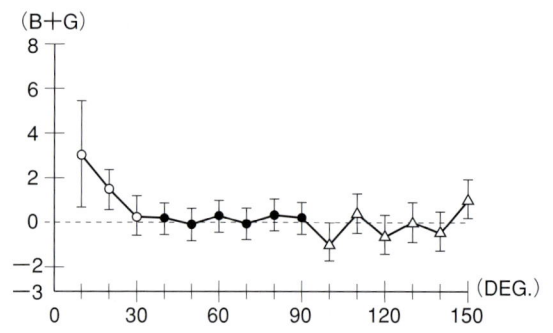

図 5-59　Ball roll と gliding の合計 (B + G) の変化
B + G 値は各上肢挙上角における臼蓋に対する骨頭の位置を表す。

　B + G 値（ball roll と gliding の合計），つまり骨頭の臼蓋に対する位置をみると，下垂位から挙上 30°までは正の値を示し，gliding に対して常に ball roll が優位で骨頭は上方へ移動している。30～90°間では，ほぼ 0 となり骨頭が臼蓋のある狭い範囲を接点としながら骨頭中心を軸として ball roll と gliding を共在させ，回旋運動を行っている安定期である。さらに挙上する 90～150°間ではリズムに乱れを生じ，骨頭が臼蓋にその支点を求めながら挙上運動を行う不安定期である。このように挙上過程は三つの相に分類できるが，総括してみよう（図 5-58, 59）。

① Ball roll は 0～10°，gliding は 10～20°間でそれぞれ最大値を示し，それ以降 gliding 減少，ball roll も減少しながら横ばいする傾向があった。
② 両者ともに 50°と 90°を移行点とするほぼ三峰性の波形を呈していた。
③ 両者を加えた値は，0～30°間は正の値を示し，それ以後は小さな振幅で正と負の値を交互に示した後，90°以降ではその振幅がさらに大きくなっていた。
④ 挙上過程における骨頭中心の移動範囲は，臼蓋の長径を 100 とすると，約 8 という狭い範囲内での移動であった。
⑤ 挙上過程を 0～30°（ball roll 優位期），30～90°（安定期），90～150°（不安定期）の三相に分けることができた。

T. 挙上動作における骨頭中心と骨頭瞬間回旋中心の位置変化
changes in position of the center of the humeral head and the instant rotation center of the humeral head in elevation

　剛体が空間内を動くとき，その運動は回旋運動にたとえることができる。その中心が瞬間回旋中心 instant center of humeral head (IC) である。もし球関節 ball and socket joint なら骨頭中心 center of the humeral head (C) と瞬間回旋中心は一致するが，変わった形態をもつ肩関節はそうとは限らない。両者を計測してその位置変化を比較検討した当院の研究を報告しよう。方法は肩関節の動きをイメージインテンシファイアー image intensifier で撮影してビデオに入力，それを PIAS コンピュータに転送して画像を解析したものである。

　二宮（俊）ら（1988）は健常者男子 40 名，年齢平均 27.5 歳について，仰臥位・他動的挙上で取り込んだ 10 秒ごとの画像を解析し，C の動きは臼蓋長径の 1/10 以下であること，0～60°間と 90°以降では密集した点群だが 60～90°（移行帯）では外上方に移動すること，IC は C の臼蓋側にあり 9 mm の距離をもつこと，またその軌跡は一定の規則をもたないことなどの結果を報告した。また，後藤ら（1988）は健常者男子 60 名，年齢平均 28.6 歳の坐位での自動運動について検索して，IC は C の内側にありその距離は臼蓋長径の 1/5 以下であること，C は挙上時に不規則な上下動を繰り返しながら上昇し，その動きは臼蓋長径を 100 とすると最大 24.10，最小 7.53（平均 15.27 ± 3.85）であること，150°におけるその位置は 10°のときより 81.7% の割で上方にありそれは臼蓋の中央部に集まる傾向があることなど，の結果を得た。一方，IC に関しては，C の周囲に不規則に散在すること，IC が臼蓋側にあるものは 60～66%，外側にあるものは 40～43% であることなど，の結果も得ている。一般的にいって ball roll が大きいとき C は上方に移動し IC は C より臼蓋側にあるといえる。また，下方への gliding が大きいとき，C は下方に移動し IC は C の外側に分布するようである。IC の位置から考えると下垂位から 80°までは ball roll 優位，100～130°では下方への gliding が優位であると推論できよう。

　三森（甲）ら（1995）は，いままでの知見を再検討するため二方向から肩関節の動きを収録する方法を考案，正常

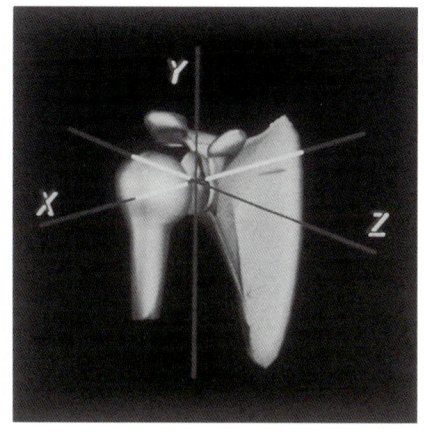

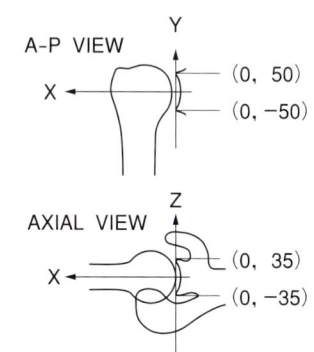

図 5-60　座標軸の設定

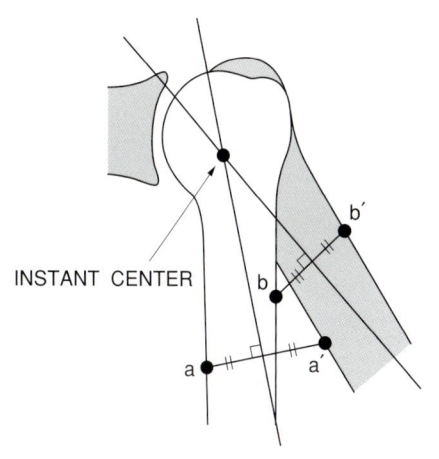

図 5-61　Instant center 計測法

肩100例を対象として，骨頭中心，骨頭の瞬間回旋中心を計測した。結果は下記のとおりである。(図5-60, 61)。

①骨頭中心は，前後像では挙上に伴い臼蓋の上方へ移動した。そしてその移動距離は平均で臼蓋長径の9%であった。

②軸射位像における骨頭中心は，挙上に伴い後方から前方に移動し，90°から再び後方へ移動した。その移動距離は前後像における移動距離よりも小さく，平均で臼蓋の横径の3%であった。すなわち，骨頭中心は臼蓋前縁の形のようにカーブを描いて移動していることがわかる。挙上90°からは上腕の外旋が大きくなるが，これが骨頭中心の後方移動の原因であろう。

③前後像の瞬間回旋中心は30°以下では骨頭中心の内下方に存在した。90～120°で骨頭中心のわずか下方に存在するのを除き，30°以上では瞬間回旋中心と骨頭中心はほぼ一致した。軸射位像でみると60°以下では骨頭中心の後方に存在し，それ以上では骨頭中心と一致していた。

まとめると，挙上時の瞬間回旋中心は四つの相に分かれていること，上腕骨の回旋運動のせいか，骨頭中心は前後像の setting phase と懸垂関節から要支持関節に変わる移行帯で一致していなかったこと，それは軸射位像の60°以下で骨頭中心の後方にあり瞬間回旋中心はここを境に変移してゆくこと，など興味ある事実が判明してい

る（図5-62：次頁）。前後像と軸射位像で glenohumeral rhythm が異なって見える不一致な相については，今後の三次元的解析で解明されるものであろう。

U. 肩関節内圧の変化
changes in intraarticular pressure

関節の内圧がその肢位によって変化することは古くから知られているし，それについての研究も少なくはない。しかし肩関節領域では拘縮に関するものが散見されるにすぎない。関節内圧に関与する因子として，関節包と腱板，周辺の筋群，さらに関節内に開口する Weitbrecht 孔の閉塞，肩甲下滑液包などが挙げられるが，重要なことは肢位によってその形状を変える関節包の影響であろう。

HOFFMEYER (1992) は関節内の負の圧 intraarticular vacuum が，肩関節の支持・安定性に重要であると報告しているが，井口 (1996) も陰圧は負荷に対応して変化し安定性に貢献すると同じ結果を発表した。

HABERMEYER (1992) は肩関節をバルブに囲まれたピストンに例え，上肢牽引で関節機能を障害する負の圧がかかること，不安定性のある肩ではこのモデルが効かないと述べている。LIND ら (1992) は12屍体で実験を行い，個体差はあるものの外転で低圧，回旋での前挙・外転で圧が上昇すると報告した。しかし，井樋ら (1993) は9の屍体で関節内圧とその負荷時の各肢位における変化を調べ，内圧と肢位の相関はないと逆の反対の結論をしている。いずれにしても，非弾力性な関節包を資料とすれば結果は異なるが，後者の結論は皮肉なことに HABERMEYER の考えを裏づけているともいえる。

ME 機器の発達によって，当院では患者に負担をかけ

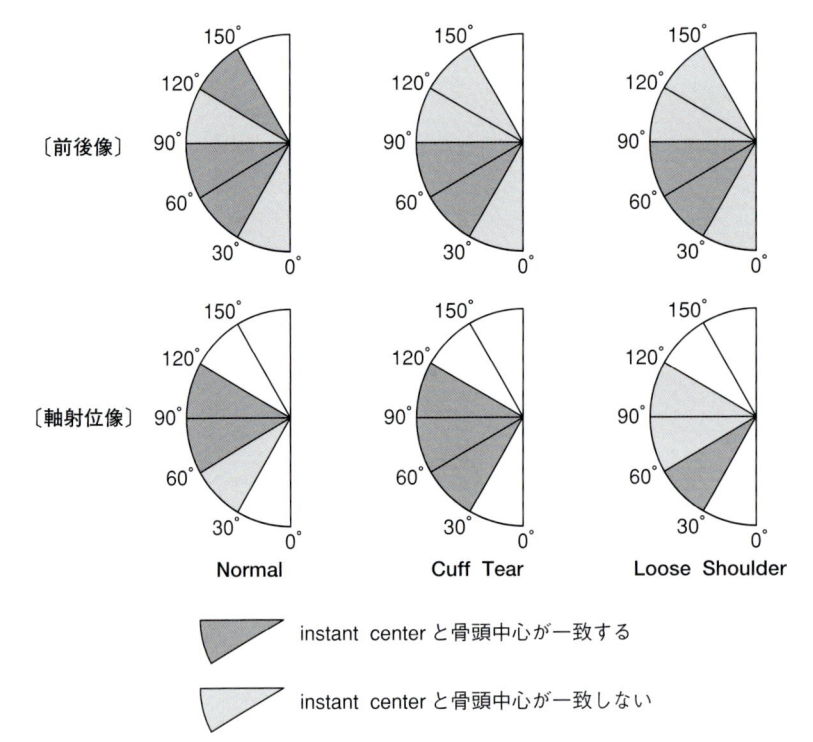

図 5-62 正常肩・腱板損傷・動揺性肩関節症にみえる instant center と骨頭中心の関係

■ instant center と骨頭中心が一致する
□ instant center と骨頭中心が一致しない

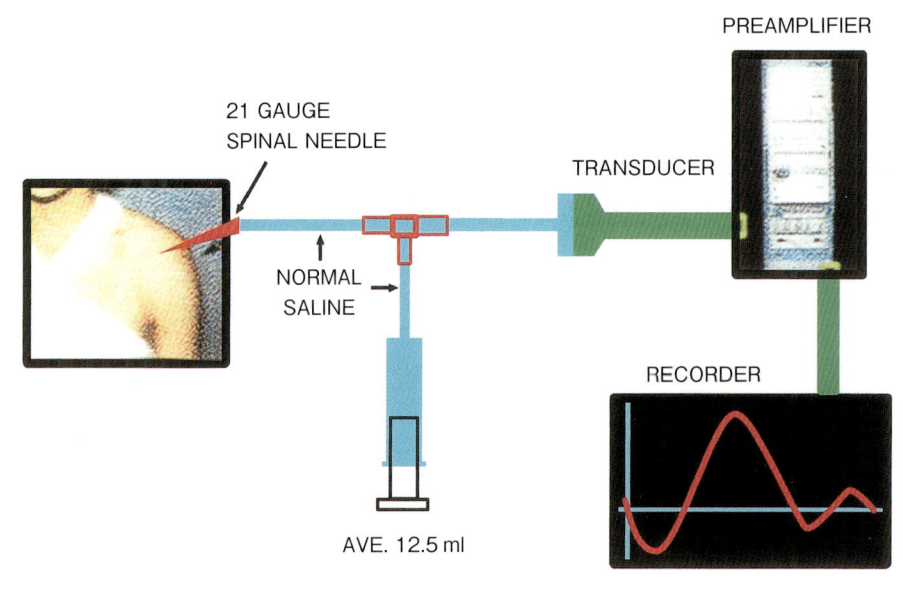

図 5-63 関節内圧測定システム

ることなく，関節造影の際に同時に関節内圧を計測できるシステムを構築している．ここで研究のために行われてきた関節内圧測定が，実際の臨床の場で検査と治療をかねて活用されている．筋群は弛緩と収縮することその減・増圧を司るが，上肢の運動と肢位によって関節内圧がどう変化し，それが臨床上でどのような意義をもつのか，あるいは疾患とどう関連しているのかを知るために行われた当院の研究を紹介しておこう．

a．その方法

肩関節造影の際に関節内圧測定を併施する．造影剤を注入する前に延長チューブを用いて生理的食塩水を入れ徐々に関節内圧を高め，連結しているモニターの適圧表示を得て，圧変圧器により電気信号に変換してプリアンプに入力，さらにコンピュータに入力して記録するシステムを使用している（図 5-63）．挙上・下降および下垂位での回旋動作の測定は scapular plane N（scaption）で行われている．

炎症性疾患を除いて肩関節造影の必要な症例すべてに

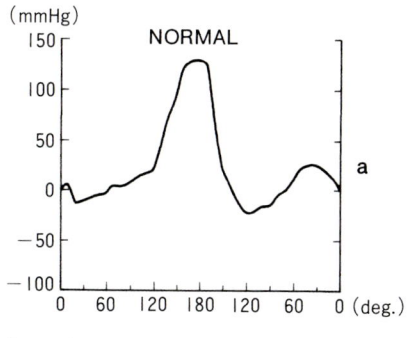

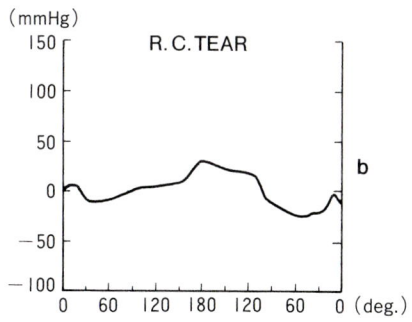

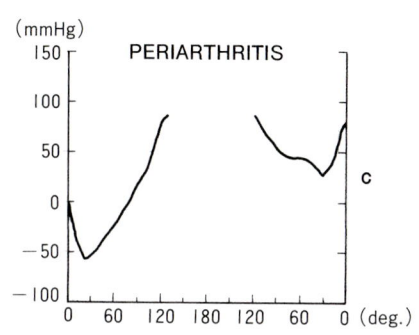

図 5-64 諸疾患の肢位変化による関節内圧変化パターン
a：正常のもの　b：腱板大断裂例　c：肩関節周囲炎例

適応があるが，強い痛みのある場合は反射性筋収縮のためデータにばらつきが生じること，疾患により測定の難易があること，運動中に針が関節包外に逸脱または閉塞が起きることなどが本法の欠点である。施行された 284 関節のうち確実に資料が得られたのは 86 関節で，有用なのは動揺性肩関節症の 57.6％，肩関節拘縮の 38.9％程度であった。

b．得られた知見

関節内圧は下垂位で低値を挙上位で高値すなわち最大値をとるものが多いが，病態によってさまざまなパターンに分類できることがわかってきた。例えば正常群では内圧は 0～120°挙上まではゆるやかに減・増し，最大挙上位に近づくほど急峻な勾配で増加する。そして最大挙上位で最大値をとり下降するにつれて減少し，30°のあたりで再び増加するというパターンを示した。動揺性肩関節症では圧変化の状態は正常群とほぼ同じだが，それ

はゆるやかで関節包の弛緩が関与していることを示唆しているようである。

最も特異なパターンを示したのは腱板断裂，ことに大断裂群と肩関節拘縮群である。前者では関節内外の交通が大きいためピーク値をもたず，ここで断裂の大きさの推定が可能である。また後者では最大挙上位がとれるものととれないものがあるためパターンは多様性だが，10°までの圧の減少と，30°で増加するものとしないものの混在，120°および 180°でのピーク値，下降時に減圧しながらも高値の持続するもの，最終圧の異常高値などが特徴的である。ことに下垂位に戻してもなお関節内圧が上昇していることは疼痛を惹起させたための筋収縮によると考えられ，運動療法の際の痛みを惹き起こすような矯正が，むしろ機能回復を阻害していることを物語っているようである（図 5-64）。

V. 肩峰下圧の変化
changes in subacromial pressure

肩峰下のスペース，肩峰骨頭間距離 acromio-humeral interval は内旋位で広く外旋位で狭くなることが知られており，その幅は宮沢ら（1989）によると 6 mm 以下，当院の資料では 1～1.5 cm の間と考えられている。BLOOM（1991）は自動外転運動すると骨頭が肩峰に接近しスペースが狭くなると報告し，SOLEM（1993）も肩甲骨が内転位から外転位をとるとそれが狭くなることを観察している。しかし，これらはすべて単純レントゲン写真の前後像で判定したためである。筆者は腱板断裂のときにみる狭小化は，骨頭が上昇するのではなく，むしろ連結を失った肩甲骨の後傾と回旋不足によるものと考えている。さらに高齢者の円背も考慮しなければならない。正常な肩では挙上してゆくと，上肢は次第に外旋して大結節は肩峰下をくぐり，決して衝突しないという BLOCH の矯正的外旋機構と，骨頭の後捻減少につれてそれに適合してゆく臼蓋の形態などを思いあわせると，本当に肩峰下で impingement が起きているのだろうかという疑念が起きる。

上肢挙上時の肩峰下滑液包圧を測定する実験は，すでに多くの研究者達の手で行われている。例えば微小管注入法 microcapillary infusion technique を用いた研究で，安静時には平均 8 mmHg だった圧が，挙上時には 39 mmHg に上昇したとの結果が提示されている。また，バルーンカテーテルを用いた屍体での検索でも同様に圧上昇がみられたと報告されており，いずれも肩峰下で起きる impingement の存在を裏づけているようである。

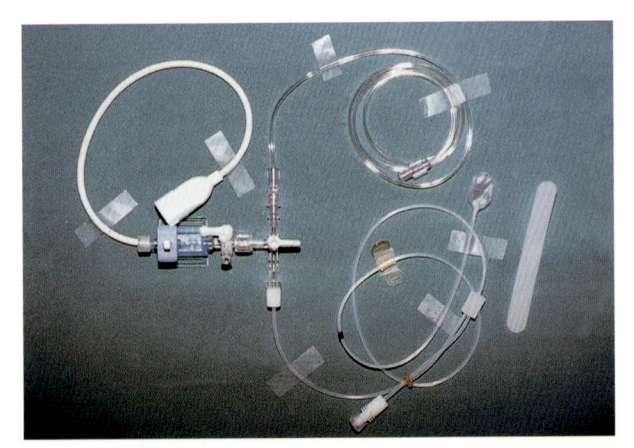

図 5-65　肩峰下圧測定器具

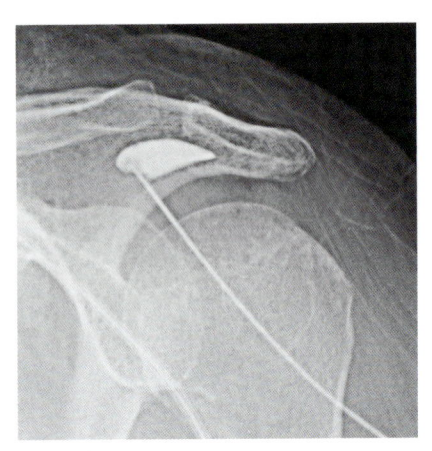

図 5-66　肩峰下に留置された測定用ポウチ

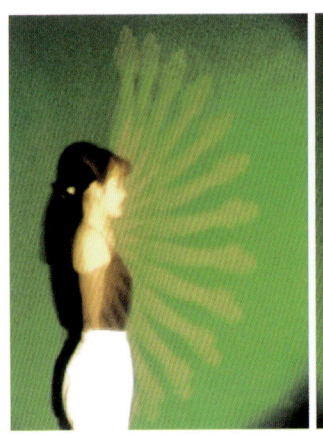

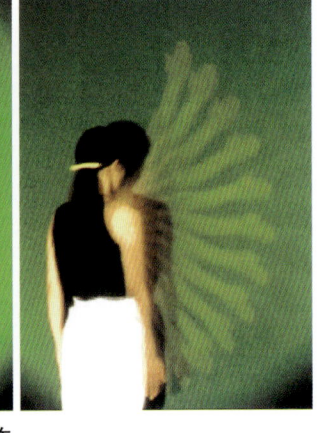

図 5-67　測定のための諸動作

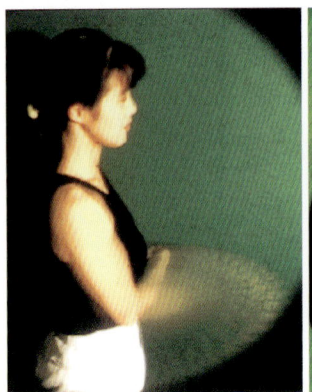

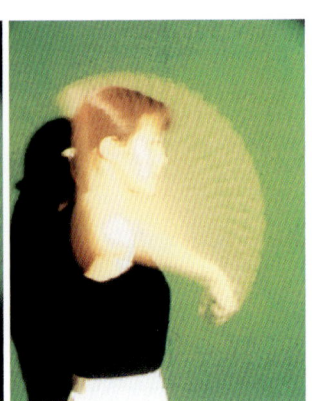

図 5-68　測定のための諸動作

しかし，それは不安定性を基盤にしており実証はない．
　この問題を解明するため1997年以来，当院では上肢運動時における肩峰下腔の圧変化を測定するシステムを開発して，研究を行ってきたので紹介しておく．

a．方法と資料

　システムは三つのユニットで構成されている．その一つは肩峰下滑液包に挿入される特殊なセンサー（脳圧測定用ICPカテーテル，日本光電工業社），他の一つは圧を数値に変換する圧変換器（TP-400T），さらにその値を計算するために接続されたコンピュータ（DAT方式データーレコーダーPC-208A，データ表示解析装置DADiSP，SONY社）である（図5-65）．このシステムは，そこにかかっている圧と上肢の肢位によってそれがどう反応・変化するかを知ることができるものである．センサーの選定には試行錯誤を重ねた．当初はバルーンカテーテルや静脈圧測定用の針を使用したが，それは形の定まらない微妙な肩峰下圧の測定に供用できるものではなく，最終的に脳外科手術の術後管理に用いられる，外傷や脳卒中における急性頭蓋内圧亢進を硬膜外よりモニターできる小さなポウチを採用した．

　対象は手術時に上記の計測をすることに同意した男性186名，女性74名，合計260例で，年齢平均は54歳．疾患別では腱板断裂166例，反復性脱臼83例，腱板疎部損傷11例である．測定は烏口突起から1横指外側で三角筋線維を縦切する前方切開，または経肩峰切開で侵入する手術症例で行われた．まず，生理的食塩水0.25 mlを注入したポウチを肩峰前下方部分に挿入し（図5-66），圧変換器と圧変化を数値に計算できるコンピュータに接続して，①冠状面での挙上と下降，②肩甲骨面での挙上と下降，③上肢下垂位での外旋と内旋，④水平面（第2肢位）での外旋と内旋などの運動を行い計測した（図5-67，68）．計測は手術開始時と終了時の2回行われた．留意点は測定手技の習熟である．

b．結果

　得られた結果は興味深いものである．予想に反して，①前挙と肩甲骨面での挙上・下降運動で肩峰下圧の著明な上昇はなかった．また，②上肢下垂位での内・外旋運動でもその上昇は認められなかった（図5-69）．拘縮のある症例で例外的に圧の上昇がみられたものがあったが，上肢を挙上すると肩峰下で多少の摩擦が起きている

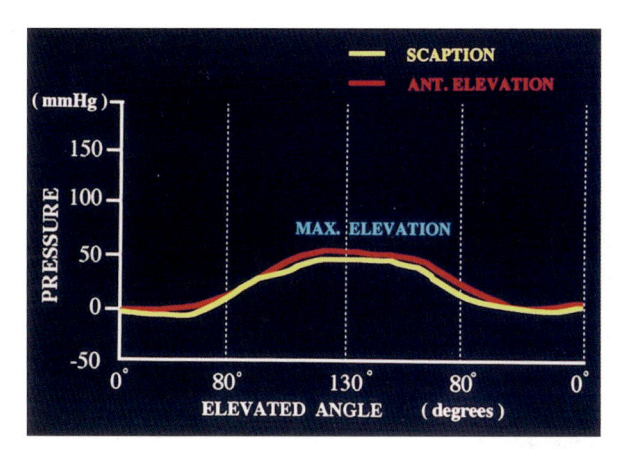

図5-69 前方挙上と肩甲骨面 scaption での運動による肩峰下圧の変化

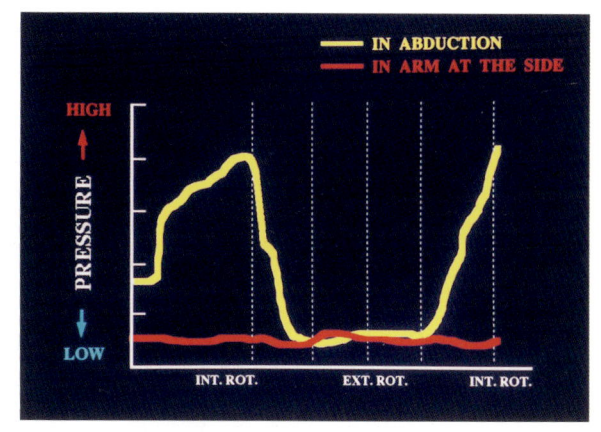

図5-70 上肢下垂位と水平位での肩峰下圧の変化
内旋位と外旋位での対比

という一般的な常識は，麻酔下での計測という条件を考慮しても否定できる．一方，③水平面（外転位）での内旋動作では著しい上昇がみられ，反対に④外旋では減少が認められた（図5-70）．水平面での外旋位といえば，投球動作の cocking phase の肢位である．今までこの動作の反復で impingement が発生するという説を信じて，どれほど多くの肩峰下除圧術が施行されてきたことだろう．筆者は，Impingement Lesions stage Ⅰ，Ⅱ の病態や不安定性を有する症例に，肩峰切除術の適応があるとは考えていない．実際には，疲労による広背筋の過緊張が腕下がり現象を誘発して，その原因となっていることが多いのである（後述）．

水平面での内旋位といえば，HAWKINS ら（1980）の impingement sign の肢位である．言い換えると閉塞した肩甲下滑液包が distension 効果で除痛される肢位でもある．研究の結果は肩峰下圧の上昇が上肢水平面での内旋位，投球動作の follow through phase で発生していることを示している．

1970年以来，筆者は impingement syndrome を寛解するためには，肩峰前下部の切除よりもむしろ烏口肩峰靱帯切除が効果を挙げると主張してきている．もちろん，症例によっては肩峰切除術が必要なことを否定するものではない．本研究の結果は腱板に断裂のある症例でも，挙上・下降運動で肩峰下圧が上昇していないことを立証している．

西中ら（2007）は，X線透視画像による検索で肩関節のコンタクトポイントは，外転45°以上では原点より上方に位置すると述べている．また，彼ら（2008）は上腕骨頭偏位と臼蓋 bare spot の成因を三次元動態解析で考察して，骨頭は外転に伴い臼蓋長軸中間点に求心位を求め上方偏位すると報告している．

【注】Bare spot は円中心に位置し力学的に負荷，刺激の少ないところに形成され，半径は2.3 mm と考えられている．

Ⅳ．最近のバイオメカニクスの進歩
recent advancement in biomechanics

発足当時はアナログな手法で資料が解読されてきたが，最近はすべて健常者あるいは患者の資料をモデル化し，それに運動を加えて表現するデジタルな手法がとられている．具体的には，生体内情報を MRI や CT 画像で作り，それに人の動きを kinematics のツールで加え，得られた情報から逆動力学 inverse dynamics（ID）や最適化モデル physiological optimization などを用いて，可視化する方法である．

生体内 in vivo を対象とする X線，X線透視，CT，MRI，超音波などの装置を用いる直接計算法，生体外 in vitro を計算する三次元デジタイザー 3D digitizer，磁気センサー magnetic sensor，モーションキャプチャ・システム motion capture system（MCS），ハイスピードビデオシステム high speed video system などを用いる間接計算法があるが，両者の長所を生かした研究方法が最優先される．

研究の方法は次のようなものが実践されている．①MCS（ProReflexMCU-500, Qualisys, Sweden）は，赤外線を反射する珠状のマーカーを各関節の上に貼り出力する方法（図5-71），②CT（ECLOSS, Hitachi）像と Open MRI（APERTO Eterna, Hitachi）で得た画像を手動で立体モデルにする方法（図5-72），③点と面で構成されたコンピュータ上の剛体モデル，骨形状に力と方向を加えて形状の変化をみる方法（図5-73），④動的な投球動作のように結果から事象を求める ID による方法，⑤逆にロボットのように事象を作ってゆく forward dynamics による方法，などである．投球動作では ID 手法でそれぞれの体姿を記述，各関節に座標系を設定，オイラー角

82　第5章　肩のバイオメカニクス

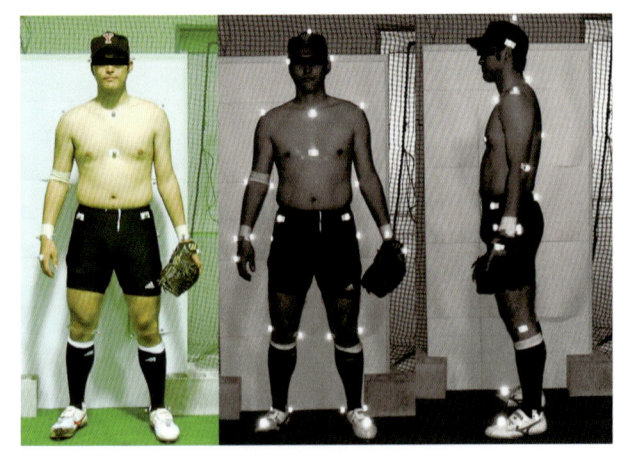

図5-71　反射マーカー貼付位置

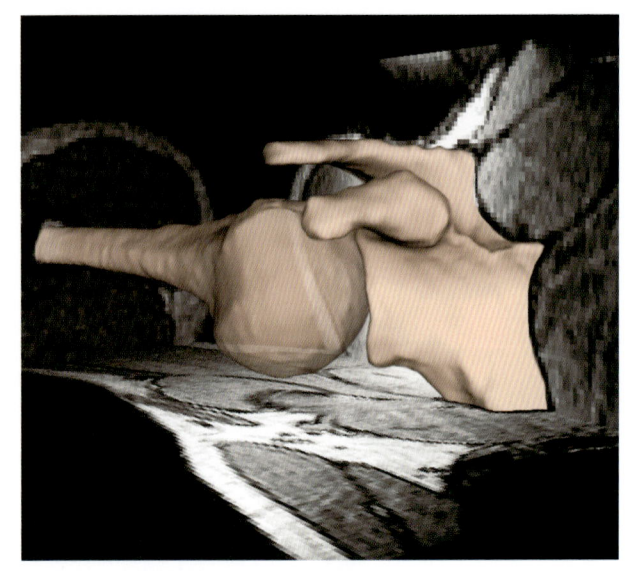

図5-72　骨モデルの三次元再構築

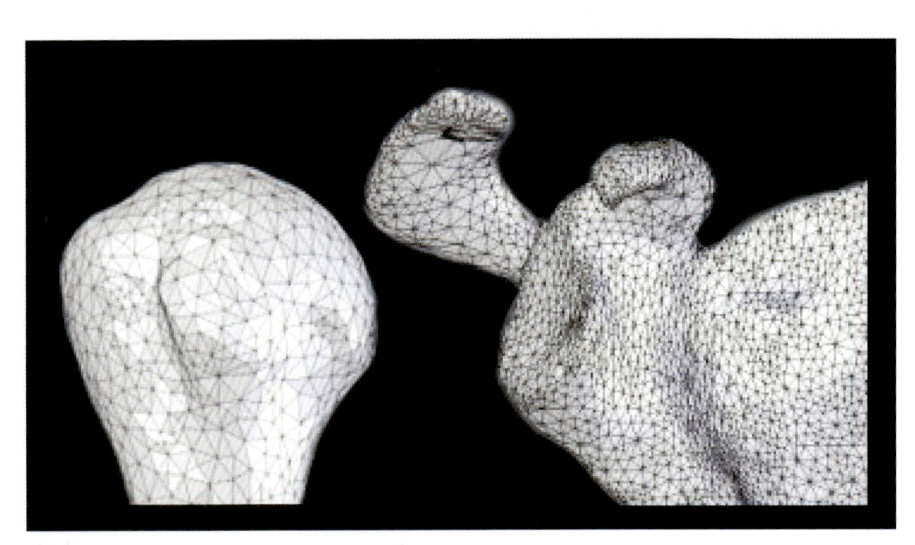

図5-73　点と面から構成される骨モデル

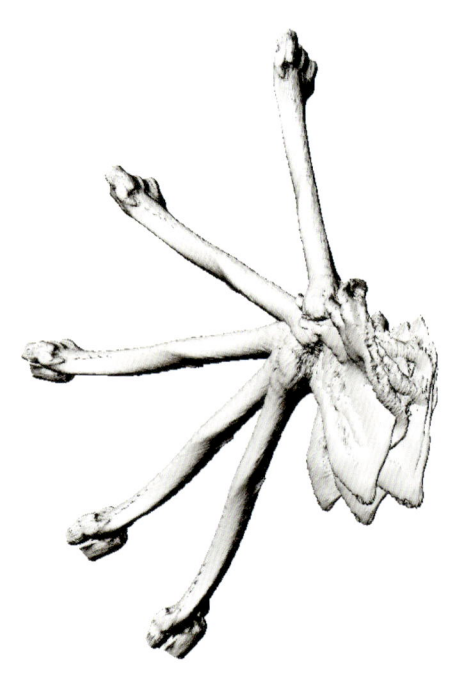

図5-74　挙上の再現

を用いてそれらがどのように並進・回転してゆくかをみてゆく。挙上という運動データをMRIとCTで得て、両者のデータを組み合わせて一つの運動を表現する（図5-74）。

モーションキャプチャ・システムは簡単に人の動きを画像化できるが、実際には胸郭上で滑動する肩甲骨が体表のマーカーの動きと異なるという計測上の問題 skin movement artifact を抱えている。これを解消するため皮膚上のマーカーがどの程度動くのかを調べておくことが重要である（表5-4）。まず、偏位平均値が高いものをマーカーの貼付点として排除すること、次に肩甲骨運動のどの成分と上腕骨運動のそれの相関をみること（表5-5）である。肩甲骨と上腕骨の肢位でみると、具体的には挙上してゆくと肩甲骨の上方回旋が強くなることが判明している。

ここで重回帰式モデルを使って上腕骨の動きから肩甲骨の動きを推定すると、決定係数が高い上方回旋と上方

表 5-4 外転における肩甲骨周辺マーカーの最大偏位方向とその量

骨特徴点	偏位方向	偏位の平均値 (mm)
下角	上方	66.4 ± 22.19
肩甲棘三角	上方	37.7 ± 1.85
肩峰角	上方	20.7 ± 11.78
烏口突起	前方	20.4 ± 5.54
肩鎖関節	前方	17.2 ± 7.34

表 5-5 上腕運動と肩甲骨運動の相関係数

		上腕運動		
		外旋	外転	水平内転
肩甲骨運動	水平内転	0.057	0.029	0.814
	上方回旋	−0.129	0.888	−0.073
	後傾	0.359	0.479	0.350

表 5-6 肩甲骨運動モデル〔肩甲骨運動モデルの係数（*：p＜0.01）〕

	Y_i	$A1_i$	$A2_i$	$A3_i$	C_i	決定係数
回転 [deg]	後傾	−6.12*	3.50*	16.74*	17.36*	0.56
	上方回旋	−4.84*	9.29*	−26.28*	−26.61*	0.91
	水平内転	0.32 (p = 0.77)	16.69*	−7.28*	−9.64*	0.66
並進 [mm]	外側	−2.56 (p = 0.27)	31.01*	−32.63*	−37.64*	0.79
	前方	−3.05 (p = 0.10)	17.92*	−14.65*	−16.81*	0.60
	上方	10.15*	−15.91*	27.89*	30.04*	0.81

重回帰式のあてはまりを示す決定係数は 0.56 以上

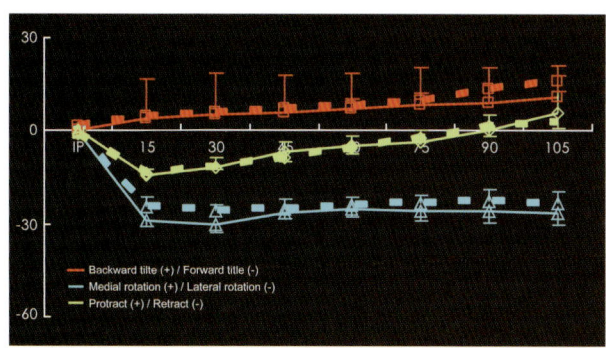

a. 冠状面での運動

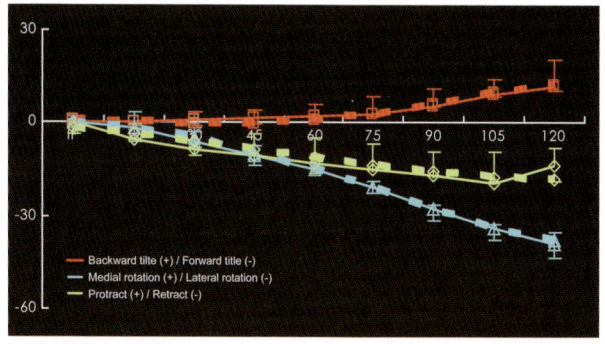

b. 前額面での運動

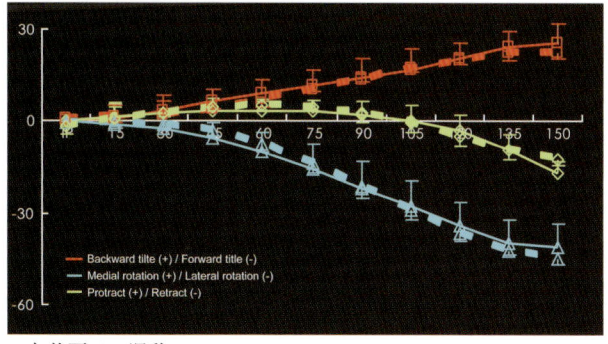

c. 矢状面での運動

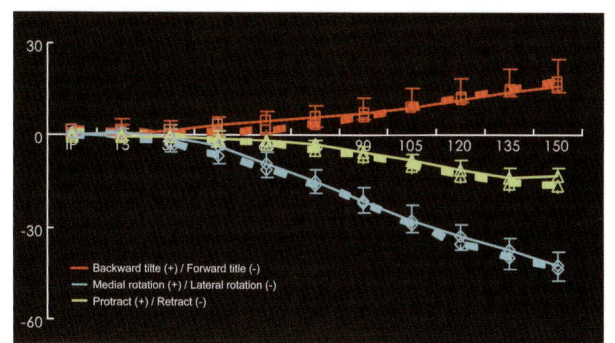

d. 肩甲骨面での運動

図 5-75 肩甲骨の動き　赤：後傾と前傾　青：上方回旋と下方回旋　黄：水平内転と水平外転

移動はかなり高い精度で表現できていることがわかる（表 5-6）。

図 5-75 は肩甲骨の動きを示している。実測値は実線，推定値は点線で示されている。赤は後傾と前傾，青は上方回旋と下方回旋，黄は水平内転と水平外転を示す。ほとんど変わらない推定ができている。

第6章　肩の診察

A. 肩のみかた
method of examination of the shoulder

　肩の診察は容易である。それを難しいと思うのは，あまりにも複雑な機能と広範な可動域のせいであって，BATEMAN（1955）が「知らないよりも見ないほうが誤りをおかす」といっているように，じっくり診察していると望む道は案外開けてくるものである。しかし，一方では現実に目の前にいる患者の訴えを聞き診断して治療するには，私達自身，あまりにも断片的で経験的な知識でしか対応していないことも事実で，肩の病気が対症療法で治っていくものが多く，また生命に影響を与えることが少ないためこの風潮はとれそうにない。また専門化する医療システムがこれに拍車をかけている。

　診察の手順は医師によってそれぞれ流儀があるだろうし，経験の深い人なら自分自身の診察方法を作りあげていると思う。だが最近，動的で立体的な肩を，静的で平面的な画像あるいは可視できる所見を重視して判断する傾向があるのは残念なことである。ここで肩の臨床医を志向する人達のために，筆者が行っている「肩のみかた」を紹介しよう。

1. 診察のマニュアル（表6-1）
manual for diagnosis

　的確な診察をするために準備しなければならない多くの手順がある。それは，①看護師と患者との対話，プライマリーケアから始まる。既往症と現症，全身疾患の有無，手術をうけたことの有無，さらに現在服用している薬，アレルギーの有無，レントゲン写真がとれる状態かどうか，家族歴，などについて聞いておく。ことに最近はかなりの人が薬を内服しているので，治療に支障がないように確認しておく。アレルギーによる事故の防止と，レントゲン線被曝を最小限に抑えるために詳細に聞きとっておこう。

　対話が終わると，②医師による予診に移る。問診では症状発生時期と主訴を把握し，痛み・不安定性・運動障害などについて大略を聴き取っておく。外観上の所見を

表6-1　プライマリーケア（問診票）

```
                    プライマリーケア            年    月    日
お名前
1. 大きな病気をしたことがありますか？                   はい    いいえ
   （例：高血圧，糖尿病，心臓病，肝臓病　等）
2. 手術を受けたことがありますか？                       はい    いいえ
3. 現在何かくすりを飲んでいますか？                     はい    いいえ
   どんなくすりですか？
   お薬手帳か，薬を持ってこられていますか？             はい    いいえ
4. 薬や注射で，アレルギー症状が出たことがありますか？   はい    いいえ
   何で，出ましたか？
5. レントゲンを撮ることができますか？                   はい    いいえ
   理由（妊娠中・他院でレントゲン撮影している）
6. あなたの家族で次のような病気になった人はいますか？
   心臓病，糖尿病，肝臓病，リウマチ，喘息，その他
                                              担当者_____
```

みて，圧痛や軋轢音を触れ，疼痛発生の状況を調べておく．想定できる疾患を考えて，レントゲン撮影と機能評価の処方を出す．

次に，③レントゲン撮影が行われるが，求める画像を得るために，放射線技師と医師は連携して撮影肢位を確認する．また技師間で画像のバラツキがないように心がける．

その後，患者はリハビリテーション室に案内され，病態をより詳しく把握するための評価が行われる．④理学療法士による評価には，可動域測定 range of motion (ROM)，筋力評価 manual muscle test (MMT)，日常生活動作群 activities of dairy living (ADL)，人生（生活）の質 quality of life (QOL)，生理検査などがある．機能評価は手間と時間がかかる割に保険制度で報われていないためあまり行われないが，それは患者の病態を髣髴とさせるもので，診察に欠かせないものである．さらに追跡調査では評価の重要性を認識するものである．QOLについては，その定義が明確でなく評価の方法や科学的根拠への疑問があり，人の人生を他人が評価できるのかという素朴な疑念もあって，肩領域では丸山（2011）らの努力でやっと完成したばかりである．

以上の診療行為は看護師，医師，レントゲン技師，理学療法士らの綿密な連携で行われる．親切な接遇と優しい会話，明瞭な画像，病態の的確な評価などで対応すれば，必ず患者の信頼感を得ることができる．こうして肩関節の診察が始まる．特別な肢位でのレントゲン撮影，動的関節造影，三次元を含むMRI画像・CT画像，種々の生理検査，バイオメカニクスによる運動分析などは，必要に応じて処方・指示する．

待ち時間の短縮と遠隔地から来院する人のために，これらは1時間以内で終了できるように努める．

2. 診察
observation and palpation of clinical features

治療は病状について詳しくしっかり聞くことから始まる．私達が医学的にたいしたことがないと思っても，患者の精一杯の訴えを聞いているうちにこちらの頭脳が回転し始め，そのうちに疾患の種類と治療の方法，さらに必要な検査法が浮かんでくるものである．訴えを聞かない医者はここで患者の信頼を失い失格する．

a．まず聞く

肩では主な訴えがほとんど痛みで，これがわかれば診断への鍵をもったと同じだが，漠然としていてなかなか把握しにくいことが多い．まず，どのような痛みか，どの程度なのか，どこにあるのか，どうしたときに起きるのか，などをよく聞きただしておく．

どのような痛みかというのは，痛みの性質すなわち鈍痛か"ずきずき"する激痛か，灼熱痛かなどを知ることである．例えば，なんとなく鈍い痛みが続いていて次第に運動制限のくる肩関節周囲炎，急激に激痛が起こる石灰沈着性腱板などと，ある程度の診断の予見ができることもある．

痛みの程度には，軽いもの，不快なもの，我慢できるもの，耐えられないものなどがあるが，定量化できないため不明確なことが多い．また，しばらく加療して他覚的には明らかに痛みが減っていても，患者は最初と同じぐらい痛むとか，ひどくなっていると訴えることがよくあるので，これに関しては詳細に記録しておき，後日の診察時のものとを対比して判断を誤らないようにする．

痛みの部位を知る方法として，患者自身に指尖で痛むところを示させる pin point method がよい．しかし，限局した痛みは圧痛点として把握できるが，広汎でかつ不明瞭なときには発生部位を特定するのは困難である．その場合，上腕を躯幹に固定しておき，前挙・側挙・後挙・外旋などの運動動作を指示して筋の収縮を行わせ，個々の筋腱について，運動開始時の痛みか，運動中の痛みか，あるいは痛みを感じる肢位がどこか，などを判定する方法が役立つ．放散痛の有無を知ることも大切で，頸から肩にかけての痛み，肩関節自体の痛み，肩から手指に放散する痛みなどに分け，それぞれの原因を考える．

痛みが起きる肢位，動作との関連も診断のポイントである．肩を動かして痛むとか，ある肢位をとったときに痛むとか，職業や習慣，平常の姿勢などを聞いておこう．上肢を挙げて作業する左官やペンキ職人，クロス張り職人，また重量物運搬に従事する人などでは，絶えず腱板に負担がかかっており炎症を起こしやすい．夕方になると痛むが休むと治るというパターンは，運動量や過労と関係がある．スポーツでは投球動作の相と痛みの関連，テニスのスマッシュ時の痛み，ゴルフでのスイング終了時の痛み，などは肩関節の不安定性に関連がある．また，肩関節だけでなく胸鎖・肩鎖関節の障害のあるとき，それぞれ水平外転位以前・以後で痛みが発生する．運動時の痛みでは，開始時あるいは終了後，ある動作をしたとき，などを観察して記載しておく．

外傷との関連は聞き洩らせないものの一つで，本人は直接関係がないと思って言わないが，発症が外傷によっていることも多い．ことに他の部位の大きな外傷，頭部・胸部外傷などに被覆されてしまっている場合もあるので，既往を詳細に聞くことが大切である．事実，はっ

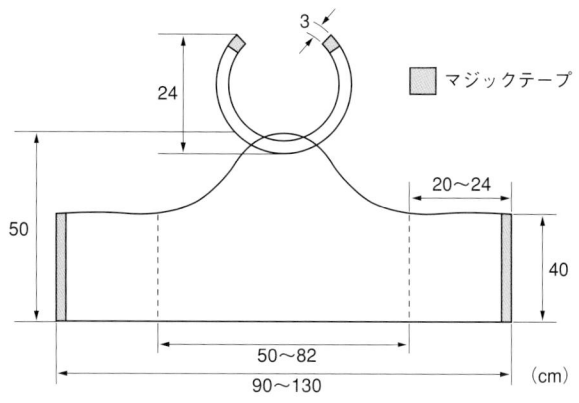

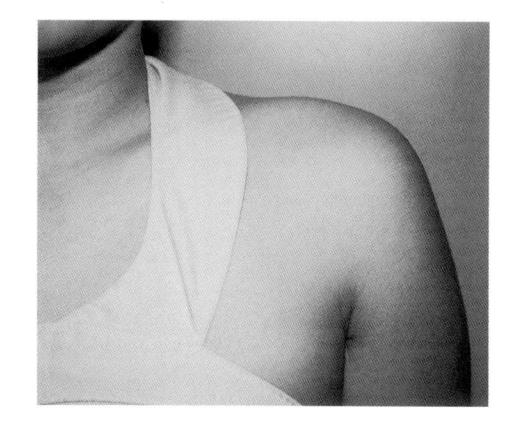

図6-1 診察用エプロン

きりした直達外力，転落，転倒などで手を突いたときや物にぶらさがって上肢が引っぱられたときでも，患者本人は手や前腕，肘の痛みが優先して，覚えていないことがよくある．外傷があったとき，肩関節が含まれていなかったかどうかを今一度，詳しく確認しておこう．また，はっきりした外傷がなくとも，絶えず続いている小外傷 minor trauma の影響も十分考慮しておく．

機能障害を訴えるときには，患者自身に具体的にその動作をさせるのがよく，例えば，髪を結いにくい，帯が結べない，手が殿部に届きにくい，手を水平に伸ばしにくい，などと日常生活動作で訴えてもらうほうがわかりやすく患者の満足度も大きい．また，それがいつから始まっているのか，良くなっているのか悪くなっているのか，あるいは変わらないかなども聞いておく．同時にこれらの訴えが案外，痛みによる運動制限と区別されていないことが多いので注意する．

肩疾患と全身状態との関連も尋ねておく必要がある．プライマリーケアで調べられているが，「いま健康ですか」，「何か病気したことは」，「他に悪いところは」などの三つの質問と，やせているか太っているかの体姿，内臓の状態，消化器・循環器・代謝疾患などの有無，具体的に現在の状態（咳，便秘，下痢，生理）や家族歴などにも再度触れておこう．

病状の経過はできるだけはっきりと話してほしいものである．本人が記憶していないことも多いが，「このあいだから」とか，「だいぶ前から」という曖昧な表現は，人によって数日から数ヵ月に及ぶ違いがあり記載しても役に立たない．具体的に発症の時期を確認できるような聞きかたをすることが肝要である．年齢，職業，利き手，習慣，特有な肢位などをよく記録しておく．

患者の訴えを聞き，病状を診て，触れ（grating, griding, crepitus, 深部触診，打診），疼痛・不安定性・運動障害など病態をしっかり把握することから診察の道は始まる．

b．視て触れる

まず全身をみる．診察室に入ってきて坐るまでに，痛みをかばう姿勢があるかどうかを注意する．上半身の衣服は必ず全部脱いでもらう．痛みと機能障害を知るために必ず上着，ブラウス，シャツなどを脱いでもらおう．当院では，女性の羞恥心をとるためにさまざまなエプロンや診察衣を用意して対応している（図6-1）．脱衣の動作をみていると痛みを避けるために健常側から脱ぎ始めるという特徴がある．前方・側方・後方から肩の病態や変化を観察するが，ほとんどの場合に患者は坐位，医師は坐位あるいは起立位で診察するので，患者用に安定した回転椅子を用意しておくと便利である．

1）前・側方からのみかた
examinations from the anterior or lateral side

まず全体のスロープをみる．まず，肩峰，烏口突起および大結節の三点を触れ，それらを頂点とする肩関節三角形 shoulder triangle landmark をイメージする．肢位によってその形状を変えるこの領域は，臨床的に意味のある部分である（図6-2）．これを認識して，大結節，結節間溝，腱板疎部，関節裂隙，前下方関節唇などの五つの圧痛点を診る（図6-3）（表6-2）．

上肢下垂位・手掌を前方に向けた中間位では，大結節は外方にあり結節間溝は正面を向いている．また，肘では外・内顆が躯幹と一線上に並び，冠状面にある肢位で，大結節は内旋位で，小結節は外旋位で肩峰の直下にある．肘を屈曲して前腕を躯幹につけ外旋動作をさせると，小結節，くぼみとして結節間溝，膨隆として大結節，などの並びを触れることができる．圧痛だけでなく腫脹，軋音，熱感などもみておこう．

烏口突起は多くの腱のターミナルで各方向に牽引されており，上腕骨外上顆炎のように付着部炎 enthesopathy が起きやすい．また，肩に病変があるときは必ずといっていいほど圧痛があるが，診断にはあまり役立たな

88　第6章　肩の診察

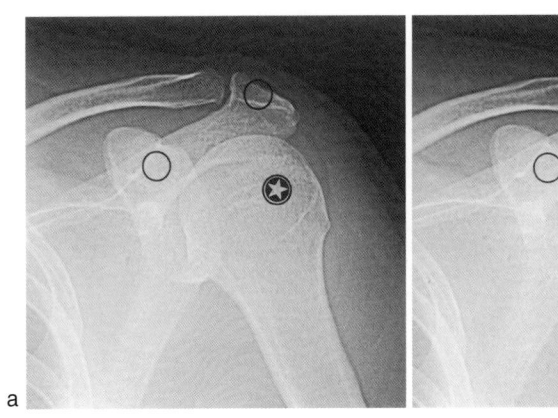

図6-2　肩のランドマーク　a：内旋位　b：外旋位

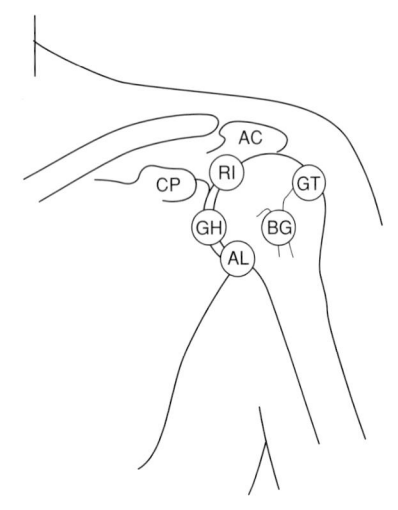

図6-3　前方の圧痛点
CP：烏口突起，AC：肩峰，GH：関節裂隙，AL：下部臼蓋関節唇，BG：結節間溝，GT：大結節

い。ここに限局した疼痛は烏口突起炎と診断する。

　烏口突起の一横指外側にある腱板疎部 the rotator interval は，棘上筋と肩甲下筋腱間の薄い疎な部分で，伸縮して腱板の働きを円滑にする機能をもっており，外傷や障害，ことにスポーツでの障害を受けやすい。また，この部の圧痛は腱板の縦断裂や肩関節周囲炎などでも特徴的である（図4-8参照）。

　腱板疎部下方の関節裂隙も見落とせない重要な部位である。スポーツ外傷や反復性脱臼の症例では，臼蓋上腕靭帯や関節唇前下方部などが損傷を受けており圧痛や不安定性がある。不安定性は，検者が肩峰に示指をかけ母指で骨頭を圧迫するとそれが後方に移動，弾発を感じることで spring sensation で判定できる（図6-4）。この不安定性を調べる手技は load and shift test とも呼ばれている。この検査法は仰臥位で上肢を側挙，肘軽度屈曲位

表6-2　前方からの診かた（メモ）

a．全体のスロープ
b．圧痛点：肩峰，烏口突起，腱板疎部，結節間溝，関節裂隙，前下方関節唇，大結節
c．鎖骨上窩：僧帽筋と胸鎖乳突筋および鎖骨の形成するくぼみ
d．後方三角：僧帽筋と胸鎖乳突筋を二辺とする部分
e．胸鎖関節：サドル型関節で円板が存在
f．鎖骨中央上部：筋付着がなく鎖骨上神経の損傷がよくある
g．前胸部三角腔：鎖骨内2/3に大胸筋，外1/3に三角筋前枝，その間の空隙に烏口突起がある
h．烏口突起：腱のターミナル enthesopathy が起きやすい，1横指外方に腱板疎部，外下方に関節裂隙，上方に烏口鎖骨靭帯
i．腱板疎部：烏口突起の外方にある腱板の疎な部分，肩甲下筋腱と棘上筋腱との間の空隙
j．関節裂隙：中部臼蓋上腕靭帯の損傷で圧痛，スポーツ外傷や反復性脱臼で不安定性
k．前下方関節唇：亜脱臼や反復性脱臼で損傷される
　・骨頭と内顆：同方向なので外傷性脱臼のとき肘をみて骨頭の位置を知る
l．結節間溝：二頭筋長頭腱がある，長頭腱腱炎や腱断裂（bunching of muscle）の判定に Yergason's test, Ludington's test, Heuter's test, Speed's test などがある
m．大結節：腱板の変性や損傷による陥凹を触知
　・腱板断裂で Dawbarn's sign，後方挙上で腱板の軋音や断裂部を触知
n．第2肩関節：肘屈曲で上腕を押し上げ，引き下げで大結節の C-A ARCH 通過をみる
o．肩鎖関節：脱臼および変性で変形，ピアノ・キー症状，円板の状態をみる
p．Spring sensation：母指を骨頭に当て他指を肩峰の後方にかけて圧迫する load and shift test
q．動揺性：上肢を引き下げ，内・外旋位で動揺性をみる
　loosening, sulcus sign, dimple sign, stability assessment

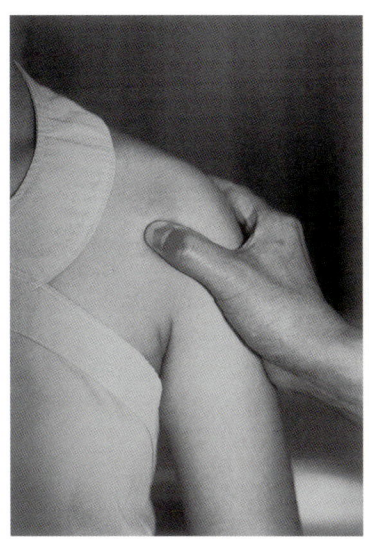

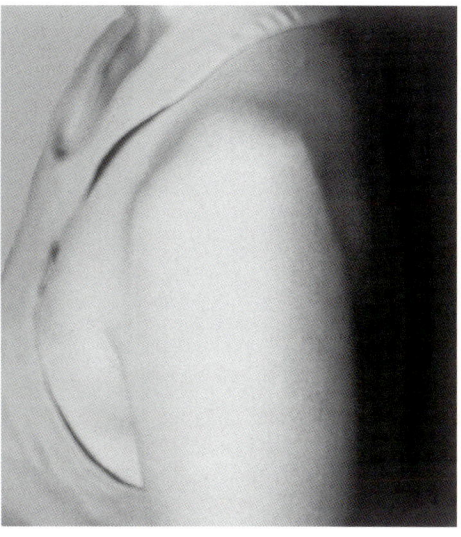

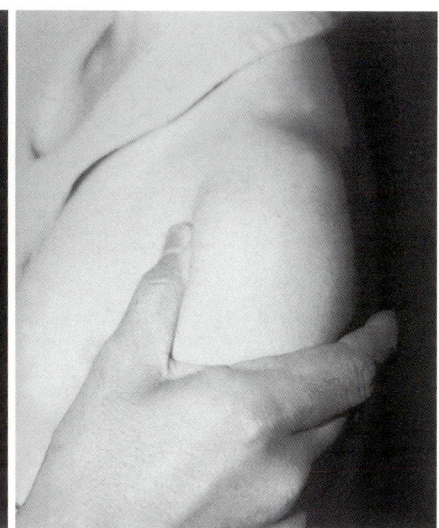

図 6-4　Spring sensation (load and shift test)　坐位および仰臥位で判定

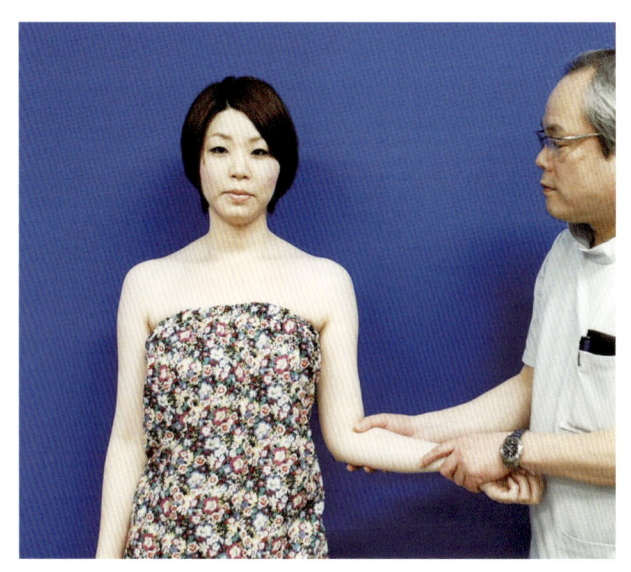

図 6-5　Yergason テスト

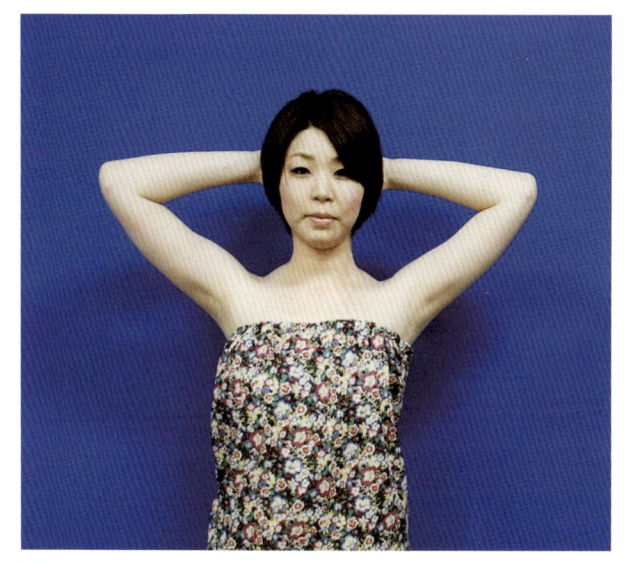

図 6-6　Ludington テスト

でも実施できる．烏口突起の上部につく烏口鎖骨靱帯もみておこう．

　結節間溝には上腕二頭筋長頭腱が横たわっており，肩関節周囲炎，上腕二頭筋長頭腱腱炎などで圧痛がある部位である．後者を診断するテストとして，肘を屈曲させ検者に抵抗して前腕を回外・外旋すると痛みが発生するYergason テスト（図 6-5），患者が後頭部で両手の指を組んで固定し外転動作することで，疼痛発現の有無をみるLudington テスト（図 6-6），肘伸展位でスクリュードライバーを使わせ前腕を外旋，ネジを締める動作で長頭腱を刺激して痛みを検出するSPEED テスト，肘屈曲位で前腕を強く回内させ長頭腱に緊張を与えて筋腹の膨隆現象をみるHeuter test などがよく用いられる．長頭腱の断裂があると筋腹 bunching of muscle は末梢に移動するが，老人ではただ弛緩しているだけで同じ所見を呈することがある（図 6-7）．さらに指を下方に移動すると，

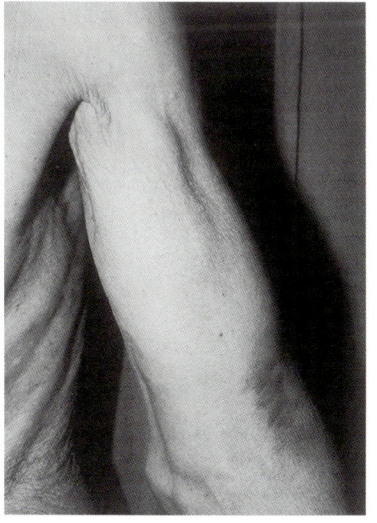

図 6-7　上腕二頭筋長頭腱のたるみ（弛緩）

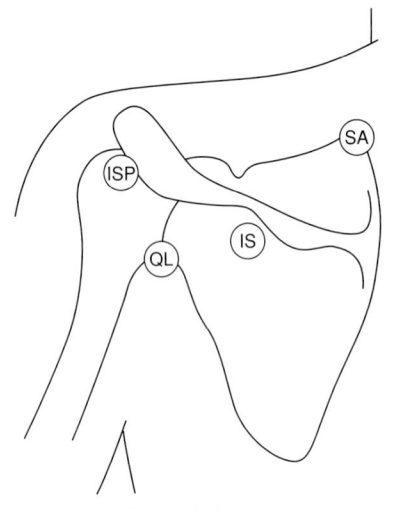

図6-8　後方の圧痛点
ISP：棘下筋腱付着部　　QL：外方四角腔
IS：棘下筋　　SA：肩甲骨内上角

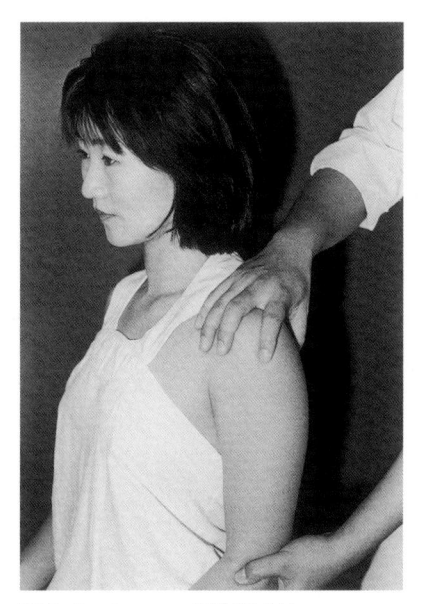

図6-9　CODMAN の診察手技

関節唇の前下方部分を触知することができる．ここは亜脱臼や外傷性脱臼で損傷を受ける部位，BANKART lesionとして知られている．

　古い成書では，大結節の圧痛が強調されているがあまり多くはない．腱板の変性や炎症，損傷のあるときにははっきり存在する．触れにくいとき上肢を後方挙上させると，骨頭が肩峰から離れるためよく触れるようになる．痩せた人では容易に軋音や断裂部を確認できることがあるので，試みるとよい．前述のように骨頭の位置は肘をみて判断する．また，肘屈曲で上腕を押し上げたり引き下げたりしながら骨頭が第2肩関節，烏口肩峰靱帯の直下を通過する状態を観察する．肩関節周囲炎ではこの gliding mechanism の不良が特徴的である．

　三角筋の前枝は，上肢を側方挙上させると中枝および大胸筋から分離するので，よく触れることができる．次いで僧帽筋と胸鎖乳突筋および鎖骨からなる鎖骨上窩の凹みをよく観察する．頚の側方下部で，胸鎖乳突筋と僧帽筋が二辺となってできる後方三角形 posterior triangle には，前斜角筋・第1肋骨があって上腕神経叢が内蔵されており，顔を反対側に向けると神経叢がよく触れる．寝ちがいのときこの部の圧痛が著明である．

　鎖骨はその発生機序で，内2/3には大胸筋，外1/3に三角筋の前枝が付着しているのでよく触れておこう．両筋間にある空隙，前胸部三角腔 deltopectoral triangle，鎖骨の下方1〜2横指のところに烏口突起があるが，そのすぐ内下方に神経血管束があり，圧迫で脈を止めることができる．これは胸郭出口症候群 clavipectoral compression syndrome の診断に役立つ．

　鎖骨外側の肩鎖関節では変形や脱臼，円板の状態，不安定性を表すピアノキー症状（鎖骨末梢端を押えると鍵盤のように降りること）などを調べる．烏口鎖骨靱帯の状態も見落とせない．鎖骨の中央上部には筋がついていないので，この周辺に分布する皮膚神経 supraclavicular nerve は手術で損傷され神経腫を作ることがよくある．鎖骨の内側，胸鎖関節はサドル型関節で円板が存在するが，亜脱臼，リウマチ，腫瘍，稀に梅毒に冒され腫大する．

2）後方からのみかた
examination from the posterior side

　肩は後ろから見るほうがよく観察できると言われている．患者の後方に立って診察すると，肩甲帯を含めて肩関節自体がよく見える．頚部の周囲筋群と後部三角形での所見をみておく．筋群の状態すなわち萎縮，緊張，攣縮 spasm などは，まず全体をみて次に個々を調べるようにしよう．後方の圧痛点としては，外方四角腔，棘下筋，骨頭後上方部，広背筋腱，肩甲骨内上角，下角，菱形筋などがあるが，それぞれ病態に意味をもっているのでよく確認する（図6-8）．

　ここで，実際の診療に役立つ CODMAN (1934) の触診方法を紹介しておこう（図6-9）．検者の手を患者の肩の上におき（左肩なら右手），示指を棘上筋腱に沿わせて大結節，肩峰下滑液包や腱板などを触れる．母指は肩甲棘の直角部の下を圧迫しながら，外方および下方に移動させて骨頭の後外部骨欠損 posterolateral notch や棘下筋腱付着部の圧痛・軋音を調べ，外方四角腔 quadrilateral space にある脈管・神経束の状態も触れておく．同時に，他方の手で患者の上肢を前後に動かしながら，前方に当て

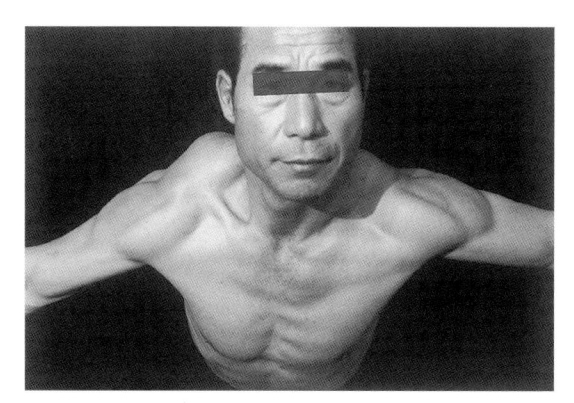

図6-10　僧帽筋麻痺

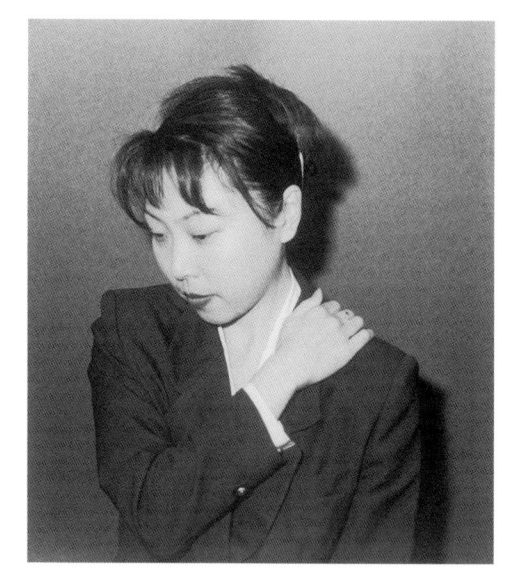

図6-11　肩凝り

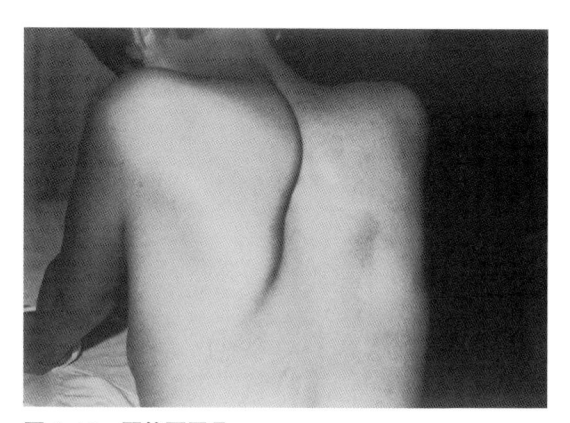

図6-12　翼状肩甲骨

ている他の三指で肩関節の状態，特に動揺性を触知する。

外方四角腔は，上は肩甲骨外縁と関節包，外は上腕骨外科頚，下は大円筋と上腕三頭筋長頭腱とに囲まれた腔隙をいい，腋窩神経と後上方回旋動脈が内蔵されているので，臨床的に重要なところである。上腕三頭筋長頭腱や広背筋の疲労による緊張，肩関節拘縮による関節包の癒着などで痛みがあるのでしっかり観察しておく。

棘上筋・棘下筋はみてわかるが，内外旋すると所見が一層はっきりする。棘下筋腱付着部の圧痛は滑膜が増殖しているときや後部腱板炎 posterior cuffitis，棘下筋腱損傷があるときに強く存在する。一般的に棘下筋の萎縮は，肩甲上神経の肩甲切痕部での entrapment，特にガングリオンによるものと診断される傾向があるが短絡的である。挙上位で物を叩く動作を反復する職人，ボールをアタックするスポーツ選手の場合は，棘下筋の不全断裂のことが多い。肩関節周囲炎や肩結合織炎のあるときにも棘下筋の圧痛が著明である。

腋窩に指を入れてみよう。深部に白蓋下の関節腔 sub-glenoid synovial pouch が触れ，上肢を挙上させると骨頭がはっきり触知できる。腰痛のある患者では，広背筋腱の緊張によって肩の機能制限が起きるので留意する。広背筋は腋窩後方のふくらみを握ると触れるが，検者が肘を持ち上げ外転，患者に躯幹のほうに引き寄せさせることで，緊張の状態が判断できる。

背部を観察しよう。副神経損傷による僧帽筋麻痺では，後方のスロープがなくなり，肩甲骨は外下方に降下して，胸鎖関節亜脱臼が起きている。鳥が羽を広げるような動作，上肢を側方挙上して体を前方に傾けると肩甲帯が浮き上がる，特有の症状がみられる（図6-10）。高原ら（2010）は副神経損傷を治療して，26例うち医原性は1例であること，手術成績は良いことなどを報告している。

肩甲骨内上角部の付着部炎 enthesopathy，硬結（こわばり）や強い痛みがある結合織炎は，本邦では肩凝りととらえられている。しかし，水枕を押えるような感じがするときは，内上角の滑液包炎であることが多い。内縁につく菱形筋や下角につく前鋸筋の結合織炎もよくみられる病態で，後者は瘀癖（げんぺき，俗にけんびき）と呼ばれている（図6-11）。

日常よくみられる翼状肩甲骨 scapular wing は，長胸神経麻痺で発生する。前鋸筋の機能障害で肩甲骨回旋が不自由となり，腕立て伏せをすると躯幹の重みが加わって前鋸筋が作用せず，肩甲骨が上方に突出することで診断できる。肩甲骨を内方に引く菱形筋は，腕を内転することで検査できる（図6-12）。肩甲骨の胸郭面に起きる障害も見落とせないもので，上方では内上角が肋骨と衝突して起きる異状軋轢音，下方では外骨腫による運動時の違和感や雑音が訴えられる。

ときに三角筋付着部の痛みを訴える患者がいるが，これは腱板の萎縮や筋力の減退に起因していることが多い。三角筋の麻痺は筋萎縮があることで外観からわかるが，上肢挙上ができることがあり見落としやすいので注意する。また，肩峰下より5cmほどの小範囲に皮膚の

表 6-3　後方からのみかた（メモ）

```
【Codman の愛用法】
検者の手を肩の上に置き（左肩なら右手），示指を棘上筋腱に沿わせて大結節（同時に肩峰下滑液包や腱板）を触れ，母指は肩甲棘の直
角部の下を圧迫，posterolateral notch の圧痛や軋音，quadrilateral space の状態を触れる．他の三指は前方において，一方の手で患者
の上肢を前後に動かし病変を触知する
  a．圧痛点：外方四角腔，棘下筋，広背筋，肩甲骨内上角と下角，菱形筋
             内上角（滑液包炎や肩甲挙筋腱の enthesopathy），時に硬結，下角は前鋸筋の筋腱症
  b．腋窩：深部に synovial pouch を触れ，上肢挙上で骨頭を触知
  c．小結節稜：腰痛のあるとき広背筋腱の緊張あり
  d．外方四角腔：quadrilateral space 上は肩甲骨外縁と関節包，外は外科頸，下は大円筋と三頭筋長頭腱に囲まれた腔隙をいう．腋窩
     神経と後上方回旋動脈があり，肩関節拘縮があるとき癒着して強い圧痛がある
  e．棘下筋：滑膜増殖の部位，骨頭後上方陥凹に圧痛
  f．肩甲骨内上角：滑液包炎や肩甲挙筋の付着部炎，筋硬結
                 肩凝りの好発部位，水枕を押えるような感じの肩甲骨内上角滑液包炎
  g．下角：前鋸筋の結合織炎
  h．菱形筋：結合織炎（痃癖）
  i．胸郭面：外骨腫の発生で違和感や異常軋轢音，内上角が肋骨と衝突して異常軋轢音
  j．肩甲切痕：肩甲上神経の圧迫で棘下筋の萎縮
  k．動揺性：→表 6-5 参照
  l．知覚麻痺：肩峰下の小範囲の知覚麻痺は後部皮膚神経損傷（脱臼や注射など）で発生
       ・肩の腫脹と自発痛が強くわずかの側挙で痛むとき，感染性疾患を疑う
  m．筋腱の観察：萎縮，緊張，縮など，全体と個々を調べる
  n．棘上筋と棘下筋：視・触診でみる，内・外旋すると明確
  o．僧帽筋麻痺：副神経損傷による，後方のスロープが消失
  p．三角筋：付着部痛は過労，腱板の萎縮と機能不全による，上肢挙上可能のことあり
  q．広背筋：腋窩後方のふくらみを握って触知
  r．菱形筋：上腕を内転することで評価
  s．前鋸筋：長胸神経麻痺で障害され翼状肩甲骨を呈する
```

知覚麻痺が訴えられることがある．これは上腕骨外側の後部皮膚神経 the posterior cutaneous nerve が，局所注射や脱臼・挫傷などの外傷で損傷を受け発生する（表6-3）．

c．動かしながらみる

エンジンをかけないと車の性能がわからないように，肩も動かして診ないとその状態はわからない．また，さまざまな肢位で負荷を与える生理機能テストは，不安定性や機能制限を判断，また痛みを誘発する手技として有用だが，それらはあくまで病態を予見するための手法であって，診断を確定するものではないことを認識しておこう．欧米では簡便なテストや略称を好む傾向があり，新しいものが次々と報告されているが，いずれも大同小異であまり意義をもたないことが多い．

1）まず全体を診る

患者の後ろに立ち肩甲上腕リズム scapulohumeral rhythm と肩関節内の運動リズム glenohumeral rhythm を調べてみよう．まず，肩甲骨を（左肩なら検者の右手で）固定して動かすと，肩関節に問題があるのか肩甲帯に支障があるのかを知ることができる（図6-13）．肩のグローバルな動き，肩甲骨と上腕骨間の協調リズムは，前方よりむしろ後方，あるいは側方から見ないととらえられないことがある．まず上肢を躯幹につけ，肘屈曲位で内・外旋してみよう．次いで30°側挙した肢位，setting phase を越えたところで回旋して変化をみる．さらに，90°側挙して再度，回旋を調べる．英国では，冠状面での外転動作で60～100°あたりで疼痛が発生するとき，その相を painful arc と称して臨床利用している．

他動的な運動でもみておこう．力を抜かせて上肢を支え受動的に動かしてみてどこに痛み painful zone があるのか観察する．筋力の減退のある患者では仰臥位だけでなく側・腹臥位でも調べておく．

最大挙上をさせてみる．静止期 setting phase にある肩甲骨は，初期には動かないが前挙60°・側挙30°あたりで上方回旋を始める．最大挙上位で骨頭が臼蓋から後・外方に逸脱する現象を，筆者はスリッピング現象 slipping phenomenon と名付けている（図6-14）．この現象があり不快な感じや痛みを伴うときは，動揺性肩関節症や肩関節後方脱臼を考えてよい．この場合，動揺性を防止してきた上腕三頭筋長頭筋腱付着部に圧痛が存在することが多い．肩関節周囲炎で機能が回復し始め拘縮がとれるとき，大円筋・広背筋の付着部の圧痛が著明となる．

挙上させたあと上肢を降下させてその動きも観察しておく．肩に病変のあるとき，肩甲上腕リズムが狂うことは古典的に知られている．120～90°あたりで急にリズ

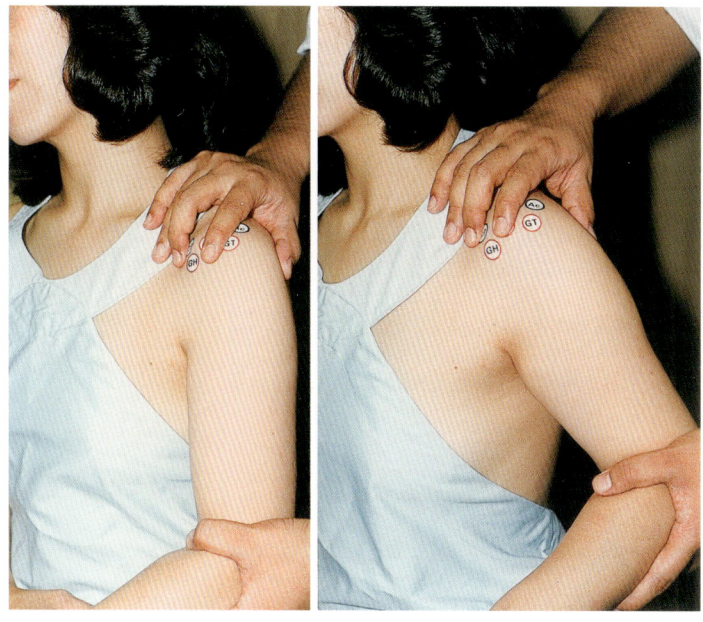

図6-13 肩のみかた（後方から）

図6-14 挙上位にみられる骨頭の外方あるいは後方へのすべり

表6-4 DAWBARN's sign

> Let the arm be lifted away from the side as far as possible...... until its elbow rests upon the doctor's shoulder. In this attitude of passive extreme abduction, the bursa in question will be so slid beneath the protection of the acromion process as almost or quite to be beyond reach of pain from pressure. The exquisitely sore spot will suddenly have disappeared ; whereas this position will not abolish the tenderness on palpation from any of the other causes of it in this region.
> Robert, H. M., Dawbarn, M. D.

DAWBARN's sign. (Boston Med Surg J CLIV : 691, 1906 より)

ムが悪くなり痛みが発生するダウバーンサイン DAWBARN's sign は腱板断裂があるときに現れる病態とされているが，もともとは内科医のダウバーンが肩峰下での腱板の圧迫による痛みについて触れたものである（表6-4）。肩の運動は挙上という往運動で終わるのではなく，下降の復運動に続いていることを認識しておこう。

肩をすくめさせてみる。鳥が羽を広げかけて止める動作に似ている肩甲骨の後方突出は，不安定肩によくみられる現象である。胸鎖関節に障害がある場合は，90°までの挙上動作で痛みが発生するが，肩鎖関節の障害では逆に90°以上の挙上動作で疼痛が起きることを覚えておく。上方から，肩甲棘と鎖骨の動き，棘鎖角 spinoclavicular angle の変化にも注目しておく必要がある。

老人の肩の機能は当然，健常なものに比して低下しているが，彼ら自身はそれに気づいていないことが多いので丁寧に説明をしておく。多田（浩）（1974）は，外旋の可動域低下が著明（正常に比して42.9％）で，前挙（77.9％），側挙（84.3％）がこれに次ぐと報告している（表6-5）。

機能障害をみてみよう。肘屈曲位で外旋動作の制限があるとき，肩関節周囲炎，肩関節拘縮，変形性肩関節症などが考えられる。それらの原因は，肩峰下滑液包・第2肩関節・烏口突起下滑液包などの癒着，肩甲下滑液包の閉塞，骨頭と臼蓋の不適合などである。上肢が躯幹につかないときは三角筋短縮症を疑う。肩甲下筋腱に原因を求めることもできるが稀である。

激しい痛みで上肢を動かせないとき，石灰沈着性腱板炎が疑われる。上肢を挙上，あるいは両手掌を軽く合わせて頭上に上げる動作が容易にできるかどうかを調べる。側方挙上（外転）の障害があるとき，ことに30°程度しか挙上できないときは，神経麻痺か腱板広範囲断裂を疑う。側挙80°から強くなるとき，腱板炎や肩峰下滑液包炎，大結節剝離骨折などが考えられる。他方の手で患肢の痛みをかばっているときには，上腕骨骨折か肩関節脱臼を考える。肩全体が腫れて自発痛が強く，わずかの側挙で熱感と痛みがあるときは化膿性肩関節炎を，また最近少ないが，熱感を伴わない腫脹があるときは結核性疾患を疑ってみる。

2）不安定性を調べる（生理的検査・理学検査）

つぎに，上腕を下方に引っ張って垂直面での動揺性 loosening を調べよう。子供やしなやかな女性，健常者でもこの所見がみられることがあるので，これは必ずし

94　第6章　肩の診察

表6-5　運動させながら調べる（メモ）

a．上肢を躯幹につけてみる：三角筋，腱板の短縮があるときこの動作はできない
b．肘を屈曲して内・外旋を調べる：外旋制限のあるとき第2肩関節の癒着，関節包の縮小（肩関節周囲炎，拘縮など），骨頭と臼蓋の不適合（変形性関節症）などを疑う
c．挙上させてみる：
　・激痛で動かせないとき石灰沈着性腱板炎を疑う
　・側挙に障害があるとき，腱板の広範な断裂か神経麻痺を疑う
　・80～120°で痛みが強くなるとき，腱板炎や肩峰下の炎症，大結節剥離骨折を疑う
　・わずかに上肢があがり他方の手でかばっているとき，上腕骨骨折か肩関節脱臼を疑う
d．後方から glenohumeral rhythm をみる：
　・肩甲骨（左）を検者の右手で固定して上肢を動かすと，支障が肩関節かあるいは肩甲帯か，おおまかに判別できる
　・上肢を躯幹につけ肘関節屈位で内・外旋させ肩甲骨の動きをみる
　・90°側挙して回旋を調べる．水平位外旋の強制で痛みのあるとき，腱板疎部損傷，中部臼蓋上腕靱帯損傷，前方関節唇の障害を疑う
e．不安定性を調べる方法：
　・水平位で apprehension test (crank test)
　・水平位最大内旋で腱板が烏口上腕靱帯に衝突，痛みが発生 impingement sign with the arm forward-flexed 90 degrees, forcible internal rotation
　・仰臥位で肩甲骨をテーブルの端に置き後方へ圧迫する apprehension test in supine, fulcrum test at arm abduction, relocation test at arm abduction, at arm elevated position (POST)
f．肩甲骨の静止期：setting phase では動かない，前挙60°，側挙30°で動き始める
g．Painful arc, abduction in the coronal plane
h．Slipping phenomenon：
　・最大挙上位で骨頭が臼蓋から後方あるいは側方に逸脱する現象，不快な感じや痛みがあるとき，動揺性肩関節や後方脱臼を疑う．（stressing at maximal elevation）
　・この肢位での痛みは関節内圧の上昇によるものが多い（Zero Position test）
i．肩関節周囲炎の回復期：拘縮が減じて機能の改善がみられるとき，大円筋や広背筋の付着部の圧痛が著明となる
j．下降時の運動（復運動）も観察する：肩に病変があるとき，肩甲胸郭リズムが狂う
k．胸鎖関節の障害：機能的な理由で 90°までの挙上で痛み，肩鎖関節では逆に 90°以上の挙上で痛みが生じる
l．不安定性のある肩：Dawbarn's sign のみられる肢位でリズムが変化し，肩甲骨が後方へ突出する現象がみられる（鳥が羽を広げかけて止めるような動作）
m．他動的な運動：力を抜かせて上肢を支え，受動的に動かして painful zone を調べる．筋力の減退した患者では，仰臥位，側臥位，腹臥位でみる
n．上方から観察：肩甲棘と鎖骨の動き，棘鎖角をみる
o．高齢者肩機能：外旋 42.9%，前挙 77.9%，側挙 84.3% ほど減退している

・略語の説明
TUBS：Traumatic Unidirectional with a Bankart lesion responding to Surgery
AMBRI：Atraumatic Multidirectional with Bilateral shoulder finding responsive to Rehabilitation and, if surgery is to be undertaken, it is an Inferior capsular shift
AMBRII：AMBRI plus repair of the rotator Interval

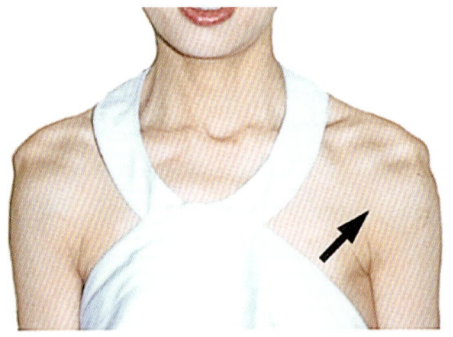

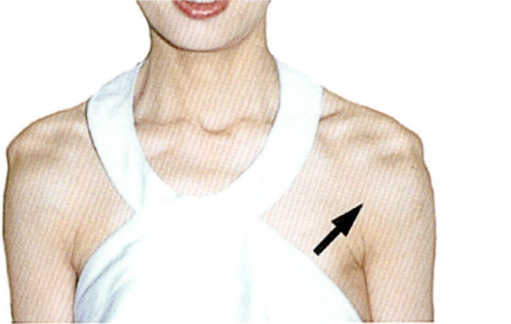

図 6-15　Sulcus sign（左矢印），Dimple sign（右矢印）

も異常所見とはいえない．まず上肢内旋・肘屈曲位で牽引すると，肩甲骨が前傾して骨頭が前下方に下がり，不安定性のため肩峰下の三角筋前枝にえくぼ dimple sign が出現する．これは腱板疎部損傷で見られる特異的な所見で，内旋位引き下げテスト陽性と判定する．一方，上肢外旋・肘屈曲位で牽引すると，骨頭は臼蓋に対して求心位をとるので安定するはずだが，この肢位でも動揺性があり肩峰下の三角筋に溝状サイン sulcus sign がみられるとき，外旋位引き下げテスト陽性と判定する．動揺性肩関節症にみられる所見である（図 6-15）．

不安定性と痛みを誘発する手技は多くある．Neer (1972) のインピンジメントサイン Neer's impingement

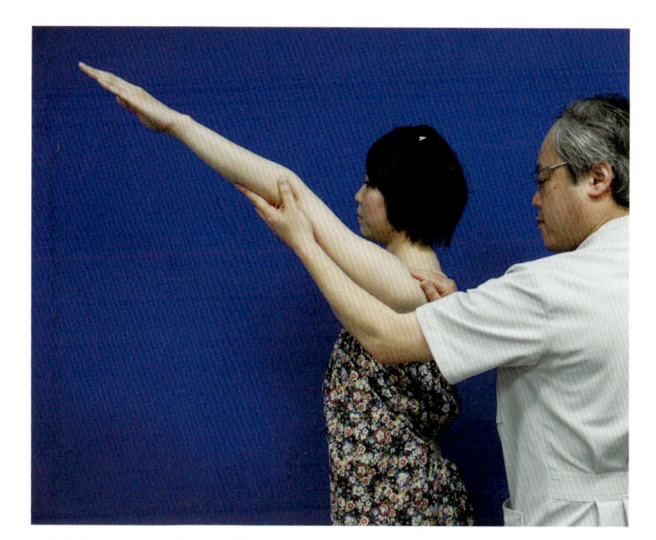

図6-16 NEER's impingement test

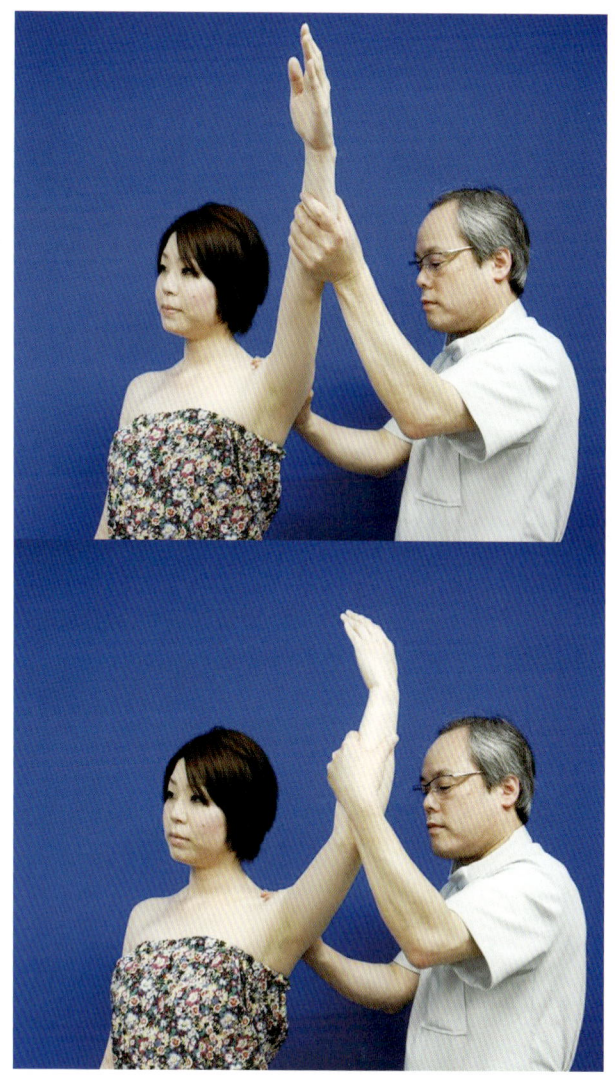

図6-17 Zero Position test

sign というのは，上肢を最大挙上して肩関節にストレスを与え，発生する疼痛の有無を調べる方法で，簡便なことから臨床の場で汎用されている（図6-16）。しかし実際には，検者が後方から肩甲骨を圧迫しておき，患肢を挙上させて大結節と肩峰前部が衝突するかどうかを判定する手技がしっかり守られていない傾向がある。教科書には手掌が正しく下を向いておらず，側面を向いた肢位すなわちゼロポジションテスト Zero Position test と同じように記載されているものもあり，正確に行われているとはいえない。

インピンジメントテスト impingement test は，肩峰下へ麻酔剤を注入して疼痛が寛解するとき（大結節と肩峰前下部とが impingement しているとして）陽性とするわけだが，この判定方法には落とし穴がある。というのはもし肩甲下滑液包の閉塞があればこの肢位で関節内圧が最大となり，腱板疎部損傷に圧がかかって痛みを引き起こすことがあるからである。事実，最大挙上や水平位での内旋を強制すると，閉塞した肩甲下滑液包に強圧がかかり，関節内圧が減圧 joint distension されて疼痛が消失することが実証されている（後述）。SKEDROS ら（2007）は局所麻酔剤とステロイドを注射して，10分後に判定する NEER テストを提唱している。佐々木ら（2010）は電子聴診器を用いた肩関節疾患の関節音の検討している。客観的評価はされていないが，肩峰下の軋轢音は他疾患と区別できるとしている。

筆者は挙上位（肘軽度屈曲・手掌を顔のほうに向ける）で内・外旋動作をさせ，痛みが発現するときゼロポジションテスト Zero Position test 陽性としている（図6-17）。このテストは関節内圧の上昇，主として肩甲下滑液包閉塞の存在を知るための手技であることを再確認しておく。手掌の方向を確認することなく，インピンジメント障害 impingement lesions と診断する誤りは避けたいものである。小平ら（2003）は腱板断裂のスクリーニングとして impingement test は有用でないと報告している。

上肢を前方挙上させ水平位・肘屈曲位で検者が最大内旋すると，棘上筋が烏口上腕靱帯に当たって痛みが起こることが知られているが，この検査法はホーキンスのインピンジメントサイン HAWKINS's impingement sign with arm forward-flexed 90 degree, forcible internal rotation, または HAWKINS-KENNEDY test と呼ばれている（図6-18）。これは投球動作の減速期と同じ肢位で，棘下筋腱の障害を疑うことができる肢位でもある。この肢位をさらに強制すると体が動かせなくなることから，本邦では逮捕術，締技として知られている。また，joint distension に有用な肢位でもある。上肢を内転させ少し下の肢位で調べる烏口突起インピンジメントサイン coracoid impingement sign は HAWKINS's test の変法である。

96　第6章　肩の診察

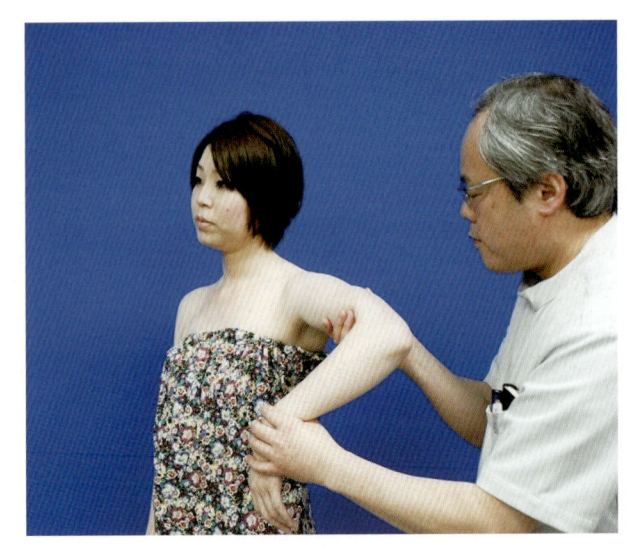

図6-18　Hawkin's impingement test

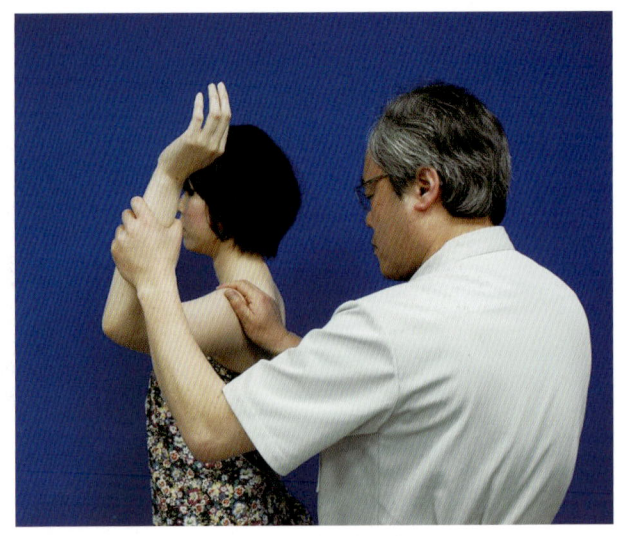

図6-19　Apprehension test (crank test)

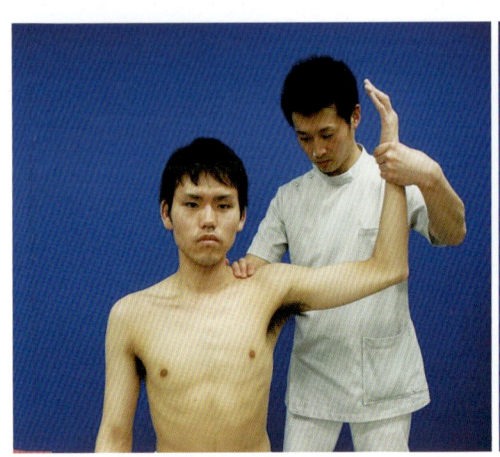

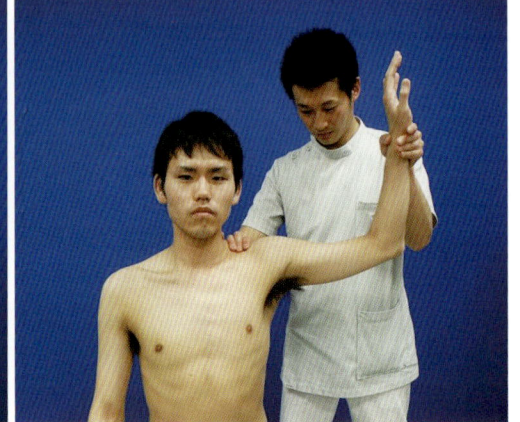

図6-20　三森テスト
坐位，上腕90°外転，外旋，肘屈曲位肩甲骨を固定，手首を持って他動的に前腕を最大回内位，最大回外位にする．最大回内位で痛みの有無を確認，回外位で消失すれば陽性．

　坐位で上肢を90°外転させ，屈曲させた肘を一方の手で支え，他方の手で三角筋全域を把持し，後方に当てた母指で骨頭を圧迫しつつ外旋して関節の不安定性を調べる方法，あるいは臼蓋に骨頭を押しつけ上腕骨軸を安定させ，内・外旋して痛みと雑音の有無を調べる方法は，前方アプリヘンションテスト anterior apprehension test，またはクランクテスト crank test と呼ばれる（図6-19）．テスト陽性のときは腱板疎部損傷か中部臼蓋上腕靱帯の損傷，SLAP損傷，棘下筋の炎症か不全断裂などを疑う．この手技は仰臥位で行ってもよい．

　坐位で肘屈曲・内旋位で上肢を90°前方挙上し，肩甲骨を押さえて肘を後方に押し不安定性を調べる方法は，後方アプリヘンションテスト posterior apprehension test と呼ばれる．後方不安定症や後方脱臼パターンが推測できる．このテストも仰臥位で行ってよい．

　三森（甲）ら（1999）は上部関節唇損傷32例についてMRI関節造影と鏡視下観察で確認し，新しい痛み誘発テストを開発した．これは坐位で検者が肩甲骨を固定，他方の手で患者の手関節を把持する前方アプリヘンションテストと同じ手技で，前腕を回内・回外すると上腕二頭筋が弛緩・緊張することから，回内で誘発された痛みが回外で消失する現象を報告したもので，三森テストpain provocation test と呼ばれている（図6-20）．陽性のとき上腕二頭筋長頭腱腱炎，SLAP損傷などを疑うことができる．

　仰臥位で不安定性を調べる手技として，肩甲骨をテーブルの端におき外転・外旋肢位で上肢を後方へ強制して判定する fulcrum test，挙上位で肩関節を直接後方に圧迫して判定する relocation test，挙上位で上肢を牽引して調べる Post（1987）の apprehension test などがある．

　O'brien（1998）が考案した O'brien test, the active compression test は，もともと肩鎖関節の障害を調べるものだが，2007年に Brukner と Kahn が肩鎖関節とSLAP損傷の評価法として使用，現在は関節唇障害が判断できるとして周知されている．患者は上肢を90°前挙，肘は90°伸展，腕は10〜15°内転位で上肢を思いきり内

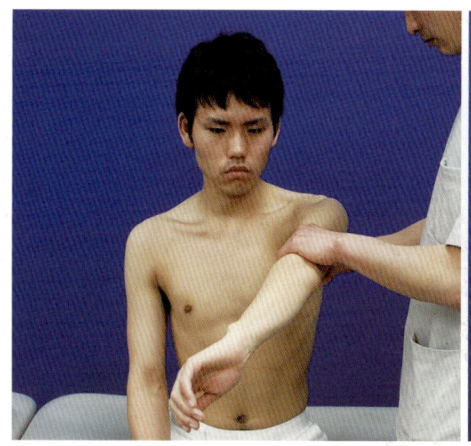

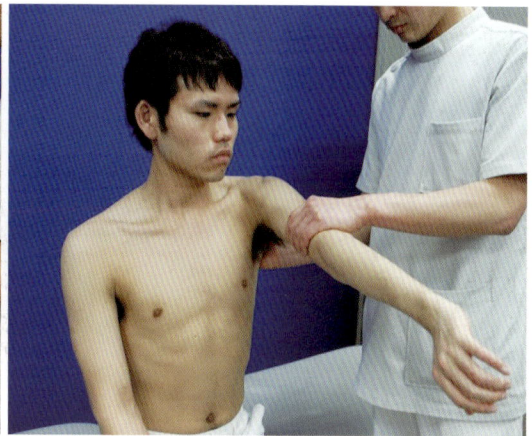

図 6-21　O'BRIEN test

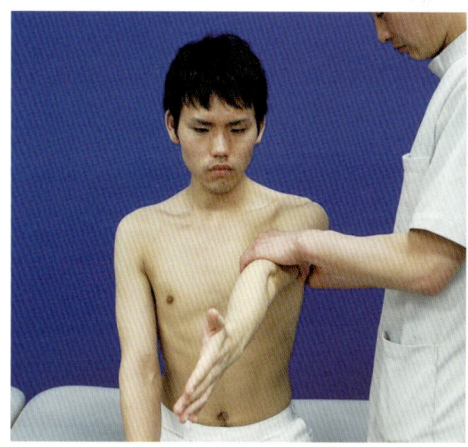

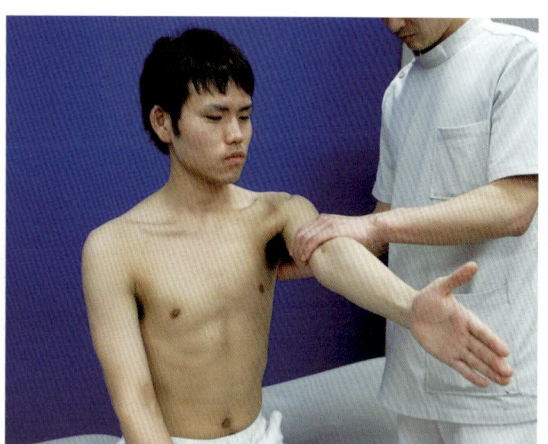

図 6-22　O'BRIEN test

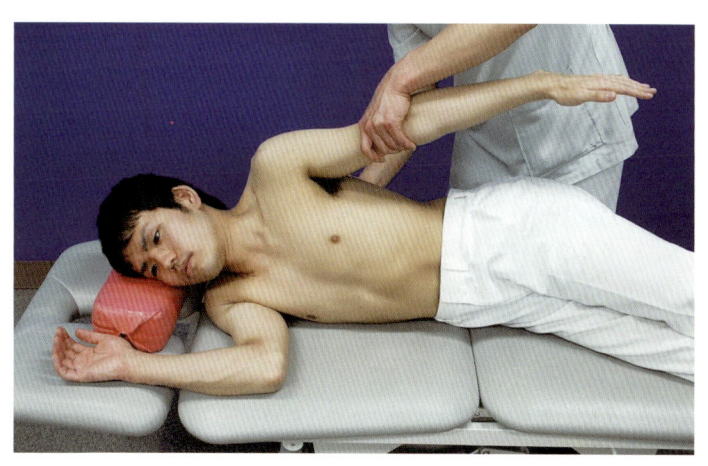

図 6-23　棘上筋を調べる SSP test

旋，その肢位で検者が上肢を下方に押して，痛みが発生すれば陽性と判断するものである．①拇指先を下方に向けフル内旋位 full internal rotation, thumb down (positive position with arm leverage) で測定する方法と (図 6-21)，②手掌を上に向けフル外旋位 full external rotation, palm up (negative position with arm leverage) で測定する方法がある．本来は上腕に圧をかけるが，手首に圧をかける方法が図示されていることが多い (図 6-22)．GREEN ら (2008) は，O'BRIEN test には positive position (前挙・水平内転) と negative position (前挙・水平外転) の二つの方法があるとしている．

　棘上筋テスト the supraspinatus test (SSP test) は，棘上筋の外転筋力を scapular plane で調べるテストで，患者は手掌を体幹に向けたまま外転動作を続け，検者が上腕下部 (肘の上部) に抵抗を与えて評価する方法である．当院では側臥位が慣用されている (図 6-23)．JOBE

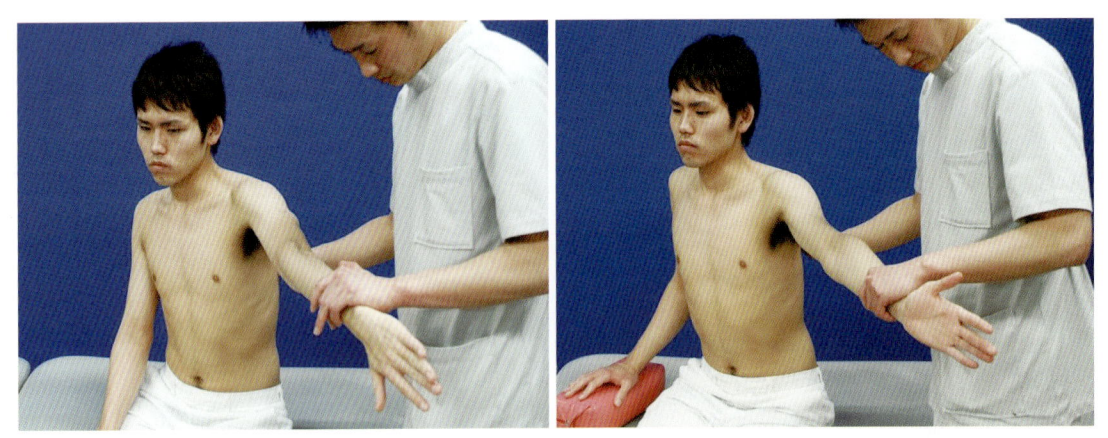

図6-24 拇指先を下にして圧を前腕にかける empty can test（左），拇指を上に向けて圧を前腕にかける full can test（右）

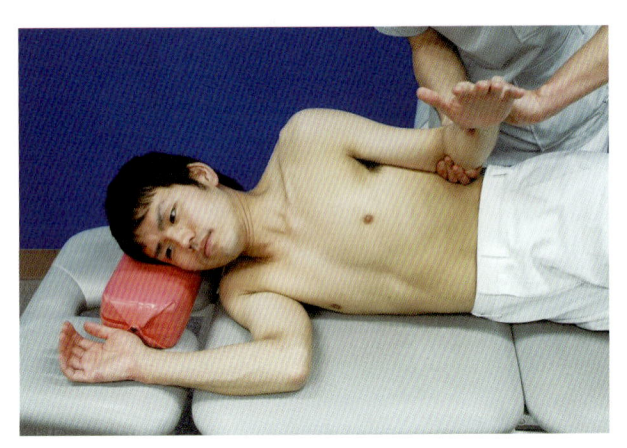

図6-25 棘下筋を調べる ISP test

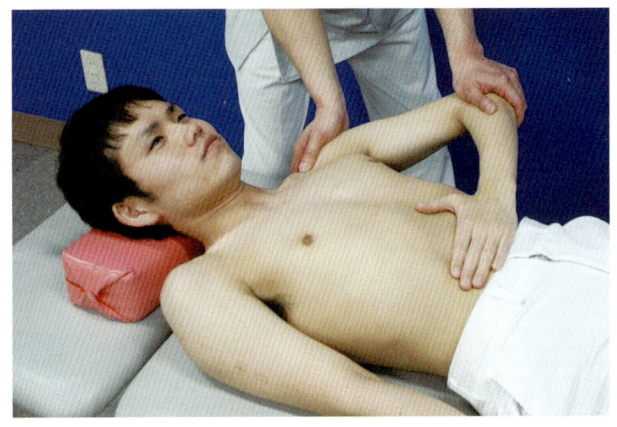

図6-26 肩甲下筋を調べる belly press test

と MOYNES（1984）は同じ目的で，患者は坐位あるいは立位で上肢を肩甲骨面で90°挙上し拇指を下に向けた肢位で，検者が上肢に下方の抵抗を与え評価する empty can test を発表した。後に KELLY（1993）は拇指を上に向けた肢位で筋電計評価を行い，それを full can test と名付けて報告した。まとめると①拇指先を下にして圧を前腕にかける方法 empty can test（ECT）と，②拇指を上に向けて計測する方法 full can test（FCT）（図6-24），の二つがあるわけである。ECT はフル内旋位で痛みと筋痛と筋力減を，FCT は45°外旋位で痛みと筋痛と筋力減，それに肩峰下の痛みを知ることができるというが，後者は臨床的にあまり意味をもたない。小平ら（2003）は，腱板断裂の screening test として impingement test は有用でなく，SSP test については empty can test のほうが有用と述べている。

一方，棘下筋テスト infraspinatus test，ISP test は棘下筋の筋力を評価するテストで，側臥位で患者は肘を90°屈曲して外旋動作を続け，検者が上腕下部を抑えながら手関節に抵抗を与える方法である（図6-25）。

肩甲下筋テスト（ベリープレステスト）belly press test は，GERBER ら（1996）によって創始された肩甲下筋の機能を反映させるテストで，仰臥位で計測する。患者に手で腹部を圧迫しながら肘を前方に出すよう指示，その肘の動きに検者が徒手抵抗をかけて調べる方法である。GILMER ら（2007）らはこのテストを240名に行って信頼が置けるものとした。立花（2011）は，手を腹部に置き closed kinetic chain にするこの動作で大円筋の起始と停止が離れるため，より肩甲下筋の機能を反映することができるとした。これは彼によって筋電図で確認されている（図6-26）。同じ目的で行う bear hug test は患側の手を健側の肩に当てておき，検者が前腕を上に持ち上げて調べるもので，保持できないとき陽性と判定する。（図6-27）。

肩の柔軟性を知る方法に crossed-arm test, coracoantecubital distance test というのがある。立位あるいは側臥位で計測するが，手技を述べておく。①起立位，肘屈曲位で上肢を内転させメジャーで外上顆と肩峰間の距離を測る方法（図6-28），②側臥位，同肢位で前方から外上顆とテーブル間の距離を測る方法（図6-29），③側臥位，同肢位で肩甲骨を固定して後方から測る方法（図

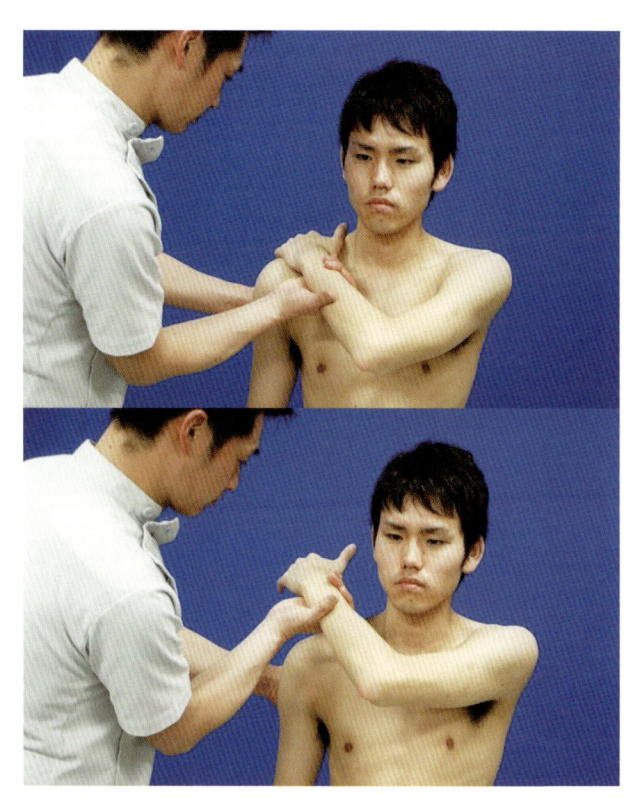

図6-27　肩甲下筋を調べる bear hug test

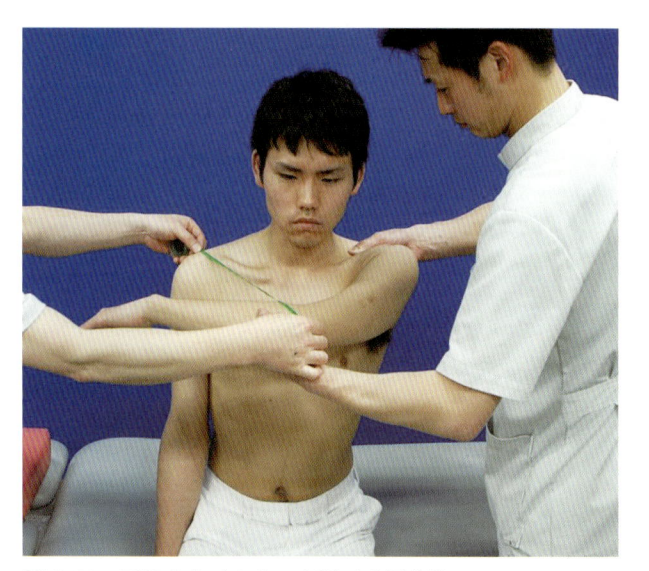

図6-28　肩後方タイトネスを調べる測定法

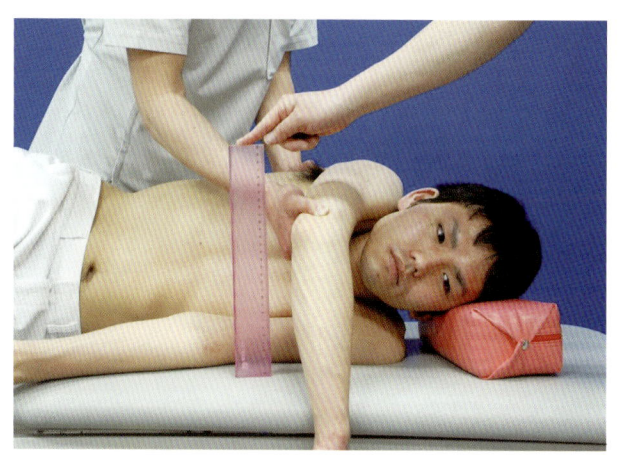

図6-29　肩後方タイトネスを調べる測定法（前から）

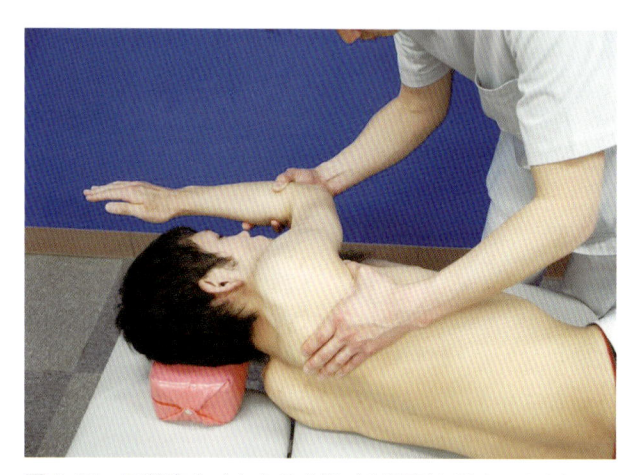

図6-30　肩後方タイトネスを調べる測定法（うしろから）

6-30），などがある．最近これで肩後方タイトネス（緊張）posterior shoulder tightness の程度が分かると信じる人達がいる．しかし，McFARLAND（2006）はこの検査法の始まりは不明で，科学的な根拠はなく反対側の値と対比することで意味をもつとしている．

　1985年，PAPPAS らは仰臥位で肩の固さを調べる combined abduction test というのを発表した．それは検者が仰臥位の被検者の横に立ち，肩甲骨の動きを抑制しながら上肢を外転と前方挙上の組み合わせで挙上，上肢がテーブルにつかないとき柔軟性がないと判断するもので

ある．彼らはこの簡単なテストで投球動作の病態がわかると考えた．KENDAL ら（1971）は上記の動作には脊椎の運動が加わっていることを指摘，このテストで広背筋，大胸筋，大円筋などの短縮がわかるとしている．

　肩後方の緊張を調べる方法 posterior shoulder tightness test は，TYLER ら（1999）によって報告された．検者が被検者の肩甲骨を押さえながらゆっくり内転（crossed body adduction）し続け，できる極限のところで肘の内上顆と手の間の距離を計測する方法だが，この手技は PAPPAS のテストの変法といえるものである．同様の手技は1990年，すでに WARNER らによって記述されている．計測方法は側臥位，肩甲骨を安定させた状態で行われ，検者はゆっくり内転をし続け，そこで肘と手の間の距離を測る方法である．彼らは，投手がより広い外旋可動域をもち，内旋可動域が減少しているのは，後方の tightness が強いためと考えたようである．しかしこのテストは解剖学的にも動力学的にも解明されていない．

　MYERS ら（2006）は internal impingement（後述）のある投手には肩後方の関節包や腱板に緊張が認められ内旋可動域の制限もあるとして，ストレッチが効果をあげる

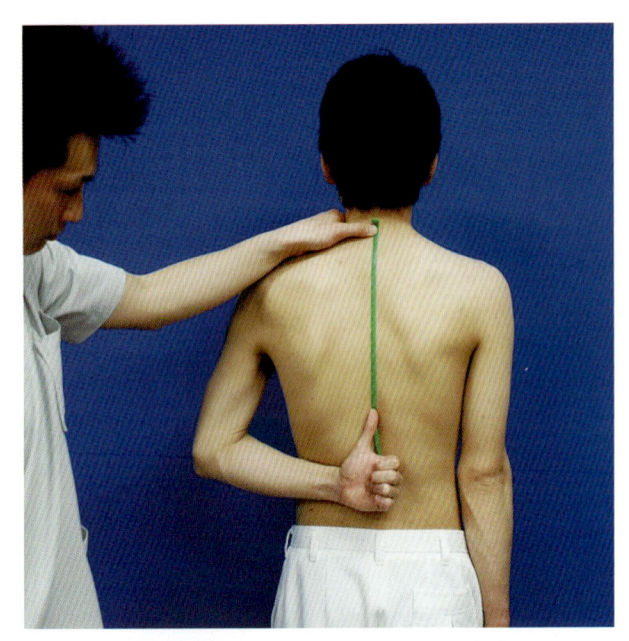

図6-31 指椎間距離（C7-母指），棘指長の測定法

と報告した。一方，TYLER ら（2010）は投手の内旋可動域減少 glenohumeral internal rotation deficit（GIRD）の原因を肩後方の緊張に求め，internal impingement のある患者にも GIRD があることから，両者はリンクしていると考えた。そして，理学療法で肩後方の緊張はとれるが GIRD は改善できないとしている。

肩後方の緊張を調べるテストは本邦でも汎用され，それが投球障害の主因でもあるかのような拡大解釈がなされている。筆者は MCFARLAND が主張する "These tests of posterior shoulder tightness are not practical use and labor intensive, and further study is needed before they can be recommended for routine use" という見解に同意するものである。筆者は肩後方の緊張という曖昧な表現がどうしても理解できない。それが肩の後方関節包の縮小によるものなのか，棘下筋・大円筋腱あるいは広背筋・上腕三頭筋長頭腱などの過緊張によるものなのかわからない。責任部位が同定されていないのである。筆者は肩後方タイトネスのある患者に関節造影を行ったとき，joint distention による除痛でほとんどの症例で病態（緊張）が消えてしまう事実を経験している。

Posterior shoulder tightness を評価するとき，回転椅子を用いて実際の投球動作のように脊柱のしなりや骨盤の回旋を加えると follow through phase でそれは消失する。肩周辺だけをみる簡易なテストで，全身運動でダイナミックな投球動作で起きている障害を判断することはできない。まして肩後方タイトネスを根拠に治療を始めることは短絡行為である。MCCULLY ら（2005）は，肩の内旋・外旋に関しては，肩甲胸郭関節の動きが意味をも

つと主張，若林ら（2006）も内旋位を脊椎レベルで考えるとき，T12 レベルより低いときはもっと正確な内旋位計測が必要としている。内旋可動域の減少には多くの問題が関与していることを再認識しよう。

指椎間距離（棘指長）は後挙・内旋の動作を計測するもので，立位-下垂位で手を背中にまわし，頸椎 7 棘突起と拇指尖の距離を測る古典的な方法が用いられている（図 6-31）。これは古くから結帯動作として知られている。HAN ら（2012）は，goniometer は可動域測定に有用だが，肩の内旋は決定できないと述べ，正確な測定法として考案したテープを脊椎に貼付し C7 に点を置いて棘指長を計測している。

田中（洋）ら（2012）は 251 名の投手（平均 16.5 ± 4.54 歳，9〜33 歳に分布）について，肩後方タイトネスと投球障害の関連を調査した。モーションキャプチャーシステムを用い，球種はストレート，セットポジションからの投球動作での計測である。肩関節の関節角度・角速度，関節間力を算出するため，胸部座標系，上腕座標系を設定，ニュートン・オイラー法を用いて肩関節に加わる関節間力を算出し体重で規格化，全例に肩関節後方の柔軟性を評価するための理学検査を行い，投球側と非投球側との差を評価指数としている（図 6-32）。

三つの評価項目，①90°外転位での内旋（2nd plane での内旋），②90°屈曲位での内旋（3rd plane での内旋），③90°挙上位での水平内転（horizontal adduction），を用いて主成分分析を行い，可動域に関する評価値を作成，統計学的処理には IBM SPSS Statistics 15.0J（IBM, Japan）を用いた。結果は Follow-through 相では，後方と下方関節間力が増大することが明らかとなり，この局面特有の関節間力の加わり方であると考えられる。主成分得点と後方と下方関節間力との間には相関がみられなかったことから，肩関節後方のタイトネスに比例した後方・下方関節間力が加わるとはいえない。したがってこれらの関節間力が加わっていると考えられること，そして，これらの関節間力が投球ごとに反復的に加わることを考えれば，肩関節後方組織の柔軟性低下は，これらの関節間力に対する合目的な生体反応によるものであろうと結論している。

また，投球障害に関与する因子の一つに肩甲骨の前傾がある。小胸筋の緊張 pectoralis minor tightness によるものと考えられるが，それを評価するのに MALANG の手技がある（図 6-33）。患者仰臥位で両手を拡げて両指を頸の後ろで組み，検者が両肘を下方に押さえて調べる方法である。

関節鏡の普及と MRI の進歩によって多くの病変が見つけられている。それは ANDREW（1985）の上腕二頭筋

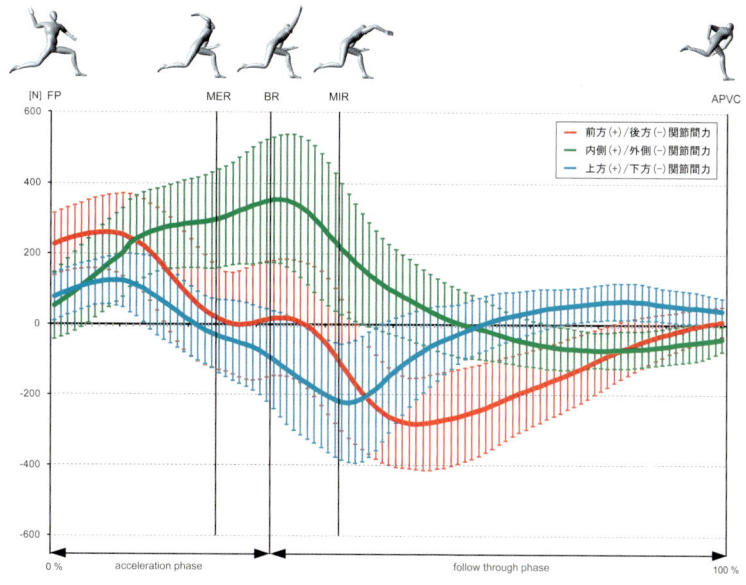

図 6-32　投球動作中における肩関節に加わる関節間力

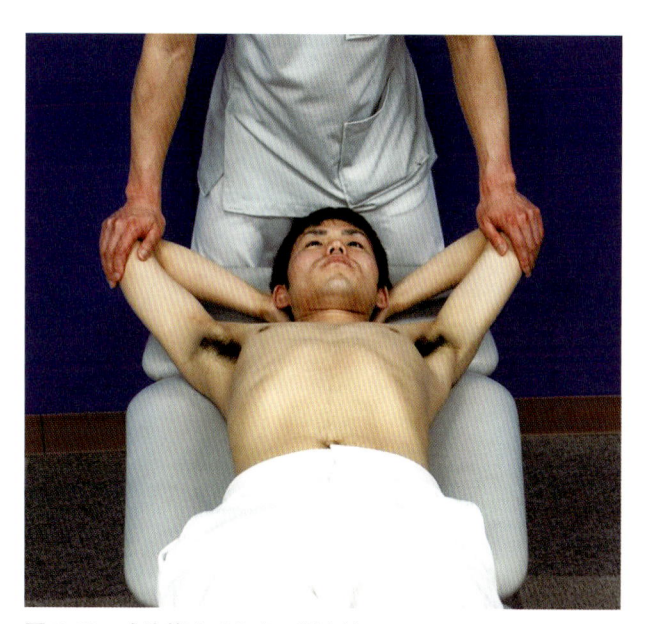

図 6-33　小胸筋タイトネス測定法

長頭腱付着部の関節唇損傷の発見に始まり，その病態を詳細に分類した SNYDER (1990) の SLAP 損傷 superior labrum anterior and posterior injury, さらに棘上筋深層と臼蓋上後方縁との衝突によって起きる病態，APOIL (1992), WALCH (1992) らによって報告された関節内インピンジメントの病態などである．しかし一方では，鏡視下で見つけた意義ある病変を，機能解剖，病理，バイオメカニクスなど科学的手法で検証しないで，安易に生理機能テストと関連させ，治療を優先しようとする短絡傾向があることは残念なことである．

3. 主な疾患の痛みの特徴

肩疾患にはそれぞれ痛みの特徴がある．要約しておこう．

肩関節周囲炎（狭義の五十肩）：急性期では痛みが強く，自発痛，圧痛は主として烏口突起，腱板疎部，時に結節間溝など前方にある．夜間痛が特有である．慢性化とともに痛みは外旋時の運動痛に変わり，圧痛は外方四角腔あたりに強くなる．したがって，痛みの部位で病相の判断ができることが多い．初期の炎症に起因する前方の痛みと拘縮がとれてゆく際の後方の痛みを誤認しないこと．

上腕二頭筋長頭腱腱炎：上腕を側挙，肘関節を屈曲するときや腕下垂で外旋するときに発現する運動痛で，上肢の過度使用で発生する．結節間溝に圧痛がある．

石灰沈着性腱板炎：これほど強い激痛を訴える肩疾患はない．発症は急性で患者は手の"やり場"がない激痛で，体を前屈し患肢をかかえて来院するのが普通である．

肩関節腱板炎（Tendinitis, BATEMAN）：CODMAN のいう肩峰下滑液包炎と同義語．従来，五十肩の範疇に入れられ区別されていないが，痛みをとると運動制限がとれ拘縮がなくなるものをいう．挙上時に起きる第 2 肩関節部の疼痛．米国では subacromial impingement の範疇に入れられている．

腱板損傷：不全断裂では夜間の自発痛，挙上に際しての運動痛，特に大結節周辺の圧痛が強いが，広範囲に断裂したものでは機能障害が主で，慢性化して拘縮が起きないかぎり痛みは主徴とならない．

腱板疎部損傷：前方の不安定性と烏口突起外方に強い

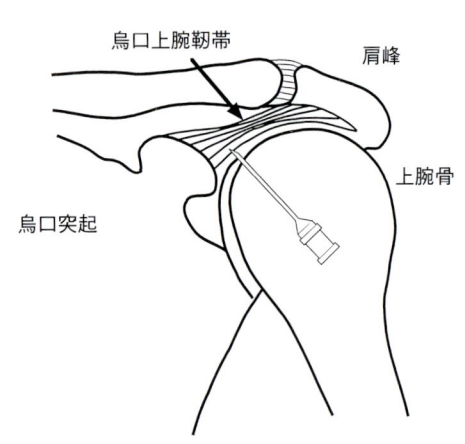

図 6-34　肩峰下滑液包への注射の方法（筆者）

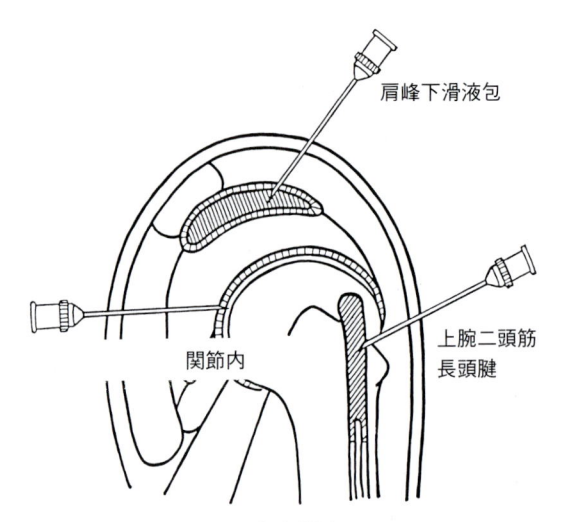

図 6-35　MOSELEY の三点注射法

圧痛がある。下垂位の動作では問題がないが，挙上時とくに投球動作で痛みが発生する。

動揺性肩関節症：腕下垂での負荷で，骨頭が臼蓋から逸脱するときの不快感と鈍痛がある。烏口突起外方の圧痛と前後不安定性による鈍痛，最大挙上時での後方四角腔および関節包後部の圧痛がある。

肩結合織炎（肩凝り）：肩甲骨内上角のこわばりおよび不快感で，棘下筋の圧痛を伴う。時に鈍い疼痛が後頭部や上腕三頭筋，上腕骨内・外上顆部にまで放散する。

肩鎖関節炎：肩鎖関節の直上および前後部に強い圧痛がある。衣服の着脱や手を振り上げる動作など 90°以上の挙上で激痛が発生する。

肩の entrapment neuropathy：主なものとして肩甲上神経のものと肩甲背神経のものがある。前者は肩甲切痕部で肩甲上靭帯によって圧迫されるもので，自発痛，特に夜間痛が強く運動制限を起こすことがある。後者は中斜角筋を貫通する部で圧迫され発生するが，ちょうど"寝ちがい"のように頚を動かすとひどくなる。中斜角筋部に圧痛が強く激痛が背部に放散する。

4. 診断のためのブロックの部位
sites of block for diagnosis

痛みのある部を推定して，そこに局所麻酔剤を注射する方法はペインブロックテスト pain block test として古くから用いられている。これで除痛が得られれば診断に近づけるし，少量のステロイドあるいは薬剤を加えることで同時に治療効果も期待できることから，臨床的には非常に有用である。

注射の部位は第 2 肩関節，すなわち烏口肩峰靭帯下の肩峰下滑液包が主なものだが（図 6-34），臼蓋上腕靭帯や関節唇，骨頭後上方部や滑膜など肩関節内に注入するもの（図 6-35），肩鎖・胸鎖関節内に行うもの，肩甲骨内上角の腱付着部および三角筋付着部などの軟部組織，肩甲上神経や肩甲背神経などに浸潤させるものなどがある。結節間溝は出血しやすい部位なので勧められない。

B. 肩の画像
radiography of the shoulder

1. レントゲン写真検査

問診，視触診が終わると画像撮影が指示される。肩では画像の所見なしには十分な診断はできない。しかし，少し前までは，レントゲン写真前後像 1 枚のものだけで判断できるとした人達がいたことは驚きである。それは前から写した 1 枚の人物写真のようなもので，左右・正面，あるいは斜めからのものもみないと個性的な表情がわかるはずはないのである。また，所見をみるときに骨折や脱臼，炎症による骨の形状変化ばかりみすぎないように注意しよう。

なぜそこが折れたのかという機能的なみかたをするとき，あるいは臨床症状と所見が合わないときには，さらに多方向の撮影を行って影を立体的なものにする必要がある。例えば，骨頭の後上方欠損は内旋位のものでないと描出できないし，大結節骨折は外旋位のものを撮らないと見落とすことがある。また，臼蓋と骨頭の関係は挙上位や軸射位のものを参考にしないと，確実な動態は得られない。拘縮のある肩では可能なだけ挙上させたレントゲン写真で，初めてその病態が理解できる。また，不安定性のある肩では骨頭の前後・上下の移動を観察しな

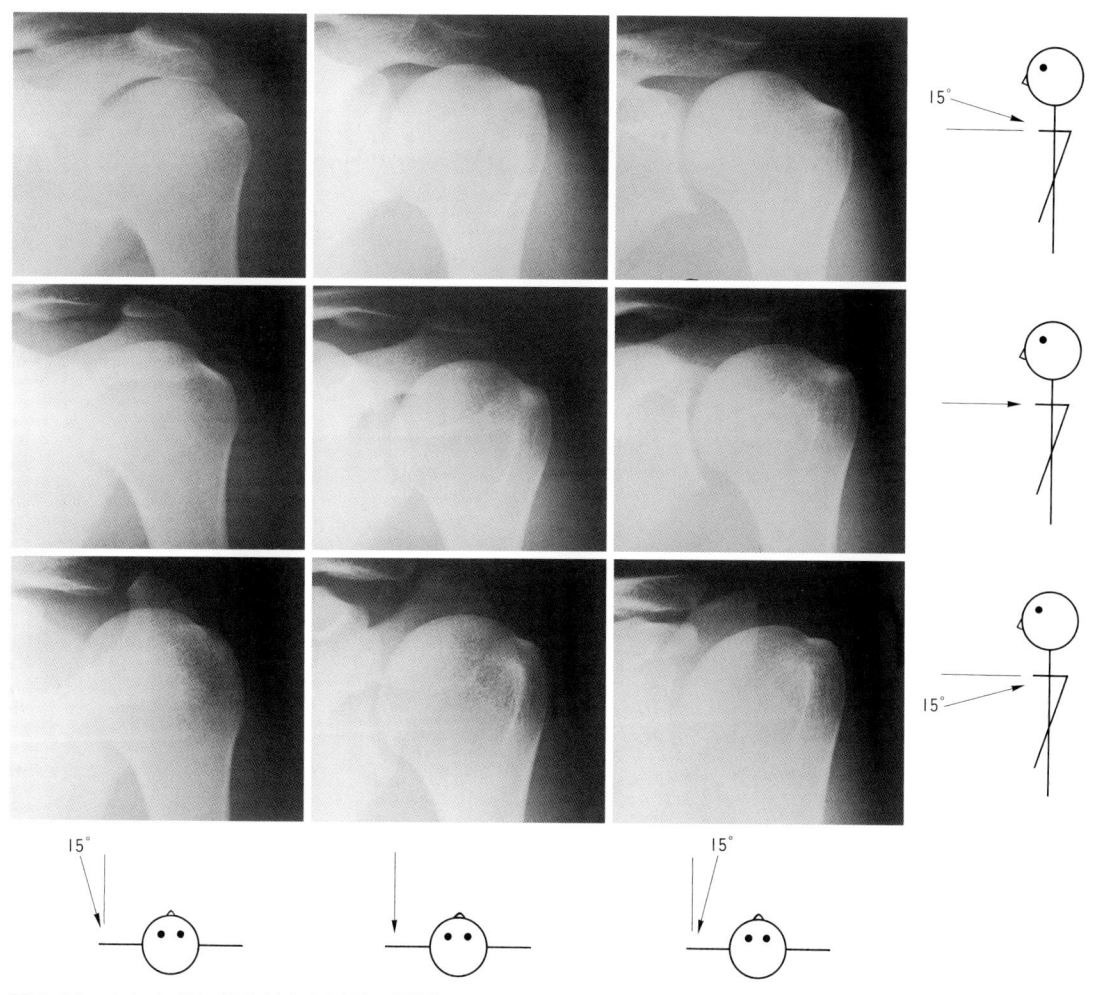

図 6-36　レントゲン線入射角と所見の関係

いと的確な診断はできない．要するに目的にそって，いろいろな肢位で撮影された所見をみることが大切である．痛みの強い患者では，撮影肢位をよほど注意しておかないと指示と異なった所見となり，予想しない失敗をすることがある．レントゲンの入射角度と肢位の関係を見抜く能力をもつように心がけたいものである．必ず経時的に撮影する原則を守っておこう．最近はレントゲン写真をデジタル化して高画質にした computed radiography が普及し，明瞭な画像で診察できるようになっている．

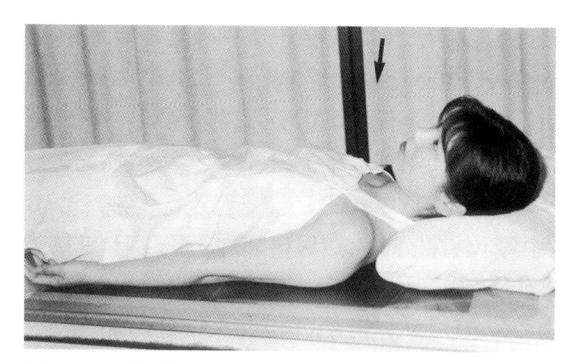

図 6-37　中間位での撮りかた　管球の傾きに注意

a．撮りかたとみかた

レントゲン撮影の指示は「何をみるのか」によって決められる．ここで，わずかに外旋した肩関節がレントゲン入射角度の違いで起きる所見の変化を示しておく（図6-36）．15°外方から入射したものでは臼蓋の面が丸く写り，15°内方からのものでは線状に写っている．また15°上方から入射すると肩峰と平行になるため肩峰下の間隙がよく見え，逆に15°下方からでは肩峰の形が写し出され，骨頭は変形して見える．このように，同じ肩関節でも撮影方法で違った表情を呈していることを銘記しておこう．筆者は肩峰下がよく観察でき，臼蓋と骨頭の安定感のあることから，やや上方（15〜20°）からの入射角で撮ったものが好きである．臼蓋が線状に写るものを正しい撮影法（GRASHEYの方法）とする書物もあるが，根拠はない（図6-37）．

もちろん，どこをみるかによって入射方法・肢位を選択する．大結節骨折や石灰沈着をみるときは外旋位，小結節骨折では内旋位，臼蓋をみたいときは内上方から照

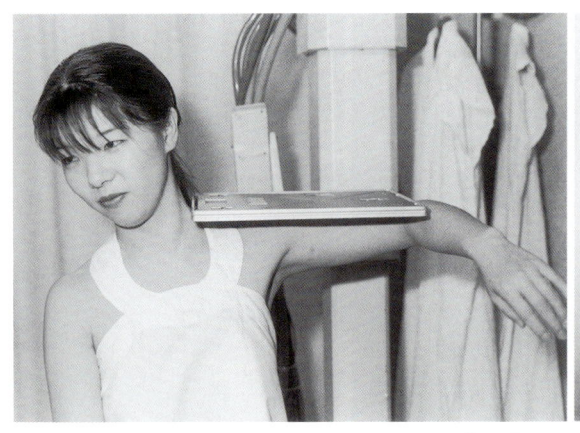

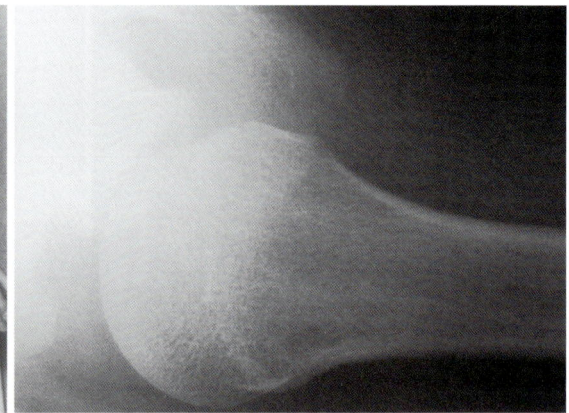

図6-42 軸射位での撮りかたとレントゲン写真所見

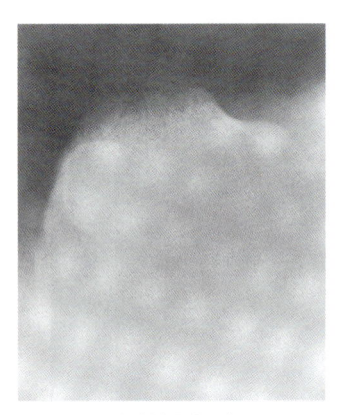

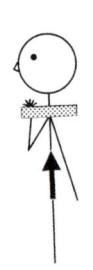

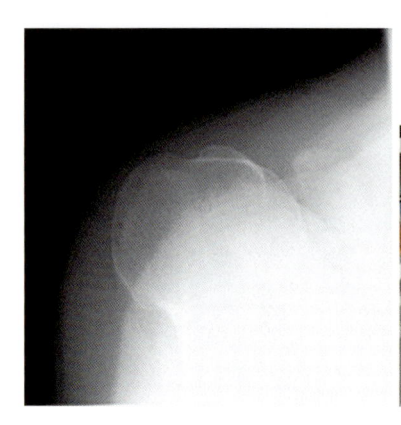

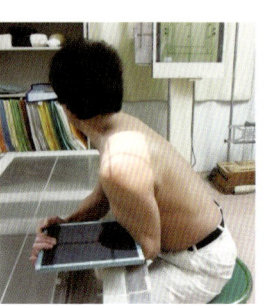

図6-43 結節間溝の撮りかた

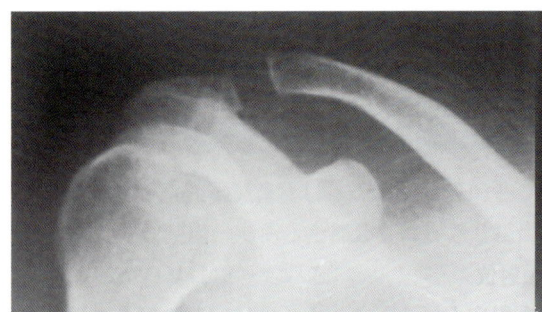

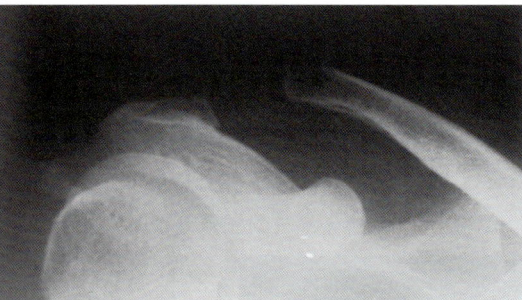

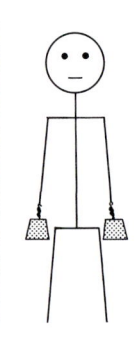

図6-44 肩鎖関節の撮りかた

は，肩の上にカセットを置き，患者自身の反対側の手でそれらをもたせ，患肢をわずかに後挙させ，直下から入射して撮るFISK（1965）の方法がよい（図6-43）。

5）肩鎖関節の撮りかた

肩鎖関節脱臼，特に鎖骨端の後方へ脱臼を疑うときは，立位で両上肢に重錘（数kgの砂袋）を持たせた，負荷撮影による所見がより明瞭となる（図6-44）。

6）肩甲胸郭関節の撮りかた

肩甲骨側面像を得るためにはsupraspinatus outlet positionがよい。上腕骨頚部骨折の転位や肩甲骨腫瘍，肋骨群の異常所見を得たいときは，立位で肩甲骨面に平行で後方から15°の角度入射，臼蓋と骨頭の関係および肩甲棘をみるときは，上肢を挙上した肢位で撮影する。肩甲骨軋音のある患者には欠かせない撮影法である。同様に，骨頭の位置確認のためには真の側方像 true lateral view，scapular Y viewが必要だが，上記のものと誤認しないようにしたい（図6-45）。

7）肋骨の撮りかた

胸郭の損傷，ことに日常よく出会う肋骨骨折では，明らかな臨床症状があるにもかかわらず明確な骨折線あるいは転位がないと確定しにくいもので，肋軟骨骨折とか肋軟骨部損傷などのあいまいな診断で対応することが多い。筆者は骨折の疑いがある場合，前後と斜位の二葉の

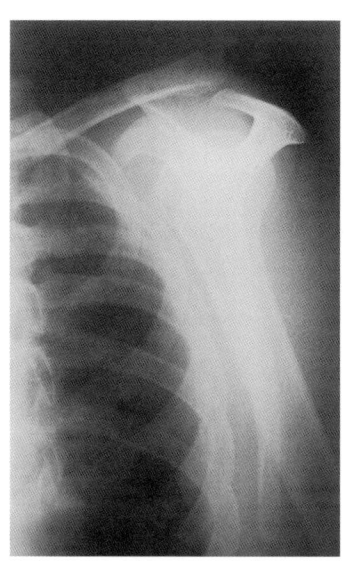

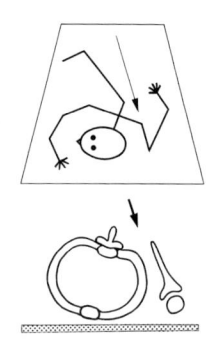

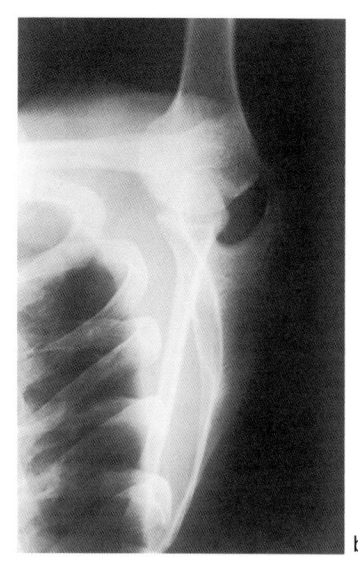

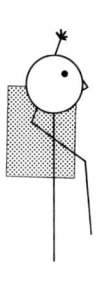

図6-45 肩甲骨側面の撮りかた　a：上肢下垂位　b：上肢挙上位

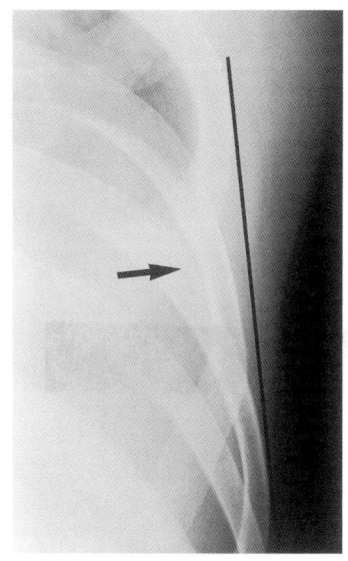

図6-46 肋(軟)骨骨折の検出方法

レントゲン写真を撮って任意の肋骨上に切線を引き，不規則化(凹み)があるとき肋骨骨折と診断している。これは提灯の"ひご"が圧迫を受けて陥凹する現象と同じと考えてよい。これについては孫(常太)ら(1997)の詳細な報告がある(図6-46)。骨折の有無について問題になることがよくあるが，これを解決する方法として勧めたい。また，肋骨には前鋸筋が付いているので，その痛みが肩の機能を阻害していることがあるので留意したい。

8) その他の撮りかた

その他，前方脱臼，骨頭後上方欠損を疑うとき腹臥位で肘をテーブルの外に垂らし腕を内旋させて撮るDIDEE (1930)の肢位(図6-47)，上肢を外旋させて撮るLAWRENCE (1915)の肢位 LAWRENCE axillary shoulder position (図6-48)，同じ肢位をより外旋させて撮る外旋強調・腋窩肢位 exaggerated external rotation axillary shoulder position (図6-49)，LAWRENCEと同肢位で後方斜めから25°の方向で入射，臼蓋の前下縁を接線方向から見る west point axillary view (図6-50)，同じ目的で躯幹とカセットの角度を45°回旋し，斜め上方45°から入射するGARTH (1984)のapical oblique view，坐位あるいは仰臥位で肩を挙上し手を頭部に置き，上腕骨頭めがけて斜めに入射して骨頭後外欠損をみるSTRYKER (1959)のSTRYKER notch shoulder view (図6-51)などがあるが，いずれの画像も慣れないと判読しにくい。筆者の方法で十分である。

b. 正常レントゲン写真：読影上の注意

レントゲン写真を前にして大切なことは，影を実際のものに読み換える，言い換えると両者の関係を十分理解することだろう。肩周辺の骨群は時に変わった所見を呈するものがある。それらは発育時期によるもの，亜型と考えられるもの，異常なもの，外傷によるもの，加齢変化あるいは変性などによるものなど多様だが，ある程度の知識がないと診断を誤る原因となる。ここでは，臨床上よく遭遇するものを部位別に述べてみよう。なお，病的所見を呈するものは各項で詳述する。

1) 鎖骨とその周辺 (図6-52)

鎖骨では中央より外側に溝状のものあるいはまた小卵形の孔が見えることがあるが，これらは鎖骨上神経枝 the supraclavicular nerve の通過する部位で正常と考えられる (2～6%発生，KOEHLER)。また，鎖骨の上にバンド状の陰影が見えるが，これは皮膚・皮下部分が写った

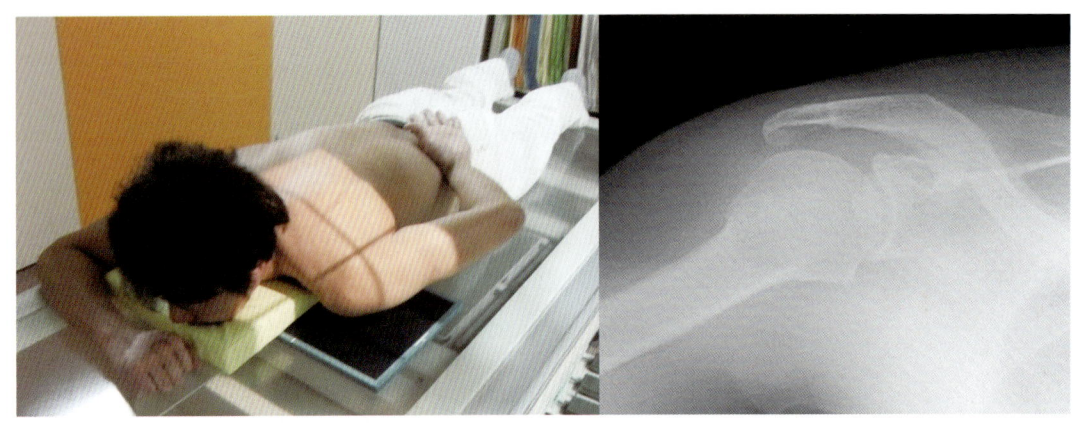

図 6-47　Didee shoulder position　骨頭後上方欠損、前方脱臼を疑うとき

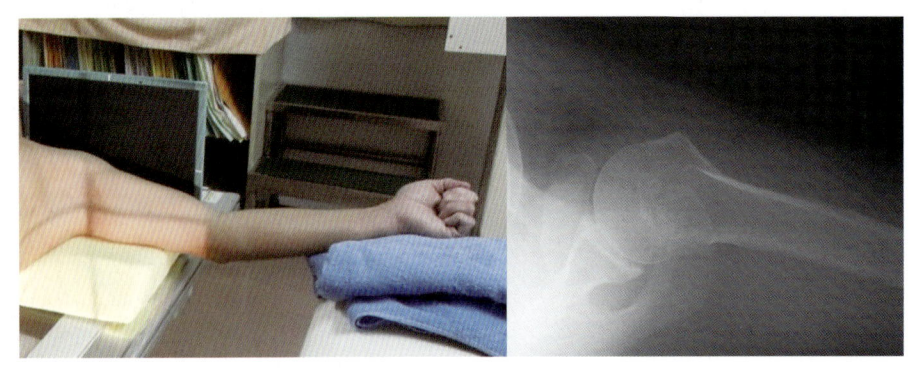

図 6-48　Lawrence axillary shoulder position

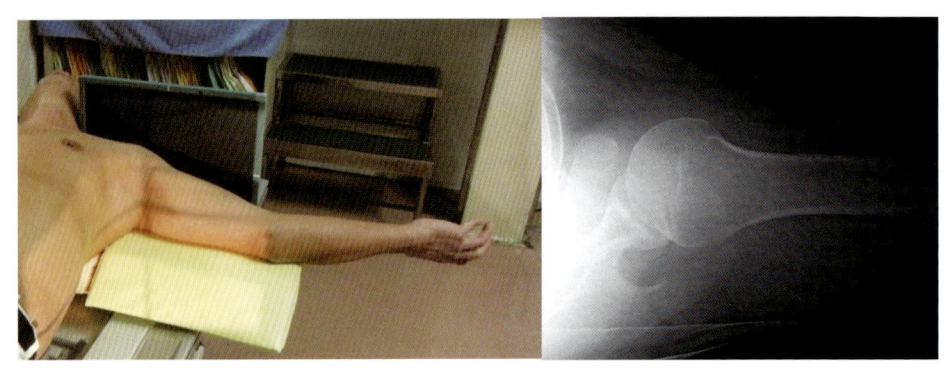

図 6-49　Exaggerated external rotation axillary shoulder position
前方脱臼，亜脱臼，後上方骨欠損をみる

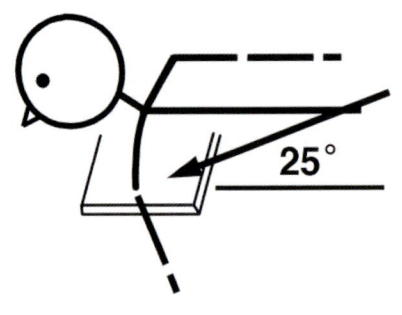

図 6-50　west point axillary view
臼蓋の前下縁を接線方向からみる

もので異常ではない。鎖骨二重輪郭 double contour of the clavicle と呼ばれている。

　鎖骨中枢端の骨端核の発現は遅く 16～20 歳でようやく現れるが，マッシュルーム状のものから，コップ状，乳房状など，成長とともにさまざまな形状を呈する。幼児期ではこの骨核 episternal bone と第一肋骨の osseous shadow が併存している。鎖骨中枢側の下部には，腫瘍と間違われるほどの大きな圧痕 rhomboid fossa or rhomboid depression みられることがあるが，これは肋骨鎖骨間，菱形靱帯の付着部で，第 1 肋骨と鎖骨を結合させるための粗面である。胸鎖関節には多くの形態異常 Srb's sternum-rib anomaly があるので，異常と誤らな

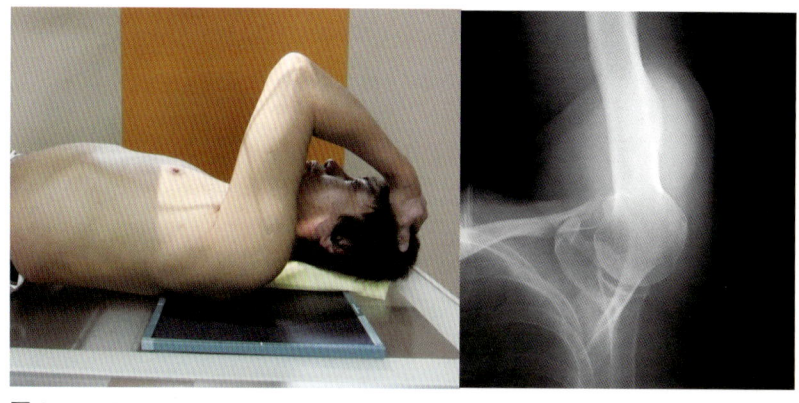

図 6-51 STRYKER notch shoulder position　前方脱臼をみるとき

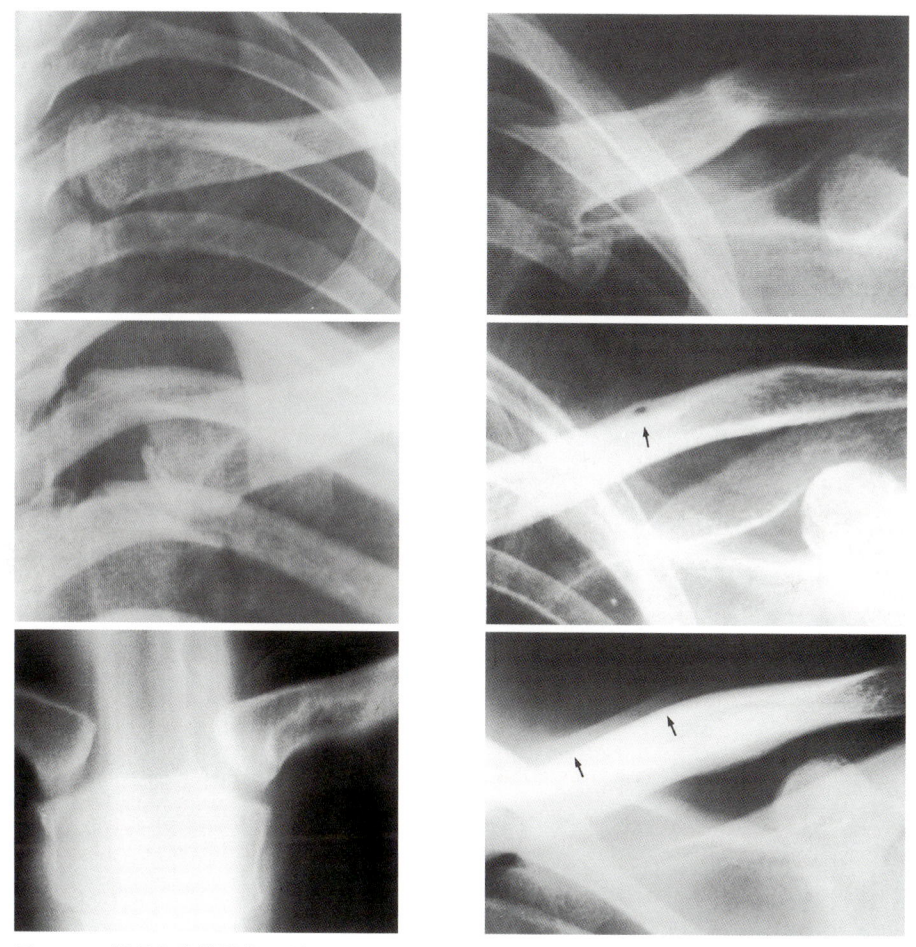

図 6-52　鎖骨と胸鎖関節の種々像

いように注意する。
　肩鎖関節の形が定まっていないことは，滝川 (1940) によって詳述されている。関節面もまたいつも平行とは限らない。関節面のシスト状変化，硬化像なども臨床所見をよくみて正常か病的かを見極めよう。時に円板の石灰化もみられるが，臨床症状の有無とあわせて判断する。鎖骨遠位端の肥大は正常時でもみられるが，巨細胞腫，idiopathic cyst などで発生する。鎖骨と烏口突起間に関節様構造 coracoclavicular articulation をみることがよくある。WERTHEIMER (1948) は 277 例中 2 例，約 0.7% の発現率であると報告している（後述）。これが外傷に起因するという説は MARQUES (1949)，GRADOYEVITCH (1939) らによって支持されている。烏口鎖骨間の石灰化については MCCURRICK (1938) が詳しく報告している（図 6-53）。
　外傷後に発生する珍しい疾患，鎖骨端の骨融解 post-traumatic osteolysis については，ALNOR (1951) と WERDER (1950) の報告がある（図 6-54）。
　鎖骨頭蓋骨異形成症 cleidocranial dysostosis はよく知られている鎖骨の形成不全だが，頭蓋骨，大腿骨，手などの奇形を伴っていることがよくある。鎖骨の中央部骨

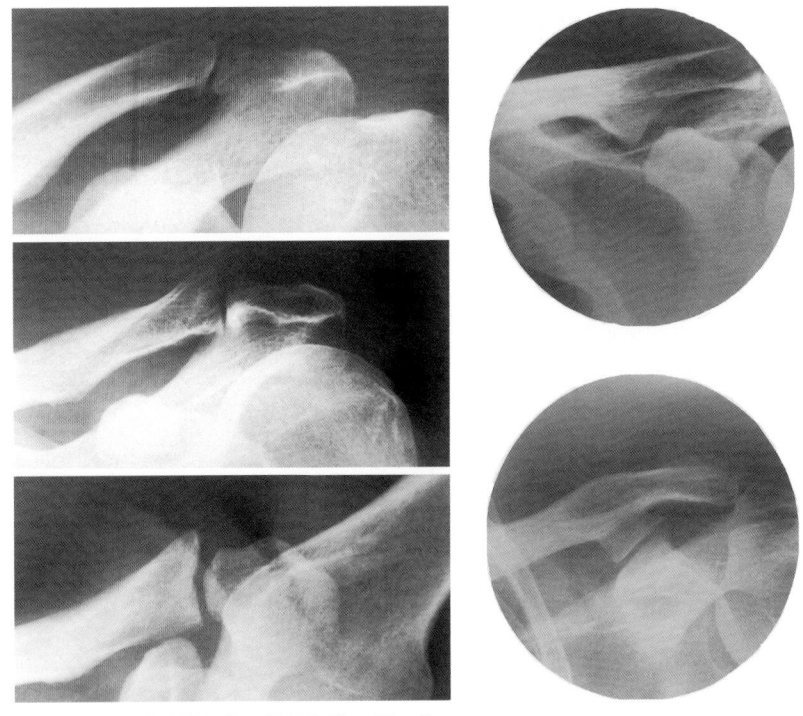

図6-53 肩鎖関節と烏口鎖骨靱帯の種々像

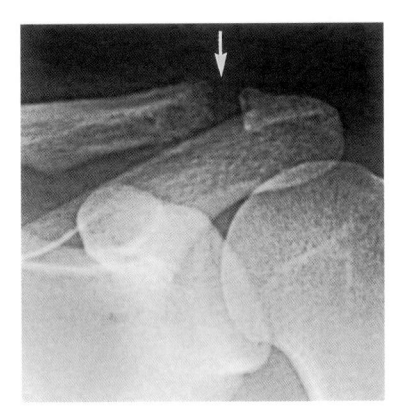

図6-54 外傷性鎖骨端骨融解症

核欠損(先天性偽関節 congenital pseudoarthrosis)は家族的に発生することが多い。稀だが，鎖骨の結核，骨髄炎，無腐性壊死 aseptic necrosis：FRIEDRICH's disease などもある。

2）肩甲骨とその周辺

肩甲骨は全体をみようとしても胸郭，肺のためどうしてもくもって写るため疑いのある所見があれば各方向のものを撮る必要がある。また，その形状は個人差が強く，職業やスポーツおよび疾患など，機能的要請によって応形変化を起こしていることがあるので留意しておこう。挙上位でより明確な所見が得られる。

肩甲骨の核は胎生7～8週で発現するが，その中心部と肩峰は生下時に骨化している。肩峰外側には2～3個の骨核，上から meta, meso, pre の核があって，15～18歳頃までみられるが20歳でやっと一つに癒合する。しかし実際には25歳頃まで残存していて，時に肩峰骨 os acromiale となることがある。形状は主として三角形だが時に丸く，KOEHLER ら(1961)によると約1.3 cm 幅があり，多くは両側性で7～15％の高率で発生すると報告されている。一方，LIBERSON(1937)によると，それは2.7％の頻度と少なく両側性のものは62％であるという。ここに痛みがあると臨床上，骨折あるいは仮関節が疑われて治療方針が問題となる。SCHAR ら(1936)はこれを painful os acromiale と呼んでいる。また，肩峰骨の骨軟骨炎も CLEAVES(1940)によって報告されている(図6-55, 56)。

烏口突起も興味ある所見を呈する部位である。骨核は1歳ですでに現れ，思春期の16～18歳まで体部と癒合せず，全く孤立した骨，あるいは剥離骨折のように見える場合が少なくない。GUNSEL(1951)は68歳まで癒合しなかった症例を報告しているほどである。したがってここが外傷を受けたときの診断は難しいが，単独骨折の少ないことからよく判断する。突起先端に丸い貝殻状の副骨化 accessory ossification が成長期にみられる。臼蓋と烏口突起の間の骨 infracoracoid bone が軸射位の写真で見つかることがあるが，accessory bone か osteochondrosis dissecans かは不明である。GUNSEL(1928)は烏口突起骨端骨折 coracoid epiphysis fracture を，HORN(1942)は肩甲棘と烏口突起の疲労骨折を，それぞれ報

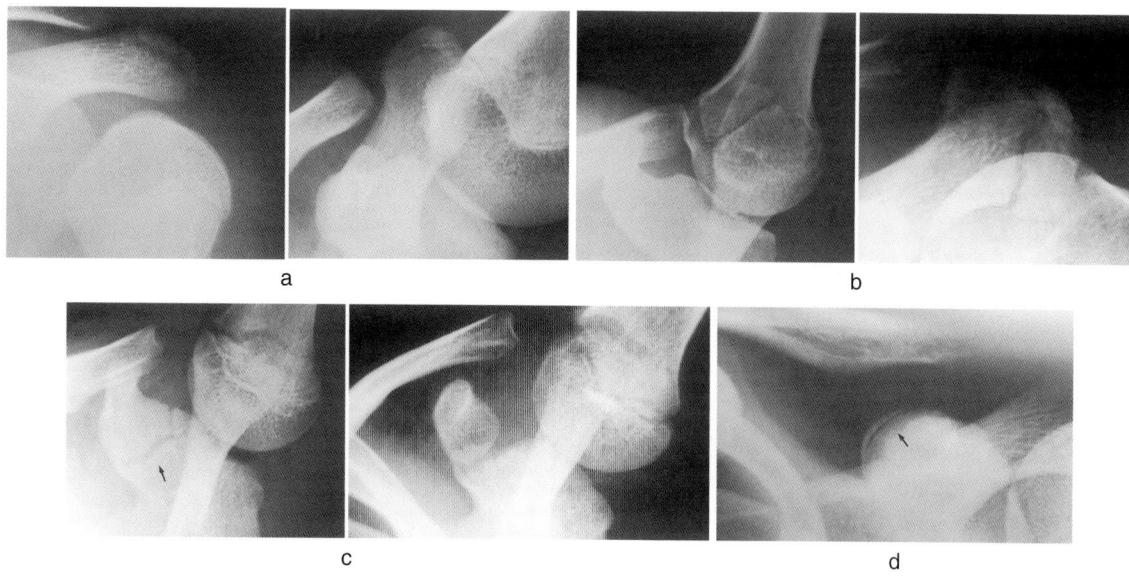

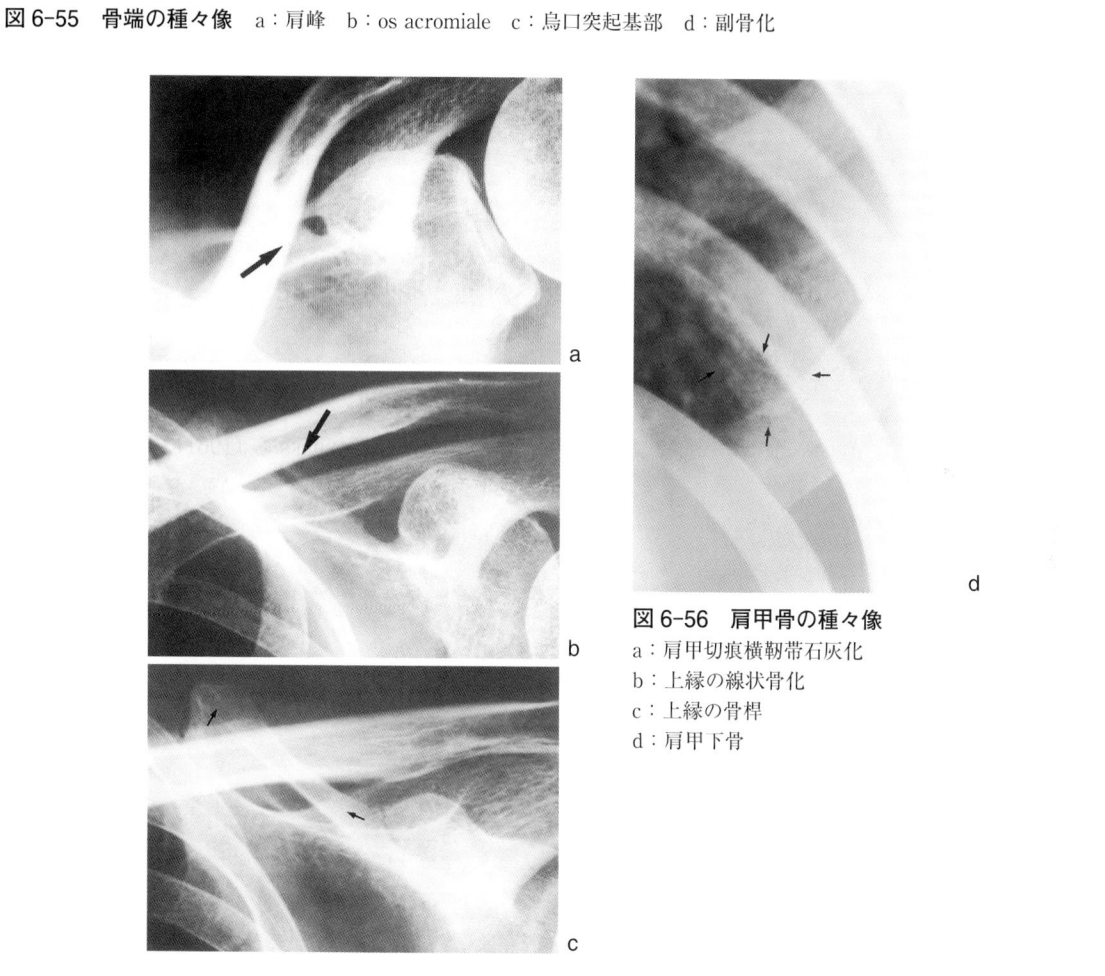

図6-55 骨端の種々像　a：肩峰　b：os acromiale　c：烏口突起基部　d：副骨化

図6-56 肩甲骨の種々像
a：肩甲切痕横靭帯石灰化
b：上縁の線状骨化
c：上縁の骨桿
d：肩甲下骨

告している。
　肩甲骨上縁，肩甲切痕の上に張られている横靭帯の石灰化で，肩甲上神経の通路が丸い孔状または洞状を呈することがある。また，上縁と烏口突起の間のサドル状部分に線状の石灰化あるいはアーチ状の骨化 clasp-like superior margin of scapula がみられることがある。これは上横靭帯の骨化で BIRKNER (1955) によって報告されて

いる。内角の骨端核は 16～18 歳（18～22 歳，横倉，1933）までに閉鎖されるが，時に鋭くそそりたつ（肩甲骨回旋にもよる）場合や二つに分かれているもの duplication (double tip 状のもの)，あるいは角の鋭いものなどがみられる。内縁の"たてがみ"状の骨端線 crested epiphysis は，18～20 歳まで存在することがある。同様の所見は下角にもあり，これは 16～19 歳で閉鎖する。独立し

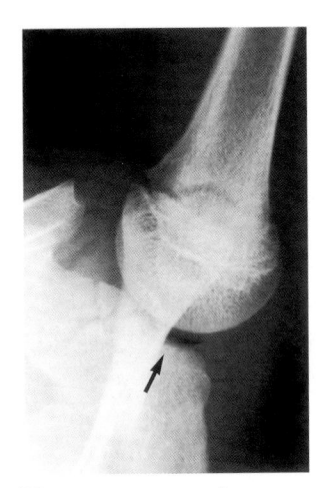

図 6-57 Magnusson's vacuum phenomenon

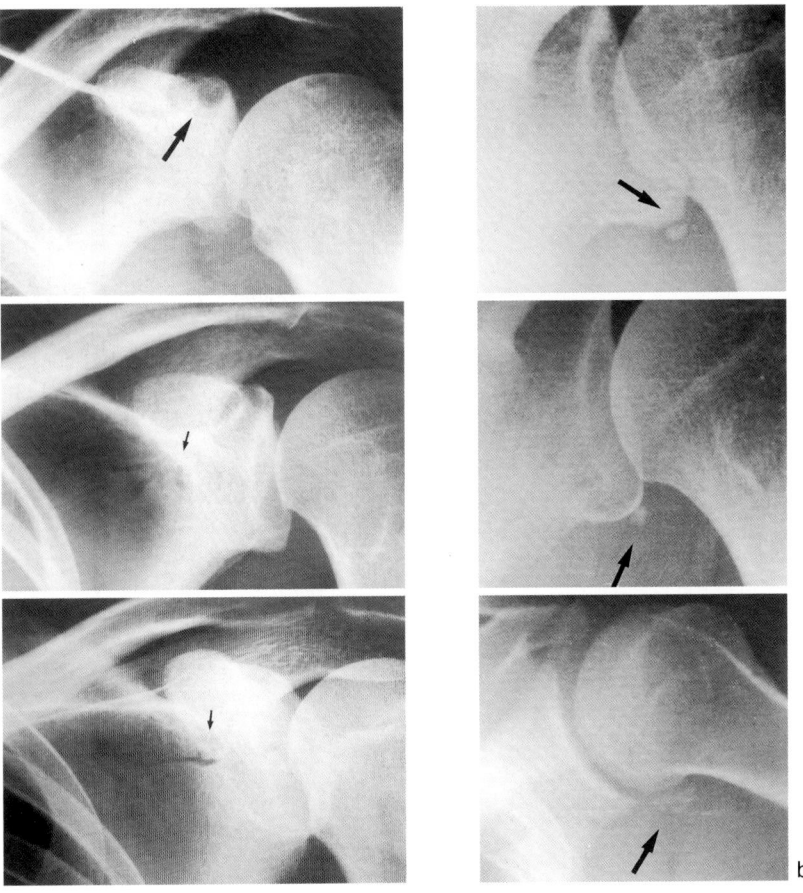

図 6-58 臼蓋の種々像　a：臼蓋および頚部の正常所見　b：臼蓋下方の小骨片

た骨のとき，肩甲下骨 infrascapular bone，脊椎と肩甲骨下角の間の骨 scaphoid scapula と呼ばれる。

肩峰も観察すべき重要な部位である。Edelson (1993) の論文によると肩峰骨 os acromiale は 8.2% に存在しており，そのほとんどが肩峰の長さの 1/3 あって，肩鎖関節の関節面を含み烏口肩峰靭帯 C-A lig. の付着部を包含しているという。この部が外傷を受けたとき，線状像が骨折線か先天的の骨端線か迷うことがある。当院資料を解析した建道ら (1997) は，肩峰の形成不全と動揺性肩関節症は関係があると報告している（後述）。

Hohmann ら (1961) は肩甲骨各部にみられた腫瘤・突起を報告している。それらは内縁の階段状骨変形，内上角の結節形成と鉤状変形，外骨腫，subscapular ossifying hematoma (White ら，1929)，osteitis fibrosa などで，臨床的には弾発肩 snapping scapula の症状がみられる。

後に Sprengel 病と呼ばれるようになった肩甲骨高位症は，まれな病態である。時に肋骨や脊椎の変形を伴うことがある。

臼蓋は幼児期では不明瞭で線状に見え，挙上位で関節裂隙に真空状の陰影 Magnusson's vacuum phenomenon を呈することがある（図 6-57）。臼蓋がはっきりするのは 14 歳頃で，骨端線の周囲輪がよく観察できる。体部と癒合するのは，18 歳 (18～24 歳，横倉) である。臼蓋の上部，窩上結節に丸い打ち抜き像 radiolucent spot が現れることがあるが，これは正常所見で，上腕二頭筋長頭腱の付着部を示している (Zimmer, 1939)。頚部中央の線状，放射状陰影は栄養血管溝で，これを骨折と見誤らないようにする。臼蓋下部にみられる小骨片には，骨端線が閉鎖し損ねたもの，上腕三頭筋長頭腱付着部の剥離骨折，脱臼による臼蓋前縁骨折の遺残，関節包の石灰化，臼蓋骨 os glenoidale, infraglenoid bone など多くのものがあり断定できず，臨床症状の主因とはなり得ない（図 6-58）。臼蓋下方部分の欠損は先天性肩甲骨発育障害の一つであることが Brailsford (1945) によって報告されている（図 6-59）。

投球動作をするスポーツ選手に多発する臼蓋の後下部の骨形成は，Bennett (1947) によって報告され，その業績により Bennett lesion と呼ばれている（後述）。

3) 上腕骨

上腕骨骨頭の骨核はレントゲン写真上 4～8 カ月でみえる（図 6-60）。最初のものは関節内に現れ，次いで外側（大結節）は 2～3 歳で，4～5 歳で小結節のものが出現

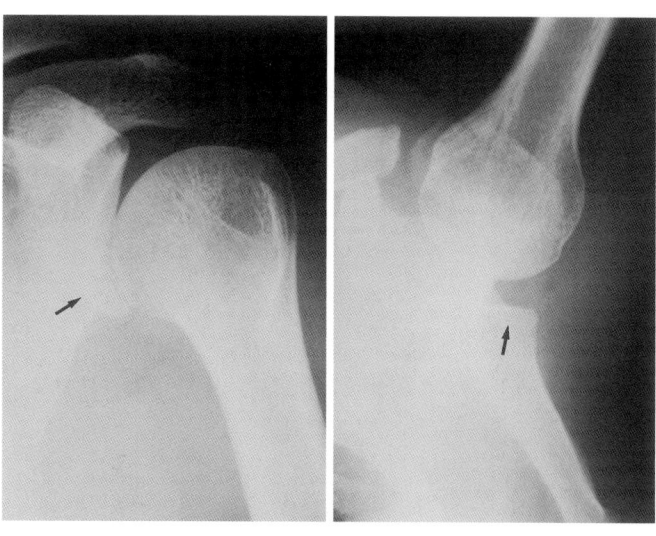

図 6-59　先天性臼蓋形成不全症

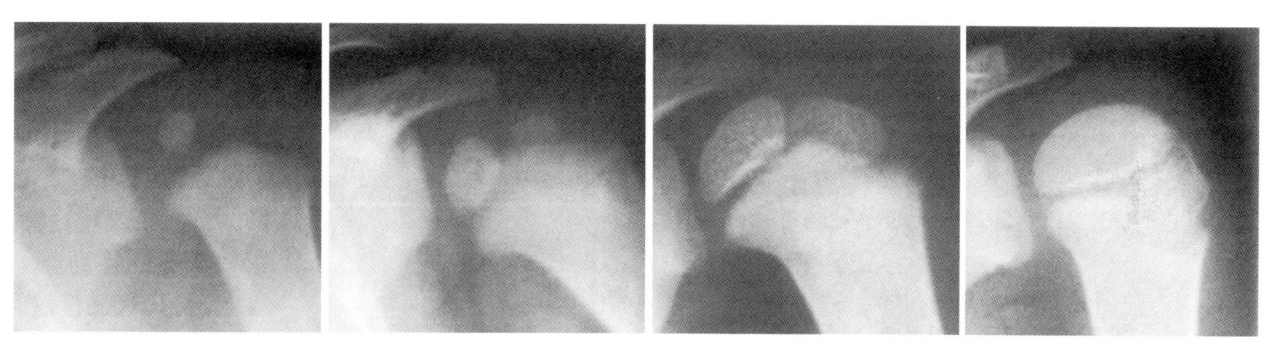

図 6-60　上腕骨骨核
左から6カ月，1歳，2歳6カ月，6歳のX線像

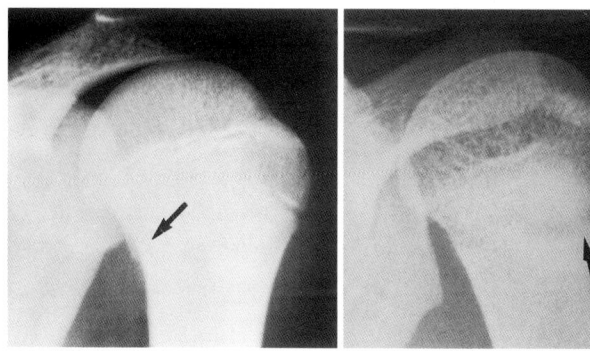

図 6-61　骨端線離開

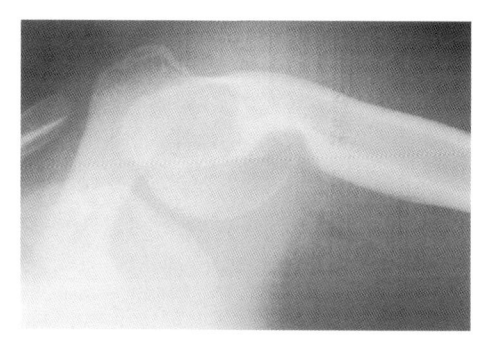

図 6-62　上腕骨内反

する。第3の核も5～8歳で現れるが，これは大結節の核と重なるためレントゲン写真で確認しにくい。完全な骨端線として登場するのは14歳前後，それが閉鎖するのは20歳頃である。骨端線は真横に走らず，斜めに外側へと上昇して急降下しており，はっきり見えているので外傷を受けた場合，骨折かどうか判断に苦しむことがある（図6-61）。通常は反対側と比較して判断するが，十数日後の再撮影で仮骨を認めることで骨折の存在を確認できる。川島（1991）は年齢，すなわち成長に伴う骨端線の状態によって骨折のタイプが異なると報告してい

る。壊血病，梅毒，ERB麻痺などで骨走線の異常が起きることが知られている。

　形態の異常として上腕骨内反 humerus varus が挙げられる。正常の頚体角は130～140°だが100°以下のとき異常と判定してよい。原因として成長障害，代謝異常，内分泌異常，骨折後などが挙げられているがはっきりしていない（図6-62）。上腕骨骨頭の欠損は ANDREASON（1948）によって2例報告されているが，筆者には経験がない。

　時折，骨頭および骨幹上部に1～数個の斑点状の影を

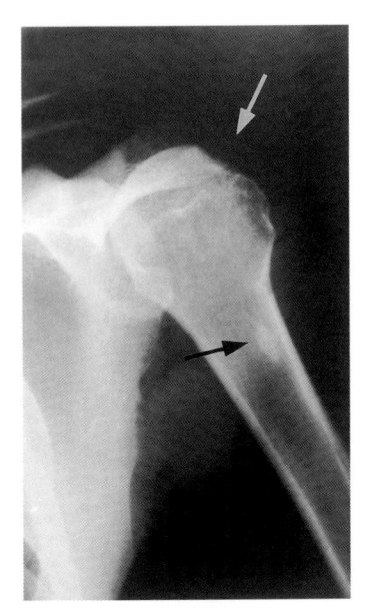

図 6-63　上腕骨軟骨島

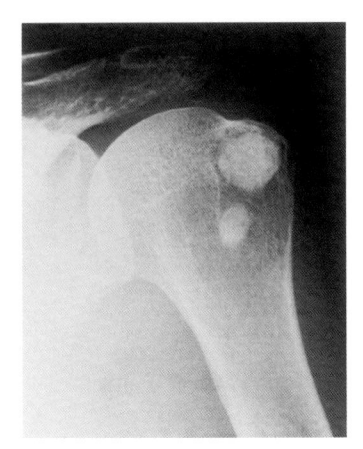

図 6-64　大きな骨頭内軟骨島

みることがある。これを EGGENSCHWYLER が軟骨島 island of cartilage と名づけたことが LAURO（1939）によって報告されている（図 6-63, 64）。明らかに骨梗塞と思われるものもあるが，臨床上は無症状で正常と考えてよい。また骨頭の結節上部に小溝がみられることがあるがこれも異常ではない。

　肩関節脱臼でみられる骨頭の後上方欠損 HILL-SACHS lesion は HERMODSSON（1963）によって詳細に研究され，それは脱臼メカニズムによって起きた圧迫骨折 compression fracture と考えられている。その形状は多様で notch type, cuplike type, flat type などに分類されている。

　肩関節周囲炎では変性した腱板の壊死病巣に石灰化 cryptocrystalline hydroxyapatite をみることがある。SAEGESSER（1941），FRIEDL（1948）らは，石灰化は棘上筋と棘下筋に多発し，均一で顆粒状を呈することが多いとしている。

　肩峰下空隙の狭小化は，一般的に腱板の広範囲断裂の特有の所見と考えられているが，撮影時の入射角や円背のある高齢者の体姿などが関与しており，一概に断定すべきではない。これを定量するには当院の研究，山口（1994）の方法が有用である（後述）。

　ARENS（1951）は先天的な奇形，骨頭が肩峰に覆われ臼蓋にめりこんでいる症例を報告している。その他，病的所見として，先天性肩関節脱臼や化膿性関節炎による脱臼，ページェット病 PAGET disease や先天性梅毒 congenital lues による hyperostotic processes（HIGOUMENAKIS' sign），外骨腫 exostosis や脊髄空洞症 syringomyelia, 骨軟骨症 osteochondrosis dissecans, 無腐性壊死 aseptic necrosis, 潜函病 caisson disease, 乾性カリエス caries sicca, 関節強直 ankylosis などがある。稀に遭遇することがあるので知っておこう。

　時に，上腕骨の外側の二重線および三角筋付着部の骨膜の肥厚像を呈するものがあるが，いずれも異常所見ではない。

2. 肩関節造影　arthrography of the shoulder

　肩関節の軟部構造をみるための関節造影が行われるようになって，約 80 有余年が経過した。当初は空気，酸素，炭酸ガスなど気体による盈気造影 pneumoarthrography, radiolucent arthrography が行われていたが，その後ヨード製剤による陽性関節造影 radio-opaque arthrography が一般化し，ごく手軽な精査法として臨床医に愛好されるようになった。歴史的には OBERHOLZER（1933）が脱臼の検査に，CODMAN（1934）が腱板断裂の確認に空気を用いて診断したが，彼は屍体による血管造影まで手がけ（ボストン医学図書館蔵），将来は造影剤 radio-opaque fluid でもっと鮮明な所見が得られるであろうと予見していた。数年後には，LINDBLOM（1939）および AXEN ら（1941）が，腱板断裂，長頭腱断裂，肩関節脱臼などに造影を行ってその適応範囲を広め，20 世紀半ばに KERNWEIN（1957），SAMILSON ら（1961），NEVIASER ら（1962）の詳細な報告が相次ぎ，ほぼその知見は確立した感がある。

　わが国では，1946 年に三木が空気 8～10 ml を注入して肩峰下滑液包や腱板の状態を観察したのが始めである。その後，腱板損傷については高岸（直）（1963），本間・山本（1968），花村ら（1972）が，肩関節周囲炎につ

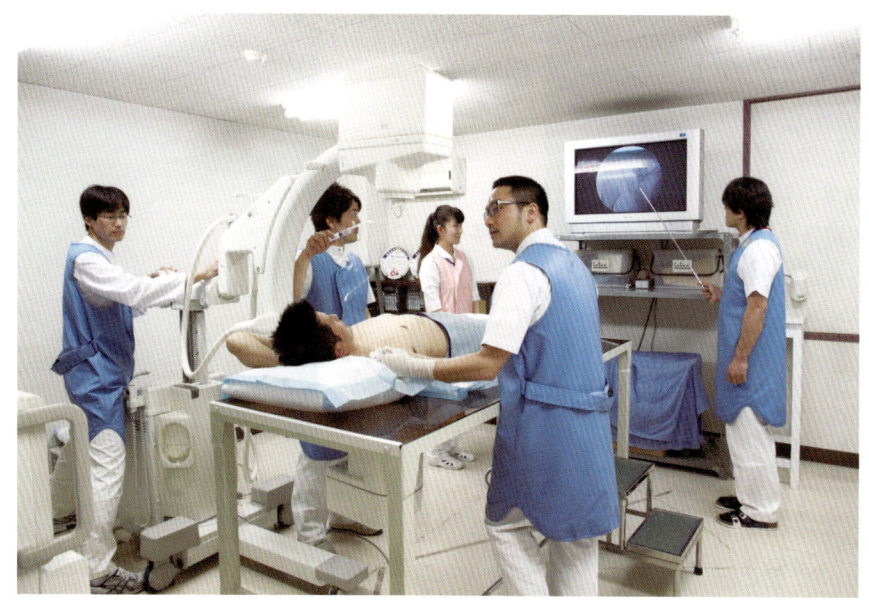

図 6-65　関節造影風景

いては上村 (1965), 奥山 (1966), 鶴海 (1966), 森岡ら (1971) が所見を報告して, 本法は次第に普及してゆく。さらに, 肩関節造影は疾患によってそれぞれ異なった様相, 興味のある所見を呈することから, 確定診断としての価値を高め, 現在では, 腱板断裂, 腱板疎部損傷, 長頭腱断裂, 反復性脱臼, 関節内組織の損傷, 肩関節周囲炎, 動揺性肩関節症, 肩関節拘縮, 肩関節リウマチなど, 多く病態の診断に汎用されている。しかし, 一方では造影剤を注入するだけで, 撮影を放射線技師に任せる傾向もあり, KOTZEN (1971) のいうように造影所見の 23% は臨床所見と一致せずときに役に立たないという評価も当然受けている。

近年, 多くの医療機関で放射線科の中央化が進み, 画像撮影に予約制がとられるようになり, 患者の症状を無視した長期待機が常態化して, これが関節造影の減少につながっている。さらに, 放射線の被曝を避けるため検査に消極的になった医師が増えたため, この優れた方法を放棄するところがあるのは残念なことである。これを改善するには, 病態をよりダイナミックに観察できる動態関節造影の導入しかないであろう。

3. 動的関節造影
cineradioarthrography, dynamic arthrography

関節の運動状態の観察は興味のつきないものである。当院では動態関節造影の前に, 肩の動態を観察してそれを収録する方法をとっている。それはイメージインテンシファイアー image intensifier の画面に写った映像を観察しながら, 同時に記録 (収録) できるシステムである。これは被曝を最小限に抑え, その動きを再度観察 (再現性) することができ, 患者および家族も映像をみる (客観性) ことができる優れた方法といえる。動態関節造影では, 録画することで造影剤の吸収時間に制約されないし, 繰り返し観察することで異常所見の見落としを防ぐことができ診断技術の向上に結びつく。菅本ら (2005) も新しい X 線イメージ装置で動態解析システムを開発して, 人工関節術後の動態を解析している。

画像については MRI がもっとも信頼性が高く軟部組織を精密に描写いるが, それはあくまで静止状態で撮った画像の集積で, 肩領域に関するかぎり, それが三次元で観察する動的関節造影に比して勝るときがくるのはまだ先のことであろう。

a. 関節造影のしかた

手技は少し熟練を要するが, そう難しいものではない。慣れれば透視なしでもできるが, 得た資料が不確実となるので初心者には勧められない。造影の手順について記載する (図 6-65)。

①術前にアレルギー, ヨードおよび局麻剤に対する過敏性の有無を聞き, 患者の不安を取り除くために手技の説明を十分しておく。②同意書にサインを受けた後に, 過敏性テストを行う。③仰臥位で烏口突起を中心として, イソジンあるいは phisohex で消毒する。④針を刺入するときの痛みをとるために, 5 ml の局麻剤を烏口突起の 1 横指外側に浸潤する。⑤手掌を上にした肢位で, No. 21 G スパイナル針 (長針, 0.8×70 mm) を関節裂隙上部目指して刺入する。⑥針尖が関節包内にあるかどうかを確認する。⑦スパイナル針に延長チューブ

る。時に外旋位で腱板付着部周辺の造影剤が消失する所見があるが，これは不全断裂の遺残あるいは深層断裂であることが手術によって確認されている。今田ら(1997)は診断が難しいとされる腱内断裂や浅層断裂でも，内圧を上昇させた状態におけば貯留 pooling あるいは漏出 leakage などの所見から，診断可能であるとしている。肩峰下滑液包に漏出した造影剤が，下方牽引による陰圧あるいは指による陽圧で，関節内に逆流 back flow することがある。造影剤が肩峰下滑液包へ流出すると当然，麻酔効果で痛みが消失することが多い。

健常者では腱板と肩峰下滑液包の交通はないが，加齢変化で現れることが知られている。AXEN(1941)は40歳以上になると特に外傷がなくともその交通は増え，臨床症状もなく造影時に初めて判明すると報告しており，諸家の報告や屍体による検索，超音波検査などでも，同じ見解が述べられている。これらは無症候性腱板断裂と名付けられているが，臨床症状がない場合は腱板断裂と診断すべきではない。

棘下筋腱の損傷・断裂は内旋位で線状になって現れるが，造影後しばらくして出現するので手技直後に不用意に即断しないこと。

肩峰下の変化をみる方法として滑液包造影 bursography がある。三笠(1979)はこの方法で腱板表層を観察し，腱板断裂・肩関節周囲炎とこれの関係を分類している。STRIZAK(1982)も肩峰下での腱板の摩擦を知るために同手技を採用している。

腱板断裂の関節造影診断率について，小川ら(1984)は87%が術中所見と一致したと報告，諸家も高い診断率を呈示している。当院では臨床症状との所見で総合判断しているが，断裂の有無については99.1%と高率である。

3) 肩関節周囲炎 (図6-70)

多くの病態を包括しているのでその所見も多様である。いわゆる五十肩 frozen shoulder の特異的な所見は文献に多く記載されている。KERNWEIN(1957)，SAMILSON(1961)，NEVIASER(1962)，LUNDBERG(1965)，REEVES(1966)，WEISSら(1974)，奥山(1966)，鶴海(1966)，森岡(1971)らは，関節包自体の縮小と肩甲下滑液包の閉塞，関節包下部 redundant fold の縮小などを主なものとして挙げている (表6-6)。REEVES(1966)は pain and stiff shoulder では肩甲下滑液包の閉鎖はないとして，これが frozen shoulder との鑑別になると考えている。

長頭腱の涙痕像 tear drop については，NEVIASER はよく見えるとしているが，SAMILSON や REEVES らは消失していると意見が分かれている。また，関節造影後，麻酔剤の効果により痛みが減少するとする NEVIASER，とれ

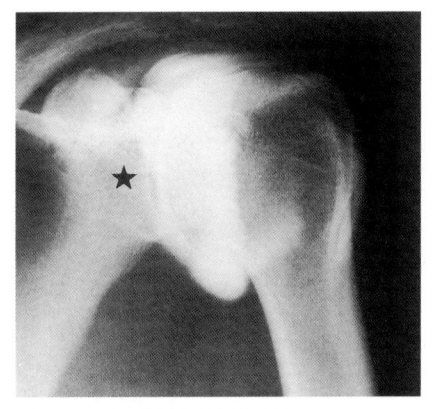

図6-70 肩関節周囲炎所見
subscapular pouch の消失 (★印) と関節包の縮小

表6-6 関節造影所見による分類 (森岡らによる)

1) bicipital type	長頭腱の不規則，狭小のあるもの
2) rotator type	腱板付着部の不規則，造影剤流出
3) subscapular type	肩甲下包の不規則，狭小，流出
4) frozen type	関節包の狭小，長頭腱の消失，関節包下縁の狭小

ないとする KERNWEIN など，ときに正反対の主張もあるがこれらは病態の差からくるものであろう。関節包下部の縮小については，安達(1978)は89%に存在するとしている。SAMILSON によると軸射での後下方の貯留は消失するという。

DEPALMA(1950)と LUNDBERG は，全麻下で徒手矯正を行い，手技前後の造影所見を比較して，手技後に肩甲下滑液包の破裂は起きるが，腱板断裂は起きないとしている。また，肩峰下滑液包の癒着は当然存在していると思われるが，三笠ら(1979)はこれを造影で証明している。

腱板の穿孔との相関について，鶴海は65例中に9例の交通を認めているが，他の所見から総合的にみると意味がないと結論づけている。奥山らも92例について検査し，患側と健側の両者にほぼ同率に穿孔があったと報告してこれを裏づけている。森岡は臨床経験から二頭筋長頭腱型・腱板型・肩甲下型・凍結型の四つに分類，その各々についての特徴をあげている。しかし，これはあくまで造影所見の分類で必ずしも病因を説明しているものではない。

ひどい拘縮があるとき，造影剤注入直後に内圧の上昇で激痛が起きることがあるが一過性である。外旋，挙上などの動作でさらに内圧を高めると，上腕二頭筋長頭腱や肩甲下滑液包に破れて拡散する。

4) 上腕二頭筋長頭腱断裂

所見は特異的で，造影剤注入時すでに結節間溝から流

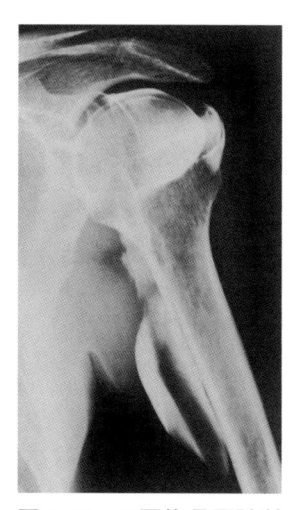

図6-71 二頭筋長頭腱断裂所見
造影剤は結節間溝から直ちに下方に流出

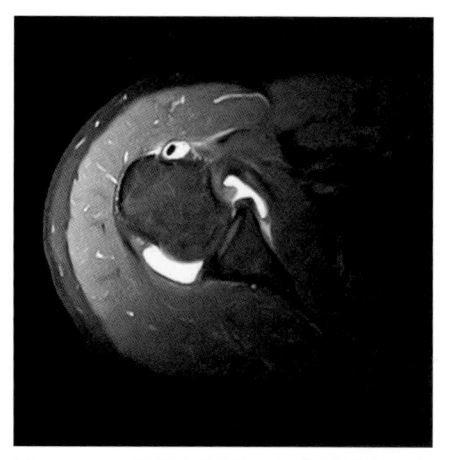

図6-72 二頭筋長頭腱の不全断裂を示すCT像

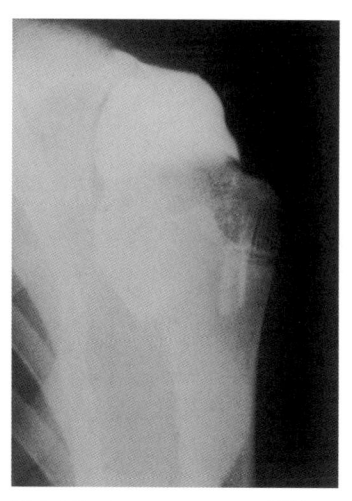

図6-73 Loose shoulder 所見
スキー帽状所見に注目

出して上腕下部に貯留することが多く，一瞬，透視の視野から造影剤が消え去ってしまうように感じる．結節間溝の撮影で腱の存在を示すリング状像はみられない（図6-71, 72）．現在はMRI画像で容易に描出できる．

5）肩関節脱臼

外傷性脱臼ではひどい関節包の断裂がみられる．整復後にそれがどのように治癒するのか興味のあるところだが，PETERSSON（1983）は関節造影を1週から4週まで連続して行い，その修復過程を観察している．藤田ら（2005）は最終脱臼から数カ月経過しても関節包の断裂が遺残するものがあり，これが反復性脱臼の責任病巣となり得るとしている．

反復性脱臼では造影剤を注入してゆくと，特徴的な関節包前方の弛緩 hyperlaxity がみられる．また関節包自体の伸展・拡張 ballooning of capsule もみられ，ことに軸射での後方造影貯留が著明である．前下方関節唇の損傷 BANKART's lesion はこの肢位で外・内旋することで確認できる．EL-KHOURY（1979）は関節唇と不安定性の相関をより詳細に把握するため断層撮影を行っている．小川（1984）は前後像でも関節唇，前方関節包の鮮明な所見を得られるとして，少量の造影剤（1〜1.5 ml）注入後，空気（10〜12 ml）をさらに注入する二重造影 double-contrast arthrography を行っている．この方法は1977年以来，GHELMANら（1977），MINK（1979），BRAUNSTEIN（1982）などによって愛好されている．

畑ら（1993）は前方関節唇に焦点をあてた研究を行って，脱臼回数2回以上と6回以上の症例群の比較で，臼蓋前下縁像の損傷程度には有意差がなく，それは初回脱臼時の外傷の大きさによって決まっていると結論，筆者

の見解を支持している．また，骨性臼蓋は骨頭の前方部分30％しか覆っていないが，水平外転時には前方関節唇の補塡で50〜70％被覆されていると報告，前方関節唇と脱臼の相関を示唆した．

後方脱臼では後方の関節包にたるみ redundancy があり，時にそれが関節裂隙に嵌入する状態が術中に観察されている．この状態は骨頭が臼蓋から滑り落ちる一因と考えられる．

6）動揺性肩関節症

本症の造影所見は今まで記載されておらず，多くが習慣性，随意性，反復性脱臼などの所見と混同されている．関節包の伸展拡大 ballooning と肩甲下滑液包の閉塞が特異的である．通常，挙上位で関節包下部は緊張するが，本症ではたるみによる造影剤の貯留がみられる．上肢を下方に引くと造影剤は突然とまどったように上方および下方に分かれ，さらに強く引き下げると，両者は引き戻されるように骨頭真上に集中して，ちょうどスキー帽 snow cap phenomenon（筆者）をかぶったような形状をとる（図6-73）．その他のものについては各項で述べる．

4. 肩鎖関節造影

吉松ら（1971），岩田ら（1971）およびWESTONら（1974）は肩鎖関節脱臼の診断補助法として本法を行っている．これによって円板損傷の有無，関節包断裂の程度が把握できる．手術適応の決定の一助となる有用な方法である（図6-74）．

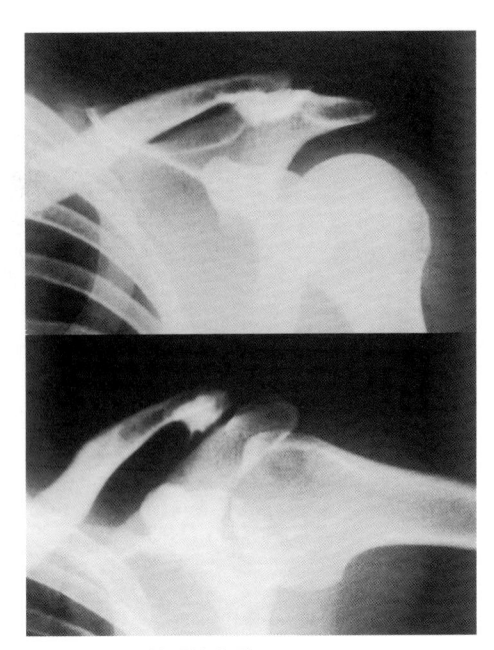

図6-74　肩鎖関節造影

5. 関節内圧減圧法—治療法としての応用
effect of reduction of intraarticular pressure, joint distension—its application as a therapeutic method

　肩関節造影は関節内の病変を知るために欠かせない検査法の一つだが，同時に症状を改善するという治療効果がある。肩関節内圧がそれぞれの肢位で変動することは述べたが，肩甲下滑液包の閉塞で生じた肩関節内圧の上昇が，肩の痛みと機能にどのように関与しているかを知るために行われた当院の関節造影の実際とそれに関する研究を紹介する。
　関節造影は当初，正確さを期するために関節内圧測定用の自動モニター装置を取り付けて行っていたが，熟練を重ねた現在は注射筒にかかる感触で大体の測定圧を感知している。注入液量は20～25 mlで十分である。造影剤の動きを観察しながら，いろいろな肢位での変化をすべて録画する。関節造影で肩甲下滑液包の閉塞が認められたとき，関節内圧減圧手技 joint distension が行われる。
　1970年から2011年までに，当院で行われた関節造影と関節内圧減圧法 joint distension は33,354件（全肩関節患者の37％）である。当初の8,263件はビデオテープに，その後の25,091件はDVDに記録され保管されている。ここでは最近の13,586例を対象として分析，前回の結果と対比検討した結果を報告する。
①1982年の調査で，肩甲下滑液包の閉塞のあるものは34.3％，ないものは65.7％で，肩関節に痛みを訴えてくる患者の1/3に閉塞が存在していることがわかっていたが，今回の調査では閉塞のあるものが54.1％と急増，患者の1/2に閉塞があることがわかった。これは紹介患者の増加と病院の特異性によるものであろう。疾患別でみると，運動制限のある肩関節拘縮・肩関節周囲炎群が圧倒的に多く62.8％を占め，次いで痛みのある腱板炎・腱板断裂が20.5％，不安定性を主徴とする腱板疎部損傷・肩関節不安定症が16.7％となっている。
②注入時の拡張のパターンは個人差があり一概にいえない。従来の研究は大量の造影剤を注入して joint distension する方法がとられてきたが，筆者らは適圧の注入量にとどめたため，液圧でできたものは前回は15％であったが，今回は24.6％と増加していた。次に，挙上時に関節内圧が最高になるという現象を利用して回旋・挙上動作，外転・内旋の肢位強制などを行うと，前回は27％であったものが，今回は75.4％と増加している。効果的な手技は側挙・内旋（極限は後挙・内旋）で，いわゆる上肢を締めあげる逮捕術，投球動作の follow through phase の終末ということになる（図6-75，表6-7）。関節包が拡大している動揺性肩関節症では joint distension できないことがよくある。
③造影剤が肩甲下滑液包へ流入する状態は，できなかったもの3.6％，少量入ったもの9.4％，拡散したもの61.0％，過大で破裂したもの18.5％，長頭腱へ流出したもの7.5％であった。
④痛みの軽減は distension 直後にみられる。造影剤には麻酔剤が混和されており速効性に疼痛が減少するのは当然だが，果たして distension 効果は持続するのだろうか。この疑問を解くために麻酔剤の代わりに生理的食塩水を使用してみたが，効果は同じであった。術直後の効果は腱板炎，腱板疎部損傷，肩関節周囲炎の順だが，その持続性をみると腱板疎部損傷，肩関節拘縮，肩関節周囲炎となり，1週後でみると腱板炎および不安定肩ではほとんど無効である。運動性の低下した拘縮群では pumping pressure の減少で，肩甲下滑液包が閉塞しやすいのは当然である。一方，腱板疎部損傷，腱板炎，不安定肩，その他の群では注入液圧より運動付加による distension で痛みが軽減したものが多かった（図6-76）。
　肩関節周囲炎では，劇的に拡散した症例では外旋と外転制限は改善されるが，第2肩関節，烏口肩峰靱帯下への少量ステロイドと麻酔剤5 mlの注入と，リハビリテーションの処方などの追加が必要である。一方，腱板

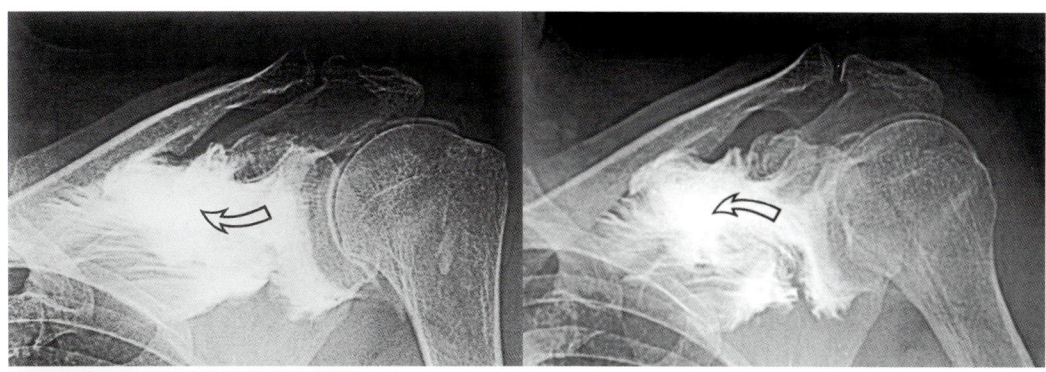

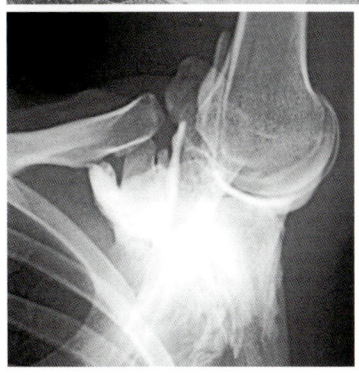

図 6-75 閉塞した肩甲下滑液包に対する joint distension 効果

図 6-76 疾患症例数と joint distension 手技の関係

表 6-7 joint distension 内容

肩甲下滑液包閉塞（−）	2,212 (65.7%)
閉塞（＋）	1,156 (34.3%)
液圧による減圧	178 (15%)
運動・肢位による減圧	308 (27%)
回旋による減圧	(76)
挙上による減圧	(82)
側挙内旋強制による減圧	(150)
合計	486

表 6-8 joint distension の効果・持続性・成績

診断	改善	持続性	有効性
肩関節周囲炎	60%	＋	＋
腱板断裂	47%	±	−
腱板疎部損傷	71%	＋＋	＋
肩関節腱板炎	83%	−	−
不安定肩	12%	−	−
外傷後の障害	44%	＋＋	＋

疎部損傷に対する joint distension は効果的である。これは関節内圧の低下で腱板疎部への刺激が減少するためで，消炎と自然治癒が期待できる（表6-8）。

研究結果は，肩に痛みと機能障害の愁訴がある症例の約半数に肩甲下滑液包の閉塞があること，圧の増加による痛みが病態に関与していること，などを明らかにした。臨床的価値から言えば joint distension で患者を疼痛から解放できるという事実で充分である。

肩関節造影には joint distension による疼痛軽減とそれに伴う可動域改善などの効果があり，単なる検査法としてではなく治療法としてさらに応用できることがわかった。もちろん肩の有痛性疾患が関節内圧のみによって語られるわけではなく，器質的な病変の関与も大きいが，実地臨床家は肩関節に痛みを訴えて来院する患者の半数に肩甲下滑液包の閉塞が存在しており，これが痛みを引き起こす大きな原因となっていることを銘記すべき

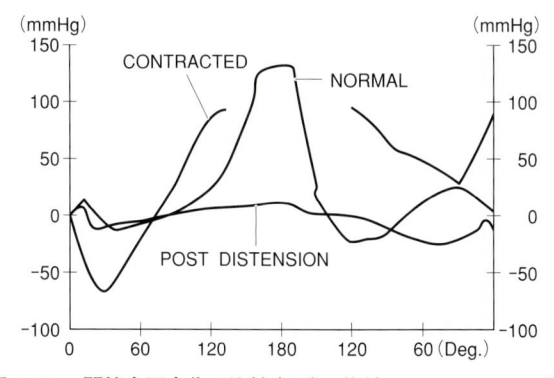

図 6-77 関節内圧変化の比較（正常，拘縮，joint distension 後）

であろう（図6-77）。三次元の動きをもつ肩関節を，静的な条件下で器質的変化の探索に終始することは愚かなことである。肩の病態には動的で機能的な検索が不可欠なことを肩関節動的関節造影が示している。

6. 肩のMRI　MRI of the shoulder

ほとんどの場合，単純レントゲン写真，透視による動態撮影，動態関節造影などで病的所見を把握することが可能である。しかし，さらに詳細な軟部組織の情報を必要とするとき，MRIはこれらを補完するものとして重要な役割を占める。

MRI (magnetic resonance imaging) は現在，最も洗練された画像描出機器として広く臨床に役立っている。しかし，同時に医師には描出された複雑な画像をどのように判読するかという診断能力が要求されている。それには他の画像所見との対比，手術所見との対比，さらに病理所見，機能解剖，バイオメカニクスなどからみた解読など，知識と経験に基づいたものでなければならないことはいうまでもない。

a. MRIの現況

肩に関するMRIの集大成は1991年，ZLATKINによって行われている。彼は自著，「M-R-I of the Shoulder」の序文で，この作業に5年の歳月を要したこと，当初はcross-sectional anatomyから始めてまずCTによる撮影を行ったこと，さらに基礎的な知識を得るために屍体を用いて撮影したことなど，自分が辿った研究過程とその苦労を語っている。

本書にはほとんどの肩関節の病変が網羅されている。特に腱板に関しては腱板炎から広範囲断裂に至るまでのさまざまな形状，腱板自体の微細な変化と変性の程度，例えばchopped meat, chronic atrophic tearなどで表現できる画像を解説している。不安定性に起因するものでは，関節唇，関節包，臼蓋，周辺靱帯などの変化，骨頭後上方欠損の状態に検討を加え，さらに上腕二頭筋長頭腱腱炎，大結節下の包形成，関節軟骨の変化，骨の壊死状変化，腫瘍などについても詳述している。

画像診断に関する書籍としてはSEEGER (1992)，SARTORIS (1995)，LONGとRAFERT (1995)，江原ら (1995) のものが次々と発刊されてきた。一方，学会では正常腱板を解析した堀井ら (1989)，五十肩の病態をみた高岸ら (1987)，腱板断裂を解像した熊谷（英）ら (1989) など，多くの報告が相次いでいる。さらに，小川（剛）(1991) は腱板断裂の諸様態を，佐藤（克）(1991) は腱板断裂の画像所見と手術所見の比較を，中村（隆）ら (1991) は動揺性肩関節症の画像解析を，山崎（雄）ら (1994) はGd-DTPAを用いた検索などを行っている。瀧澤ら (1997) は腱板の形状だけでなく，その瘢痕や線維化までを解析した研究を報告している。2011年に出版された佐志編集の『肩関節のMRI』改訂第2版は，読影のポイントを詳記した渾身の一冊である。

諸家の報告には興味深いものがある。佐志 (2011) は，MRIは可視光より波長が長く2～4 mmの断層厚で輪切りし，断層解剖で腱板の解剖・病理を描出することができるとして，腱板はシート状に存在すること，棘上筋腱と棘下筋の遠位端は互いに強く密着して大結節上・中付着面に停止することなどを記している。また彼は3D・MR関節造影で，任意方向断面を詳細に描出することが可能であるとして，下部臼蓋上腕靱帯を三次元表示して診断に供した。杉原ら (2006) は画像診断の落とし穴について指摘し，MRIで腱板断裂を評価するとき magnetic angle phenomenonによる$T2^*$の偽陽性，肩峰下腔の狭小化のある広範囲断裂の症例では要注意と指摘している。肩鎖関節に関しては菊川ら (2006)，高瀬ら (2009) の報告がある。前者はMRIで関節軟骨の所見を予測，後者はMRI所見からみて，肩鎖関節亜脱臼では烏口鎖骨靱帯は損傷されないとされているが，僧帽靱帯が損傷されているとして，分類方法に疑問を投げかけている。

臨床の場でMRIの所見を過信して，それを直ちに責任病巣とする"木をみて山をみない"傾向があることは否めない。所見が臨床診断と合致しないとき，画像が示す内容を十分読み取って誤った判断をしないように心がけたいものである。

b. 当院のMRI

オープンMRIが開発されたとき，当院は他に先駆けてSIEMENS社のMagnetom Open（静磁場強度0.2 tesla，常電導式磁石を使用したC型）を採用した。これは閉所を嫌う患者にやさしい機器で，かつ動作解析の研究に至便と考えたからである。事実，側面が完全に開かれているので開放感があり，患者は安心して肢位を移動させ，

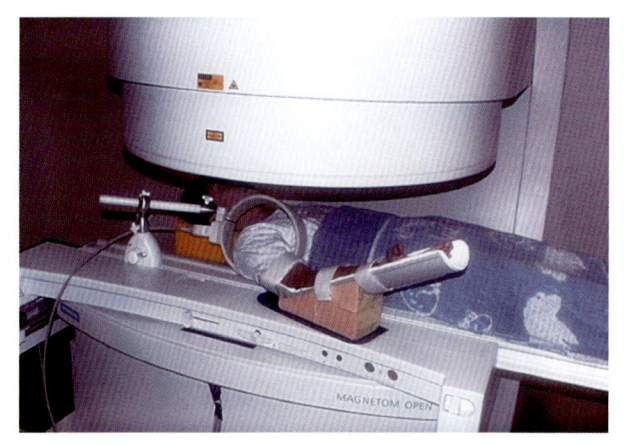

図6-78　SIEMENS社のOpen MRIで肢位固定器具を装用して撮影

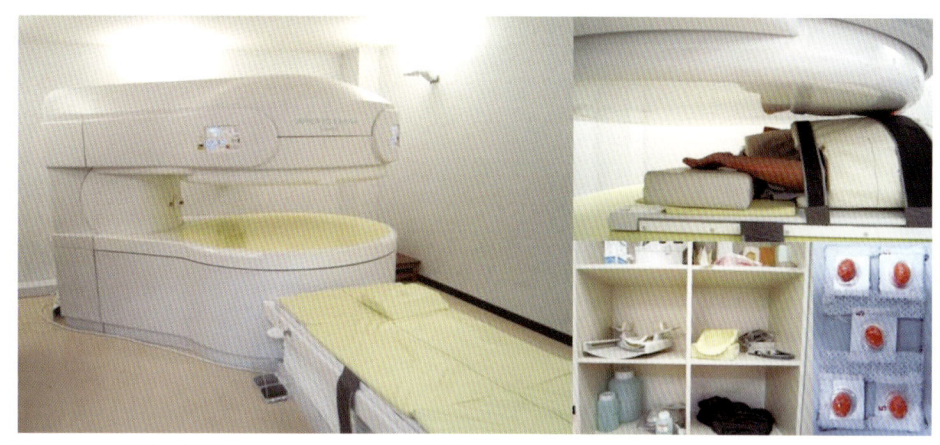

図 6-79　当院の採用している Open MRI 機器

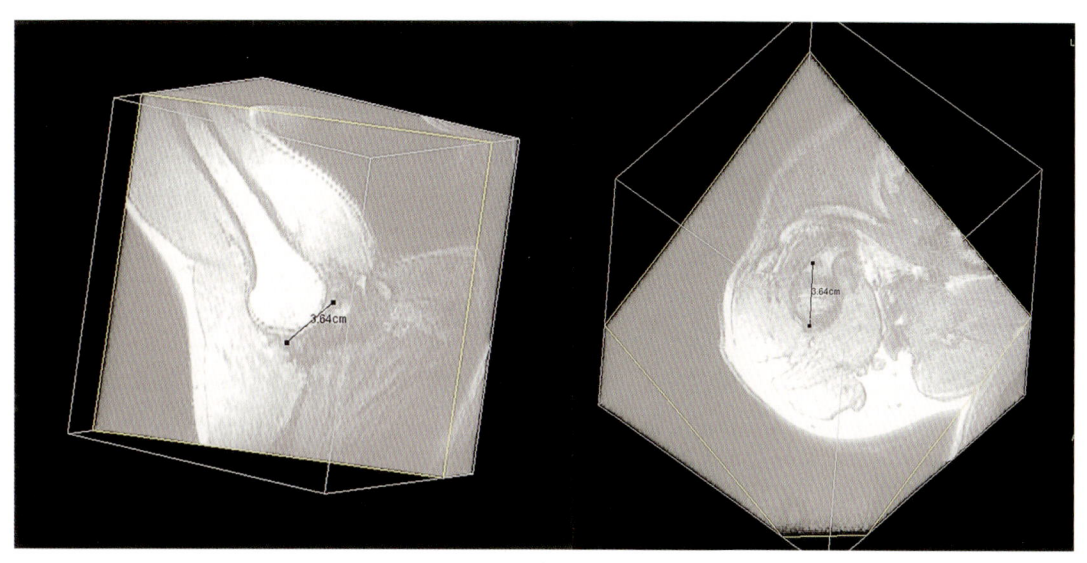

図 6-80　機能的三次元 MRI 画像

動画的に撮影することが可能である。この機種は，傾斜磁場システムでは最大強度 10 mm tesla/meter で，処理能力は画像計算時間 0.65 秒，さらに多様な画像機能を有する当時としては優れたものであった（図 6-78）。

　その後，新しい機能を搭載した機種がつぎつぎと開発される。ここで従来の MRI 装置に open という概念を取り入れた Hitachi APERTO Eterna が開発されたので，当院では 2010 年にこれを採用した。当機は永久磁石を使ったもので磁場強度は 0.4T ガントリーである。維持費，保守点検の費用から見ても省エネで時代に適応したものである（図 6-79）。

　肩領域での患者の主訴は，特定の肢位や動作による痛みが主なもので，従来のような静止状態で器質的病変を探索する方法には限度がある。したがって機能的状態で得られた画像が診断に必要となる。オープン MRI では，さまざまな肢位，挙上あるいは側挙した状態での撮影が可能なので，それらを集積することで飛躍的な画像構成ができる。また，対象とする関節をガントリーの中心に置き各関節のコイルを追加することで，情報量を追加することも可能である。

c．機能的三次元 MRI

　このシステムは当院で開発されたもので，専用の三次元撮影の条件：Gradient Echo 法を用いて TR 56 ms，TE 25 ms，Flip angle 40 deg. で撮影，さらに解像度をあげるために特殊な surface coil を使用して得たデータをコンピュータ（Silicon Graphics 02）に接続，DICOM 方式で転送して 3D Virtuoso ソフトを用いて立体化するものである（図 6-80）。撮影に際しては，考案した諸器具で上肢を機能的肢位で保持している。したがって「機能的三次元 MRI」といえるものである。

　その実際を紹介しておこう。本システムで Zero Position 肢位を構築するには，2 mm スライス幅で 60～70 枚の画像を撮影する。スライス面は任意に選択可能で，どのように選択しても得られる 3D 画像には影響はないが，各々の orientation，angle など撮影条件を同じにす

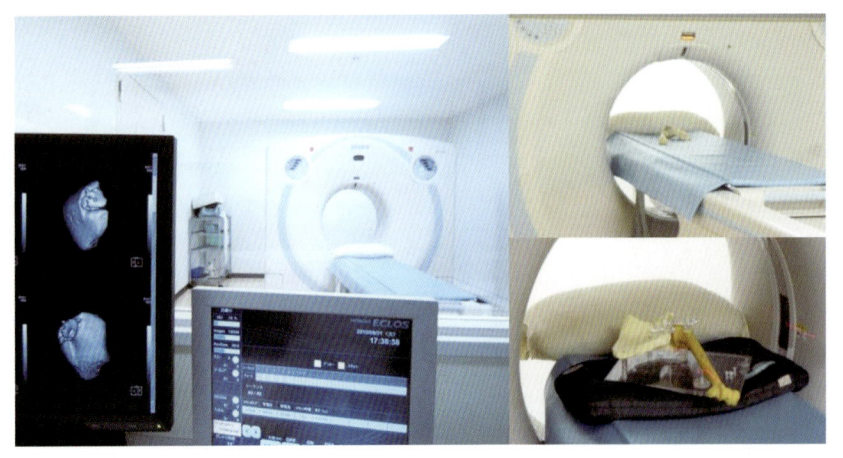

図6-81 当院の採用しているCT機器

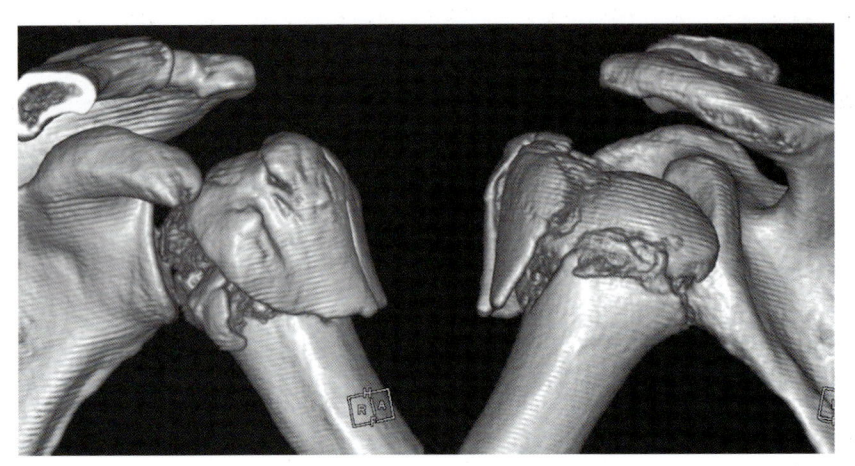

図6-82 四部分骨折のCT画像

る必要があり，撮影時間は15〜20分を要する。いったん構築された画像から任意の平面をclipすることが可能で，幅とレベルを調節することで，最適な画像を得ることができる。また，特定の閾値を指定することで，例えば骨格のみを三次元化することも可能である。二点間の距離や二直線の角度を計測することもでき，解剖学的特徴や骨頭，臼蓋の位置関係を知ることができる。

機能的三次元MRIは，インピンジメント症候群の動態や上腕二頭筋長頭腱の観察，さらにslipping現象など，動態観察が必要なものに対して用いられており，今後その適応範囲は急速に広がるであろう。すでに建道ら（1999）は，slipping現象がみられる症例では挙上位での上腕骨軸と臼蓋との交点が，正常肩に比して臼蓋の後下方に偏位すると報告している。これは筆者の仮説を証明している。

7．肩のCT computerized tomography

CTについてはRANDON（1917）が，数学的にこれが可能であることを証明していた。その50年後，1967年になってHOUNSFIELDが画像を構成したことで，このCT装置に世界中の関心が集中した。今まで見えなかったものが現実に見えるようになったのである。1973年，頭部用のスキャンが実用化され，それは社会の要請に応じて急速に普及した。だが，肩の領域については，立体画像が診断に汎用されるようになったのはごく最近のことである。

a．当院のCT

当院のCTシステムは，最新型の全身レントゲンCTシステム，Hitachi ECLOSSを採用している。また，同時にリアルタイムに1,500スライス以上の大量のモダリティデータを高速で処理する3Dワークステーション（Hitachi Aquarius H-Premium）を設置して画像構築に供している（図6-81）。

b．その他

当院で得られたさまざまな画像は各項目で供覧する（図6-82）。興味ある研究をしている人達がいる。洞口ら（2007）は，前方不安定症の関節内に空気を注入して

マルチスライスCT画像を構築，鏡視下での所見と対比して病態を検討している．また，横矢ら（2005）は，CT-osteoabsorptiometry法による軟骨下骨密度分布を指標とした肩臼蓋応力分布の解析を行ってすべての群で前上方部が高密度であることを証明，腱板疎部周辺には常に応力が集中していると報告している．

8. 肩の超音波診断

超音波診断について筆者は経験がない．皆川（2009）は，超音波診断を多くの患者に行って，上腕二頭筋長頭腱の肥大，脱臼・亜脱臼，断裂，肩峰下の水腫・滑膜増生などを検出，また，腱板では断裂・肥大・石灰沈着などを描出できるとして成果をあげている．彼は使いこなせば有用な診断手段であると述べている．

C. 肩の評価
functional evaluation of the shoulder

短絡—とは辞書を開いてみると「主回路の絶縁が不完全で小さい抵抗の回路ができ，そのために過大の電流が流れること」とある．この現象は日常の私達の医療にもよくみられるもので，例えばある病気にはあの手術，この疾患にはこの手技と，患者の背景や発生メカニズムなどが考慮されることなく，診断から治療が短絡的に決定されている傾向がある．この悪しき風潮をできるだけ避けるために評価という手段がある．

評価は重要な意義をもつ．それは，患者自身が自分の病状および機能を認識するための情報となり得るし，一方では，それを先渡しすることで術前・術後の機能の判定や病状の経時的変化の把握，追跡調査時の資料となり得るからである．

肩では筋・腱・靱帯など軟部組織の構成因子が大きいことから，機能と運動の関連をよく理解し診断に役立てるための評価法として，可動域測定，筋力テスト，それに日常生活動作群測定が不可欠であろう．これらは理学療法士と看護師の手で行われる．

1. 計測と記録　measurements and recording

体姿を表示する方法として，関節可動域測定法が日本整形外科学会（日整会）身体障害委員会と日本リハビリテーション医学会評価基準委員会の合同作業で完成したのは1973年のことである．こうして，それまで用いられていた欧米のいわゆる慣例の方法は放棄され，American Academy of Orthopedic Surgeons（AAOS）の方式が全面的に採用されることとなり，本邦も測定法に関しては英語圏諸国の仲間入りをしたわけである．

この方法は1936年にCAVEとROVERTによって創案されたneutral zero methodの原則を踏まえたもので，解剖的肢位を基本としてこれを0°とするzero starting positionから計測するため，従来のものとかなり異なっている．全身の各関節を考えるには統一された良い方法といえるが，三次元的な動きを表示しなければならない肩ではあまり感心できず，逆に可動域の少ない他の関節の用語に制限されて，不自由で面白くない数字の羅列になっている．例えば，日本はどこにあるのかの問いに，外国人が東経140°・北緯35°あたりにある国と答えるだろうか．それより極東Far East，中国大陸の東にある海に囲まれた列島という表現のほうが，より明瞭にその存在する場所をイメージできるのではないかと思う．

ここでは日本整形外科学会の定めた関節可動域測定法Measurement of Range of（joint）Motionと肩関節疾患治療成績判定諸基準，それに筆者が用いていた実用的な方法などを紹介しておこう．

a. 日整会の用いている測定法

広汎な運動域をもつ肩ではこれを三つの方向から測定する．正面・側面および水平面，言い換えると前後軸，横軸，垂直軸による動きをとらえる計測法が行われる（図6-83）．

通常，立位で手掌を躯幹に向け母指を前方に向けたzero starting positionから始めるが，日整会では特に手掌の方向を記載していない．

1）外転および内転 abduction and adduction

外転とは冠状面で躯幹から上肢が離れて上方に運動することをいい，0〜180°の可動域をもつ．内転は実際にはなく0°だが，20°または45°屈曲位（前挙位）で計るのが慣用となっている．角度計は前後どちらにあててもよいが，体の側屈が起こらないように90°以上の外転では前腕を回外することを原則とする．また運動の中心は解剖学的には肩峰ではないが，計測上の容易さから肩峰を用いることが付記されている．

2）屈曲および伸展 flexion and extension

体幹が動かないように固定し脊柱が前後屈しないように注意する．屈曲とは上肢が前方に運動することをいい，伸展とは逆に後方に運動することをいう．可動域はそれぞれ0〜180°，0〜50°である．

部位名	運動方向	参考可動域角度	基本軸	移動軸	測定部位および注意点	参考図
肩甲骨 shoulder girdle	屈曲 flexion	20	両側の肩峰を結ぶ線	前頂と肩峰を結ぶ線		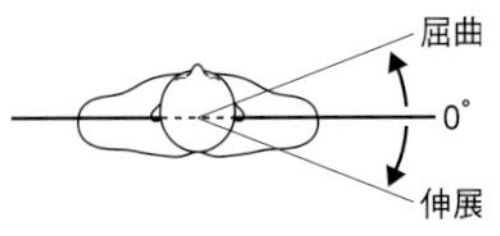
	伸展 extension	20				
	挙上 elevation	20	両側の肩峰を結ぶ線	肩峰と胸骨上縁を結ぶ線	背面から測定する	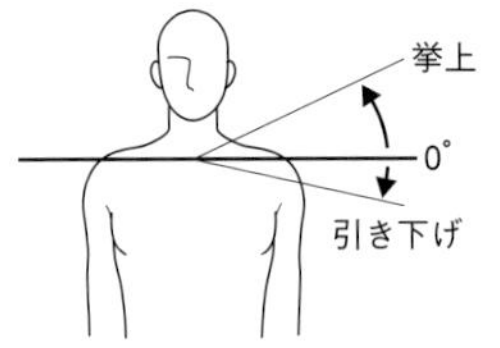
	引き下げ（下制） depression	10				
肩 shoulder （肩甲帯の動きを含む）	屈曲（前方挙上） forward flexion	180	肩峰を通る床への垂直線（立位または坐位）	上腕骨	前腕は中間位とする 体幹が動かないように固定する 脊柱が前後屈しないように注意する	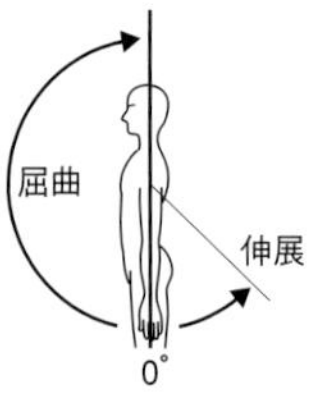
	伸展（後方挙上） backward extension	50				
	外転（側方挙上） abduction	180	肩峰を通る床への垂直線（立位または坐位）	上腕骨	体幹の側屈が起こらないように90°以上になったら前腕を回外することを原則とする ⇨［その他の検査法］参照	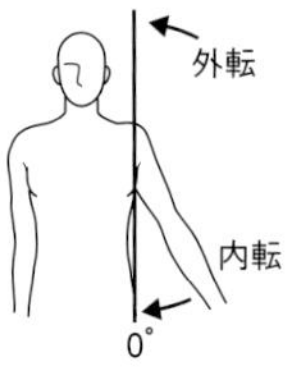
	内転 adduction	0				
	外旋 external rotation	60	肘を通る前額面への垂直線	尺骨	上腕を体幹に接して，肘関節を前方90°に屈曲した肢位で行う 前腕は中間位とする ⇨［その他の検査法］参照	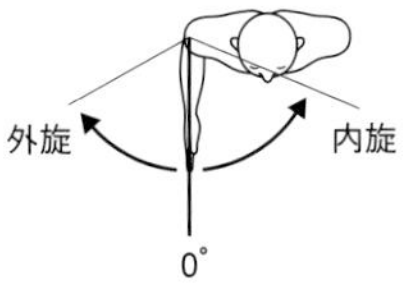
	内旋 internal rotation	80				
	水平屈曲 horizontal flexion (horizontal adduction)	135	肩峰を通る矢状面への垂直線	上腕骨	肩関節を外転位とする	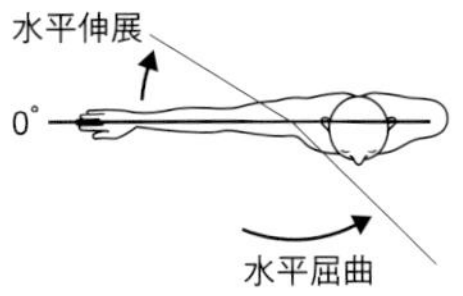
	水平伸展 horizontal extension (horizontal abduction)	30				

図6-83 関節可動域表示ならびに測定法
〔日本整形外科学会身体障害委員会：関節可動域表示ならびに測定法（平成7年2月改訂）．日整会誌 69：240-250, 1995 より〕

3）水平屈曲および水平伸展
horizontal flexion and horizontal extension

外転90°を基本肢位とした水平面の上肢の運動をいい，上肢が前方に移動するときは水平屈曲，後方のときは水平伸展という。可動域は前者が0～135°（米国では130°），後者は0～30°である。計測時に手掌は原則として下向きと規定されている。中間位での表示法を示す（図6-84, 85）。

4）外旋および内旋 external and internal rotation

上肢を体幹につけ，肘関節を前方に90°屈曲した位置を基本肢位として，手が外側に向かうときを外旋，内方に向かうときを内旋という。これらの可動域はそれぞれ0～90°（米国では60°または80°）である。当院では肩関節を90°外転した位置（the second plane と命名）で内外旋を計り，手が上方に向かうとき外旋，下方に向かうとき内旋としている。一方，山口（光）は前挙での内・外旋の計測を提案し，これを the third plane としている。

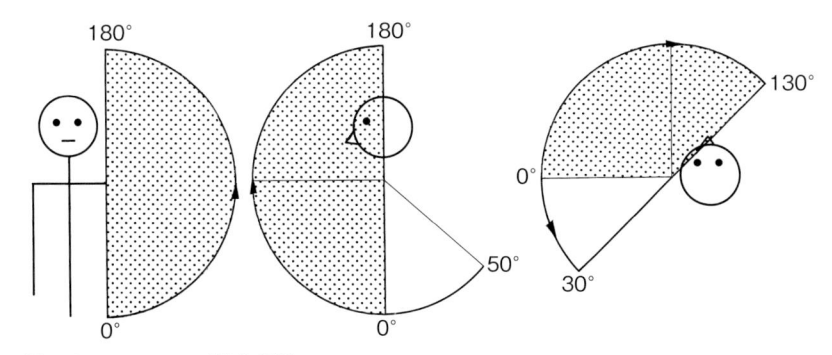

図6-84 AAOSの測定基準

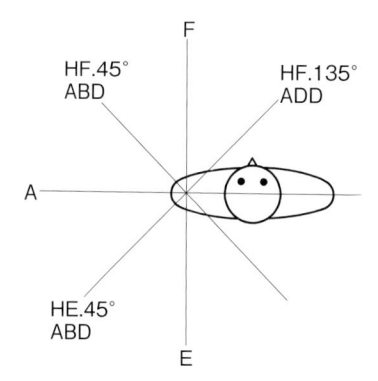

図6-85 中間肢位の表示方法
F：前挙　E：後挙　A：側挙
HE.45°ABDは水平後挙45°外転と呼ぶ

これらはいずれも本邦独自の計測方法である。

5）肩甲帯の計測

肩甲帯の運動は複合されたものなので計測に関しては特に厳密な規定は設けられていないが，屈曲・伸展・挙上・引き下げの四つの運動の計測方法である。

6）真の肩関節可動域の計測

　　measurement of range of true glenohumeral motion

肩の動きは肩甲骨と肩関節の複合運動であるため，時に真の肩甲・上腕骨間の動きを計る必要がある。腕下垂位で肩甲骨を手指で固定して，上肢を挙上させ，その運動域を測定する。

b．肩関節疾患治療成績判定基準（表6-9）

種々の評価法が用いられて混乱している現況に対応するため，日整会肩関節疾患治療成績判定基準委員会が1987年に作成したものである。100点評価法を採用しているが，疾患によって得点数と臨床的重症度が異なるので，そこに疾患名と記して判断するよう但し書きがつけられている。また，治療（手術）前後の評価結果を比較して判断ができるよう配慮されている。

評価項目として，疼痛，機能，可動域，レントゲン写真所見，関節安定性などと，医師および患者の双方による治療後評価が加えられている。

その後，肩関節不安定評価法，肩のスポーツ能力の評価法，肩鎖関節脱臼評価法などがつぎつぎ用意されているが，繁雑に過ぎてあまり役に立たない（表6-10〜12）。

c．筆者が用いている方法

可動域測定は本当の意味での関節運動の定量ではないことから，筆者は独自の方法を考案して使用していた。しかし最近では理学療法士の充実と協力で正確な評価結果が得られるようになり，ほとんど使われなくなっているので，その考え方を記載するにとどめる。

（1）可動域の計測は肩の動きを外観からとらえるもので，必ずしも数値に置き換える必要はない。事実，宮前ら（1978）は計測値の信頼度に関する調査を行って，計測誤差を5°以下に抑えられた総項目数は全体の60％にすぎないと報告しているし，高齢者では前挙・側挙・内旋などに可動域の減少があるという伊藤（直）（1974）の報告を考慮すると，いかに正確に計測されたとしても，その値にあまりこだわる必要はない。

（2）計測上の留意点として，①脊柱をまっすぐ矯正し姿勢を整えてから計測すること，②立位で計測するAAOSの方法より，坐位のほうが患者にとって楽であること，③検者の問題として視差や固定軸・移動軸・軸心などの違い，力の入れかたなどの個人差があるので，グループで調整することなどがある。

（3）臨床的に簡便なもので，診察室では気軽に記載できるものがよい。当方法はGRAYのいう挙上の概念をとったもので，腕下垂位から最大挙上位に達する運動を前方・側方から計測することは，従来のものと変わらない。評価は図示されたものに，挙上では数値により，回旋では○△×などの記号で行えるようにしている（表6-13，図6-86：131頁）。

（4）臨床的に意義のある水平外転位での回旋（the 2nd plane）を計測していること。

（5）回旋について二つの斜軸を設定して計測していること。第1は上肢が前上方から後下方に抜ける斜軸1（oblique axis 1）の設定で，これは結髪動作 superior adduction に始まって下方内転 inferior adduction に終わる動作，あるいは野球の over arm delivery の動作である。第2は上肢が後上方から前下方に向かう斜軸2（oblique axis 2）の設定で，結帯動作 internal rotation posteriorly から始まって，前腕で汗を拭う動作に終わる，ちょうど卓

表6-9 肩関節疾患治療成績判定基準（日本整形外科学会制定）

番　号：	患者名：	♂・♀	歳
記載日：　　年　　月　　日	疾患名：		
左右別：	術　名：		
手術日：　　年　　月　　日	署　名：		

I．疼痛（30点）

　　なし ……………………………………………………………………… 30
　　圧痛またはスポーツ，重労働時にわずかな痛み ……………………… 25
　　日常生活時に軽い痛み ………………………………………………… 20
　　　　　　　　　　　　　　　　　　　　　　　　　　　　　　　　　 15
　　中等程度の耐えられる痛み（鎮痛剤使用，時々夜間痛） ……………… 10
　　高度な痛み（活動に強い制限あり，夜間痛頻回） ……………………… 5
　　痛みのために全く活動できない ………………………………………… 0

II．機能（20点）

総合機能（10点）

外転筋力の強さ（5点）	正常 …… 5	耐久力（5点）	10秒以上 …… 5
*90°外転位にて測定	優 …… 4	*1kgの鉄アレイを	
同肢位のとれないときは	良 …… 3	水平保持できる時間	3秒以上 …… 3
可能な外転位にて測定	可 …… 2	肘伸展位・同内旋位	
（可能外転位角度）	不可 …… 1	にて測定	2秒以下 …… 1
	ゼロ …… 0		不可 …… 0

日常生活動作群（10点）

結髪動作 …… 1	反対側の腋窩に手が届く …… 1
結帯動作 …… 1	引戸の開閉ができる …… 1
口に手が届く …… 1	頭上の棚の物に手が届く …… 1
患側を下に寝る …… 1	用便の始末ができる …… 1
上着のサイドポケットのものを取る …… 1	上着を着る …… 1

他に不能の動作あれば各1点減点する
1.　　　　　　　　　　　2.　　　　　　　　　　　3.

III．可動域（自動運動）（30点）坐位にて施行

a．挙上（15点）	b．外旋（9点）	c．内旋（6点）
150°以上 …… 15	60°以上 …… 9	Th₁₂以上 …… 6
120°以上 …… 12	30°以上 …… 6	L₅以上 …… 4
90°以上 …… 9	0°以上 …… 3	殿部 …… 2
60°以上 …… 6	－20°以上 …… 1	それ以下 …… 0
－20°以下 …… 0	30°以上 …… 3	
0° …… 0		

IV．X線所見評価（5点）

　　正常 ……………………………………………………………………… 5
　　中程度の変化または亜脱臼 …………………………………………… 3
　　高度の変化または脱臼 ………………………………………………… 1

V．関節安定性（15点）

　　正常 ……………………………………………………………………… 15
　　軽度のinstabilityまたは脱臼不安感 …………………………………… 10
　　重度のinstabilityまたは亜脱臼の既往，状態 ………………………… 5
　　脱臼の既往または状態 ………………………………………………… 0

備考：肘関節，手に障害がある場合は，可動域，痛みについて記載する

総合評価：　　　　　計（　　　）点
疼痛（　　） 　機能（　　） 　可動域（　　）
X線所見（　　）　 関節安定性（　　）
治療後評価
医　　師　　　＋，　　0，　　－
患　　者　　　＋，　　0，　　－

（日本整形外科学会肩関節疾患治療成績判定基準委員会：肩関節疾患治療成績判定基準．日整会誌61：623-629，1987より）

表 6-10　肩関節不安定症評価法（日本肩関節学会制定）

登録番号：		患者名：				性別：男　女
生年月日：	年　　月　　日　　歳		記載日：	年　　月　　日		
疾患名：		右左	利き手：右左	治療法：		
手術日：	年　　月　　日		治　療：前後	記載者：		

Ⅰ．疼痛（20点）	
なし	20
スポーツの際に痛み	10
仕事または日常生活動作時に痛み	5
安静時痛	0

Ⅱ．機能（20点）	
（1）仕事・スポーツの能力（10）	
仕事：全く支障なし・スポーツ：全く支障なし	10
仕事：全く支障なし・スポーツ：投球でやや制限あり	7
仕事：頭上での仕事の支障あり・スポーツ：各種スポーツに支障あり	4
仕事：頭上での仕事不可・スポーツ：各種スポーツ不可	0
（2）筋力（10）（肩関節の外転筋力または外旋筋力のどちらか低下しているほうで評価する）	
評価筋：外転筋　外旋筋	
徒手筋力テスト5	10
徒手筋力テスト4	5
徒手筋力テスト3以下	0

Ⅲ．可動域（20点）坐位で計測（実測値：患側/健側　角度）					
下垂位外旋（患側/健側　　／　　）		挙上（患側/健側　　／　　）		内旋（患側/健側　　／　　）	
健側の100%	10	160°以上	5	内旋 Th_8 以上	5
健側の70%以上	7	130°以上	3	内旋 L_1 以上	3
健側の50%以上	3	90°以上	1	内旋殿部以上	1
健側の30%以上	1	89°以下	0	内旋大腿	0
健側の29%以下	0				

Ⅳ．X線所見評価（10点）	
正常	10
軽度の変形性関節症変化	5
重度の変形性関節症変化	0

Ⅴ．安定性（30点）	
正常	30
患者の自覚的不安感	25
軽度の不安定性，sulcus sign 陽性または apprehension test 陽性	20
重度の不安定性	10
脱臼の既往または状態	0

Ⅵ．総合評価					
Ⅰ疼痛	Ⅱ機能	Ⅲ可動域	Ⅳ X線所見評価	Ⅴ安定性	計
（　　）	（　　）	（　　）	（　　）	（　　）	（　　）

Ⅶ．医師・患者の評価
　医師の評価　　　満足　　　やや満足　　　不満
　患者の評価　　　満足　　　やや満足　　　不満

補足 1）肩関節だけに適用
　　 2）外旋可動域については健側に対する百分率で表す．対側が障害肩である場合は一律に分母を60°として計算する
　　 3）不安定性の評価は前方，後方，下方の最も不安定性の強い方向で行う
　　　　安定性の軽度，重度の判断は肩関節疾患治療成績判定基準記載のための手引書に準ずる
　　 4）5年間再脱臼しなかった場合には減点の対象とはしない
〔日本肩関節学会ホームページ（http://www.j-shoulder-s.jp/downroad/pdf/010.pdf）より〕

球の打法のような動作である．これらは個人差が強く，定まった角度は決められないが日常生活動作が含まれており，患者にとって訴えやすいものである（図6-87：132頁）．

（6）用語については1977年に行った整形外科医・理学療法士100名のアンケートの結果（屈曲・伸展などの用語に同意していないものが70%）を採用したこと．

（7）肩関節の絶対可動角度 true angle of glenohumeral joint や結帯・指椎間距離も取り入れたこと．さらにCODMANが記載した肩甲棘と上腕軸間の角度 spino-shaft angle や LANZ のいう肩甲棘と鎖骨間の角度 spinoclavicular angle，肩甲骨外縁と上腕軸角度 lateral border-shaft angle など，経過をみるのに役立つものも採用したこと．

表6-11 肩のスポーツ能力評価法（日本肩関節学会制定）

登録番号：		患者名：		性別：男　女
生年月日： 　年　　月　　日　　歳		記載日： 　　年　　月　　日		
競技種目：		競技レベル：		
疾患名： 　　　　　　　　　　　右左		利き手：右左	治療法：	
手術日： 　年　　月　　日		治　療：前後	記載者：	

Ⅰ．選手としての能力（50点）	
障害前（自己ベスト）と同じ ………………………………………………………………………	50
障害前（自己ベスト）と同じだが，100％とはいえない …………………………………………	40
障害前（自己ベスト）の75％程度である …………………………………………………………	30
障害前（自己ベスト）の50％以上 …………………………………………………………………	20
障害前（自己ベスト）の50％未満 …………………………………………………………………	10
スポーツ活動ができない …………………………………………………………………………	0
＊数回の障害を持つ人は自己ベストで尋ね，1回の障害歴の人には障害前で尋ねる	

Ⅱ．疼痛（30点）	
痛みがない …………………………………………………………………………………………	30
スポーツ時には痛まないが，スポーツ後にときどき痛みがある ………………………………	25
スポーツ時には痛まないが，スポーツ後に常に痛みがある ……………………………………	20
スポーツ時にときどき痛みがある ………………………………………………………………	15
スポーツは可能だが，常に痛みがある …………………………………………………………	10
痛みのためスポーツを続けることができない …………………………………………………	0
＊疼痛の生じる phase：	
wind-up phase, cocking phase, accelerating phase, follow-through phase	

Ⅲ．筋力（10点）（肩関節の外転筋力または外旋筋力のどちらか低下しているほうで評価する）	
評価筋：外転筋　外旋筋	
徒手筋力テスト　　5 …………………………………………………………………………………	10
徒手筋力テスト　　4（＋） …………………………………………………………………………	5
徒手筋力テスト　　4 ………………………………………………………………………………	3
徒手筋力テスト　　3以下 …………………………………………………………………………	0

Ⅳ．可動域（10点）坐位で計測（実測値：患側／健側　角度）					
（健側と比較して最も障害を受けている運動のいずれか一つで評価する）					
挙上（患側／健側　　／　　）		下垂位外旋（患側／健側　　／　　）		内旋（患側／健側　　／　　）	
160°以上 ………………	10	60°以上 ………………	10	Th₈ 以上 ………………	10
140°以上 ………………	8	50°以上 ………………	8	Th₁₂ 以上 ………………	8
120°以上 ………………	6	40°以上 ………………	6	L₃ 以上 …………………	6
90°以上 ………………	4	30°以上 ………………	4	L₅ 以上 …………………	4
60°以上 ………………	2	20°以上 ………………	2	仙骨部 …………………	2
59°以下 ………………	0	19°以下 ………………	0	殿部以下 ………………	0

Ⅴ．総合評価				
Ⅰ選手としての能力	Ⅱ疼痛	Ⅲ筋力	Ⅳ可動域	計
（　　　）	（　　　）	（　　　）	（　　　）	（　　　）

Ⅵ．医師・患者の評価			
医師の評価	満足	やや満足	不満
患者の評価	満足	やや満足	不満

〔日本肩関節学会ホームページ（http://www.j-shoulder-s.jp/downroad/pdf/010.pdf）より〕

表 6-12 肩鎖関節脱臼評価法

1. 疼痛（30点）
   - なし ··· 30
   - スポーツ，重労働時のわずかな痛み ················ 25
   - 作業時の軽い痛み ··· 20
   - 日常生活時の軽い痛み ······································ 15
   - 中等程度の耐えられる痛み ······························· 10
     （鎮痛剤使用，ときどき夜間痛）
   - 強度な痛み（夜間痛頻回）································ 5
   - 痛みのために全く活動できない ························ 0

2. 易疲労性（20点）
   - 挙上動作で易疲労性なし ·································· 20
   - 3分の連続挙上動作で疲れる ··························· 15
   - 1分の連続挙上動作で疲れる ··························· 10
   - 1分の連続挙上動作が不可能 ··························· 0

3. 日常生活動作群（患側の動作）（10点）
   - 結髪動作 ·· (2, 1, 0)
   - 結帯動作 ·· (2, 1, 0)
   - 患側を下に寝る ·· (2, 1, 0)
   - 頭上の棚の物に手が届く ······························ (2, 1, 0)
   - 反対側の肩に手が届く ·································· (2, 1, 0)

4. 可動域（自動運動）（30点）坐位にて施行

a. 水平内転 （　°　）	b. 外転 （　°　）	c. 内旋 （　°　）
135°以上 ── 10	160°以上 ── 10	Th$_8$以上 ── 10
120°以上 ── 7	130°以上 ── 7	Th$_{12}$以上 ── 7
105°以上 ── 5	90°以上 ── 5	L$_3$以上 ── 5
90°以上 ── 3	70°以上 ── 3	L$_5$以上 ── 3
89°以下 ── 0	50°以上 ── 1	殿部 ── 1
49°以下 ── 0	大腿部 ── 0	

5. X線所見（10点）
   - 正常 ··· 10
   - 軽度の関節症変化または烏口鎖骨靭帯の異所性骨化 ······ 8
   - 中等度の関節症変化または亜脱臼 ··················· 5
   - 高度の関節症変化または脱臼 ························· 0

表 6-13 肩の可動域チャート

UPPER EXTREMITY (R.O.M)

Patient's Name

RIGHT						LEFT			
				Date					
				Examiner's Name					
				SHOULDER					
				Abd (Combine)					
				Abd (True)					
				Adduction					
				Flexion					
				Extension					
				1st. Ext.rot					
				Int.rot					
				2nd. Ext.rot					
				Int.rot					
				3rd. Ext.rot					
				Int.rot					
				Hori. Abd. (40)					
				Add. (130)					
				Keppatsu					
				Kettai					
				C7 to thumb (cm)					
				spino-humeral angle					
				T.D.					
				Coracoid Process					
				Rotator Interval					
				Lesser Tuberosity					
				Bicipital Groove					
				Greater Tuberosity					
				Quadri Lateral Space					
				JOA					
				疼痛					
			機能	外転筋力					
				持久力					
			日常生活	結髪					
				結帯					
				口に手が届く					
				患側を下に寝る					
				上着のサイドポケットの物をとる					
				反対側の腋窩に手が届く					
				引戸の開閉ができる					
				頭上の棚の物に手が届く					
				用便の始末ができる					
				上着を着る					
				関節安定性					

NOBUHARA HOSPITAL

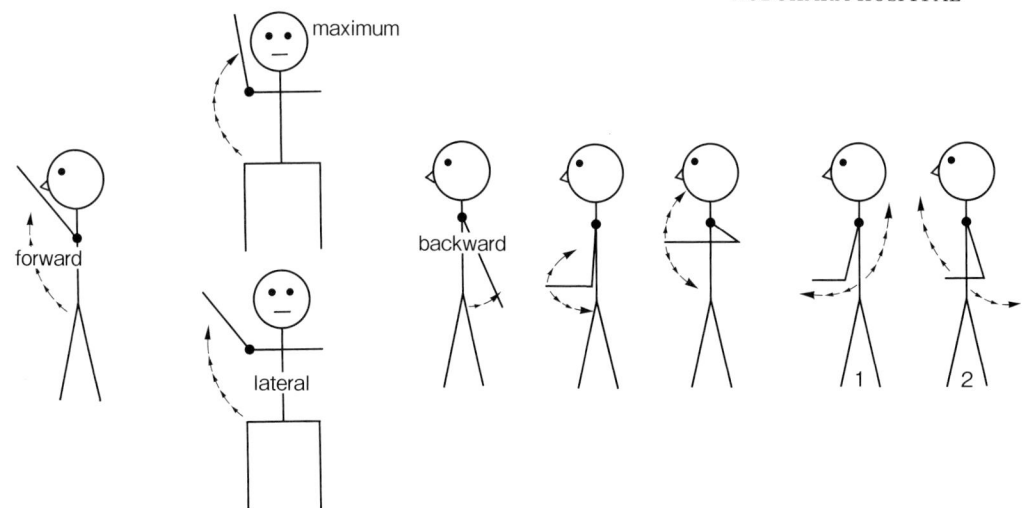

図 6-86 筆者の用いている記録用紙

1：腕下垂位　　2：水平位

superior adduction

inferior adduction

3：第1斜位

internal rotation posteriorly

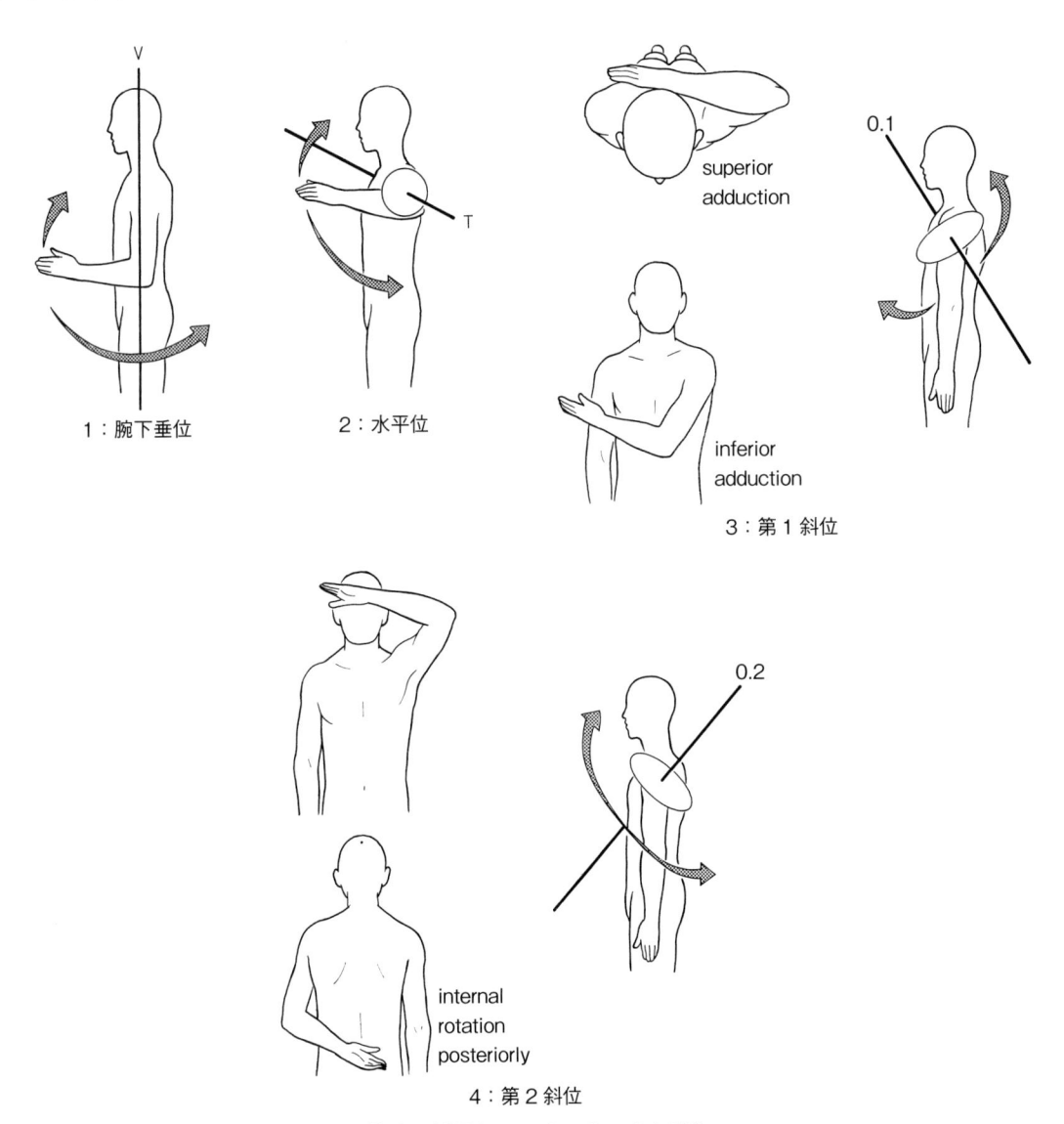

4：第2斜位

図6-87　筆者の採用しているいろいろな回旋

2. 肩の筋力テスト
manual muscle strength testing of the shoulder

　筋力テストは1912年 LOVETT によって考案された抗重力テスト gravity test を基本としているもので，個々のあるいは集合された筋力の力を測定する便利な臨床検査法である。この方法は筋麻痺のある患者の病態，程度を評価する手段として，医師と理学療法士達の経験によって改良されてきたが，現在，本邦ではダニエル (DANIELS) 筋力テスト法が広く普及し診断に役立っている。計測に特別な器具を必要としないし，少し熟練すれば機能と運動の関連を理解でき診断の基本として役立つ。肩の運動に関連のあるものを紹介しておく。

a．評価の方法と表示

　筋力を評価するためにかつてはゼンマイ計りが用いられたこともあったが，現在では重量 gravity を基準にしてどの程度運動ができるかを数段階に分け表示する方法が採られている。具体的には重力に抗して完全な運動ができるものを fair 3 とし，さらに抵抗を加えることあるいは重力の影響を取り除くことなどで評価する。

　評価の段階には，正常，優，良，可の文字によるもの，5，4，3の数字によるもの，また，パーセントで表示するなどいろいろなものがあるが，最近は国民年金の筋力測定基準として，正常，やや減，半減などの表示も用いられている。それらの相関と判定基準および評価表を示す（表6-14, 15）。

表6-14 筋力テスト評価法と基準

いろいろな評価段階					判定基準
正常	正常	normal	5	100%	強い抵抗を加えてもなお重力に打ちかって完全に動く
やや減	優	good	4	75	いくらか抵抗を加えてもなお重力に打ちかって完全に動く
半減	良	fair	3	50	抵抗を与えなければ重力に打ちかって完全に動く
著減	可	poor	2	25	重力を除けば完全に動く
消失	不可	trace	1	10	関節は動かないが筋の収縮が軽度に認められる
	ゼロ	zero	0	0	筋の収縮が全く認められない

表6-15 筋力テスト(上肢)の記入例

chart no. 56-2368　　　　　　　　　　　　　　　　　　　　　　sex　female
patient's　Y.T　　　　　　　　　　　　　　　　　　　　　　　　age　35
diagnosis： tear of the rotator cuff

left　　　　　　　　　　　　　　　　　　　　　　　　　　　　　　　　right

M.I.	M.I.	M.I.	M.I.	examiner's initials			M.I.	M.I.	M.I.	M.I.
6/5	5/7	4/2	3/2	date			3/2	4/2	5/7	6/5
5	5	5	5	scapula	abductor	serratus anterior	5	4	5	5
5	5	5	5		elevator	upper trapezius	5	4	4	5
5	5	5	5		depressor	lower trapezius	5	5	5	5
5	5	5	5		adductors	middle trapezius	5	4	5	5
5	5	4	4			rhomboids	4	4	4	5
5	5	5	5	shoulder	flexor	anterior deltoid	4	3	4	5
5	5	5	5		extensors	latissimus dorsi	4	3	4	5
						teres major				
5	5	5	5		abductor	middle deltoid	4	3	4	5
5	5	5	5			posterior deltoid	4	3	4	5
5	5	5	5			pectoralis major	5	4	5	5
5	5	5	5		external rotator group		3	3	4	4
5	5	4	4		internal rotator group		4	3	4	4
5	5	5	5	elbow	flexors	biceps brachii	5	4	5	5
						brachioradialis				
5	5	5	5		extensor	triceps	5	4	5	5
				forearm	supinator group					
					pronator group					
				other						

Nobuhara hospital　　　　　　　　　　　　　　　　　　　　　　　　　P.T-2

b．筋力テストの実際(134〜140頁)

実施に際して大切なのは患者を検査するときの肢位と固定する部位，さらに抵抗をかける部位の正しい選択である．患者には検査の意味をよく説明しておき，代償作用を起こさせないように留意する．各項目について理解しやすいように図示，注記をしておく．

1）肩関節　前方挙上(屈曲)(図6-88)
　　　　　後方挙上(伸展)(図6-89)
　　　　　肩甲面挙上(scaption)(図6-90)
　　　　　側方挙上(外転)(図6-91)
　　　　　水平外転(図6-92)
　　　　　水平内転(図6-93)
　　　　　外　　旋(図6-94)
　　　　　内　　旋(図6-95)
2）肩甲骨　外転と上方回旋(図6-96)
　　　　　挙　　上(図6-97)
　　　　　下制と内転(図6-98)
　　　　　内　　転(図6-99)
　　　　　内転と下方回旋(図6-100)

134　第6章　肩の診察

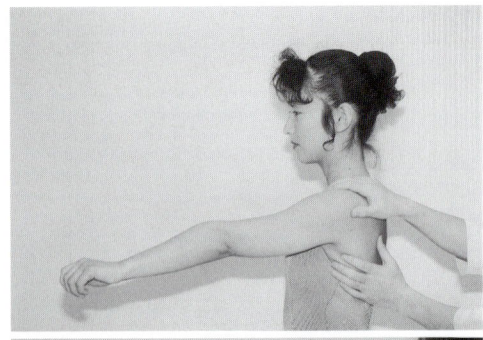

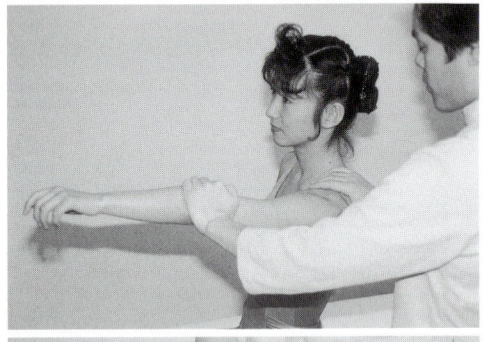

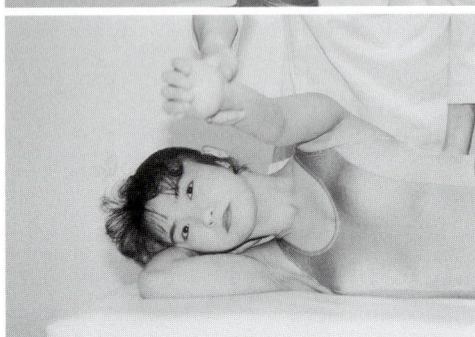

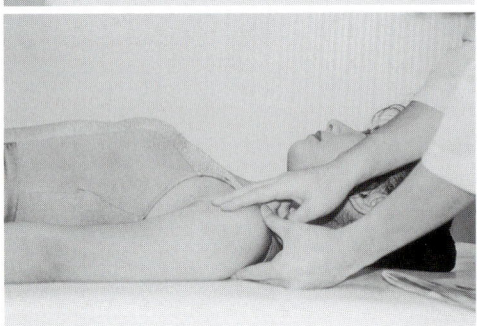

図6-88　前方挙上（90°まで）
●三角筋前枝と烏口腕筋が働く

筋力	検査肢位	固定部位	抵抗部位
5・4	坐位	肩甲骨	肘関節（重力）
3	坐位	肩甲骨	
2	側臥位	肩甲骨	
1・0	仰臥位	肩甲骨	

注）前腕回内位で行い，上肢は必ず内外旋中間位で調べること。
　　筋力2では板を上肢の下におき，すべらせながら調べること。

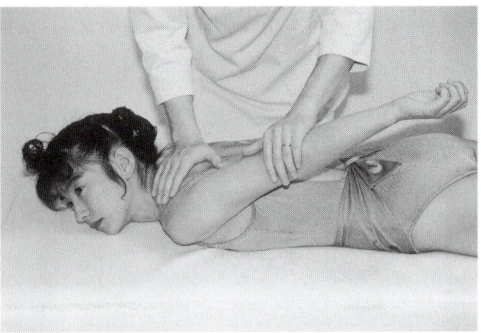

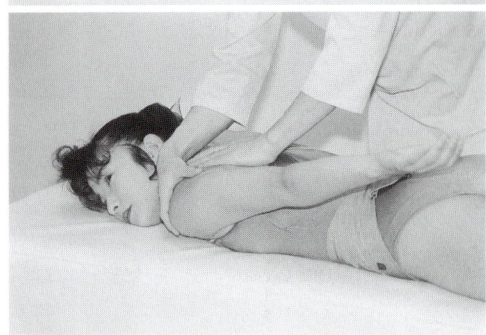

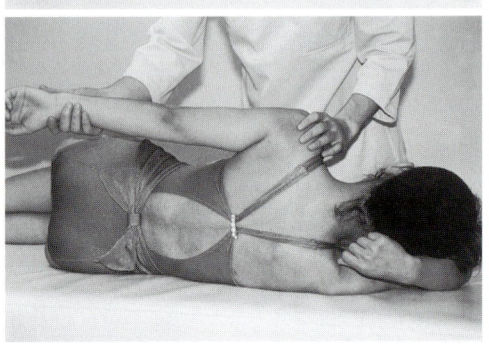

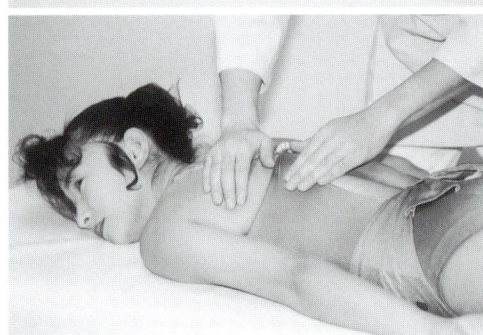

図6-89　後方挙上
●広背筋と大円筋が働く

筋力	検査肢位	固定部位	抵抗部位
5・4	坐位	肩甲骨	肘関節（重力）
3	坐位	肩甲骨	
2	側臥位	肩甲骨	
1・0	腹臥位	肩甲骨	

注）筋力2では前挙のときと同様。板を使用すること。

C. 肩の評価　135

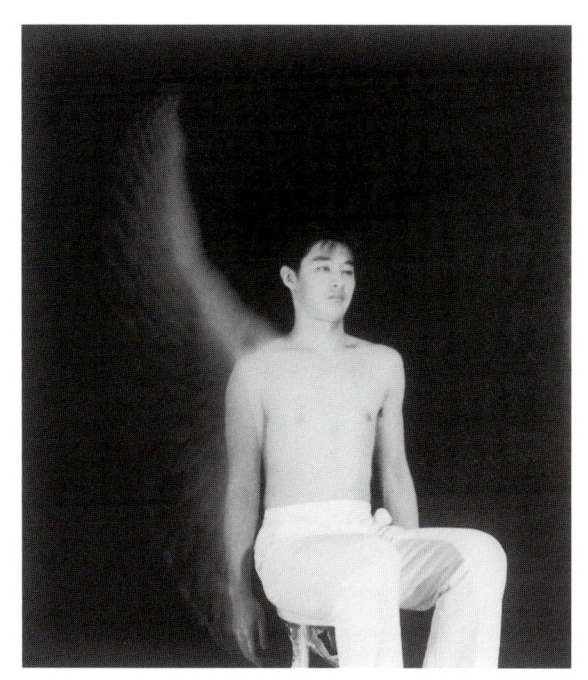

図 6-90　肩甲面挙上 (scaption)
●三角筋前部・中部線維，棘上筋が働く。その他，前鋸筋，上腕二頭筋長頭腱，僧帽筋下部，烏口腕筋も協働

筋力	検査肢位	固定部位	抵抗部位
5・4	坐位	なし	注
3	坐位		
2	坐位		
1・0	坐位		

注）肘より上で上腕にあてがう（5と4の場合のみ）。検者は患者の前，テストする側寄りに立つこと。

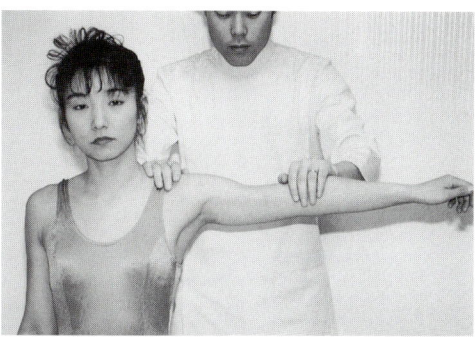

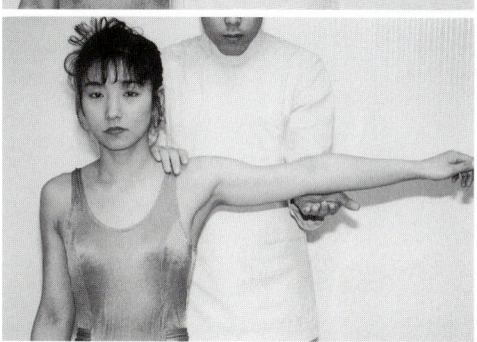

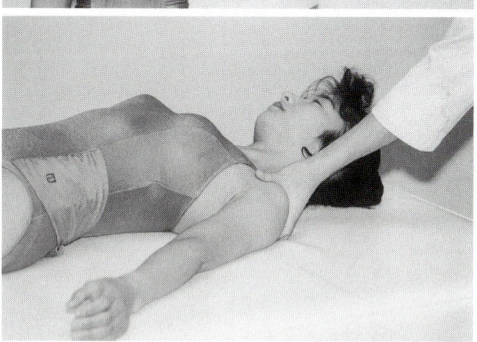

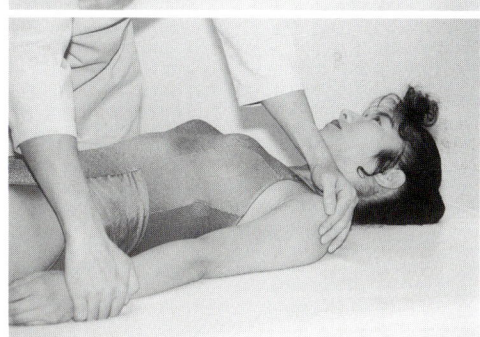

図 6-91　側方挙上 (90°まで)
●三角筋中枝と棘上筋が働く

筋力	検査肢位	固定部位	抵抗部位
5・4	坐位	肩甲骨	肘関節（重力）
3	坐位	肩甲骨	
2	仰臥位	肩甲骨	
1・0	仰臥位	肩甲骨	

注）肘を軽く屈曲し，上肢は内外旋中間位で調べること。

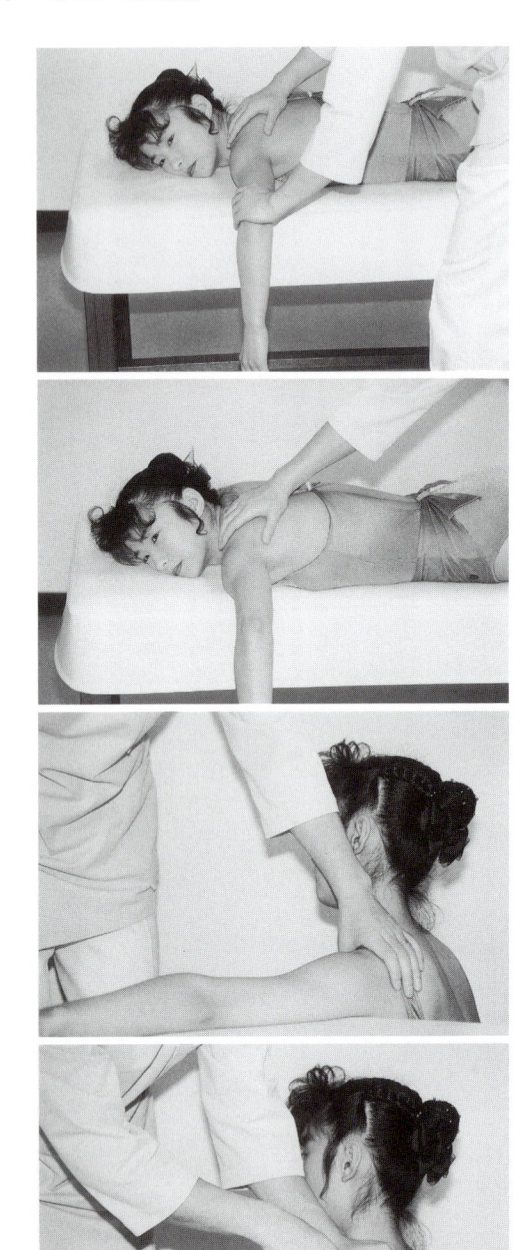

図 6-92 水平外転
●三角筋後枝が働く

筋力	検査肢位	固定部位	抵抗部位
5・4	腹臥位	肩甲骨	肘関節（重力）
3	腹臥位	肩甲骨	
2	坐位	肩甲骨	
1・0	坐位	肩甲骨	

注）肩甲胸郭関節は動かさないこと。上腕は台の上に前腕は台の縁から出して筋力5・4・3を調べること。

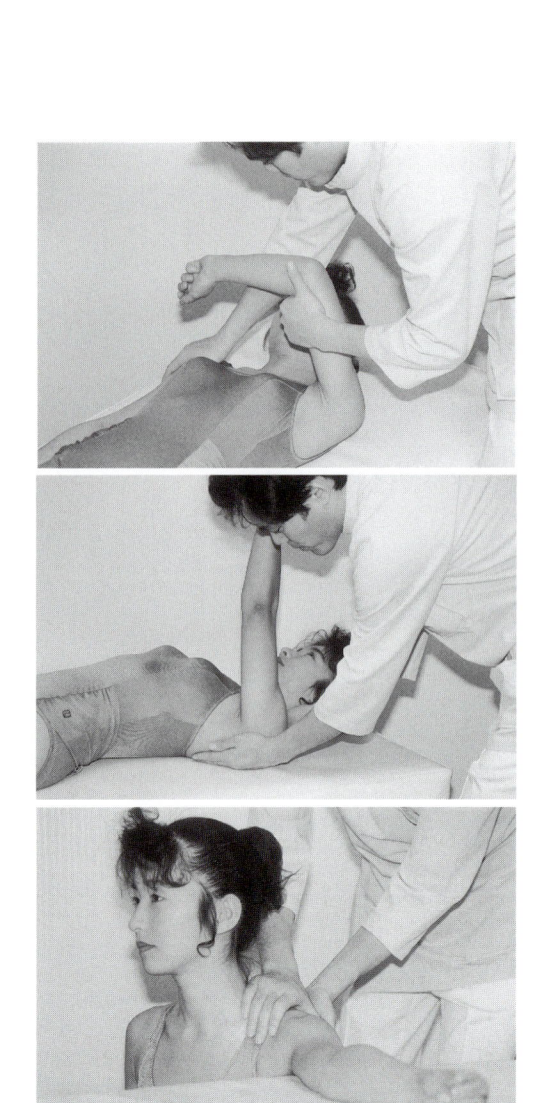

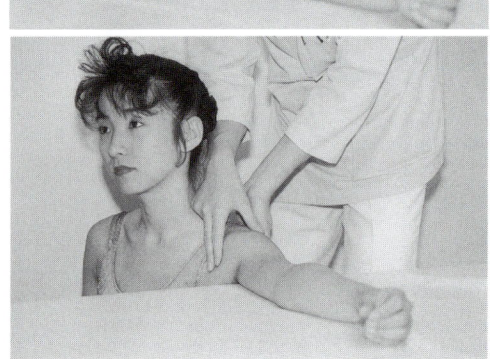

図 6-93 水平内転
●大胸筋が働く

筋力	検査肢位	固定部位	抵抗部位
5・4	仰臥位	反対側の肩	肘関節（重力）
3	仰臥位	反対側の肩	
2	坐位	反対側の肩	
1・0	坐位	反対側の肩	

注）筋力5・4では胸骨枝を調べるとき上外方向，鎖骨枝のとき下外方向の抵抗を加えて調べること。

C. 肩の評価　137

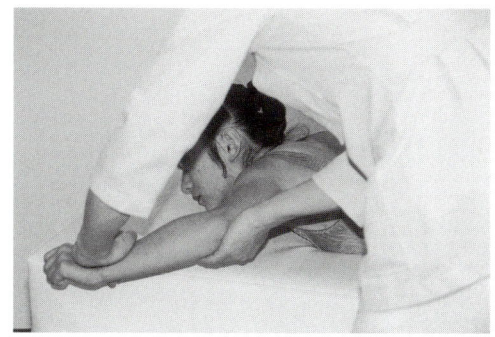

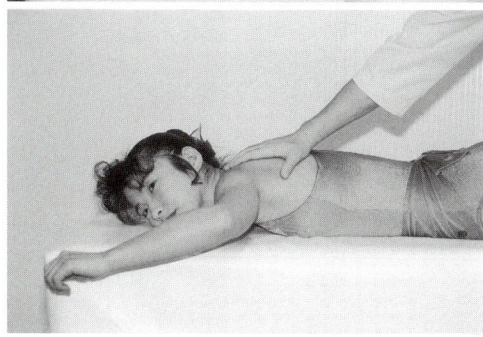

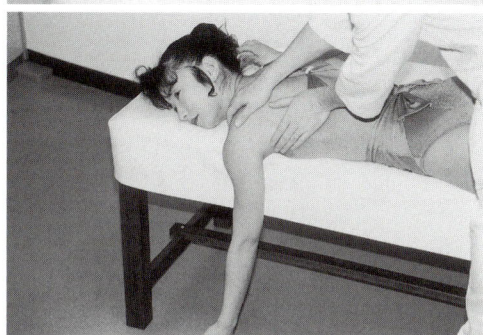

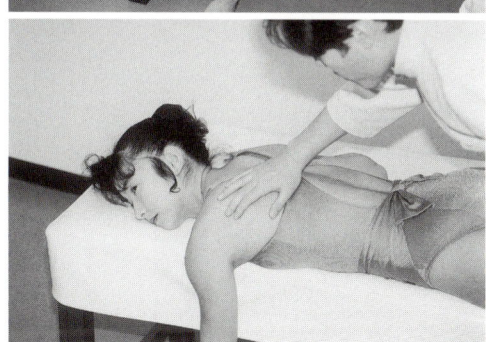

図 6-94　外旋
●棘上筋と小円筋が働く

筋力	検査肢位	固定部位	抵抗部位
5・4	腹臥位	肩甲骨	肘関節（重力）
3	腹臥位	肩甲骨	
2	腹臥位	肩甲骨	
1・0	腹臥位	肩甲骨	

注）筋力3以上のとき，90°側挙して上腕は台の上におき，筋力2以下では上肢を台の縁から垂らし内旋位で調べること。

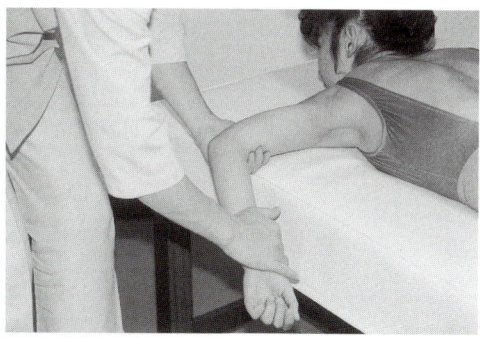

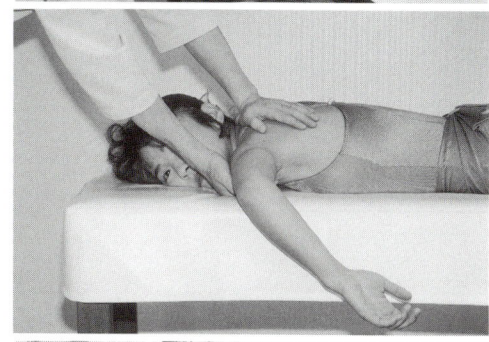

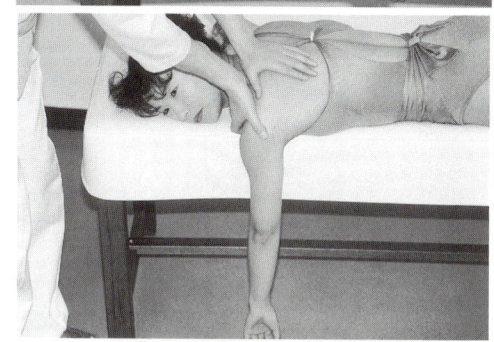

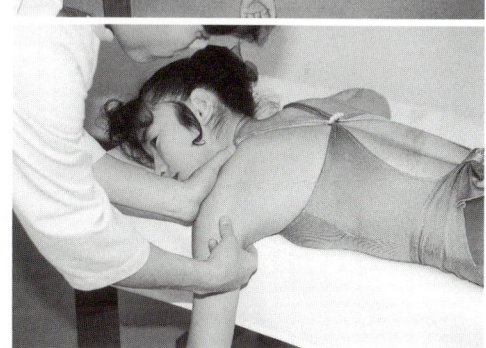

図 6-95　内旋
●肩甲下筋，大胸筋，広背筋，大円筋が働く

筋力	検査肢位	固定部位	抵抗部位
5・4	腹臥位	肩甲骨	腕関節（重力）
3	腹臥位	肩甲骨	
2	腹臥位	肩甲骨	
1・0	腹臥位	肩甲骨	

注）外旋と同じ方法で計る。

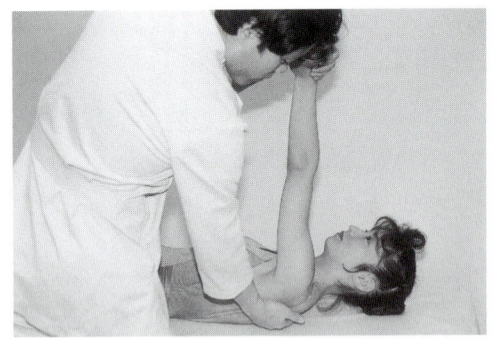

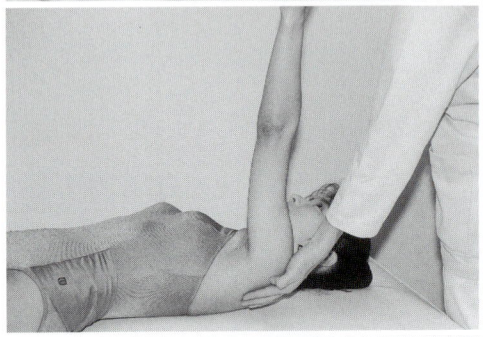

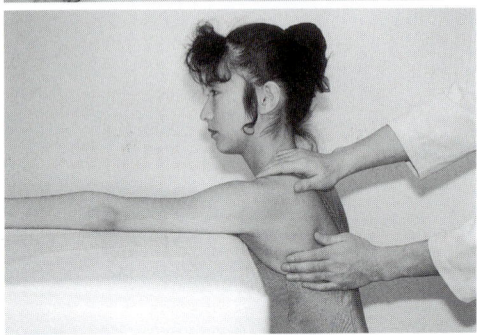

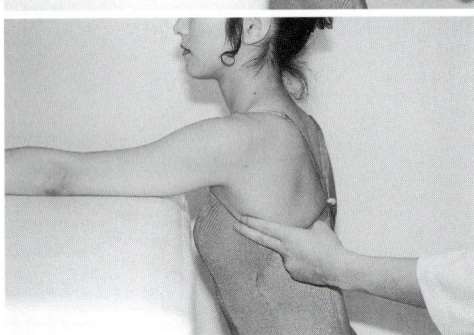

図 6-96 外転と上方回旋
● 前鋸筋が働く

筋力	検査肢位	固定部位	抵抗部位
5・4	仰臥位	胸郭	肘頭（重力）
3	仰臥位	（肩甲骨）	
2	坐位	（肩甲骨）	
1・0	坐位	（肩甲骨）	

注) 胸郭を固定すると同時に肩甲骨の winging をよくみて触れること。

図 6-97 挙上
● 僧帽筋上枝と肩甲挙筋が働く

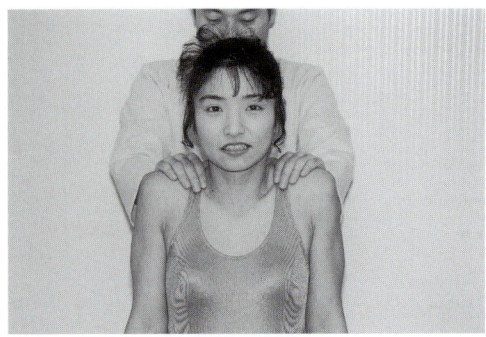

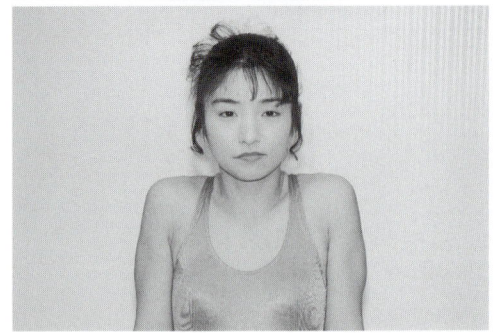

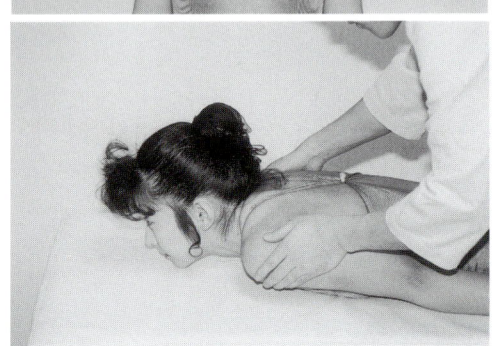

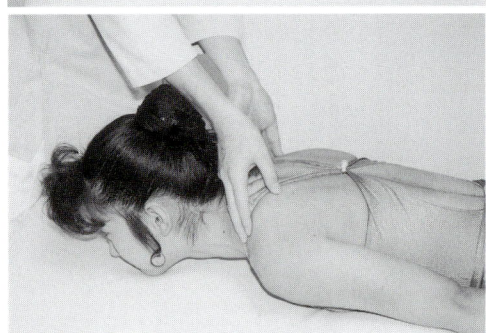

筋力	検査肢位	固定部位	抵抗部位
5・4	坐位		肩の上（重力）
3	坐位		
2	腹臥位		
1・0	腹臥位		

注) 筋力5・4の検査は肩をすくめる動作。

C. 肩の評価　139

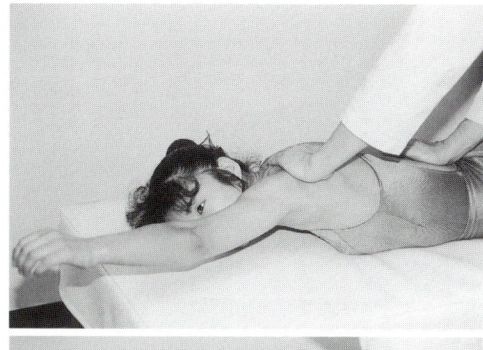

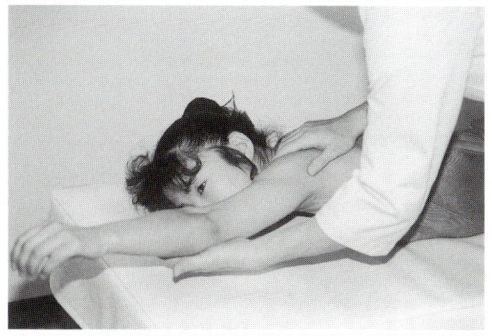

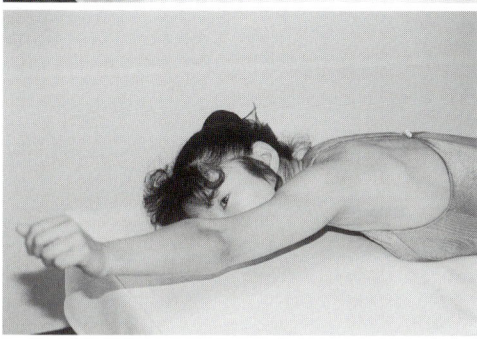

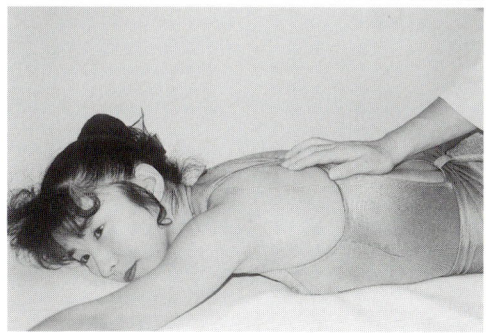

図 6-98　下制と内転
● 僧帽筋下部が働く

筋力	検査肢位	固定部位	抵抗部位
5・4	仰臥位	体幹	肩甲骨外角 （上外方に 向かって）
3	仰臥位		（重力）
2	仰臥位		
1・0	仰臥位		

注）上肢を挙上位で調べること。二段目は三角筋が弱いときの5・4。三段目で肩甲骨の動きが不完全なときは2。

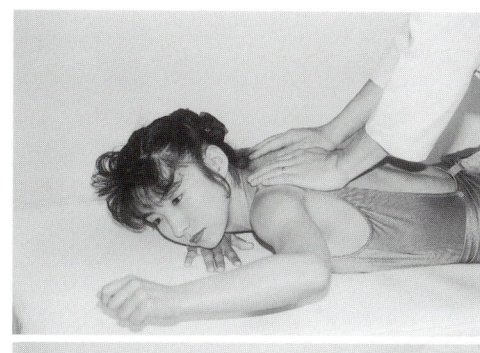

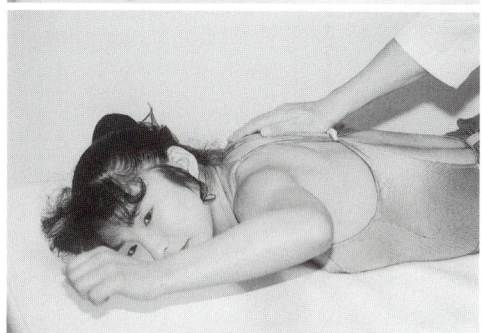

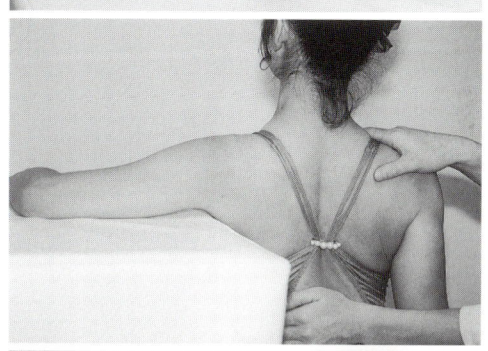

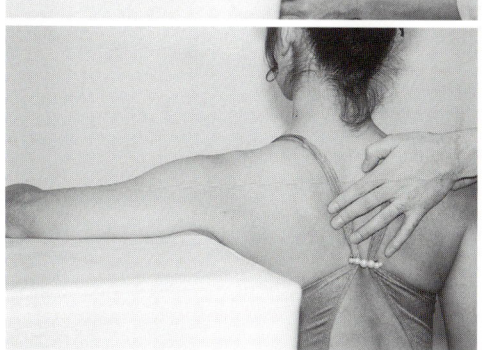

図 6-99　内転
● 僧帽筋中枝と大小菱形筋が働く

筋力	検査肢位	固定部位	抵抗部位
5・4	腹臥位	胸郭	肩甲骨外角 （重力）
3	腹臥位	胸郭	
2	坐位	胸郭	
1・0	坐位	胸郭	

注）筋力5・4・3では上肢90°側挙，外旋，肘は直角位に屈曲して調べること。

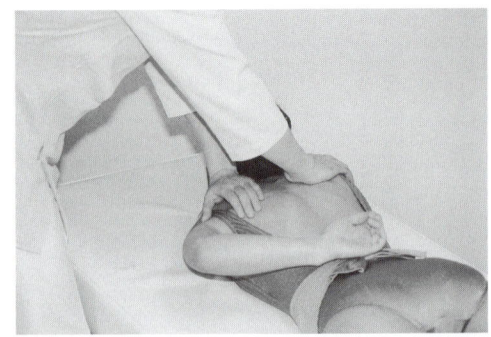

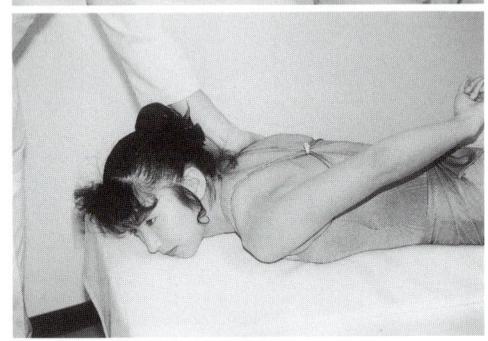

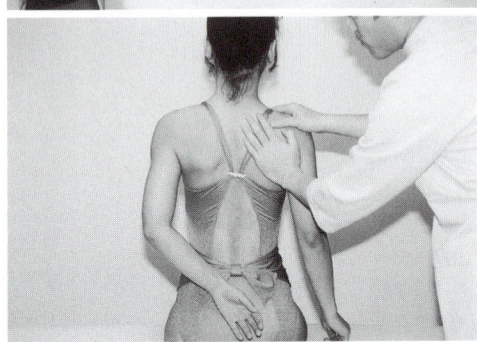

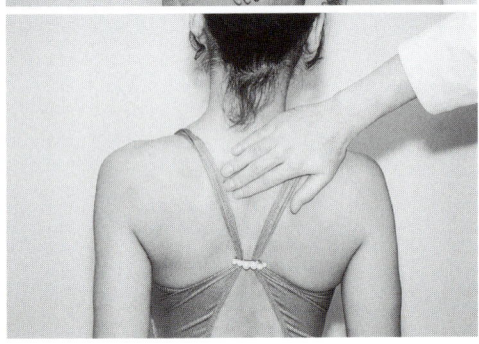

図6-100 内転と下方回旋
●大菱形筋と小菱形筋が働く

筋力	検査肢位	固定部位	抵抗部位
5・4	腹臥位	反対側の肩	肩甲骨内縁
3	腹臥位	反対側の肩	（外下方に向かって）
2	坐位	反対側の肩	
1・0	坐位	反対側の肩	（重力）

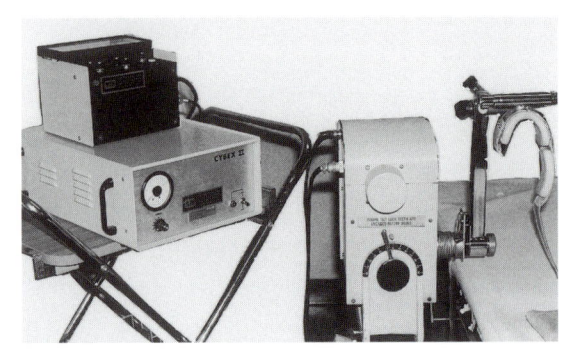

図6-101 サイベックス-II

c．実施上の注意点

実際に筋力テストを行ってみると，案外難しいことに気づく．それは肩甲帯筋の検査で外観から肩甲骨の動きを見極めることと，肩甲骨そのものに抵抗を加えにくいことで，ことに僧帽筋中部線維と大・小菱形筋の評価はしにくいものである．また，筋力テストをする必要がある症例のうちに肩の運動制限のあるものが多いこともその一つに挙げられよう．このような患者の僧帽筋下部線維の検査に腹臥位・最大挙上位は指示できないし，菱形筋の検査に過度内旋を要求する肢位も不都合である．要は筋力テストの臨床的意義を得られる範囲で活用することが肝要であろう．

d．筋力解析装置

理学療法をしながら筋力のいろいろな解析ができる電子機構をもつ装置，サイベックス-II Cybex-IIが開発され（図6-101），大関節のもつ可動域，最大筋力およびその角度，各角度の力・瞬発力・仕事量・耐久力・疲労曲線・切りかえし状態・筋調節力などが，トルクカーブ記録により解析できるようになった．しかし肩関節では測定時に支点が移動することから，単なる筋力の計測にとどまった報告が多く，運動のメカニズムに触れた論文は少ない．この装置を使って計測した肩筋力の動態の研究（当院）については前述した．

3. 肩の日常生活動作群
activity of daily living (ADL)

肩の疾患はその原因が機能的，あるいは器質的なものであっても，日常生活動作にかなりの支障をきたすものである．一方，人はその障害を補うために躯幹や肩周囲筋の代償運動で対応する能力をもっている．例えば物を取ろうとするとき，手を伸ばす代わりに体を近づけたり，床を拭くのに手と体を同時に動かしたり，掃除するとき箒を両手で握って患肢をかばったりする動作がそれらで

表6-16 肩の日常生活動作群

動作	具体的動作	月 日 ○ ×	月 日 ○ ×	月 日 ○ ×
床上動作	寝返りをする 手をついて起き上がる 患側を下に寝る			
起立動作	物につかまって立ち上がる			
整容動作	顔を洗う 歯を磨く 髪をとかし結う 背中を洗う 用便の始末をする			
食事動作	スプーンで吸う お椀をもって汁を飲む			
着脱動作	カブリのシャツを着る，脱ぐ 服を着る，脱ぐ ズボンをあげる 帯を結ぶ（エプロンのひもを結ぶ）			
移動動作	ドアをあける，締める 引き戸をあける，締める バスのステップをあがる			
その他の動作	新聞を広げて読む 自転車に乗る 車でドライブする 反対側の耳または腋窩に届く 背中をかく 後ろまたはサイドポケットに手を入れる 黒板に字を書く バス・電車の吊り皮を持つ 棚の上の物を取る，戻す カーテンまたは引き戸の開閉ができる 物を投げる ハンマーで叩く			

ある．したがって広い動きをもつ肩では，可動域の角度測定だけで機能障害を表現できているとは言いがたく，日常生活動作群の評価はそれを補う有用なものである．

ADLテストは厳密にいえば，その動作の独立性・速度・安全性・持久性・力性・態度などから判定されなければならないが，臨床的にはその機能性と速度をみれば十分である．また，可動域と動作の関連性を知っていれば，病態の把握まで簡単にできるようになる．肩のADLテストとして定められたものはないが，誰にでも理解しやすい具体的で客観的なものがよい．

筆者は実用性のあるもの，言い換えればどんな些細なものでも今までに不自由な動作として患者の訴えのあったものを集積してテストの基準を作成しているが，それは床上・起立・衛生（整容）・食事・着脱・移動，その他の動作などに分けられる（表6-16）．

床やベッドの上での寝返りは体のどこに障害があっても厄介だが，特に肩ではうつぶせから手をついて起きあがるときに困難なものである．また不用意に椅子に手をついて立ち上がるとき激痛を覚えることも多い．衛生動作では手が後ろにまわせずつらいことがままある．

髪をとくあるいは結う動作は，古くから結髪 combing hair として知られよく使われている．これは前挙と外旋および側挙の複合した動作だが，結髪という表現は非常に曖昧なもので，櫛を後ろから前にまわす，あるいは前から後ろに髪をとくという二つの動作は全く異なっている．さらに脊柱の動きでこの動作は，脊柱を前屈して側挙動作のない最小結髪（洗髪のときにみられる動作）や脊柱を後屈して側挙・外旋動作をして行う最大結髪（洗髪後のときの動作）などに分けることができる．頚の後ろに手をやる動作 putting hand behind neck も同様に考えてよい（図6-102）．

食事動作で案外しにくいのは，お椀を持って吸物を飲む動作である．衣服の着脱動作も同じで，脱衣は健側から始めないとできないことが多い．結髪と並んでよく用

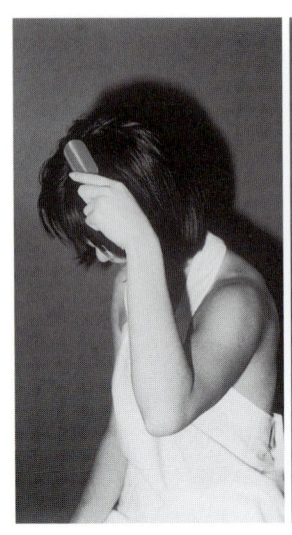

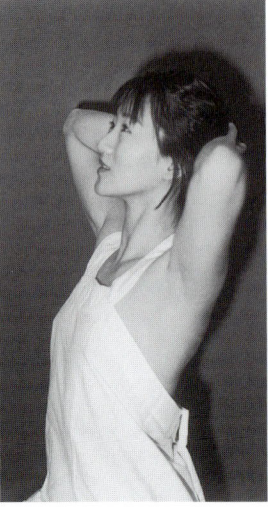

図 6-102　最小結髪と最大結髪

いられるものに結帯があるが，これはズボンの後ろをあげる，背中をかく，後ろのポケットに手を入れるなどと同じ動作を表している．欧米では服を着せてもらう putting on a jacket 動作，後挙・内旋位 extended medially rotated position を指す．上肢を躯幹につけたまま手を後方にまわす内旋・後方位 internal rotation posteriorly の肢位は，チップを受け取る動作として知られている．結帯動作の別の表現として普及しているものに指椎間距離（棘指長）がある．武富（1975）は日本人では 70 歳代以上の値が 20 歳代に比して約半分であること，利き手より非利き手のほうが短いことなどを報告している．

その他，バスに乗るときステップを昇れない，患側を下にして眠れない，寝ころんで新聞を広げて読めない，バスや電車の吊り皮が痛くて持てない，棚の上に物が上げられない，物が投げられないなど，多くの日常生活動作群が障害されている．

D. 肩の運動―記録と分析
motion of the shoulder—recording methods and analysis

肩を診察しているとき，複雑な病態に遭遇してそれらの動態を留めておく必要に迫られる．記録の方法は，静的だがスライド写真として役立つ普通写真から，視覚を充たし再現性があるビデオなどと変遷を重ねたが，詳細な分析をするには不明瞭で資料となり得ない欠点をもつ．そこで導入されたのが，運動記録・解析機器としての NAC Selgraph 2D System である．

本システムは数々の知見を生み成果をあげたが，あくまで二次元での分析方法のため，研究所での三次元解析が進むにつれて役目を終えている．割愛も考えたが，運動分析の歴史を知るために記載しておく．

この機器は空間を運動する物体の各点の位置を計測し，その座標・速度・加速度・角加速度および各点を結んだ直線のなす角を計測し，その解析結果をグラフに作図およびデータとして作表する能力をもっている．具体的には，肩甲棘内縁・肩峰角・上腕骨外顆後面・腕関節，対照として脊柱の 5 点に固定された LED（light emitted diode）から発射される赤外線を特殊カメラで捕捉しコンピュータに入力，stick-stick, time-position, time-angle, time-velocity, position-position, time-angle V. などの図形で書き出すわけだが，実際に臨床データとして汎用されるものは stick-stick のグラフである．モデルが被検者に計測方法の実際を示し，数回の scapular plane N での練習を行った後に，上肢伸展位で各 1 回の挙上・下降運動を行わせそれを入力した．検査に要する時間は 6 秒間である．

入力した情報に基づいて瞬時に図表化して記録できるこのシステムは，レントゲン写真，ROM 計測，MMT および ADL の評価，さらに動的関節造影所見の記録などとともに，臨床上で大きな意義をもっていた．

本システムは病的肩の運動解析およびそれらの術前・術後の評価にも応用されてきた．紹介すると，肩関節周囲炎では肩甲骨の動きに比して肩関節の運動制限が目立ち，腱板完全断裂では dysfunction パターンが，不全断裂では rotational glide での不規則化がみられている．動揺性肩関節症では最大挙上域での肩関節の過度運動性と肩甲骨の不規則な動きが特徴的で，挙上 60～110°における肩甲骨上方回旋運動の増大があることを示している．当時はすべての疾患について術前・後に計測を行い，それらのデータの違いを比較してきた．印象に残る知見として，動揺性肩関節症に対する臼蓋骨切り術後のもの，ひどい骨頭変形に対して行った人工骨頭置換術後のものと長頭腱の機能減弱と思われるパターンのものなどがある．

E. 肩の関節鏡検査
arthroscopy of the shoulder

関節鏡検査はわが国で生まれた独創的で画期的な検査法である．1918 年高木によって開発され，その後，渡辺・武田（栄）・池内らが改良を加えて臨床上の実用化に成功した．しかし，残念なことにこの技術はもっぱら膝関節領域に限局され，本邦では周知されなかった．そうするうちに鏡視下の手技は欧米で急速に広がり，彼ら

によって研鑽された技術と新しく開発された関節鏡機器と器具が，新しいものを好む日本人の風潮にのって逆輸入されるようになった。

肩関節領域におけるわが国の現況をみると，巧緻性の高い技術と卓見をもつ専門家が輩出されている一方，その裾野をみると肩関節手術の経験をもたない医師達の参加で，話題は手技に終始している傾向がある。さらに，遠隔成績から疾患を考えることなく，欧米の知見を追試している印象が拭えない。

肩領域での鏡視については，BURMAN(1931)が屍体に後方から試行した報告に始まり，池内(1978)，JOHNSON(1980)，WILEYら(1980)，筒井(1981)，福田(公)(1982)，ROJVANIT(1984)，近藤(憲)(1984)，中島(勲)(1984)米田(1988, 1989)らの数多い報告がある。鏡視可能の範囲については，池内の前方穿刺による2/3，WILEYの後方穿刺による7/8と，かなり広範囲にできるようになっている。ROJVANIT(1984)は前・後・上方穿刺をうまく組み合わせれば，ほぼ全体を観察することができるとし，50例の臨床検査をもとに詳細に観察した所見を報告している。その後，本法は飛躍的な発展を遂げ，鏡視下手術を含んだ集大成がJOHNSON(1993)，SNYDER(1994)らの著書となって表れている。一方，安楽(1984)は肩峰下滑液包の検索に本法を応用している。

筆者は鏡視下手術にはあまり興味がないが，関節鏡検査は非常に有用なものとして活用している。特に関節唇，臼蓋上腕靱帯，腱板疎部などの器質的病変と変化する動態を観察することは，臨床，画像，病理所見などと併せて考えるとき大きな意義をもつ。ただし，鏡視下での観察は室内の様子を眺めていて，外部から建物全体を見ていないという認識をもつべきである。

関節鏡検査の利点として，①関節内部から病変を詳しく観察できること，②病理組織が採取できること，③手術時に視野に入らない部位の観察ができること，④大量の水を使用することでjoint distension効果が得られていること，⑤灌流するので沈着した石灰を除去できること，などが挙げられる。欠点は①所見を巨視することで判断を誤ること，②操作中にorientationを失いやすいこと，③時間的な制約がないこと，などであろう。

F. 肩の電気的検査法
examination of the shoulder using electrical methods

肩疾患を診察していて，それが神経原性か筋腱の障害によるものかわからないときの診断法として，電気的検査法は欠かすことができない。肩周辺では比較的その利用度は少ないが，それでも肩周辺筋群の麻痺の有無や，筋萎縮の強い陳旧性腱板断裂の神経損傷合併の有無，腱移行による形成術の術前・後の評価，遅発性尺骨神経麻痺など，判断しきれない場合に有用なものである。ここでは実際に役立っている強さ—時間曲線法と筋電図について述べてみよう。

1. 強さ—時間曲線と時値
strength-duration curve (S-D curve) and chronaxy

末梢神経疾患の電気的検査法の一つとしてADRIAN(1917)によって開発されたもので，任意の持続時間の矩形波電流を出す検査装置を使って，その強さ—時間曲線を描き出し，脱神経状態を判定するという方法である。電気変性反応，クロナキシー測定法など深部筋に利用できないものに比べて実用的で，有用なものとして普及している。市販のCX-2レコーディングクロナキシーメーターがよく臨床医に用いられている(図6-103)。

本法を詳しく述べると，筋の運動点(刺激点)に持続時間の違う矩形波電流を与えて筋収縮のための最小電流値(基電流，閾値)rheobaseを求め，その持続時間(msec単位)と電流の強さ(mA)を描いてゆく。正常筋では持続時間は300 msecから1 msecまで大体同じ電流の強さで筋収縮があり，曲線は水平に近いが持続時間が短くなると閾値が上昇するため，強さ—時間曲線は左方で上昇している。しかし神経に障害がある脱神経の筋では1 msec以上で閾値がすでに高くなり，より強い電流が必要であるためカーブは全体として急激に上昇，すなわち右方に片寄ってしまう。また部分的脱神経ではカーブは不規則・不連続となる。この大きな三つの強さ—時間曲線の傾向を理解していると，一目で神経障害の有無を読み取ることができ診断が容易にできるわけである。中村は電気検査と臨床所見での回復の時間間隔は6～8週であると述べており，ただ1回の検査で軽々しく病態を決めつけられないことも留意しておこう。

基電流の2倍の電流の強さをもって筋収縮を起こすのに要する最小刺激持続時間を時値chronaxyという。臨床上で有用である。

2. 筋電図　electromyogram (EMG)

筋収縮に伴ってそこに電気的変化が起こることは，GALVANI(1791)によって指摘され，筋肉は電気刺激によって収縮し，筋収縮のあいだ電流が発生しているとい

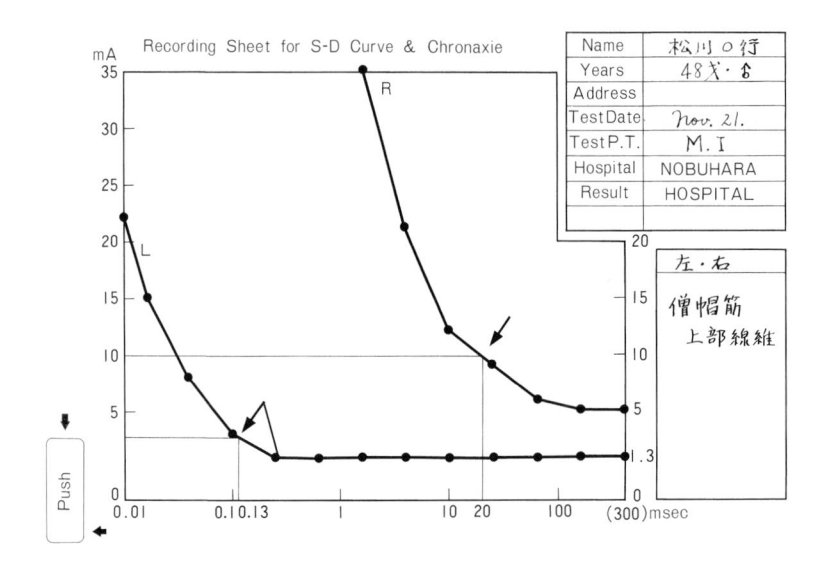

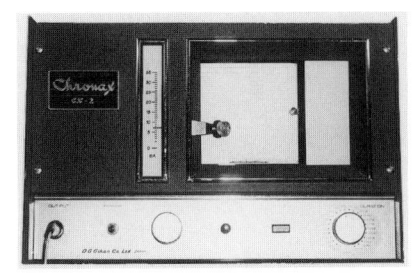

図6-103 クロナックスCX-2と強さ―時間曲線記録
(矢印がそれぞれの時値)

う事実が知られている。その後，このわずかの筋収縮の電気的特性と変化，すなわち活動動作電位 action potential と動作電流 action current を，PEIPER (1912) は表面電極を，ADRIAN と BRONK (1929) は同心型電極を，ERLANGER と GASSER は陰極線オッシロスコープを開発して増幅して把握することに成功した。こうしてエレクトロニクスの著しい進歩と相まって現在の精巧な筋電計ができあがったわけである。

筋電計は誘導・増幅器と観察・記録装置，それに電極から構成されている。この機器を十分駆使するには，かなりの熟練と判読の知識が必要なため詳細は省略するが，神経・筋疾患の診断に役立つ重要な検査法の一つである。すなわち筋は神経系の統御を受けているため，神経障害のあるものやないものの評価ができること，また愁訴の多い厄介な症例や仮病の判断ができること，動作学への応用から各肢位における諸筋の収縮，活動の研究が可能なことで臨床上の評価は大きい。

安静時には放電はみられず電気的安静だが，針電極刺入時には刺入電位 insertion voltage がみられる。正常筋の筋収縮で運動単位活動電位 normal motor unit action potential がみられるが，最大収縮時には多くの電流が参加して干渉波形 interference pattern といわれる複雑なものとなる。しかし脱神経状態での筋線維の自家放電であるフィブリレーション電位 fibrillation potential は少ない。神経・筋に異常があると，フィブリレーション電位が運動単位活動電位にとってかわるようになる。これが筋電図の主な放電だが，専門家達には多くの電位・放電・波形の判読が可能である。

使用電極には表面電極と針電極(同心型および単・双極針)があるが，前者は筋収縮に伴う電気量の変化，運動パターン分析に用いられ，後者は主として運動単位活動電位の観察に使用されている。同心型針電極が臨床上で汎用されている。

3. 筋電図による知見
findings on electromyogram

肩関節機能を比較解剖，レントゲン写真による分析，運動解析，筋の活動電位測定などで総合的に観察し，それらの知見を集大成したのは，INMAN ら (1944) である。ことに肩周囲筋群の筋活動解析に筋電図を導入して，臨床知見と結びつけた彼らの業績は不滅といってよい。その後，YAMSHON (1948)，WIEDENBAUER ら (1952)，REEDER (1963)，岡本 (1966)，COMTET ら (1970)，BROOM ら (1971)，菅原ら (1974) によって個々の筋の筋電図的知見が報告され，次第に運動と筋群の活動との関連が解析さ

れてきている。しかし一方では，全く違った見解の報告もありいまだにベールの内にあるものも多い。

1956年 SAHA は運動の方向と筋群の活動状況を記録した。彼によると前挙では肩甲下筋と大胸筋および広背筋は一律に活動電位を高め，側挙の初期は広背筋が，後期は肩甲下筋のそれが高くなっているという。また岡本は，水平外分回しでは三角筋中部線維が大胸筋よりも強く活動し，水平分回しではその逆の状態があることを報告している。

スポーツ領域でも筋電図による動作分析が行われつつある。例えば，HERMANN (1962) は砲丸投げ shot put 動作中に，大胸筋鎖骨枝と上腕三頭筋および三角筋が最も強く作用していることを解明している。

ここで個々の筋群について，諸家の報告を列記してみよう。

僧帽筋：この筋については YAMSHON ら (1948) と WIEDENBAUER ら (1952) の報告があり，僧帽筋は挙上および肩甲骨の内転で活動し全体としては側挙で作用している，上部線維は挙上に際して最高に働き同時に挙上位での肩甲骨回旋も行っている，中・下部線維は肩甲骨の内転と回旋の補助筋として 90°下の挙上・側挙で作用しているとしている。

大胸筋と広背筋：これらはともに肩の引き下げ筋 depressor (JONSSON ら, 1972) だが，後挙と内旋動作では拮抗している (REEDER, 1963)。

大胸筋は躯幹前方での内転や水平内分回しで活動 (JONSSON ら) しており，内旋機能も有している。SHEVLIN ら (1959) によると，上部線維は 110°あたりの挙上で最高に活動しているようである。

広背筋は前挙・側挙・後挙・内転で広く活動 (菅原ら, 1974) しており，挙上から下垂まで終始作動 (岡本ら, 1966) している筋と考えてよい。内旋については関与しないとの見解もあるが，SHEVLIN らは活動電位が上昇することから関与していると反対の意見を報告している。また躯幹の動きでも，僅かだが活動電位を示すことが知られている。

大円筋：この筋は岡本らによると，広背筋と同様，挙上から下垂まで終始作動し，菅原らは側挙・後方内旋と内転に関与すると述べている。しかし筋電図上もはなはだ不明瞭なもので，抵抗を加えると活動電位が上昇するが，抵抗のないときは全く作動しない (BROOME, 1971)，抵抗のないとき後挙と後方内旋を司っている (JONSSON)，内旋に作用しないなどの見解がある。

前鋸筋：この筋はすべて運動に関与している (SCHEVING ら)。

三角筋：三角筋はすべての方向，前挙・側挙・後挙に際して活動している。前部線維は挙上 110°までに作動 (SHEVLIN)，内旋作用をもつ (YAMSHON)，もたない (菅原) と考えられている。中部線維は 135°挙上まで活動 (岡本) するが，水平外分回しで活動電位は上昇，内分回しで減少 (SHEVLIN) することが知られている。後部線維は外旋作用 (YAMSHON) をもつ。

棘上筋：この筋は INMAN (1944) によって，前挙では 90°，側挙では 100～110°あたりで活動電位が最高となり，それ以上の挙上では減少すると報告され，水平面あたりの挙上保持には最重要なものと思われている。しかし，その後の報告はいずれもこれを否定しており，現在では側挙の初期すなわち骨頭を臼蓋に引きつける setting phase でのみ活動するにすぎないとの BATEMAN の見解が支持され，筋電図による評価は下がってきている。ところが COMTET (1970) はこの筋の研究を再度行って，挙上時はいつも活動していると報告した。棘上筋そのものが挙上動作に絶対必要な筋とはいえないが，挙上時には活動電位が上昇していることから運動に参加していると考えたわけである。この再評価によってこの筋の機能的役割は今後も論議の的になってゆくであろう。SHEVLIN は水平外分回しで活動電位が上がり内分回しではその逆である，と述べている。

肩甲下筋・棘下筋・小円筋：これらの筋群については菅原の報告がある。彼は肩甲下筋については臨床上の常識と違って抵抗を加えないときの内旋筋とし，棘下筋は外旋作用をもち側挙のみに関与しており，小円筋は棘上筋とともに外旋作用があり，側挙，躯幹後方での内旋・内転に関与すると詳細に述べている。

4. 動作筋電図による解析と所見

日本光電社製の RM 6000 Multi Channel EMG System はポリグラフ polygraph に 6 個の筋電計を組みこみ，ここで得られた波形をコンピュータに入力して 0.1 秒ごとの積分値を求め，さらに上肢挙上下降運動の 10°ごとの積分値を図式化する機器である (図 6-104)。

これまで肩周囲筋群の作用について動作筋電図による研究が行われているが，それぞれが異なった面で測定されているため，一つの筋の作用についても違った結果となっているようである。ここで scapular plane N で行われた当院の研究結果を報告しておこう。対象は健常者の肩 50 関節と肩疾患のある 50 関節である。被検筋は僧帽筋の上部線維，三角筋の前・中・後枝，上腕二頭筋，上腕三頭筋の 6 筋で，筋電図の導出は表面電極を用いている。

正常群：三角筋前枝は挙上・下降時に，ゆるやかに筋

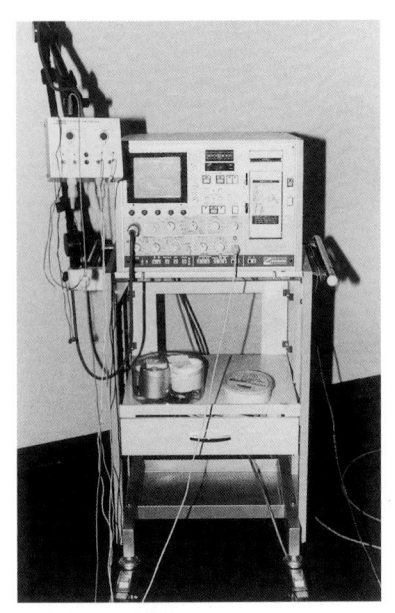

図 6-104　筋電計

活動が増加してゆく相と急激に増加してゆく相の二相性のカーブを示す。中枝，後枝も同じパターンを示すが前・中・後枝の順で筋活動が高い。僧帽筋上部線維の活動には差があり，挙上・下降を通じてほぼ一定の筋活動を示すものは38％，階段状に増減するもの32％，三角筋と同じ二相性カーブを示すもの30％の3群に分けられる。上腕二頭筋長頭腱は最大挙上位付近でわずかに筋活動の増加がみられるほかは，なだらかな山裾状の変化である。上腕三頭筋長頭腱はわずかに増減するカーブにすぎない。

これらの所見を検討してみよう。僧帽筋で筋活動の高いものは肩甲骨の挙上および上方回旋が積極的に上肢運動に関与していることを意味しており，一方，挙上角度に関係なく低く一定なものは肩甲骨の動きが上肢の運動に付随しているものと考えられる。三角筋ではいずれも同じ筋活動パターンを示したが，前枝が主動的に，中枝が補助的にそして後枝はわずかに最大挙上位付近で始動するという特徴がある。上腕二頭筋長頭腱と上腕三頭筋長頭腱は積極的に上肢挙上・下降運動に関与していないことがわかったが，前者は最大挙上位でのみ筋活動が強く骨頭を臼蓋に誘導，適合させ保持する作用があると解釈できる。

異常群：一般的にいって腱板損傷や肩関節周囲炎では，正常群と比較して筋活動の全般的な低下が認められ，最大ピーク時の値も正常時の半分以下という傾向を示す。可動域が悪いものでは僧帽筋筋活動の高いものが多く，上肢の運動が主として肩甲骨の上方回旋によるものであることを物語っている。しかし，疾患群でも器質的変化の少ないもの，例えば動揺性肩関節症や腱板疎部損傷などではほぼ正常群と同じパターンを示し，必ずしも所見が確定診断に役立たないようである。

永井ら(1997)は，腱板断裂症例の術前・後の三角筋の状態を検査して，三角筋を肩峰から切離する手技は機能回復と関係が関係なく，再縫着の際に筋線維に十分な緊張を与える修復方法で良好な結果を得ることができると結論している。

第7章　肩の疾患

A. 肩関節周囲炎
periarthritis of the shoulder

　電子機器やコンピュータが医学に導入され，めまぐるしい発展を遂げているなかで整形外科領域では古典的なギプスが愛用され，その診察室の外では「神経痛」，「リウマチ」などの俗語的診断が患者の話題になり，巷間まだ根強く用いられている。これに反発を感じる専門医もあるが，あながち先方のみを責められない。わが国の古内科書を繙いてみると，「神経痛」の項に"坐骨神経痛は甚だ多く存し実地上緊要なる疾病なり"と記載され，「リウマチ」の項には"筋肉リウマチは寒冷湿潤等に由りて発するものにして"と説明して，腰痛（仙気），リウマチ性背痛（痃癖）などをあげており，明治時代には純医学用語として用いられていたことがわかる。しかも現代でもいかに専門医が打ち消そうとしても，この傾向は「むち打ち症」「ギックリ腰」など形を代えて現れており，昔も今も思考様式はなんら変わっていない。

　これと同じ範疇に入るものに，私達が堂々と診断名として使っている「いわゆる五十肩」がある。本来多くの病態を含む症候群としてとらえてきたこの名称は，疼痛，制動，年齢的要素などの三原則があるにもかかわらず，実際には乱用され，すべての有痛性肩関節の肩かごwastebasket として用いられている（図7-1）。

　1940年，神中はこれについて「病理解剖学的研究が未だ不十分で十分解明せられていない疾患であるから暫く五十肩なる通俗的病名に依りて記載する」と断っているが，「しばらく」という語をはずし曖昧な位置づけしかされていない五十肩をより明確なものにすることが，現在の整形外科医に与えられた命題の一つであろう。筆者は四十数年前から"診断名としての「五十肩」をやめよう"と提唱してきたが，長老の反対でそのままになった経緯がある。当院の資料を基にしてあえてこの古典的な問題に取り組んでみよう。

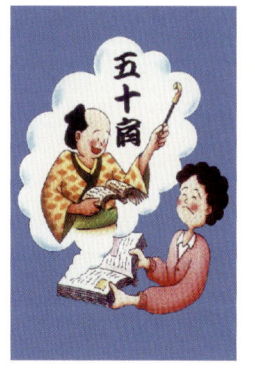

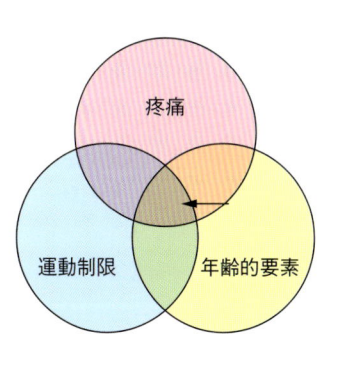

図7-1　いわゆる五十肩と三原則

1. 五十肩とは
what is periarthritis of the shoulder (50s shoulder)?

　いわゆる五十肩というのは，50歳代を中心としてその年配に多発する肩関節の痛みと運動制限を主徴とする症候群に与えられた名称だが，この言葉はいつ頃から使われているのだろうか。いろいろ文献を収集して訪ねてみたが，いずれを尋ねてみてもたどりつくところは「俚言集覧」であり，ただわかったことは俗語の一つだということである。

　26巻9冊からなる「俚言集覧」は，大田方（号全斎）という福山藩の漢学者によって編集された俗語（口語・連語・慣用句・方言など）の集大成で，成立は彼の前著「諺苑」の発行された寛政9年（1797）以後と考えられている。本書は江戸時代の口語研究の資料として重宝なものだが，二万四千の見出しの一つに五十腕というのがあり，そこには「凡，人五十歳ばかりの時，手腕，骨節痛む事あり，程過ぎれば薬せずして癒ゆるものなり，俗にこれを五十腕とも五十肩ともいう。また，長命病という」と記述されている。

　この文章を解釈してみると，"年をとると身体の節ぶしが痛くなることがある，しかし放っておいても自然によくなるのだから心配することはない，長生きをするとよく起きるものだから諦めていたらいい，あるいは長寿

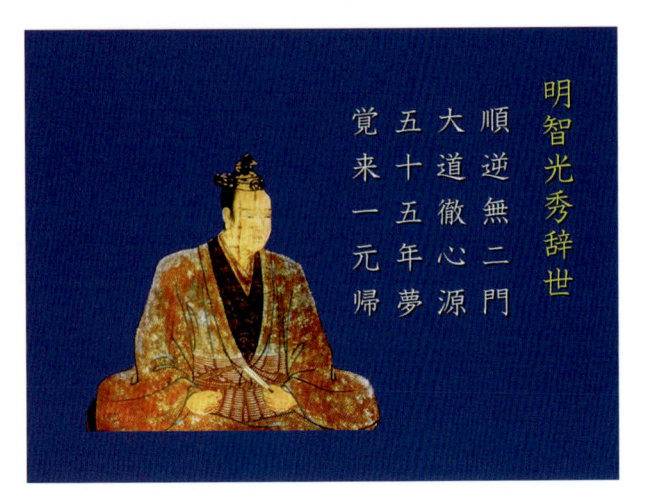

図7-2 戦国武将の人生観

を喜ぶべきだろう"ということになりそうである。その内容は加齢による変化で当然起きる現象と明解にわりきっているが，問題は「五十」と「長命」である。

戦国時代から江戸時代にかけて，人の生涯は五十歳で終わるということは多くの辞世にみられている。例えば織田信長は「人生五十年，下天のうちをくらぶれば，ゆめまぼろしの如くなり」と詠んでいるし，明智光秀も「五十五年の夢，覚めきたれば一元に帰す」との漢詩を残している。生物的な生存とは別に，"人生は五十にして終焉し，それ以上は長命—馬齢を重ねるだけ"という考えが当時にあったことを物語っている（図7-2）。

現在，この言葉は患者も医師も共通して使っているが患者の常識と医師の概念は必ずしも一致しておらず，医師が八十歳の患者に「五十肩」と診断して苦笑いされる珍場面がままある。というのは私達のいう五十肩とは，1867年にフランスのDuplayが報告した肩関節周囲炎，1934年米国のCodmanの述べたfrozen shoulderなどと同じ医学上の病態を指しているからである。これらはわが国では同意語とされているが，肩関節周囲炎は歴史的に数多くの病態が加わり，あるいは除外されてきたし，frozen shoulderも単なる腱板炎から腱板断裂およびその癒着などと多様な病相を含むため，欧米でさえいまだにstiff and painful shoulderと同じものとも考えられている。このように多くの病名がひしめきあって，整形外科医でさえおよそ非学問的な場でしか共通点は見出しにくいものである（表7-1）。

Hammond（1971）が指摘するように用語terminologyの違いは診断の基調を異にし診察にまで及び，同じ病態の患者に彼は運動を我は固定を，また我は温湿布を彼は冷湿布を勧めるという有様である。水野（祥）（1961）は五十肩そのものを「腹痛を訴える患者に対して腹腔炎という診断名をつけるようなもの」ととらえ，研究が進むにつれてその範囲は縮小すると考えていたようである。小田（1966）もこれが肩関節周囲炎と本質的に異ならないと考え，学術用語として五十肩は早晩廃語になるものと予見している。こうしてみるとお互いのルールを知ら

表7-1 肩関節周囲炎に与えられた多くの病名

Group 1
  adhesive capsulitis
  check-rein shoulder
  Duplay's disease
  frozen shoulder
  painful contracted shoulder
  painful shoulder
  periarticular adhesion
  periarthritis
  pericapsulitis
  stiff and painful shoulder
  stiff shoulder
Group 2
  adhesive bursitis
  adhesive subacromial bursitis
  calcific bursitis
  calcified bursitis
  obliterative bursitis
  obliterating subacromial bursitis
  pseudobursitis calcarea
  subacromial bursitis
  subdeltoid bursitis
  tendobursitis

Group 3
  adhesive tenosynovitis
  adhesive bicipital tenosynovitis
  bicipital tendinitis
  bicipital tenosynovitis
  calcific tendinitis
  calcified tendinitis
  degenerative capsulo-tendinitis
  degenerative tendinitis
  painful arc syndrome
  supraspinatus tendinitis
  synovitis adhesiva
  tendinitis of the Rotator Cuff
  tendovaginitis
Group 4
  coracoiditis
  degenerative arthritis
  fibrositis
  neuritis
  osteoarthritis
  rheumatoid arthritis
  supraspinatus syndrome
  "Myogerose"
  "Ruheschaden"
  "Ruhesteife"
  "Schultersperre"
  etc.

ない柔道家とレスラーが試合をしているようなもので，現時点では肩の疼痛と制動のあるものについて病態学的な観察を行い，症候群をまとめ整理して診断基準を立てることが必要である。

　従来，五十肩については病理解剖的な研究に終始したため，同年代の退行性変性を主とする病理所見を，五十肩の素因から原因にまで拡大解釈したきらいがある。このため，これが本症の発症から治療までの臨床経過の説明にならず，素朴な質問として，退行性変性がなぜ臨床的に軽快するのかということに答えてくれないのである。可逆的変性という理解しがたい説明には，到底納得することはできない。

　こうしてみると，ここで五十肩を広義に解釈するか，あるいは神中，三木ら(1943)のいう医学的なもの，すなわち狭義のものとして考えるかという問題に直面するのである。まず，世界中の諸家が肩の疼痛，制動という病態を，どのように把握していたかを歴史的に考察してみよう。

2. 歴史的考察　historical view

　欧米の文献を読み返してみると，肩関節周囲炎も時代の推移とともにその概念が変わっていったことが窺える。古い皮袋に新しい知見の酒が注がれ続けて現在に至ったわけだが，これを CODMAN 以前と以後の二期に分けて集約してみよう。

a．CODMAN 以前

　肩関節に疼痛と制動のある疾患は，JARJAVAY (1867) が，肩峰下滑液包の外傷性炎症によると思われる4例を報告したことで登場する。同じ頃，HEINEKE (1868) も肩峰下滑液包炎の概念を述べている。次いで1867年，フランスの外科医 EMANUEL SIMON DUPLAY が，外傷性肩関節脱臼後の病態・病理所見を観察して，関節外の組織特に肩峰下と三角筋下滑液包の炎症，変性，癒着などに原因があるとして，疼痛と関節挙上運動の制限のある病態を肩関節周囲炎 Périarthrite scapulohumérale と命名した。彼は当初，外傷後に起きるとしていたが，後に誘因なく発生するものもあると変更して，"JARJAVAY のものを急性型とするなら自分のものは慢性型といえる" と区別して，1867年，学会に発表している。この偉大な業績により本症はデュプレー病 maladie de DUPLAY と呼ばれ，独立の疾患として認知されるようになった。以後，1882年に PUTMAN は同じ検索を，KUESTER (1902) と COLLEY (1899) は追試を行い，本病態が滑液包炎によるものであることを証明した。相次いでこの考えの支持者が現れたが，一方では反論するものもあり，あるものはリウマチあるいは神経炎 (DESPLATS, 1891) を，また棘上筋腱の断裂を原因として挙げている。しかし，19世紀後半は解剖・病理上の検証から，その原因は肩峰下滑液包にあるという考えが主流であった。

　20世紀初期にはレントゲン写真による診断技術が導入され，そこで写し出された石灰沈着像が本症と関連づけられ，新しい知見としてとらえられる時期が続く。1907年，BAER や PAINTER はこれを本症の原因と考え，摘出が効果ありと発表したが，石灰沈着がなくとも同症状を起こすものがあることからこの考えは受け入れられなかった。同じ頃 STIEDA (1908) も肩峰下に石灰沈着を認め，これが肩関節周囲炎の原因であるとして石灰沈着性滑液包炎という病名を提唱した。WREDE (1912) は手術時，棘上筋にチョーク状物質がありこれが流出しているのをみて，石灰沈着は腱板の変性の終末であって，滑液包内の石灰沈着は少ないとした。

　これらの見解とは別に，BERA (1911) は上腕二頭筋長頭腱に，SIEVERS (1914) は肩鎖関節の変化に，LOSCHKE (1914) は棘上筋腱断裂に焦点を当てて，肩関節周囲炎の原因を探ろうとした。KLAPP (1916) は，本症は肩周囲に問題があるというより，むしろ関節包自体の縮小によるものではないかという別の概念を述べているが，これらはそれぞれが観察した病相の差からきたものであろう。

　1920年に入って，肩に関する知見および研究は一挙に開花した感がある。まず，BERA に始まった長頭腱に問題ありとする考えは MEYER (1921) に受け継がれ，彼はスタンフォード大学での解剖研究中に長頭腱が結節間溝と擦れるのをみて，その摩損が主因であるとした。この知見は後に150例の肩を検索した HOROWITZ (1939) によって再検証されている。また，長頭腱の断裂も tenosynovitis が原因であるとした EWALD (1927)，肩関節周囲炎の原因を tenobursite bicipitale と考えた PASTEUR (1932)，これに同調した CHAUMET (1934)，SCHRAGER (1934) など，多くの説があった。一方，これは独立した疾患であると考えて，長頭腱の断裂や脱臼などの分野を研究した GILCREEST (1934) の業績は瞠目すべきものである。

　石灰沈着については，肩峰下滑液包内のそれが痛みの原因であるとする KING と HOLMES (1927)，機能障害は癒着によるもので無痛の肩でも石灰沈着は起きると考えた MUMFORD と MARTIN (1931) などの報告がある。

　腱板に対する見解として次のものがある。1932年，FOWLER は肩の検索を行い，340例中19％に断裂を認めたことから腱板の損傷が有痛肩の原因と考えた。CODMAN は石灰沈着の結果，腱板断裂が起きることもあると考え，AKERSON (1931) と共同して腱板の研究を行い "明らかな

外因のないこわばり，痛みを有する肩関節"を the frozen shoulder と呼んだ．彼らの見解によると，これには癒着性肩峰下滑液包炎と腱板炎があり，後者は石灰沈着のないものと長頭腱周辺の滑液包の変化の強いものとに分けられている．CODMAN の綿密な観察，所見の詳細で正確な記載，予見を盛りこんだ肩のバイブルともいうべき著者「The Shoulder」によると，彼は stiff and painful shoulder について，当初は periarthritis という診断名を使っていたが，これは肩峰下滑液包炎が本態であろうと考え，"外傷性のものでは腱板の断裂が，特発性のものではおそらく腱の部分壊死が存在する"と推論して，癒着型 adherent type (type Ⅱ)，すなわち石灰沈着および外傷がなく発症のはっきりしないものを frozen shoulder として取り扱っている．

滑液包炎について CODMAN は"それは一生かかって増幅してゆくもの，結果であって原因ではない they are end-results, not acute lesions"と記している．彼は，滑液包内の変化（肩峰端，小石灰片，絨毛，癒着など），大結節の変化（異常増殖，象牙化，骨粗鬆など），関節自体の変化（長頭腱の変化，腱板関節面の断裂，結節間溝の硬化，関節包の縮小，関節液など）などが，長い年月のあいだに重なりあって腱板の断裂が起き，関節内と滑液包の間に関節液交通が発生すると論述している．

1934 年，PFUHL は肩峰下空間の消失に注目して，これが滑液包炎，腱板変性によるものだと考えた．PAYR (1931) は，肩関節周囲炎は長期の安静保持による廃用性障害 (disuse, Ruheschaden, Ruhesteife) であるとしている．WELLISH (1934) は三角筋付着部の骨端炎 deltoidalgia が痛みの原因とし，肩峰骨の存在に注目した SCHAR (1936) もその関連を報告している．結局，BRONNER (1938) と VOSSCHULTE (1942) のいうように，肩関節周囲炎は肩全体からみた総合的把握をしなければ解決できないのであろう．

JULLIARD (1933) は烏口突起を肩関節周囲炎の特殊なタイプとして，独立させるよう主張している．

b．CODMAN 以後

CODMAN 以後は病因の究明がさらに詳細に，かつ局所的にとらえられる時代へと推移する．BOSWORTH (1941) は肩峰下滑液包の閉塞に注目，MOSELEY (1939)，MCLAUGHLIN (1944) らは滑液包床の変性および棘上筋腱の断裂を高頻度にみたことからこれを原因と推論，これらの考え方が大勢を占めるようになった．

しかし他方，二頭筋長頭腱に原因を求めた学説も脈々と続いている．1943 年，LIPPMANN は長頭腱の癒着性滑液包炎を強調して，frozen shoulder のうちで最も治療しにくいものだとした．HITCHCOCK (1948) は，本態は長頭腱症であると考え，SIMMONDS (1949) は長頭腱の炎症に棘上筋腱の局所的壊死による変性が加わって発生するものだとし，DEPALMA (1950) は長頭腱と腱板の変性との相関を原因と考えている．

関節包の変化に注目したのは NEVIASER (1945) である．彼は術中の所見から関節包の癒着こそが原因であるとした．GRANT ら (1948) は，関節包上部の変性を指摘して，その関連を示唆している．

一方，LAINE (1954) はリウマチの肩の痛みから，DE SEZE ら (1947) は関節造影を含んだ系統的検索から，本症との関連を知ろうとした．別に MCLAUGHLIN は外旋制限から肩甲下筋腱および長頭腱の拘縮が原因であろうと考えた．PASILA (1965) は種々の環境，ことに inactivity, strain, shoulder affection に原因を求めている．彼によると拘縮のない腱板炎と肩関節周囲炎は全く別のもので，無関係であるという．

肩関節周囲炎を肩だけにとどめず，広く原因を求めた人々もいる．神中 (1940) は，筋過労による限局性疼痛性硬結 (Myogelose) だとする LANGE (1930) の説，同症状が特に棘上筋に起きたものとする DOLLINGER の説，これらの病因によって放散痛が起きる結合織炎であるとする SZUBINSKI の説，などを著書の中で紹介している．BLOCH (1961) はその原因は腱板の断裂というより，むしろ結合織炎あるいは線維化 fibrosis によるものだとする同じような意見を述べている．

一方，REISCHAUER (1958) は頚椎変化によって発生すると考え，ASKEY (1941) は coronary occlusion との相関，STEINBROCKER (1947) は自律神経反射との関連，MOSELEY は shoulder hand syndrome の関係，など傾聴すべき説が多く唱えられているが，異色なのは COVENTRY (1953) による anxiety, passive atrophy などから起きる性格によって発生するという考えであろう．ユニークなのは MCKEEVER (1958) で frozen shoulder は全身代謝障害の一分症だと考え，食養生を説いているのも興味深い．

1972 年，NEER は chronic impingement に肩峰前部の切除が有効であるとの論文を発表した．彼は肩峰下面と腱板が impingement するとして，これが慢性滑液包炎と腱板断裂の原因になると考えた．その後，英語圏では急速にこの用語が流行し始める．良否は別として，NEER (1983) の病態を三つの stage に分ける Impingement Lesions という概念が，肩峰下滑液包炎 (CODMAN)，腱板炎 (BATEMAN)，さらに腱板断裂までを包括したことから混乱が始まった．さらに MATSEN Ⅲ ら (1992) は subacromial impingement とは，"腱板が肩峰下機構（筆者のいう第 2 肩関節）で encroachment される病態"と定

義して，肩関節周囲炎までをその範疇に入れた。こうしてimpingementという語は，いったいどの病態を指しているのか不明確なまま，肩関節周囲炎がたどった歴史的経緯と同じように安易に肩疾患の診断名として最近まで用いられてきた。

3. 症候群の整理と分類
arrangement and classification of syndromes

表7-2 肩関節周囲炎の分類

1）烏口突起炎
2）上腕二頭筋長頭腱腱炎
3）肩峰下滑液包炎
4）肩関節腱板炎（変性性・外傷性）
5）石灰沈着性腱板炎
6）いわゆる五十肩（疼痛性関節制動症）
7）肩関節拘縮

　時代の推移とともにあるものは独立した疾患（二頭筋長頭腱腱炎，石灰沈着性腱板炎，烏口突起炎など）となり，他は泡となって消えたが本態は下流に至って現在の肩関節周囲炎となっている。しかしここでも肩峰下滑液包，腱板，長頭腱，関節包などに原因を求める見解が支持され，多くの病名が混在する理由となっている。ここで，それらをまとめてみよう（表7-2）。第1群はDUPLAY病にまつわる概念と症候群，第2群は滑液包を中心とする病名，第3群は腱板を主とするもの，第4群はその他のもの，とまとめてある。

　さて，読者は目の前の"肩が痛くて動きのわるい"患者に，この分類の中からどれを選んでつけるのだろうか。いずれをとったにしても，それぞれに差があり本質的な違いがあるのだろうか。もちろん，微妙で感覚的な受けとめかたは異なるが，学問上の論点とはなり得ないものである。ここで現在，諸家が肩関節周囲炎をどのように考え，分類しているかを紹介してみよう。

　BLOCHは腱板に現れる変性だけでは十分説明がつかないとして，骨線維性被膜の領域の変化に注目して，リウマチ性，外傷性などによる炎症変化と用廃，他の疾患の反射性疼痛など，多様な発生要因を挙げている。そして炎症の経過中に，結合織炎性の癒着を引き起こすとしてfrozen shoulderと肩関節拘縮は同じだとしている。

　LUNDBERG（1969）は原因別から一次性のものと，軟部損傷・骨折などに続従する二次性のものに分け，OWEN（1969）は肩自体の本質的なものと，内臓疾患，頚椎症，神経麻痺による外因的なものに分けている。TUREK（1959）は，筋のバランス失調，reflex sympathetic dystrophyなどを挙げている。

　臨床的な分類はHAMMOND（1971）のもので，彼は肩の運動機能に制限のあるものとないものに一刀両断し，前者には癒着性関節包炎，後方脱臼，変形性関節炎を，後者に棘上筋腱炎，二頭筋長頭腱腱炎などを挙げている。

　用語との関連としてNELSON（1969）はpainful shoulderの中にfrozen shoulderを入れ，MARMOR（1977）はpainful shoulderとfrozen shoulderあるいはstiff shoulderは違うと考えて，前者のうち石灰沈着，二頭筋長頭腱腱炎，変形性頚椎症などから後者が起こりうるとして症候群の扱いをしている。MOSELEYはstiff shoulderとfrozen shoulderは別だとして，後者には特有の症状（服が着にくい，髪がとけない，夜間痛）があり，異常なものだと考えた。症状の経過による分類では，DEPALMAは早期・後期に，IDELBERGER（1953）は急性期・慢性期に分け，BATEMANはこれに別の素因による特発性肩関節周囲炎 true adhesive capsulitisの存在を加えている。

　一方，わが国では，神中（1940），原（文）（1941），三木ら（1943）は，DUPLAYのいう肩関節周囲炎，CODMANのいうfrozen shoulderに五十肩を投影する狭義の解釈をした。そしてPFUHLのいわゆる腱板discusとその通路に病変のあるときに五十肩が発症すると考えた。そして肩鎖関節症，二頭筋長頭腱腱炎，烏口突起炎，Myogeloseなどを主徴とする疾患と定義するかたわら，老人の病理所見を重視，また疼癖，肩凝りなどの古来の通俗的病名を包括しようとしたが，医学上の位置づけをしなかったため，一般的には広義の解釈をしたと同じで，混乱を招く結果となっている。その後，松野（1957），水野（祥）（1961），鶴海（1965）の報告に続いて，安達（1971）は病態を機能解剖的に三つに分け，suprahumeral gliding mechanismとbicipital mechanism, frozen shoulderがあるとした。そして後者には前二者の終末状態として発生するものと，特発性に起きるものがあると分類した。しかし，いずれの場合でも，「五十肩」と診断をする限りは疼痛と拘縮は必ず存在するとの原則を貫いている。また，三笠ら（1979）は，痛みによる運動制限の強いfreezing phase（66％）と，癒着があるfrozen phase（34％）の病相の二面性を説き，広義のものを含む見解をとっている。

　橋本（卓）ら（2005）は，五十肩では腱板疎部の癒着で関節拘縮が起き，病理で瘢痕様の線維化が認められるとした。この変化は腱板疎部損傷，肩関節脱臼，腱板断裂では認められないのである。彼は拘縮と不安定性は，加齢変化や外傷に対する腱板疎部の筋線維細胞の反応の相違で生じるとしている。市川ら（2004）は病態を関節鏡で観察し，関節唇と長頭腱付着部の充血，滑膜の発赤と易出血性，上部関節腔と肩甲下包で滑膜の増殖，強い血管

増生と軽度の炎症細胞浸潤，循環不全によるうっ血，など多様な所見をみて，腱板と腱板疎部の微小断裂も成因ではないかとしているが，所見を過大評価した感がある。

このように彼我の文献を読んでも，統一した見解は到底得られそうもない。したがって筆者も自分の資料をまとめて検討し，独自の基準 criteria を作るしか方法はないようである。

4. 筆者の分類　classification by the author

1970年4月，当院開設以来，筆者は診断名としての「五十肩」を放棄して，肩関節周囲炎という用語を使った。そしてそれぞれの症例のもつ特徴をチャートに記載して，後日の分類に役立つように配慮した。拘縮があるようにみえるがそれが痛みによっている症例，50歳という年齢のゆえに五十肩として紹介されてくる患者，五十肩と自己診断してくる患者，などがあまりにも多い現状である。順序として，まず多くある病名を整理してそれらの診断基準を立てて対応すべきであったが，筆者は全く逆の方法をとった。すなわち，肩関節周囲炎という入れ物に，似たような症状のものをひとまず入れて，その中から神中・三木のいう「いわゆる五十肩」（狭義）の選別をしたかったためである。したがって肩峰下での弾発や痛みのあるもの，レントゲン写真で肩峰下面に関節形成があるもの，肩峰下滑液包炎，肩関節腱板炎，二頭筋長頭腱腱炎，肩峰下滑液包や腱板の石灰沈着，肩関節滑膜炎などすべてここに入れてみた。

ここでは過去26年間の資料を採用している。この期間の新患数のうち，肩関節周囲炎と診断されたものは8,719人で，7.4%を占めている。これを症状別に分けてみると下記の諸群に分けることができる。ただし不安定性のあるものは除外している（表7-2）。2011年に調査した対象4,955名（2003～2011）の結果も，ほぼ同じ傾向を示している。

第1群：前方の腱のターミナルである烏口突起に限局する痛みのあるもの。これは JULLIARD（1933）によって報告された，肩関節周囲炎の特殊なタイプ，烏口突起炎と考えてよい（3%）。

第2群：結節間溝に痛みのあるもの。本症は GILCREEST（1934）の業績により，すでに独立した疾患となっている（7%）。

第3群：肩峰下滑液包に液が貯留し腫脹が強く自発痛，運動痛のあるもの。本症は包自体の炎症による本来のもののほかに，関節液が外に漏出する二次性のものがあるが，臨床的に肩峰下滑液包炎としてとらえられている（2%）。

第4群：腱板に病変を推定できるような自発痛，運動痛，圧痛があるが，運動制限は痛みによるもので，局所麻酔剤の注射で症状が軽減するもの。BATEMAN のいう肩関節腱板炎である（43%）。

第5群：急激に発症，レントゲン写真で石灰沈着像が認められるもの。石灰沈着性腱板炎として独立した疾患である（6%）。

第6群：中年以後，50歳代に多く発症し痛みと運動制限とを主訴とする病態で，急性時は疼痛が強く次第に肩の動きが悪くなり，慢性時には頑固な運動制限と痛みが併存して外旋，結髪・結帯動作が困難となるもの。従来，「いわゆる五十肩」といわれるものである（30%）。

第7群：原因の明瞭な肩関節拘縮，例えば外傷，炎症，腫瘍など，あるいは長期の固定，臥位による廃用性のものである（9%）。

これらをまとめて考察してみる。拘縮のない1～5群を合わせると61%，拘縮のある6～7群は39%となっている。前方に痛みのある長頭腱腱炎は40歳初期に多発しており，症状の違いからも鑑別は容易だが，腱板炎といわゆる五十肩の比較では問題が多い。両者の年齢分布をみると明らかに頂点および分布の状態が異なっている。前者の運動制限は痛みのためで除痛により軽減するが，後者は拘縮が存在することで理論上分けられる。しかし，50～60歳代の発症では，長期の持続する痛みが拘縮につながり，あるいは後者の回復期で拘縮が取れつつあるときの運動痛などもあって，両者は重複しまたは移行し合うことが考えられ，臨床的には必ずしも明確にできないこともある。腱板炎はそのほとんどが変性を基盤にした炎症，変性性腱板炎 degenerative tendinitis で，時に外傷後のものや断裂を証明できない程度の腱板不全断裂を含んでいる。

5. 五十肩の臨床
clinical examination of periarthritis of the shoulder（50s shoulder）

肩関節周囲炎という網で，痛みのある動きにくい肩という魚を捕獲してみた。筆者の分類によると，「いわゆる五十肩」という名の魚は総漁獲量の約30%（1992年，WALDBURGER の報告では46%）で，従来同じ名で呼ばれていたもののうちの43%が腱板炎という魚で，しかも両者の間には混種も認められるという事実もわかってきた（図7-3）。

どうやら私達が医学的に扱う「いわゆる五十肩」の輪郭がはっきりしてきたようである。以後，述べる「五十肩」は通俗的な広義のものでなく，狭義の中年以後に発生す

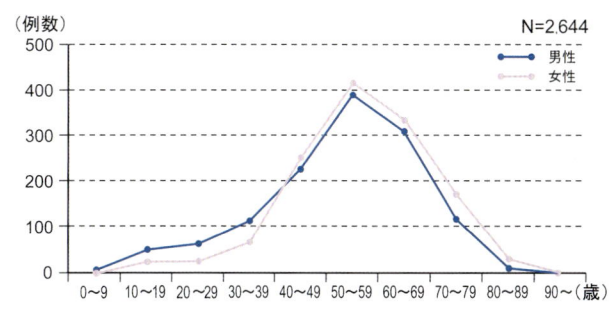

図7-3 いわゆる五十肩（年齢・件数・男女別）

表7-3 五十肩の圧痛点と病相による推移

圧痛点 \ 受診までの期間	～1カ月以内	1～3カ月以内	3カ月以上～
CP（烏口突起）	44% ↑	41%	42%
BG（結節間溝）	34	34	28 ↓
GT（大結節）	5	5	5
QL（後方四角）	17 ↓	20	25 ↑

る肩関節の疼痛と拘縮をきたす疾患を指すことを確認しておく。当然これは症候群ともいうべきもので，器質的には腱板，長頭腱，肩峰下滑液包，烏口肩峰靱帯，烏口上腕靱帯，腱板疎部など第2肩関節を構成している組織が，機能的には痛みの原因となる肩峰下圧や肩甲下滑液包閉塞による内圧が関与していることを物語っている。

年齢的因子をみると高齢社会になった今でも，やはり50歳代に多発している。もはや長命病とはいえず，病態は変性と関連があることを示唆している。病相は急性，亜急性，慢性と三期に分けられるが，"すぐ治ると思っていたが"と，痛みと機能障害を訴えて来院する亜急性のものがほとんどである。痛みは肩関節だけでなく頸部，あるいは上肢に放散痛があるものもあり，ことに夜間痛が強いのが特徴である。

圧痛については，従来から大結節部（65%，神中）が多いと信じられてきたが，当院の資料では烏口突起が一番多く，それも発症1カ月以内のものでは圧倒的に高率を示している。次いで長頭腱の炎症によると考えられる結節間溝がこれに次ぎ，大結節の圧痛はわずか5%にすぎない。また，これは受診までの期間，すなわち症状の経過とも関係があり，発症後3カ月以上経過したものでは前方の結節間溝の圧痛は約6%も減じて後方に移動し，後方四角部（上腕骨と肩甲骨外縁，大円筋と三角筋長頭腱を四辺とする四角形）に約8%増加しているのが特徴的である。すなわち，急性期は前方にあった痛みが，慢性期になると二次的な拘縮による後方の痛みとなっていることがわかる（表7-3）。

亜急性の頃から疼痛は減少して，烏口肩峰靱帯，肩峰下滑液包，腱板などの癒着による運動制限が始まる。具体的には外旋および側方挙上が困難となり，結髪や結帯，衣服の脱着などの支障が出てくる。慢性期となり拘縮がひどくなると用廃による筋萎縮も著明となり，関節包の縮小や小円筋，広背筋などの攣縮も加わり，運動痛が後方に強く訴えられる。筆者はこの時期の痛みは拘縮が取れてきて，可動域が増すための痛みだと説明している。

運動制限が痛みによるものなら，局所麻酔剤の注入（除痛）で可動域は改善されるはずである。この場合は五十肩というよりむしろ肩関節腱板炎と診断したほうがよい。考えてみると五十肩，腱板因性の疾患，外傷後の拘縮などは原因が異なっているにもかかわらず，拘縮という病態にそれぞれの特異性はないのである。可動域というフィルターで五十肩を漉いてみると，そこには変性の始まった五十歳代に発症した肩関節制動症が残るにすぎない。また，下垂位での強い外旋制限のわりに，外転位での内旋制限が比較的軽いことは，五十肩の発症に烏口上腕靱帯周辺（腱板疎部）の癒着・短縮などが関与していることが推論できる（後述）。

レントゲン写真で特異的な所見はみられない。しいて挙げれば骨の萎縮，大結節部のcyst形成，肩峰下の変化などだが，一枚の前後像のみでは無意味で，外旋，内旋，挙上位の三葉による動態的観察が必要である。内旋位では上腕骨頭後方の変化，外旋位では大結節周辺の観察ができるが，挙上位のものでは大結節が肩峰の外（pre R.G.），肩峰下（R.G.），肩峰の内（post R.G.）のどこにあるかによって，より詳しい病態，確かな診断と経過の判定が可能となる（図7-4）。当院のレントゲン写真を検討すると，五十肩では70%がpre R.G.にある。R.G.あるいはpost R.G.にある残りの30%を分析してみると，3カ月以上経過した回復期のものか，高齢の円背者あるいは肩甲骨に問題のあるもの，肩鎖関節疾患などで拘縮があるために，五十肩と診断されていたものである。当然のこととして，長頭腱腱炎や変性性腱板炎で大結節がpre R.G.にとどまるものはない。また逆に，腱板炎の診断を下したもののなかで，レントゲン写真上でpre R.G.を示していれば，二次的な変化が強くなって五十肩に移行しつつあるものか，もしくは腱板断裂を起こしたものであろう（表7-4）。

運動分析では典型的な五十肩のパターン，すなわち挙上制限が著明なこと，肩甲上腕関節がほとんど動いていないこと，肩甲骨の動きが正常なことなどがわかっている。衛藤ら（1988）は肩関節の運動を解析して，setting phaseは存在するが挙上初期に骨頭の上方移動が起きて

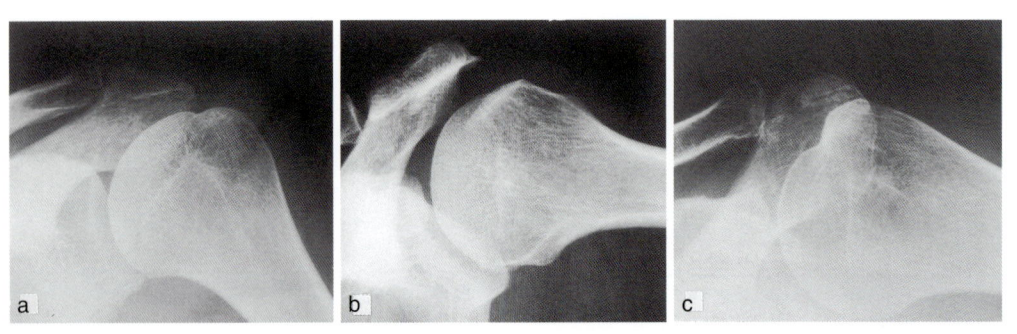

図7-4　いわゆる五十肩のレントゲン写真所見　大結節の位置に注目　a〜c：pre-rotational glide

表7-4　病相の経過と大結節の位置の関係　N = 207（％）

大結節の位置＼受診までの期間	〜1カ月	1〜3カ月	3カ月〜
肩峰外	70	73	68
肩峰下	13	10	8
肩峰内	17	17	24

おり，scapulohumeral rhythm は可動域制限によって大きく影響されると報告している。

　関節造影では，肩甲下滑液包の閉塞，関節包下部の縮小，関節包全体の容積の縮小などの所見が特徴的だが，同時に併施した関節内圧の測定では，挙上時にみられる圧の異常な上昇，上肢を元に戻しても高い内圧が持続することなど，運動と痛みの相関を裏づける所見がみられている。

　肩甲下滑液包の閉塞による外旋時の圧上昇については，上尾ら（1978）の報告，関節内圧を上昇させて閉塞を打ち破ろうとする joint distension については，伊藤と鶴海ら（1983）が相当量を肩関節に注入して効果をあげている。ESPOSITO（1993）は 40 ml を使用して同様の効果を上げ，それは 2〜7 カ月持続すると報告した。井樋ら（1990）は関節パンピング効果を評価し，可動域改善の機序は癒着が剝離されて関節腔が拡大し，同時に内圧が変化して循環動態に変化が得られると推論した。筆者は関節内圧測定時に上肢を挙上させて joint distension を行っている（図7-5）。第2肩関節に強い癒着がある症例以外には有効なもので，試みてよい手技と考えている。

　治療は予防が一番である。全身管理と適当な肩の運動がよく，MCLAUGHLIN は古い皮靴でも毎日履いていると硬くならないとたとえている。しかし発症したときは，まず運動を制限して痛みを誘発しないように心がける。夜間の肩の保温は大切で，特に日本の夜具は肩を覆わないので肩衣を考案して作るとよい。また就寝時の上肢の位置も痛みのため置き場がないことが多いので，柔らかい枕を使用して支えると案外楽なことがある。

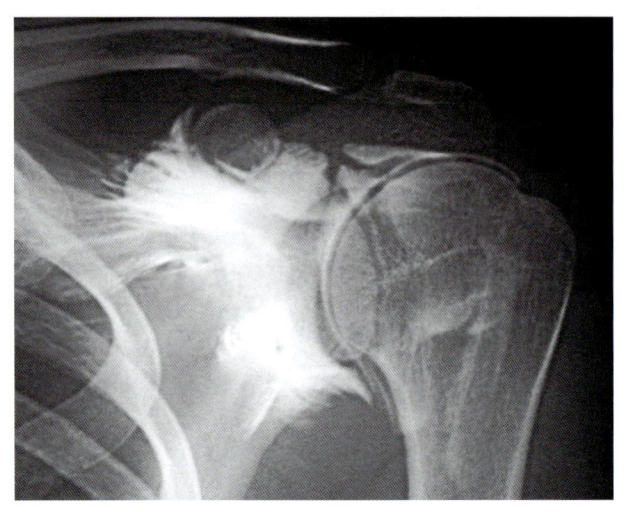

図7-5　Joint distension 効果

　適当な鎮痛，抗炎剤の投与は常識である。週1回の局所注射（局麻剤とステロイド，またはヒアルロン酸との混和）も全く同じで，初期は鎮痛消炎を目的としているが，亜急性，慢性に移るに従ってステロイドの減量，注射間隔の延長，運動療法の併施が不可欠である。注射の部位については結節間溝，肩峰下腔，関節内に浸潤させる MOSELEY の三点法が知られているが，結節間溝は出血しやすい部位なので，そこへの注射は避けたほうがよい。筆者は烏口突起の1横指外側から刺入して烏口肩峰靭帯にひとまず当て，それを貫き抵抗が抜けたところ肩峰下滑液包内へ注射する方法を愛用している（図7-6）。LORBACH ら（2010）はステロイドの経口投与と関節内注射を対比して，後者に即効性があるとしている。三笠（2004）は保存的に治療した 528 例について調べ，85％が肩峰下滑液包へ注射されていること，平均治癒日数は 17.6 週，注射の本数は平均 10.7 回であったと報告している。

　理学療法が本症の治療の主流を占めることはいうまでもないが，痛みの強いときは愛護的に鎮痛消炎のための理学療法，それが過ぎると運動療法を開始する。初期には gentle manipulation を含んだものや，拘縮と痛みの度合いによって，吊り具による支持運動，健肢を用いた

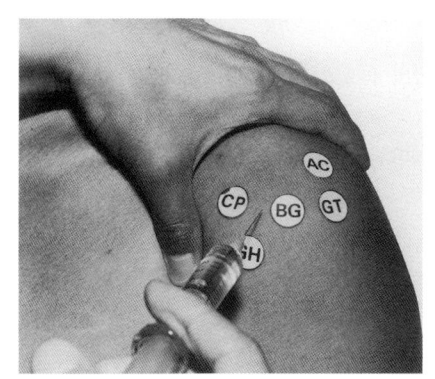

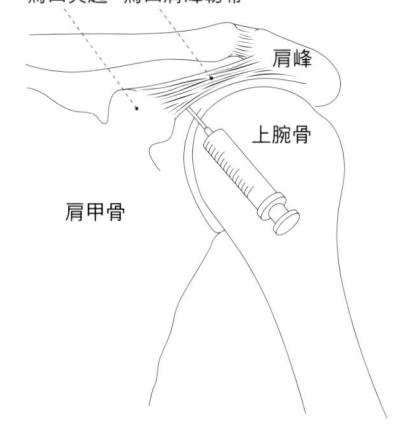

図7-6 注射刺入部位（筆者）

桿運動，pulleyによる補助運動などが処方されるが，外旋拘縮の強いものではanterior pathの応用による挙上，肩峰下で大結節を円滑に通過させるために上肢を下方に引きながら挙上する方法など，弾力的に進めてゆく必要がある．罹患年齢から考えて，要は自分で行えるように指導するのがよい．"1時間に5分"の運動が原則である．重力を応用する方法として知られているCODMANの前屈位体操 stooping exercise は普及しているが，あくまで振子状運動にとどめ，痛みを引き起こすような強いものであってはならない．

EK-ULANDら(1992)はjoint distension，ステロイドを混和した局所麻酔剤注射，徒手手技など複合的な治療を勧めている．彼は4～6週で患者の91%に疼痛改善がみられ，83%は正常に復したと述べている．しかし，JACOBS(1991)はどんな治療を行っても結果には差がなく，注射やマニピュレーションは初期の症状にのみ有効とした．ステロイド使用の効果については，症例の80%に夜間痛の消失をみたとのCORBEIL(1992)の報告がある．

相澤ら(2004)は難治性の症例にマニピュレーションを施行し，腋窩部関節包が上腕骨付着部で剥離，内転位での外旋操作で腱板疎部が断裂したことを報告した．また，LOEWら(2005)も30名に対して全麻下で行ったマニピュレーションは有効だが，関節内の損傷をきたす可能性があると警告している．熊谷ら(2008)は，肩関節拘縮に対するマニピュレーションの結果を鏡視下と滑膜生検で観察して，腱板疎部と上腕骨頭の下面に関節包の断裂や剥離がみられたが，肩峰下の破綻はないと報告している．マニピュレーションの効果について，KIVIMÄKIら(2007)は自宅で訓練をしたものを比較して，両者に変わりはないとしている．RILLら(2011)もマニピュレーションで効果を上げたとしている．

さまざまな治療法のなかで最も効果を上げるのはjoint distensionであろう（既述）．橋本(淳)ら(2004)は，施行した40～80%が有効であったとしている．

痛みは運動制限につながり，廃用による関節包の縮小や肩周囲筋腱群の短縮など二次的変化が加わって，凍結肩と称されるひどい拘縮に進行するものもある．内臓，代謝性疾患のあるものにこの傾向が強いが，観血的療法は病態が五十肩から非可逆性の肩関節拘縮へと変わったものにのみ考慮される．

転帰について，肩関節周囲炎は完治すると考えられている．しかし，回復期における肩可動域の変化を調査した熊谷ら(2004)は，日常生活動作に支障はないものの，可動域は正常に復していないとしている．HANDら(2008)は223人(269関節)を長期に治療して，6%の患者に強い痛みと機能障害が遺残していたと報告している．

6. 烏口突起炎　coracoiditis

烏口突起は腱のターミナルで，内側から小胸筋腱，上方から烏口鎖骨靱帯C-C lig.と烏口肩峰靱帯C-A lig.，骨頭方面には烏口上腕靱帯C-H lig.，下方から二頭筋短頭腱と烏口腕筋腱，など大都市の交通路線のように腱群がひしめきあっている．したがって上腕骨外上顆のように炎症が起きやすいのは当然で，肩の病変のあるとき多くの場合ここに圧痛があり，五十肩でも約42%に圧痛が認められている．1933年，JULLIARDはこれを肩関節周囲炎の特殊なタイプとして挙げたが支持されず，今日ではほとんどの場合，肩関節周囲炎の一症状としてとらえられているにすぎない．しかし，運動制限が全くなく烏口突起に限局する痛みという病態は，わずか3%だが確かにあり，最近の腱付着部炎enthesopathyの概念の台頭とともに独立した疾患として挙げてよいだろう．治療は上肢安静と温熱・超音波などの理学療法，それに数回のステロイド・局所麻酔剤の混注で十分である．

7. 肩峰下滑液包炎　subacromial bursitis

肩峰下滑液包は肩峰と烏口肩峰靱帯下にあり，腱板を覆って全域に広がり，第2肩関節の中で大結節の運動を

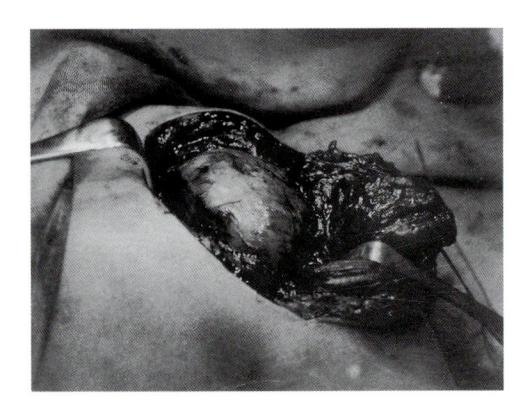

図7-7　巨大な肩峰下滑液包炎

スムーズにする役目をしている。滑液包は神経・血管に富んでいるため、健常なときでも有痛性の部分といえる。例えば、肘屈曲でやや側挙し上腕骨軸の方向に押しつける動作、肘立てして掌を顎に当てて本を読む姿勢を長く続けていると、大結節は rotational glide でとどまるため、血行を途絶えさせ痛みを誘発するようになる。反対に上肢を牽引しながら動かすと摩擦が減少するため、たとえ炎症があっても痛みは少なくなることが知られている。

SANTAVIRTA ら (1992) は肩峰下滑液包炎と診断された症例の手術所見から、炎症性変化を有するものは約60%で、全く炎症所見がないものがあると報告している。諸家の報告もこれとほぼ同じで、炎症という名称を疑問視しているものが多い。

BOSWORTH (1941) は、腱板不全断裂と大結節損傷がこれと同じ症状を呈するところから、棘上筋症候群 supraspinatus syndrome という概念でこれを総括した。実際、腱板炎と肩峰下滑液包炎は区別できるものではなく、同じ病態と考え「腱板炎」の範疇に包括してもよいだろう。

本症には滑液包自体の炎症によるもののほかに、腱板の穿孔で関節液が外に漏出、あるいは増殖した滑膜組織が肩関節の内側から小孔を通って押し出され、肩峰下・三角筋下・烏口突起下に広がるリウマチや結核などの炎症性疾患、二次性のものがある。筆者は臨床上、腫脹が強く、肩峰下に液が貯留し、時に熱感、自発痛、各方向での運動痛、水腫などがあるものを肩峰下滑液包炎としてとらえている (図7-7)。

治療は一次性のものなら安静、消炎鎮痛剤の投与、理学療法および穿刺・ステロイドの注射などが有効だが、二次性のものの多くは無効で、原疾患の治療と滑膜切除が必要となることが多い。

8. 肩関節腱板炎　tendinitis of the shoulder

この疾患名は、炎症が肩峰下滑液包だけでなく腱板にも波及しているとする BATEMAN (1955) の考えによっている。そして当然のことながら、肩峰下滑液包炎もこのなかに包括されている。今まで腱板炎は五十肩の範疇に入れられて区別されていないが、臨床症状は類似しているものの痛みをとると運動制限が軽くなり拘縮がないものを指す。言い換えると、俗に painful shoulder といわれる運動制限が痛みによるものを腱板炎としてとらえると、拘縮を主徴とする五十肩とは区別することができる。しかし前述のように、慢性化した腱板炎は拘縮につながり回復期の五十肩で運動痛の強いものなどと重複し、両者の発症年齢層も同じことから明確には分けがたいものである。

CODMAN は滑液包の病変を重視して肩峰下滑液包炎の病名を設定、腱板炎とはそれの癒着したタイプのもの adherent subacromial bursitis、すなわち frozen shoulder であるとしている。この点 BATEMAN の見解とは大きく異なっているが、現在のように広義に解釈されがちな五十肩と病態を分けるためには、腱板炎という疾患名は臨床的に重宝なものである。しかし、腱板炎は外傷後のもの traumatic tendinitis や、腱板断裂を証明できない不全断裂 incomplete tear などを含むものの、そのほとんどが変性を基盤にした変性性腱板炎 degenerative tendinitis である。しかし、最近ではこれらの病態も impingement の概念で片づけられてしまっている傾向がある。

STENLUND (1993) は腱板炎とスポーツ、労働との関連について調べ、生涯で 8,399 時間をスポーツに従事した場合に起きるリスクは、右側 9.5%、左側 4.9% で、重労働者と振動労働者の発生率は 8～17% と報告している。

腱板炎は痛みと運動制限を訴える患者の43%を占めている。治療法は五十肩とほぼ同じで、ステロイドと局麻剤の混注が劇的に効果を上げる。愛護的な理学療法が処方されるべきで、過度の運動療法は禁物である。消炎・鎮痛剤および注射が無効で、症状が長期にわたる場合は肩峰切除術の適応である (図7-8)。

B. 石灰沈着性腱板炎
calcifying tendinitis, calcified tendinitis

肩でこれほど強い激痛を訴える疾患はない。発症は急性で特に夜間に多く、患者は不眠と手のやり場のない痛みで患肢を支えながら来院するのが普通である。痛みは

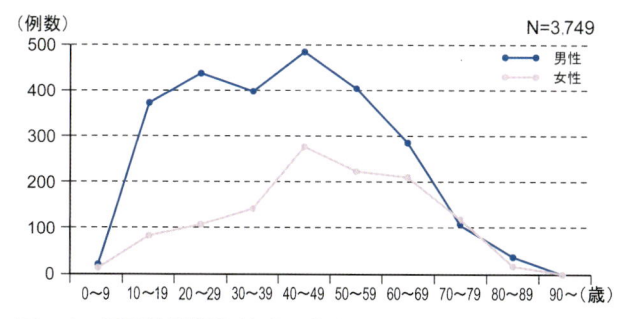

図7-8 肩関節腱板炎（年齢・件数・男女別）

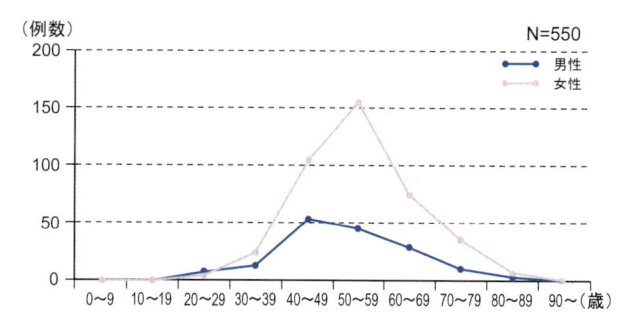

図7-9 石灰沈着性腱板炎（年齢・件数・男女別）

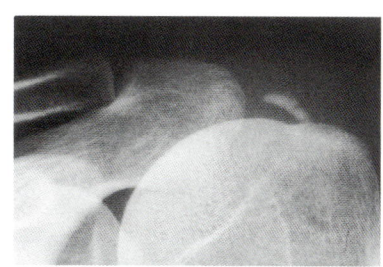

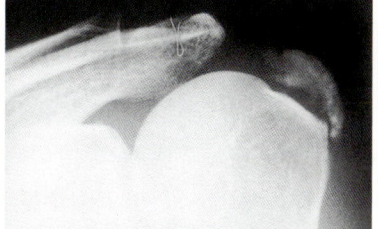

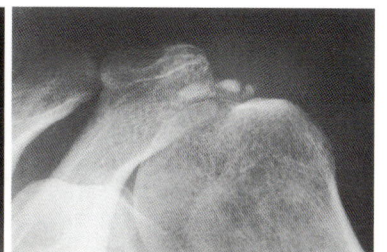

図7-10 いろいろな石灰沈着像

痛風発作のときとよく似ているが，熱感・腫脹は三角筋により被覆され，痛みは限局しており容易に劇圧痛点を触知できる．患者はどんな肢位をとっても楽にならず，痛みが軽いものでも運動制限が強く大結節はpre R.G.にとどまる．時に三角筋付着部にも痛みがあるが，これは筋攣縮による放散痛であろう．

本症は女性に圧倒的に多く，BATEMANは好発年齢が25～50歳と比較的若年にも分布していることから変性との相関は少ないとした．しかし，当院資料では40～50歳代に発症し，女性の右側に好発し，明らかな外傷歴が少ないことなどがわかっている（図7-9）．

レントゲン写真上の石灰沈着像について，片山（1970）は肩峰先端から大結節に線を引き，線内のものは腱性，線外のものは三角筋下（肩峰下）滑液包の石灰化と区別した．西嶋ら（1978）は急性期には大型の淡い朦朧とした陰影が多く，慢性化したものでは比較的小さく硬化した像を呈すると述べている．だが石灰沈着の大小あるいは発生部位は痛みとは関連がないとしている．1989年，池田（均）らは当院の全症例を検討して，挙上制限のあるものでは石灰が腱板および滑液包に広く分布しており，挙上制限のないものでは腱板内に限局していることを認め，機能障害は沈着物の大きさによるimpingementというより，炎症による痛みの結果生じていると結論している（図7-10）．

石灰沈着の発生原因については，腱の部分壊死による石灰化，Caイオンの透過性増加による石灰化，さらに組織のリン酸低下による石灰化，などが報告されているが定説はない．中島（清）ら（1990）は，腱板の加齢による微細な石灰化が腱の脆弱化の一因と報告している．

しかし，石灰沈着があっても無症状silent phaseのことがあり，レントゲン写真で石灰沈着を認めたとしても，必ずしも石灰沈着性腱板炎とはいえない．石灰沈着は本症の素因とはなり得るが，臨床症状のない石灰沈着性腱板炎はない．これは症状の消失したあとに，レントゲン写真で石灰残留のあるものについても同じである．

MOSELEYは，痛みは腱板の石灰沈着が滑液包に破れたときに発生する（mechanical phase）と述べた．1902年CODMANは，アメリカで初めて本症のある24歳の女性の手術をしたときの感激を自著に記している．また，PAINTER（1907）が発表した石灰沈着の知見は，彼の示唆によるものであるという．石灰沈着性三角筋下滑液包炎calcified subdeltoid bursitisという診断名は病理学的には受け入れられないとして，彼自身は棘上筋腱石灰沈着calcified deposits in supraspinatus tendonという用語を使っている．

石灰沈着は腱板内，ことに棘上筋腱部に多発している．術中に阻血と結晶の機械的刺激により黄白色に変色した滑液包を切開すると，白い練り歯磨き粉様のリン酸石灰が流出，一部は滑液包床に破れて斑点状に腱板内に残留していることが観察される（図7-11）．この簡単な手技で激痛が寛解することを考えると，MOSELEYの見解は正しいようである．

患者は早く痛みをとってほしいと願って来院する．疼痛除去は滑液包自体の破潰あるいは癒着した石灰の除去・排出にある．通常，水溶性ステロイドと5～10 mmの局所麻酔剤を混和した注射を直接，滑液包内へ注入し

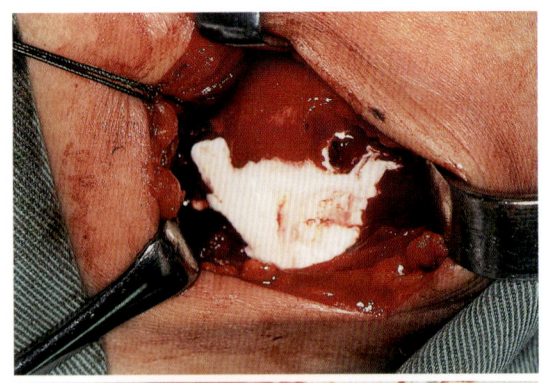

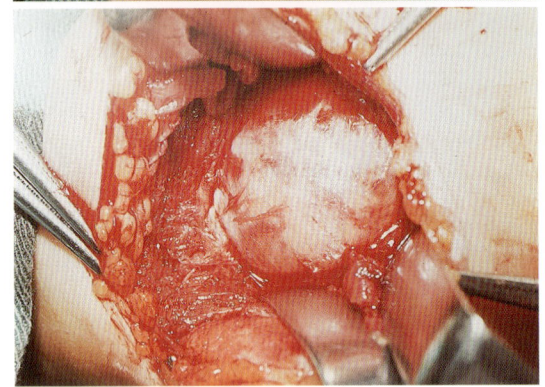

図7-11　典型的な石灰沈着所見

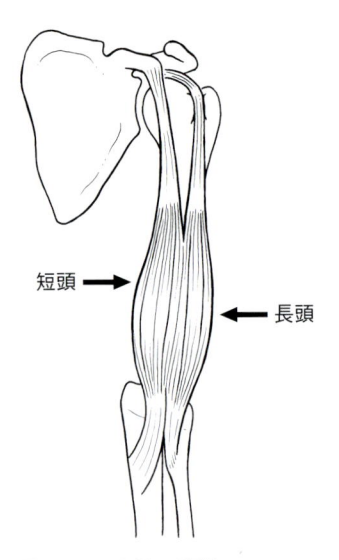

図7-12　上腕二頭筋

て効果を上げ得ることが多いが，頑固な症例には潅流aspirationを行う必要がある．前方と側方から石灰沈着部に太い注射針（No. 22以上）を刺入，生理食塩水を注入して洗い流す方法だが，外来で簡単に施行できる．鎮痛剤および消炎剤の投与は当然だが，上記の治療が無効で痛みが続くものには，早期に手術的に石灰沈着を除去するほうがよい．関節鏡を使用して除去することも可能である．

急性期は局所安静のため三角包，スリングなどを勧めるが，ただ安静のためだけでは拘縮を惹起しやすい．緊急に痛みを除去して，早期運動を行うことが原則である．東村（隆）ら（2010）は，石灰沈着性腱板炎により腕神経叢麻痺をきたした珍しい1例を報告している．

C. 上腕二頭筋長頭腱の疾患
diseases of the long head of biceps tendon

世の中には随分変わったものがあるが，肩関節周辺も例にもれない．上腕二頭筋といえば上腕三頭筋と拮抗して上肢の運動を行う大切な筋肉だが，上腕二頭筋の長頭腱は全く特異なもので，上腕骨の大・小結節間の溝をトンネルに入るように通り，腱板の一員となってその機能を果たしながら関節内に終わっている（図7-12）．分厚い三角筋に覆われているのであまり目立たないが，摩擦による炎症，予期せぬ外力で断裂することが知られている．ここでは長頭腱に起きる疾患を述べてみよう．

1. 上腕二頭筋長頭腱腱炎　bicipital tenosynovitis

この部は1921年，すでにMeyerらによって詳細に研究されている．長頭腱が結節間溝の中で摩擦を受け炎症を起こして摩損するという彼の考えは，多くの追試者によって支持されてきたが，あくまで肩関節周囲炎の一因，一分症としてとらえられてきた．これを独立した疾患としたのはGilcreest（1934）である．

長頭腱が上肢の肢位で結節間溝の中で動く，すなわち外旋で緊張すると床に，内旋で弛緩すると内壁に，外旋・肘屈曲側挙で骨頭を圧迫することはよく知られ，最近は腱自体の滑動もよく観察されている．一方，結節間溝の形状に問題があるという考えもある．広く浅い場合，腱の安定性が悪く上に張っている横靭帯 the transverse lig. との摩擦を受けやすく，深く狭いものでは筒状滑膜との刺激を起こしやすいことなど，上肢の過度使用で炎症を起こしやすい構造をしていることが理解できる．ことに内壁の上部は肩甲下筋腱，下部は広背筋腱の線維が入り込んでいるので炎症が波及しやすい．

病名は正しくは腱炎あるいは筒状滑液包炎だが，俗には筒状滑液包が毛布のように長頭腱を包んでいるのを腱鞘に見立てて長頭腱腱炎と呼んでいる．

症状は上肢を側挙，肘関節を屈曲するときや腕下垂で外旋するとき，あるいは物を持って上肢挙上するときの肩の疼痛で，結節間溝に圧痛がある．ただし無症状のものもあり，痛みは腱板の損傷が関与しているのかもしれ

表7-5　上腕二頭筋長頭腱腱炎の年齢・性別分布

調査年次	1962	1975	合計
症例数／年齢	87	183	270
10歳代	6	14	20
20	20	31	51
30	19	37	56
40	24	42	66
50	6	24	30
60	8	28	36
70	4	7	11
平均年齢	41.0	42.5	41.6
男	57	104	161
女	30	79	109

ない。筆者の調査（1962年：87例，1996年：580例）では，症例の年齢平均は40歳代の初期で，症状の違いから肩関節腱板炎やいわゆる五十肩との鑑別は容易である（表7-5）。LIPPMANN（1943）は癒着性のものはいわゆる五十肩になるとしているが，当院資料ではそれに移行したものはなく一次的な関係はないと考えられる。肩関節周囲炎のうちの17%を占めている疾患で，そう多いものではない。

YERGASON's testは肘を屈曲位で，抵抗にさからって前腕を回外，二頭筋腱の収縮で結節間溝部に痛みを引き起こさせる代表的な長頭腱腱炎の診断法である。その他，肘伸展の前腕を外旋して前進させると痛みが発現することから診断するSPEED's test，肘伸展でスクリュードライバーを使って有無を調べるscrew driver test，上腕二頭筋が弛緩しているとき，前腕屈曲力は回外より回内のほうが強いという理論を利用して筋力を計るHUETER's test，両手指を組み合わせて手掌を頭上に置き，この姿勢で二頭筋の緊張，弛緩を行わせ，断裂や腱弛緩があると緊張を触れないということを知るLUDINDONテストなどがある。

治療は肩および肘の動きを制限し安静にすることに尽きるが，痛みの強いものには長頭腱周辺に水溶性のステロイドと1%キシロカイン5ml混和したものを4，5日間隔で浸潤させる。ただし結節間溝は非常に出血しやすい部位なので慎重に行う。消炎のための罨法・理学療法・内服薬の投与も併施する。これでほとんどのものが治癒するが，外国文献では疼痛が4〜5カ月続き慢性化したものには，長頭腱の間溝内への固定あるいは烏口突起への移行を適応とする論文が多い。CURTISら（1993）はimpingementと診断された患者の95%に二次的な本症がみられるとして腱固定の効果を強調している。

わが国ではほとんど観血的療法を要する症例はないとする三木と，手術を是とするSPEEDの日整会学術集会での論争が思い出される。

2. 長頭腱の断裂と脱臼
rupture and dislocation of the long head of biceps tendon

1832年にCOOPERが上腕二頭筋の断裂のあることを発表，1909年にLEDDERHOSEが長頭筋の断裂を発表してから，この疾患の大要が知られるようになった。その後，RANKIN（1933）が4例，GILCREEST（1936）が脱臼や弛緩など長頭腱部の諸病変を多く観察して発表，一段と興味深い分野になってきている。

一方，本邦ではこの40年ほどの間に諸家が次々と長頭腱断裂例を報告し，その病態が次第に明らかになりつつある。

a. 長頭腱の断裂

長頭腱の断裂はあまり多いものではない。1970年以降，筆者自身の手術経験は91例しかないことがそれを物語っている。しかし一方では，そのほとんどが農・漁村など地方で発症していることを考えると，症状の軽さから見過ごされているのではないかと思われる。最近はスポーツによる発症も増えつつある。

正常な長頭腱は容易に断裂するものではない。TARSY（1946）は腱の虚弱化，変性は長期にわたって徐々に起きており，これに外傷が加わったとき断裂するのだと述べている。では，断裂はどのように起きるのだろうか。LONG（1941）は両側断裂例を報告して先天性因子説を示唆し，BATEMANは素因の一つとして腱と結節間溝の異常をあげている。MEYERは解剖学的に大きな原因の一つとして，小結節の頂点と結節間溝内壁の最上端支点部fulcrumが鋭く，depressorとして働く長頭腱が外旋時に緊張してその部分と摩擦を起こすのだとしている。さらに長頭腱が腱板や横靱帯の断裂，肩関節脱臼などと合併して，外傷の影響を受けやすいことが挙げられる。ENNEVAARA（1967）は41歳の男性で数回，肩関節脱臼を繰り返したものに長頭腱断裂をみたと報告，MOSELEYも腱板断裂のとき長頭腱の弛緩断裂が起きやすいと述べている。筆者も同じ経験をもっており同意見である。HABERMEYERら（1987）は長頭腱の解剖と機能をバイオメカニクスの見地から，また，仲川（1989）は腱板断裂と加齢変化からその関連を詳細に分析している。

結節間溝周辺は腱板の変性，第2肩関節部での炎症，また，内部から滑膜炎の波及などの影響を受けており，

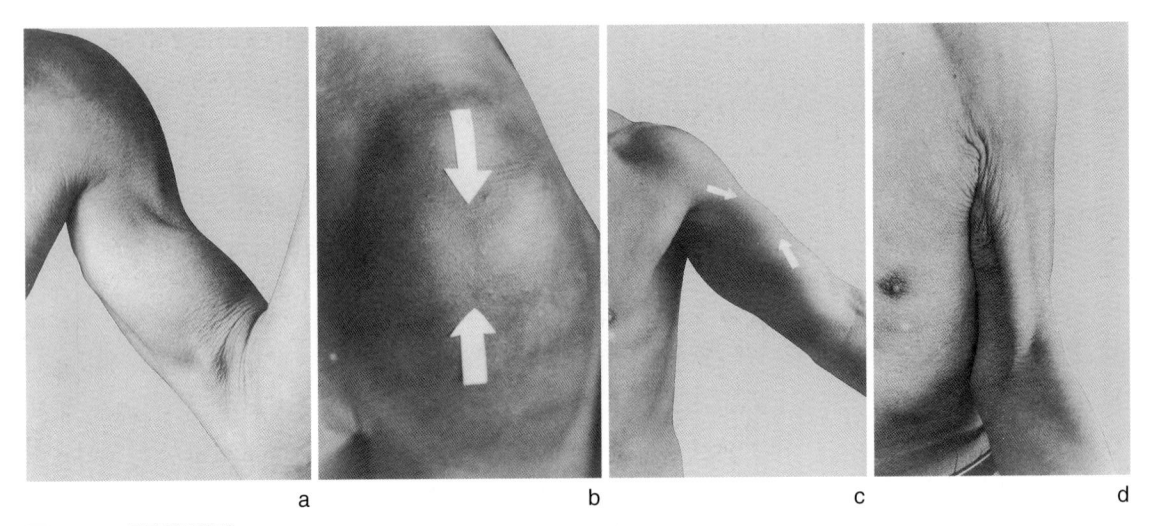

図7-13 長頭腱断裂
a：典型的上腕下1/3の膨張　b：結節間溝部の陥凹　c：腫脹した上腕　d：弛緩して索状となったもの

外傷または加齢により長頭腱自体の変性が進行していることは否めない。事実，腱板変性の時期といわゆる五十肩の発症年齢を考えても，長頭腱だけが例外的に変性を免れることはないだろう。1909年，LEDDERHOSE はリウマチのあるものは断裂しやすいことを指摘，その後に，DE SEZE (1960) が1例，ENNEVAARA が200例の肩関節リウマチ中に1例あったと報告している。本邦では岡田ら(1983)の1例報告がある。

身近な問題として，長頭腱腱炎と断裂とは関係があるのだろうか。そこには何か関係があるように思えるが，逆に長頭腱断裂例からみると，かつて結節間溝に痛みのあったものは皆無で，まず問題にならないようである。諸家の意見をまとめると結局，病因は必ずしも単一ではなく多くの因子が重なって発生しているとしかいえない。GILCREEST は83%が介達外力によるもので，47%は関節内と報告している。

起始部(近位)損傷の報告例はごく稀だが，筆者は3例の経験がある。末梢腱(遠位)の断裂の報告は欧米では散見されるが，本邦では少なく浜田(彰)ら(1977)，杉ら(1981)の症例報告にとどまる。

当院で手術した91例の内容を検討してみよう。本症は重量物運搬や森林伐採などの上肢使用頻度の高い労働者に多発(70%)し，次いでバスケットボール，柔道などを日常行っているスポーツマン(15%)にみられている。男女比は29：1で男性が圧倒的に多く，左右比では1：1.6と右側が多く，そのほとんどが利き腕である。発症機転を分類すると，重い物を持ち上げて・物を引っ張ったことによるものが48%，転倒・転落などの外傷時のはずみによるものが18%，過度使用によるものが10%，スポーツによるものが13%などだが，何ら原因なく突然発症したものが11%あり興味を呼ぶ。年齢は15～85歳に分布し，変性が始まる45歳以上が52例(80%)と大半を占め，平均年齢55.7歳となっている。発症後1カ月以内に来院したものが66例で，72.5%が早期に受診しているが，25例は他医で違った診断で加療されていたものである。

断裂が起きると激しい痛みを感じるといわれているが，TARSY の報告のように全く臨床的な訴えはないとするものもある。自発痛(83%)，運動痛(98%)などが主訴だが，いずれも軽度でむしろ夜間痛を苦にして手術を希望するものが40%あった。他の訴えとしては，腕を振り下ろすとき，あるいは肘を曲げて重いものをもったときに，力が抜けたような感じ，だるい感じ，雑音を感じる，しびれ感，などがある。診断の確定した165例に手術的な修復を勧めたが，約45%は自覚がなく同意していない。

典型的な所見は，筋腹が下降して上腕下部 the antecubital fossa の膨隆があることと，肘屈曲・回外動作で上腕上部の陥凹と痛みが発生することなどで，不全断裂を除き95%に存在していた。しかし，この所見は長頭腱が弛緩 elongation したものにも認められるもので，診断を誤らないように注意する必要がある。血腫による上腕全体の膨脹(58%)や皮下血腫(15%)，時に上腕下部に貯留液をみることもある(図7-13)。間溝部の陥凹，空虚はじっくり診察すると触知できると考えられているが，陳旧例では不明瞭でその確率は50%にすぎない。

筋力，特に肘屈曲の減退は70%に存在したが，前腕筋群が働くためはっきりしないことが多い。SOTO-HALL ら(1934)はこれの測定を行い，新鮮例で屈曲力は20%減，外旋位外転力は17%減，陳旧例では不明であると述べ

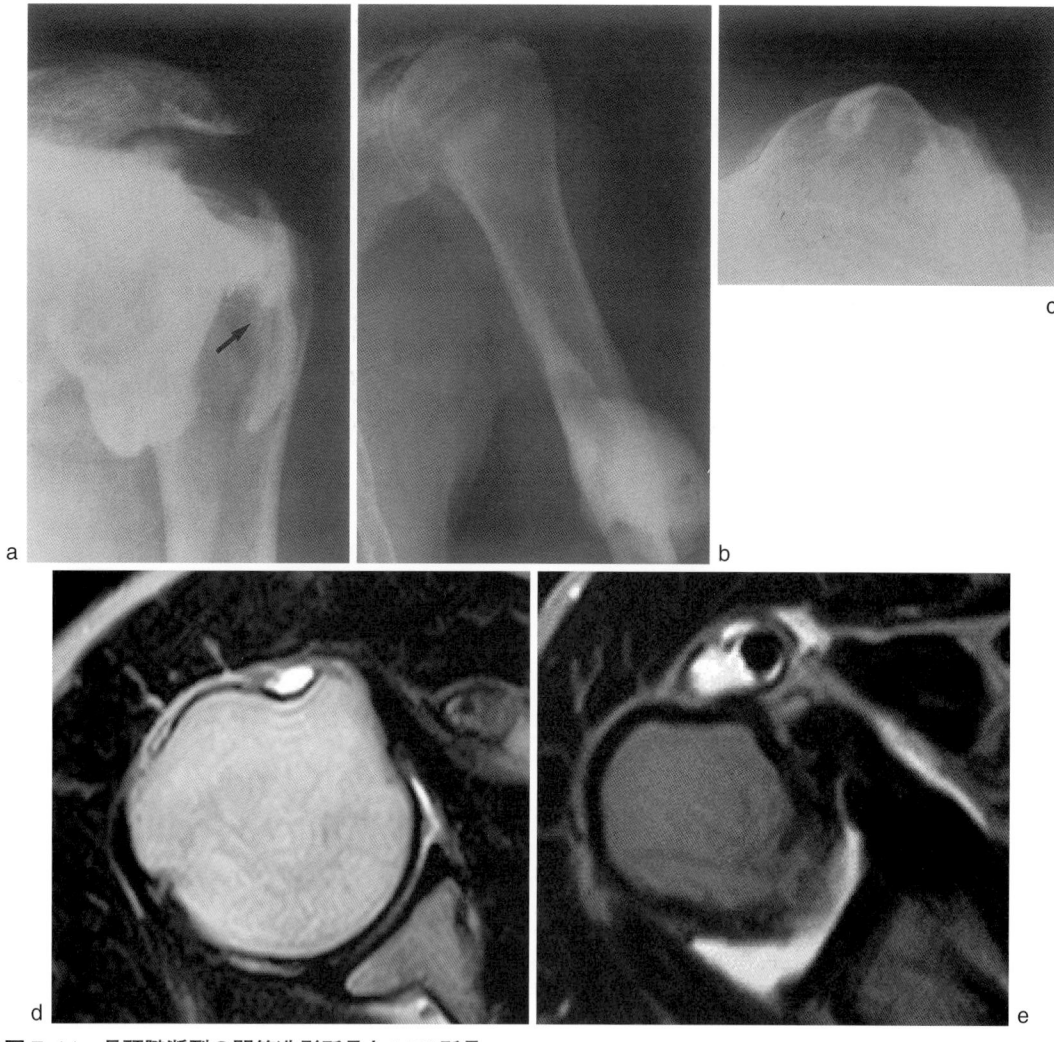

C. 上腕二頭筋長頭腱の疾患　161

図7-14　長頭腱断裂の関節造影所見と MRI 所見
a：くびれた断裂部（矢印）　b：末梢に流出した造影剤　c：結節間溝の所見　d：結節間溝に長頭腱不在　e：長頭腱が結節間溝から逸脱

ている。可動域の制限と ADL の制限は軽度なため無視されている傾向があるが，よく評価してみると前者に60％，後者に80％に存在している。

BATEMAN は，突然の発症は容易に診断できるが徐々に始まったものは分かりにくく，時には五十肩のように回旋・側挙制限が合併していることがあると述べている。これは実際に腱板断裂を伴っていることが多いことを物語っている。DAUBENSPECK（1995）は，若年者では長頭腱は断裂しても間溝にとどまり，癒着して典型的な症状を呈さず，肘屈曲・回外力が残っているために不全断裂と誤りやすいと述べ，病態の複雑さを指摘している。DEPALMA は関節炎や腱板炎，滑液包などの前駆症状が存在すると述べているが，必ずしもそうとはいえない。

単純レントゲン写真ではほとんど異常所見がない（93％）。BATEMAN は骨頭がソケットよりやや上方に移動することがあると記載しているが，筆者の経験では腱板断裂に合併した症例に見たのみで，長頭腱断裂特有の所見かどうか判別できない。

関節造影は重要な診断方法とされている。しかし，正常でも筒状滑膜に造影剤が貯留することがあり，ごくわずかの空隙があっても結節間溝から漏出するのでこれを断裂と誤ってはならない。ことに不全断裂例や陳旧例では臨床症状とあわせて判定すべきであろう。新鮮例で完全に断裂したものでは，造影剤は関節内から瞬時に上腕部に流出する特徴的な所見がある。結節間溝の撮影は不可欠で，長頭腱の存在は腱周囲のリング状陰影で，不在は間溝内に造影剤が充満していることで証明できる。しかし，筆者の経験では異常所見を明確に把握できたものは73％にすぎない（図7-14）。最近は MRI を使って比較的容易に検出することが可能となっている。

診断が確定したあと，治療を保存的にするか観血的にするかは議論の的である。CAMPBELL Clinic では機能・外観上の変形から手術適応があるとしながらも，若年者の陳旧例に筋力減がほとんどないことから保存的加療の

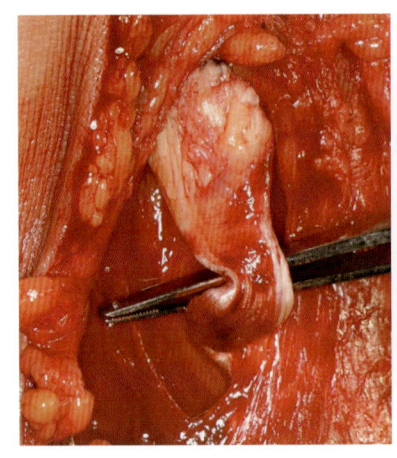

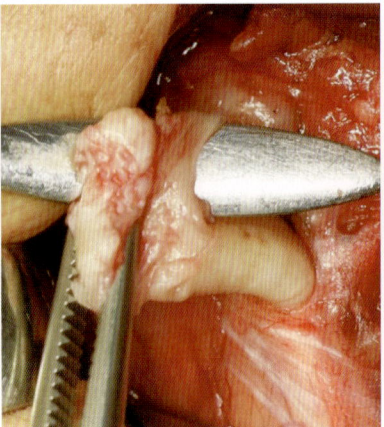

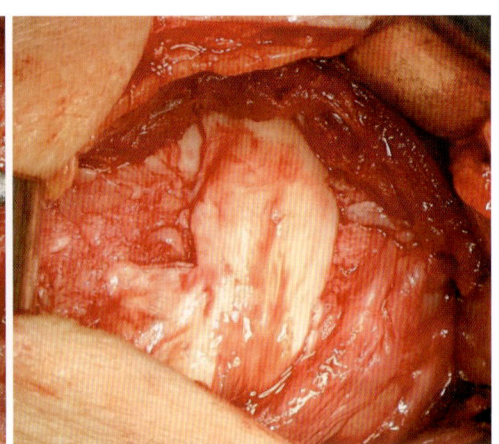

図7-15 様々な長頭腱の断裂様態

意味は大きいとし，DEPALMAも鈍痛，違和感が肩にあることが多くても，強い訴えのないものでは保存的加療の適応と述べている．しかし，若年者では結節間溝内に腱断端がとどまっていることもあり，いずれ断裂する経過を考えると早期に修復すべきものであろう．MARIANIら（1988）は手術施行群と保存的加療群を比較検討して，筋力の確保と維持の点から前者の選択がより良いと報告している．しかし，高齢者では筋力が不十分であっても痛みがなく，可動域制限が少ないことから，なかなか手術への同意が得られないことが多い．筆者は急性時では腫脹，皮下出血，屈曲筋力の減退，運動時痛があるもの，受傷後3週以上経過例では保存的治療が無効，結節間溝部の圧痛，運動制限，夜間痛などが続いたものに手術を勧めている．筋力の回復，ことに職業的に肘屈曲，回外筋力を必要とするとき絶対的適応がある．適応があるにもかかわらず手術を拒否した症例24例を追跡調査すると，全例に筋力減退と機能障害が遺残していた．保存的療法はある意味では放置と諦めに通じる印象をもつ．

手術は全麻下で前外方切開 anterolateral incision で侵入する．三角筋を鈍的に分けると直下に結節間溝が見える．切開を拡げず上腕を回旋してその部が視野に入るようにするのがよい．不全断裂はこれで縫合できるが，完全断裂では上腕下部の膨隆部に別の切開を加える必要がある．

不全断裂では炎症所見が強く，横靱帯が弛緩あるいは瘢痕化して浮き上がり，薄く擦り切れたような腱の表面に増殖した肉芽様組織がかぶさり，横靱帯・筒状滑液包・長頭腱が凝血塊の中で一体となって包埋された所見が観察されている（13％）．腱板深層断裂が合併しているものもある（図7-15）．

完全断裂では横靱帯は弾力性がなく弛緩し，切開すると結節間溝に長頭腱は見当たらず（90％），肩関節を動かすと関節液の漏出がみられる．結節間溝の下でとど

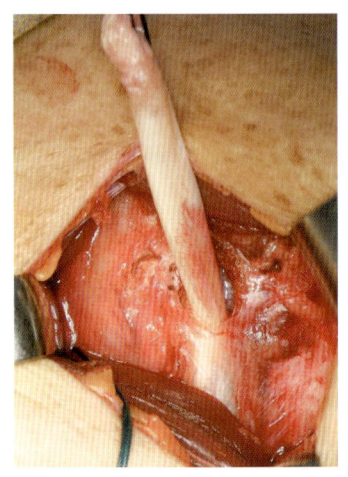

図7-16 断端を近位に引き上げ縫着

まっているもの（24％），上腕下部にはうずくまった筋腹の中に黄変色した断端がコイル状になって虫垂のように見えるもの（52％）などがある．

短縮した腱断端を中枢に戻すことは困難だが，肘を屈曲することで可能となることが多い．筒状部分での断裂では，結節間溝内の両側からドリルあるいはクリップで小孔を穿ち，縫合糸で腱を結節間溝内に縫着（65％）する．通常，2～3本で十分だが，必要があればノミで溝を深く掘って埋没してsuture anchorで縫着してもよい．腱の変性が強く，ひどい短縮のあるものは断端を原位置に戻すことは不可能なので，その場合は短頭腱（30％）あるいは大胸筋腱（5％）に縫着する．損傷が腱板に波及しているものは45％であった（図7-16）．

BATEMANは完全断裂のときはもちろん，腱弛緩や不全断裂のときでも腱の関節内遺残部を切除して烏口突起に移行，腱板の断裂が同時にあるときは間溝に固着してもよいとし，CAMPBELL Clinicもこれと同意見である．彼が烏口突起への移行術を勧める理由は筋の生理的緊張を保つためと考えられるが，CAILLIET（1966）は，屈曲力は

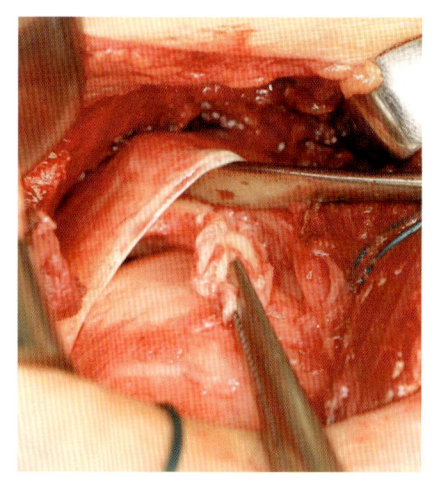

図7-17 関節内での断裂

保持できるが，結節間溝に固定したときと同じで，回外力は増えないので一長一短と記している．BATEMAN は実際の手技上から，腱の長さが不十分のとき他部位に移行するしかないと結論，GILCREEST は烏口突起，結節間溝，小胸筋腱，三角筋のどこでもよいと鷹揚である．MOSELEY, MCLAUGHLIN, TOWNLEY（1950）らは結節間溝あるいは骨頭に縫着している．筆者は原則として BATEMAN にならっている．理由は烏口突起に移行するより簡単で二頭筋の緊張度が決めやすく成績から考えて差がないためである．

術後は，肘屈曲位の胸壁固定を10日から3週間施行する．固定期間中は肘関節の伸展を避けながら，肩関節の振子運動をできるだけ早く始めるように心がける．強力なリハビリテーションは3週後に開始し，6週間後に終了するのが原則である．TUREK（1959）や CAILLIET は6～8週の外固定をしているが，腱の縫着が十分な場合は少し長きにすぎる．手術の時期について，成書には常識的に受傷後6カ月以内なら可能と記載されているが，筆者は3年以上経過して修復され，良好な経過をとった症例を経験している．

追跡調査（平均12.5年）から手術的治療を評価すると，軽度の運動時痛を訴えるもの13％，可動域に少し制限のあるもの23％，ADL に支障のあるもの8％となっている（症例は重複）．ただしこれらの症例には腱板断裂修復の既往をもつ症例，他医で長頭腱修復を受けていた症例が含まれており，総括してみると問題のあるものはわずか1例で他は良好な成績を得ている．

手術後に気になるのは未解決な二つの問題である．一つは長頭腱の縫着部位であり，他は関節内に残った中枢側遺残腱の処理である（図7-17）．後者はあまり触れていないが，関節内に残された長頭腱が将来，内障とならないかという懸念は当然ある．遺残腱については症例に高齢者が多く腱板の変性がみられることから，関節内障よりも侵襲の拡大を嫌って，問題を残している．筆者の経験では，追跡調査で臨床上の異常所見があるものがほとんどないので，変性した腱板と癒着して一体となっていることのではと推測している．これについては結論を出せない．

b．長頭腱の脱臼

腱板損傷，ことに前方断裂と合併して発生することや，また，非常に稀だが単独に脱臼することが COOPER（1832）によって報告されており，筆者も後者の2例を経験している．これらは過度の回旋運動による横靱帯の損傷によって起きるもので，時に弾発肩としてとらえられていることがある．治療は手術によるしかない．LEVINSOHN ら（1991）は結節間溝の形成不全と本症には相関があるとして，痛みのある患者の58％に長頭腱脱臼があり，それらの43％に肩関節脱臼や腱板断裂があると指摘している．

D. インピンジメント症候群
impingement syndrome

専門集団は仲間内でしか理解できない概念や独特な言葉遣いをよく使う傾向がある．例えばインピンジメント impingement というアメリカ直輸入の用語が，未消化のまま肩関節領域で使われている．本来，これは衝突・侵犯・侵害・軋音・ひっかかりなどの意で，臨床上 impingement syndrome とは，上肢挙上に際して腱板修復部の膨隆，大結節の転位・変形治癒，肩峰下滑液包の石灰沈着などが，第2肩関節（肩峰・烏口肩峰靱帯・烏口突起からなる天蓋）と衝突して起きる症候を指している（図7-18）．その症状は弾発を含む機能制限と自発・運動痛で，衝突と摩擦による炎症，拘縮や癒着による機能障害，腱板不全による骨頭の上方移動，石灰沈着などが病理と考えられている．ちなみに独逸では kollision，仏では conflict，中国では撞撃（Zhuang Ji）という用語が慣用されている．

良否は別として，NEER（1983）は炎症から腱板断裂に至る病態を三つの病相に分け，Impingement Lesions と命名して発表した．この論文が CODMAN（1934）の肩峰下滑液包炎，BATEMAN（1955）の変性性腱板炎，そして腱板断裂までを包括したことから混乱が始まった．さらに，MATSEN III ら（1992）は subacromial impingement とは，腱板が肩峰下機構で侵害 encroachment される病態と定義して，肩関節周囲炎までをその範疇に入れた．

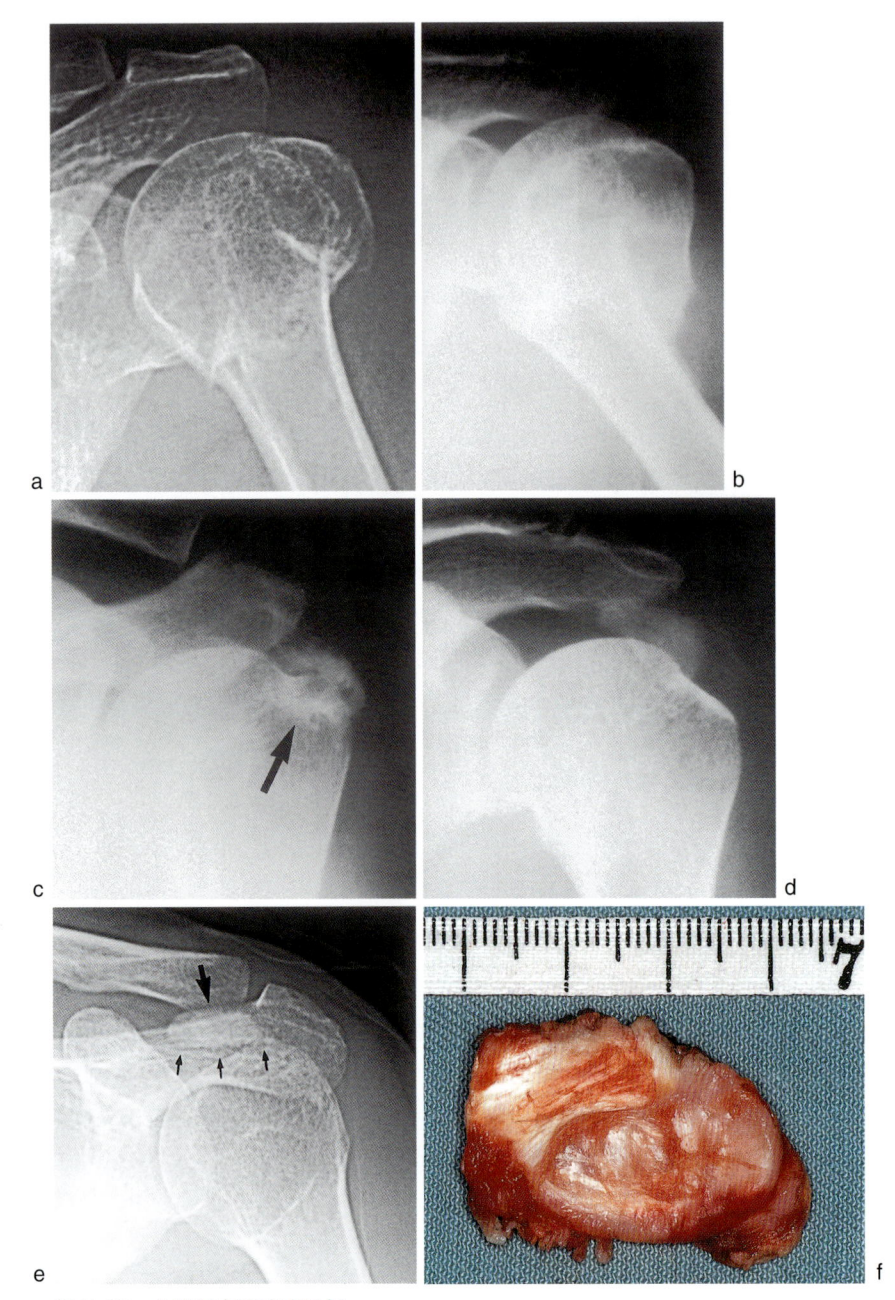

図 7-18　上腕骨変形治癒骨折
上：変形治癒例　a：大結節・頚部変形　b：上腕骨軸転位
中：石灰沈着例　c：腱板付着部　d：肩峰下滑液包内
下：烏口肩峰靱帯下の骨化例　e：大きい骨塊　f：肩峰下面の臼状変化

こうしてimpingementはどの病態を示しているのか不明確なまま，五十肩症候群と誤訳され肩疾患の屑かご的診断名として用いられている．

1. インピンジメントと腱板，関連する因子
impingement-related factors

CODMANは肩峰下滑液包だけでなく腱板の変化についても詳細に記述している．そしてbursitisは一生かかって増幅してゆくもの，結果であって原因ではないとの見解を示し(they are end-results, not acute lesions)，それらは，①滑液包内の変化(肩峰端，小石灰片，床の欠損，絨毛，バンド，炎症性皺襞，癒着，滑液包液など)，②大結節への変化(骨異常増殖，洞窟形成，象牙化，滑液包硬化，くぼみ，骨梁萎縮など)，③関節自体の変化(長頭腱の変化，腱板の関節面断裂，結節間溝の硬化，軟骨端の膨隆，関節包の癒着，関節液性状変化など)，④腱板が断裂し，関節内と肩峰下滑液包の関節液交通が発生(滑膜端の線維化，関節軟骨のびらん，断裂腱端の変性，大結節の凹み，腋窩関節包の液貯留)，などであ

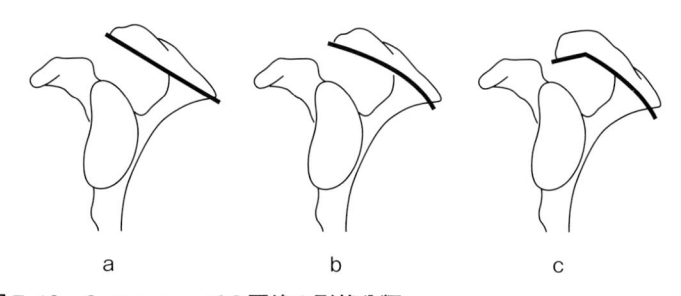

図7-19　Outlet view での肩峰の形状分類
a：FLAT TYPE　b：SMOOTH CURVE TYPE　c：ANTERIOR HOOK TYPE

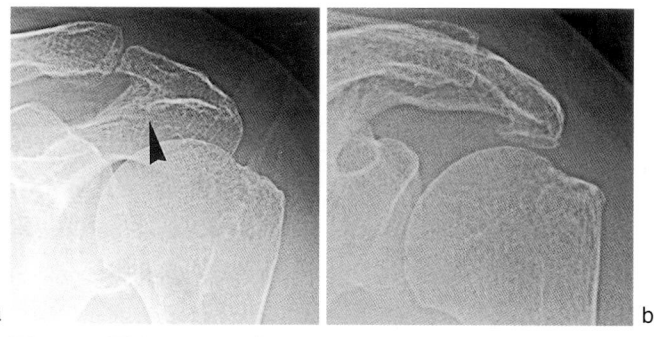

図7-20　肩峰下のさまざまな形状
a：骨棘形成　b：肩峰下臼蓋形成

ると超人的な洞察力で綿密な観察を行っている。

NEER（1972）は impingement が主として肩峰前下部に起きていることから，それが慢性滑液包炎と腱板部分断裂の経過を経て腱板完全断裂につながると考え，その部の切除効果を強調した。BIGLIANIら（1986）は肩峰形状を屍体で検索して，平坦型（flat），弯曲型（curved），鉤型（hooked）など三つのタイプに分類（図7-19），鉤型が40％存在していること，そして腱板広範囲断裂の73％に鉤型が関与していることを報告して，前者の説を裏づけている。しかし，FUNKら（2006）は，impingement は肩峰下の皺 plica そのものとの見解を示し，若年者のそれは膝と同じ現象とした。

Impingement の発生は肩峰下でなく，むしろ肩の前内方とする APOILら（1988），PATTE（1988）の考えもある。これは subcoracoid impingement syndrome と呼ばれているもので，C-A lig. の前外方部分と烏口突起・長頭腱を接続している線維性バンド（APOIL），肩甲下筋上縁と関節唇上部の長頭腱付着部の間にある深部のバンド（PATTE），など subcoracoid，C-A vault での衝突を指している。スポーツとの関連で，WALCH（1991）は上肢の外転と後方突出，強制外旋動作で，腱板深層と臼蓋後上部との間に impingement が起きるとして，posterosuperior glenoid impingement という新しい病態を報告している。彼は impingement を，肩峰下に発生するもの，前方不安定性を伴ったもの，臼蓋後上部に起きるもの，などと三つに分けている。

1990年になって NEER は自説を修正した。すなわち impingement は肩峰の骨棘や形状だけでなく烏口突起や肩鎖関節の障害でも発生するとして，これを outlet impingement と命名，従来の impingement syndrome を non-outlet impingement と称して区別した。だが，彼の outlet impingement の stage Ⅱ, fibrosis and tendinitis が，約25歳から40歳代に好発するという見解は，比較的高年齢の肩の痛みに腱板炎 tendinitis という診断をしてきた筆者達にとっては，到底合意しがたいものである。

古くから腱板断裂との相関を考えられてきた肩峰下骨棘は，それが原因なのかあるいは衝突の結果生じたものかが，わからないまま議論が続けられている（図7-20）。常識的にその発生メカニズムは，常時存在する刺激によると理解されているが，松井ら（1993）は一連の研究を行って，肩峰前下縁への生理的 impingement が加齢とともに小骨棘を形成し，病的因子・外傷が刺激となってさらに明瞭な骨棘を形成するものと結論している。事実，肩峰部の骨棘は他の関節にもみられるものと同じで無症状なことが多く，相澤ら（1989）はあっても一時的な enthesis で，たまたまレントゲン写真で検出された加齢変化にすぎないとしている。多田ら（1988）は屍体で観察して，それは力学的影響による enthesis の結果とし，YAMAMOTOら（2010）も屍体で烏口肩峰アーチと腱板の接触を研究して，骨棘は生理的な接触の結果としている。要するに骨棘の存在は，長いあいだ使ったハン

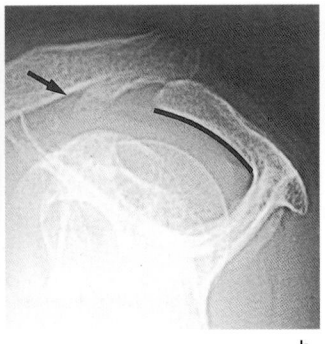

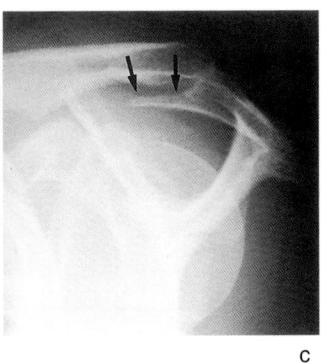

図 7-21 肩峰下のさまざまな形状（outlet view）
a：烏口肩峰靱帯下の骨棘　b：僧帽靱帯の骨化　c：肩峰下の先鋭化した骨棘（いずれも無症状）

マーの縁のようなもので，結果としてできあがった産物のようである（図 7-21）。

森澤（豊）ら（1990）は，求心性の神経終末 mechanoreceptor が，烏口肩峰靱帯の肩峰付着部下面に高密度で存在しているとして痛みを説明した。CHAMBLER ら（2003）は腱板断裂でインピンジメント症候群を呈した 15 人の骨棘を分析して，G6PD（Glucose-6-phospate dehydrogenase activity），ALP（alkaline phosphate activity），TRAP（tartrate-resistant acid phosphate activity）などを調べ，G6PD と ALP が骨棘下面に多いことを確認して，これはインピンジメントが骨形成に関与した証左であるとしている。OGAWA ら（2005）は小さな骨棘は腱板断裂と関係がなく，5 mm 以上のものは滑液包面断裂と関係があるとした。橋口ら（2004）はインピンジメントをX線で検討して，現象と肩峰形態，肩峰傾斜角との関連はなく，不安定性が主因であると述べている。一方，LEWISら（2005）は，インピンジメントは姿勢と筋バランスに深い関係があるとした。頻度について，浦田ら（1989）は大結節に 40％の骨性変化，肩峰下面内側に 19％の骨棘があると報告している。

腱板断裂に関して，NEER は断裂の 95％は impingement によって滑液包面から発生するとの外因説をとり，断裂が変性に起因して関節面から始まっているとする CODMAN の内因説に対抗した。しかし，NEER の説は不全断裂には触れておらず論旨としては不十分である。UHTHOFFら（1988）は，剖検で断裂が骨の付着部に近い関節面から起きており，滑液包面に慢性炎症と骨棘があるものでも部分的な断裂がみられないことから Impingement Lesions の stage Ⅲ（骨棘と断裂）を否定している。PETERSSON と GENTS（1983）も，不全断裂が滑液包面に発生した報告はないと述べている。筆者は手術経験から多くの症例で，断裂が関節面から始まっていることに確信をもっている。それにしても impingement syndrome で，加齢変化で腱板に微細な石灰化が進行し腱脆弱化をきたす石灰沈着性腱板炎が，outlet impingement のなかで無視されているのは奇異なことである。

Impingement syndrome と outlet impingement，両者の違いは理解されたと思う。類似した用語を使っていても，それらの本質は全く異なっている。前者は実際に impingement する物理的な症状を指しているが，後者はあくまで概念で，必ずしも具体的な衝突・ひっかかりを意味していないからである。臨床的に impingement しない outlet impingement，この奇妙な命名が事象混乱の基である。

1987 年，MARCHAIS らは，慢性の impingement は腱板の病理と関係なく肩峰下滑液包に変化をもたらすこと，そしてそれは肩峰切除術で対応できると報告した。本発表は NEER の逆鱗に触れたが，前者を是とする UHTHOFF との論争はまだ記憶にとどまっている。

肩峰下 impingement と肩峰下圧の関連について，WERNER ら（2006）は，impingement によってそれが増加すると考え，外転，前挙，内旋の肢位を避けることで防止できるとした。また，彼ら（2010）は睡眠中の肩峰下圧を調べ，その増加は肩峰下 impingement とリンクし，仰臥位での圧は側臥・伏臥位より低いと報告している。彼は人生の 1/3 は眠っているので睡眠時の肢位が重要な因子と考えたようである。

2．診断　diagnosis

上肢運動で起きる有痛の範囲を KESSEL（1982）は painful arc と名付け診断に供した。彼は subacromial painful arc と impingement syndrome は同義とし，それは挙上時 60〜120°間で疼痛が発生する弧を指し，外転に際して腱板の機能不全による骨頭の押し上げによって発生する，言い換えると scapulohumeral rhythm の破綻によって起きるとした。疾患群としては，①外傷による肩峰下滑液包炎，②リウマチによる肩峰下滑液包炎，③加

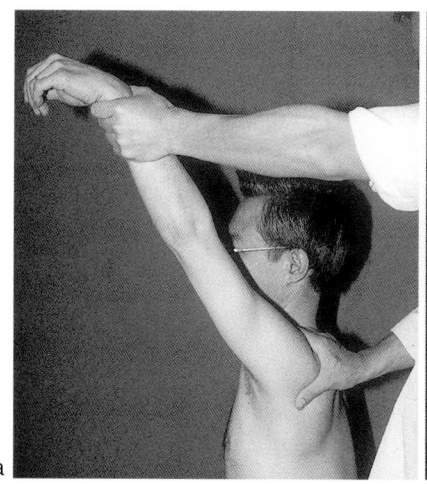

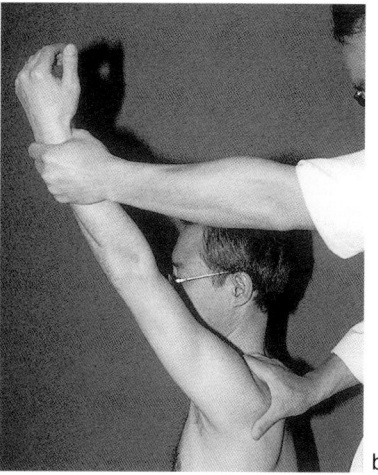

図 7-22 二つのテスト
a：Neer's impingement test　b：肩甲下滑液包の閉塞を調べる Zero Position test
上肢の肢位の差に注目

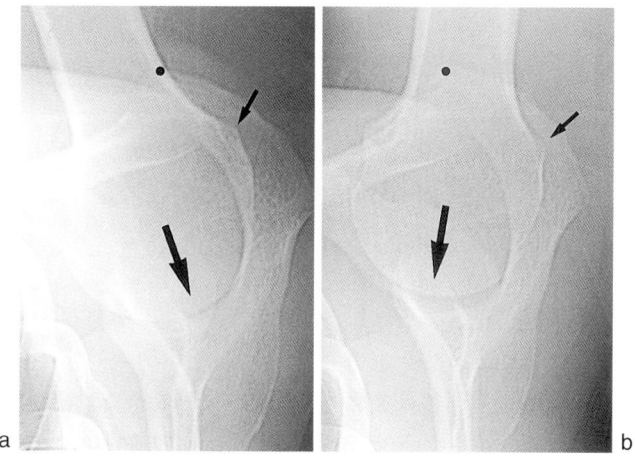

図 7-23 二つのテストの肢位の差　レントゲン所見で比較
a：Neer's impingement test では骨頭はすでに衝突　b：Zero Position test では衝突しない
大矢印：上腕軸の方向，小矢印：大結節の位置

齢による肩峰下関節の変性性関節炎（第2肩関節症，筆者），④腱板の障害と損傷，⑤上腕二頭筋長頭腱腱炎，⑥full house（肩鎖関節炎，肩峰下滑液包炎，coracoacromial impingement，陳旧性の腱板断裂，二頭筋長頭腱腱炎などすべて），などを挙げている．しかし，実際に症状のある30症例を検索した Rahme（1993）は，bursal fibrosis は特徴的であるものの，炎症細胞はわずか数標本にしか認められていないと報告している．

Neer は同じく肢位と疼痛の関係に触れ，独自の診断法を発表した．それは上肢挙上（前腕回内位）で疼痛が発生したとき impingement sign あり，肩峰下滑液包への麻酔剤注入で疼痛が寛解したとき impingement test 陽性，とする方法である．本法は簡便なことから広く普及したが，そこには大きな落とし穴がある．

上肢挙上位は肩関節の内圧が最高値に達する肢位で，もし肩甲下滑液包が閉塞していれば当然関節内圧はさらに上昇し痛みは増強する．筆者は，肩疾患の34.3%に肩甲下滑液包の閉塞が存在し，この条件下では肩峰下の impingement がなくても，上肢挙上で疼痛が発生することを経験している（図7-22, 23）．さらに，関節内圧の減圧効果で疼痛が軽減されたとき，impingement sign も陰性化するという事実も経験している．本法のさらなる欠点は，挙上時に発現する肩関節の不安定性を想定していないことである．具体的には投球動作中に感じた疼痛が Impingement Lesions の stage Ⅰ-Ⅱ と短絡思考され，誤診される危険性をはらんでいる．投球動作で生じる肩峰下の摩擦は，全身のインバランスによる骨頭の移動 translation によって発生するもので，肩自体に責任病因があることはむしろ少ない．Glousman（1993）は，これは確認されていない不安定性に起因していると述べ

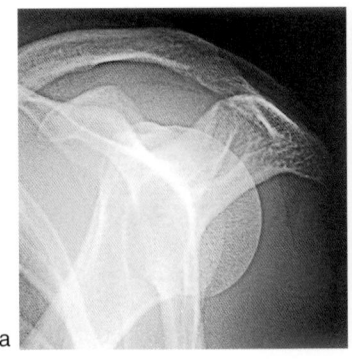

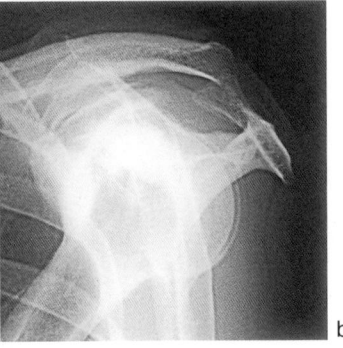

図 7-24 肩の側面像 a：正常（無症状）　b：同，関節造影所見
レントゲン線の入射角度で骨棘のように見えるので注意

ている（「第5章　肩のバイオメカニクス」の項参照）。

いずれにしても関節の器質的変化や機能的な破綻などの複雑な病態が，単純な手技で解明できるはずはないのである。APOIL（1992）が指摘するように，C-A arch の役目は烏口突起の長さ・方向や，手術や外傷による形状の変化によってさまざまであり，また床部の役目も多くの要素，上腕骨の変形治癒，上肢挙上時の求心性，腱板疎部の損傷，前方関節包付着部のバリエーション，関節唇の遊離，小胸筋付着部の異常，など多様である（図 7-24）。

肩峰下滑液包へ麻酔剤を浸潤する impingement test は，腱板疎部損傷にも著効を奏しており Impingement Lesions の存在を証明することにはならない。本症候群は多くの病態を含んでおり，疼痛と運動との関係，臨床像，レントゲン写真，関節動態撮影など，原点に帰って総合的に診断すべきである（図 7-25）。

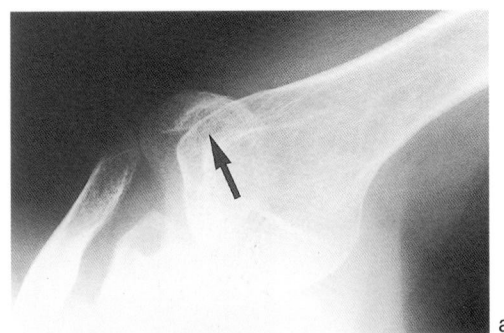

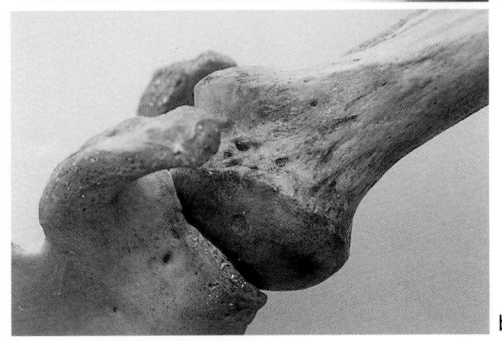

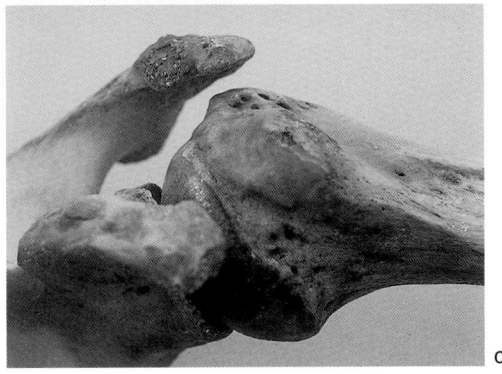

図 7-25 挙上位のレントゲン写真と骨標本の対比
a：インピンジ（矢印）しているように見える所見
b：同肢位での骨標本
c：レントゲン線の入射角を変えると十分なスペース

3. 治療　treatment

保存的治療が原則で，第2肩関節への局所麻酔剤注入で約60％は寛解する。しかし，症状が反復するときは手術の適応があるとされている。MARCHAIS ら（1986）は impingement syndrome のある症例では，40歳以上になると肩峰下滑液包の摩擦による潰瘍が急増するとして，これに対応した治療を勧めている。WATSON（1991）は保存的治療で症状が一応とれるが，症状が繰り返すとき1年後には手術適応となることが多いと述べ，os acromiale が関与しているとの特異的な見解を付記している。PAGNANI ら（2006）は，painful os acromiale or unfused acromial apophysis を 18～25 歳のアスリート12人で経験，14週で復帰したと述べている。

彼は subacromial impingement は臨床的なものなので，診断の有効性は50％，若年者では75％，腱板断裂例では20％程度とした。また，67関節の追跡調査をした OGIL-VIE ら（1990）は，40％に診断誤り，42％に不満足な手術手技があり，結果として診断・手術とも正しかったのはわずか18％にすぎないと強烈である。LIRETTE ら（1992）の術後評価も同様で，59例の満足度は37～80％とかなり低いものである。手術手技に関して，ROCKWOOD（1993）は腱板断裂のない37例と，ある34例の計71例を手術して，肩峰下面の prominent を切除するだけで十分であるとした。RUSSO ら（1991）は烏口突起の形成術が有効であるとしている。

関節鏡の普及と技術の進展とともに，この病態が手術の標的となったことは否めない。簡単で小侵襲という理由で，鏡視下による肩峰下面の除圧術が行われてきたが，不安定性を有する症例では成績不良のものが多いことから，その適応を見直した報告が増えつつある。

観血的治療としては，肩峰前下部切除術が一応の効果をあげる。概念を拡大した NEER は変形性肩鎖関節症に

みられる骨棘も原因の一つとして切除を勧めた。しかし，これらは経時的にみると再発は免れ得ないであろう。筆者は骨頭の上方移動が腱板の機能不全や肩の不安定性に起因しているとき，肩峰の形状をいくら変えてもよくならないと考えている。治療手技はむしろ拘縮や不安定性の解決に向けられるべきで，40歳未満の肩峰下切除術は一般的な手術ではあり得ない。まして若年のアスリートに対しては，その適応はごく限られて当然である。

したがって症候群の原因を取り除く，すなわち転位・変形治癒した大結節の整復，石灰沈着の除去，烏口肩峰靭帯の切離，肩関節周辺の癒着除去などへの対応を考えた手技を行うことが肝要である（後述）。当然，不安定性を有する症例には本手術の適応はない。スクリーニングとして有用なNEERの診断法を，整形外科医が診断・手術など治療の根拠とするとき，それは愚かな行為である。

手術適応を決定する前に，今一度，症状改善のための保存的治療，局所注射や関節内圧の減圧法，肩関節や股関節それに腰部のリハビリテーションなどが処方されるべきである。

E. 肩関節拘縮
stiff and contracted shoulder

高次元の数学をみると，私たちには縁のない難しいもののように感じる。しかしよく考えてみると，これらも簡単な原理の組み合わせから成り立っているにすぎない。あることが複雑なとき，いくつかに分解してみると案外理解しやすいことがある。同じように肩関節の拘縮はその原因は何であっても，ある程度の加療を受けて改善のないものは，経験的に難治と考えられ放置されてしまうことが多いが，これは肩が諸関節の複合体であることや，その運動をただ可動域というごく表面だけの状態でしか判断しないことなどに起因し，肝心の機能の解明を十分していないことにあると思われる。

この問題は解剖学上の臼蓋と骨頭との関係に固執していては，到底解明できそうにない。例えば上腕下垂位での一葉の肩関節レントゲン写真を見て，特に異常所見のないとき誰がひどい拘縮のあることを想像できるだろうか。しかし，上腕を外旋，内旋さらに挙上して撮影したものをよく観察すると，大結節の位置が病態生理上，正常と拘縮のあるものとでは異なっていることに気づく。したがって肩関節の運動を考えるとき，その主役を大結節に移すことを試みる必要がある。この動きを観察し把握してゆけば，ベールに包まれた肩関節拘縮の病態を幾分でも明らかにできるかもしれない。大結節の動きについては詳述したので重複を避けるが，要は大結節が七つに区分された運動域のどこにあるか判断して，その病変部，病態を明確にしようとするものである。

一方，肩関節拘縮といえば一般には挙上と外旋の制限が考えられがちだが，三次元の可動域を有する肩では理論的にはいずれの方向にも拘縮をきたし得るはずである。実際の症例を集積して，拘縮の原因，可動制限の方向，両者の関連について検討することも重要な意義をもつ。では拘縮という問題を解いてみよう。

1. 拘縮の定義　definition of contacted shoulder

神中整形外科学書には「関節拘縮本来の意味は，関節によって相隣る二つの体部が筋肉収縮の結果，互いに相近づいた状態を継続するものをいう」との記載があり，その分類として皮膚性，結合織性，筋性，神経性，関節性拘縮などを挙げている。しかし，現在では「軟部の収縮によって関節の可動性が変化し，あるいは消失した状態を指す。そしてこの軟部収縮の方向により屈曲位，伸展位，内転位，外転位，旋回位，回外位，回内位拘縮を区別する」との成書の記述が一般的である。

これらの見解には，骨の変形や軸の変位を原因とする拘縮は含まれていないが，臨床的にはむしろこれらを主として診断すべきであろう。

2. 診察のしかた
clinical and radiographic assessment

拘縮はその原因が骨・関節の不適合によるものか，異常のないものに大別される。

前者は診察時に既往を聞き，レントゲン写真をみることで容易に診断できるもので，上腕骨頭・頚部・大結節・臼蓋・肩峰・烏口突起などの変形治癒骨折が挙げられる（図7-26）。すなわち，骨頭骨折にみられる半球面と臼蓋との不適合による拘縮，頚部骨折による内反・前捻変形治癒による外旋および挙上障害，肩峰や烏口突起の変形治癒による側挙制限，臼蓋骨折によるscapulo-humeral rhythmの消失など，病態が明瞭に把握できるものが多い。KUHNら（2005）は，外旋制限の原因を解明するため，屍体で靭帯の緊張と筋の影響について検索，関節包がシリンダーのように運動を制限，また二頭筋長頭腱の関与があるとしている。

これに反して後者では拘縮の原因が多様あるいは不明瞭で，運動域から外旋・前挙・側挙・後挙・下降障害などと分類し得るにすぎず，具体的な障害の原因を知るに

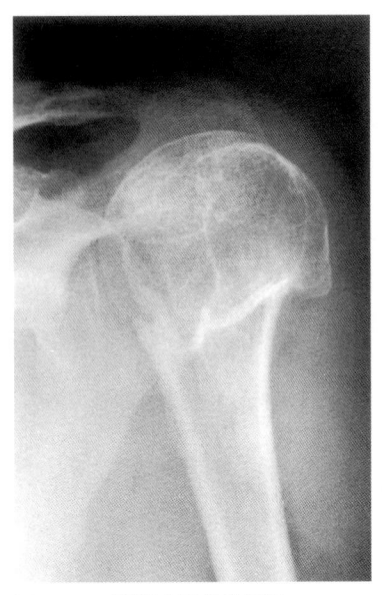

図7-26 頚部変形治癒骨折
近位と遠位の骨の回旋が異なっているもの

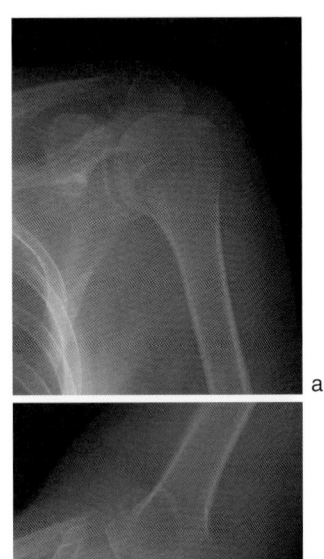

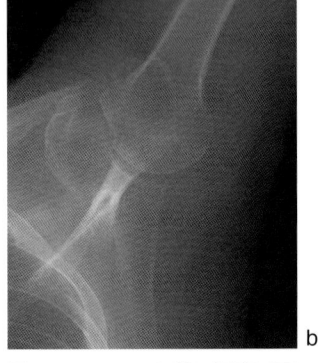

図7-27 レントゲン写真で肩の機能を推定
a：下垂位　b：挙上時，大結節は pre rotational glide にある

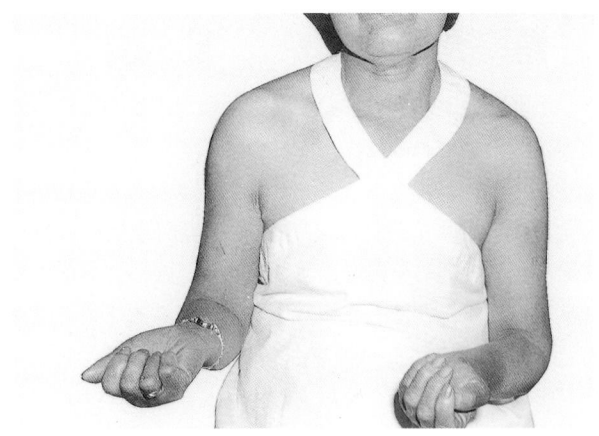

図7-28 C-H lig. の拘縮により典型的な外旋障害を示す症例

は大結節の可動域に関する理論を実際に応用するのが有用である。その手順を述べてみよう（図7-27）（第4章の「C．大結節可動域」の項，39頁参照）。

診察では，下垂位での内・外旋位と最大挙上位の三葉のレントゲン写真と，機能制限が痛みによるものか器質的なものかを知るための，局麻剤による肩峰下 C-A arch へのブロックは欠かせない。大結節がどこで運動制限を受けているかを知るために，上腕下垂位 1st plane での内・外旋，次に水平位 2nd plane での分回し・内・外旋，さらに前方路および後方路の挙上を行ってみる。そこで，レントゲン写真所見で大結節が pre R.G., R.G., post R.G. のどの部位にあるかということで判断する。

a) 外旋障害（図7-28）は常識的には内旋筋である肩甲下筋によるものが多いと考えられているが，ほとんどの場合，拘縮の原因は烏口上腕靱帯である。大結節は区分Ⅰにとどまっている。最近，鏡視下で，肩甲下筋腱下方の関節包の癒着，肩関節包下部 dependent pouch の癒着によるものが観察されている。

b) 外転障害は日常最も多いもので，肩峰下滑液包の癒着が考えられる。もし，外旋障害を伴っているとき大結節は区分 IR にとどまるが，ないときは区分 NR あたりにある。また，区分 ER に入り得ないときは肩峰に障害がある。陳旧性のものになると，大胸筋や広背筋，それに大円筋などの長回旋筋群による二次的な拘縮が発生し，後方四角腔の癒着が強くなり，大結節は pre R.G. にとどまってしまう複雑な病態を呈する。

c) 前挙では烏口上腕靱帯が比較的弛緩するため，結果として大結節は内旋位で前方路を通り C-A arch 下を容易に通過する。運動制限はむしろ post R.G. で発現することが多い。

d) 下降障害は先天性のものもあるが，多くは注射による三角筋線維の瘢痕化・硬結・短縮によるものである。この場合，大結節は pre R.G. での円滑な運動ができない。

以上の所見は，拘縮の病態と大結節の動きとの関連で知り得たものだが，要は挙上位のレントゲン写真で大結節が R.G. を通過しているかどうかをみるのが肝心な点である。側挙120°で拘縮の状態を呈する患者でも，大結節が pre R.G. でとどまるのか，また R.G. に入ってい

るのかで大きく判断が異なってくる。例えば円背の強い老人では，レントゲン写真で大結節が post R.G. に入っているにもかかわらず，最大挙上位がとれないため拘縮があると診断される傾向がある。

3. 病態の分析　analysis of limited ROM

肩関節拘縮を診るとき病態を漠然ととらえるより，その原因と可動域制限の方向さらに両者の関連について，それぞれの疾患のもつ特徴を知っておく必要がある。それが理学療法の的確な処方に通じるものであろう。その意味で，*池田*ら (1983) の検索を紹介しておこう。

健常者の各世代 20 名ずつの他動での可動域を測定し，これを基準として，1970 年から 1990 年までの 21 年間に肩関節の異常を訴えて当院を受診した患者 11,829 名について，どの程度の運動制限があるのかを調査した。可動域制限のあるものは 3,548 例，約 30％で，そのうち追跡調査で drop out した 1,216 例を除外すると 2,332 例，これが本調査の資料となっている (図 7-29)。これらを疾患別に分類すると下記のようになる。

①Group A：58.6％

いわゆる五十肩や原因の不明のもの (いわゆる五十肩の回復期か変性性腱板炎の慢性期)。

②Group B：34.0％

腱板に起因する疾患 (変性性腱板炎，石灰沈着性腱板炎，腱板疎部損傷，腱板断裂など)。

③Group C：7.4％

脱臼や骨折による外傷後の病態。

症例の年齢分布をみると 50〜60 歳代に最も可動域制限が多く，40 歳以上が全体の 67％を占めているが，A 群では 85％，B と C 群では 60％となっている。3 群の各年代における分布を対比すると A 群が 50 歳代で突出している。

拘縮の原因と運動の方向との関連を探ってみよう。まず 2nd plane での計測が可能かどうかということから，外転域が 90° までのものとそれ以上可能なものとの 2 群に分け，各方向の可動域制限の発生率について比較した。90° 未満の群では loose shoulder を除く各疾患とも，後挙以外の三方向，外転，前挙，外旋において約 100％の発生率を示した。90° 以上可能な群で，五十肩では外転での制限が多い。各群でみると，A 群では外旋と 2nd plane での外転の制限が特徴的で，B 群では運動制限の強い石灰沈着性腱板炎を含んでいるため，外旋の制限は強いが 2nd plane での外転は前群に比してやや軽度，C

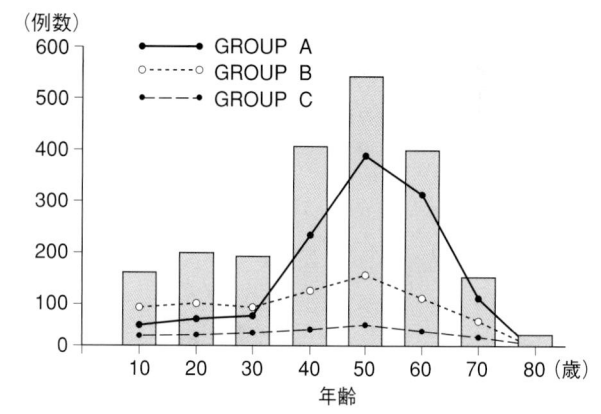

図 7-29　三つのグループの年齢分布

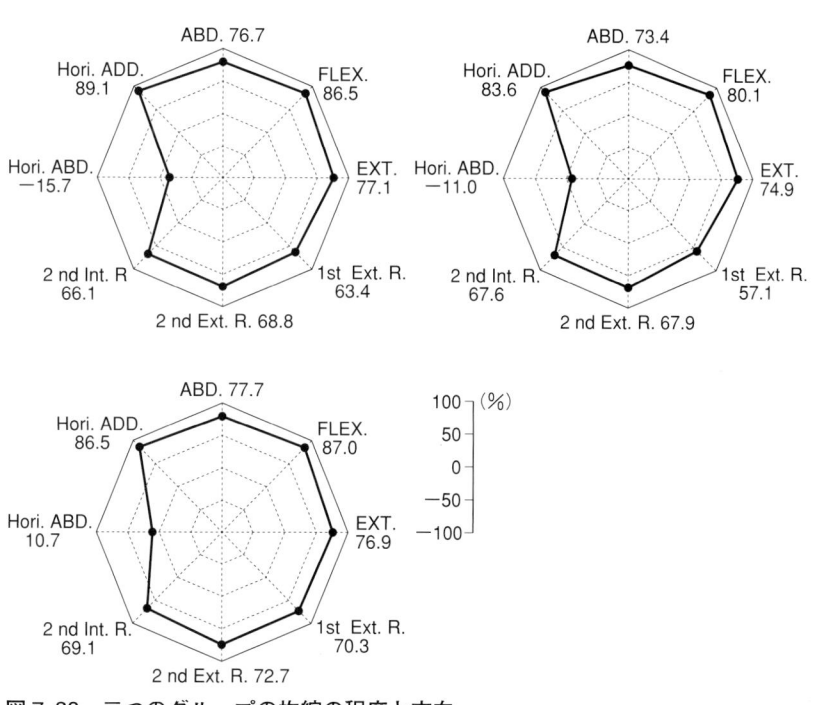

図 7-30　三つのグループの拘縮の程度と方向

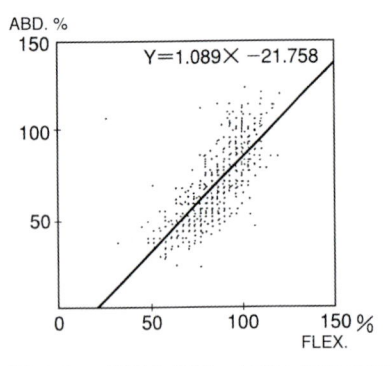

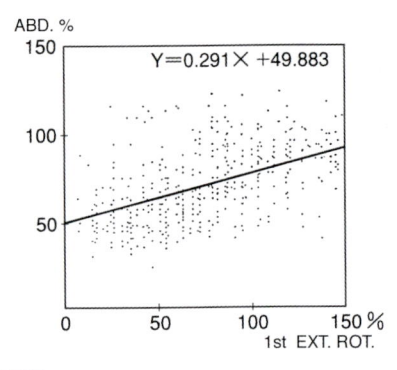

図7-31 前挙と側挙，外旋と側挙の回帰直線

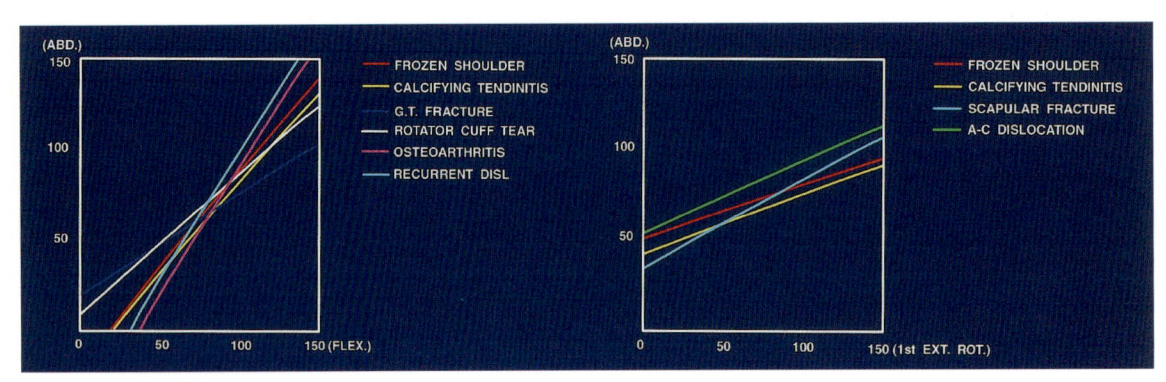

図7-32 他疾患との対比
前挙と側挙，外旋と側挙の回帰直線

群でも同様の傾向がみられる．それぞれのパターンを比較して結論するとA群とB群は類似している．2nd planeでの外転でみるとA群はB群より程度が強く，外旋では逆にB群がA群より強くなっている．しかし総合的にみると各群の間に明らかな特異性はみられない(図7-30)．

次に可動域制限の程度について考えてみよう．外転90°未満の群について，五十肩，石灰沈着性腱板炎，腱板断裂，これらすべてに可動域制限は強い．外転90°以上可能な群ではloose shoulder，腱板疎部損傷，反復性脱臼には著明な制限を認めなかったが，石灰沈着性腱板炎，肩鎖関節脱臼，腱板断裂，五十肩では中等度であった．

さらに，A群について各運動方向におけるデータ相互の関連を統計学的に比較してみた．相関係数の高いものを順次みてみると，最も高いのは外転─前挙の関係である．外転制限が常に前挙制限よりも先行していることがわかる．前挙-2nd planeにおける外旋の関係では，2nd planeでの外旋0〜100％の範囲に対して，前挙の範囲は60〜95％である．以下同様に，2nd planeでの外旋に対して外転は40〜85％と最も広く，1st planeでの外旋に対する2nd planeでの外旋の関係はほぼ1：1の対応を示している．2nd planeでの内旋に対する前挙は70〜90％，外転は50〜80％，1st planeでの外旋に対する外転は50〜80％，前挙は70〜90％であった(図7-31)．

この回帰直線により他の原因との比較を行ったところ，痛みの強い石灰沈着性腱板炎との間に著明な類似性を認めた(図7-32)．2011年に同じテーマで9,125名について再度調査を行ったが，ほぼ同じ結果であった．

4. 拘縮への流れ　state of contracture

肩関節拘縮の病態は，原因とその方向およびその程度が重なり合い，その把握は非常に困難である．そこで，軽度な可動域制限から重度な拘縮に至る流れをとらえてみると，まず年齢分布では40〜50歳代に最も多く，低い年齢層では制限の程度も軽い．このことは，腱板の変性が可動域制限になんらかの影響を与えていることを示唆している．運動方向と疾患の関連では，前挙の制限は肩甲骨骨折群に強く，外転よりも強い制限を受けているのが特異的である．これは前挙が肩甲胸郭関節の動きによっていることを物語っている．後挙の制限は概して少なく，比較的残存する運動である．回旋に関しては1st plane，2nd planeでの外旋に著明な制限を認めたにもかかわらず，2nd planeでの内旋制限が比較的軽いことから，烏口上腕靭帯の癒着が外旋運動に大きな影響を及ぼしていることがうかがえる．肩関節内での変化は主として回旋に影響を及ぼしているようである．水平内転運

動の制限は比較的軽い。また，外転以外の運動制限は中等度であっても，外転制限が進行するにつれて前挙・外旋ともに著明な制限をきたし，大結節は pre R.G. にとどまる。さらに，long rotators の拘縮など二次的変化も加わり，複雑な拘縮の終末像を呈する。

　五十肩における重度な拘縮への流れを考えてみると，まず，腱板変性に伴って発生する滑液包炎または腱板炎により，第2肩関節（特に腱板疎部）における大結節の通路に破綻をきたし，外転の制限が始まる。次いで C-H lig. の影響により外旋制限が起こり，long rotators の拘縮などの二次的変化が加わり悪循環に陥り，回帰直線上を下っていくことになる。そして 1st plane での外旋が全く不能になった時点で，外転可動域はほぼ 50% 減じた状態となる。さらに，それらの変化が進行することにより，拘縮の末期状態に至るものと考えられる。一方，前挙の制限が常に外転制限より少ないことは，前挙では肩甲骨の運動および C-H lig. の弛緩に負うところが大きいことを物語っている。三澤ら（2006）は肩関節疾患に潜む「うつ状態」について，肩関節拘縮患者に多いとしている。

5. 治療　treatment

　肩関節拘縮の治療では，保存的な機能回復のための治療が優先することは論をまたないが，一方ではその効果があがらないものに対しては，早期に観血的治療が勧められるべきである。拘縮除去の目的は障害のない円転 circumduction，すなわち最大挙上・下降位の獲得にある。言い換えると，大結節が容易に制限なく可動域内を動けるような状態にすることであろう。理学療法や痛みなくそれを遂行するための鎮痛剤，ブロックなどの方法は，いわゆる五十肩に対する治療と同じである。

　保存的療法が長期にわたるのを避けるため，時期をみて徒手矯正 manipulation を勧める人達がいる。患肢の痛みを聞きながら運動域を広げてゆく gentle manipulation (rhythmic stabilization manipulation) は有効な手技だが，全身麻酔下で強制的に拘縮を取り除く手技は，関節包断裂を引き起こすことがあり，術後の反射性疼痛も強く，予後不良のものもあるので慎重に行うべきである。それより，関節造影のときに造影剤を増量するか，あるいは外旋，挙上などの肢位で関節内圧を増強させ，閉塞または癒着している肩甲下滑液包を拡大する方法 joint distension のほうが，実際に効果があることが多い。

　保存的療法が無効なとき手術の適応がある。適応を決めるための必要条件は，①神経麻痺のないことと，②筋力がかなりあることの二つが挙げられる。陳旧性の腱板

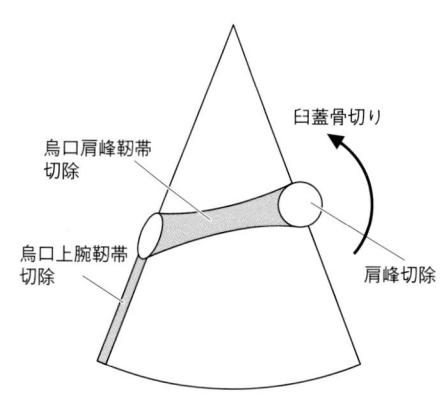

図 7-33　理論を応用した第2肩関節形成術

断裂で周囲筋群が用廃しひどい筋腱萎縮があるとき，神経麻痺の有無の判断は案外難しいものである。クロナキシーや筋電図など神経的な精検も必要だが，仰臥位で上肢の重力を除外して挙上させてみるのが簡単な目安になる場合が多い。また，拘縮の強いものでは残された可動域内での筋力の測定しかできないため，動きを詳細に観察して少なくとも 3 以上の筋力の存在を確認する。筋力がそれ以下なら，手術を延期してでも筋の再教育を図ったほうがよい。

　骨・関節の関係に異常がないものに対しては，第2肩関節形成術，三角筋切離術，大胸筋移行術などの適応が，骨・関節不適合のものには，上腕骨頚部骨切り術，臼蓋骨切り術，大結節整復術などが適応となる。主なものについて述べてみよう。

a. 第2肩関節形成術（図 7-33）

　大結節の動きを阻害する因子，すなわち烏口上腕靱帯と烏口肩峰靱帯，それに肩峰の一部分を切除して運動回復を図る方法（筆者）をいう。手術は解剖上の肩関節内部に侵襲が及ばないもので，全麻下に半坐位をとらせ前方あるいは経肩峰切開で侵入する。三角筋の前部線維を分けて肩峰下滑液包に達しこれを開き，まず烏口突起を確認してその直下にある烏口突起下滑液包の癒着を指で剝離，さらにそこから外側に走る烏口上腕靱帯を切離し周辺の癒着を剝離して外旋制限をとる。小胸筋からのこの線維は，時に烏口突起を経由しないで直接外方に走行していることがあるので留意する。また，あまり深く切りすぎると腱板疎部を損傷することがあるので注意しておく。次に，烏口肩峰靱帯を下方との癒着をよく剝離したうえで，烏口突起部から切除する（図 7-34）。

　これら二つの靱帯を切除して上肢を挙上すると，大結節のスムースな動きが得られていることがわかる。挙上位で外旋してみて肩峰にひっかかるようなら，必要に応じて肩峰切除術 acromionectomy を行う。後療法は腱板

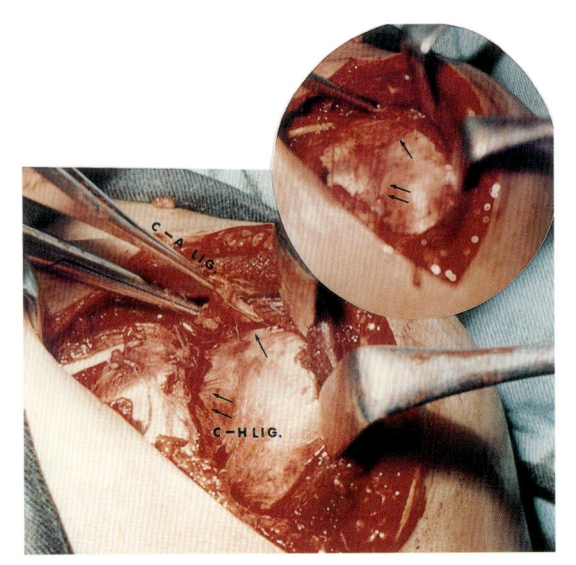

図7-34 烏口肩峰靱帯および烏口上腕靱帯の切除
円内は術前,下は術後

断裂に準じるが,Zero Position での牽引と固定は,計2週間以内に短縮してよい。十分な運動療法の遂行と筋力増強が得られないときは,再び拘縮を起こしてしまうことがあるので注意する。

b. 三角筋切除術(図7-35, 36)

　三角筋短縮症に対する手術法で経肩峰切開が有用である。三角筋の中部線維を肩峰からはずしていくと,変性・硬結・瘢痕化した索状組織がひどく緊張して,上肢が躯幹につかない理由がよく理解できる。肩峰下滑液包も広範に癒着していることが多い。肩峰の部分切除と索状物切除を行って三角筋を再縫着するが,切除による空隙は三角筋を部分移行してできるだけ修復しておこう。通常,索状組織は中部線維の後方にみられ,骨頭が前方に移動,翼状肩甲骨の所見も著明である。術後は胸壁固定を1〜2週,同時に運動療法も処方する。

c. 大胸筋移行術(図7-37)

　これは第2肩関節に問題がなく,長回旋筋群 long rotators のために大結節が pre R.G. にとどまっている症例,例えば上腕神経叢麻痺の回復してきたものや脳性小児麻痺の痙性に適応がある。上肢挙上で広背筋腱や大胸筋腱が過緊張し,それに後方四角腔での癒着による拘縮と考えられる症例に出会うことがあるが,この場合は腋窩で広背筋および緊張した線維性索状物の皮下切腱と,大胸筋腱を原位置から上方の小結節直下に移行する。術後の方法は第2肩関節形成術と同じである。

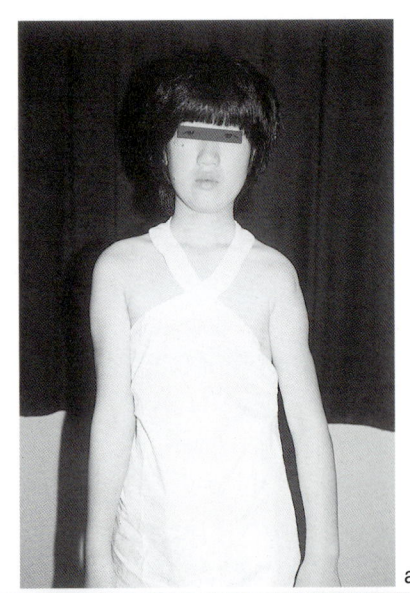

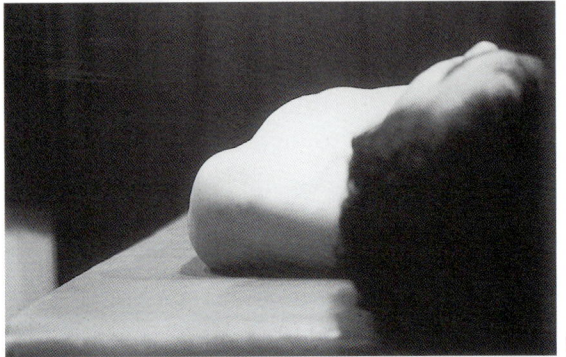

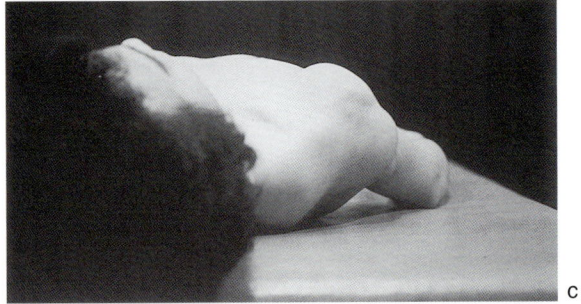

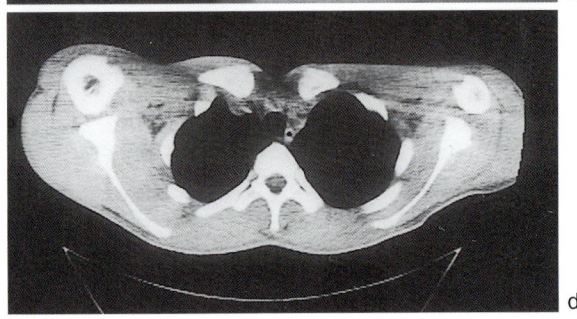

図7-35 三角筋短縮症
a:三角筋短縮所見　b:正常　c:短縮　d:CT像,患側胸郭の圧迫狭小化と骨頭の前方押し出し所見あり(柳田哲二氏提供)

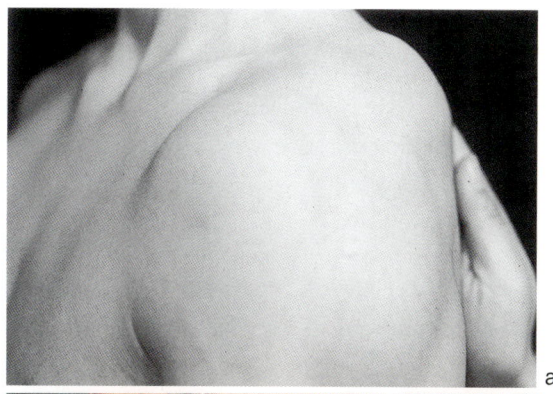

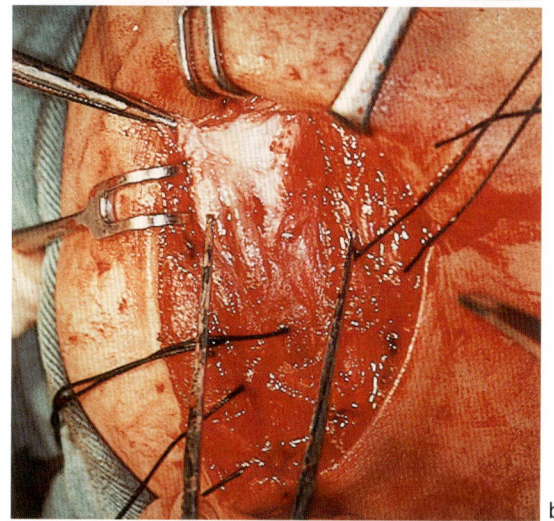

図7-36 三角筋切除術
a：側面からみると骨頭は前方に突出　b：手術所見，白い部分が瘢痕部

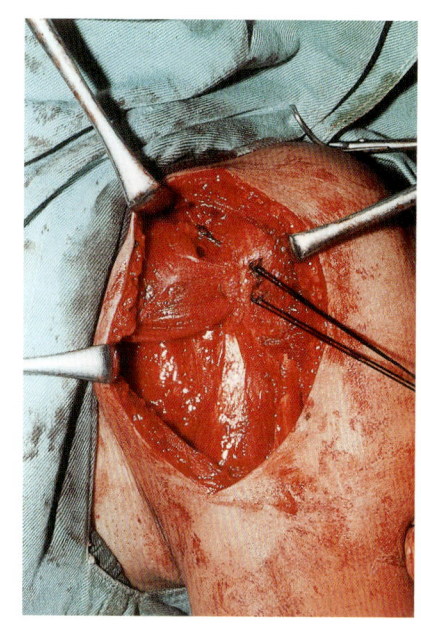

図7-37 大胸筋移行術

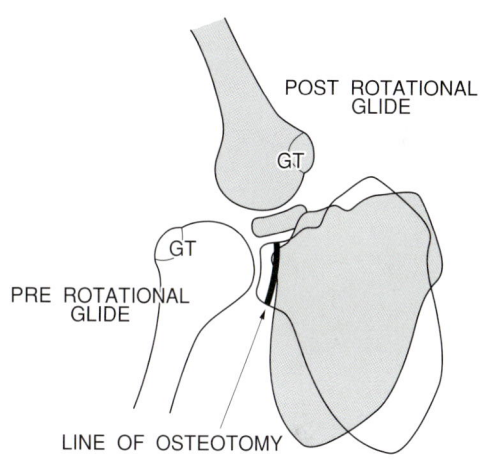

図7-38 肩関節拘縮に対する臼蓋骨切り術
術前大結節（GT）は pre R.G. にある
術後（影部分）は post R.G. に移行

d．肩甲骨頚部骨切り術（図7-38）

　肩関節拘縮の治療は，どんな方法によってでも最大挙上位がとれたときに成功の道が開けたといえる。肩甲骨頚部骨切り術はその意味で，pre R.G. にある大結節を一気に post R.G. に移す方法として画期的なものであろう。筆者は1971年に頭部外傷のため治療が放置され完全拘縮をきたした臼蓋骨折に対して，大結節の位置を pre R.G. から post R.G. にもっていくことで，機能が回復するのではないかと考えてこの術式を考案した。成書に「臼蓋骨折転位の整復は新旧を問わず不可能」と述べられているとおり，本症例も徒労に終わったが，逆に肩甲骨頚部骨切り術および術後最大挙上位での固定という方法は成功して，結果的にはほぼ満足できる肩関節が再現している。

　CAMPBELL の手術書には，肩甲骨頚部骨折の観血的整復は困難で，転位があっても機能障害がほとんど残存しないことから放置してよいと記述されている。しかし，陳旧性で強い拘縮が残存して肩関節機能が用廃した肝心の症例については触れられていない。

　1955年から paraglenoid osteotomy を有痛性肩関節症に施行した STAMM ら（1972）は25の著効例を報告しているが，術後の固定肢位について全く触れておらず，拘縮のあるものにこの術技は禁忌と述べている。これらの意見は，骨折の治療あるいは疼痛の除去を主眼として肩甲骨頚部への侵襲を考えている。筆者は今まで，本法を臼蓋骨切り術の範疇に入れ loose shoulder に対するものとは違う手技として記述してきたが，適応も異なり混乱を招いているので，今後は肩甲骨頚部骨切り術として記載する。

　術式は臼蓋骨切り術と似ているが，切開は少し下方に延長するほうがよい。関節の動揺性がないのでオリエンテーションはつけやすい。骨切りは臼蓋骨切り術よりさらに内方で，頚部を上方および下方までしておく必要がある。骨切り後，臼蓋面は前内方に傾くが，神経・血管

176　第7章　肩の疾患

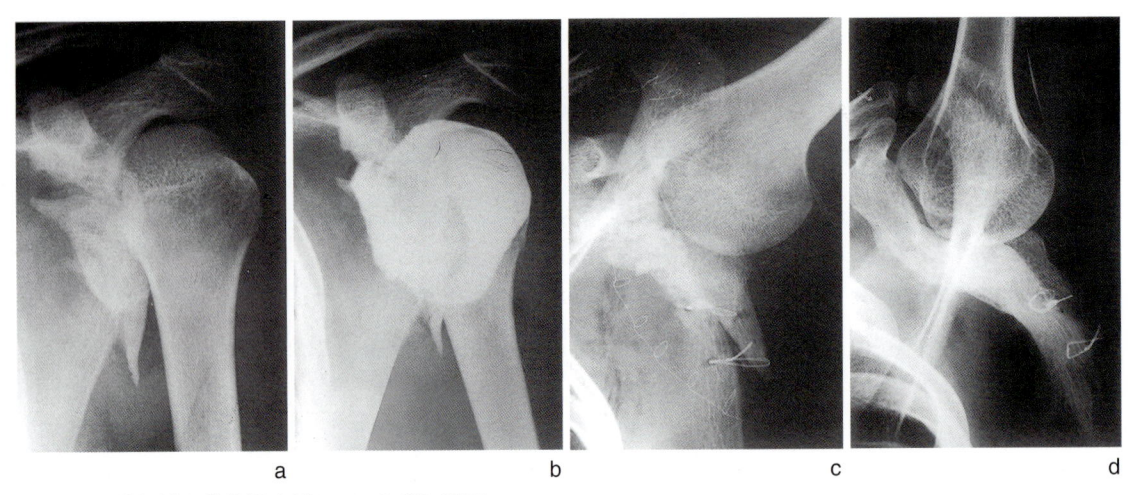

図7-39　陳旧性臼蓋骨折症例のレントゲン写真
a：強い拘縮で挙上困難　b：関節造影で腱板断裂なし　c：術直後　d：3年後最大挙上位可能

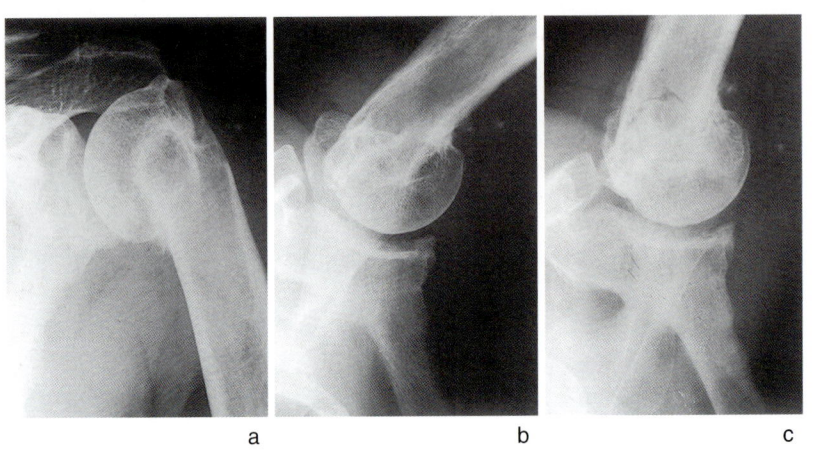

図7-40　上腕骨頚部骨切り術のレントゲン写真
a：下垂位　b：挙上位所見　c：術後挙上位

を過度に伸展しないように橈骨動脈の脈圧を触れながらゆっくり上肢を挙上する。ここで臼蓋が肩甲骨から離れて骨頭とともに移動するのがみられる。これを数回繰り返すと，拘縮が強く挙上できなかった上肢が肩甲骨の内転を取り込んで挙上できるようになる（図7-39）。術後の後療法プログラムは臼蓋骨切り術と全く同じである。Zero Positionでのギプス固定除去後，しばらく上肢が躯幹につかず肩甲骨がウイングする時期があるが，大結節は重力の助けで前方路，後外路いずれも選択しながら下降し，上肢は下垂位をとれるようになる。

e．上腕骨頚部骨切り術（図7-40）

強度の内反変形あるいは上腕軸の異常回旋を起こした陳旧性骨折については，上腕骨頚部で骨切りを施行しそのままZero Positionで機能軸を適合させ，骨癒合を待って後療法を行う。多くの場合，内固定は不要だがRush pin 2本をそれぞれ大結節および小結節から打ち込む方法を用いてもよい。もし必要なら第2肩関節形成術も併施する。

f．大結節整復術

大結節骨折では，腱板に引かれて骨片は外後方に転位する。そのため変形治癒することが多いが，膨隆部が1cm以上と大きいとき，脚が長いとき，大結節を原位置へ整復固定する必要がある。ほとんどの場合，腱板の修復を要するが，単なる骨膨隆部の摘出に終わることもある。骨折が大結節から頚部にかけて斜に大きく転位している場合，保存的加療は無効で早期の観血的整復が適応である。

F．腱板損傷
injury of the rotator cuff

Rotator cuffとは，上腕骨骨頭につく四つの筋腱部musculotendinous cuffの臨床的呼び名である。カフは

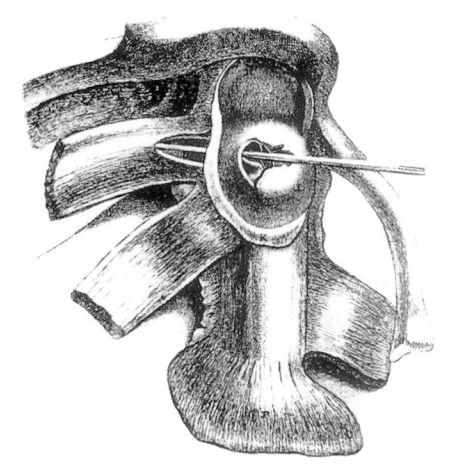

図7-41 MONRO の描いた図（要約）
(MOSELEY の著書「Shoulder Lesions」, 1969 より引用)

袖口の意，ローテーターとは大・小結節につき自在に上腕骨を回旋する腱終末の機能を表した，いかにもダイナミックな名称といえる。外観上は一見，板状に見えることからわが国では「腱板」という語が用いられているが，それには機能的に重要なユニットとしての意味が含まれておらず，その響きは前者に遠く及ばない。腱板という語は，三木(1946)が五十肩の論文の中でPFUHLのいわゆるdiscusとして記載しているが，それは膝関節のメカニズムと同じ概念で使用している。筆者は日整会の教育研修会で役に窮して「ローテーターカフの損傷」というタイトルで切り抜けたが，後の論文には初めて「腱板損傷」という表題を採用した。ちなみに中国では「肩袖」と呼ばれている。

歴史的には1788年にMONROの棘上筋に断裂があるという発見（図7-41），イギリスの解剖学者SMITH(1834)の棘上筋に関する詳しい記載などが挙げられるが，実際に生涯をかけた業績で，この疾患を紹介したのはCODMAN(1909)である。以来，この部はにわかに脚光を浴び，1930年代にはMEYER(1937)，SKINNER(1937)らが相次いで論文を発表して臨床面での曙光がさしてきた。

本邦ではこの疾患は棘上筋断裂の診断名で代表され，かつ欧米に比して稀なものと考えられてきた。三木(1941)が老人屍体肩関節にみたこの部の所見もいわゆる五十肩の病理所見としかとらえられなかったが，高岸(直)(1966)が紹介したBOSWORTHの「棘上筋症候群」によって，やっと腱板断裂が認識されるに至った。「神中整形外科学」の一節に"疼痛は頑固に続き，他覚的症状がほとんどないから時に詐病，外傷性ヒステリーと誤解せられる"とあることからも当時の実情が理解できよう。しかし，最近では腱板に関する知識も普及し，診断技術の向上とともに報告も増え，変形性関節症などと同様ごく一般的な疾患となりつつある。今まで本症を単なる腱の断裂と考え，肩機能を司る機構である「腱板」として病態を把握してこなかったことに問題がある。

1. 腱板断裂に関する知見
findings on rotator cuff tear

人類が起立生活を始めたために，他の動物達と著しく形状を変えたものの一つに肩甲骨があることはすでに述べた。四足獣では肩甲棘はほぼ中央部にあり棘上・棘下筋付着部を二分しているが，人間では前者は上方に押しやられ，はなはだ不均等なところを境界するようになった。これは地上と水平であったものが垂直になったための変化で，肩甲骨と上腕骨の関係が90°その軸を変えたため，両者を結ぶ筋腱群もその形態を変え複雑になってきた。そのなかで特に負担を強いられるようになったのが棘上筋で，狭い部分に付着して過重な作業能力を要求されている。さらに，棘上筋腱は肩峰と骨頭との間にあっていつも圧迫を受け，腱終末部で変性を起こしやすくかつ関節内の変化の及びやすいこと，豊富な神経・脈管の分布を受けていることなどから危険地域 critical area と呼ばれている。

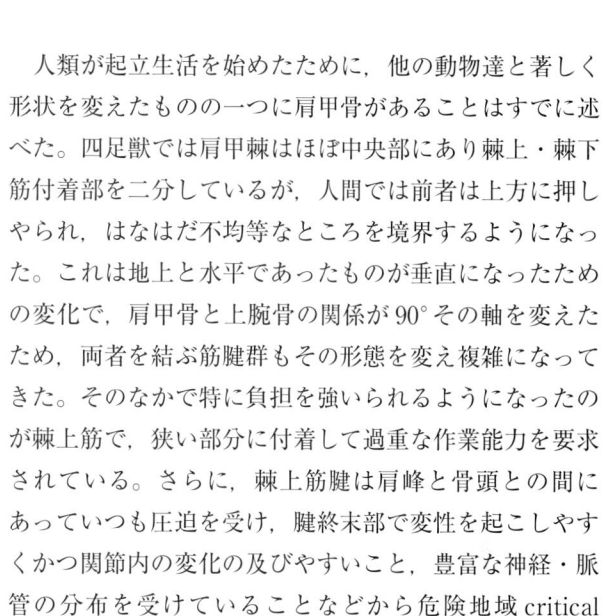

剖検上からも変性は40歳を過ぎると徐々に始まり，50歳以上ではかなり進行して頻度を増すことが知られており，その頻度はCODMAN・AKERSON(1931)は39％，GRANT・SMITH(1948)は45％，CAMPBELL Clinic(1963)は20〜30％，MCLAUGHLIN(1962)は25％，高岸(直)(1963)は26.5％，などと報告している。しかし一方では，三木(1943)，原(文)ら(1941)のように5〜15％と幾分低い報告もある。122例を調べたJEROSCH(1991)は，部分断裂28.8％，完全断裂30.3％で，すべて棘上筋腱を含み年齢により頻度は上昇すると述べている。

腱板断裂に関して，NEERは断裂の95％はimpingementによって滑液包面から発生するとの外因説を提唱して，断裂が変性に起因して関節面から始まっているとするCODMANの内因説に対抗した。しかし，前者の説は不全断裂には触れておらず，かつ肩峰下滑液包と腱板の病理を詳細に観察して総合的に判断した後者の説を覆すには，論旨があまりにも不十分である。これはNEERが，腱板が肩峰下でfrictionされる病態を過大視し，二次的に発生する拘縮によってそれが起こっているという事実に目を向けなかった結果であろう。UHTHOFF(1985)は剖検で断裂が骨の付着部に近い関節面から起きており，滑液包面に慢性炎症があるものでも部分的な断裂がみられないことから，NEERの考えに否定的である。さらにPETERSSONら(1983)も不全断裂が滑液包面に発生した報

告はないと述べている．筆者も手術経験からほとんどの断裂が関節面から始まっているとの確証をもっている．

SCHMELZEISEN(1990)は腱板の組織を検索し，高齢者の腱板には浮腫，壊死，ヒアリン変性などの所見があり，外傷によるものは稀で腱板断裂は棘上筋腱の変性によるものと考え rotator cuff defect と呼ぶべきと主張した．また，中島(清)ら(1990)は加齢により微細な石灰化が進行し，それによる腱の脆弱が一因とした．一方，腱板断裂の肩峰下滑液包の病理所見を観察した名越ら(1994)は，そこには乳頭状変化，lining cell の重層化，硝子様変性，血管の増生がみられるが炎症所見はないと報告している．橋本(卓)ら(2004)は，腱板断裂の腱・骨結合部の臨床病理学的検討を行い，断裂部位は腱性部分から非石灰化線維軟骨層にかけて存在，これらの領域の変性変化が腱板断裂の主因であるとした．彼はさらに2008年に，腱組織内に CPPD calcium pyrophosphate dehydrate 沈着を認めた断裂症例を検討し，結晶は線維軟骨あるいは硝子軟骨に沈着し，時に結晶誘発性関節炎を引き起こすことを確認した．また沈着した周囲に炎症性変化を認めなかったことから dystrophic calcification と同様の退行変性の一つと考え，結晶沈着が腱組織の脆弱性にある程度関与している可能性があると推論している．CHEUNG ら(2010)は，動物実験で腱板修復後の治癒促進について調べ，骨に腱が付くのは細胞レベルでは線維芽細胞が働くとした．

未発達の血清脂肪が断裂と関連があるとした ABBOUD ら(2010)は，さらに断裂のある患者のコレステロール triglycerides が高く，lipoprotein cholesterol が低い傾向があることを発見している．MELIS ら(2010)は，修復は脂肪浸潤と萎縮が起きる前に行うべきと主張している．FUNAKOSHI ら(2010)は，癒着防止の物質ルブリシン Lubricin は，腱板内で作用を極めており，腱端の分離した層にあると報告している．

腱板断裂の修復機転について熊谷(純)ら(1994)は肩峰下滑液包の役割について研究し，腱板は表層の肩峰下滑液包，深部の関節面に至る五層に分かれる非均一な組織で，したがって肩峰下滑液包のように血管に富んだ組織は温存すべきとした．さらに2005年に，彼らは40～50歳代の腱板断裂の組織像を検索し，外傷では経過とともに6カ月を境として密な腱線維の構造が崩れると報告している．中川(照)ら(1996)は電顕像から組織所見と膠原細線維の定量的分析を行い，断端の線維芽細胞は変性して壊死に陥り，腱の張力が減弱すると膠原細線維に萎縮が生じて自然治癒は期待できないと述べている．一方，中尾ら(2005)は，腱板断端組織の腱細胞に増殖能力が残存しており，その能力は断裂のサイズや断端からの距離によって異なるとしている．断裂棘上筋におけるⅠ型 procollagen mRNA の局在について調べた浜田ら(1994)は，腱板の修復過程では肩峰下滑液包滑膜の関与しない intrinsic healing が優位と報告している．

腱板の血液供給に関して興味ある論文がある．Microvascular pattern を調べた LOHR ら(1990)は，棘上筋腱の関節面は定型希薄 sparse な血管分布を示すが，滑液包面では豊富な血行を受けていることから変性は関節面から始まっているとした．CHANSKY(1991)は，critical zone は hypovascular area だが，impingement の部位は hypervascularity であると述べている．

無症状の腱板断裂について，近ら(2004)は，無症状の腱板断裂の頻度は50歳代で25％，60歳代で50％と報告，また中島ら(2008)は5,660名を健診して，283肩(20.7％)に腱板断裂があり，185肩(13.5％)が無症状であると報告した．KEENER ら(2010)はこれに at-risk asymptomatic tear という言葉を使用している．彼は痛みを腱板断裂の指標としているが，これはX線写真で膝関節の変形があるものに，無症状変形性膝関節症と診断するようなもので不合理である．DINES ら(2007)は gene によるものではないかと述べている．

応力分布を有限要素モデルで解析した研究者達がいる．若林ら(2004)は二次元で研究し，断裂が生じると遺残腱断裂に接した部分に応力が集中していると報告，佐野ら(2005)は，棘上筋不全断裂では棘上筋付着部に応力集中が起こり，これが完全断裂に移行すると推論している．関ら(2006)は三次元の手法を採用して，棘上筋腱の力学的環境の検討を行い，棘上筋腱の前方関節面側に大きな応力集中があるとしている．

CHOPP ら(2010)は，ぶざまな姿勢の連続，繰り返す労働が腱板の疲労を招き，断裂が発生するとした．松浦ら(2007)は，腱板断端の強度，可動域と断裂サイズ，筋萎縮との関連を調べて，裂縦径が2cm以上を超えると強度は低下すると述べている．YU ら(2005)は，屍体で棘上筋を修復して関節力，接触圧が変わるかどうかを調べて，冠状面で三角筋と腱板下部，横軸面で肩甲下筋(前)と棘下筋小円筋(後)に force couples が存在すると述べている．この研究は大胸筋，広背筋，大円筋などを含んでいることで他と異なっている．

2. 当院資料　cases at Nobuhara Hospital

1970年から2011年までの41年間に，当院で修復または再建された腱板断裂は4,460例に達している．それは同期間に行った肩関節手術全症例の50.3％を占めている．1999年の調査時の33.2％を大きく上回ったのは，

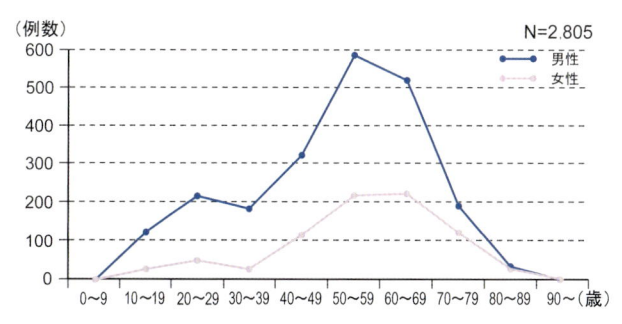

図 7-42 腱板損傷（年齢・件数・男女別）

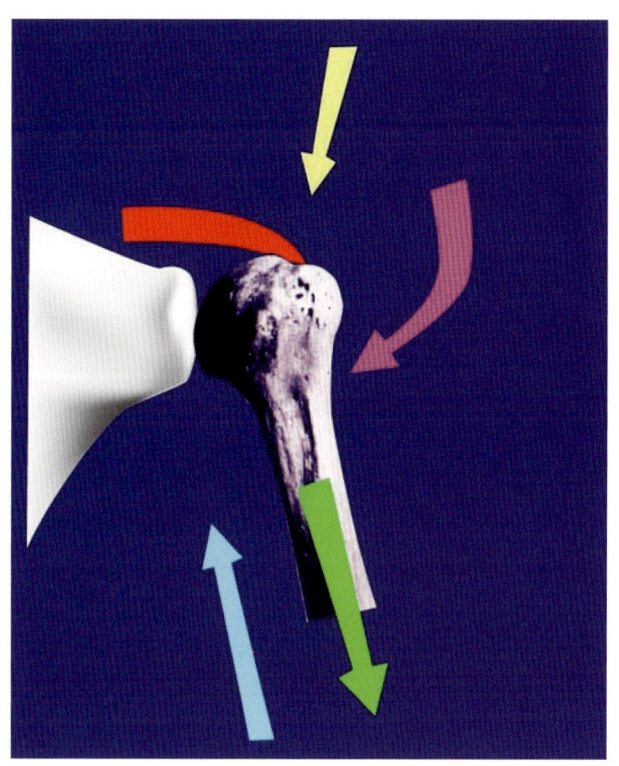

図 7-43 発症機転と方向
緑：牽引外力　黄：直達外力　青：圧迫外力　桃：回旋外力

表 7-6 発症してから手術までの期間

期間	関節数	%
1カ月以内	192	15.5
1〜2カ月まで	268	21.7
2〜3カ月まで	154	12.5
3〜6カ月まで	254	20.6
6〜12カ月まで	218	17.6
1〜2年まで	61	4.9
2〜3年まで	37	3.0
3〜5年まで	28	2.3
5年以上	23	1.9
0〜240カ月（平均8.1）		

表 7-7 症状と診断の手順

1）痛み	91%
2）機能障害	
3）断裂部の陥凹・軋音触知	
4）X線写真所見	
5）筋力	73%
6）局麻剤によるテスト	100%
7）(動的)関節造影	100%
8）その他の画像診断	
9）二次的変化（筋萎縮，拘縮，X線写真での骨頭の上昇など）	

当院の専門性が多くの人々の評価を受けたためであろう．

年齢は11〜92歳（平均60.6歳）に分布し，60歳代の45.8%をピークとして50歳代の28.6%と70歳代の22.3%に分布している．前回の調査に比べて10年ほど世代が高くなっており，ここでも高齢化社会の影響が現れていると考えられる．

性別では男性69.2%（前回76.7%↓），女性30.7%（前回23.3%↑）で2.5対1の頻度で男性に多発している（図7-42）．左右別では左が34.8%，右が65.1%で，右が左の約2倍，両側性のものが94関節（2.1%）ある．

職種別では労働者63.2%，事務員11.8%，管理者2.0%，高齢者・主婦・学生などの無職23.0%で，前回とほとんど変わらない．発症原因は，外傷によるもの70.4%，上肢の過度使用によるもの18.7%などと原因が判明しているものが多いが，不明なものも10.9%ある．

外傷機転を分析すると，転倒・転落など関節に向かって下方から強制外力の働いたもの44.2%，打撲・挫傷などの直達外力によるもの9.3%，物を持ち上げて牽引外力が加わったもの19.2%，ぶら下がって・引っ張られてなど回旋外力が加わったもの14.1%，物を叩いて肩に衝撃が及んだもの2.3%などである（図7-43）．原因不明群の内容を分析すると，年齢分布では45歳未満が12.7%，45歳以上が87.3%で圧倒的に後者が多く，変性の程度は年齢，手術までの期間，断裂の大きさなどで影響されるが術中のマクロの所見では82.4%，45歳未満に1.5%，45歳以上で98.5%であった．なお，30歳以下の症例はほとんどが外傷によるもので，本人が腱板断裂を認識せず発見が遅れたものがある．

手術までの期間は0〜240カ月（平均8.2カ月）に分布している．1カ月以内が15.5%，1〜2カ月が21.7%，2〜3カ月が12.5%，3〜6カ月が20.6%で，70.3%の症例が6カ月以内に修復術を受けている．しかし，6〜12カ月のもの17.6%，1年以上経過したもの12.1%，例外的に数年から10年以上経過した症例がある（表7-6）．

3. 症状と診断（表7-7）　symptoms and diagnosis

通常，腱板に損傷が起きるとひどい痛みが発生すると考えられているが，激しく痛むもの29.6%，軽い痛みの

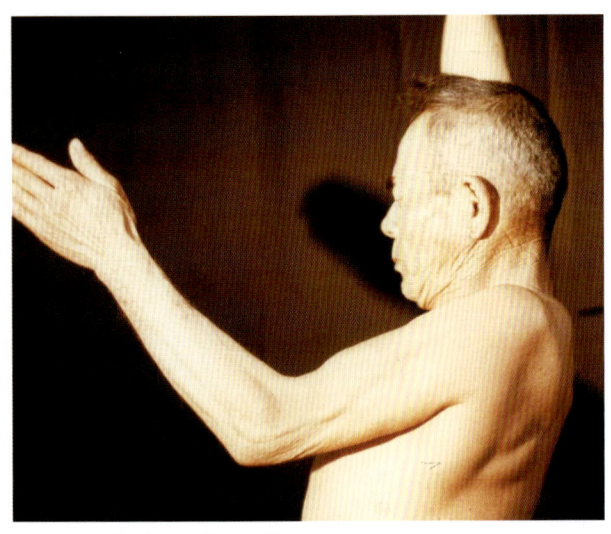

図7-44 典型的な挙上困難

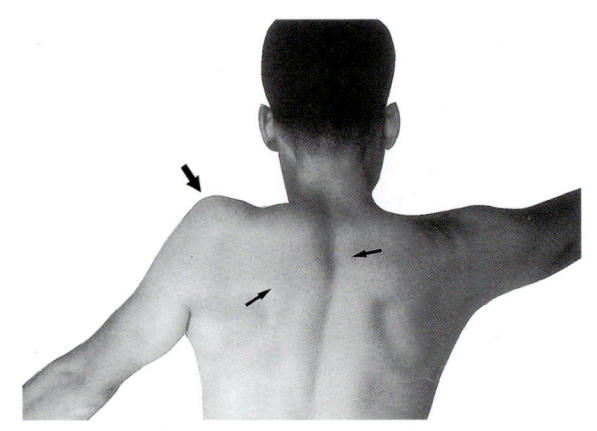

図7-45 背面からの観察
挙上困難（太矢印），側弯および三角筋や菱形筋の過緊張（細矢印）に注目

あるもの64.8%，あまり痛みを感じていないもの5.6%と，激しい疼痛は患者の主訴となり得ていない。ことに腱板の変性が強いと考えられる高齢者では，疼痛の自覚がなく，起床時に自動運動ができなくなり，神経麻痺を疑われて受診した症例もある（60歳以上で16.0%）。疼痛は主に運動痛・夜間痛で，自発痛は肩関節内部や三角筋の前・中枝などに広汎にあることが多い。山本（宣）ら（2004）は，断裂した53名を調べ，肩峰下滑液包圧の増加が夜間痛に関与していると推測，伊藤（沙）ら（2007）は，夜間痛は内旋（結帯動作）が関係していると述べている。石垣ら（2008）は，痛みがある症例には前方挙上と結帯動作が有意に制限されており，夜間痛があると後挙も制限されると報告している。

大結節直上に圧痛があり，肩峰下に雑音や陥凹あるいは腱断端を触れることがあるが，この所見は上肢を少し側・後挙あるいは回旋して触診するとより明確になる。しかし，受傷直後は腫脹や血腫などのため痛みが強く，わからない場合が多い。

挙上困難（図7-44）は主症状の一つで，断裂の部位と程度で異なるが肩甲骨の回旋と三角筋が働く側挙45°あたりまでは可能で，それ以上は運動痛とともに困難となるものが多い。しかし，他動的に90°以上挙上させてしまうと上肢の保持ができるものもある。

Drop arm signというのは，他動的に挙上させた上腕の支持をはずすと，急に落下する現象をいい，腱板断裂の存在を確認できる。これは下降時に120°まで肩甲胸郭関節で行われてきた運動が，肩関節の運動に移行するとき，腱板の調節が効かずリズムを崩すため発生するものである。一方，ダウバーン症候というのはDAWBARN（1906）が報告したもので，三角筋下滑液包炎の有無を判定する簡単な診断方法で，「患者の上肢をできるだけ挙上して検者の肩の上にその肘をのせ，その位置で受動的に外転すると滑液包は肩峰下で圧迫されて，炎症のあるとき痛みを生じる。そしてそれを通り越すと圧痛も触れなくなる」というものである。これはdrop arm signと混同，または同一視されて現在に至っている。

挙上困難が断裂による器質的なものか，痛みによる機能的なものかを鑑別するために局所麻酔剤によるテストが行われる。0.5%キシロカイン5〜10 mlを大結節からアーチ周辺に浸潤させると，損傷の軽度なものでは痛みが減じて挙上が可能となる。挙上時に側弯の発現（図7-45），菱形筋や肩甲挙筋の過緊張など，後方からの所見も見落としてはならない。棘上筋と棘下筋の萎縮などもよく観察しておく。後者は受傷後2週以後で出現するものもある。

可動域の減少している動作は，前挙と側挙および外旋である。90°までしか挙上できない症例をみると，側挙64.6%，外旋67.1%で，6割の患者がそれを主訴としていると考えてよい。前挙の制限は意外と少なく半数以下の36.1%である。筋力についてみると，やや弱いものが48.5%と多く，弱いもの24.5%を併せると，実に73.0%を占めこれも主訴の一つと考えてよい。一方，正常なものは27.0%である。したがって，運動障害と筋力減弱は腱板断裂の主症状で，日常生活に強い影響を及ぼしているといえる。日常生活との関連では支障のあるもの66.2%，困難なもの28.9%で，全く支障のないものはわずか4.9%にすぎない。

疼痛と可動域制限および筋力低下からみると，症状の重度は，①強い痛みがあり，側挙90°以下のもの，②強い痛みがあり動作が不自由なもの，③筋力が低下して動作が不自由なもの，などといえる。

臨床症状から診断は比較的容易だが，二次的な変化を

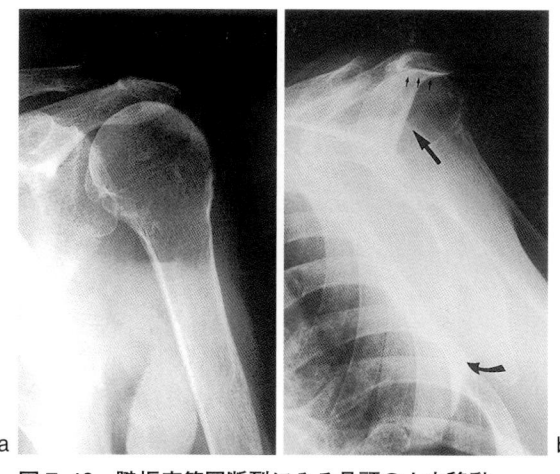

図7-46 腱板広範囲断裂にみる骨頭の上方移動
a：正面像　b：側面像。矢印は上方移動と回旋を示す。

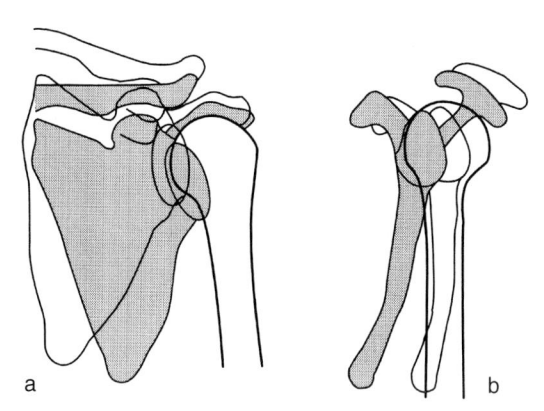

図7-47 骨頭上方移動のメカニズム
a：正面像　b：側面像　肩甲骨の傾斜（影部分）によって発現

きたした陳旧例では困難なものである。例えば他の疾患や外傷などの合併で腱板断裂が見落とされた場合，特に3週以上経過して癒着し第2肩関節の障害をきたしているとき，病態が被覆されて肩関節周囲炎・肩関節拘縮などと診断されているとき，などがそれである。また，自然治癒して挙上が可能となった症例でも，腱断端の膨隆がC-A archに引っかかり，弾発肩としてimpingementの病態を示すことがある。

単純レントゲン写真の所見では，ほとんど一次的な関係のある所見は得られない。わずかに大結節周辺の硬化・萎縮・不規則像をみて腱板の変性を推定するにとどまる。しかし，骨頭が上方に移動 superior migration（図7-46）しているとき，腱板断裂を推定することができる。この現象は断裂した腱板が後方に引き込まれ，その空間に骨頭が上昇して発生するとされているが，筆者は腱板の断裂により肩甲骨と骨頭間の筋腱バランスが破綻して肩甲骨が後傾し，前後像でみると骨頭が上昇しているように見えると考えている（図7-47）。CHOPPら（2010）は，骨頭の上方移動は疲労によるものとしている。KAPPEら（2011）は，X線写真の信頼性はないとして，Visotsky-Seebauer分類を勧めている。

肩峰骨頭間距離 acromio-humeral interval（AHI）の計測をした宮沢ら（1989）は，腱板断裂の立位前後像で，AHIは内旋位で拡大，外旋位で狭小しており，基準値は6mm以下であると報告した。一方，腱板断裂における骨頭の位置を scapular Y 像で解析した当院の研究（1994）では，中間位で骨頭がすでに後上方に偏位する傾向があり，腱板断裂を確認したものにも AHI の狭小化がない症例があることから，これは二次的に発生した拘縮の存在が大きく関与していると推定．AHI の計測値は必ずしも腱板断裂の大きさを表現していないとの結論に達している。

そこで AHI を再評価するため，山口（拓）ら（1995）は腱板断裂における等尺性外転時の正面像による計測法を考案した。それは，安静下垂位正面像の AHI と等尺性に外転筋力を発揮させた状態の正面像 stress-AHI（S-AHI と略）を対比して断裂との相関を調べたもので，S-AHI が 7mm 以下なら腱板断裂を，4mm 以下のとき広範囲断裂と診断できるとしたものである。本法は正常肩でも安定した計測値が得られており，簡便でストレス前と肢位変化がほとんどなく，再現性に優れていることから，広範囲断裂のスクリーニング検査として有用なものである（図7-48）。

NOVÉ-JOSSERANDら（2005）は，AHI と烏口骨頭間距離 CHI を 206 例で調べ，AHI は脂肪変性を伴う複数腱で 5 年以上の経過を経たもの，CHI は棘上筋腱と肩甲下筋腱の断裂と脂肪変性を伴う棘下筋腱と肩甲下筋腱のものと関係があり，脂肪変性のある棘下筋腱は両者に関与していると報告した。VAN DE SANDEら（2006）は，腱板断裂 26 例のレントゲン写真前後像で，骨頭の上昇が判定できるとしている。さらに彼らはリウマチの 54 肩についてレントゲン写真，超音波，CT などで調べ，腱板の脂肪浸潤と肩峰下腔とは関連があるとしている。OHら（2010）は，腱板断裂にみる肩峰の骨棘の形と厚さを 6 型に分け，骨棘は 68％に，heel-type は 56％にみられると報告している。HAMADAら（2011）は，1990 年に腱板大断裂をレントゲン所見から 5 grade に分類，WALCH も肩峰下の関節症の有無から 4 grade を再分類している。彼は AHI が狭くなる前に修復をすべきとの指標を示している。

腱板の断裂をより明確にみるために動的関節造影は欠かせない。0.5％キシロカイン xylocain とウログラフィン urografin 60％をそれぞれ 10 ml 混和したものを肩関

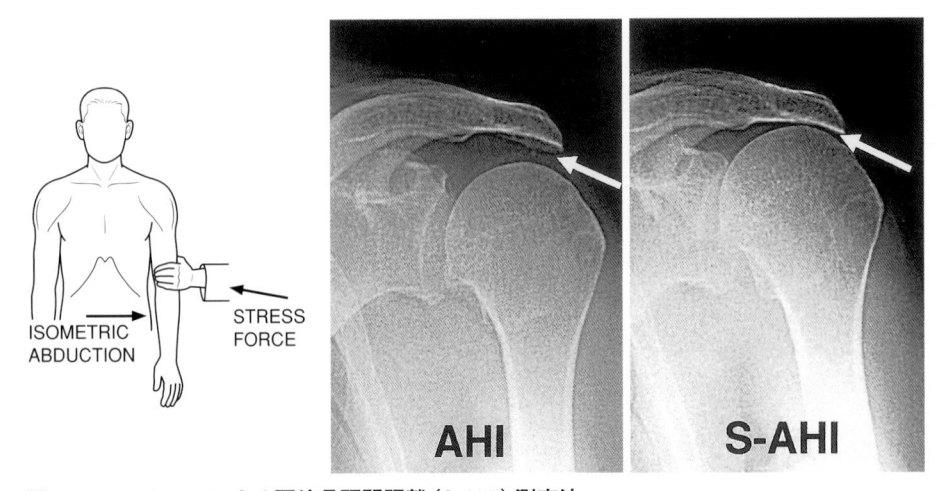

図7-48 ストレスによる肩峰骨頭間距離（S-AHI）測定法
AHI：腱板断裂症例正面像　S-AHI：同，ストレスを与えたとき骨頭が上昇

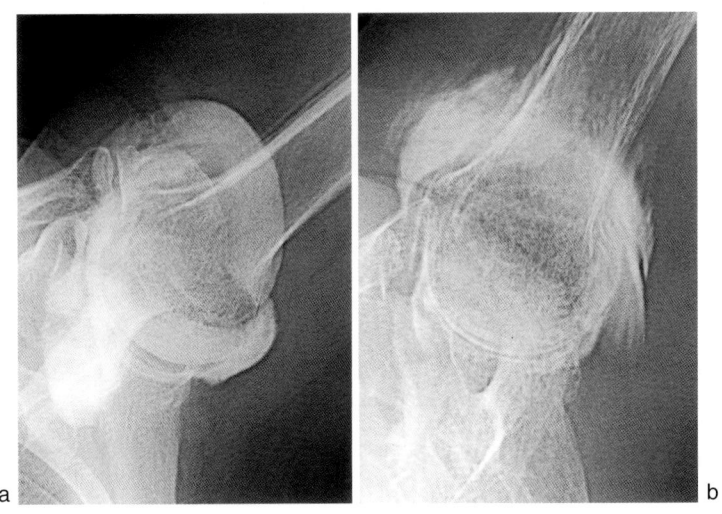

図7-49 挙上時関節造影像
a：典型的なhalo　b：三角筋下の癒着による不明瞭

　節内に注入する（前述）。造影剤が肩峰下・三角筋下滑液包に流出すれば，まず断裂があることを確定できる。ただし関節面（深層）の断裂や時間が経過した不全断裂では，滑液包で被覆されていることがあり，穿孔（断裂）が小さいものでは，挙上動作で圧を上げないと造影剤が関節外に漏出しないこともあるので注意しなければならない。また，完全断裂では挙上位で大きく円光haloがみられること，拘縮があるとき三角筋下の癒着であまり明瞭にでないこと（図7-49），さまざまな関節造影の所見（図7-50），棘下筋腱不全断裂では動作後でもしばらくしないと漏出しないことや骨頭の後外部分にpoolingがあること，などにも留意しておこう（図7-51）。

　ごく稀だが外傷例では肩鎖関節への造影剤流入Geyser signを描出できることがある（図7-52）。断裂の部位および形状は動的関節造影でほとんど把握できるが，同時に画像を記録してその多様性を反復観察して診断する必要がある。造影後は内旋位，外旋位，挙上位，必要に応じて軸射位のものを撮影しておく。BLAUTH（1991）は関節造影を術後にも行って腱板の状態を観察し，術後の腱部分の閉鎖は63.0%にすぎないが，その所見と臨床症状とは関係がないことを確認している。

　超音波，MRIなどの画像診断も一般的になっている。これらは薬剤に過敏性のあるものにも使用でき，機器の改善によって診断精度も70%から90%に上昇し，かつ患者に苦痛を与えないことから汎用され多数の論文が発表されている。特に佐志の著した『肩関節のMRI改訂第2版』（メジカルビュー社，2011）が現時点での知識の集大成といえる。そこには腱断端の腫脹と萎縮，剥離などの所見，滑液包面の断裂，層間断裂，関節包面断裂，腱断端の引き込み，筋萎縮・退縮などの病変が詳述されている（図7-53, 54）。

　黒田ら（2005）は，腱板断裂407例についてMRIで経時的変化を追跡している。それは，①断裂の範囲が拡大したもの42.7%，縮小したもの11.3%，不変のもの45%

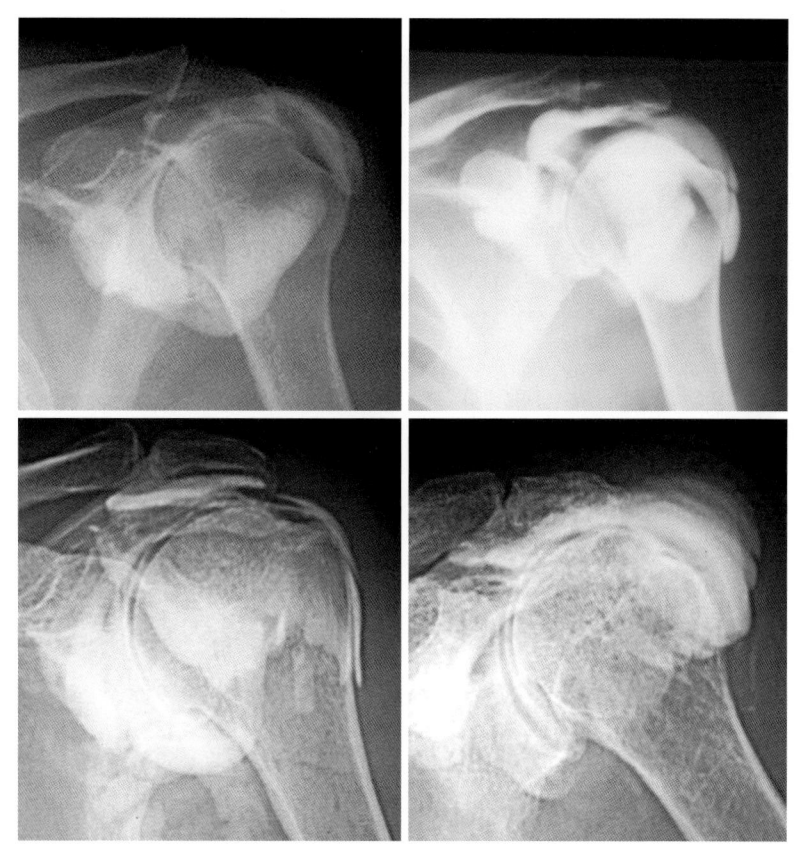

図7-50 さまざまな腱板断裂の関節造影所見

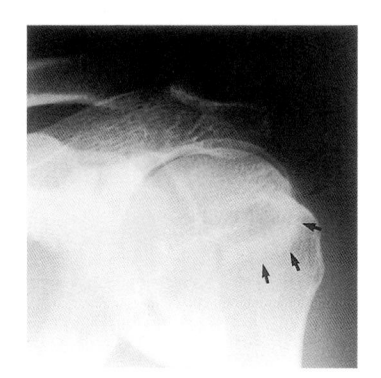

図7-51 棘下筋腱損傷を思わせる後方部分のpooling

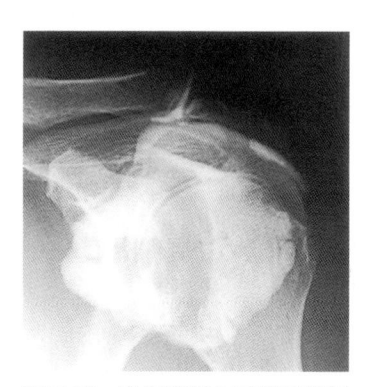

図7-52 腱板断裂と肩鎖関節損傷併存例
肩鎖関節への造影剤の流入（Geyser sign）

であったこと，②不全断裂の19.9％，深層断裂の19.4％，腱内断裂の18.4％が，完全断裂に移行していたこと，③完全断裂では1年間に内外方向に5.3 mm拡大していたこと，④断裂のなかった83例中の42.1％に断裂がみられたこと，などの貴重な報告である．山根ら（2004）は，MRIで滑液包面断裂の所見をみて，炎症・変性による腱板肥厚像があり，手術した63例で確認したと述べている．橋本（卓）ら（2006）は，不全断裂のMRI画像と組織像を比較検討して，信号強度の増加は腱板，腱骨結合組織の質的変化を判断する材料となり得るとした．

伊坪ら（2007）は，術後6カ月の時点でのMRIで，腱板付着部に高輝度変化があっても，臨床的に痛みがなく可動域と筋力がよければ再断裂と判断するのは問題としている．大泉ら（2007）も，術後1年以内の高輝度変化は必ずしも再断裂を示すものではないと同見解である．望月ら（2009）は，不全断裂には治癒機転が生じておらず，MRIで評価すると，不全断裂部は修復を行っても治癒機転が生じにくいと判断している．二井ら（2011）は，腱板断裂のMRIの信頼性について，断裂サイズは予測できるが，形態の予想は難しいと述べている．Nichら（2009）は腱板断裂47例について，解剖学的な修復が機能回復にどのように寄与しているのかをMRIで調べ，追跡平均87カ月で，12％は再断裂していたが機能的には問題がなく，棘上筋腱萎縮は進行しないと述べている．

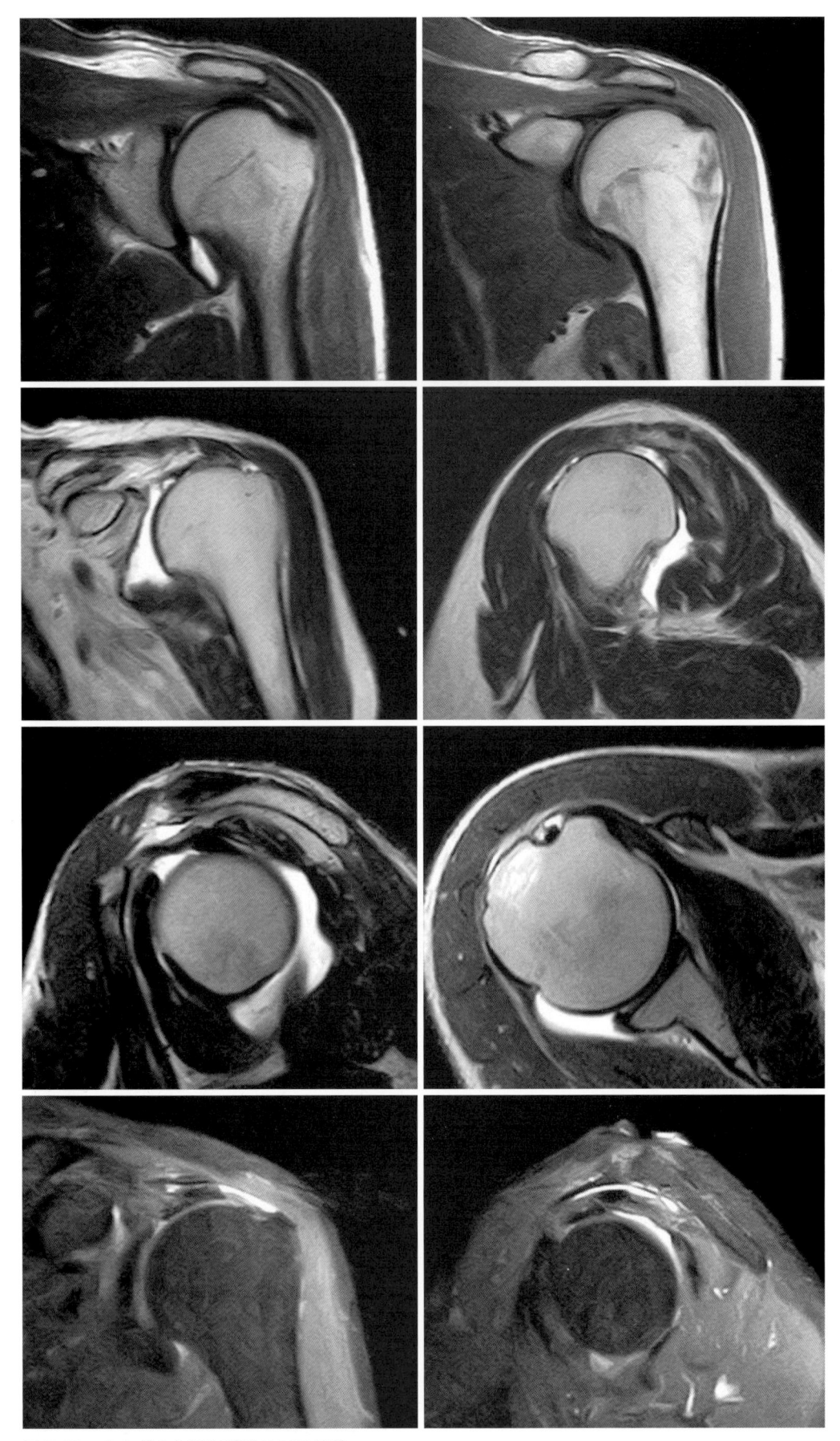

図 7-53 さまざまな腱板断裂の MRI 画像

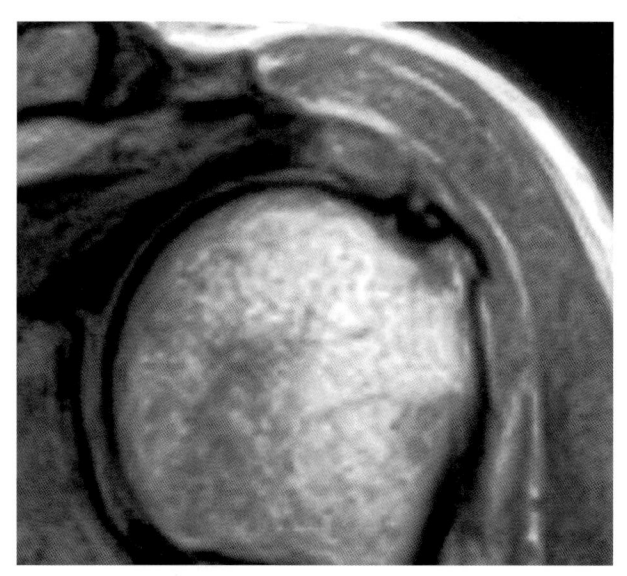

図7-54 腱板断裂と大結節の膨隆のMRI画像

MRIはすぐれた機器だが，静的な状態で撮影，器質的な腱板断裂の形状に焦点をあてているため，動的関節造影を越える方法とはなり得ていない。したがって，専門医は画像所見と手術所見と重ね合わせて考えることが肝要で，偽陽性 false positive の所見を判読できる能力を持つことが要求される。これに対応する一つの方法として，当院では1997年から open MRI を導入して，疼痛発現肢位での三次元撮影とコンピュータによる画像解析を行っている。しかし，その普及にはさらに数年を要するだろう。

超音波によるものでは，腱板修復の術後成績と回復との相関を調べた HARRYMAN ら（1990）の興味ある報告と，皆川（2009）の業績がある。

4. 外傷と変性　trauma and degeneration

腱板断裂に外傷と変性はどのように関与しているのだろうか。腱板の表層が白く阻血された状態のものや，腱端が"けばだって"壊死状のものなど，肉眼的所見で明らかに変性が推定できる群と非変性群について，調べた結果（2003）を報告しよう。変性群は58.1％，非変性群は41.9％で，両群の平均年齢はそれぞれ60.4歳と51.7歳で，前者が9歳ほど高齢である。また，年齢でみると発症のピークは60歳代と50歳代にあるが，これは50歳代から腱板の退行変性が急速に進行していることを示している（図7-55）。変性と腱端引き込みとの相関をみると，変性群で引き込みのあったもの68.8％，なかったもの31.2％，同様に非変性群では47.6％，52.4％となっている。腱端引き込みからみると変性群の発症率は高い相関があると考えられる。2011年に行った調査で多少数値は異なるが，その傾向はほとんど同じである。

こう考えてみると，腱板断裂＝変性の程度×外傷の大きさ，それに引き込みの度合を乗じてその形状を推定することができよう。

5. 腱板断裂の分類
classification on rotator cuff tear

腱板断裂の分類について考えてみよう。私達は術前の諸検査・画像で断裂の程度を予見，手術時の肉眼的所見で断裂の形状を分類しているが，果たしてこれでよいのだろうか。実際には広範囲断裂で一見修復不能と思われた症例でも，案外簡単に腱断端を引き出すことができたり，不全断裂でも深層の状態が確定できず，切開を加えるべきかどうか，など修復手技の選択に迷うことがある。変性と外傷の軽重が断裂の程度と結びつかず，断裂

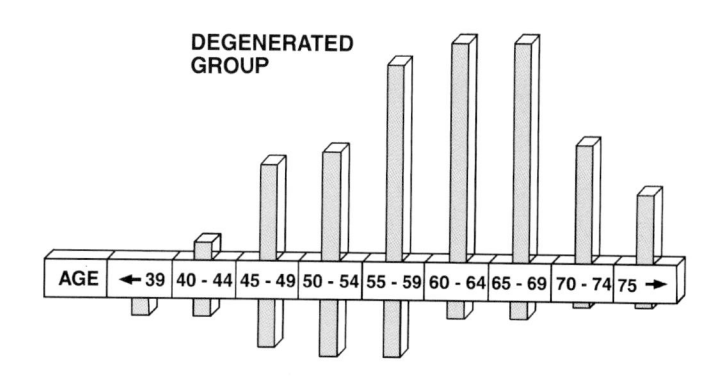

図7-55 変性・非変性群の年齢分布

表 7-8　腱板断裂に与えられた命名

```
1) 軟部損傷
    捻挫および挫傷，外傷性滑液包炎，腱板炎
2) 不完全断裂 incomplete，（部分断裂 partial thickness）
    辺縁断裂 rim【R】（小断裂 small ）
    表層断裂 superficial【S】（滑液包面断裂 bursal side）
    被覆断裂 concealed【C】
      →腱内断裂 intratendinous【I】
      →深層断裂 deep surface【D】（関節面断裂 articular side）
    後方断裂 posterior【P】（縦断裂 longitudinal tear by DAUBEN-
      SPECK，腱間断裂 intertendinous）
3) 完全断裂 complete，（全層断裂 full thickness【F】）
    前方断裂 anterior【A】
    横断裂 transverse【T】
    前方縦断裂 longitudinal rent【L】
    三角形断裂 triangular, oval or half moon【O】
    大断裂 massive【M】
    広範断裂 global【G】
```

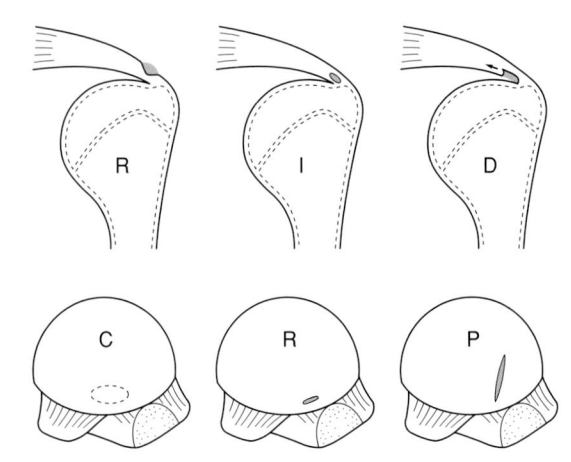

図 7-56　腱板部分断裂（模式図）
R：辺縁断裂　I：腱内断裂　D：深層断裂　C：被覆断裂
P：後方（縦）断裂

の程度と臨床症状が必ずしも一致しないところにこの疾患の治療の難しさがある。

しかし，腱板の形状をみて分類をすることは，治療を保存的に行うか観血的に治療するかの判断，手術手技選択の予見などに役立つ．従来の分類は，あくまで直視下での所見がまとめられたものにすぎない．では諸家がどのように分類してきたかをみてみよう．

a. 断裂の種類

CODMAN（1931）は剖検から断裂の状態を，①横断裂 transverse tear，②三角形断裂 triangular tear，③大断裂 extensive tear の三つに分けた．これを基本として次々と新しい知見が加わり，分類方法が多様化している．

BATEMAN（1955）は，①断裂に至らない軽度損傷を小断裂 small tear，②表面上は断裂がないように見えるが線維内（腱内・深層）がフレーク状に裂けている被覆断裂 concealed tear と，大結節周辺に小孔が認められる辺縁断裂 rim tear などを部分断裂 incomplete tear とし，③断裂が肩甲下筋腱に及んで，二頭筋長頭腱の断裂や結節間溝からの逸脱などを伴ったものを前方断裂 bicipital or anterior tear，④大きく断裂したものを完全断裂 complete tear と分類している．

McLAUGHLIN（1951）は，横断裂が次第に線維の方向に裂けてほころび三角形断裂になると考え，これを longitudinal rent と名付け，さらに断端が引き込まれたものを引き込み断裂 retracted tear と命名している．

DAUBENSPECK（1957）も縦断裂 longitudinal tear という言葉を使ったが，これは前者のものとは異なり，棘上筋と棘下筋間に起きる線維の方向に裂けた一次的なものを指している．この空隙について観察した吉田（篤）ら（1990）は，これには腱内断裂により生じたものと滑液包様のものがあると指摘している．

ENNEVAARA（1967）は形態学的な分類ではなく，関節液の漏出ということから腱板炎，非穿孔，穿孔の三つに分けている．深層断裂については，GODSIL ら（1970）の腱内断裂 intratendinous defect，NEVIASER（1980）の深層断裂 deep surface tear などの呼称がある．

最近，米国では関節液の交通から分けた①全層断裂 full thickness tear，②部分層断裂 partial thickness tear，③腱板の表裏から分けた関節面断裂 articular side tear，④滑液包面断裂 bursal side tear などと分ける方法が普及している．しかしこれも平面的で断裂の形態・形状を的確に表しているものとはいえない．

b. 筆者の分類（表 7-8）

筆者は諸家の報告をもとに，腱板損傷を軟部損傷，部分（不完全）断裂，完全断裂の三つに大別し，それに断裂の形態，形状と性状などを加えた臨床的な分類を行っている．経験した症例を分けてみよう．

1）軟部損傷：打撲，捻挫，挫傷など，外傷が腱板に加わったものの断裂に至らないものを包括している．ここには当然，外傷性の肩峰下滑液包炎や腱板炎などが含まれる．

2）部分（不完全）断裂：疼痛・挙上障害など，特有の臨床症状があるが，造影剤の漏出がないか小さく不鮮明なもの，あるいは逆に漏出があっても症状が軽微なものなどで，下記のようなものがある（図 7-56）．

①表面にわずかの傷がある辺縁断裂 rim tear（6.6％）（図 7-57）．

②表層のみが損傷されている表層断裂（滑液包面断裂）superficial tear，bursal side tear（0.4％），これには火口状 crater shape，すだれ状 bamboo blind shape，

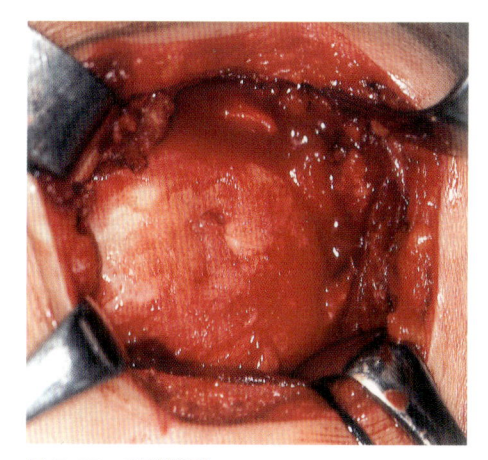

図 7-57　辺縁断裂
一見，滑液包面断裂のように見えるが深層線維の断裂あり

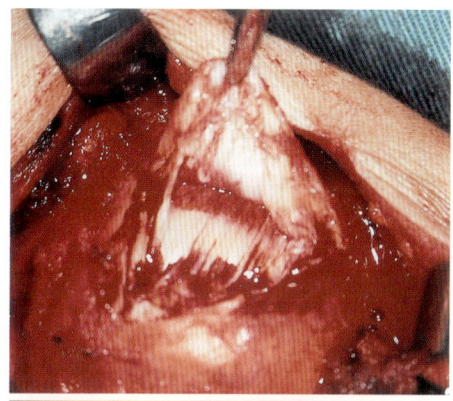

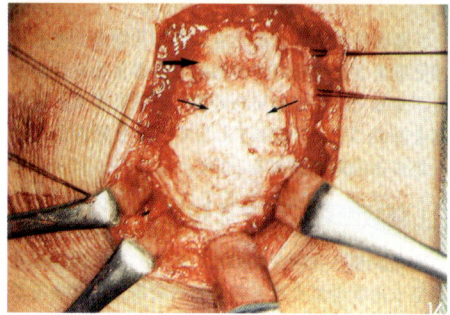

図 7-58　表層断裂
表層下に深層線維が見える

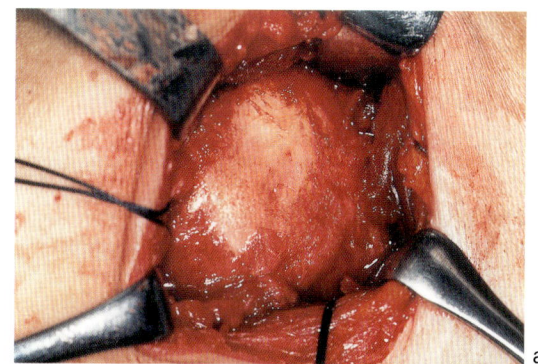

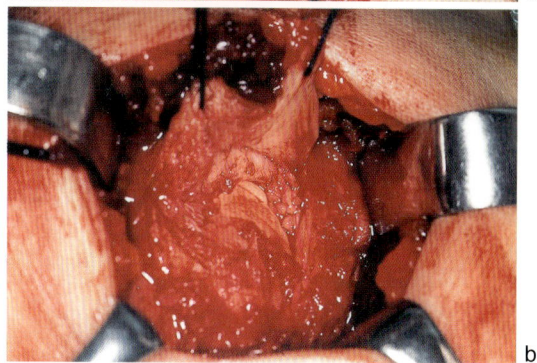

図 7-59　被覆断裂（関節面断裂）
a：少し凹んでみえる不全断裂　b：開いてみると引き込まれた深層が見える

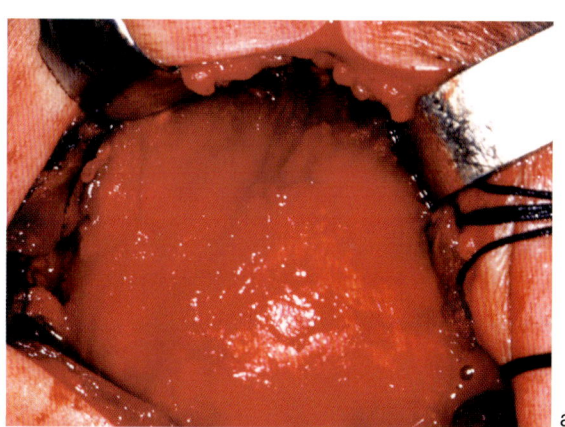

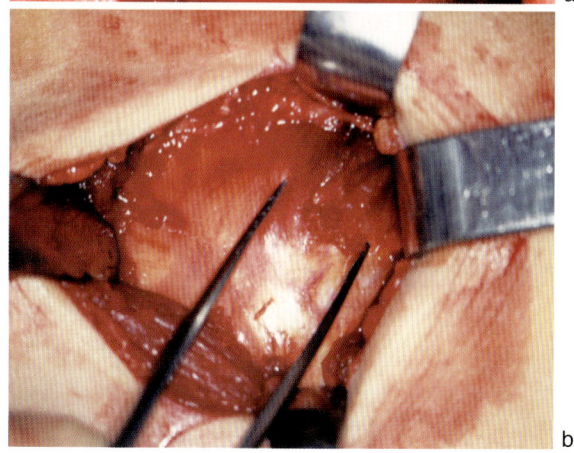

図 7-60　後方断裂
a：棘上筋腱と棘下筋腱間の縦断裂。線維方向の亀裂と強い炎症に注目
b：断裂が前方に及んだ陳旧例，鑷子で示す

舌状 tongue shape などと表現できる特異的な形状がある（図 7-58）。
③表面に損傷がみられない被覆断裂 concealed tear (13.5%)，これには腱層が分離した腱内断裂 intratendinous tear（層間剥離 delamination），関節面が断裂した深層断裂 deep surface tear, articular side tear などがある（図 7-59）。
④棘下筋腱の単独断裂や，棘上・棘下筋腱間が離開した後方（縦）断裂 posterior tear, intratendinous tear（DAUBENSPECK のいう longitudinal tear）(1.1%)（図 7-60）。

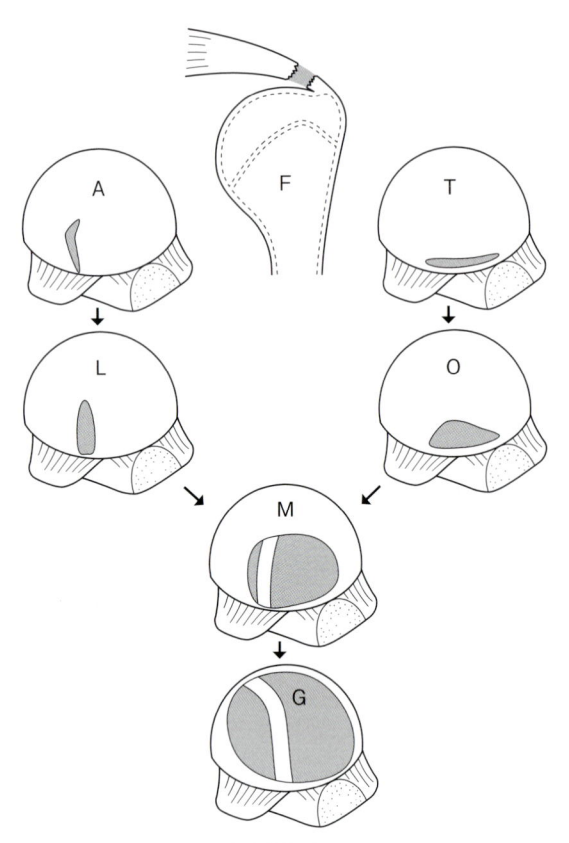

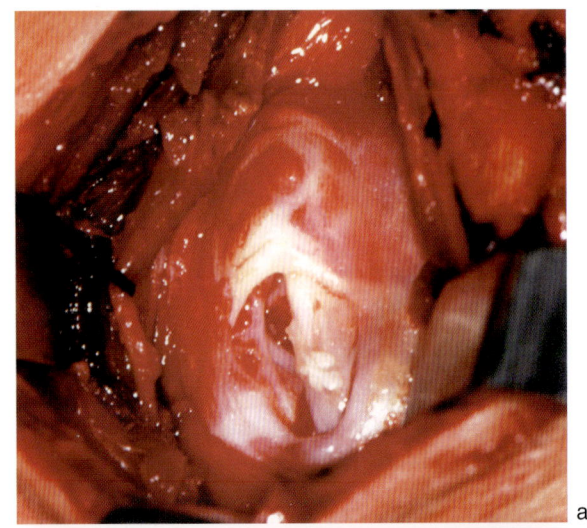

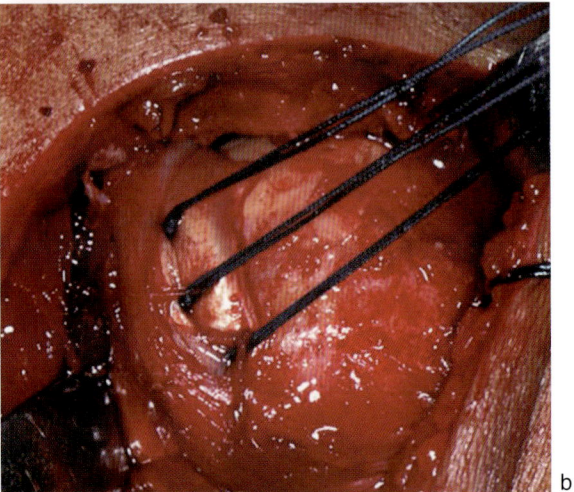

図7-61　腱板完全断裂（模図）
F：全層断裂　A：前方断裂　L：前方縦断裂　T：横断裂
O：三角形断裂　M：大断裂　G：広範囲断裂

図7-62　前方断裂　肥厚した滑液包に被覆されている。
a：修復前　b：腱で被覆したところ

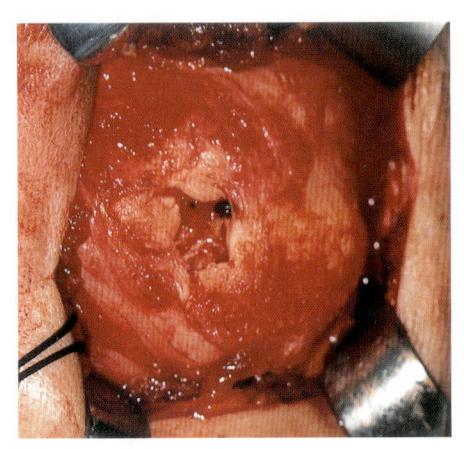

図7-63　横断裂　穿孔がみられる

3）完全断裂：骨頭が露呈しているもので，下記のようなものがある（図7-61）。
①前方断裂 anterior tear（1.9%）（図7-62）。
②腱板付着部が断裂した横断裂 transverse tear（6.8%）（図7-63）。
③上記のものが腱線維の方向にほころびて拡がった縦断裂 longitudinal rent（8.7%）（図7-64）。
④断裂部が三角形・半月状・卵形を呈する triangular, half moon, oval tear（図7-65）（25.1%）。
⑤断裂部がそれぞれの腱の走行方向に拡大した大断裂 massive or extensive tear（25.9%）（図7-66）。
⑥上記のもののうち，腱板が全く視野にないものを広範囲断裂 global tear と定義している（10.1%）（図7-67）。
　滑液包で被覆された横断裂は，完全断裂か部分断裂か判断しにくいが，経時的に拡大してゆくものと考えてここに入れている。腱内断裂（層間剥離）について，松本ら（2005）はその頻度と特徴を調べ，高齢者に多いが性別とサイズには関係がないと報告，修復では引き込まれている深層を引き出すことが肝要とした。皆川ら（2006）は，層間剥離の解剖学的特徴について調べ，全層断裂の8割に存在すると報告している。松木ら（2006）は層間剥離を伴う腱板断裂の病理組織学的検索を行い，深層の厚いものに多く，変性度が高いことを見つけている。望月（智）ら（2009）は，腱板断裂における層間剥離の多くは棘下筋で発生していること，斜走筋線維から連続する腱性部内で発生している，と発表している。
　しかし，実際には断裂の形態が重複して上記の分類に

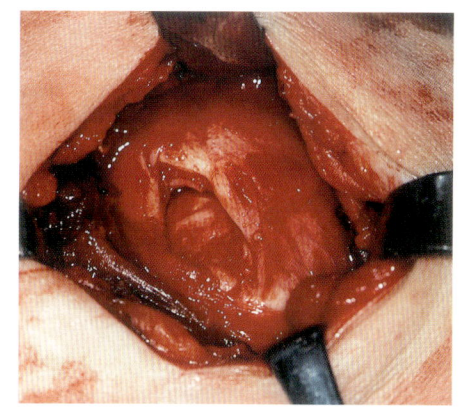

図 7-64 前方縦断裂
小断裂が線維の方向にほころびたもの

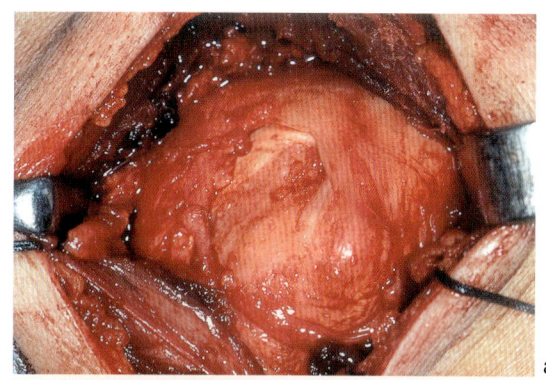

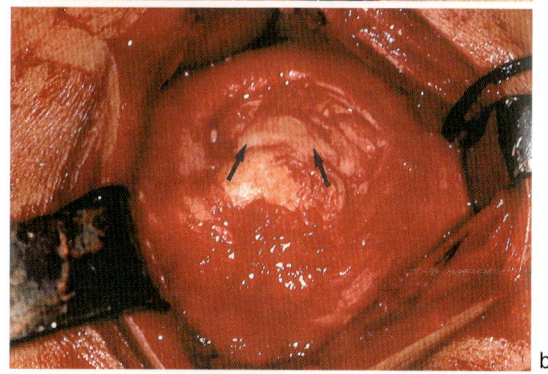

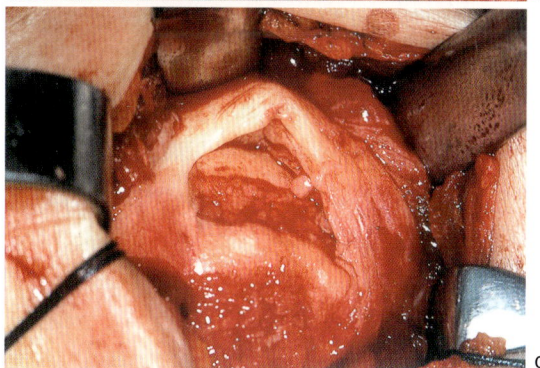

図 7-65 さまざまなタイプの三角形断裂
a：次第に拡大しつつあるもの　b：卵形断裂，引き込まれた深層（矢印）に注目　c：同，変性を伴ったもの

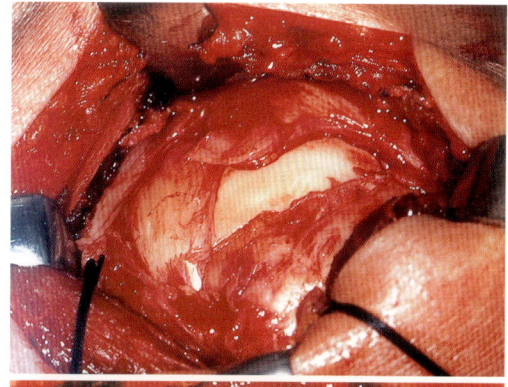

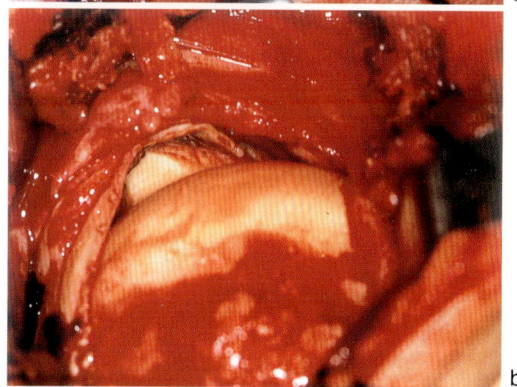

図 7-66 大断裂
a：肥厚・扁平化した二頭筋長頭腱　b：露呈された骨頭，腱端はほとんど変性

当てはまらず，的確に表現しにくいものもある。例えば，滑液包面の断裂で表面がすでに自然修復されているもの，前方断裂で棘上筋腱断裂を伴っているもの，断裂が腱板疎部から棘上筋腱に及んでいるもの，棘下筋腱と大円筋腱が下方にずり落ちているものなどである。

用語の乱用も問題である。例えば棘上筋腱と棘下筋腱の二腱だけの断裂は歴史的に見て，大断裂 massive/extensive tear という表現が適当と思われるが，安易に広範囲断裂 global tear という用語が使用される傾向がある。この形状分類の不明確さを解決するために，欧米では数値を用いて表現する方法がとられている。しかしこれも人種によって体格が異なり必ずしも適切なものとはいえない。したがって，筆者は大断裂と広範囲断裂に限り数値表示を採用している。それは，①腱板付着部の断裂部分の長さをL，腱端までの奥行をHとし，L×Hが 5.6 cm^2 以上のもの，②二つの腱以上の断裂があるもの，③骨頭露呈部分の径が 3 cm 以上あるいは断裂部周囲径が 9 cm 以上のもの，などの条件を満たすものを大断裂とし，そのうち腱板が全く視野にないものを広範囲断裂 global tear と定義している（図 7-68）。このうち，通常の方法で修復できないと考えられるものは，修復不能断裂 irreparable tear と呼んでいる（図 7-69）。

形状による分類だけでなく，性状からも腱板断裂を評

190　第7章　肩の疾患

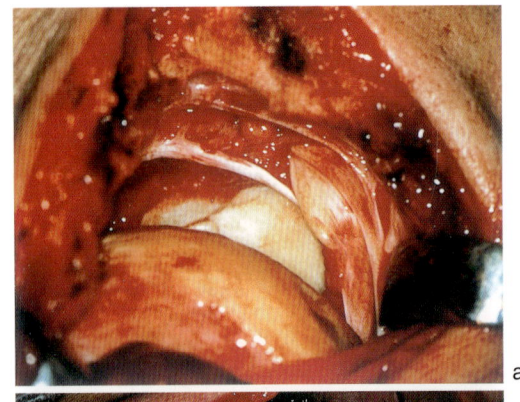

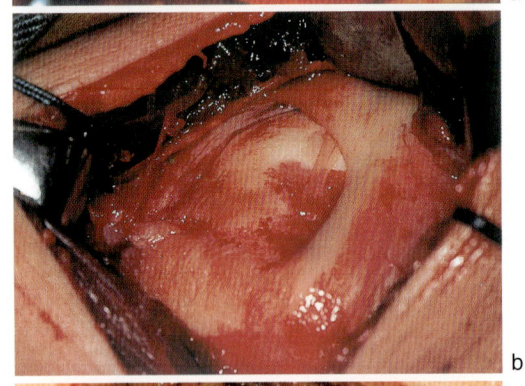

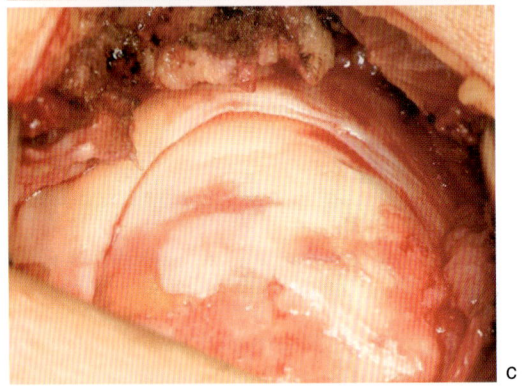

図7-67　広範囲断裂
a：骨頭を引き下げると腱端が出現　b：進行しつつある変性　c：典型的な広範囲断裂

図7-68　腱板の大断裂・広範囲断裂の定義
（数値を用いる筆者の方法）

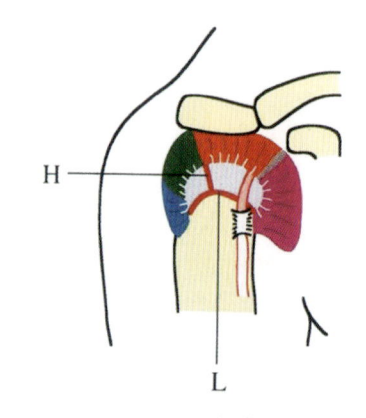

H（高さ）×L（幅）＞5.6

L＼H	2	2.4	3
2	4	4.8	6
2.4	4.8	5.8	7.2
3	6	7.2	9

(cm)

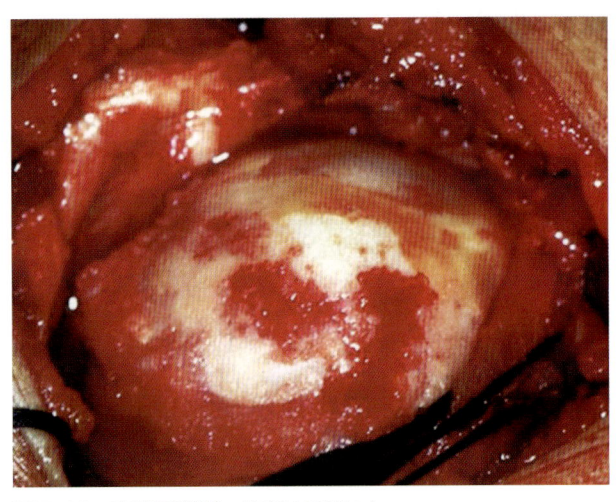

図7-69　広範囲断裂　腱板は視野にない

価する必要がある。筆者は強度の変性のため腱板全体が"ぼろぼろ"になったものを疲憊断裂 degenerated tear（図7-70），断端が後・側方に引き込まれたものを引き込み断裂 retracted tear（図7-71），腱端が摩耗 worn out tendon end（図7-72）したもの，あるいは強く変性したもの（図7-73），などの性状を付記するようにしている（図7-74）。

諸家の報告をみると，表層断裂の頻度が異常に高いのが気になる。筆者は，これは画像や手術時の肉眼的所見を過大に評価しすぎているのではないかと考えている。たとえば，①関節造影で断裂所見がないとき，造影剤の注入容量，肢位による関節圧の上昇不足，あるいは滑液包による断裂部の栓塞，さらに陳旧例では肥厚した滑液包による被覆など，関節液が漏出しない原因を考慮に入れる必要がある。②術中所見では，陳旧性の症例では断裂部が肩峰下滑液包によって置換されていることが多く，これを肥厚した腱板と誤らないようにしなければならない。③MRIの画像では，修復過程にある腱板表層の膨隆を滑液包面断裂と誤判断しないようにする。それは腱板の小穿孔や辺縁の断裂，さらに変性による深層の断裂の結果などで発現する二次的なものと考える必要がある。いずれにしてもこれを表層断裂と即断すべきでない。

一方，辺縁断裂で大結節周辺に灰白色の組織，変性がみられるときは，深層断裂があるのではないかとの疑いをもつ必要がある（図7-75）。実際，手術時に棘上筋・

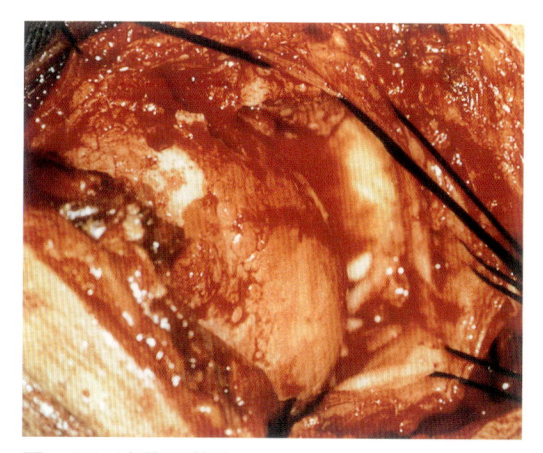

図7-70 広範囲断裂
骨頭軟骨のひどい損傷，疲憊した腱板

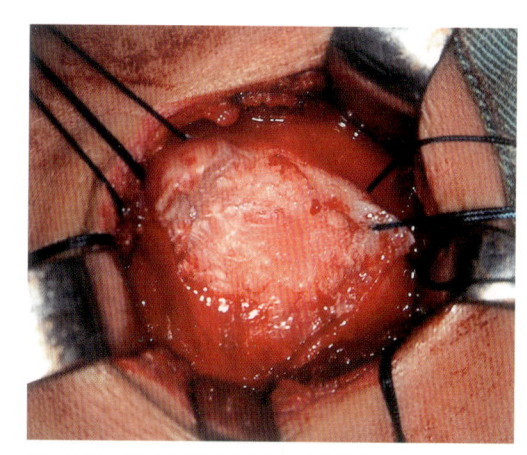

図7-72 断端部は炎症で広く糜爛

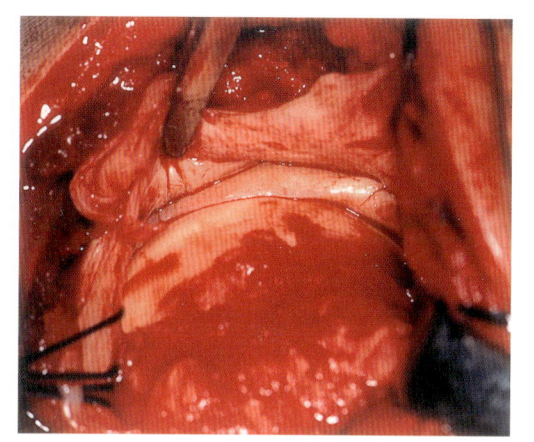

図7-71 引き込み断裂
肥厚した滑液包が表層のように見える変性し引き込まれた腱端

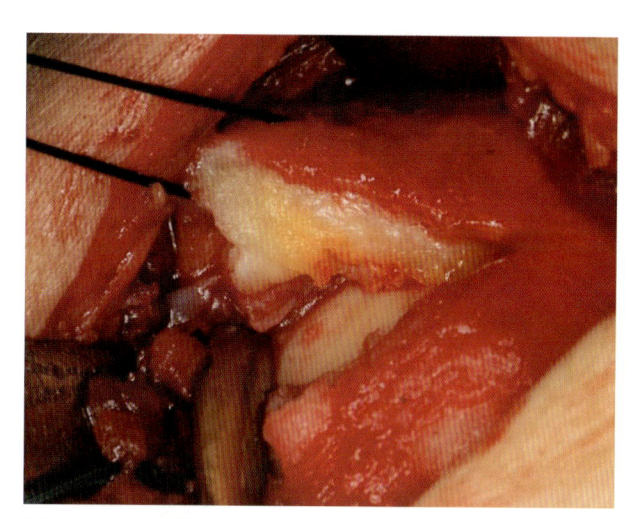

図7-73 腱板断端部は瘢痕により肥大

棘下筋腱を線維の方向に切開して内部を展開すると，ほとんどの症例で深層が引き込まれている病態をもつ。

二頭筋長頭腱には表面が炎症性肉芽で覆われているもの，腱線維がささくれだっているもの，肥大あるいは扁平化しているもの，断裂して視野にないもの，など多彩な所見が観察される（図7-76）。小林ら（2006）は，長頭腱の形状が変化したものは，断裂が大きいか肩甲下筋腱断裂の合併率が高いと報告，さらに2007年には，断裂群は外傷を機転としているが，形状変化群は腱板疎部から肩甲下筋腱を含めて非外傷で発症していると報告している。筆者は起始部が断裂して原位置にとどまった症例を経験している（163頁，図7-17参照）。

c．断裂腱と形状，可動制限

腱板断裂にはどの腱がどの程度の頻度で含まれているのだろうか。1970年から2002年までの資料を分析してみると，棘上筋腱が最も多く96.6％，次いで棘下筋腱60.4％，肩甲下筋腱28.0％，小円筋腱16.1％の順となっ

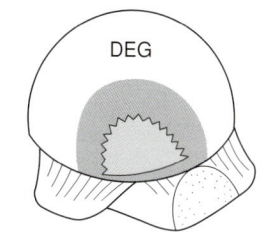

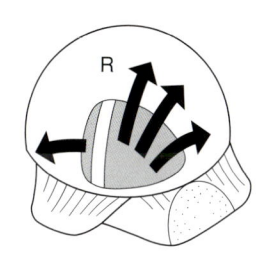

図7-74 変性と引き込みを断裂形状に付記

ている。二頭筋長頭筋腱は意外と少なくわずか5.6％である。

それぞれの断裂形状と断裂に含まれた腱群の関係は，興味ある事実を示している。棘上筋腱は後方断裂を除いてほとんどに，棘下筋腱は広範囲・大・後方断裂に，小円筋腱は広範囲と大断裂に，肩甲下筋腱は前方・広範囲・縦断裂にそれぞれ関与している。注目すべきは表層断裂，辺縁断裂と被覆断裂で，棘上筋腱がそれぞれ100％，97％，93％も含まれていることである。この事

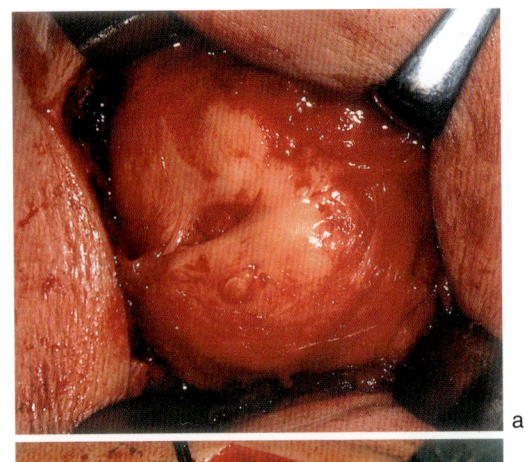

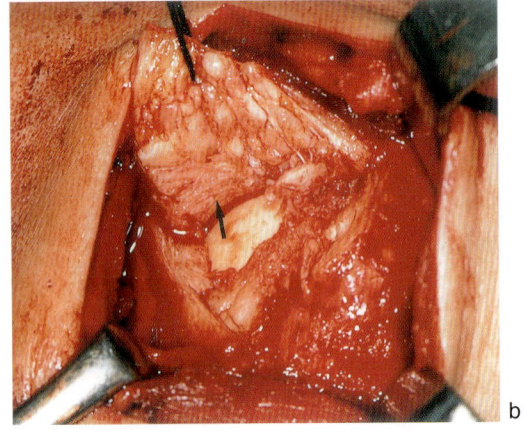

図7-75 辺縁断裂
a：小穿孔のある辺縁断裂　深層断裂を思わせる
b：辺縁断裂を切開，表層の線維化と深層の断裂所見

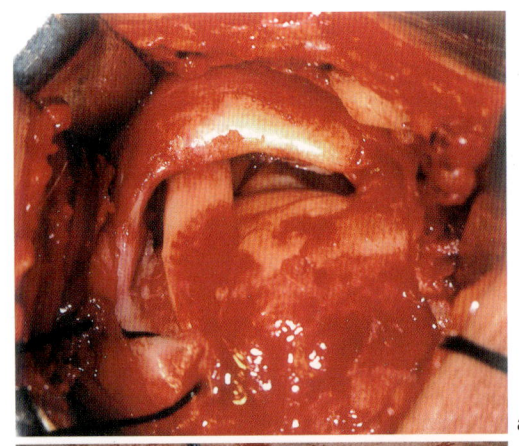

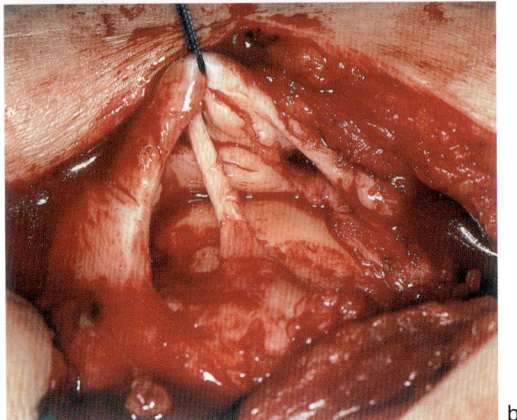

図7-76 腱板断裂での二頭筋長頭腱
a：扁平化，肉芽に覆われた長頭腱
b：起始部が断裂しかかっている長頭腱

表7-9 断裂に含まれる腱の比率と形状（％）

断裂形状/%		棘上筋腱	棘下筋腱	小円筋腱	肩甲下筋腱	長頭腱
表層断裂	0.4	100				
辺縁断裂	6.6	93	23	2	19	7
被覆断裂	13.5	97	44		14	2
後方断裂	1.1		2			
前方断裂	1.9	88	19		69	
横断裂	6.8	96	57		9	3
前方縦断裂	8.7	91	35		54	4
三角形断裂	25.1	100	66	2	19	4
大断裂	25.9	99	96	19	22	5
広範囲断裂	10.1	100	100	63	69	17
平均		97	65	13	28	5

実は断裂を軽度なものと考えて損傷部分のみを修復し，深層部分に手をつけない手術手技に終わってはならないことを物語っている（表7-9）。

次に断裂腱はどの程度で可動制限に関与しているかを見てみよう。前挙に関しては各腱に断裂があっても約65％の症例では90°以上の挙上が可能で，残りの約35％は制限されていないことになる。これに反して側挙では約60％のものが90°以上の挙上が不能で，外旋もまた約65％の割合で制限されている（表7-10）。

d．それぞれの断裂形状の特徴
1）疼痛との関係

激しい自発・運動・夜間痛を訴えるのは表層断裂に始まり，辺縁断裂（33.3％），縦断裂（31.8％），前方断裂（30.4％），被覆断裂（29.3％），三角形断裂（28.1％），大断裂（27.2％），横断裂（21.4％），後方断裂（21.4％），広

表7-10 可動域と断裂腱の相関(%)

可能可動域/断裂腱	棘上筋腱	棘下筋腱	小円筋腱	肩甲下筋腱	長頭腱
前挙＞90°	63.2	62.5	65.8	63.9	72.5
前挙＜90°	36.8	37.5	34.2	36.1	27.5
側挙＞90°	35.0	34.9	43.2	32.1	42.0
側挙＜90°	65.0	65.1	56.8	67.9	58.0
外旋　正常	32.3	31.6	33.2	36.1	56.5
外旋　1/2＞	67.7	68.4	66.8	63.9	43.5

表7-11 年齢と断裂形状の相関(%)

断裂形状/年齢	10〜19	20〜29	30〜39	40〜49	50〜59	60〜69	70〜79	80〜87(歳)
表層断裂	0	0	20.0	0	20.0	*40.0	20.0	0
辺縁断裂	2.5	2.5	1.2	13.6	*43.2	*32.1	4.9	0
被覆断裂	0	7.2	10.2	16.8	*36.5	23.9	5.4	0
後方断裂	7.1	*28.6	7.1	7.1	7.1	*28.6	7.1	7.1
前方断裂	0	4.3	8.7	21.7	*43.5	17.4	4.3	0
横断裂	0	2.4	4.8	25.0	*40.5	19.0	8.3	0
前方縦断裂	5.6	10.3	5.6	16.8	*31.8	18.7	9.3	1.9
三角形断裂	0.3	0.6	2.6	15.5	*37.0	*33.9	9.4	0.6
大断裂	0	0.3	1.2	11.5	*30.4	*39.2	16.6	0.6
広範囲断裂	0	0	0.8	8	28.8	*44.8	16.0	1.6

*高頻度

範囲断裂（11.0％）の順である．次に軽度の痛みでみると横断裂（72.6％），後方断裂（71.4％），三角断裂（66.4％），前方断裂（65.2％），広範囲断裂（64.8％），大断裂（64.6％），縦断裂（63.5％），辺縁断裂（63.0％），被覆断裂（58.1％），表層断裂（20.0％）の順となっている．

痛みの有無で総括すると，強い順位は表層・辺縁・前方・縦断裂，続いて三角形・広範囲・横・後方断裂で，比較的に痛みのない断裂形状は，被覆断裂と大断裂である．この事実は，腱板線維の断裂が深層にとどまり，腱板機能不全の始まる初期と断裂が終了した末期の病態では，疼痛は主訴となり得ていないことを物語っている．

2）年齢との関係

広範囲断裂は60，50歳代に，同様に大断裂も60，50歳代に多発している．一方，三角形断裂では50，60歳代とやや世代が若年化し，横断裂では50，40歳代とさらに年齢が下がる傾向がある．また，辺縁断裂では年齢があがり50，60歳代となり，被覆断裂も同様に50，60歳代に多発している．この事実をみると，比較的壮年層では，断裂が被覆・辺縁断裂を起因として横断裂を起こし，経時的あるいは外力が加わって三角形断裂→大断裂→広範囲断裂へと進行していることが窺える．

縦断裂は50歳代を中心にして60歳代，40歳代に発症している．前方断裂では50歳代に，後方断裂は20歳代，60歳代に2極化している．前者は激しいスポーツに，後者は過度使用によるものであろう（表7-11, 12）．

表7-12 形状と原因別の相関(%)

形状/原因	外傷	過度使用	原因不明
表層断裂	0.0	1.5	1.4
辺縁断裂	6.5	4.4	8.1
被覆断裂	14.3	8.1	13.6
後方断裂	0.9	2.2	1.4
前方断裂	2.2	1.5	0.9
横断裂	7.2	9.6	3.6
前方縦断裂	8.6	10.4	7.7
三角形断裂	22.2	31.9	32.6
大断裂	27.2	23.0	22.2
広範囲断裂	10.9	7.4	8.6

3）腱板の変性，腱端引き込みとの関係

腱板の変性の程度は年齢（表7-13），手術までの期間，断裂の大きさなどによって影響されるが，形状別に頻度の高いものから列記すると，広範囲断裂（82.4％），大断裂（70.5％）に続き，三角形断裂（56.1％），横断裂（55.9％），被覆断裂（50.3％），縦断裂（39.3％），前方断裂（39.1％），辺縁断裂（35.8％），後方断裂（28.6％）の順となっている（表7-14, 15）．

断端引き込みの頻度をみると，広範囲断裂（93.6％），

表7-13 変性・非変性と年齢の相関(例)

年齢	10〜19	20〜29	30〜39	40〜49	50〜59	60〜69	70〜79	80〜87	計
変性＋	0	0	9	75	224	291	107	8	718
変性−	10	35	36	104	200	107	28	1	517

表7-14 変性群と非変性群の対比(％)

引き込み	変性(58.1)	非変性(41.9)
＋	68.8	47.6
−	31.2	52.4
平均年齢(歳)	60.4	51.7

表7-16 変性と引き込みと百分率

変性	引き込み	％
＋	＋	40.0
＋	−	18.1
−	＋	19.9
−	−	21.9

表7-15 変性のあるもの：形状と原因別の相関(％)

変性＋	外傷	過度使用	原因不明
表層断裂	0.0	0.7	0.0
辺縁断裂	2.6	1.5	1.8
被覆断裂	7.3	6.7	5.0
後方断裂	0.2	0.0	0.9
前方断裂	0.9	0.0	0.4
横断裂	4.2	3.0	2.7
前方縦断裂	2.6	6.7	4.5
三角形断裂	12.2	17.0	19.9
大断裂	18.9	14.8	17.6
広範囲断裂	8.9	6.7	7.2

大断裂(81.2％)，三角形断裂(64.5％)，後方断裂(50.4％)，被覆断裂(44.3％)，横断裂(33.3％)，前方断裂(30.4％)，縦断裂(26.2％)，辺縁断裂(24.7％)とほぼ同様の順序となっている(表7-16)。

この調査結果で注目すべきは，被覆断裂でも表面から変性の存在がうかがわれ，手術によって深層断裂の引き込みが確認されたことである。

4) 腱端の状態

腱端の状態は"けばだった"ものや，"ささら"状，フレーク状，灰白色で壊死状のものなど所見は多様である。異常所見の頻度は表層断裂(60％)が高く，次いで広範囲断裂(25.6％)，三角形断裂(20.3％)，横断裂(19％)，被覆断裂(17.4％)，大断裂(13.5％)，前方断裂(13％)，縦断裂(11.2％)，辺縁断裂(9.9％)，後方断裂(7.1％)である。

e．形状分類に対する検討

三森(岐)ら(1998)は当院で行われた腱板修復例を，臨床所見，レントゲン写真，関節造影，術中写真，手術記録，MMT，ROM，ADLなどから再検討して，今までの形状分類の妥当性を検討した。この研究は，棘上筋腱，棘下筋腱，小円筋腱などを基本として，それぞれに肩甲下筋腱を加えた断裂腱の組み合わせにより五つのタイプを設定，それと形状との相関で症例を分布させ再評価したもので，術者の主観によって7.5％の頻度で形状判定のばらつきがあったことを指摘している。その主な原因は，①手術時に断裂腱の方向と腱性部分の詳細な確認をしないで，視野に入る骨頭の露呈度で形状を判断したこと，②瘢痕化した腱端や自然修復による肥厚部などの性状観察をしなかったこと，③引き込まれた腱端，特に深層の断裂を確認しなかったこと，などによるものである。

1999年，上記の内容を追検討するため，筆者らは断裂腱の組み合わせを12のタイプに増やして(表7-17)，形状分類と断裂腱の組み合わせ(タイプ)の相関表を作成，そこに症例(関節)を分布させてみた。両者が一致しないものを誤判定とすると，それらは辺縁断裂で3.7％，前方断裂で13.0％，横断裂で0.9％，三角形断裂で17.0％，大断裂で7.5％，合計6.7％となっており(表7-18)，判定基準を定めた後も三森(岐)の指摘するように主観による誤判定が存在している。

それらの内訳は，①断裂が3腱に及んでいたにもかかわらず辺縁断裂としていたもの，②肩甲下筋腱の上方部分の断裂を辺縁断裂と判定していたもの，③棘上筋腱から棘下筋腱に及ぶ断裂を前方断裂と記載していたもの，④肩甲下筋腱の線維方向の裂めを横断裂と判断したもの，⑤棘上筋腱の単独断裂をその形状が三角形・卵形を呈していたため三角形断裂と判断していたもの，⑥同様に4腱に及ぶ大断裂をその形状から三角断裂と考えたもの，⑦断裂が棘上筋腱から肩甲下筋腱に広がっていたために大断裂と誤判断していたものなどである。

いずれにせよ腱板断裂を視野に入った形状のみで表現することは不適切である。正しい判断は，周辺の肩峰下

表7-17 断裂の形状と断裂に含まれた腱による分類

	1	2	3	4	5	1L	1A	1AL	2L	2A	2AL	3L	I	IA	A	AL	P
棘上筋腱	×	×	×	×	×	×	×	×	×	×	×	×					×
棘下筋腱		×	×	×	×				×	×	×	×	×	×			
小円筋腱			×	×								×					
肩甲下筋腱				×	×		×	×		×					×	×	×
長頭筋腱					×	×		×	×		×	×				×	

表7-18 断裂の形状と断裂に含まれた腱との相関

	1	2	3	4	5	1L	1A	1AL	2L	2A	2AL	3L	I	IA	A	AL	P
広範囲断裂	—	—	37	46	13	—	—	—	—	19	4	6	—	—	—	—	—
大断裂	—	145	72	12	1	—	22	1	7	49	6	2	—	2	—	—	—
三角形断裂	111	135	8	1	1	3	26	2	—	17	3	—	—	—	2	1	—
横断裂	30	40	—	—	—	1	6	—	—	3	—	—	2	1	—	1	—
縦断裂	26	16	—	—	—	5	47	2	—	11	—	—	—	—	—	—	—
辺縁断裂	55	9	1	—	—	1	6	2	—	—	—	—	5	—	2	—	—
前方断裂	2	3	—	—	—	—	11	—	—	—	—	—	—	1	6	—	—
後方断裂	—	—	—	—	—	—	—	—	—	—	—	—	12 5	—	—	—	2
被覆断裂	92	50	—	—	—	3	11	—	1	4	1	—	5	—	—	—	—
表層断裂	4	1	—	—	—	—	—	—	—	—	—	—	—	—	—	—	—

■ 誤判断されていたもの．三角断裂 111 のうち 49 は不適当，計 83 関節が誤判断 (6.7%)

滑液包，三角筋下滑液包，烏口突起下滑液包などの癒着を除去して肩の動き改善させた後に，回旋運動を加えながら上肢を引っ張って骨頭を引き下げ，断裂が始まった時期の状態に戻して行うことである．このとき腱板は中央部に集束する．すなわち腱板断裂の分類は，二次的な病態を排除した後の形状で判断すべきである．必要に応じて数値による判定，変性の存在や腱端引き込みの程度，さらに腱板自体の性状などの所見を付記することで，所見は補完されるべきものであろう（図7-77）．

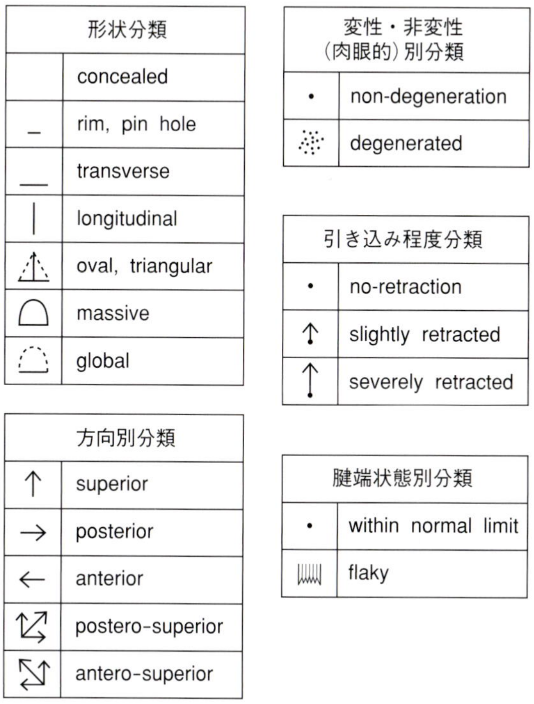

6. 治療　treatment

a. 保存的療法

軽度の腱板損傷では麻酔剤とステロイドの混注，消炎鎮痛剤の投与，理学療法などで十分だが，自発・運動痛と挙上困難が強く，部分断裂が考えられるときはさらに固定が加えられる．三森（甲）ら（2003）は，腱板断裂の60例にヒアルロン酸とステロイド注射を行い，前者のほうがよく，38例に改善をみたと述べている．

固定肢位について，外転位では関節液が漏出して断端の治癒を阻害すること，外転しても腱断端が元の位置に戻らないこと，肩峰と大結節の間で圧迫され，逆に阻血されて変性が進行しやすいことなどの理由から，NEVIASER，MCLAUGHLIN，高岸（直），WOLFGANG ら（1974）は

形状分類	
	concealed
—	rim, pin hole
—	transverse
|	longitudinal
△	oval, triangular
⌒	massive
⌒	global

方向別分類	
↑	superior
→	posterior
←	anterior
↗	postero-superior
↖	antero-superior

変性・非変性（肉眼的）別分類	
・	non-degeneration
⋮	degenerated

引き込み程度分類	
・	no-retraction
↑	slightly retracted
↑	severely retracted

腱端状態別分類	
・	within normal limit
⋎⋎⋎	flaky

図7-77　腱板断裂の判定に要する諸項

上肢下垂位での固定を勧めているが，BATEMAN，DAUBENSPECK らは，そうすること以外に腱癒合はないとして外転位を勧めている．筆者は経験から両者に差はないと考えているが，下垂位での断裂の拡大，治癒しなかったと

きの二次的な関節拘縮，筋萎縮防止のために必要に応じてZero Positionでの牽引療法あるいは同肢位での外固定を行っている．外観をみてこの肢位は患者に辛いのではと懸念する者がいるが，記述したように一番リラックスした肢位であることを再認識しよう．

保存療法としての理学療法について千葉ら(2007)は，運動療法は肩の残存機能を向上させ肩甲上腕リズムを再建することを目標としているが，むやみに可動域と筋力の改善に走っては新たな障害をきたす危険性があると警告している．

b．観血的療法
1）準備

手術を決定するにあたって，患者の年齢，職業，発症機転，受傷後の状態や経過日時，評価などをよくみておこう．肩の機能や解剖を熟知することは当然である．また，後療法が大きく成績を左右するので，熟達した理学療法スタッフや術後のリハビリテーションが十分行えることなどに配慮しておく．

ROCKWOOD(1991)は，腱板断裂はすべて手術しなければならないのかとの疑問を投げかけている．MARXら(2009)は，全層断裂でも保存的治療で治るものがあり文献で検索すると，ADL障害31％，保存治療で効果のないもの52％，夜間痛16％などで，腱板断裂の手術適応の決定に基準はないとしている．また，CHAKRAVARTYら(1993)は65歳以上の健常者100人を調査して，その34％に腱板の損傷があったことから，老人への手術は生活を向上させるものでなくてはならないとしている．これら識者の意見にも耳を傾けて手術適応を決定しよう．

2）手術時期

手術時期については二つの大きな見解がある．一つは完全断裂があればできるだけ早く，ことに若年者では直ちに修復すべきというもの，他の一つは二次的な変化，癒着・弾発・拘縮・筋萎縮などの障害が発生し始めたときに施行すればよいという考えである．

LÄHTEENMÄKIら(2006)は遅い時期の手術はより困難となると主張，畑ら(2005)もMRIで棘上筋筋腹を評価して，厚みを回復するためには早期手術がよいとしている．中村ら(2006)は，不全断裂の治療経験について6カ月の保存的治療で改善したものは30％と報告，断裂の大きいものには積極的な手術を勧めている．菅谷ら(2007)は経験から腱板修復の適応と限界について触れ，一次修復の限界点は棘上筋・棘下筋ともにgrade Ⅲの症例（筋組織と脂肪組織の量がほぼ等しいもの）とした．

腱板の構造に関する論文がある．前田ら(2004)は，棘上筋腱の大結節付着部の幅は9.6 mmと報告，FINNANら(2010)は，腱板の表層は烏口上腕靱帯，二層と三層は腱線維，残りの層は細動脈と疎な結合組織，の五層で構成されているとして，部分断裂の本質について触れている．

NEVIASERは2週間，CAMPBELL Clinicは8～16週間，DEPALMAとBOSWORTHは12週，待機してもかまわないとしている．これらは新鮮時における断裂の診断の難しさと保存的療法の限界を物語っている．また，発症後6カ月以上経過した陳旧例には適応がないとされてきたことは全く誤りで，充分修復可能である．診断技術が向上した現在では，二次的変化が出現する前の観血的加療が勧められる．筋萎縮の回復は別問題である．

当院の症例について，前回の調査では手術までの期間は受傷当日から1～240カ月（平均8.1カ月）に分布していたが，今回は受診までの期間がかなり短くなり，平均3.5カ月となっている．

3）侵入方法

手術は全麻下で上体をやや起こし膝を少し屈曲させた半坐位beach chair positionで行われる(図7-78)．この体位をとると広背筋および腸腰筋が弛緩するため，患者はリラックスできる．

侵入は肩峰上方から入る経肩峰切開transacromial approach(図7-79)，烏口突起の1横指外側で縦に皮切する前方外側切開anterolateral approach，後方を展開する後上方切開posterior superior approachなどがある．その長さはいずれも5～8 cmの小切開で十分である．従来の成書に記載されている前方三角筋・大胸筋間侵入anterior deltopectoral approach(Ollier法，Lexer法などと呼ばれている)や，前方内側鉤状切開anteromedial approachは現在でも採用しているところがあるが，大きな皮膚切開，烏口突起の離断，cephalic veinの結紮など，侵襲が大きすぎて感心できない．筆者は前方外側切開と経肩峰切開を愛好している．広範囲の断裂が予想されるときは，後者を選択している(図7-80)．いずれにしてもこれら最小限の侵入方法が，手術を大きく変えたことは事実である．

4）視野の展開

術者が自分で患者の上肢を回旋することで，より広範囲の視野が得られる．さらに展開する必要がある場合は，肩峰と肩鎖関節前縁の三角筋線維に2～3本の縫合糸を留置，わずかの"縫いしろ"を残して切離しておくのがよい．肩鎖関節下方の烏口肩峰靱帯付着部は出血しやすい部位なので注意しよう．次に滑液包に2～3本の

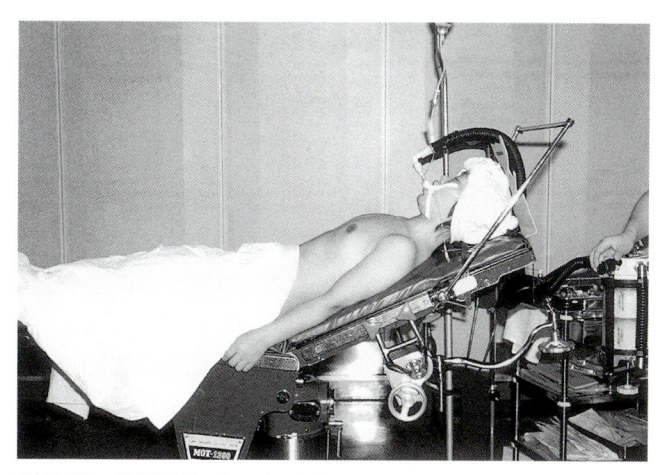

図 7-78　手術体位　beach chair position

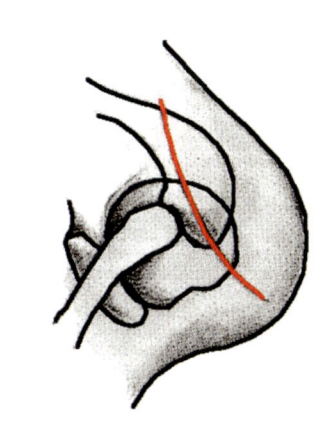

図 7-79　経肩峰切開　模式図

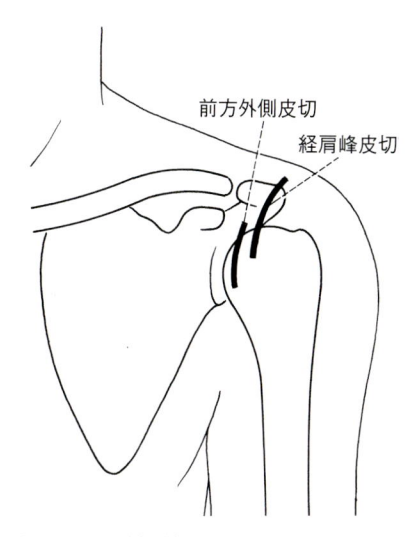

図 7-80　腱板断裂手術の皮切

前方外側皮切
経肩峰皮切

細い縫合糸をかけてこれを縦切開し左右に分けておく。滑液包は表面を円滑にするだけでなく腱板の再生に関与するので温存しておく。三角筋と滑液包の癒着は新鮮例では容易に分離できるが，陳旧例で広範囲にわたっているのでガーゼあるいは指を使って奥の方まで徹底的に剝離する（図 7-81）。

まず前下方（烏口突起下から小結節稜付近），上方（C-A アーチ直下の肩峰下滑液包），上後方と側方（三角筋下から腱板後方部分）の癒着を徹底的に除去する。ここで上肢を引き下げると骨頭が容易に下降し，臼蓋と引き込まれた腱端が視野に入る。こうして腱端が集束されるため断裂範囲も縮小され，断裂に含まれたそれぞれの腱の位置関係を知ることができる（図 7-82～84）。

鏡視下で手術をする人達は 4～5 cm の切開を追加して，それを小切開 mini-open と称している。しかし，これは小さい切開というだけで通常の手術との違いはない。周辺滑液包の広範囲な癒着があるときや深層が引き込まれている症例には，これでは充分な対応はできない。中村ら（2006）は鏡視下手術の術後評価で，滑液包

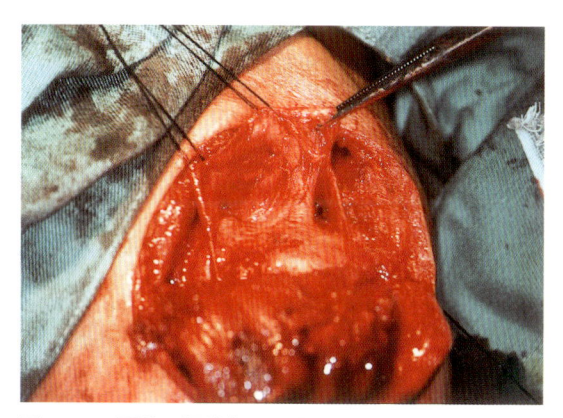

図 7-81　肩峰下滑液包の温存
腱板との癒着がみられる

の癒着が懸念されると報告，中川（照）ら（2011）も鏡視下修復を 358 例に行って，10 例については癒着がひどく鏡視下では再手術が困難と述べている。

断裂部からの関節液の排出や腫瘤形成（図 7-85），陳旧例では強い変性を思わせる黄白色の部分，その周辺のパンヌス状の小血管怒張がみられることがある。

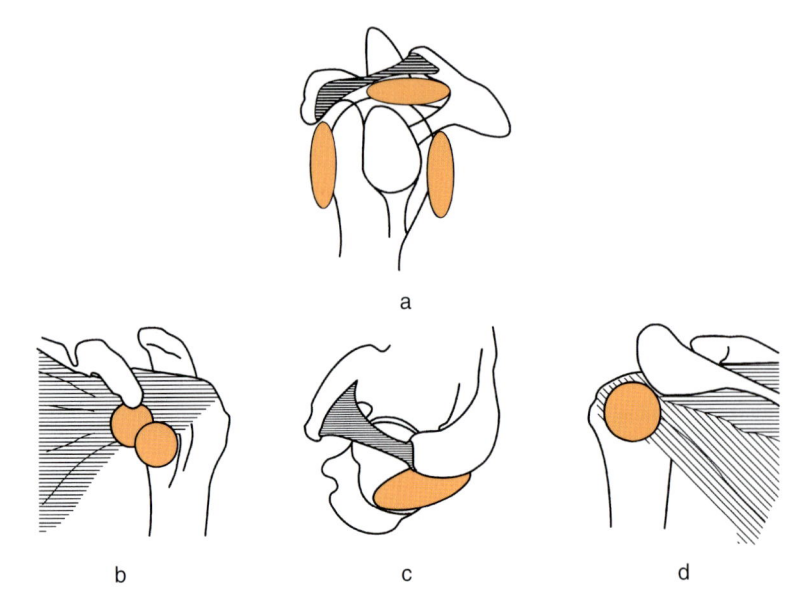

図7-82 癒着する部位（烏口突起下滑液包，肩峰下滑液包，三角筋下滑液包）
a：全体像　b：烏口突起下から小結節稜付近　c：肩峰下周辺　d：三角筋下から腱板後方部分

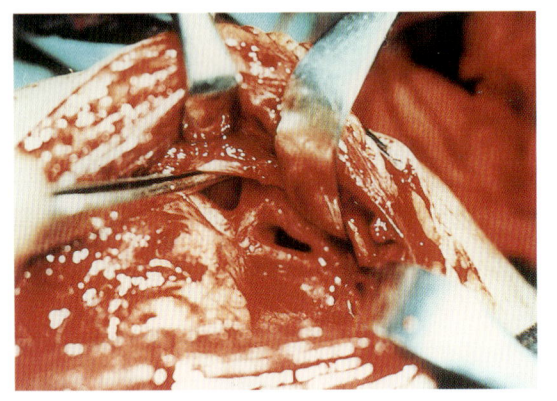

図7-83 肩峰下の癒着を剥離

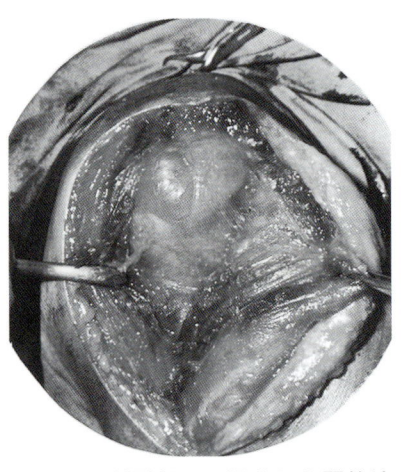

図7-85 断裂部より漏出した関節液貯留

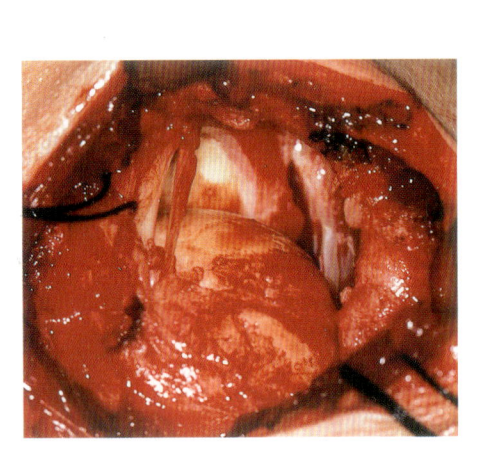

図7-84 広範囲断裂
滑液包の癒着を外し，上肢を引き下げると肩甲下筋腱と長頭腱が明瞭となり，腱端がよく見えるようになる

5）烏口肩峰靱帯の切除

烏口突起と肩峰，その間の烏口肩峰靱帯の状態を確認して，これを出血しにくい烏口突起1横指外側で切離する（図7-86）。時に骨化しているものがある。木島ら（2008）は超音波で腱板断裂における烏口肩峰靱帯の弾性を測定して，年齢が高く，痛みのあるものほど硬く，それが腱板断裂要因の一つであるとしている。

6）断裂の判定

腱板を直視下に見ても断裂を確認できないことがよくあり，手術適応の誤りかと肝を冷やすことがあるが，丁寧に周辺の充血や腱板のたるみなどを観察すると，裂部を察知することができる（図7-87）。山本（1978）は術中

F. 腱板損傷　199

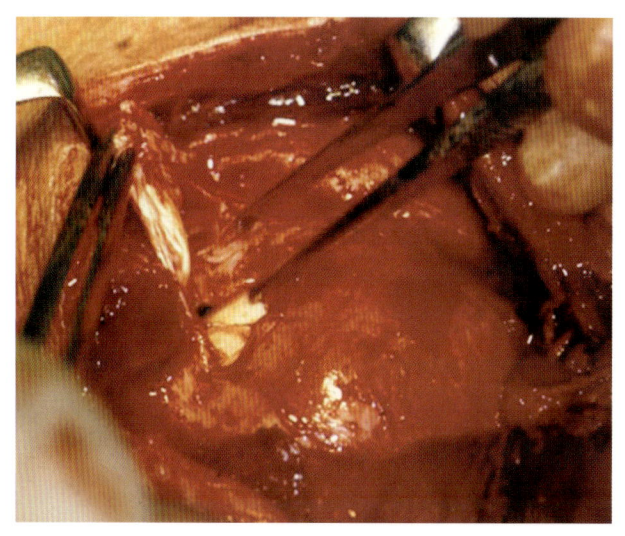

図7-86　烏口肩峰靱帯の切除　烏口突起よりの部位で切除

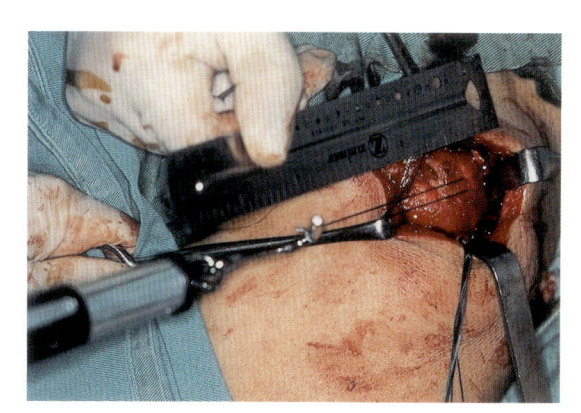

図7-88　腱板牽引テスト（rotator cuff traction test）

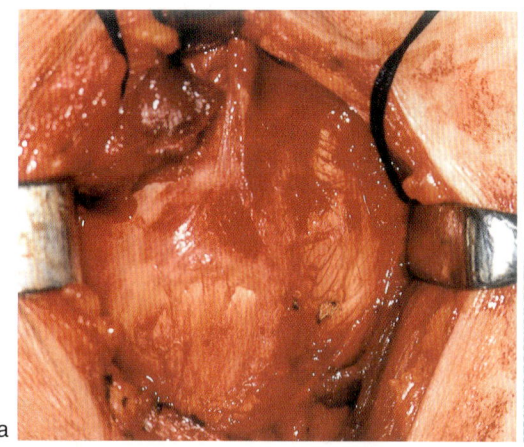

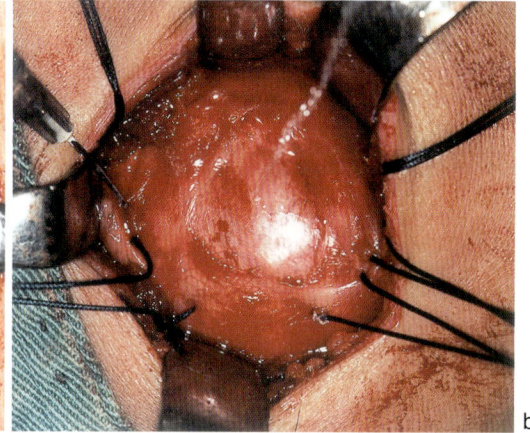

図7-87　腱板表面にみられる所見
a：表面の充血・肩峰下滑液包との癒着　b：深層の断裂を推測できる"たるみ"と噴火口形状

にメチレンブルー液，福田(1980)はインディゴカルミン液を注入して，染色状況から断裂部を判定するカラーテストcolor testを行っている．本法は肉眼的・経験的な勘に頼らないで断裂の部位とその範囲が決定できる便利な方法だが，東(敦)ら(1996)は腱板修復術後に生じた肩関節症を経験，それがピオクタニンによる可能性があると報告してこの方法への警鐘をならしている．

不全断裂では表面に断裂がなくとも，弛緩の有無，少し浮き上がって"ぶよぶよ"となった部分の有無などを確認することが大切である．筆者は生理的食塩水を20～30 ml注入して，漏出の部位を確認する方法を行っている．当院では深層断裂の疑いがあるとき，腱板の付着部から2 cm中枢部に縫合糸をかけて腱板を下方に引き寄せ，簡単な計測器を使ってその程度を調べる腱板牽引テストrotator cuff traction testを行っている(図7-88)．橋本(淳)ら(1999)はこのテストで腱板が8 mm以上移動すれば深層断裂を疑い，10 mmを超えれば断裂を確定できるとしている．

陳旧例では変性した腱板が滑液包および瘢痕組織で置換され癒着，さらに肩峰との摩擦も加わって二次的に膨隆・肥厚し，ときに噴火口状を呈していることがあるが，これを表層断裂と誤ってはならない．完全断裂では骨頭の露呈，断裂部周辺の変性を思わせる所見，腱板自体の肥厚，引き込まれた腱端の性状，長頭腱の不在あるいは扁平化，などさまざまな断裂形状がみられるが，肝心なことは断裂腱のそれぞれの線維部分とその方向を見きわめることである(図7-89～92)．

7) 腱板の縫合方法

断裂の程度によって異なるが，筆者は，①腱断端から1～1.2 cmの中枢部に縫合糸を留置，②それを腱の中に通して腱端に出し(図7-93)，③その縫合糸を折り返して腱端を縫合，④断裂の大きさに応じてこの操作を繰り返し，⑤オステオトームで大結節部と骨頭軟骨の境界部に骨溝を作製し，⑥隣接する縫合糸を併せ，斜めに交差するように骨溝に通し，⑦それぞれの縫合糸を元に戻し

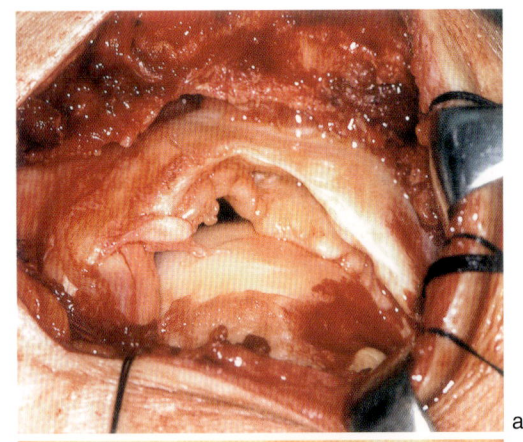

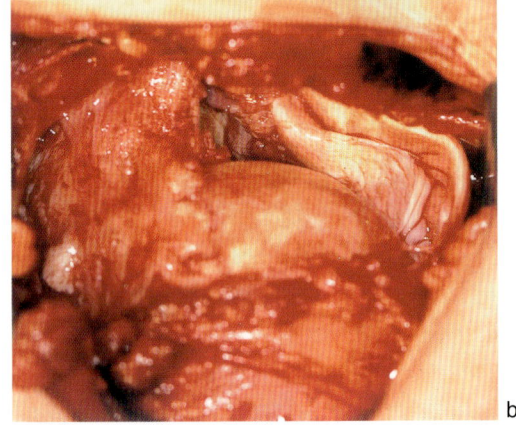

図7-89 大断裂と広範囲断裂
a：全体に強い変性，深層の引き込み
b：二層に分かれ引き込まれた腱端

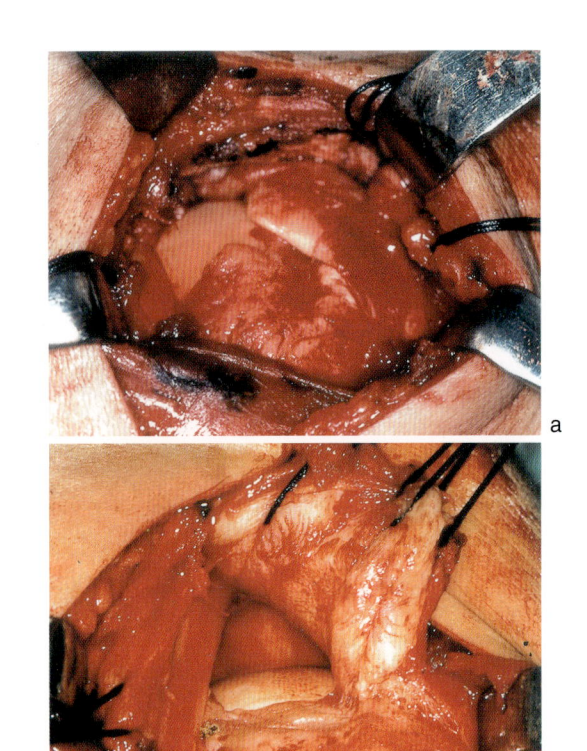

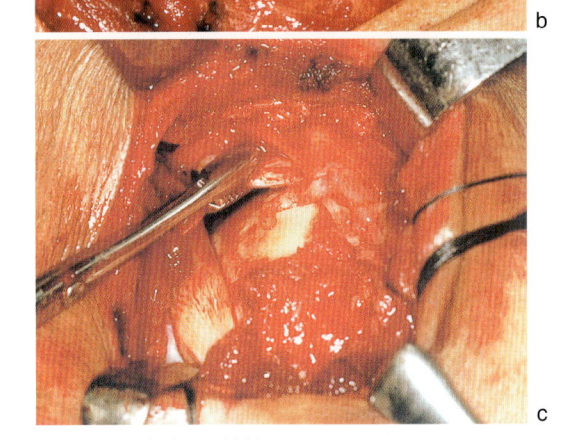

図7-90 断裂腱の性状
a：肥厚した腱端　b：同，肥厚した腱板関節面　c：引き出された腱端

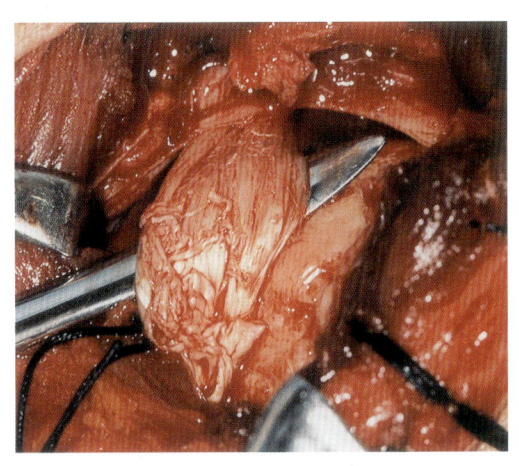

図7-91 扁平化した長頭腱，腱板の縫着に利用

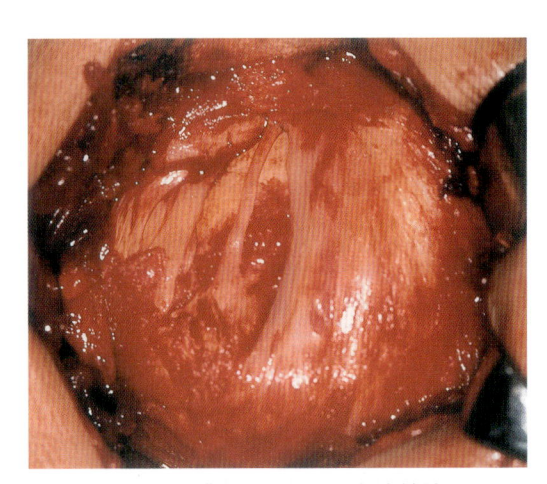

図7-92 "すだれ"状に疲憊した変性断裂

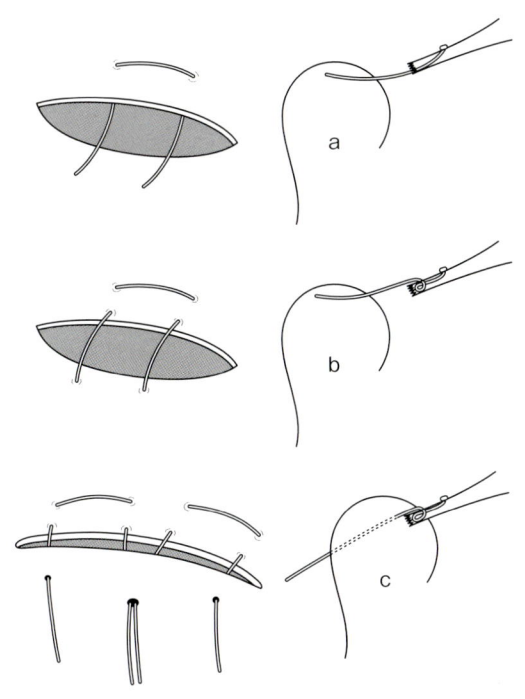

図 7-93 腱板縫合法
a：腱端から約1cm近位に絹糸をかけ腱内を通し，
b：それをもう一度，腱端に通して，
c：隣接する絹糸を併せて骨溝に入れ，外方へ引き出す

てしっかり錨着する方法を行っている（図 7-94）。疲憊した腱端は使い古した布を縫うようなものなので，わずかの緊張がかかってもほころびが広がることがある。端端縫合は禁物である。

8）骨溝の作製

腱端をしっかり錨着するため，上述のように骨溝を作製する。断端を新鮮化したため腱板が少し短くなっているときや，退縮した腱板が引き出されて過緊張となったとき，必要に応じて弧状あるいは"への字"状に造った骨溝を，骨頭の中枢部を越えないところに作製する（図 7-95）。次に大結節から数個の小孔を骨溝に向けて穿ち，腱端にある縫合糸を，交差させながらそれぞれ別の孔に通す。この操作は9号の弯曲縫合針 giant needle でも可能である。

縫合時に留意しなければならないことは，第二助手が上腕を挙上した状態で縫合すること，さらに第一助手は縫合糸が緩まないように骨頭を臼蓋に押しつけておくことが確実な固定が得られるコツである。言い換えると，腱端を骨溝にはめ込み固く錨着することが必要である。やわらかい髄腔内に suture anchor を打ち込む固定はするべきでない。

二宮（裕）ら（2010）は，広範囲断裂は二次的変化を取り除けばほとんどの症例で修復が可能で，断裂形状をみ

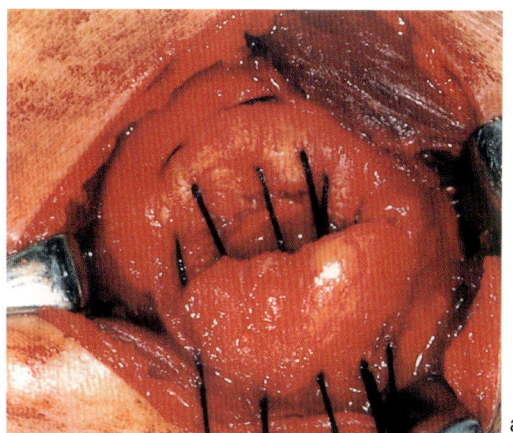

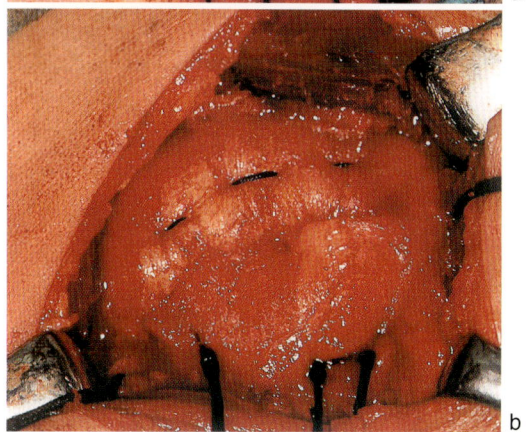

図 7-94 腱板縫合のしかた
a：縫合前　b：上肢を挙上し縫合

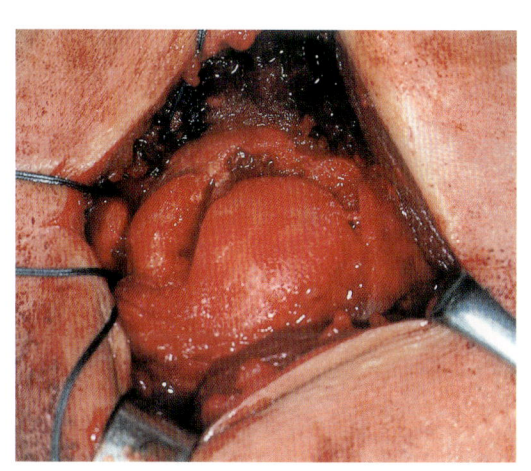

図 7-95 腱の過緊張を避けるため中枢側へ作製した骨溝

て腱板断端を解剖的な位置に戻せない修復不能例 irreparable と考えるのは誤りとした。また，畑ら（2010）は広範囲断裂に対して，筆者の方法を採用して骨頭中枢側に骨溝を作成，前方の腱板については小結節上縁まで引き上げて修復して，良い結果を得たと報告している。

RODEO（2007）は組織学的に腱端を骨に錨着する意義を説いている。

彼は骨溝に挿入された腱板は，サイトカインの重要な

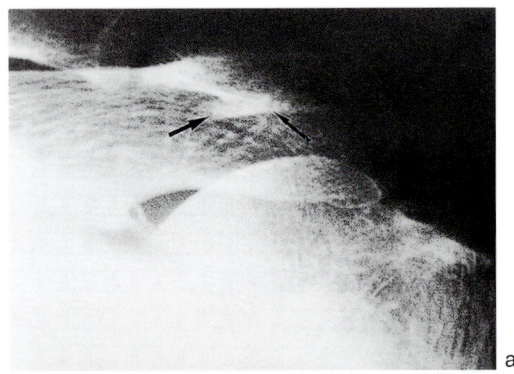

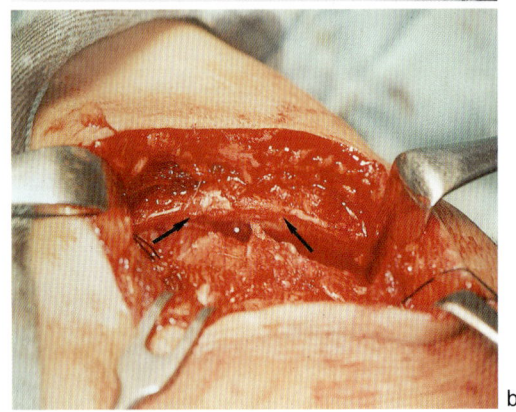

図 7-96 肩峰前方部の骨棘
a：レントゲン所見　b：手術時

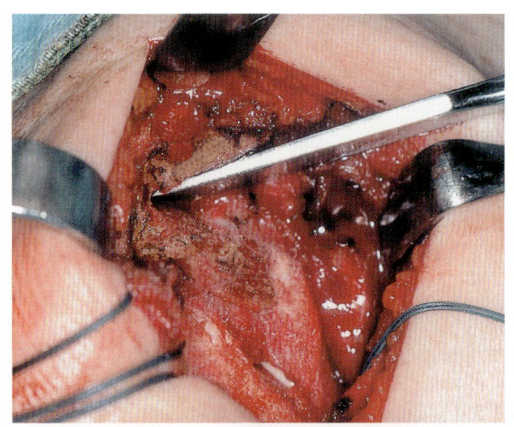

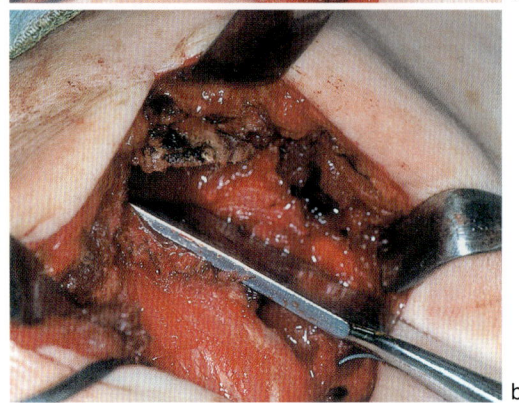

図 7-97 肩峰切除術
a：前下面を切除，オステオトームの方向に注目
b：同，切除後

役割で腱板の骨錨着治癒に役立ち，修復後に変性しないことを観察している。また，KOVACEVIC ら (2008) は組織学的に埋没された腱・骨修復 tendon-to-bone repair は変性することなく，負荷をかけることでむしろ治癒を推進すると述べている。

鏡視下でこの方法を採用する人達がいる。FRANK ら (2008) は経骨固定 transosseous fixation が最良とし，望月 (由) ら (2009) も transosseous with bone trough suture 法を行って良好な治療成績を挙げている。彼らはこの方法では，骨皮質上で腱が骨に接する連続性に比べ，骨溝内に腱が引き込まれ腱線維の走行方向が骨実質部に向かい，より解剖学的な修復が得られること，骨髄由来間葉系細胞やサイトカインが骨髄から誘導され修復に有効に作用するとしている。

腱板が短縮して緊張がかかりすぎると，術後に上肢が躯幹につきにくくなるので骨溝の作製部位の決定は慎重にしよう。OIZUMI ら (2007) は広範囲断裂 25 肩に骨頭中央に腱を錨着して，よい成績を収めたと報告，山本 (宣) ら (2006) は，屍体で骨溝を内側に作製した場合の可動域を研究して，骨頭軟骨縁から 10 mm 以上骨溝を内側に作成すると可動域が制限されるとしている。HEIKEL (1963) は腱板の固着 anchoring が重要であると強調しているが，3〜4 本の 3 号縫合糸の使用では，糸の破損は考慮に入れないでよいとした。

修復がすむと温存していた滑液包でその部を可及的に被覆する。最後に上肢を挙上させて，第 2 肩関節での障害がないことを確認しておく。

9) 肩峰切除術

肩峰切除術は挙上に際して，修復部が肩峰下で摩擦され炎症を起こし痛みの原因になる，との懸念から行われてきたもので，MCLAUGHLIN, DARRACH (1945), BATEMAN, ARMSTRONG (1949), 高岸 (直) (1963) らによって進められてきた。本法は本来，SMITH PETERSEN (1943) が関節リウマチの疼痛除去の目的で始めたものだが，NEER (1972) が腱板断裂の一因として適応を決めたことから，それに追随するものが多い。

筆者は肩峰切除術の適応は，①十分な展開をしないと確実な修復ができないとき，②術後に修復部の膨隆が明らかに肩峰と impingement すると考えたとき，③肩峰前下縁に烏口肩峰靱帯の骨化がみられるとき，などにあると考えている (図 7-96〜98)。術後のアーチでの癒着

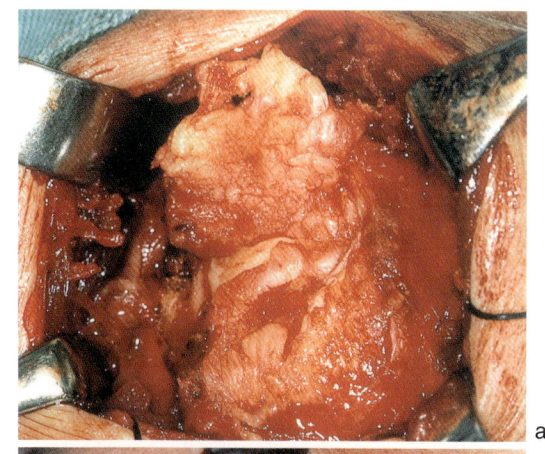

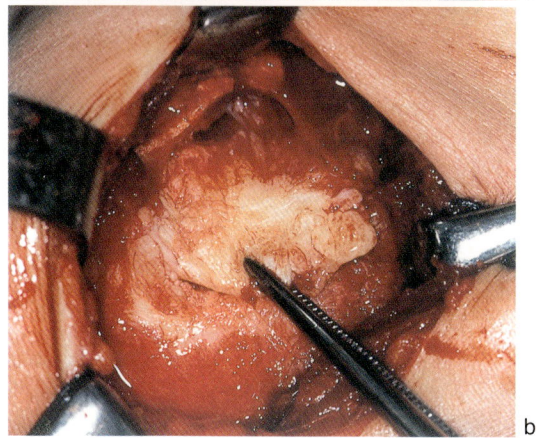

図7-98 インピンジメントにより弁状に断裂した腱板

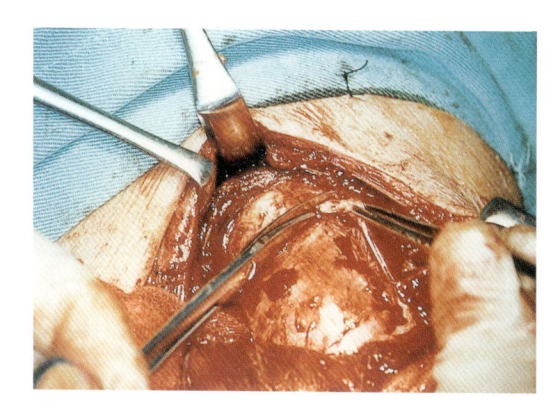

図7-99 C-A lig. の切除

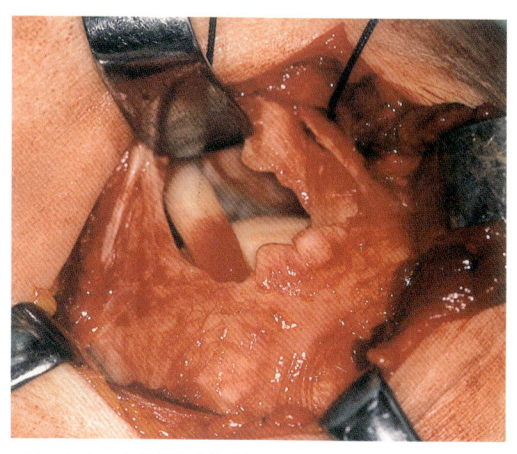

図7-100 長頭腱の処置
肩峰下滑液包に被覆され広範断裂は視野にない．二頭筋長頭腱のひどい炎症が不安定性を物語っている

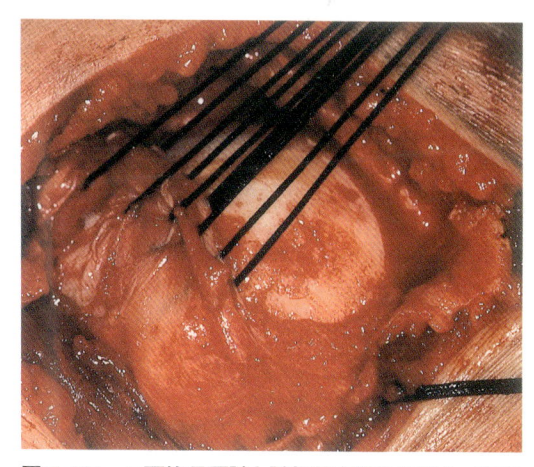

図7-101 二頭筋長頭腱と腱板前方部分を縫合・固定

を防止し理学療法を容易にする意味では，むしろ烏口肩峰靱帯の切除がより重要で，肩峰切除術の効果の大半はこの靱帯を同時に切離していることにあると考えている。切除は簡単な手技だが出血しやすいので注意しよう。烏口突起側から切離し癒着している滑液包をはずすと，アーチ下の空隙が得られて第2肩関節の動きは円滑となる。Pulley の切開で弾発指の動きが改善されるのと同じである（図7-99）。CHIN ら（2007）は肩峰切除術を32例行って8年間観察，再手術の可能性は低いとしている。

10) 長頭腱の処置

上腕二頭筋長頭腱の処置について考えてみよう。

前方断裂のとき長頭腱の脱臼が，またほとんどの断裂で肩の機能不全による長頭腱への過緊張がかかり，結節間溝での摩擦・刺激による炎症で，腱が肉芽組織に包まれている（図7-100）。したがって，この腱の固定術あるいは移行術の適応を考えたほうがよい。不全断裂でも棘上筋腱の炎症が長頭腱に波及していることが多く，65歳以上ではなんらかの処置が必要であろう。筆者は，移行で間溝が空隙になり関節液が漏出する可能性がある場合は，腱板とともに縫合しており（図7-101），1970年から，長頭腱を断裂部の補填素材として使用している。また，MALKANI ら（2004）も修復不能の腱板断裂に二頭筋長頭腱を利用，山根ら（2009）も，一次的な修復ができない広範囲断裂に対してこの腱を用いている。

11）三角筋の再縫着

三角筋を切離する手技が肩関節機能の減退をきたすと考えられ，これが小切開・小侵襲へとつながっている。しかし，中村ら（2011）は，三角筋切離による展開の違いは成績に影響なしと報告している。実際に，腱板修復のあと三角筋に緊張を与えるため縫縮固着する手技は重要である。筋萎縮や筋力減退のある症例だけでなく，すべてにこの方法を行うほうがよい。GODSIL（1970）は特に前部線維は十分な緊張を保つように縫合しないとすぐ萎縮すると記載，POST（1990）も同意見で，肩峰を切除する際にも三角筋を傷めないようにと述べている。永井ら（1997）は三角筋機能回復の筋電図学的検索を行って，三角筋の再縫着の意義を報告している。井手（2005）は鏡視下手術の利点として三角筋への侵襲が少ないことを挙げているが，肩峰切除併施例については触れていない。

12）広範囲断裂に対する形成

骨頭が上方に転位して完全に露出し，腱端が視野に入らない症例，通常の手技では修復できそうもない肩関節用廃につながる病態に遭遇したときの形成方法について考えてみよう。外傷によるものでは，ひどいものでも引き込みによる形状なので，案外容易に腱端を原位置に戻すことができる（図7-102）。これが困難な場合でも前方部分と長頭腱に縫合糸を数本かけて引き出し，次いで後方部分に縫合糸を数本かけて引き出すと修復可能である。一方，陳旧例では断裂部の全周囲，棘上・棘下・小円筋腱および肩甲下筋腱に縫合糸をかけ，まず全域の位置関係を確認，そこで周辺および深部の癒着をガーゼまたは指で徹底的に剥離しながら，縫合糸を根気よくゆっくり引き出す。この手技を行うと骨頭は可動性を得て，そこで上肢を下方牽引すると断裂腱群は集束してくるものである（図7-103）。

断裂した腱板の空隙 gap は，ちょうど靴下の破れと同じで腱の原位置が判断しにくいものだが，線維の方向に従って前内方の縫合糸を外下方に，後方の縫合糸を内下方に引き出すと空隙は著しく範囲が狭まる（図7-104）。ここで腱板の緊張度を調べて適当な位置に骨溝を形成して，複数の縫合糸で腱板端をそこに埋没・錨着するわけだが，長頭腱が遺残あるいは扁平化しているときこれを芯に利用して，前方部分と後方部分を縫着する。

断裂した腱板の腱端はそれぞれの線維の方向に引き込まれ，断裂周辺部分の弧の一部となっている。例えば，棘上・棘下筋腱は線維の走行に従ってゴム紐のように奥に引き込まれて断裂形状の円周上にあるので，その部分が骨頭中心部を越えれば修復することは可能である。骨

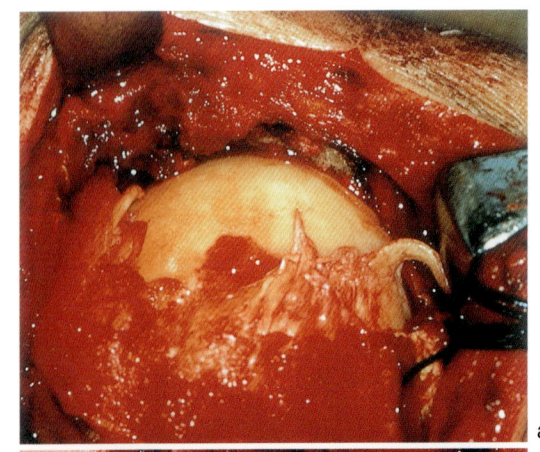

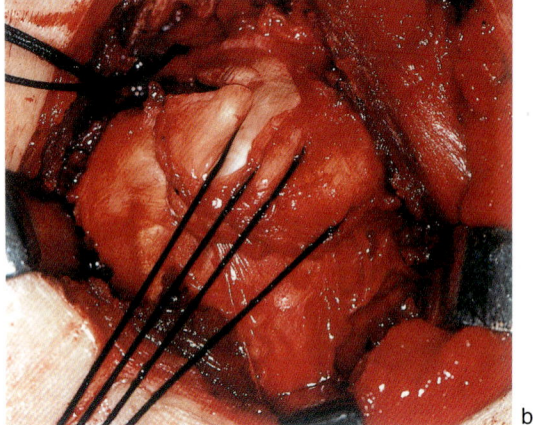

図7-102　外傷による広範囲断裂
a：骨頭は完全に露呈　b：外傷によるものは比較的修復が容易

溝へ腱端がしっかり錨着できれば，わずかの空隙は滑液包や三角筋の深層部分を利用して補塡，被覆することでスムーズな表層が得られる。

筆者の広範囲断裂 global tear 393例（irreparable tear を含む）の経験では，上記のさまざまな複数の手術術式を行って完全に被覆できたもの64.5％，三角筋移行や近位に骨溝を形成してようやく被覆できたもの35.3％で，全く被覆できなかったのは陳旧性の数関節にすぎない。いずれにしても，広範な断裂部をみて腱断裂が原位置に戻らないと即断して，他の方法を選択することは誤りである。DURALDE ら（2005）は，広範囲断裂24例を部分修復して，優46％，良21％，不可29％と判定，痛みが取れたものが83％，135°まで挙上が可能となったものが半数あると報告している。

これらの方法でもなお修復できないとき，とるべき方法は二つしかない。一つは修復不能の"すきま"をどうして補塡するかということ，他の一つは腱板修復を最初から断念してその機能を代償するような複数腱移行術（SAHA，1967）を施行することである。後者は術前から適応を決めることができるが，臨床医にとって肝要なの

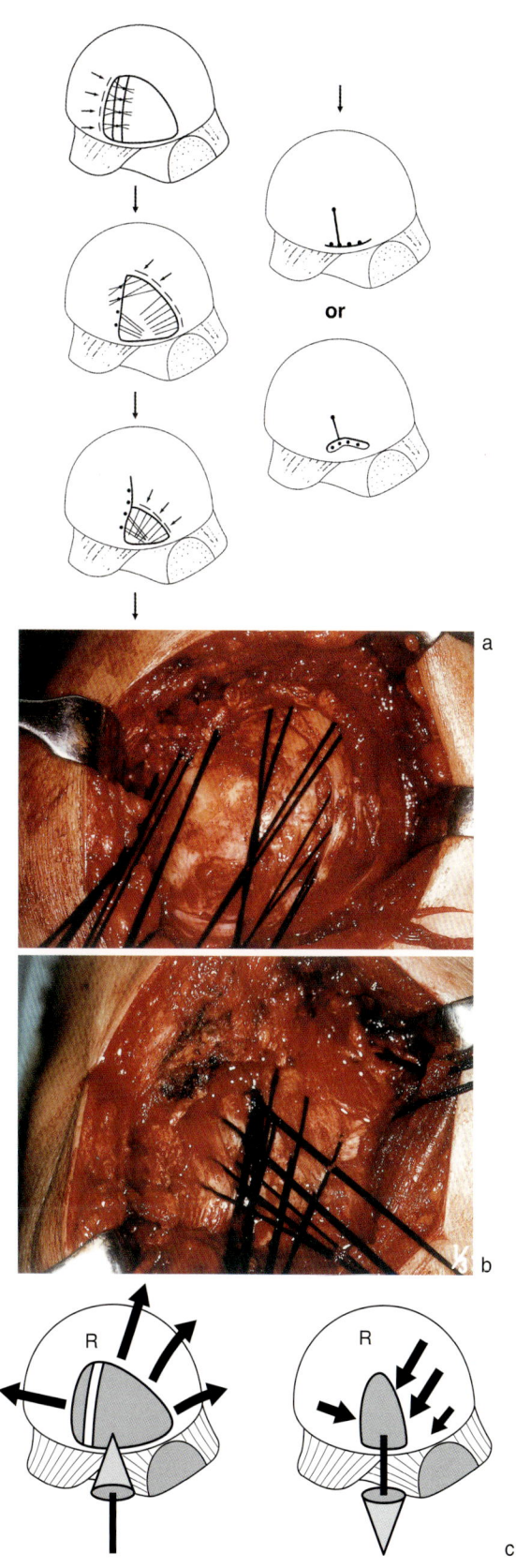

図7-103　広範囲断裂に対する形成
a：広範囲断裂の修復手順
b：腱板の引き寄せかた
c：腱板断裂の方向と上肢引き下げの効果

は術中に遭遇する前者であろう。

13）欠損部への対応

　空隙を埋めるための努力は昔から諸家の手でなされてきた。WILSON（1931）は大腿広筋膜を，BATEMAN は烏口肩峰靱帯を，NEVIASER は長頭腱を使用してこれにあてたが，いずれも紐状にしたため"伸びてしまった，小さく細すぎた"，などの欠点があり用をなしていない。1955年，BATEMAN は大腿広筋膜を切採して，中枢を四頭，末梢を二頭に形成して空隙を補填する工夫を加えた。これは筋膜による"つぎあて法"fascial patch replacement for massive cuff defect と呼ばれ，わが国でも上村（1978），田畑（1989），相澤（1989），近藤（正）（1995）らが追試している。しかし，本法を検討した田畑は，それぞれ成績不良例が 37% もあり，腱板機能再建を考えず単に欠損部を覆うことは誤りとしている。

　1978年，NEVIASER は屍体から採取した腱板を冷凍乾燥移植腱 freeze-dried graft として，16例の腱板欠損に使用し成果を収めたと報告した。また，尾崎（1983）は人工腱板（テフロン人工膜）を用いて効果があったと発表したが，1995年に自験例 130 関節の経過について調査し 7 例に異物反応があったと報告（図 7-105），残存している腱断端部と筋の状態，大結節の血流の状態の良いものには適応があるが，腱自体の消失や大結節の摩耗したものには限界があるとしている。尾崎（厚）ら（2005）は Leeds-Keio 人工靱帯と大腿筋膜による複合組織移植で対処した。彼らは術後の MRI 検査で腱板様の組織はあるが，外転（可動域）拡大とともにそれは弛緩する傾向があったと述べている。冨田（2005）は 46 例の修復不能例を経験して，人工腱板では骨溝の拡大，広背筋移行では関節症の発生，自家組織による補填では再断裂などがあったと報告している。また MOORE ら（2006）は，同種腱移植は MRI 検査で不良で，機能的には debridement や肩峰下除圧と同様の結果なので勧められないと述べている。山根ら（2008）は人工骨頭置換と広背筋移行を併施して，後者は有効だが骨頭の前上方不安定性は防止できないと発表，岩田ら（2009）はテフロン膜を用いて術後に関節破壊をきたした症例を経験，異物反応による滑膜浸潤が強く疼痛と機能障害が続き不良としている。原田ら（2009）は大腿筋膜パッチ法を行い MRI で検索，1 年経過後も修復が得られていない可能性があると述べている。人工物と血行の途絶した素材が組織学的に活着するかどうか，疑問のあるところである。

　空隙を補填するため，棘上筋を移行する棘上筋前進法を考案したのは DEBEYRE（1965）である。彼は 46 例の腱板断裂に上方切開 superior approach と棘上筋前進 supraspi-

①変形した骨頭が完全に露呈されている　②右上に腱板疎部が見える　③脱臼した二頭筋長頭腱

④それを引き出して結節間溝に　⑤長頭腱を固定　⑥さらに肩甲下筋腱と縫合

⑦肩峰下に貼り付いた腱板端　⑧腱板端をゆっくり奥まではがし　⑨縫合糸で腱板端を引き出す

⑩骨溝を骨頭近位部に作製　⑪前方・後方部分を引き出して　⑫腱板端を骨溝に埋没縫着

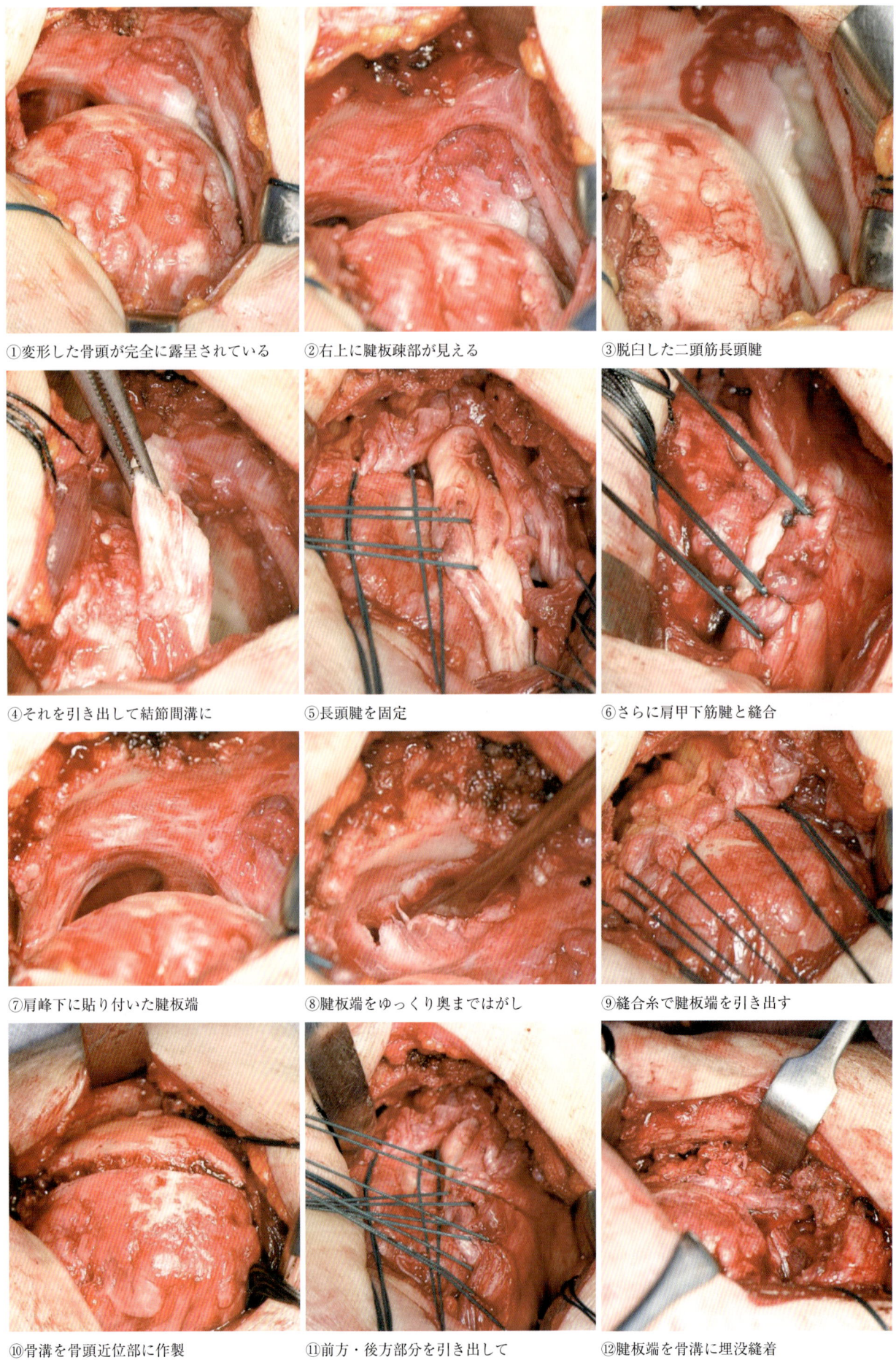

図 7-104　典型的な広範囲断裂の症例

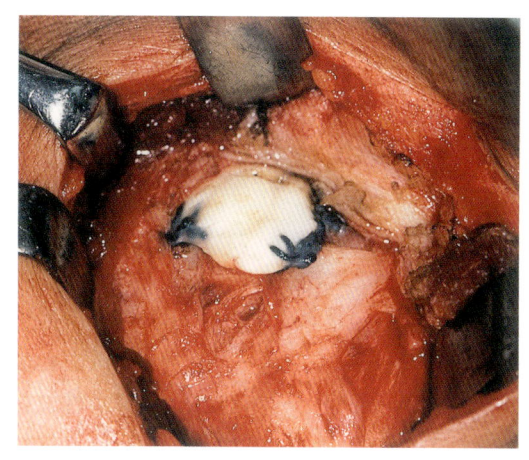

図7-105　異物化した人工腱板

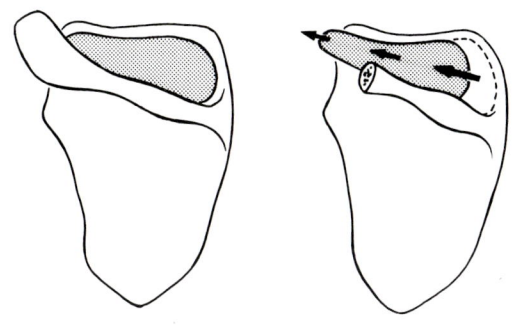

図7-106　DEBEYRE の棘上筋前進法

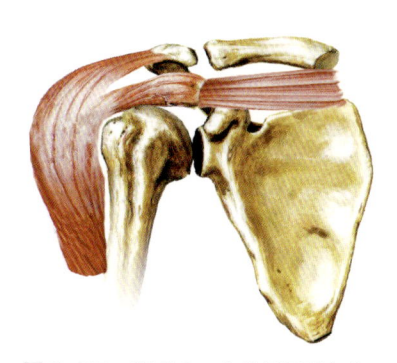

図7-107　筆者の三角筋深層移行術

natus advancement を行って gap が補填できるとした。本邦では山本（龍）(1968) の追試報告がある。その後，1981年に HA'ERI が本法の追試を行っている。それによると約 60% が成功とあるが，残りの 40% に対する解答はまだ得られていない（図 7-106）。HOELLRICH ら (2005) は，棘上筋延長は 3.5 cm までなら肩甲上神経を損傷しないことを筋電図で証明している。

　高岸（直）(1978) は肩峰切除後，三角筋の中枢端と引き出された腱板を縫合する方法を考案した。彼の自験例では 10 例中 7 例に良結果を得たという。独の AUGEREAU (1990) も tailor-made した三角筋中部線維の前方部分をフラップ状にして，欠損部に当てて 78% が良好であったと報告している。しかし，LU ら (2008) は断裂や関節症に進行することがあり勧められないとした。LEVY ら (2008) は，高齢者の広範囲断裂 17 例に三角筋前枝の訓練を勧めて好成績を収めている。GLANZMANN ら (2010) はこの方法は僅かの機能しか獲得できないが，痛みは減少すると評価している。もちろん骨頭の上方移動は全例にみられている。

　三角筋移行については，THUR (1992)，DIERICKX (1994)，GEDUIN (2002)，VANDENBUSSCHE (2004)，APOIL (2006)，SPAHN (2006)，HADJICOSTAS (2008) など欧州勢の発表が多い。SCHNEEBERGER ら (2012) は修復不能症例 irreparable tear に，肩峰の挙上骨切り術と三角筋をフラップとして遺残している棘上筋腱と移行縫合する方法を考案，76例（平均年齢 60）に施行して 6 年の追跡調査を行い，84%は術前より良好で疼痛が減じて機能も回復したと報告している。

　筆者は三角筋の前中枝の線維を二層に分け，深層を棘上筋腱に縫合，浅層を肩峰に再縫着する方法を考案して実施している（図 7-107）。本法は同時に関節内圧の確保ができ，3+ レベルの筋力を得るために 4〜6 週間を要するが，経過は良好で満足できるものである。一方，三笠 (1978) は三角筋の代わりに僧帽筋上部線維をこれに当て良い結果をあげたと報告，これは平山ら (1986) によって追試されている。

　1992 年，GERBER は欠損部に広背筋を移行する方法で 16 例の修復を行った。彼によるとその成績は，安静時の疼痛は 94% 消失，運動性では 81% が満足，前挙可動域は 80〜135° と良好で，肩甲下筋腱の不十分なものでは不良としている。その後 2011 年に彼は，広範囲断裂では腱の引き込み，腱板の弾性，脂肪変性，亜脱臼位，関節症などの因子と 7 mm 以上の AHI があるものなどに配慮して，患者の症状，修復可能か否か，短・長期の機能性などを考えて手術に臨むべきと総括している。

　広背筋移行の影響については問題なしとする見解が多い。BRUMBACK (1992) はその機能を正常群と比較して，大した差はないと報告している。本邦では高橋（輝）ら (1993) が 8 例に追試して，広背筋の被覆によって疼痛の改善があるとの発表がある。MORELLI ら (2008) は 9 屍体で検索し，広背筋腱は腋窩神経より 27 mm のところにあるので，2 cm までなら安全と助言をしている。

　ALDRIDGE III ら (2004) は大胸筋と広背筋移行を行い，挙上と外旋は獲得できたものの，結論するにはまだ不明な点があるとした。安里ら (2010) は棘下筋移行を行い

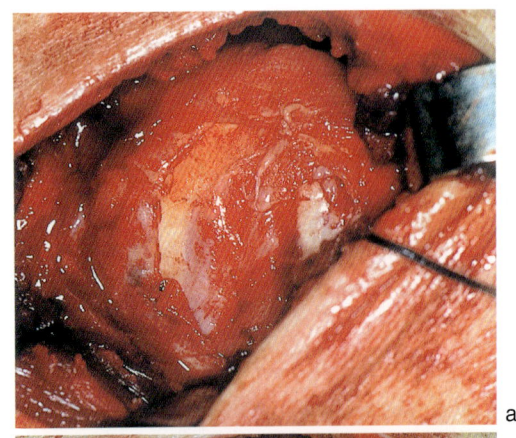

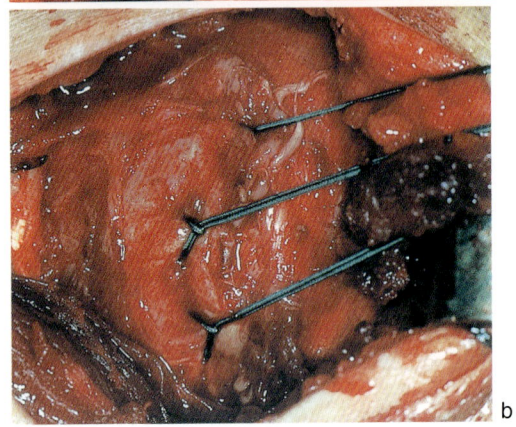

図7-108　前方（肩甲下筋腱）断裂
a：肩甲下筋腱は完全断裂して消失　b：引き出して原位置に縫着

有効と判断，石毛ら（2010）は棘下筋腱だけでなく小円筋腱も移行，その縫着部を骨頭の中枢側に作成して，良い結果を得たと述べている。

WERNERら（2006）は屍体で広背筋移行後の肩甲下筋腱の役割を検索し，回旋動作で影響があり不十分なときは外転・挙上動作で骨頭のセンターが狂うことを発見した。PEARL（2007）は外旋力を増すために広背筋移行は有効とし，COSTOUROSら（2007）は移行を行うときには，脂肪変性した小円筋の移行が必要かどうかを術前に考えるべきと助言している。IRLENBUSCHら（2008）は広背筋移行を52例に行って，関節症の進行と肩峰下腔の減少を認め，肩甲下筋腱の状態が問題としている。彼はさらに2008年，EMG検査で移行術後の機能を調べ，回復は筋の収縮によっており，腱が固定・制動している状態ではないと述べている。

WERNERら（2008）は，広背筋移行後の influence of psychomotor skills and innervation patterns を調べ，良好な10例と不良10例を対比して前者が効果をあげたと述べている。BIRMINGHAMら（2008）も挙上不能な18例に広背筋移行を施行して，救済的な方法だが挙上が可能となり痛みも少なくなることから，臨床的に価値があるとしている。DODSONら（2010）は，修復後の腱板欠損部を7.9年間追跡観察して，サイズは明らかに拡大しているが無症状で，臨床的に問題がないと述べている。

GALATZら（2003）は，広範囲断裂で前上方に亜脱臼するものに，大胸筋を烏口腕筋下に通して移行，11例良好，3例不良と報告，江川ら（2007）は腱板の修復を断念，大結節の隆起部を切除して除圧する変わった手技を勧めているが，追跡結果は不明である。GERHARDTら（2010）は，失った機能を広背筋と大円筋移行で回復させようと試み，20名（平均56歳）に実践して，前方挙上は119.4°から169.3°まで，5年後に170°まで回復したという。

14）棘下筋腱と肩甲下筋の断裂

これらの腱の単独断裂は稀なもので報告は多くない。前者では塚西ら（1979），尾崎ら（1986），田久保ら（1995），後者では小川（清）ら（1980），中川（信）ら（1985），川岸ら（1988），尾崎ら（1988），田村（正）ら（1991）の報告がある（図7-108）。ひどい肩甲下筋腱の断裂に関して，畑ら（2004）は長頭腱パッチ法を信原法として行い好成績を挙げている。BARTLら（2011）は30の症例を修復して，93％は好成績であったと述べている。

松橋ら（2005），JENNINGSら（2007），畠山ら（2010）は肩甲下筋腱断裂に大胸筋腱を移行して，良結果を得たと報告している。南村ら（2008）は骨頭上方移動に関して，臥位で上方偏位のあるものは棘下筋腱の部分断裂，あるいは棘下筋と肩甲下筋腱両者の部分断裂であるとしている。ZILBERら（2007）は，棘上筋腱断裂に棘下筋腱の層間断裂を伴うことはよくあるといわれているが，超音波で調べると棘下筋腱の断裂はなく，層間断裂を切除する必要もないとしている。

15）筆者の経験

当院で行われた手術手技と修復後の状態について私見を述べてみよう。骨溝を作製して腱端を錨着する方法は85.8％に採用され，単に側々縫合で対応したものは14.2％である。前者のうちで他の方法が併施したものは26.3％で，その内訳は長頭腱を芯にして縫合・固定したもの16.2％，空隙に側々縫合を追加したもの8.6％，骨頭の中枢側に骨溝を作製したもの1.5％などである。広範囲断裂では23％の症例が，縫合部の被覆補強のため肥厚した滑液包や三角筋の深部筋膜などを利用して補塡されている（表7-19）。

被覆の状態をみると，完全に被覆できたものが圧倒的に多く92.9％に達しているが，やや不十分のため滑液包や三角筋筋膜などで綿密に被覆したもの6.8％，被覆不可能だった0.3％などである。縫合後の腱板の緊張度は

表7-19 腱板の修復方法

修復手技		関節数	%
骨溝作製錨着	錨着のみ	588	47.6
	長頭腱固定	200	16.2
	腱縫合併用	65	5.3
	中枢部骨溝	18	1.5
	僧帽筋移行	2	0.2
側側縫合	縫合のみ	314	25.4
	長頭腱固定	47	3.8
つぎあて（三角筋）		1	

表7-20 腱板断裂の修復状態

修復後の状態		関節数	%
緊張の状態	良好	1,126	91.2
	強い	109	8.8
被覆の状態	完全	1,147	92.9
	不完全	84	6.8
	不可能	4	0.3

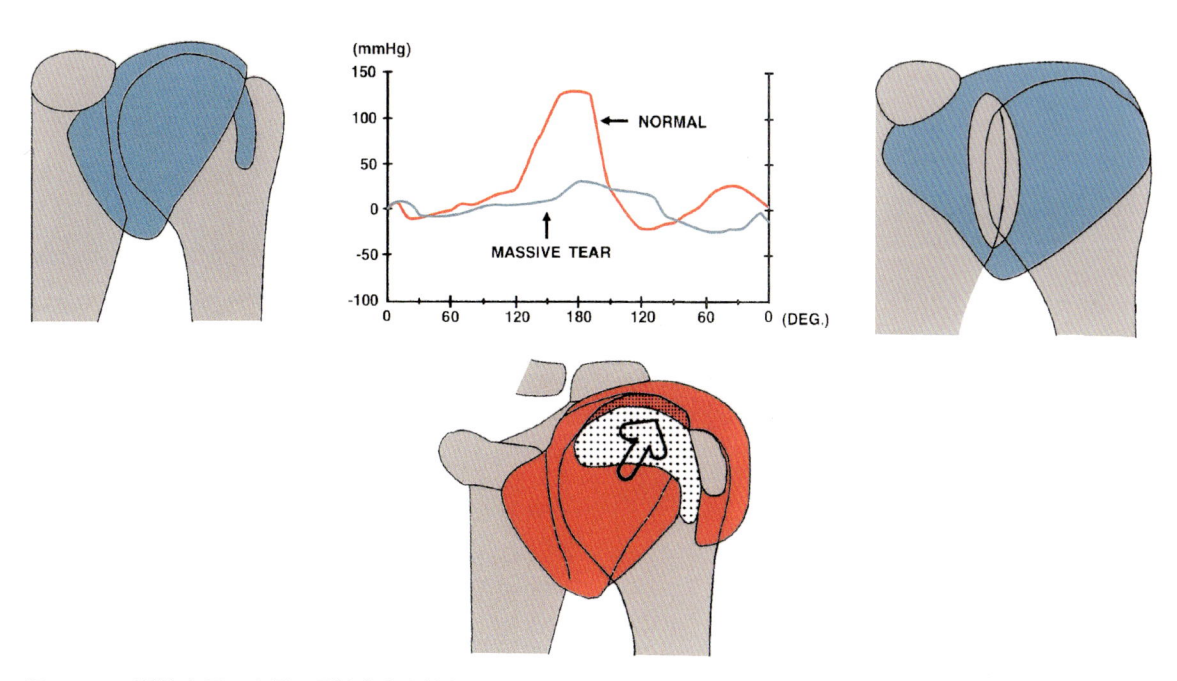

図7-109 関節内圧の確保で骨性支点を付与
腱板の修復で機能を再建

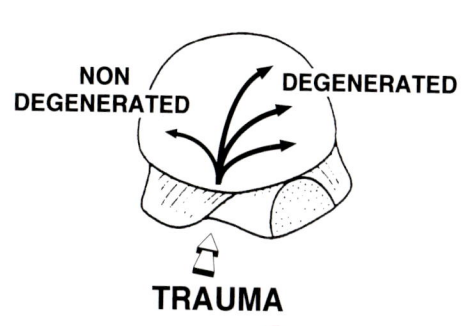

図7-110 外傷による腱板断裂の方向
変性の有無によって異なる

良好なもの91.2%，やや強いもの8.8%，強度の緊張で後に変形性関節症をきたしたものは，追跡調査でも認めていない（表7-20）。

創を閉じていつも感じることは，完全断裂はもちろんのこと，部分断裂でも断端の深層は退縮・瘢痕化しており，自然治癒への期待は放置につながるということである．陳旧性の症例に行う腱板修復は，多くは不十分あるいは不可能なもので，関節形成術でないと解決できない。

関節形成術に関して筆者は，①関節液を漏出させないwater-tightな骨頭の被覆が関節内圧を確保，②これによって骨性支点の獲得ができ，③これがball rollとglidingを制御する腱板機能の確保につながり，④さらに三角筋・大胸筋・広背筋などのlong rotatorsの協調を得て，⑤肩関節機能が回復する，との考えをもっている．長期に放置された症例が，肩峰下・三角筋下滑液包の癒着と肥厚によって骨頭が被覆され，関節内圧の維持とともに筋力は弱いものの上肢挙上が可能となることは，誰もが経験するところである（図7-109）。

外傷による腱板断裂は，腱板に変性があるとき加わった外力の方向は後方に向かうが，若年で未変性のものでは前方・中枢側に向かっている傾向がある（図7-110）。

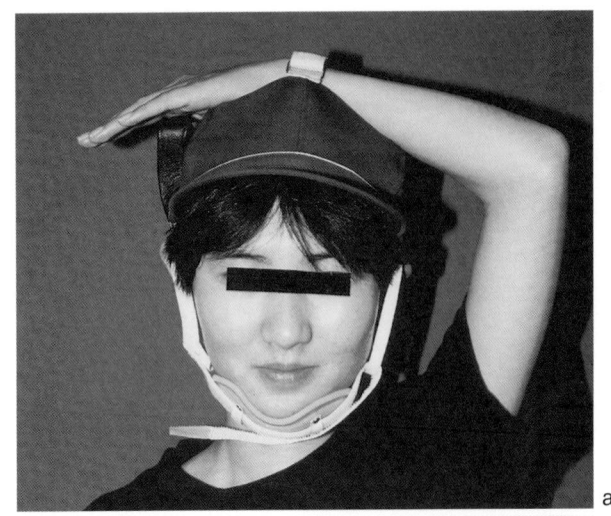

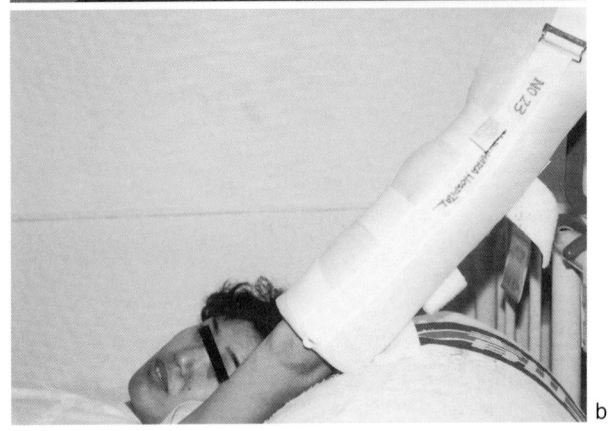

図7-111 術後の固定方法
a：ヘッドギアーにて挙上位保持
b：Zero positionでの介達牽引（術直後）

7. 後療法　postoperative

　後療法は手術が終わったあとから始まっている。ことに短期間の固定で拘縮を引き起こしやすい肩関節では，術後のそれはただ肢位を保持するためのものでなく，その間にも運動療法のできるものが要求される。だが修復部の状態を考えると，早すぎる運動療法も処方できそうもない。外固定と理学療法の兼ね合いは，腱板の修復状態によって決められるのが原則だが，実際には手術までの期間，断裂の部位と大きさ，修復の方法，患者自身の問題など，多くの因子のため諸家の意見もまちまちで，そのプログラムに定説はない。ことに高齢者に多発する本症は，発症から受診までの期間が長く，来院時すでに二次的な障害，関節拘縮や筋力低下を伴っていることがあり，むしろ術前のリハビリテーションが必要なことがよくある。

　手術が終わると私達はほっとするが，患者にとってはやっと峠を越したばかりである。術後の状態をよく把握して，正しい後療法の処方と患者への精神的支援をするよう心がけたいものである。手術と同じほどの意味をもち，成績の大半を左右するのが後療法である。ここでは当院の後療法プログラムを紹介しておく。

a．術直後の後療法

　全麻下での手術なので，術直後のギプス装用は不可能である。覚醒時の興奮，筋収縮による緊張が腱板にかからないように，仰臥位でZero Positionでの介達牽引を行い，患者の状態に応じてなるべく早く同肢位での固定を行うのが基本である。この肢位を採用する理由は，縫着した断端に緊張を与えないことにある。術者はいかに強固な縫合を行ったつもりでも，上肢を下垂位にすると糸が伸びて縫合部が開くことがある。

　心疾患や事情でギプス固定が装着できない場合，あるいは強固な縫着が得られた症例では，ヘッドギアーhead gearによる固定（帽子による固定）が採用される（図7-111a）。単一腱の断裂で修復部に緊張がかからない症例では，三角巾slingによる固定も選択できる。しかし，デゾー包帯やヴェルポー包帯による胸壁固定や内転位固定は，long rotatorsの短縮につながり，後療法が長期にわたることがあるのでできるだけ避けたほうがよい。

　介達持続牽引の期間は3〜5日間ほどである（図7-111b）。正しい肢位の保持と，牽引による皮膚の水疱形成や圧迫による腋窩・橈骨・尺骨神経麻痺，循環障害などに注意しよう。しびれ，疼痛の訴えがあれば直ちに包帯を巻き変え，圧迫を和らげ，循環を阻害しないように配慮する。射延ら（2006）は，改良型N-Hトラックを作製してそれらの防止に努めている。肢位を正しく保持するために，肘を軽く屈曲させその下に柔らかい枕を置く方法が有用である。高原ら（2009）も上肢枕を考案して対処している。広背筋と腸腰筋の緊張を避けるには，ベッドの頭側を少し上げ，股関節と膝関節を軽く屈曲した肢位をとらせるのがよい。N-Hトラックのフックに紐付きの棒を差し込み，ベッドに結び付けておくと上肢を外旋位に保つことができる。また，N-Hトラックの手関節の部に割箸を入れて幅を広げておくと，手指が動かしやすい。さらに，患者が自分の体位をいつでも変えられるように，フレームベッドにサイドバーをつけてロープを吊しておくと，ADLの介助もしやすく便利である。患者にとっては，術後の疼痛と動作の不自由さで最もつらい期間である。頻回の肢位チェックと精神的援助を心がけよう。

　状態が安定すると，広範囲断裂ではZero Positionでのギプス固定を行う（図7-112）。その手順とコツを述べる。①患者は丸椅子に坐り，②天井から吊した2本のつ

図7-112 Zero Position ギプス固定

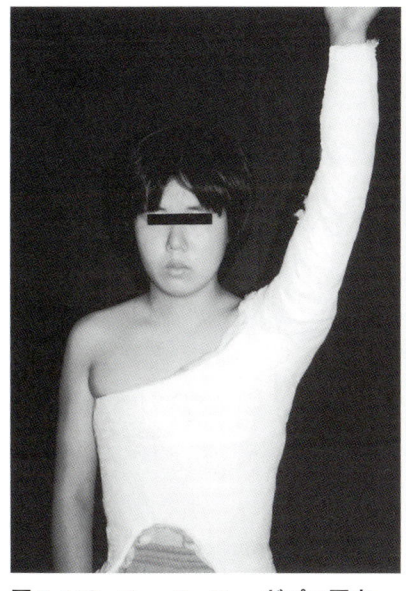

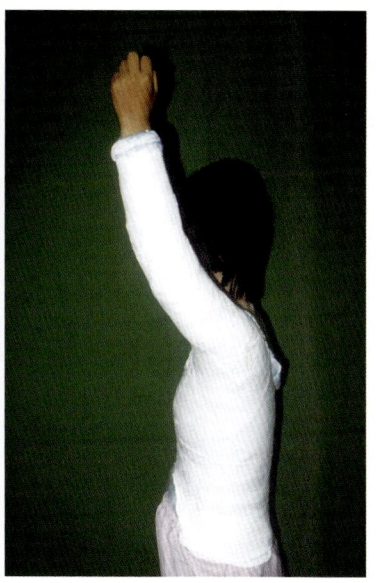

図7-113 Zero Position ギプスの巻きかた

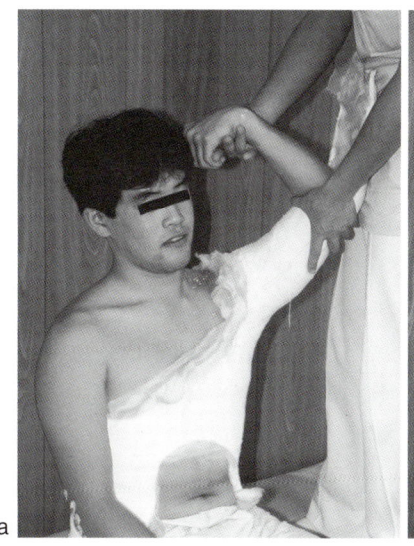

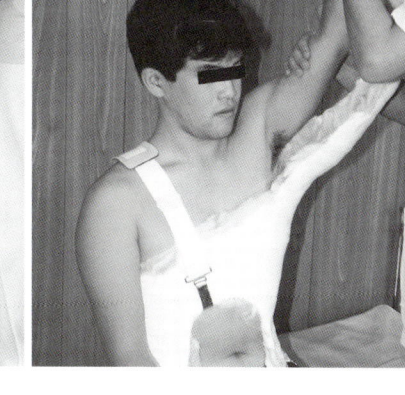

図7-114 ギプス装着中の後療法
a：まず肘より末梢を切割して長頭腱と肘関節の訓練
b：上肢の上半分を切割して筋力と可動域のための訓練

り輪を両手で握り Zero Position を維持，③脊柱をまっすぐ伸ばして正面を見るよう指示，④腹部と両腸骨稜にパッドを当て，腹部を圧迫しないようにパッドを置いて躯幹に綿布 ortex を巻き，⑤助手が患肢を支えて正しい Zero Position にあるかどうかを確認しながら，⑥体幹ギプス body spica cast を装用（図7-113），⑦創の処置と排泄行為ができるように，不必要な部分をカットし，⑧疼痛の有無，神経循環障害の有無を確認して終了する。

帽子固定を装着するときの問題として，森澤(和)ら(2007)は離床，排泄動作，介護などは容易となるが，欠点として痛みを避けるために異常姿勢をとること，筋力が3レベル以上に回復するまで ADL 介助を要する，と報告している。射延ら(2008)は帽子固定装着時の痛みを観察して，術後3日間は手術部に加わる重力を軽減するための看護介入が必要とした。また，大垣ら(2009)は疼痛を緩和するために，移動する際の上肢支持台を考案している。

b．ギプス装着中の後療法（図7-114）

ギプス装着後は漸増的に運動療法が開始される。固定後2日目に肘関節より末梢，前腕部の上半分を半割 shell cast にして，手指および上腕二頭筋を中心とした肘関節屈曲訓練を開始する。ギプスによる尺骨神経の圧迫症状がみられたとき，あるいは肢位により腋窩神経の圧迫症状が起きたとき，直ちに半割して運動療法プログラムを変更するか，ギプスを除去してヘッドギアーに切り替

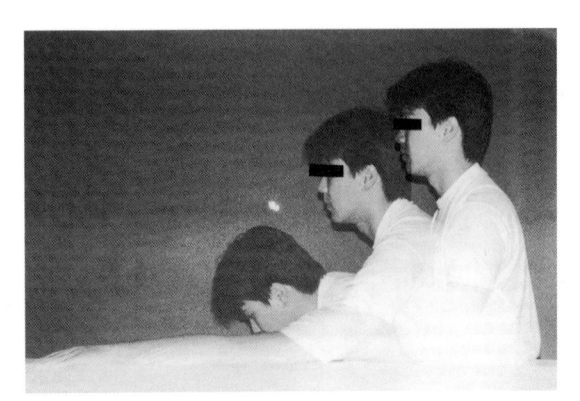

図7-115　テーブルサンディング法

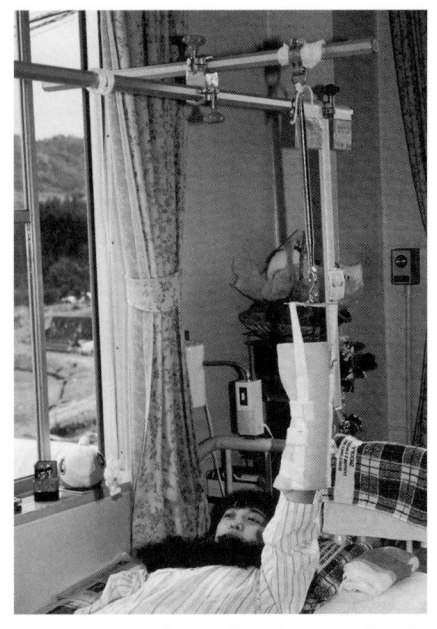

図7-116　スプリングを利用した挙上位牽引訓練
自分でrhythmic stabilization exerciseができる。支点は目より下方

えるようにする。
　1週間後にはさらに肩関節から上腕部までを半割して，仰臥位あるいは立位で上肢の挙上運動を行う．同時に，脊柱の動きを含めて前鋸・肩甲挙・僧帽・菱形筋など，肩甲骨繋留筋群の muscle setting と relaxation を指導する．さらに自動運動から軽い抵抗運動，僧帽・大胸・肩内転筋群に対する等尺性抵抗運動を追加する．僧帽筋には上肢をギプスより少し挙上した位置で保持し，前挙方向へ挙上するように指示しながら他方の手で肩甲骨に直接抵抗を加えて等尺性運動を，また大胸筋には上肢を身体の前方に降りおろすよう指示し，上腕あるいは前腕に抵抗を加えて，等尺性運動をさせる．肩内転筋群に対してはギプス内で肘を屈曲位にして，肘頭でギプスを下方に押すよう指示しながら行う．
　ギプス半割後にギプスが"ずれ"ることがある．この場合，吊りバンドを反対側にかけ，固定肢位の変化を防止しておく．また，前腕と上腕がギプスから逸脱しないようにベルトで軽く保持しておく．
　通常，立位での上肢挙上位保持が可能かつ持続できれば，言い換えれば筋力3＋レベル以上の評価が得られればギプスを除去してよい．筋力の回復が遅れるとき，装用期間はさらに延長されるが，通常は術後約3～4週（massive tear, global tear）の外固定，修復不能例で関節形成術を行った場合は4～6週必要である．

c．ギプス除去後の後療法

　ギプス除去後は積極的な運動療法を開始するが，上肢の下垂位獲得はゆっくり行うのがよい．この期間はプログラム実践上で最も大切な時期で，肩周囲筋群の筋スパスムや下垂への恐怖心を起こさせないようにすることが肝要である．ホットパックで筋緊張を和らげてから，テーブルサンディング法 table sanding method（斜面台 power board を用いた支助自動運動）で，relaxation させた状態で少しずつ身体を起こす動作を繰り返すことを，1日数回10分間ずつ行わせる（図7-115）．ギプス除去後の疼痛・筋スパスムを防止するため，しばらくヘッドギアーの装用，ベッド上での挙上位牽引を行うこともある（図7-116）．経過中に起きる愁訴，疲労，運動時痛，拘縮などには愛護的な物理療法やブロックなどで対応する．また，必要に応じてマッサージや温熱療法も補助的に行うのがよい．
　下垂位獲得の程度で，適当な大きさのアームレストを上腕と躯幹の間に装着させ，自動運動から徐々に抵抗運動に移行するが，主眼は回旋動作の改善である．アームレストは簡便だが，腹部の前におくと胸壁固定のように内旋位で保持することになり，外旋障害をきたすので注意する（図7-117）．可動域を得るための矯正はあまり必要なく，自己の筋力と重力を利用したスプリングによる律動的自動運動で十分目標を達成することができる（図7-118）．
　上肢が下垂して躯幹につくには腱板の性状と個人差があるが，大体1週間～10日前後と考えてよい．これは長いようだが，下垂位から挙上に要するまでの日数と，挙上位から下垂までに費やす日時を比べると，重力を利用することがどんなに有効であるかがわかる．筆者が術後の癒着を避けるため術中に烏口肩峰靱帯を切除し，摩擦・刺激を避けるため長頭腱を腱板に縫着・固定する意図はここにある．
　自分でできる運動を指導することも大切である．前・側・後方への挙上と内・外旋，それに総合運動の円転

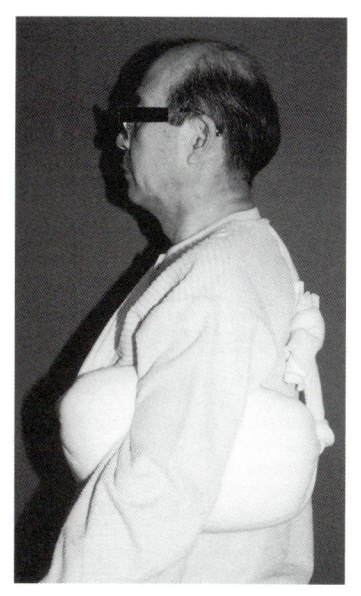

図7-117　アームレスト

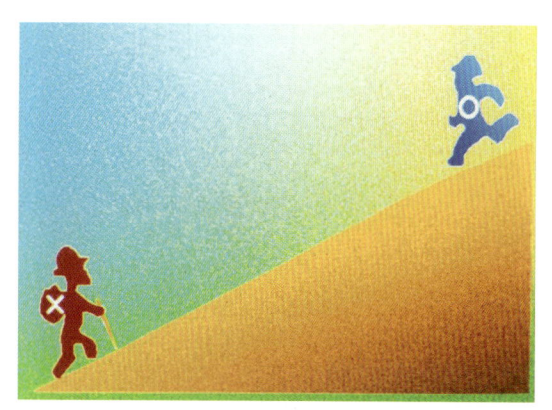

図7-118　固定肢位と後療法の関係
Xさんは上肢の重さを背負って山登り，Oさんは重力を利用して下山，どちらが楽かな？

circumductionなどをpulley・振り子・運動器具などを利用して行う。運動範囲を広げると同時に抵抗運動で十分な筋力および機能の回復を図っておく。滑車訓練pulley exerciseや桿運動wooden rod exerciseは，自動介助運動auto-assisted exerciseとして有用である。振子運動は前傾位stooping positionで行うが，上肢の重力を感じ逆にそれを利用しながら重錘とともに分散力を生じさせ可動域を広げる長所がある。スリングによる運動sling suspension exerciseは筋力の回復が不十分なとき効果があり，重錘をつけたspring-resisted exerciseなども筋の再教育に役立つ（図7-119）。特に水中機能訓練は有用でプール内でのbreast stroke exerciseは理想的なものである。松田ら（2003）は，早期入浴のための特殊なアームレストarm restを試作して活用している。

d．リハビリテーション期間中の注意

この期間中の留意事項を挙げておく。立位での挙上は抗重力運動であまり無理させないこと。筋力の弱い患者では疲労を強めるだけなので，仰臥位あるいは側臥位からの運動，腱板修復部に負担のかからないような訓練から始めたほうがよい。

腱板修復に用いた縫合糸の強さを知ることは，他動運動を実施するうえでの参考となり，徒手矯正の程度を知るコツとなり得る。ちなみにバネ計りで調べてみると，1号（ネスコスーチュア）で約5kg，2号で7kg，3号で約8kgの力に耐えることができる。上肢の重力が体重の約5％前後であることから推定すると，3号1本の縫合糸の強さで上肢を支持できるといえる。普通3〜4本の3号糸による縫合では，よほどの強制外力のない限り

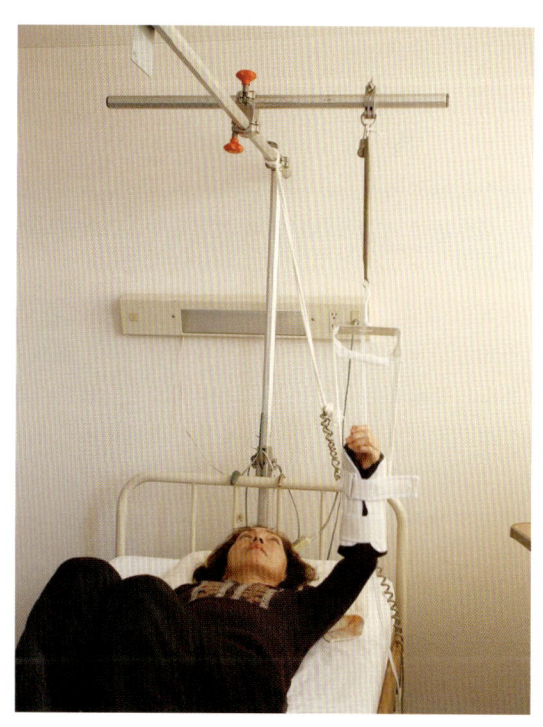

図7-119　可動域を得るためベッドでのスプリングによるrhythmic stabilization exerciseを行う。支点は目より上方

縫合糸の切損は考えなくてよい。

理学療法は単に可動域の獲得と筋力増強にとどまってはならない。具体的にいうと，最大挙上位から下垂位まで，あるいは逆の運動はそれぞれ異なったリズムがあるので，それを回復させるためのものでなければならない。運動療法は肩関節だけにとどまらず，全身の機能を回復させるためのものと考え臨むべきであろう。術後に遺残する結帯動作の制限は経時的に改善するもので，無理な徒手矯正は禁物である。運動療法の処方にあたって，特に留意しなければならないのは，疲憊が強い広範

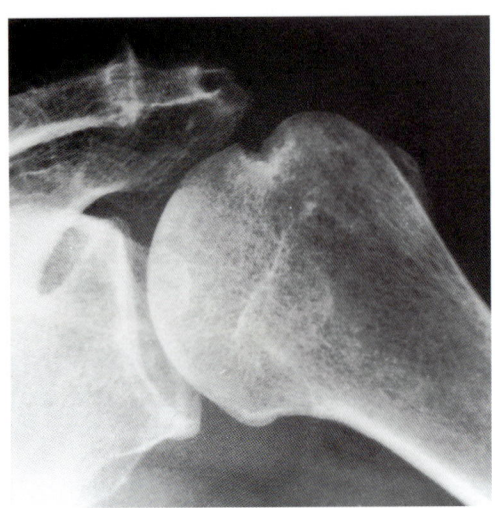

図7-120　MCLAUGHLIN法術後5年5カ月経過レントゲン像

表7-21 術後成績（再手術症例を含む）
追跡期間：1～28年（平均6.7年）

臨床症状/状態		%
痛み	なし	70.1
	過労で	29.3
	いつも	0.6
筋力	正常	79.4
	やや弱い	19.4
	弱い	1.2
可動域	正常	75.0
	少し制限	19.0
	不良	6.0
日常生活	問題なし	90.8
	やや制限	8.7
	障害あり	0.5
総合判定	良好	88.5
	可	10.0
	不可	1.5

囲断裂の症例であろう。回復に向かっていたものが数週後に，突然過労による筋力の減退を見ることがあるので注意しよう。

BATEMANは3～6週，MCLAUGHLINは6～8週間の固定後に運動療法を開始しているが，現在では少し遅すぎる感がある。術後できるだけ早く，個々の症例にあった後療法プログラムを作って遂行したいものである。個々の症例によって異なるが，当院では術後約6～8週で運動療法プログラムを終了，6カ月で治療の最終ゴールとしている。

8. 腱板修復後の予後
prognosis after rotator cuff repair

CODMANが自著『The Shoulder』の中でEnd Result System of Organizationの考えを打ち出したのは，1934年のことである。以来，腫瘍をはじめ医療のあらゆる分野においてこの考えは普及し，疾患に対する治療効果は長期成績から評価されるべきとの認識が普及している。しかし，残念なことに60余年たった現在でも，腱板断裂に関しては手術手技の選択や病理組織所見による原因論に終始して，遠隔成績からみた治療成績の報告が少ない。文献上からはWEINER（1970）のものがあるが，これも大勢の医師によって行われた治療法を集積した調査で，必ずしも正確な資料とはいえない。

筆者らはこれまで4,460例の腱板断裂を修復してきたが，症例ごとに異なる病態への興味が，この仕事に対するエネルギーとなってきたようである。一方では，修復不能例との遭遇や，臨床症状と画像診断と手術時所見の相違を経験するたびに適応への疑念が起き，強力な後療法にも拘わらず筋力や機能の回復が遅れて，治療に対する不安も起こってくる。こうして手術適応の範囲は波のように縮小と拡大を繰り返したが，それでも患者の臨床経過や追跡調査での成績が，自信を支えている。

ここで当院資料から腱板修復後の予後について検討してみよう（図7-120）。

a．追跡調査資料の内容

遠隔地で来院できない，他の疾患で入院中，外国在住など，直接診察できなかった患者にはアンケートによる調査を行った。住所不明や長期出張のため連絡がとれない，すでに死亡しているなどの患者では，最終診察時（2年以上経過）の所見か，あるいは5年および10年経過時に行った調査結果（1998年度）を採用した。追跡調査の症例数は786関節，期間は1～28年，平均6年8カ月である。

症例には，術後の牽引またはギプス固定中に神経麻痺が起こったもの，脱臼したもの，心・内臓疾患でギプスを除去せざるを得なかったものなど，経過中に問題のあった2％の症例を含んでいるが，いずれも一時的な症状で治療終了時にはすべて回復している。また，再手術を行った症例では再手術後の成績をこれに当てている。

b．結果（表7-21）

追跡調査は，疼痛の有無，筋力，特に耐久性と持久性，可動域の獲得の程度，日常生活動作群の状態，患者の満

足度などについて行い，現在の状態を勘案して総合判定した。

疼痛については，①全く痛まないものが70.1%，②仕事や運動などの過労で痛むが少し休むととれるが29.3%，③いつも痛みが遺残しているものが0.6%であった。全症例のうち肉体労働者が61.1%を占めていることを考えると，彼らが復職して上肢を過度使用することが推察されるが，本人および事業所が術後の労働管理に配慮することが望まれる。しかし，彼らは日常生活で全く痛みがなく，気にしていないこともあって難しい問題ではある。

筋力については，よく力が入ると回答した5レベルのもの79.4%，短い間なら力が入ると答えた+3〜4レベルのもの19.4%，などほとんどが回復しているが，耐久性と持久性でみると約40%に低下傾向にある。また，力が入りにくいと訴え評価3レベル以下の不良例は1.2%あった。

一般的に，筋力は理学療法によって経時的に回復すると期待されているが，症例によっては可動域の獲得とともに低下することがある。また，日常生活に戻って訓練を怠り経過不良となるものもあるので，退院時に①後療法プログラムを渡して指導しておくこと，②経過観察のための定期受診を勧める必要がある。術前すでにひどい筋萎縮がある場合でも修復後に著しい回復をみることもある(40%以下)が，棘下筋や小円筋では回復しないことが多い。後藤ら(2005)は，術後の握力について，3カ月間は減少するが1年で正常に回復するとしている。

可動域については94.0%が，問題なく上肢を使っている，支障なく挙上できるといっているが，評価してみると，①上肢下垂位で重いものを持つと少し不安がある，②重たい物を持たないようにしている，③後方挙上が少ししにくい，④側方挙上と外旋が少ししにくい，などの訴えがあり，軽微だが可動域制限のあるものが19%ある。これらの運動障害は受傷後手術までの期間が長いものや，引き込み断裂の強かったものにみられており，早期の観血的療法が強調される。一方，かなりの機能制限が不全断裂群に多く存在している。これは深層の断裂を確認せず表層のみを修復したためであろう。

日常生活群をみると，①全く気にならないと答えたものが90.8%，②過労して痛んだときだけ気になる，やや制限があるが8.7%，③いつも気になり苦にしている，障害があるが0.5%であった。一方では自分自身で日常生活を制御し，いつも用心していると回答したものが10%(肉体労働者，心・肝など慢性疾患のあるもの，上肢をよく使用する職種の人)ある。また，広範囲断裂で疲憊が強く修復不能と診断した症例で，患者の懇望に負けて手術に踏み切り，骨溝を中枢側に作製して上肢の安

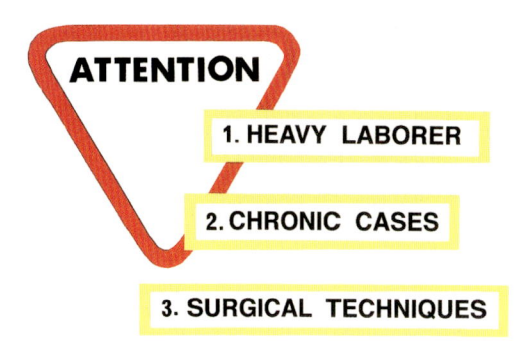

図7-121 治療上で注意しなければならない三点

定性を得た書道家が，可動域・筋力とも不十分であったにもかかわらず筆を使えることで100%の満足度を示したことが印象に残っている。

中村ら(2007)は，不全断裂で拘縮があるとADLの回復が遅れると指摘，Gladstoneら(2007)は脂肪浸潤と腱板の萎縮は術後も回復せず，これが不良結果と関連していると述べている。Trenerryら(2005)は，術前の結帯動作 hand behind the back の遺残が，術後の可動域制限に結び付いているとしている。

各項を点数に換算して評価する種々の新しい判定基準は，術前の記載のない長期の追跡調査には役に立たない。患者の現状と満足度を参考にして総合判定してみると，問題がない正常のものは88.5%，使い過ぎると痛むが休むと軽快するものが10.0%，と予想外の好成績が得られている。一方，成績不良のものが1.5%あった。それらの患者の職業は，森林伐採作業者，素麺製造者，大工・左官，中華料理調理師，船員，釘師，重工業労働者などで，いずれも過度の上肢使用を自覚している。彼ら自身の問題とはいえ臍を噛む症例である(図7-121)。Balykら(2008)は，腱板断裂の結果に労働者補償が及ぼす影響について調査して，若年の喫煙家で外傷後6カ月以内に手術をしている患者では，評価に際して回復が遅延する傾向があると報告した。

c．成績不良症例の検討

成績不良25例の原因を探ってみよう。検討項目は，臨床症状，手術手技，修復後の腱板の状態，断裂の形状と性状，受傷から手術までの期間などである。

痛みのあるものは84%，筋力の弱いものは48%，日常生活動作に支障のあるもの84%である。手術手技は，骨溝に錨着したものの1.6%，骨溝を中枢側に作製したものの16.0%，側側縫合したものの2.5%，側側縫合に長頭腱固定を併施した2.1%で，ほとんど関連はないようである。苦肉の策である骨溝の中枢側への作製は，その10%が効果をあげていない。骨頭被覆の状態でみる

表7-22 断裂形状と術後成績の相関(%)

形状	良好	可	不可
広範断裂	76.0	22.4	1.6
大断裂	86.2	12.2	1.6
三角断裂	92.6	6.8	0.6
横断裂	89.2	7.1	3.6
縦断裂	92.5	6.5	0.9
辺縁断裂	90.1	9.9	0.0
前方断裂	86.9	8.7	4.3
後方断裂	85.7	7.1	7.1
被覆断裂	91.0	6.6	2.4
表層断裂	100.0	0.0	0.0

表7-23 成績不良例と性状の相関

形状	数	変性＋	引き込み＋
広範断裂	2	2	2
大断裂	5	4	4
三角断裂	2	2	2
横断裂	3	1	2
縦断裂	1	1	1
辺縁断裂	0	0	0
前方断裂	1	0	1
後方断裂	1	1	1
被覆断裂	4	2	0
表層断裂	0	0	0

表7-24 手術迄の期間と術後成績の相関(%)

受診までの期間	良好	可	不可
1カ月以内	92.2	7.3	0.5
1～2カ月まで	89.9	10.0	0.0
2～3カ月まで	90.2	7.8	1.9
3～6カ月まで	88.6	9.8	1.6
6～12カ月まで	82.9	15.2	1.8
1～2年まで	90.2	4.9	4.9
2～3年まで	91.9	8.1	0.0
3～5年まで	82.1	7.1	10.7
5年以上	78.2	4.3	4.3

と被覆が不能であった症例の25%で，これは原因の一つである．修復後の腱板の緊張度はまったく関係がない．

断裂形状は成績不良と関係がない．わずかに後方，前方，横断裂が他に比して頻度を高い（表7-22）．性状をみるとすべて変性が強く引き込みが強いものである（表7-23）．手術までの期間では，1カ月以内，2～6カ月以内，6～12カ月以内，1年以上の順で，6カ月以上経過したものは手術適応がないとする，従来の見解は正しくないようである（表7-24）．

d．再手術症例の検討

腱板修復術後に疼痛や機能障害が続き，あるいは新しく外傷を受けたために，再手術を余儀なくされることがある．BIGLIANIら（1993）は，31例の成績不良症例を検討して，それらのほとんどが大断裂やインピンジメントがあったもので，肩峰切除や三角筋付着部の不良なものがよくないと報告している．本邦では衛藤ら（1998）や相澤ら（1998）の発表がある．前者は7例の成績不良例を検討して大断裂，特にパッチ法を採用したものが不良と述べ，後者は25例のうち不全断裂が12例あったことを強調している．

当院の再手術例（2003年度資料）は2.4%である．男女比は6.25：1で男性に多く，左右比はほぼ同数で，初回手術から再手術までの期間は3～132カ月に分布，約4カ月後に発症している．初回手術時と再手術時の年齢をみると，それぞれ28～74歳に分布（平均54.4歳）と32～76歳に分布（平均57.5歳）になっており，比べると約3年の差がある．外傷による再発はやむを得ないが，過度使用によるものが増加していることは，痛みがなく機能が回復した患者自身の仕事に対する過信，あるいは当方の術後指導の不足によるものであろう．経過不良例では不十分な手術手技，炎症，リハビリテーション中の無理な動作，などに起因している．

非外傷で再発症したものでは，男女比は5：1，左右比は1：5，年齢は52～67歳に分布し平均58.5歳で，職種は年齢の割に上肢を酷使している人達といえる．初回の手術から再手術までの期間は10～110カ月に分布，平均21.0カ月で外傷群の39.3カ月に比して短期間で発症している．

再手術症例を検討し，さらに単一手術症例群と比較した三森（岐）ら（1999）は，両者の年齢や性別，罹病期間，外傷との関連，断裂の形状と腱断端の変性度，縫合部の緊張度などの諸因子に有意差はないが，再手術症例群の90%が筋肉労働に従事していること（単一手術症例群は60%），初回手術時に長頭腱断裂があったものが15%と高率（同，4.3%）であること，また，非外傷性のものでは表層だけの縫縮にとどめられていた不全断裂例に再断裂が多かったことなどを報告し，腱板断裂の再発あるいは再手術には，患者の職業と上腕二頭筋長頭腱断裂，それに腱端の錨着方法などが大きく関与していると結論している．

断裂の形状変化，初回と再手術時のものを対比すると，前回より小さくなったもの18.5%，同じ程度のもの33%，大きくなったもの48%で，約半数が形状を広げており，特に被覆断裂では拡大している．初回に長頭腱断裂のあったものは29.6%で，これも再発症の原因の一つであろう．なお，外傷性の症例では前回修復部と全く異なる部位が断裂していた（表7-25）．

表 7-25 初回・再発時の断裂形状変化

	再発時	広範	大	三角	横	縦	辺縁	被覆	表層
初回時	広範断裂				1				
	大断裂	1	4	1					
	三角断裂		3	1		1			
	横断裂			2	2		1		
	縦断裂				1				
	辺縁断裂		1						
	前方断裂		1						
	被覆断裂	1	1	1	2			1	1

e．その他の手術手技

腱板修復以外の手技は，肩峰切除術の再度の追加，癒着の剥離，滑膜の切除，術後に脱臼して整復したもの，三角筋弛緩に対する再縫着，などである。

9. 両側腱板断裂症例の検討
analysis of bilateral rotator cuff tears

両側に腱板断裂が起きるのはどのくらいなのだろう，症例数 4,460 のうちその頻度は 5.3％，手術後平均 3.2 年で同じような症状を訴えて反対側の手術を受けている。男女比は 11：1 で男性に多発している。最初の手術時の職業は，肉体労働者が多く，事務員，無職と続くが，反対側の手術時には，肉体労働者が減じて無職が増えている。

発症の原因は，外傷→外傷，原因不明→外傷，原因不明→原因不明など，変化しているものもあるが，後者をみると両側性の症例にはなんらかの素因 gene の関与がないとは言い切れない。

G. 腱板疎部損傷
rotator interval lesion（RIL）

1970 年，33 歳の女性が当院を訪れた。彼女は過去 13 年間，肩の痛みと新聞を広げて持てないほどのだるさと日常生活動作の障害を訴えている。18 歳の頃は激しいスポーツをしていたが特に外傷歴はない。臨床所見としては，烏口突起の外側に圧痛が強く挙上時に運動痛があり，かなりの下方への loosening が認められる。過去に受けた保存的治療はすべて無効で，腱板損傷を疑って関節造影を行ったが断裂像はない（図 7-122）。

当初，診断はつかなかったが，動的関節造影 dynamic arthrography の録画を繰り返してみているうちに，挙上位で腱板疎部 rotator interval に造影剤が突出する所見に気づき，上記の症状と腱板疎部に何か相関があるのではないかと考えた（図 7-123）。今までも，内旋位での前方不安定性 loosening，側挙・外旋位での運動痛，挙

図 7-122 腱板疎部損傷の発見のきっかけとなった症例（第 1 号）

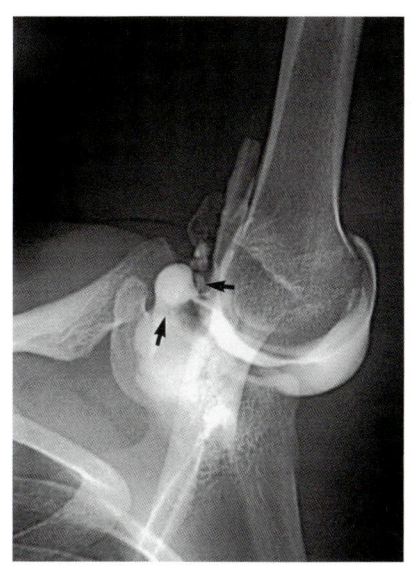

図 7-123 挙上時に発現する造影剤の突出像

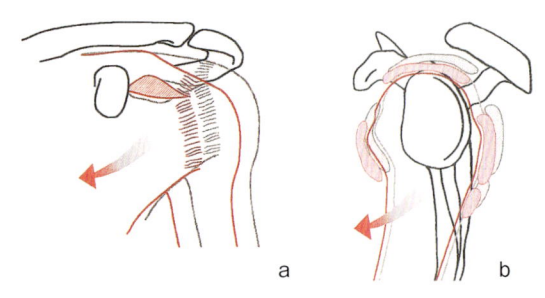

図7-124 腱板疎部機能の破綻による前下方不安定性の発現
a：正面からみると前内下方　b：側面からみると前下方

図7-125 腱板疎部模式図

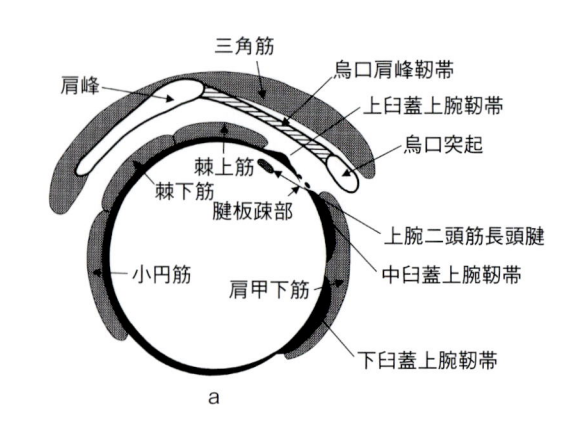

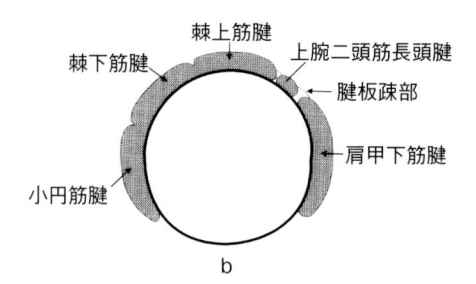

図7-126 腱板疎部横断模式図
a：烏口突起外側部　b：肩峰外側部

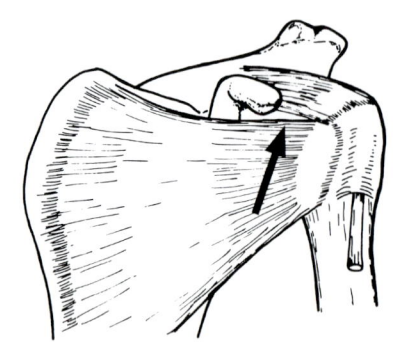

上位で上腕骨頭が臼蓋から滑る現象，スリッピング現象 slipping phenomenon などを示す病態の存在に気づいていたが，諸検査で異常所見がないため原因が把握できず，過労による腱板炎，肩峰下滑液包炎，インピンジメント症候群，不安定性肩関節症，亜脱臼障害，陳旧性の腱板不全断裂，さらに保存的加療に抵抗する頑固な有痛肩などと，曖昧な診断のもとに治療を行っていた。

その後，筆者はこの病態，内旋位での前方不安定性，挙上位での運動痛などが，予想以上に若年者，特にアスリートに多発している事実を経験した（図7-124）。しかし，同様の症状をもつ患者の多くが，他の医療機関で subacromial impingement と診断され治療されていたこともあって，この新しい clinical entity の発表には慎重を期した。多くの症例を重ねて追跡調査したうえでないと，世に問えないと考えたからである。

1984年，過去14年間に経験した79症例（84関節）が，肩関節研究会（現学会）で Rotator Interval Lesion（邦訳，腱板疎部損傷）として発表された。そしてその3年後，1987年には101症例（106関節）の臨床病態と成績が「Clinical Orthopaedics」に報告されたが，国内ではこの論文に対して無関心で，むしろ"眉つばもの"との評価をするものもいた。当時は，解剖的意義はおろか，機能的・臨床的に重要な腱板疎部に注目するものはほとんどいなかったのである。

1992年に HARRYMAN らがこの部について解剖学的研究を行い，「肩関節の安定性に腱板疎部が重要な役割を果たしている」という論文が発表されると事態は一変した。以後，肩の不安定性疾患に興味をもつ諸家の関心はここに集中しているが，同時に腱板疎部の解釈が微妙に異なることから多少の混乱が生じている。

ここでは過去42年間の手術経験，追跡調査結果などを基として，その病態を分析・検索しながら腱板疎部損傷という疾患を紹介してみよう。

1. 解剖と機能　anatomy and pathophysiology

Rotator interval という文字は，NEER が1970年に発表した「転位した中枢側上腕骨骨折」という論文の中の図にみられる。一方，POST（1978）は自著『The Shoulder』に，腱板疎部とは烏口突起外側にある肩甲下筋腱と棘上筋腱との間隙を指すと明確に記載している（図7-125）。

腱板疎部は薄い膜状の組織からなっており，周辺の烏口上腕靱帯，関節包，上部臼蓋上腕靱帯などにより補強され，かなりの緊張と弾力性があり，上肢を下方に牽引しても容易に陥凹するものではないことが全麻下で観察されている（図7-126）。また，機能的にみると外旋位では縮小して直線状となり，内旋位では拡大して表面積を広げ，肢位によって弛緩・伸張するスリーブのような構造をもっている（図7-127）。PLANCHER ら（2005）は，"腱板疎部は内旋で瓦状に重なり（imbrication），外旋でき

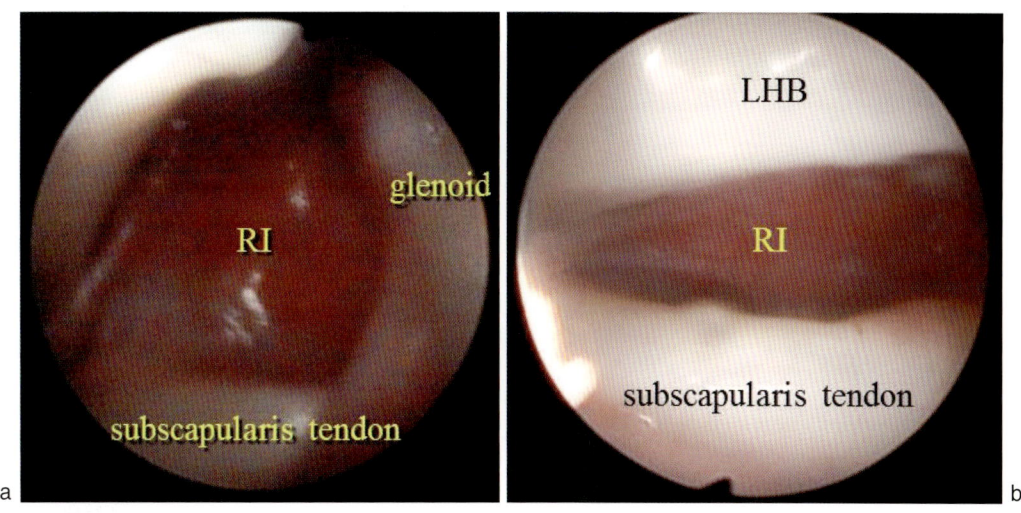

図 7-127　肢位により形状を変える腱板疎部の関節鏡視所見〔二宮(裕)による〕
　　　　　a：内旋位での所見　b：外旋位での所見

つくなる (overtightening) 構造をもっている"と説明している。また，KASK ら (2010) は，中部臼蓋上腕靭帯と腱板疎部周辺の組織の関係を調べ，前者は長頭腱の安定メカニズムの中に含まれ，腱板疎部で起きる症状に関与していると報告している。

　この「つくり」が棘上筋腱と肩甲下筋腱の走行および作用の違いを機能的に緩衝して，上肢の挙上・回旋運動を円滑にするのであろう。したがって外力を受ける機会も多く，例えば過度な外旋肢位から急激に内旋運動をする投球動作やバレーボールのスパイク動作などで，破綻・損傷が起きやすい。一方では，この部が肢位変化による関節内圧変動の影響を直接受けていること，いわば内圧感知器としての構造をもっていることは否めない。

　ROWE ら (1981) は習慣性肩関節亜脱臼との関連で，37例中 20 例 (54%) に rotator interval の関節包に広い開口がみられたと報告しているが，ここには"上部臼蓋上腕靭帯の下方-烏口突起を切除しないと見えない"との記述があり，筆者のいう部位よりさらに深い中枢側を指しているようである。しかし，彼は HARRYMAN に先立って，"これが肩関節における前方不安定の一因子であろう"と，鋭い洞察しているのも興味深い。

　三森(甲)ら (1996) は，実験的に腱板疎部に切開を加えると，45°以上の挙上で中部関節包にかかる張力が増大して，骨頭の前方への移動 translation が増加，前方不安定性をきたすと報告，また，ITOI ら (1998) は肩関節の上下不安定性について研究し，烏口上腕靭帯と腱板疎部がそれに大きく関与していることを実証している。当院の資料では，反復性脱臼にみられた腱板疎部の開口は 17.4% である。

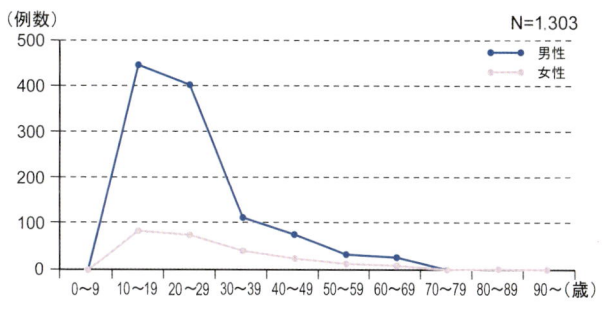

図 7-128　腱板疎部損傷 (年齢・件数・男女別)

2. 一般的事項とその病態

　1970 年から 42 年間に，当院で腱板疎部損傷と診断され治療された患者は 3,554 例 (男性 2,758 例，女性 796 例，右側 2,570 例，左側 984 例) で (図 7-128)，年齢は 11〜68 歳に分布し，平均 26.4 歳と比較的若年に発生している。男女比は 1.3：1 と男性に多く，左右別は 1：2.3 と右側に多い。両側性のものは 8 例である。そのうち手術適応となったものは 464 例 (471 関節)，13.0% である。

　職業をみると学生を含む無職が 38%，肉体労働者 31%，事務員 30% の順となっている。発症機転は，転倒・転落・引っ張られてなどの外傷の既往のあるものが 49.8%，過度あるいは頻回の上肢使用やスポーツによるもの 36%，タイピストやピアニストなどにみられた原因のはっきりしないもの 14.1% となっており，前二者の合計 85.8% という数字から，外傷が主な発生因子と考えてよい。

　こうしてみると，腱板疎部損傷はかなりの頻度で発症し外来を訪れていることがわかる。また，広範囲断裂が高齢者に多いのと対照的に，本症は 30 歳未満が全体の

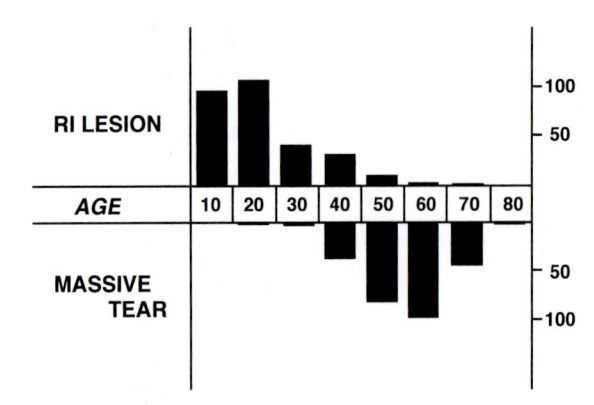

図7-129 腱板疎部損傷と大・広範囲断裂の年齢分布

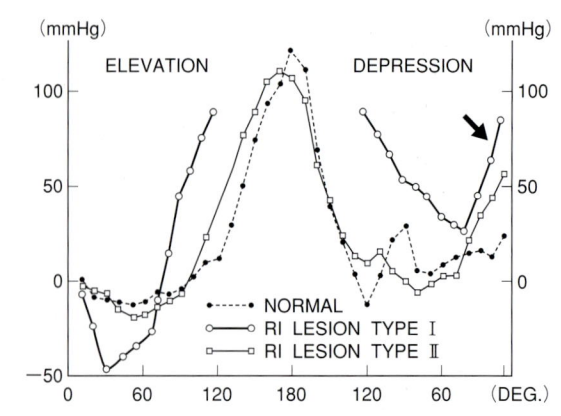

図7-131 腱板疎部損傷例の関節内圧の変動
矢印は痛みによる圧上昇を示す

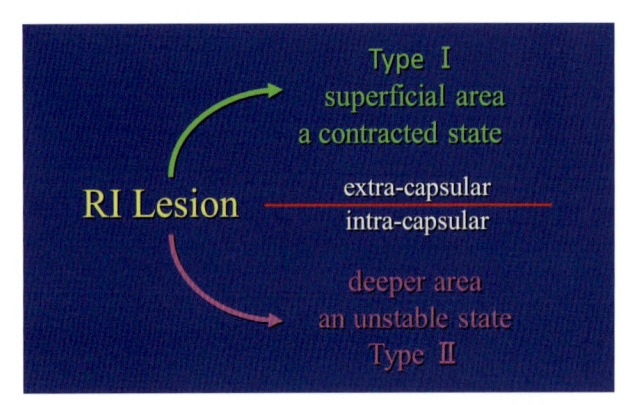

図7-130 二次的変化の差により分かれる二つの病態群

71％を占め，若年男性・アスリート・右肩（利き腕）に好発している（図7-129）。また，手術までに費やした保存的治療の期間をみると平均27カ月，驚くべきことに最長13年間に及ぶものもあり，患者は病態が把握されないまま整形外科を転々としていたことを物語っている。現に今でも腱板疎部損傷と診断されることは，ごく少ないようである。

腱板疎部損傷が新鮮時に打撲・捻挫・挫傷あるいは外傷性腱板炎として診断，加療されていたとしても弊害はない。事実，それらのうちにも動的関節造影で造影剤が腱板疎部から逸脱する像を示すものがあるが，安静を主とする保存的加療が十分効果をあげるからである。問題は，現症が腱板疎部損傷の慢性化したものであるにもかかわらず，精査されないまま，不全断裂の未治癒のものとか，亜脱臼障害，軽度の loosening と slipping があるために動揺性肩関節 loose shoulder と誤認されていることなどにある。

腱板疎部損傷に包括される病態は，二次的な変化の差で二型に分けることができる。一つは腱板疎部の損傷の影響が関節外，すなわち第2肩関節に波及して炎症・癒着という経過をとる①拘縮型と，損傷が同部にとどまり弛緩する②不安定型である（図7-130）。前者は主として年齢層の比較的高い人達にみられるが，症例数は少なく第2肩関節形成術のとき烏口肩峰靱帯を切離して初めて結果として把握されることが多い。一方，後者は若年者，アスリート達に多発している。

3. 病態の分析　classification

本症に対して行った運動分析，EMG検査，関節内圧測定の結果を報告しておこう。

NAC Selgraph 2D System による運動解析の結果では，異常可動性 hypermobility と肩甲骨の運動異常が観察されている。肩甲骨の動きに関しては正常時にみられる挙上初期の下方・内転運動は減少し，早期に上方・回旋運動が始まっている。この結果，scapulohumeral rhythm は約20°の先行"ずれ"で行われている。

関節造影時に併施された関節内圧測定では正常パターンを示すものの，やはり10〜20°の位相の"ずれ"，早期の反応，下降における内圧の変動，運動終了後も反射性疼痛と考えられる内圧上昇の持続，などが特異的である（図7-131）。

EMG検査では健常群に比して，すべて筋の積分量が増大していることがわかっている。なかでも僧帽筋上部線維が著明で，三角筋中部・前部線維と同様あるいはそれ以上に活動している。また，前者の挙上初期における特徴的な積分値の増大は運動分析の所見と一致しており，全過程を通じての主な動作筋となっていることを物語っている。

4. 症状と診断　diagnosis

手術例を資料として，臨床症状を拘縮型と不安定型に分けて述べてみよう（表7-26）。

表 7-26 腱板疎部損傷の臨床症状
タイプ別分類　288例（294関節）

症状/型	拘縮型（Ⅰ）	不安定型（Ⅱ）
症例数	44例　45関節	244例　249関節
疼痛	96%	97%
前下方不安定性（loosening）	0%	90%
前後不安定性（A-P instability）	0%	72%
挙上位不安定性（slipping）	0%	82%
疲労感	40%	57%
日常生活障害	96%	99%

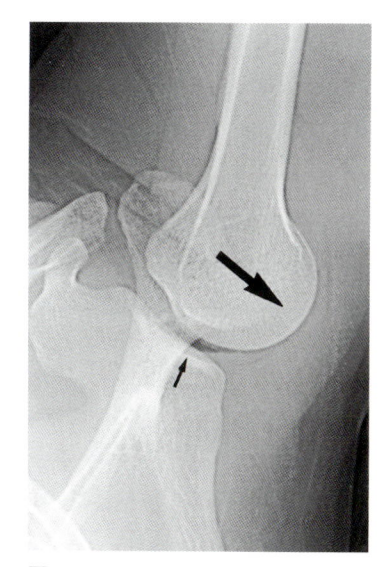

図7-132　Slipping現象

ほとんどが不安定型である。男女比では男性が女性の三倍多く，若年者（平均23.8歳）の右側に多発している。主な訴えは疼痛で，99%の症例に腱板疎部に強い圧痛がある。運動時の激痛は挙上および外旋動作で起きるが，この肢位は関節内圧が最高に達する肢位でもあり，腱板疎部に強い関節内圧の刺激が加わるためであろう。痛みの程度と発現肢位は個々の症例によって多少異なっている。不安定性に起因する訴えは，他覚的にも前下方不安定性 loosening が90%に認められたが，その程度は軽く内旋位で陽性（dimple sign）（図6-15参照），外旋すると骨頭が臼蓋に適合するため消失する特徴がある。熊谷（純）ら（2006）は，腱板疎部損傷に対する外旋位下方牽引テストについて，陽性は不安定性を伴う難治性の腱板疎部損傷に特徴的な所見と述べている。

挙上位での不安定性 slipping 現象も82%と高率に認められ，計測ではFSH angle（挙上位レントゲン写真で骨頭の横径の中心点から臼蓋下縁に接線を引き，この直線と骨頭横径との間に形成される下方の角）は80〜85°の範囲にとどまっている（図7-132）。前後方向の不安定性は約半数に認められるが，痛みを考慮しないで検査すると72%と高率に発現する。中部臼蓋上腕靱帯の損傷によるものとは，圧痛点の違いで区別できよう。機能障害は主として安定性の欠如による巧緻動作の障害で，挙上制限のあるものは19%と意外と少ない。だるさ（57%），しびれ感（21%）などが付随することがあるが，これらは"肩凝り"として表現されることが多い。

一方，拘縮型は，比較的高い年齢層（平均45.8歳）に発生する原因不明の拘縮として把握されている。主訴は腱板疎部の圧痛（96%）と日常生活障害（96%）である。男性は女性の約2倍で，右に多発している。可動域制限は個々の症例によって異なるが，慢性化して挙上が90°以上できないものでは肩関節拘縮と判別できず，手術時に部位からその原因を推測するにすぎない。関節造影で腱板疎部に造影剤が逸脱していることもあるが，慢性化したものでは特異所見はなく，症状の経過と現症から本症を疑うしかない。

本症を確定診断するには，動態関節造影で造影剤の逸脱をみるだけでは不十分で，その記録，特に挙上時での動的な観察が必要である。不安定型では腕下垂位での内・外旋動作で異常所見はみられないが，挙上してゆくと抵抗の減弱した腱板疎部に造影剤が突出，下降に伴って消失する所見が得られる（図6-68参照，図7-133）。ここで，腱板疎部と圧痛とが一致することでその関係がよく理解できよう。一方，慢性化した拘縮型では検査時期を逸しており，診断できるのは半数以下である。

日野ら（1996）は，節造影における腱板疎部の突出像と関節可動域との関係について調査し，突出像の大きいものほど可動域も大きく両者は比例するが，損傷の程度については突出像の大小で判断すべきでなく，臨床所見を含めた総合的診断が必要としている（表7-27）。肩甲下滑液包の閉塞は，不安定型の60.8%に，拘縮型では全例に認められている。前者では関節造影時に液圧で高圧を加える，あるいは挙上・内旋動作を加えることで関節内圧減圧 joint distension 効果が得られ，症状の寛解が得られることがある（図7-134）。

動的・機能的な観察を要する本症では，静止状態で撮影する画像は意味をもたないことが多い。しかし，最近は open MRI で明らかに開いた円形の陰影を描出できることがあり，筆者らはこれをボールサイン ball sign と命名して，腱板疎部損傷の器質的病変の有無を把握でき

222　第7章　肩の疾患

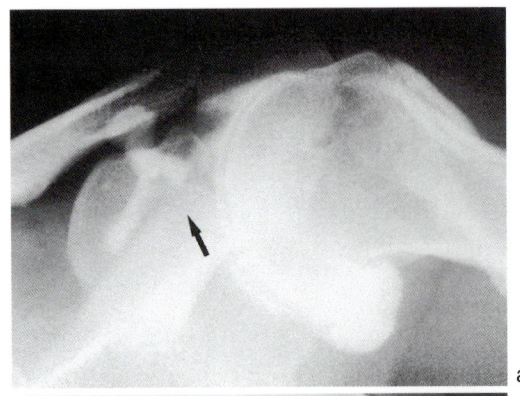

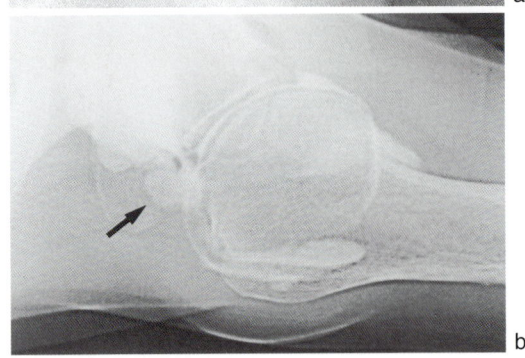

図7-133　腱板疎部損傷の関節造影所見
a：新鮮外傷による造影剤の逸脱　b：造影剤の腱板疎部から突出（軸射像）

表7-27　腱板疎部損傷の関節造影所見（294関節）

正常	5 (2%)
軽度突出	154 (52%)
強度突出	117 (40%)
断裂	18 (6%)

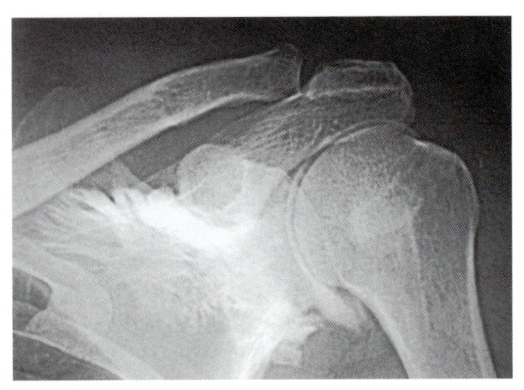

図7-134　Joint distension 後に腱板疎部損傷の症状が寛解

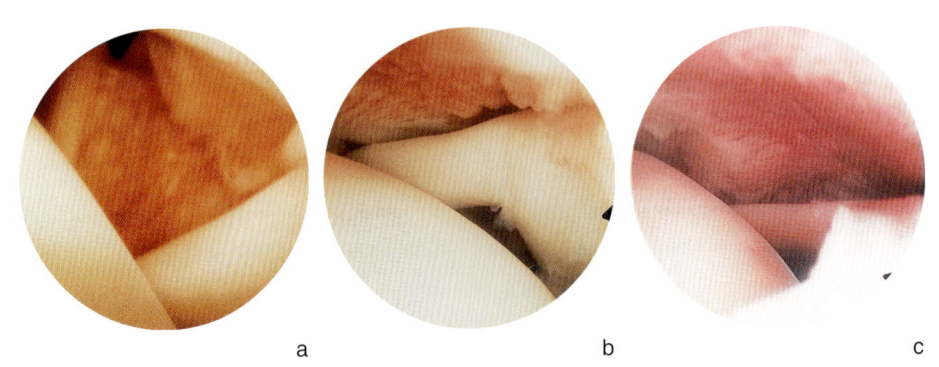

図7-135　腱板疎部の鏡視下所見，強い炎症像
a：Rojvanit 氏提供　b：当院資料　c：熊谷氏提供

る画像と考えてきた。Kim ら（2009）は，MRI 造影を行って腱板疎部を計測し，術前の状態を評価している。佐志ら（2011）は不十分な ball sign 画像を腱板疎部炎と命名して，腱板疎部損傷と分けている。

　関節鏡による本症の診断は，有力な手段の一つであろう。鏡視下で骨頭と二頭筋長頭腱の間から腱板疎部の充血・炎症像などがよく観察できる（図7-135）。検査の後に症状が一時的にとれることがあるが，これは生理的食塩水注入による joint distension 効果を得ている可能性がある。また，水を入れないで腱板疎部の肢位による形状変化を観察すると，その病態がよく理解できる。

5. 治療　treatment

a. 保存的療法

　前述のように腱板疎部損傷は，肩の軟部組織損傷として取り扱っても支障がない。問題は，①安静・固定・局注などを主とする加療を行って，②3週以上経過した後も，③なお腱板疎部に圧痛があり，④挙上動作での運動痛が強く，⑤前方不安定性を呈しているときに，検査することなく漫然と治療を続けることである。この時期には本症の存在を疑う必要がある。

　関節造影で診断を確定，同時に joint distension 効果で症状を軽減させることが期待できる。さらに MRI 検

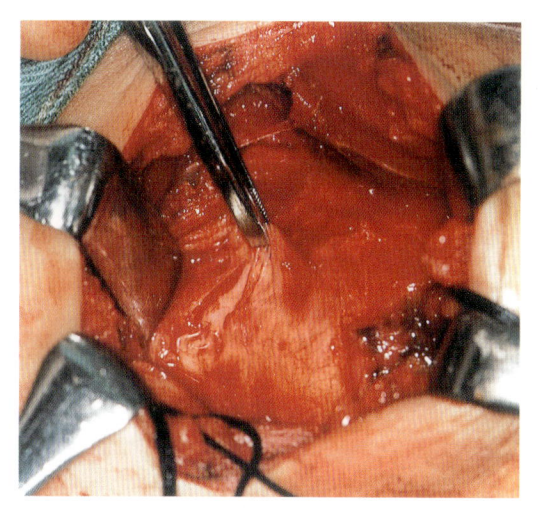

図7-136　ゆるんだ腱板疎部

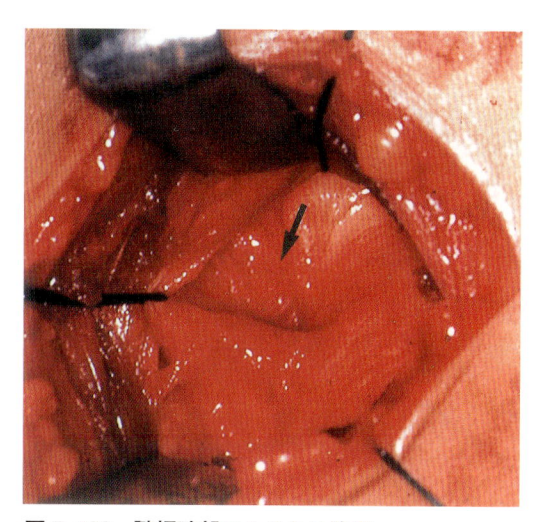

図7-138　腱板疎部にみられる陥凹

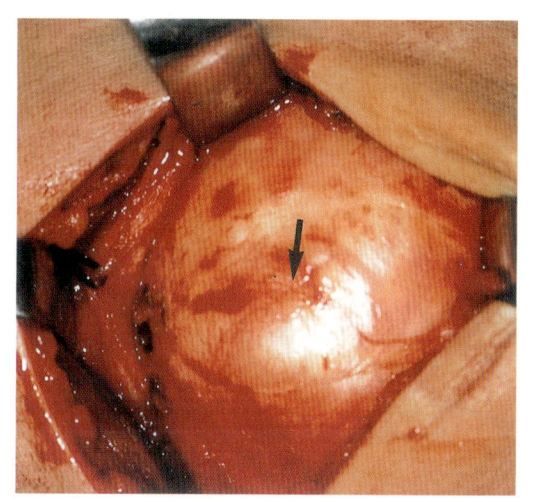

図7-137　上肢を押し上げると腱板疎部が膨脹

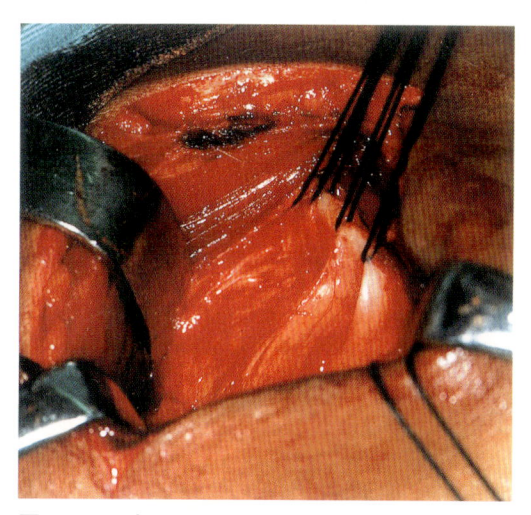

図7-139　烏口上腕靱帯に絹糸をかけて腱板疎部を確認

査でボールサインの存在を確認する。しかし，ここで腱板疎部に造影剤の突出を認めても，直ちに手術の適応とせず，烏口肩峰靱帯下への局所麻酔剤とステロイド2 mgの混合液を数回注射して，症状の推移を見守ってみよう。混注は炎症の強いものには効果があるが，もともと機能的な疾患なので反復使用は意味をもたない。受傷後3カ月たって，あらゆる保存療法が無効で，同様の訴えが続くものに手術的修復の方法が勧められる。

b．手術の術式と所見

　手術に際しては，腱板疎部とその周辺の解剖と機能を熟知しておこう。

　手術手技を述べる。全身麻酔下，体位は半座位 beach chair position で行う。烏口突起外側1横指のところで3〜5 cmの縦切開（前方外側切開 anterolateral approach）で侵入し，三角筋前枝を線維方向に鈍的に分ける。肩峰下滑液包の癒着は拘縮型では全例に，不安定型でも82%に認められるので，それを切開して左右に数本の縫合糸をかけて温存しておく。腱板疎部は弛緩しており鑷子で容易につまみ上げることができる（図7-136）。ここで上肢を突き上げると，不安定型では腱板疎部の異常な膨隆が（図7-137），内旋して下方に牽引すると烏口上腕靱帯が弛緩して母指頭大の陥凹が発現（88.4%）する（図7-138）。この所見は反復性脱臼でもみられるが，他の疾患でみることは少ない。次に烏口上腕靱帯に3〜4本の縫合糸をかけて上方に引き上げる（図7-139）。

　靱帯の直下は癒着していることが多いが丁寧に剥離して，肩甲下筋上縁にも同様に縫合糸をかけておく（図7-140）。損傷がひどいとき腱板疎部は開口（9.4%）（図7-141），あるいは希薄な膜状の組織のみとなっている場合がある（2.2%）（図7-142）。スポーツやオーバーユースなどで頻回の受傷を繰り返した症例では，内部の滑膜と外部の肩峰下滑液包が重なりあって，周辺部がひどく癒着し数層の不規則な被膜を形成している（61%）（図7-143）。この所見は拘縮へと移行する状態を説明するのに十分であろう。

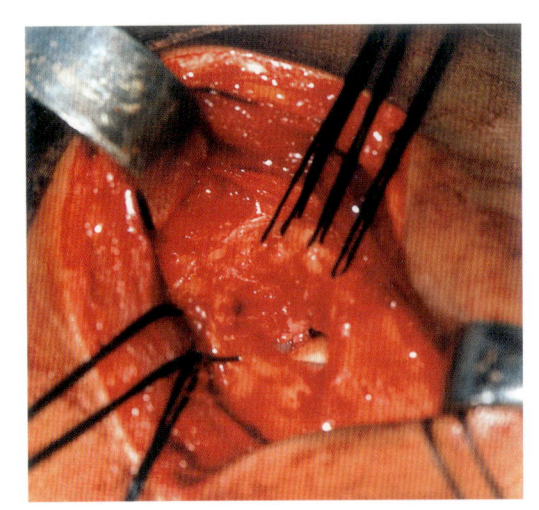

図7-140 烏口上腕靱帯と肩甲下筋腱に絹糸を留置

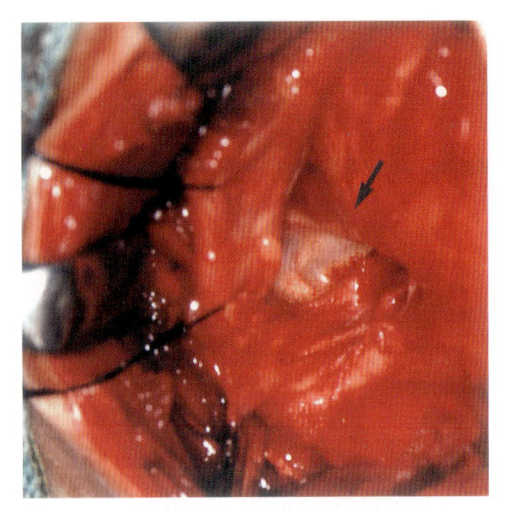

図7-142 腱板疎部に遺残する希薄な膜

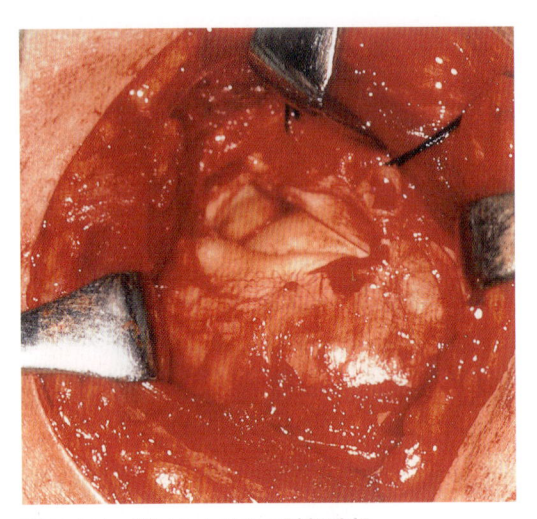

図7-141 開口したままの腱板疎部

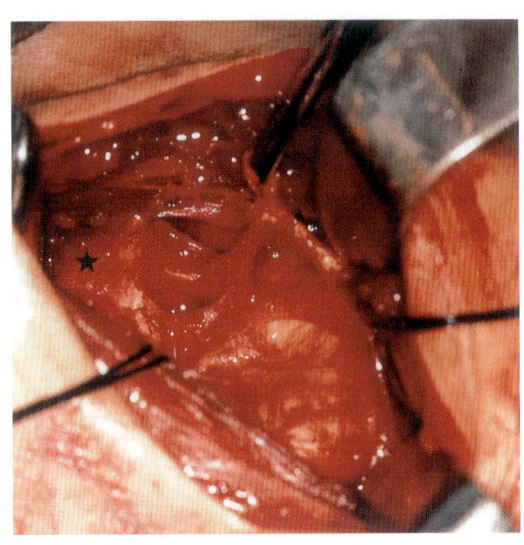

図7-143 腱板疎部表面と肩峰下滑液包との数層の癒着
症状が繰り返されたことを推測できる所見，★印は烏口突起

　腱板疎部を開くと，①棘上筋腱および肩甲下筋腱の辺縁の炎症を思わせる充血（18％），②棘上筋腱の後方への引き込み，肩甲下筋腱の下方へのずれ（15％），③両腱の関節内面に広がる肉芽様組織と滑膜の増生（28％）（図7-144），④二頭筋長頭腱表面の発赤・びらん（55.2％）（図7-145）など，痛みの原因あるいは結果と思える所見がみられる。ついで関節内部を観察すると，⑤中部臼蓋上腕靱帯の断裂，断端の腫大化，伸長などの変化（10.8％），⑥前方関節唇の軽度の腫脹，発赤，肥厚，関節包弛緩などの所見（27％），⑦Foramen WEITBRECHT の閉塞，臼蓋の骨軟骨炎，後方関節唇の発赤，などの不安定性に起因する所見が存在している。また，⑧臼蓋上結節周辺の滑膜増生，pannus 様変化などがみられることもある。さらに，腱板疎部損傷が縦断裂あるいは辺縁断裂に移行した症例も経験しているが，逆の可能性もあり判別できない。
　一方，拘縮群では肩峰下滑液包を開くと腱板疎部は完全に開口（図7-146），あるいは瘢痕組織で被覆されているものがある。烏口突起下滑液包の癒着が特異的でこれを用手で剥離，ついで烏口肩峰靱帯を切離すると中枢側に開口が遺残していることが多い。
　滑液包および関節内部の観察が終わると，癒着あるいは引き込まれた棘上筋腱の辺縁と，肩甲下筋腱の辺縁とを適合するように外旋位で側々縫合するのがコツである（図7-147）。不適合な状態での縫合は術後の外旋制限をきたすので，機能的な修復が得られたかどうかを確認するために縫合後に外旋動作をしてみる。もし縫合糸が切れれば適合不良と考え再度の縫合を行うべきである。特に投球動作をするアスリートでは，側挙・外旋位で骨頭の安定性を確認しながら，両腱端に順次縫合糸を留置してゆく（図7-148）。次に烏口上腕靱帯を引き下げ，不安定性が残っている場合には少し緊張を与えた状態で遠位に縫着する。
　最後に温存しておいた滑液包で，腱板疎部を丁寧に覆って修復を終える（図7-149）。術後の癒着防止および

G. 腱板疎部損傷　225

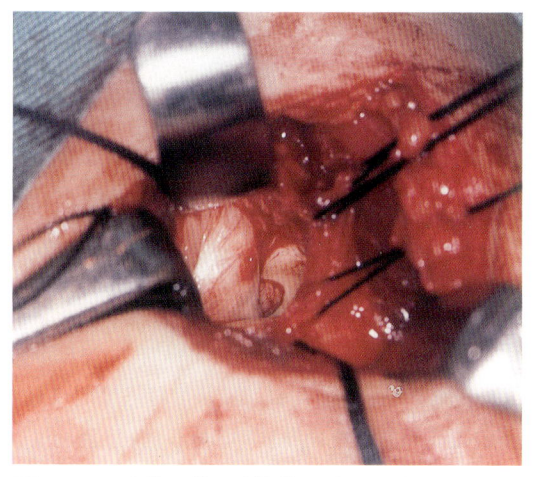

図 7-144　中部臼蓋上腕靱帯の断裂・腫大

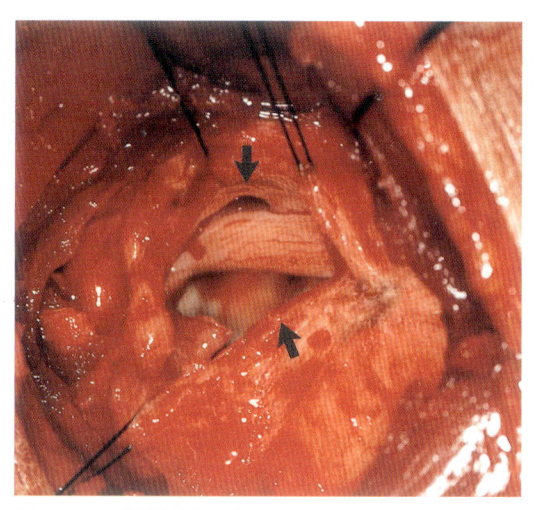

図 7-145　腱板疎部辺縁と二頭筋長頭腱の発赤

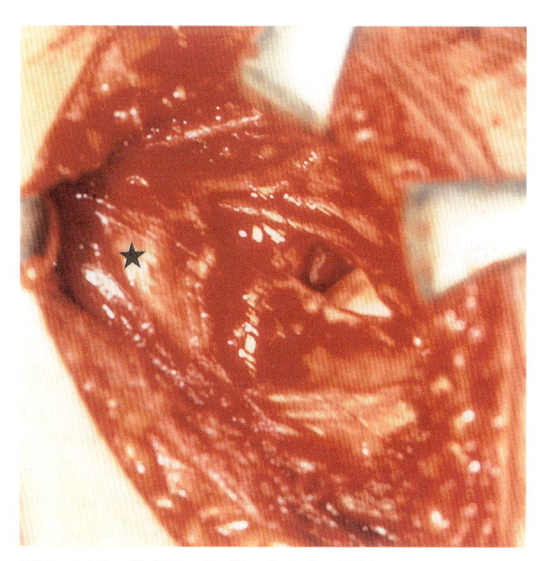

図 7-146　拘縮タイプにみられる開口
★印は烏口突起

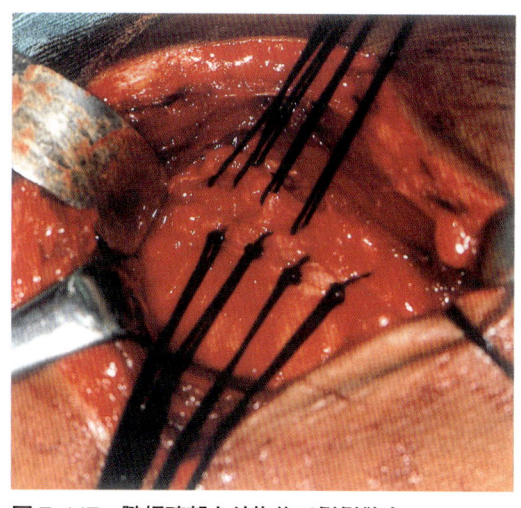

図 7-147　腱板疎部を外旋位で側々縫合

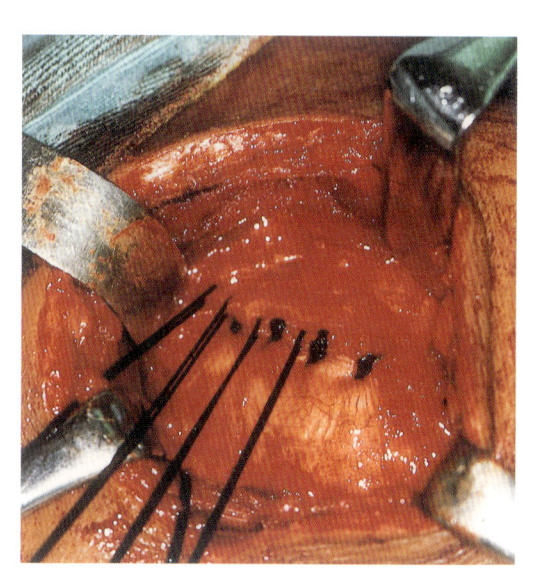

図 7-148　絹糸をかけた烏口上腕靱帯を引き下げ修復部を被覆

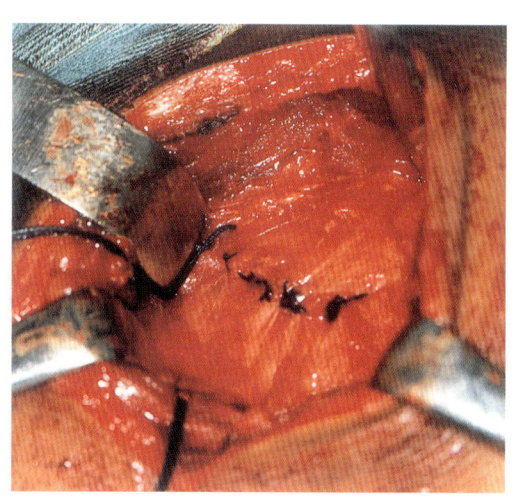

図 7-149　腱板疎部形成術後所見

表7-28 手術時所見(277関節)

腱板疎部	
希薄	2.2%
弛緩	88.4
開口	9.4
肩峰下滑液包	
正常	8.7
癒着	91.3
二頭筋長頭腱	
正常	44.8
炎症	55.2
臼蓋上腕靱帯	
正常	82.7
損傷	10.8
不明	6.5
関節唇	
正常	72.9
損傷	27.0
腱板	
正常	78.3
炎症	11.9
不全断裂	9.7

表7-29 年齢分布(288関節)

年齢(歳)	数(%)	男性	女性
10〜19	96(33)	68(33)	28(33)
20〜29	109(38)	75(37)	34(40)
30〜39	40(14)	29(14)	11(13)
40〜49	30(10)	22(11)	8(9)
50〜59	10(3)	8(4)	2(2)
60〜69	3(1)	1	2(2)

視野の展開のため烏口肩峰靱帯は必要に応じて切除しておく。拘縮型では第2肩関節形成術で対応する(表7-28)。

最近は当部の鏡視下による修復も試みられている。YAMAMOTO ら(2006)は,腱板疎部を縫合すると前後の不安定性を減ずることを期待できると報告,OZSOY ら(2008)は,10屍体15肩の腱板疎部を関節鏡で観察して,外旋制限を避けるため外旋位で縫合すべきと筆者らに同調,CHECHIK ら(2010)は関節鏡で縫合する場合,外旋を制限しないように30°外旋位をとるのがよいとしている。MOLOGNE ら(2008)は,肩前後不安定に対する腱板疎部縫合の効果について調べ,後方関節包の修復時には無効だが前方では有効とし,さらに下方には効果がなく外旋制限を惹起させるだけと報告している。皆川ら(2004)は,多方向性不安定症では肩甲下筋腱上方で関節包が内方に広がると報告している。

c. 後療法

術後のプログラムは腱板断裂のそれに準じている。しかし侵襲が少ないので実際には症状に応じて約1〜2週間短縮してよい。固定にはヘッドギアーを活用するのがよい。固定除去後の運動療法は3〜6週で十分である。スポーツへの本格的な復帰は術後3カ月を目標とする。

6. 追跡調査・術後の成績
follow-up survey and postoperative outcome

1970年以来,当院で手術を受けた腱板疎部損傷288例のうち,6カ月以上を経過した271例について行った調査(2002)について述べる。術後の経過期間は最長27年から最短6カ月,平均9.5年である(表7-29)。

疼痛については,「全く痛まない」が72.0%,「平生は問題がないが使いすぎると少し痛む」が23.8%,「動かすと痛む,痛みが続いている」が4.2%で,前二者を合せると95.8%とかなり良い成績をおさめている。

徒手筋力テストによる筋力評価では,76.2%が4〜5レベルの評価で正常だが,持久力と瞬発力が回復せずやや低下しているものが20.7%あり,過重な労働や激しい運動を避けるよう生活指導をしたほうがよいようである。可動域をみると,結帯動作 internal rotation posteriorly を除けば90.0%が正常域に回復しているが,拘縮型では150°以上の挙上位に達しないもの,すなわち柔軟性のないものが30%ある。関節安定性については,「安定した」が69.8%,「内旋位で少しゆるい感じがある」が27%,「手術前と同じ」が3.2%で,術前の主症状である安定性は著しく改善されている。日常生活動作は,ほとんど支障がないものが91.6%と好成績だが,一方では術後も全く改善がみられなかったものが0.7%ある。

術後3〜6カ月での短期調査では,「痛みが続く」や「動きがよくない」などの訴えが9%あり,スポーツへの参加や復職を制限した影響もあって満足度が70%と幾分低い傾向があったが,1年以上経過するとそれらは次第に改善されている。スポーツと関係がない患者40.2%を除いて,59.7%の症例についてその復帰状況を調べてみると,「完全復帰したもの」が44.4%,「競技種目を変えた,ポジションを変更した,スポーツをやめた」などが13%,「スポーツを断念している」が2.3%,となっている。良好な成績を得ている反面,投球動作をするアスリートの4人に1人は問題を残している結果である。しかし,これは患者自身の競技レベル,環境・個体要因(素因)などが複雑に関与しており,一概に判断できない。

運動痛,筋力減退,可動域制限などがあり,日常生活動作に支障があり,①術後経過が思わしくないものと,②新たに外傷を受け再手術に踏み切ったものを合わせると4.5%ある。前者は,術後数カ月で痛みが発生し肩峰切除術を行ったもの,数年後に不安定性が増強して臼蓋

骨切り術 glenoid osteotomy や PUTTI-PLATT 法などを追加したもの，他医で受けた手術後の拘縮が続いているものなどがある．後者は，禁止していた動作（バーベル挙上）を行って雑音とともに術前の症状を呈したもの，術後2年後に転倒して腱板断裂を発症したもの，術後2年8カ月後にバレーボールのアタック動作で脱臼したもの，などである．これらの症例は痛みは寛解しているものの多少の機能制限を残している（表7-30）．

総合的にみると「手術を受けた肩を問題にしていない」が64.6％，「使いすぎたあとは少し気になる」が30.7％，「よくない」と答えたものが4.7％である．

症例のなかに，完全復帰したスポーツ選手達がいるのは臨床家にとって喜びである．術後にトーナメントチャンピオンとなったプロゴルファー，オリンピック代表に選ばれたバレーボール選手，完全復帰したプロ野球選手，社会人野球や大学リーグの選手，高校野球の全国代表選手，バスケットボールやハンドボールの選手，ソフトボール日本代表選手，柔道やレスリングの一流選手など，スポーツ界で活躍している彼らの存在が，腱板疎部損傷という病態の発見と意義の大きさを感じさせる．1997年，腱板疎部損傷を見つけるきっかけとなった婦人が反対側の肩を痛め再訪を受けた．二十数年の年月に年齢を感じたが，肩関節は正常に復していた．記念に撮った写真を載せておきたい（図7-150）．

表7-30　追跡調査（271例，277関節）

疼痛	
寛解	72.0%
過労で発生	23.8
持続	4.2
筋力	
正常	76.2
やや弱い	20.7
弱い	3.0
可動域	
正常	90.0
やや制限	7.7
制限	2.3
安定性	
正常	69.8
やや不安定	27.0
不安定	3.2
日常生活	
正常	91.6
改善	7.7
変化なし	0.7
スポーツへの復帰	
無関係	40.2
完全復帰	44.4
やや制限	13.0
不能	2.3

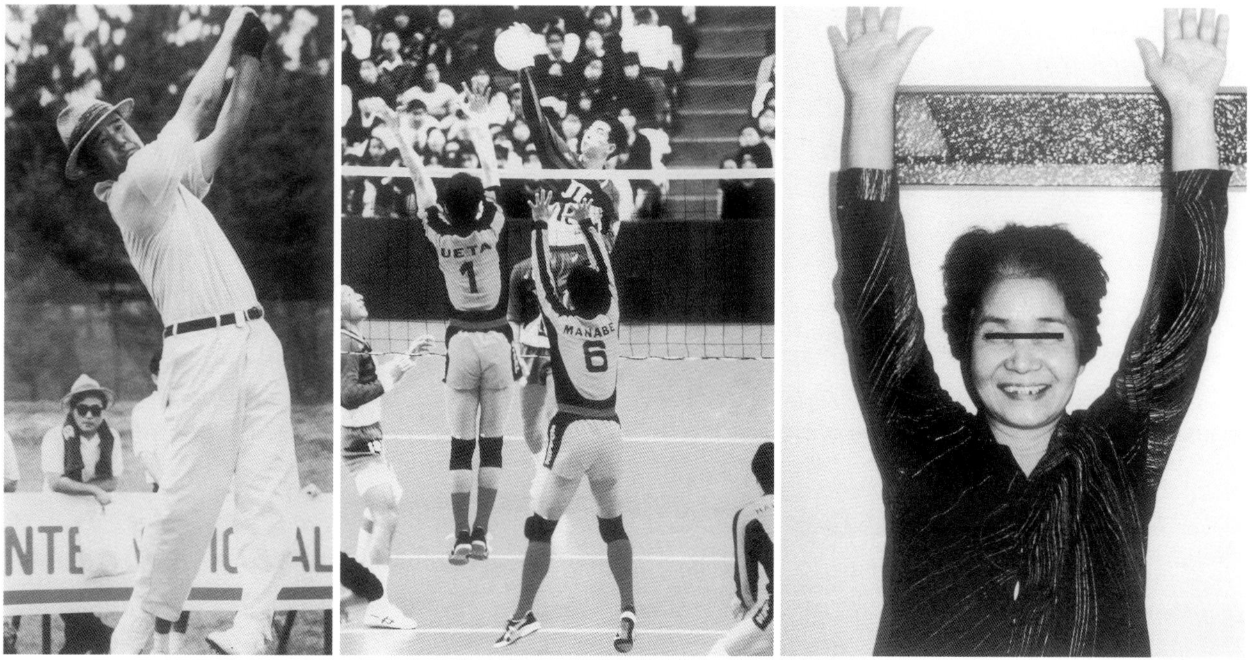

図7-150　腱板疎部損傷修復症例
a：術後にトーナメントチャンピオンになったプロゴルファー　b：オリンピック代表となったバレーボール選手　c：二十数年後に出会った腱板疎部損傷症例（第1号）

228　第7章　肩の疾患

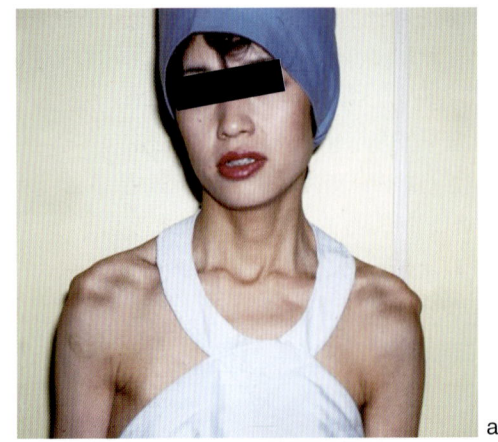

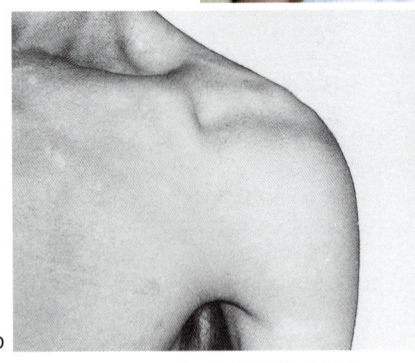

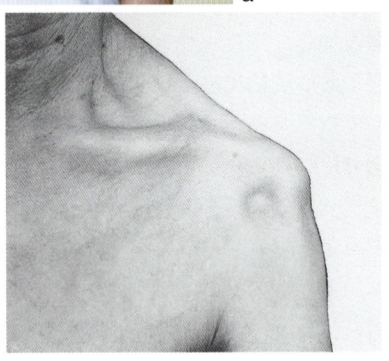

図7-151　さまざまな動揺性肩関節
a：一番多い若年両側性（特発性）　b：中年片側性（外傷性）　c：老年片側性（腱板因性）

H. 動揺性肩関節（図7-151）
loose shoulder

　世の中には随分不思議なことが多くある。私達はそれらを見てまず驚異の目を見張るが，経験とともに次第に慣れて遂には科学的解明を行って，それらをごく当たり前の常識へと変える努力をしている。体の諸関節に hypermobility, loose, laxity という不思議な状態があることは古くからよく知られているが，こと肩に関しては麻痺性のものに与えられた動揺性肩関節だけで"いわゆるゆるい肩"についての報告は少なく，本邦では1970年に入ってやっと臨床上の問題となったにすぎない（図7-152）。この傾向は欧米でも同様で，1978年に日本肩関節研究会のメンバーが米国各地を訪問した際，私達が呈示した動揺肩 loose shoulder の病態と臼蓋骨切り術 glenoid osteotomy の手技について，"みたことがない"，"経験したことがない"，"a psychological pathologic condition では"という彼らの反応で明らかであった。

　しかし，Neer らが不随意性下方・多方向不安定肩関節 Inferior Capsular Shift for Involuntary Inferior and Multidirectional Instability of the Shoulder（MDI）というタイトルの論文を私達の訪問から2年後（1980）に発

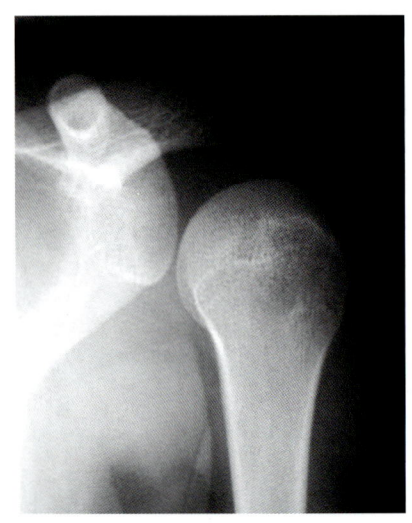

図7-152　動揺性肩関節では骨頭は下方に逸脱

表してから，世界中の関心はこの病態に集中した。一手術手技の紹介にすぎないこの論文が，諸家の注目を浴びた理由は，「多方向性の不安定肩」という新しい概念の導入によるためであろう。こうして，本邦で見つけられた遠藤らの動揺肩は，諸外国に周知されないまま MDI と混同されるに至っている。

　MDI のラベルを貼られた動揺肩だが，実はその本質

と定義は前者と全く異なっている．動揺肩は体質的，先天性なものとして把握されたが，MDIはあくまで不安定肩（脱臼）の範疇でとらえられているからである．それは上記の論文が，①小児が物を持ち上げたときやバットを振るなどの使い過ぎによる脱臼，スポーツでの外傷による脱臼，激しい競技による外傷による脱臼などの治療後に遺残する不安定性と，②全身性の関節弛緩があり挙上位で活動するアスリートや労働者に発現する不安定性，など二つの病態を混同して資料に包括していることに起因している．

それにしても，なぜこの病態が見逃されてきたのだろう．理由はいろいろあるだろうが，一つは，肩はもともと三次元の可動域をもつ緩いもので個人差が強く異常の判断がしにくいこと，また一つは正常可動域を越えたものは亜脱臼という概念で片づけられていること，さらに一つは動態の観察と分析が十分行われてこなかったこと，などが挙げられる．

MALLON（1995）のいうように，現在でもこの病態は，"まだよく理解されておらず，はっきりした概念もなく，分類や原因，治療方法は未解決"だが，患者は身近な診察室に訪れている．筆者は動揺肩を多方向ではなく，三次元的な肩不安定症 three dimensional instability of the shoulder としてとらえている．経験した症例を基にその輪郭を探ってみよう．

1. Loosening

a．肩自体の loosening

肩は肩関節，肩鎖関節，胸鎖関節などの解剖上のもののほかに，肩甲胸郭関節や第2肩関節などの機能的なものが加わって構成される関節複合体のため，それぞれのもつつくりの"ゆるさ"が相乗されている．また，肩は手指が物をつかむという目的のため広範な運動性・運動域が要求され，それに応じた機能や応形変化のために関節の基盤である安定性が犠牲にされているともいえる．逆に肩のゆるさは運動性のためにあるのだとさえ考えられている．

GRANT（1958）は緊張性のある靭帯とゆるい関節包が肩本来のもつ自由な運動を許しており，もし筋腱を取り除くと骨頭はソケットから約1インチも引き下がると記載している．また，DEMPSTER（1965）は正常な肩でも1/2インチ近く骨頭が下がるゆるさをもっていると述べ，運動の制限因子は緊張した靭帯と骨頭と臼蓋間の接触圧だと考えた．一方，JALOVAARAら（1992）はレントゲン写真で検索，臼蓋に対する骨頭の前後移動は3〜5 mm，下方は7〜10 mm，前方脱臼では21〜19 mm，MDIでは27〜26 mmとの計測値を報告している．HARRYMANら（1992）は健常人で下方移動は11 mmとし，安定性に関して腱板疎部の関節包が重要な役割をもつとしている．SAHA（1957）は肩の骨頭表面は完全な球型ではなく，臼蓋はそれを受けるにはあまりに小さくかつ一部に非常に不安定なタイプのものがあるとして，接触面の変化により異なった筋・腱間の求心方向が決まると述べている．また，DASら（1966）は臼蓋の傾きに注目してほとんどのものが不安定性と関連があるとした．

このように肩の動揺性と不安定性は諸家の研究テーマの一つとなってきたが，不安定性と安定性は必ずしも相反するものではなく，例えば子供やしなやかな体質の人 limber の関節は非常にゆるいが，運動時の安定性は有しており，病的なものではないことは CODMAN の指摘しているところである．

b．いわゆる動揺性肩関節（遠藤・滝川）

1971年以来，遠藤，滝川らは，原因が不明で肩関節に異常な可動性を有するものについて，広汎な疫学的調査と詳細な病態観察を行ってきた．だが彼らはこれを「いわゆる動揺性肩関節 Sog. Schulter-schlottergelenk」と命名したため，従来の麻痺性のものに与えられた動揺性肩関節と混同されるに至っている．彼らによると，本症は"外傷歴がなく肩甲帯筋ならびにその構成骨に異常がなく，下方向に2〜3 kgの負荷を加えると亜脱臼程度の異常可動性を認めるもの"を指し，5〜74歳までの14,658人の調査結果によると，多くは両側性で女性に多く約4％の頻度で発生しているという．さらに，この脱臼位は肩甲帯筋に力を入れると容易に正常位に整復されるとして，上肢挙上に際して必要な肩甲帯の外転旋力の不足によりこの病態が起きると推論している．具体的には，臼蓋Aに対する骨頭移動部分B，すなわちB/Aの比を測定して病態の定量化に努め，約1/3のものに臨床的な訴えのあることや，頻発年齢と習慣性肩関節脱臼の多発する年齢が一致すること，この病態が存在すると小さな外傷でも脱臼しやすいことなどを特徴として挙げている．

c．全身疾患の一分症

関節の異常な異常可動性 hypermobility のある疾患として，EHLERS（1901）およびDANLOSら（1908）は中胚葉性組織の先天性発育不全による症候群を発表している．これは皮膚と皮下血管の脆弱性と，皮膚および関節の過度弛緩性を主徴としているが，あくまで全身性のもので肩はその分症にすぎない．また，この症候群から皮膚症状の欠落したもので関節の異常弛緩性，動揺性，脱臼状

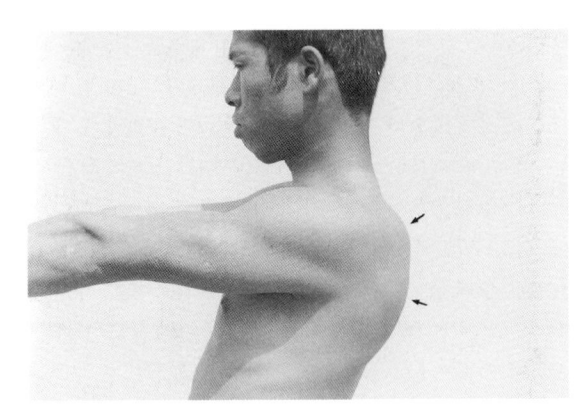

図7-153 不安定性のもの
肩甲骨（矢印）の突出に注目

態の特徴がある arthrochalasis multiplex congenita という病態も，関節過伸展を示す疾患として挙げられる．

1963年に HOWORTH は，20年前から認識していた病態として，全身靱帯の relaxation について報告している．これは両親に関係のあるものもあるが遺伝と内分泌系の証明はできず，人種的に差（例えば日本人は発生頻度が低い）があるとした．さらに，彼は自分の経験として股関節と肩関節は特に少ないと述べている．このように関節のゆるさは中胚葉組織の異常に起因するとの考えを支持する者が多く，わが国でも1969年，戸祭はこれを健常者における肉体的素因にまで拡大して mesodermal dysplasia（MDと略）という表現を用いて，臨床的にその定性を具体化しようと試みた．最近では，DOWDY ら（1993）が肩不安定性の家族歴を調べ，100名中24名が縁者であること，性別と発生には関係がないと報告している．

d．麻痺性の動揺性肩関節

Schlottergelenk（独），loose shoulder（英）の概念は「動揺性肩関節」と邦訳されている．片山（1970）によると，"これは脊髄性小児麻痺，腕神経叢麻痺などにみられる病態で，無力性の上肢は下垂し，関節包が伸延して亜脱臼を呈す"とあり，神経麻痺性の肩に与えられた病名（病態）として，これが定義となっている．

一方，上腕骨骨頭が下方に逸脱する病態は，片麻痺 hemiplegia の症例によく見られるが，通常この場合は動揺性肩関節とはいわず下方脱臼と呼ぶことが多い．1959年，BASMAJIAN は筋電図や剖検で，下方脱臼を防止する因子は垂直に走行する筋群，すなわち三角筋，上腕二頭筋や上腕三頭筋ではなく，臼蓋窩のスロープと烏口上腕靱帯を含む関節包上部の緊張と，棘上筋の能力によることが多いことを証明している．CHACO（1971）もこの考えに同調して，麻痺が弛緩性のときは棘上筋への荷重を避けないと亜脱臼すると述べた．また，福井（1977）は麻痺の軽度なものほど早期に回復が始まるとして，原疾患の変化で亜脱臼の状態が変わると報告している．

麻痺性の動揺性肩関節と下方（腋窩）脱臼を比べてみると，前者が三角筋と上腕筋群の麻痺の合併に主因を求めているのに反し，後者では棘上筋の麻痺に焦点をあてている．その名称の使い分けは慣習によるのだろうが，おそらく片麻痺によるものは，痙性の変化とともに不安定性が減少してゆくものがあるために脱臼という病態で表現し，動揺性肩関節という病名を避けたのかも知れない．一方，KENT（1971）は，側挙してゆくとき骨頭が容易に下方に逸脱することを報告した．彼によると，手を下方に引くと臼蓋のスロープに沿って骨頭は外側に向かうが，棘上筋や靱帯がこれを抑止し引っぱるため下方脱臼が起きる．したがって，臼蓋の下縁が重要な部分だというのである．

ここで脳性小児麻痺の肩の動揺性を定量した斎藤，中村（隆）（1972）の業績に触れておこう．彼らの報告では，脳性小児麻痺の肩は安静時には正常だが，何かの動作，精神的緊張による不随意運動の誘発で亜脱臼，もしくは脱臼を引き起こすことが多く，実際に臼蓋長径をG，基準線から骨頭上端までの長さをLとして，安静時と上肢引き下げ時にL：Gの比を求めて骨頭のずれを測定してみると，dyskinetic 型では正常，痙性型に比べて関節の loosening が過度に大きいことが判明，頻回の不随意運動が明らかに関節包，靱帯などの機能に影響を与えていると結論づけられている．

e．その他のもの

以上のほかに，なおいくつかの「ゆるい肩」がある．

まず，筆者らが経験しているもので，下方向負荷による動揺性は少ないが前後に不安定で，運動時に骨頭が臼蓋に対して求心位がとれず動揺する病態があるものを挙げておこう．これは上・中部臼蓋上腕靱帯 superior and middle glenohumeral lig. に圧痛があり，上肢挙上時に不安定性が始まり脱臼準備状態を呈する特徴がある．また，ある症例では，挙上から下垂するとき DAWBARN's sign の発現する肢位，肩甲胸郭間の動きが肩関節に移動するときに肩甲骨が後方突出する（図7-153）病態が特異的である．これらの現象は腕下垂とともに消失するが，動的な安定性の欠落による肩不安定症 unstable shoulder ともいうべきもので，痛みの部位から上・中部臼蓋上腕靱帯の弛緩や損傷などが考えられる．本症は矢状方向の動揺性が強い症候ともいえ，PROTZMAN（1980）が報告した前方関節亜脱臼，または rocking shoulder，あるいはフランスの PATTE（1980）の述べた痛みの強い不安定肩などと同じ病態かもしれない．前者はその原因として前方

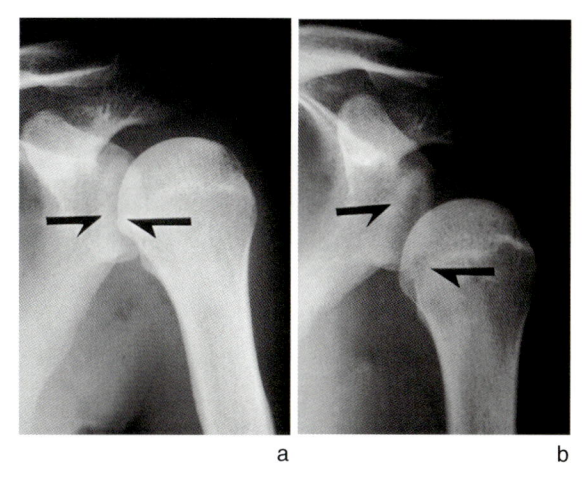

図7-154 下方(腋窩)脱臼
a:非負荷時　b:負荷時(いずれも中間位)

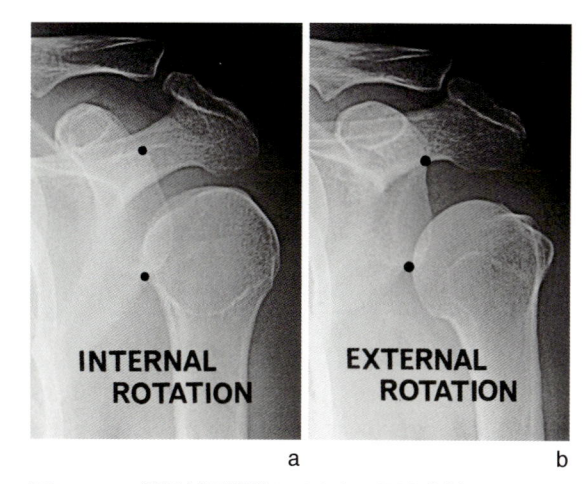

図7-155 動揺性肩関節にみられる不安定性
a:内旋位で下方に逸脱　b:外旋位をとって骨性支点を与えても発現

関節包の破綻を，後者は臼蓋の障害に求めているる。VON EISENHART-ROTHE ら(2005)は，肩甲骨の位置が骨頭の位置と関係しており，肩不安定性は肩甲骨の位置で起きると考えている。いずれにしても今後の機能的な解明を必要とするものである。

外傷に起因するものも挙げられる。これはスポーツや労働による過度の使用，頻回の小外傷や脱臼のあとの遺残症状などで，筋腱と靱帯および関節包の弛緩，伸長が生じたために起こり得る下方脱臼である。本邦では1966年，筆者らが報告した下方(腋窩)脱臼 downward dislocation という病態がある(図7-154)。

腱板因性のものにも触れておく。これは日常，高齢者の肩によくみられる病態で，腱板の変性あるいは疲憊による断裂などのため glenohumeral rhythm が著しく障害され，常時あるいはわずかな下方牽引で骨頭が下降しているものである。LABRIOLA ら(2005)は，棘下筋の活動が低下すると骨頭の臼蓋への圧迫力が減少し，大胸筋の活動が増えると前方への力が増え，圧迫力が減じて安定性が低下すると述べている。

Rotator interval の損傷によって起きる loosening については詳述した。

f. 動揺性肩関節症(筆者)

loose shoulder due to dysplasia of glenoid

動揺性肩関節症 Loose Shoulder (LS と略)はわずかな力で骨頭が臼蓋から下方に逸脱する病態に与えられた名称で，当初は"肩周辺の筋・腱ならびにその構成骨に異常がなく発生する"と定義されていたため，診断に際してどこまでが正常なのか判然とせず，治療も全く暗中模索を続けていた。筆者はこの病態に便宜上，中胚葉性，麻痺性，外傷性，特発性などの形容詞を冠せて分類，そ

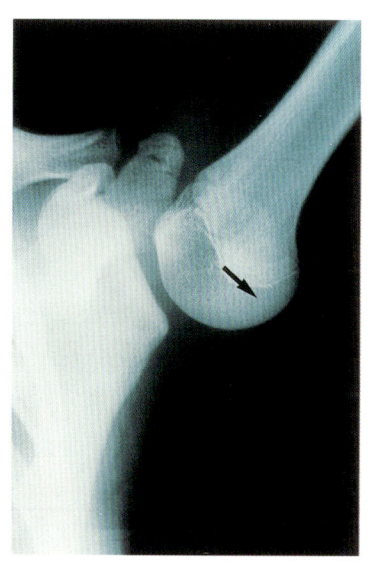

図7-156 Slipping 現象
程度がひどくなると後方だけでなく側方にも骨頭が偏位

れぞれに対応した治療をしてきたが，これらを機能的に分析するうちに，①内旋位で不安定性があるが外旋位をとるとそれが消失するもの，②骨頭が臼蓋に求心する外旋位にしてもなお不安定性を発現するもの，があることに気づいたのである(図7-155)。さらに詳細にみてみると，後者は挙上位で後方脱臼パターンを呈していることもわかってきた。それまでは不安定性を下垂位 vertical axis でのみとらえ，機能軸での dynamic stability の欠如，挙上位のときに骨頭が臼蓋から滑り落ちるという現象に気づかなかったのである。これはスリッピング現象 slipping phenomenon と命名され，loosening とともに当院での重要な診断基準となった(図7-156)。

確かに不安定性をその方向から考えると loosening は

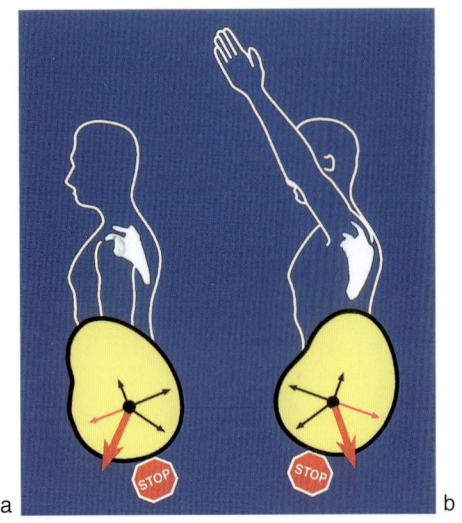

図7-157 上肢の肢位と不安定性方向，責任病巣の関係
a：下垂位では前下方　b：挙上位では後下方

前下方でありslippingは明らかに後下方である（図7-157）。そして，外傷が加わり慢性化したものでは，さらに病態は複雑化して不安定性が前後，前下方，後下方に及ぶことも判明してきた。さらに画像所見の判読と透視下での観察を重ねるうちに，前後像での肩峰形成不全，軸射位像での臼蓋後下縁の形成（発育）不全がこの病態の原因と考えられるようになった（図7-158）。

考えてみると，動揺性肩関節症は先天性股関節脱臼あるいは臼蓋不全と酷似している。両者の原因が「受け皿」の形成不全あるいは発育不全であるとすれば，この病態は容易に理解できる（図7-159）。筆者のいう動揺性肩関節症とはこの病態を指すことを確認しておく。遠藤らと筆者との症例発生頻度の差（遠藤 4％，筆者 1％）は，おそらく前者が正常範囲のものを含み，筆者が臼蓋後下縁形成（発育）不全のあるものに限った結果であろう。

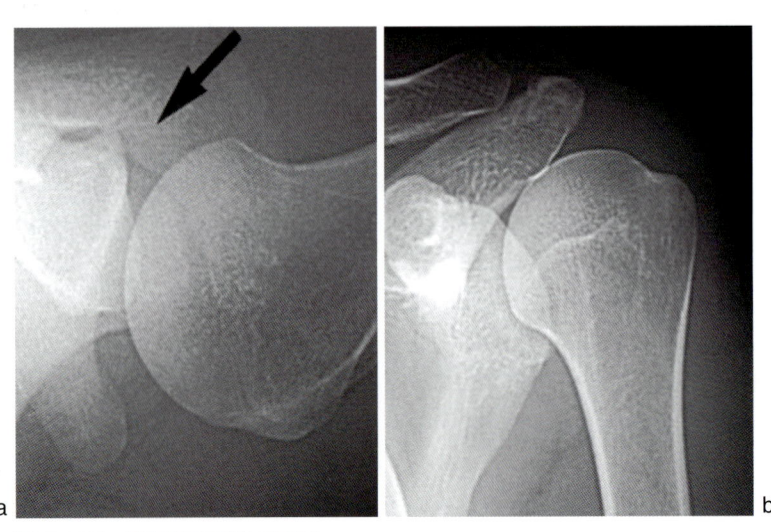

図7-158 動揺性肩関節の原因
a：肩峰の形成不全　b：臼蓋後下縁の形成（発育）不全

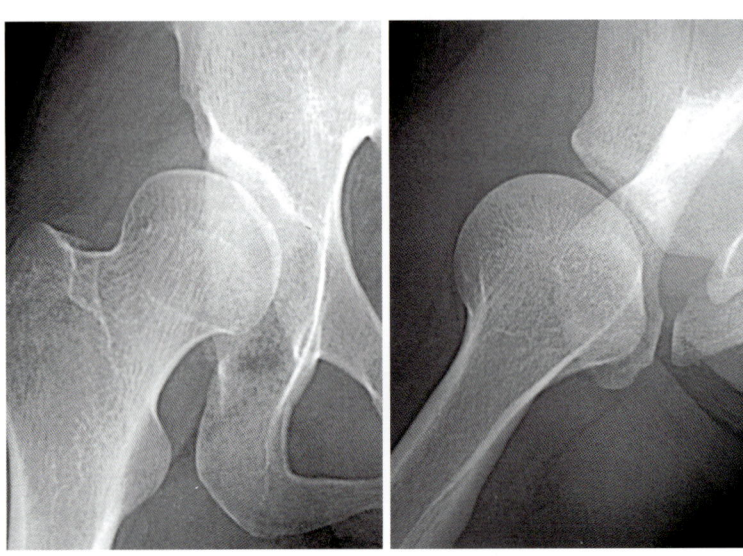

図7-159 動揺性肩関節と股関節臼蓋形成不全との対比
患者へのインフォームドコンセント用に当院で使用している資料

仙石ら（1983）は自験例から随意性前方脱臼がこの病態に続発するのではと推論している。

g．外国文献にみられるもの

1970年まで，欧米で肩のloosening に触れている詳細な記載がないのは驚きである．おそらく subluxing shoulder という概念で，彼らがそれを包括してきたためであろう．The Unstable Shoulder という用語が欧米の文献で散見されるようになったのは60年ほど前のことで，これは DEPALMA の著書『Surgery of the Shoulder』の影響である．彼の初版本（1950）が，第2版（1973）で大きく項目が替わっていることに注目しよう．「脱臼」の項にあった習慣性あるいは反復性脱臼が，第2版では習慣性亜脱臼を包括して「肩関節不安定症」の項を構成しているのである．この時点で彼らのいう肩不安定症 shoulder instability というのは，脱臼そのものを指していると考えてよい．さらに10年経過した第3版（1983）では，これまでに報告された諸家の論文が収録され，前・後外傷性脱臼，反復性（亜）脱臼，非外傷性随意脱臼，下方および多方向（亜）脱臼，非外傷性不安定症など，今日話題となっているトピックスが羅列されている．

1978年，AHLGREN らは5例だが特発性後方不安定症 idiopathic posterior instability について報告している．文意からは亜脱臼の域を出るものではないが idiopathic ということからみると loose shoulder と類似性があるかも知れない．筆者はこれを後方脱臼パターンと名付けている．次いで1979年，ROCKWOOD らは亜脱臼184例を四つのタイプに分類しているが，その中で興味深いのは第4タイプの非外傷性不随意性亜脱臼 atraumatic involuntary subluxation である．原因には触れていないが，特別な訓練で良い結果が得られると結論されている．治療法には同意しがたいが，この病態に注目した業績は価値あるものである．

前述したが MDI に関節包下部の移行術 inferior capsular shift を紹介したのは NEER（1980）である．彼は1974年以降，37例（40関節）の症例にこの方法を行って好成績をあげたと報告しているが，再手術の症例のなかにスポーツ外傷後の不安定状態，反復性脱臼後に遺残する hypermobility，そして随意性のものなど多くのものを含めており，希薄化・瘢痕化した関節包の移行で不安定性が解決できるのかどうか，筋腱や関節包の縫縮および移行術が，一時的で長期に効果をあげ得ない経験をもつ筆者には不明である．山本ら（2005）はこの方法の効果を屍体で実験し，本法は関節容量を減少させ，下方負荷に対する関節内圧の反応を回復させるとし，これが下方への転位を防ぐメカニズムだが，生体で経時的にみると伸びるのではと推測している．

【注】医学会に行くとさまざまな略語が飛び交っている．現在は流行らなくなったが一時，欧米でよく耳にしたものに下記のようなものがある．
TUBS：Traumatic Unidirectional with a Bankart Lesion responding to Surgery.
AMBRI：Atraumatic Multidirectional with Bilateral shoulder finding responsive to Rehabilitation and if Surgery is to be undertaken, it is an Inferior capsular shift.
AMBRII：AMBRI plus repair of the rotator Interval.

2．定義とその変遷　definition and changes

Loose Shoulder――この病態が，あるときは症候群，またあるときは疾患名として多用されている現状だが，言葉の定義として医学大辞典は「動揺関節（日），loose joint（英），Schlottergelenk（独），articulation ballottante（仏）」の項に"関節の支持装置である筋，靱帯，関節包が弛緩伸張して関節運動範囲が異常に大きくなり，また異常方向に動き関節機能の障害された状態をいう．神経麻痺例えばポリオ，外傷性例えば靱帯断裂，または栄養失調性例えば脊髄癆の場合などに起きる"とあり，片山の記載よりさらに広義なものとなっている．この見解に従えば日本人が命名した loose shoulder は日本整形外科学会のシンポジウムで合意されたものの，従前の「動揺性肩関節」とは少しニュアンスが異なっている．

一方，用語 terminology から考えてみると，loose（ゆるい，ゆるんだ，たるんだ，だぶだぶなどしまりのないの意）は邦訳しにくく，slack, lax, relax, unfasten と同義語も多い．また動揺を英訳すると tremble, shake, quake などとなり，病態のもつニュアンスが離れてしまう．独語の Schlotter（ガラガラ，小児玩具）gelenk と同じ意として，英米では loose よりむしろ flail（連枷，からざおで打つ）shoulder という表現が用いられている．こうしてみると，より的確に病態を表現していると思われた loose shoulder という名称は，必ずしも的確な表現ではないようである．実際に筆者自身も1975年までは，骨頭の逸脱する方向によって不安定肩関節とか弛緩性肩関節などと使い分けていたほどである．

欧米の unstable shoulder とか instability of shoulder という語は，前述のように脱臼および亜脱臼の意を含んでおり，概念上 loose shoulder とは異なる範疇のものである．問題は彼らが下方および多方向脱臼（MDI）を脱臼の概念に入れ，単純に loose shoulder を投影していることであろう．しかしそれは短絡思考である．経緯から考えても MDI はかなり遅れて報告されており，loose shoulder の名称が欧米人になじまず不適当であったとしても，後者で前者を語り尽くせないからである．これ

らを解決するには，さらに病態を観察して解析を加えるしかないが，少なくとも"関節包の断裂で骨頭と関節面に連続性がないという脱臼の定義"は遵守されるべきであろう。

一方，本邦ではすでに前下方向の不安定性を主徴とする腱板疎部損傷が分離した疾患として確立された。原因不明とされた特発性のものも，それが肩峰と臼蓋の形成不全によることが明らかになっている。筆者はこの病態の本質は骨形成不全と考えている。

3. 症状と診断　symptoms and diagnosis

診察室で肩をみていると，時折肩関節の異常なゆるさに気づくことがあるが，loosening だけでは治療の対象とはならない。外見上の変化が少ないため見落としやすいが，動揺性肩関節の主訴は，①自発痛（32.5％）や運動痛（55.1％）などの疼痛，上肢のだるさ（84.9％），肩の不安定感（97％），生活の支障（63％）など多彩で，肩凝り，腕のしびれ感を伴っていることが多い。一般的には若年の女性に発症し両側性，非外傷性というのが常識だが，動揺性肩関節症（筆者）に焦点を絞ってみると，発生頻度は全肩疾患の1.3％，やや女性に多い程度（56％），18〜19歳の頃に多発し，左右差はほとんどなく，約4人に1人（23％）が両側に動揺性を有していることがわかっている。また，43％が小外傷・過度使用が引き金となって発症していることに留意しよう。

まず，訴えのない側と他の関節に異常可動性や過度伸展性がないかをみる。全身性の疾患かどうかを鑑別しなければならないが，中胚葉性のものは最終的には組織検査で判別する。麻痺性，腱板因性および外傷性のものは既往および現症から容易に区別できる。

圧痛は烏口突起，腱板疎部，中部臼蓋上腕靭帯，結節間溝など，主として前方にあるが，動揺性の強いものでは後方四角腔，特に挙上位での上腕三頭筋長頭腱と広背筋の付着部に認められる。挙上したとき，物をもったとき，投球時などの運動痛，脱力感を中心とする自発痛などが患者の共通した訴えである。

a. 下方への動揺性（図7-160）

診察時に腕を下方に引くと骨頭が臼蓋から逸脱して，三角筋のところに陥凹が起きる所見，loosening，sulcus sign がみられる。下方牽引力を一定にして動揺性を定量化しようとする試みもあったが，内・外旋の肢位を特定せず，さらに牽引による筋緊張を惹起させる条件下で判定しても，個人差があり無意味である。同時に上肢に下方向への力を加えると肩甲骨がそれに伴って前傾する

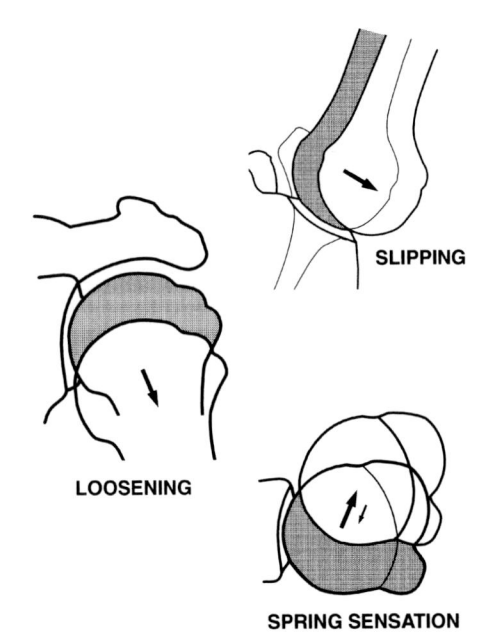

図7-160　動揺性肩関節にみられる三次元不安定因子

ことを考慮しなければならない。

肘屈曲位での内旋位で動揺性がみられるが，外旋位で二頭筋長頭腱を緊張させるとそれが消失するものがあり，これは動揺性肩関節症から除外してよい。外旋位をとると骨頭が臼蓋に対し骨性支持を得て，安定性を獲得することは第5章「バイオメカニクス」の項で詳述したとおりである。この肢位での下方牽引で，なお loosening のあるもの（100％）は動揺性肩関節症と診断してよい。除外されたもののなかには，正常範囲のもの（遠藤もその2/3は無症状と報告している），腱板疎部損傷に起因するもの，外傷後の不安定性などが含まれている。

b. 前後の動揺性

次に前後方向の動揺性 translation of the humeral head を調べてみる。これは検者が母指を骨頭に当てて他指を肩峰に固定し，前方から圧迫すると骨頭が後方に移動，ゆるめるとスプリングのように跳ね返ってくる現象 spring sensation で判断することができる（74％）。この手技は load and shift test と呼ばれるが，強い痛みのある症例では緊張して検出できないことがあるので注意を要する。

c. 挙上位での動揺性

挙上位での動揺性，骨頭が側方あるいは後方に逸脱する slipping 現象は本症の特異的な症状（98％）だが，いまだに周知されておらずX線写真撮影すら指示されていないようである。前方挙上すると臼蓋が後傾し骨頭は後

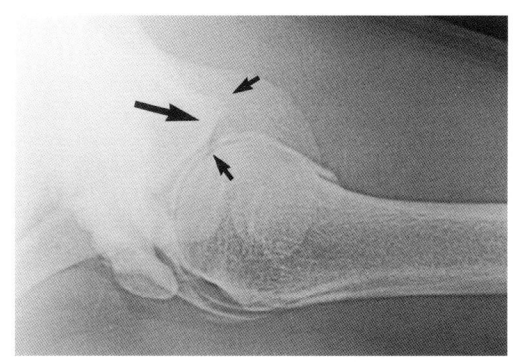

図 7-161　臼蓋後下縁の骨性欠損，臼蓋形成（発育）不全（軸射像）

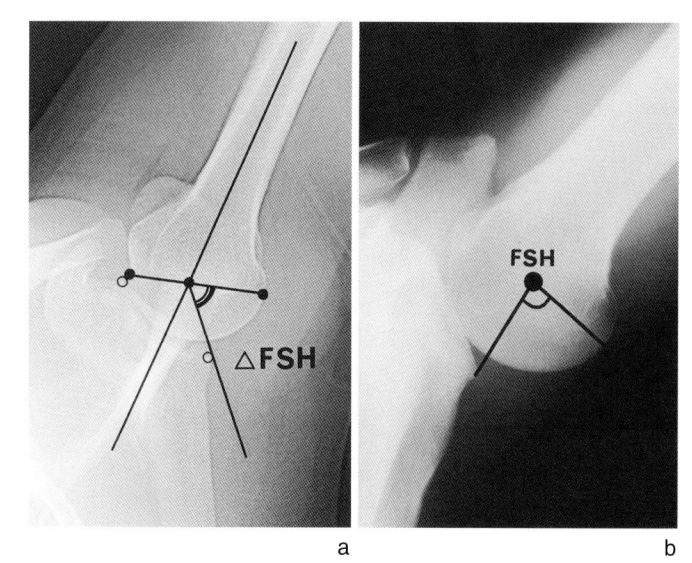

図 7-162　Slipping 現象計測法
a：FSH 角の設定（黄による）　b：陽性のもの

下方に移動しやすいが，実際には痛みによる挙上制限のため最大挙上位がとれず，slipping 現象が発現しないことがある。当院資料では180°以上の異常可動性を呈するものは57%にすぎず，痛みのため180〜130°間のものが31%，130°以下のものが12%となっている。上肢を挙上，下降と往復運動させるみると，肩甲胸郭リズムのぎこちなさ，骨頭が逸脱する状態，肩甲骨の可動性不良などの所見も把握することができる。

特記すべきは，動揺性が軽度で挙上時に後方脱臼パターンを呈する症例があることである。これらは明らかにスポーツや過労と関連しており，外傷かあるいはgene によるものか，筆者はいまだに判断できない。

d．筋力の状態

筋力テストで5〜4レベルの正常範囲のものがほとんど（89%）だが，症状が続き，慢性化した症例では3〜2レベルにまで低下するもの（11%）もある。

e．画像所見と診断

レントゲン写真は内・外旋位および挙上位のもののほか，それぞれ内・外旋位で負荷をかけた前後像，90°外転位 the second plane での内旋位軸射像などが有用である（図7-161）。前後像では骨頭と臼蓋の関係，骨頭の内反や変形，肩峰の形状，臼蓋の長径，肩甲骨の状態など，軸射位での内旋像では臼蓋の傾きと短径，臼蓋後下縁の形成不全などをみておく。当初は外転・外旋位での軸射位でも撮影していたが，みるべき所見が得られないので現在は放棄している。

90°外転位での内旋位軸射像で臼蓋後下縁の形成不全が認められれば，動揺性肩関節症との診断が確定できる。実際に検出できたものは94.3%で，残りの5.7%の数字は三次元画像での立証が必要なことを物語っている。挙上位では骨頭が臼蓋に求心できず，外方あるいは後方に移動する所見が得られ，骨頭中心からの垂線が肩甲骨外縁の外にある slipping 現象が確認できる。

また，負荷を与えた画像を正常像と対比して，骨頭下降の程度と方向，臼蓋下縁と骨頭との関係，肩甲骨の位置の変化などを調べておく。

Slipping 現象については，102例の動揺性肩関節症を観察しその計測方法を考案した HUANG 黄公怡（1984）の業績がある。その方法は，①挙上位のレントゲン写真で骨頭の横径の中心点から臼蓋下縁に接線を引き，この直線と骨頭横径との間に形成される下方の角（骨頭の free surface を弧とする弦）を FSH 角と設定，②FSH 角が80°以下のものを陰性，③81°以上のものを陽性（ただし81〜85°のものは境界領域），と判定するもので，その確率は80.95%と高く，Zero Position に達していない症例のレントゲン写真でも判定（確率76.92%）できる利点があり，slipping 現象の定性に役立つ（図7-162）。

また，福田（登）ら（2004）は，健常者251例と不安定肩50手術例を対象に挙上位レントゲン画像を解析している。方法は骨頭中心から臼蓋上縁-下縁を結ぶ直線へ下ろした垂線と，骨頭中心から下縁を結ぶ直線とのなす角を shoulder center edge angle と設定するもので，40°程度が正常の境界域で35°以下は不安定性があると結論している。

関節造影では骨頭を引き下げると造影剤が上方に貯留する，いわゆるスキー帽状所見 snow cap phenomenon

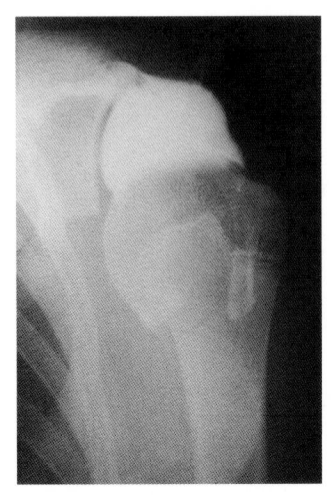

図7-163 関節造影所見
下方に牽引したもの

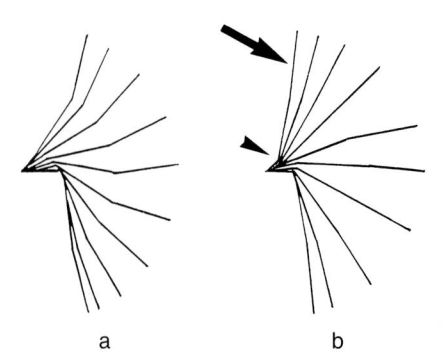

図7-164 運動解析 (stick-stick 像)
a：正常　b：動揺性肩関節（矢印は過可動域を示す，矢頭は肩甲骨の動きの現象を示す）

(92.8%)と肩甲下滑液包の閉塞が3.3%にみられるほかは，関節包および腱板に異常はない（図7-163）。ほとんどの症例に関節包の拡張があるが，肩甲下滑液包へのdistensionは不成功に終わる場合が多い。これはおそらく関節包の拡大のため関節液圧を集約できないためであろう。運動解析によってglenohumeral rhythmのなかで，特にgliding mechanismが障害されていることが判明している（図7-164）。建道ら（2006）は，動揺性肩関節症の肩甲上腕関節と肩甲骨についてX線写真とOpen MRI画像で解析し，挙上位で骨頭中心が後方・下方に偏位，肩甲骨外転とslipping現象には関連があるとしている。しかし，3D Open MRIで非外傷性不安定症28例について，臼蓋のサイズ，後捻，骨頭の幅，臼蓋のカーブなどを調べたEISENHART-ROTHEら（2010）は，個人差があり解明できないとしている。

4. 治療　treatment

a. その歴史と現況

古典的な麻痺性のものに対する神経剝離・縫合術や筋移行・関節固定術，外傷性のものに対する修復術などの方法を除くと，不安定性・動揺性を有する病態について医師達は腕をこまねいているだけで，筋力強化訓練を勧める一方，精神的な問題として放置してきたようである。エデンの園のリンゴを最初に食べたのはHOWORTHで，彼は1963年によく亜脱臼を起こす背が高くやせた共通点をもつ女性3人に関節縫縮，NICOLA法，BANKART法などの術式で対処したが，前方を縫うと後に脱臼するし，結果は必ずしも良くないとそのまずさを述懐している。筆者は1966年，外傷性脱臼後に肩の弛緩がひどく，挙上障害があり重量物をもつと雑音とともに腋窩に亜脱臼する症例を手術したことがある。それは肩峰下滑液包の癒着と上部臼蓋上腕靱帯の断裂，腱板の縦断裂と長頭腱の脱臼などが重なって病態を引き起こしたもので，断裂部の縫合と長頭腱の固定，三角筋の縫縮で動揺性は消失したが，その本質に触れるものではなかった。

DEMPSTER（1965）は腱板と臼蓋下縁の組み合わせを考えてそれを原因と考えたが，SAHA（1971）は静的な変化を探索しても無駄でdynamic stabilityの欠如する状態を原因とした。彼はlooseやunstableの責任部位は主として前方，下方，次いで後方にあり，"修復の必要があるのは臼蓋，棘上筋を主とする腱板および関節包自体"としている。この見解のもとで，反復性（習慣性）肩関節脱臼に対する手術法の準用，あるいは関節縫縮術などが多く行われてきたが，結果は必ずしも満足とはいえない。これはloosening を下垂位でのみとらえ，挙上位のときに骨頭がslippingしているという肝心なことを知らなかったためであろう。

HOWORTHの食べたリンゴはまずかったが，諸家はその轍を踏まないように本症への手術適応には慎重であった。1971年，遠藤らは外転外旋力を強化するため大胸筋を移行する術式を発表，良好な結果が得られたと報告している。筋移行による動揺性の防止の試みは，当時追試者が多く，鈴木ら（1971）は上記の術式を，荒牧ら（1983）はprimemoverとしての大胸筋移行を避けて小胸筋を移行する方法を行っている。伊藤（信）ら（1984）はとくに随意性前方脱臼を伴っている症例には，脱臼起因筋が大胸筋であることから優れた効果があるとした。1988年，彼らはさらに32関節に対して長期の観察を行って，患者の満足度は良好だが，随意性脱臼を合併している症例では下方不安定性は変化がなかったと報告している。また，衛藤ら（1994）は大胸筋移行術後の長期

成績を調査して，下方不安定性は5年未満では改善されていたが，5年以降（平均10年）では再び不安定性が増加，満足度は高いものの術後の肩凝りの愁訴が増加していると述べている．

筆者は当初，反復性肩関節脱臼に対する術式でこれに対応したが，関節縫縮術の効果は，約1年経過すると消失して動揺性が再発することから，これが安易な対応であることに気づいた．肩関節および肩甲帯の筋群には複雑な組み合わせがあり，時には mover あるいは stabilizer となって，新しい positioning に対応することを考えると，mover としての機能をもつ強靱な大胸筋の移行による方法には，容易に頷首できないものがある．

現在，普及している方法は，NEER ら(1980)が発表した下方関節包の異常な弛緩に対応する inferior capsular shift 法である．本法は手技が比較的簡単で術後にすぐ動揺性が軽減されることから，多くの臨床家がこれに追随し，MDI に対する治療法の主流となっている．その成績はおおむね良いと報告されているが，MATSEN III ら(1990)，O'DRISCOLL ら(1993)，MALLON ら(1995)はより長期の追跡調査が必要と指摘し，最近ではこの術式を見直す論文も散見されている．それを裏づけるかのように HAWKINS ら(1991)は31例中12例が不満足で，NICOLA 法の追加を要したものがあると述べている．

関節包縫縮術に関しては KARAS ら(1996)および RAO ら(1986)の言うように，追跡調査の期間によって成績にかなりの差があることが知られている．不良例に焦点を当てると，短期間で 1/32 例(NEER)，2年間で 4/40 例(ALTCHEK ら，1991)，39カ月間で 4～6/38 例(COOPER ら，1992)，1/10 例(LEBAR と ALEXANDER，1992)，平均5年の調査で 3/52 肩(YAMAGUCHI と FLATOW，1995)などの報告がある．

古典的には BATEMAN(1972)が勧める GALLIE-LEMESURIER の方法や NICOLA 法などがあるが，ROWE(1973)や BELL(1991)は種々の方法の組み合わせを，ことに後者は必要に応じて軟部組織による修復と臼蓋骨切り術の併施を勧めている．痙性による脱臼の反復，運動障害の強いものには斎藤・中村(隆)ら(1972)が行った NICOLA 法や関節固定術の報告がある．

筆者は1971年以来，動揺性肩関節症に対して新たに考案した臼蓋骨切り術 glenoid osteotomy を行っている．その方法は，挙上位における機能軸で臼蓋に対する骨頭の支点を獲得する再建で，肩における CHIARI あるいは SALTER の手技と考えられ，最近は本法を採用している人達も増えつつある．寺師ら(1996)は本法の追跡調査(8例，10肩)を行って，半数は臼蓋の形成不全がなく適応外であったこと，成績は正しい固定肢位および後療法によって左右されると報告をしている．

b．治療法

保存的には安静，運動制限，温冷療法，ステロイドと局所麻酔剤の局注などの対症療法，筋力強化のための運動療法などがある．MATSEN ら(1992)をはじめ諸家は原則的にリハビリテーションを勧め，筋力増強訓練の反復(strengthening supraspinatus and short-arc abduction exercise)，筋トレーニングまたはリラクゼーションの獲得などで約80％が改善されるとしている．しかし，MISAMORE ら(2005)は，MDI の64例をリハビリテーションで加療したが，7～10年後の調査では比較的良くない結果が出たと正反対の意見を報告している．非外傷性不安定症の自然経過を調査した黒田ら(1993)は1年以上で病態が変化するもの8％，自然治癒8.9％，したがって慎重な適応が必要と報告している．

保存的加療に抵抗して効果が得られず限界を感じたとき，手術的療法の適応がある．しかし，このときでも責任病因を確定してどのように修復するかを決めることは容易ではない．ことに本症は「肩周辺の筋・腱ならびにその構成骨に異常がなく発生する」と定義されていたため，原因の解明よりも治療方法の議論に終始し，治療体系が混乱を極めた経緯がある．岡村ら(2007)は，不安定肩に鏡視下 shrinkage 手術の中期成績を報告，約30％に不安定性が遺残したため，動揺性が強い症例では再発が多いことを指摘して"慎重にするべき"との意見を付記している．

さまざまな骨切り術が発表されている．筆者の臼蓋骨切り術 glenoid osteotomy は，時に SCOTT(1967)の臼蓋形成術 glenoplasty，KRETZLER ら(1944)の臼蓋骨切り術 glenoid osteotomy，STAMM ら(1972)の傍臼蓋骨切り術 paraglenoid osteotomy などと混同されている．前二者は後方脱臼に対する手技で，それぞれ約3時の方向から後部を補塡，臼蓋に前傾 antetilt を与える方法で，5～6時方向から骨切りする筆者の方法とは全く異なっている．後者は肩峰下腔を広げてリウマチ肩の除痛効果を得るための方法である（図7-165）．

後方脱臼の項で述べるが，筆者は動揺性肩関節のうちでとくに挙上時の後方脱臼パターンが特徴的な症例に対しては，臼蓋を補塡して脱臼を防ぐ臼蓋形成術 glenoplasty を行っている．手技は，①伏臥位で後方から腸骨をら切採，②それを矩形に成形して特殊なステープル staple をはめ込んでおき，③それを臼蓋後下面の5時の方向から打ち込み，④上肢を挙上して安定性を確認する方法である．

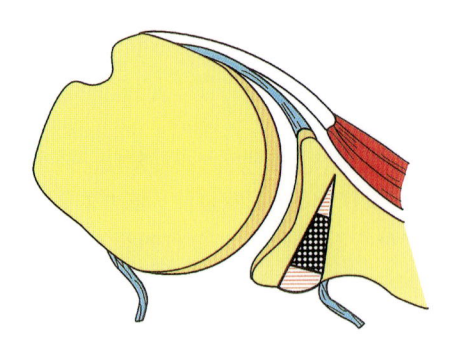

図 7-165　肩関節後方脱臼に対する KRETZLER の臼蓋形成術
骨片を3時の方向から打ち込んでいることに注意

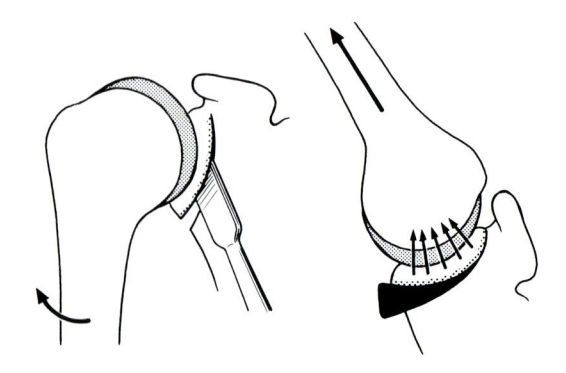

図 7-166　臼蓋骨切り術（後方からみた模式図）

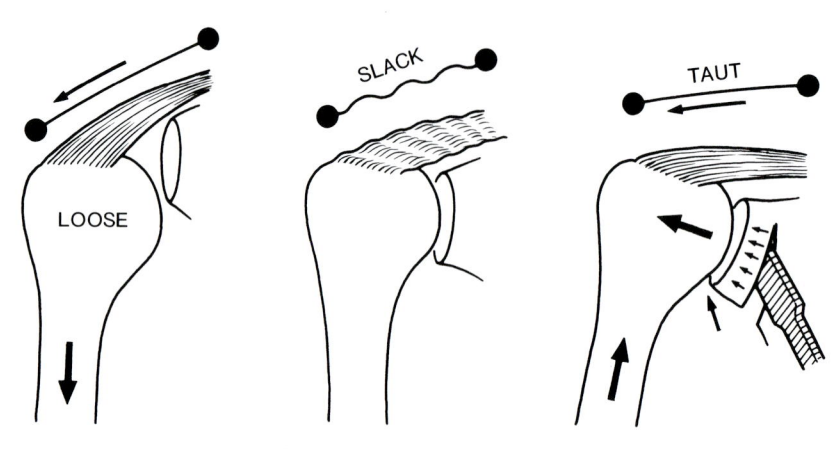

図 7-167　臼蓋骨切り術のバイオメカニクス効果

c．臼蓋骨切り術（筆者）

筆者の考案した臼蓋骨切り術を紹介しよう．この方法は肩の後方から臼蓋に達してそれを骨切りし，挙上位における骨頭に対する臼蓋の positioning を得ようとするもので，機能的にみて多くの利点をもっている．目的と術式，後療法について述べる．

1）目的

①slipping 現象の防止．②挿入骨片による臼蓋下・後縁の補修（図 7-166）．③骨切りによる骨頭の外方移動で腱板に緊張性を付加（図 7-167）．④関節包後部の弛緩の修復．⑤術後の Zero Position で骨頭が求心位をとり，臼蓋の傾きはそれに適合して自己矯正．⑥肩甲骨の setting phase，内転機能の活用．⑦手術侵襲が小さく慣れると容易．⑧大結節が postrotational glide から下降するので後療法がしやすい，など．

2）術式

①全麻下に腹臥位をとり，腸骨を切採する．②手術中に上肢を自由に動かせるようにしておき，ベッドと肩の間に敷布を挿入して肩関節に安定性をもたせておく．③肩峰角から腋窩に向け垂直に 5〜7 cm の縦切開を行い，三角筋後枝を線維の方向に沿って鈍的に分けて棘下筋に達し，これも同じように分けて関節包に達する（図 7-168 a）．
コツ 棘下筋と関節包はひどく癒着（90%）しているので，十分な視野を得るためにこれを丁寧に剥離しておくこと．

④ここで骨頭と臼蓋後縁の位置を指で触れ，関節裂隙上で関節包を切開，その両側にそれぞれ上・中・下と 3 本の縫合糸をかけ留置しておく．**注意** 関節包のひどい弛緩（88%）と軽度のゆるみ（12%）があり，ときに内部に嵌入しており切開しにくいことがある（0.5%）．正常のものは稀である（図 7-168 b）．⑤関節包に留置した中枢側の，中と下の縫合糸の間を├状に切開して，臼蓋後下方部を骨膜剥離子で露呈する．**コツ** このとき助手は，筋鉤で肩甲上神経および脈管を損傷しないように注意，また三角筋についても腋窩神経を傷つけないように配慮する（図 7-168 c）．⑥臼蓋下部には上腕三頭筋腱長頭腱が付着しており，これが後下縁の骨損部を被覆しているので骨切りしやすいように剥離しておく．⑦骨頭・関節裂隙・臼蓋後部の位置関係が確認できれば，上肢を引き下げながら内外旋させ動揺性の程度および方向をよく観

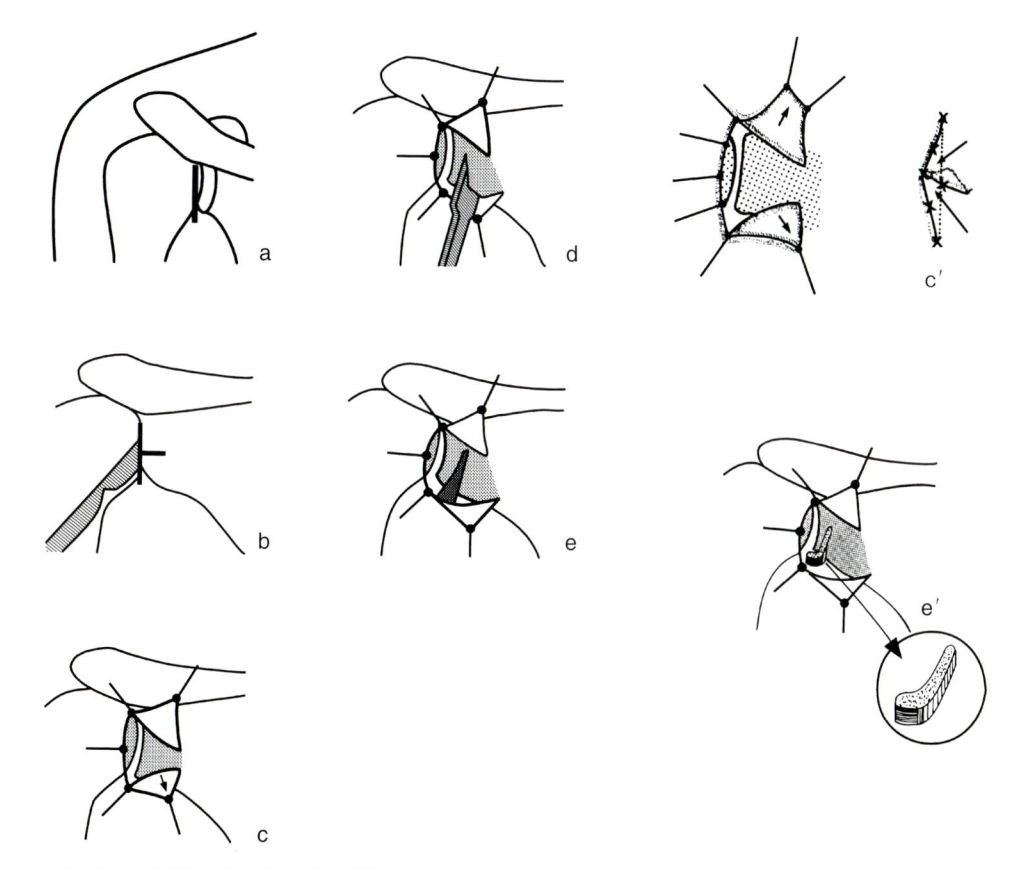

図7-168　臼蓋骨切り術の手術術技マニュアル
a：皮切（後方肩峰直角から約5cm）　b：関節包切開　c：関節包を上下に展開して肩甲骨頸部を露呈　d：骨切りの方法（オステオトームの方向に注意）　e：腸骨を楔として使用，開排の程度を調節　c'：切開した関節包を重ね合わせて縫合　e'：臼蓋後下縁の欠損が大きいとき骨楔をL状に成形

察する．ここで上肢を挙上すると臼蓋後下縁から骨頭がすべりslippingしてゆく様子が観察できる．注意 臼蓋の欠損が確認できたものは81％，他は上腕三頭筋腱の肥厚と周辺の癒着で確認できない．⑧小さなエレバトリュームを関節内に挿入して，臼蓋の傾きと深さおよび凹面の形状を把握しておき，若年者では関節裂隙から約1cmのところで，成人では約1.2cmのところで臼蓋下後部を骨切りする（図7-168d）．この操作は通常，前者は関節包内で，後者の場合は関節包外で行われる．⑨骨切りは直上まで一気に行わず少しずつosteotomeで切り込んでゆき最後にchiselに替えて骨切り部を外方に開排するように折損するのがよい．注意 この手技は当初は不安だが，前方には肩甲下筋があり損傷を防御するクッションの役目をしているのであまり心配する必要はない．ただし，不安定なので臼蓋の傾きの方向を誤って関節内に骨切りしないよう注意する（図7-169）．ごく稀だが骨切りのとき栄養血管を損傷する（0.1％）ことがある．あわてないで臼蓋を内方へ圧迫すると止血できる．⑩骨切り後，上肢をゆっくり挙上させ骨切り部を開排器で開くと，臼蓋が骨頭に求心位を与えるpositioningがよく確認できる．このとき切採した腸骨片を楔chock

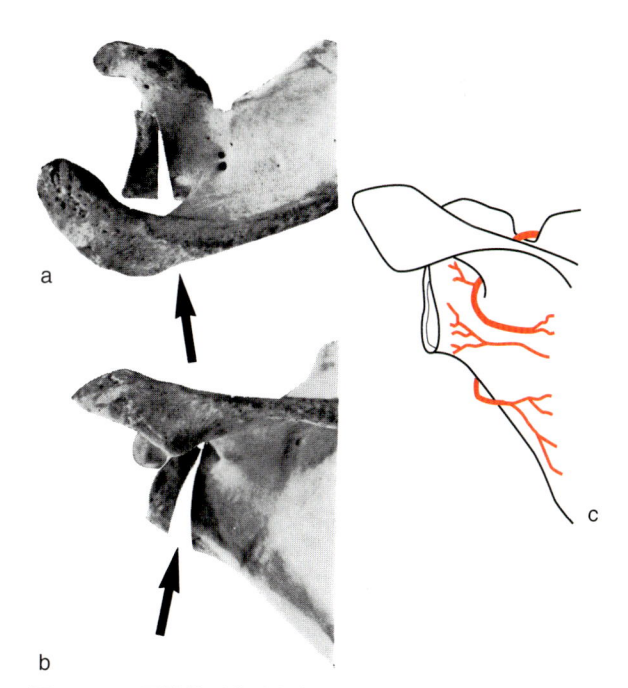

図7-169　肩関節形成手術（臼蓋骨切り術と骨移植）
a：上方から見た骨切り部位（矢印）　b：後方から見た骨切り部位（矢印）　c：臼蓋の血管分布

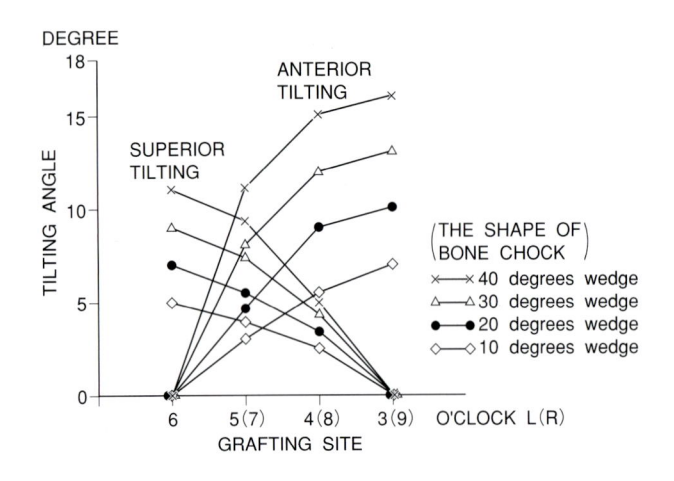

図7-170 骨片の大きさと挿入部位による臼蓋傾斜角の変化

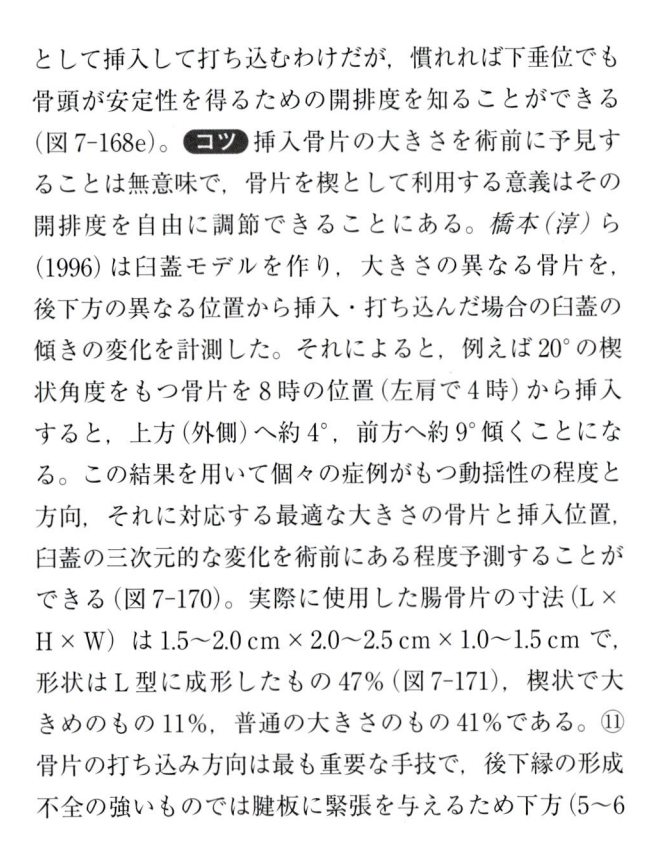

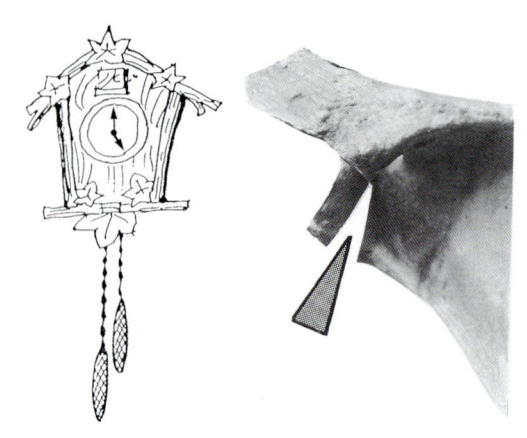

図7-172 骨楔の打ち込み方向（5〜6時方向から）

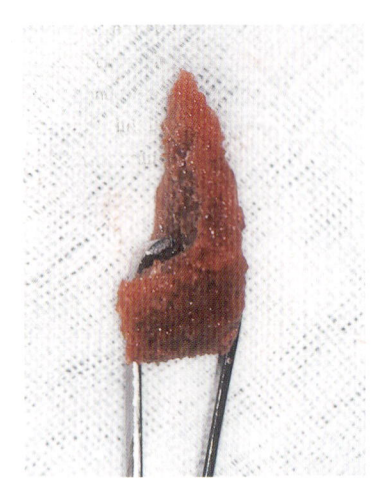

図7-171 L状に成形した骨楔

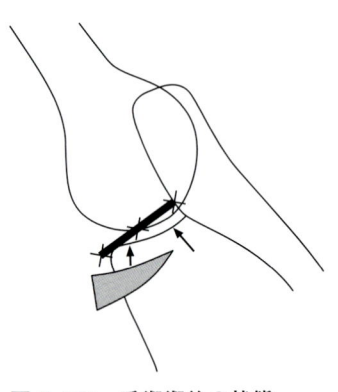

図7-173 手術術後の状態

として挿入して打ち込むわけだが，慣れれば下垂位でも骨頭が安定性を得るための開排度を知ることができる（図7-168e）。**コツ** 挿入骨片の大きさを術前に予見することは無意味で，骨片を楔として利用する意義はその開排度を自由に調節できることにある。橋本（淳）ら（1996）は臼蓋モデルを作り，大きさの異なる骨片を，後下方の異なる位置から挿入・打ち込んだ場合の臼蓋の傾きの変化を計測した。それによると，例えば20°の楔状角度をもつ骨片を8時の位置（左肩で4時）から挿入すると，上方（外側）へ約4°，前方へ約9°傾くことになる。この結果を用いて個々の症例がもつ動揺性の程度と方向，それに対応する最適な大きさの骨片と挿入位置，臼蓋の三次元的な変化を術前にある程度予測することができる（図7-170）。実際に使用した腸骨片の寸法（L×H×W）は1.5〜2.0 cm×2.0〜2.5 cm×1.0〜1.5 cmで，形状はL型に成形したもの47%（図7-171），楔状で大きめのもの11%，普通の大きさのもの41%である。⑪骨片の打ち込み方向は最も重要な手技で，後下縁の形成不全の強いものでは腱板に緊張を与えるため下方（5〜6時の方向）から，後方脱臼パターンのあるものには左側（4〜5時の方向）から打ち込む（図7-172）。⑫次に切開した関節包を縫合する。修復手技は内側下部の糸を外方に引き上げ外側中央部に，同様に外側下部を内側中央部に，内側上部を引き下げ外側中央部に，外側上部を内側中央部に，交差させながら縫合する方法である。関節包の状態に応じてさらに強固な縫縮術 capsulorrhaphy を施行してもよい（図7-168 c′, 173）。⑬最後に棘下筋，三角筋を修復し皮膚を閉じる。手術所要時間は腸骨切採を含めて1時間以内，輸血は不要である（図7-174〜176）。骨切り術後，臼蓋は必然的に原位置より前・上方に向かうが，上肢を Zero Position におくことでさらなる自己矯正が期待できる。⑭術後は Zero position での牽引を数日行う。

3）後療法

後療法は腱板損傷のそれと同様である。術後の固定期間は当初，骨癒合という観点から4週間のギプス装用を行っていたが，臨床経過からみて3週間以内の固定で十

H. 動揺性肩関節　241

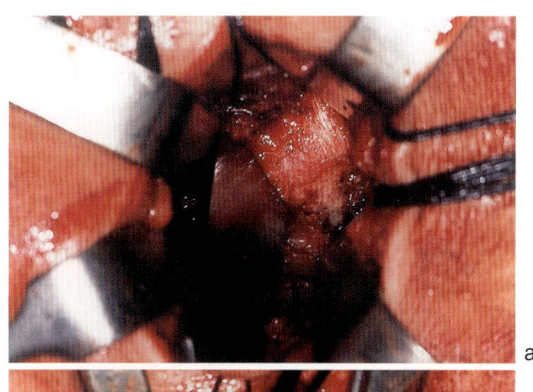

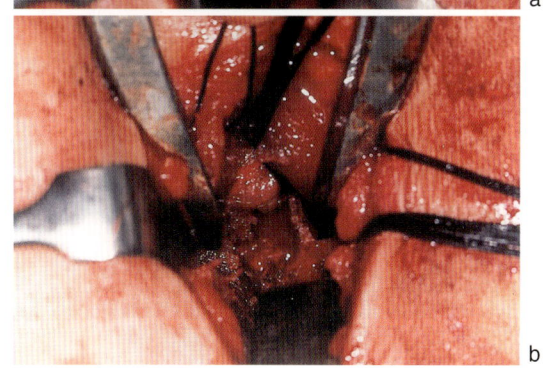

図7-174　臼蓋骨切り術
a：オステオトームで骨切り　b：器具を挿入して骨切り部を開排

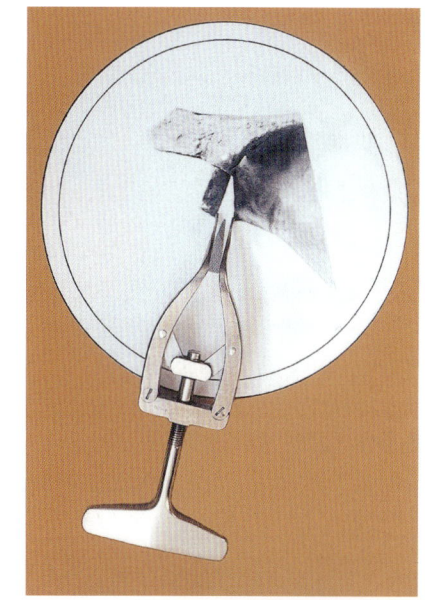

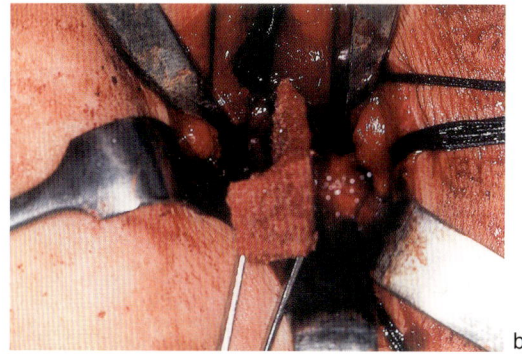

図7-175　開排器(a)，挿入方向(b)

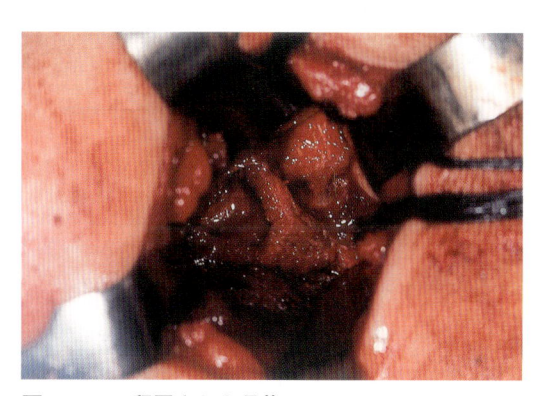

図7-176　留置された骨楔

分で，現在では修正され平均2.5週となっている。これ以上の短縮は望むべくもなく，むしろ固定期間中のリハビリテーションの充実に心がけるべきであろう。固定肢位については腕下垂位での胸壁固定で可とする考えもあるが，本人の都合や心疾患などにより実際に行った症例では，かなり長期の機能障害が続いており勧められない。手技および固定肢位に誤りがなければ，可動域はギプス除去後，約1～2週で回復する。ただし，内転機能の取り込みのため臼蓋面の傾きが変化しているので，肩甲骨のwingと結帯障害はかなり長く遺残することがある。しかし，これらは日常生活に支障を与えるほどではなく，経時的に改善され正常に回復する。

後療法の期間は，個人差や病態の程度あるいは本人の意欲などで異なるが，当院のプログラムは約6週間の入院，最終ゴールは約6カ月である。後療法の施行に際して前方挙上および外転の面が骨切りした角度だけ，術前より変位していることを留意して理学療法を処方しよう。

5. 追跡調査・術後の成績
postoperative analysis and results

a. 一般的事項と症例の内容

1970年から42年間に，当院で動揺性肩関節症と診断された患者数は1,595名（男性800例，女性795例，右側925例，左側670例，[両99例]）で（図7-177），年齢は7～59歳に分布，平均20.2歳と若年者に多発している。また，不安定性とだるさ，運動痛が強く，臼蓋骨切り術に踏み切った症例は355例（男性144例，女性211例）で，やや女性の右側に多い傾向がある。

ここで2002年に行った追跡調査結果を報告しよう。症例は215例，265関節で術後経過期間は1.6年から24年，平均12年である。性別は男性41%，女性59%でやや女性に多く，左右別はほぼ同数で，両側性のものが

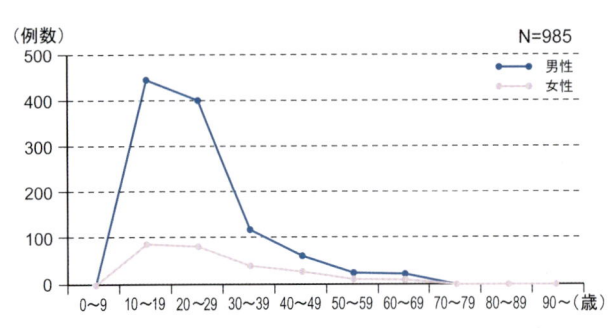

図 7-177　動揺性肩関節（年齢・件数・男女別）

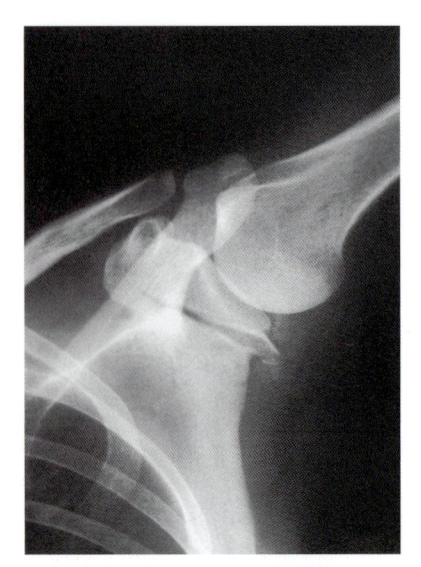

図 7-179　臼蓋を折損した症例

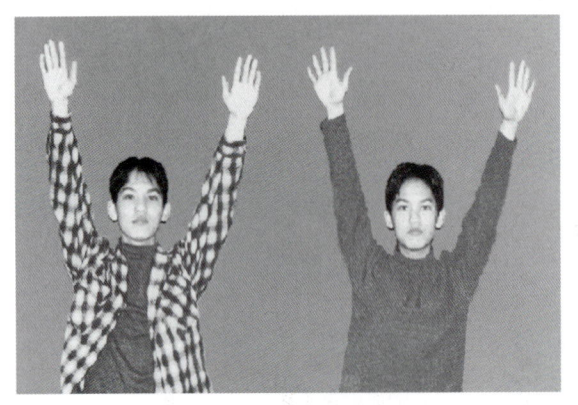

図 7-178　双生児にみられた動揺性肩関節
それぞれ両肩に臼蓋骨切り術を施行

50例（23.4％）である。年齢は6～39歳に分布し（平均18.5歳），症状の発現年齢は，6歳の幼児1例，小学生16％，中学生24％，高校生21％，大学生16％，社会人23％で，成長期と活動性が増える年齢層にピークがある。職種は事務職，労働者，無職12などだが，圧倒的に学生に多い。

発症原因別は，外傷によるもの25％，過度使用によるもの18％，原因の不明のものが57％で後者が最も多い。スポーツとの関連では，関係があるものが53％，ないものが47％で，本症が先天性あるいは発育障害などの素因に加えて，運動量の増加と小外傷によって発症していることを思わせるものとなっている。

両側の手術を受けた50例を分析すると，男性15例（平均15.3歳），女性35例（平均17.3歳）で，男性では同じ年に反対側の手術を受けたものが2，1年後は11，2年後は2だが，女性ではそれぞれ10，19，3，3年後に受けたもの2，4年後1となっており，後者の加療がかなり長期にわたっていることを示している。

多くの症例（約90％）が，肩関節脱臼あるいは随意性脱臼や頸腕症候群などと診断されて他医で加療を受けてきている。そのなかにはすでに脱臼防止や胸郭出口症候群寛解のための手術，Scott の glenoid osteotomy などを受けているものが8％あった。特記すべきものとして，血縁関係があるもの，母と娘，双生児，従兄，従姉妹のそれぞれ1組，不全麻痺（ERB麻痺）が1例，確診できなかったが general joint relaxation の疑いのあった1例，などがある（図7-178）。

手術手技に関するものでは，初期に骨楔を使用せず術後の牽引で臼蓋と骨頭の良適合を期待した1例（2関節）がある。この症例は幸運にも臨床症状が消失し満足度は高いが，レントゲン写真所見で slipping の遺残傾向がある。また，逆に骨楔を打ち込みすぎて臼蓋面が前傾しすぎ約6カ月の間，烏口肩峰靭帯に結節部が impinge した1例がある。しかし，この患者は1年半後に反対側の治療も希望して，臼蓋骨切り術を受けており glenohumeral rhythm の獲得後は問題がないようである。骨切りの際にオステオトームが臼蓋内に入りこみ関節面を損傷，骨切り部の開排操作が強すぎて臼蓋を下半分のところで折損したものが17関節あったが，経過がよくとくに問題はない（図7-179）。低年齢に対する本法の施行はそう難しいものではないが，切採した腸骨の厚い軟骨層が術後のレントゲン写真に描出されず，骨楔の逸脱と誤ったものや，覚醒時にあばれてやや逸脱したものなどを経験している。

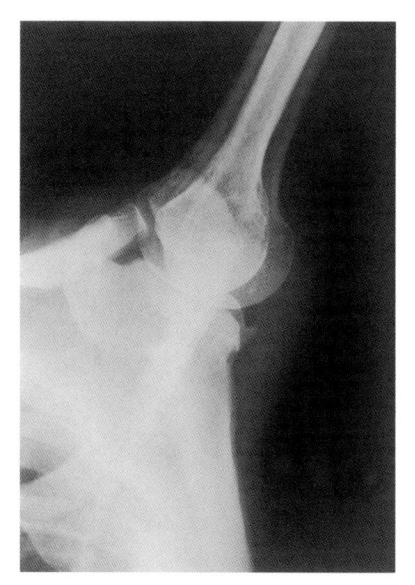

図7-180 臼蓋骨切り術,前後の比較
術前,後のフィルムを重ねたもの(臼蓋骨切り術で正常位置に)

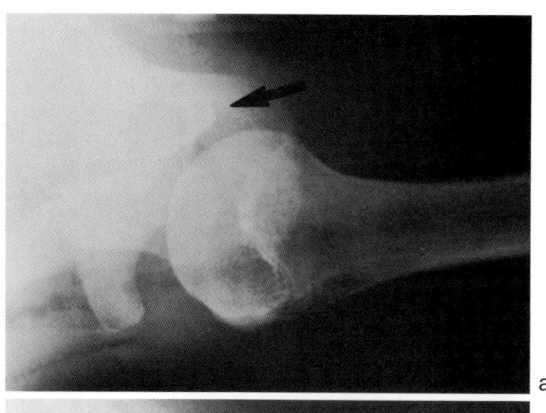

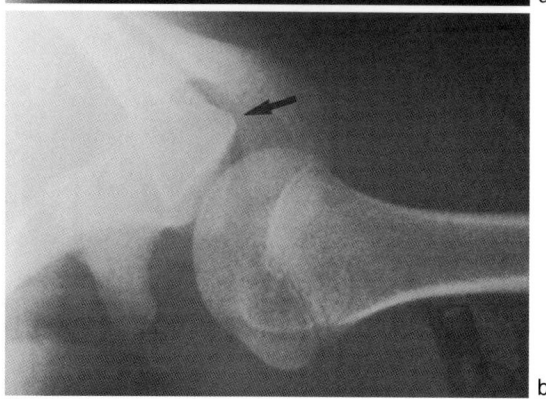

図7-181 臼蓋後下縁の形成不全(a,矢印)
臼蓋骨切り術による修復像(b,矢印)

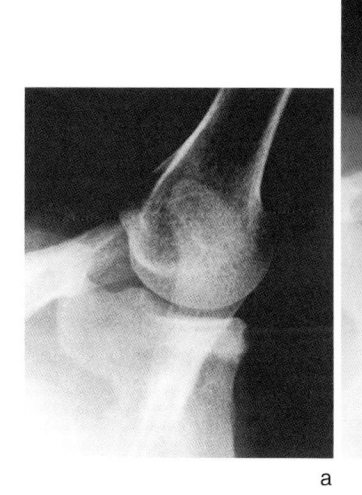

図7-182 臼蓋骨切り術術後
a:術後1年のレントゲン所見　b:リモデリングされた骨楔(術後7年)

b. 術後の成績 (図7-180～187)

成績には経過中に前方不安定性が遺残あるいは増強して,前方の制動術を追加した7例を含んでいる。平均12年の追跡調査の結果は不安定性の消失,持続性筋力の回復,日常生活動作群の改善など予期以上の良結果を得ている。

総括すると,何ら問題なく優れた成績のもの78.9%,症状の改善で満足しているもの16.2%,前方不安定性に対する手術の追加で満足し切れないもの3.8%,成績不良で不満足なもの1.1%となっている。

症状について検討すると,疼痛では「全く痛まない」が55.1%,「激しいスポーツや過労で少し痛むが休むと回復する」が41.8%,「痛みが続いている」が3.1%である。徒手筋力テストによる評価では,83.4%が4～5レベルで正常範囲だが,3レベルの評価のものが15.8%,2レベル以下で全く弱いものが2例(1例はERB麻痺)

244　第7章　肩の疾患

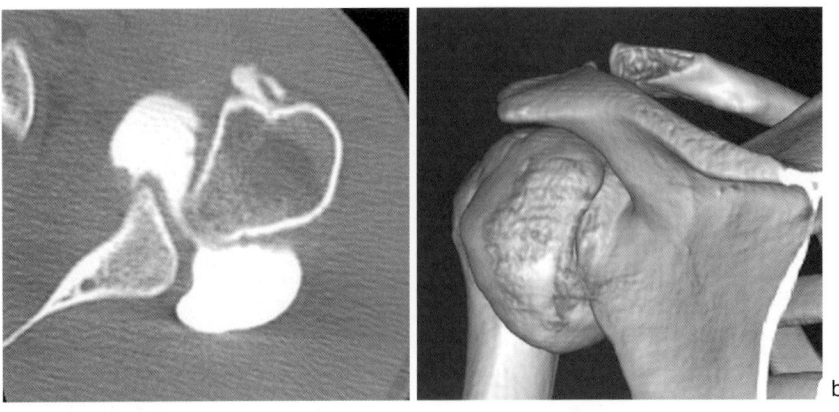

図7-183　動揺性肩関節のCT画像　a：臼蓋後下縁の骨欠損所見　b：同　立体画像

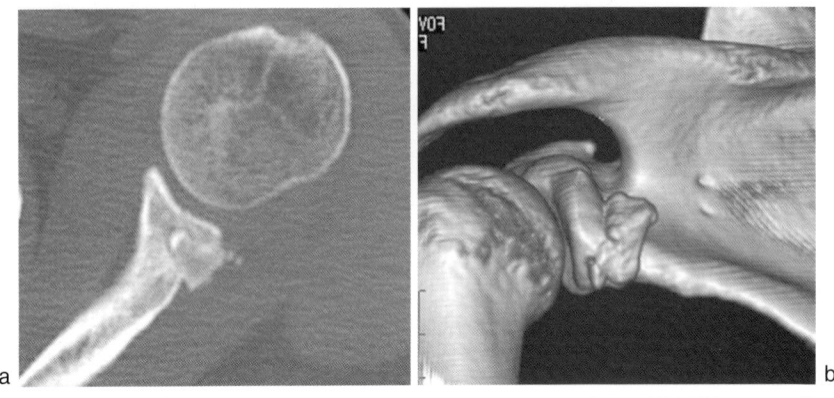

図7-184　肩関節形成手術後CT画像　a：打ち込まれた移植骨楔（軸射像）　b：立体画像で明瞭

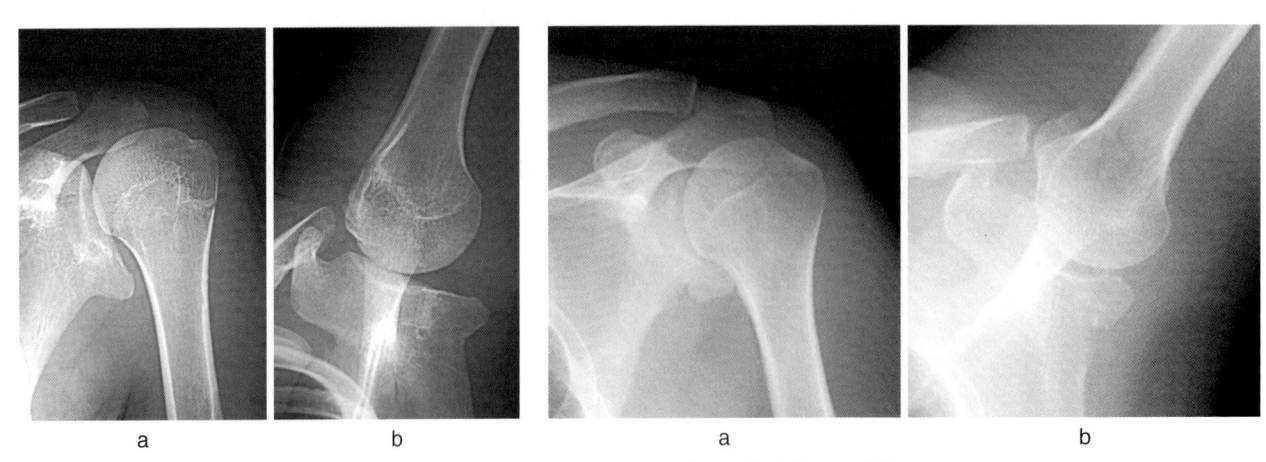

図7-185　大きな骨楔を使った症例
a：下垂位　b：挙上位，求心位にあることに注目

図7-186　通常の骨楔を使った症例　a：下垂位　b：挙上位

あった。日常生活動作群の評価では，「問題なし」91.7％，「少し制限がある」6.4％，「支障がある」1.9％となっている。

　成績不良の5例を見てみる。それらは，①女性：12歳5カ月のとき手術，15歳6カ月のときに倒立を強制され以後，随意に前方亜脱臼するもの，②女性：16歳6カ月のとき左側，17歳1カ月のとき右側の手術を施行。3年5カ月間順調であったが，常時両手を外転させる仕事に従事したところ，その肢位での随意下方亜脱臼が発

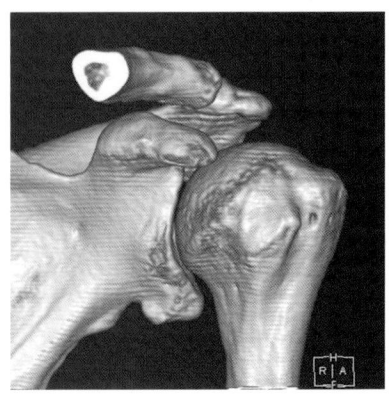

図7-187　術後20年経過した症例のCT画像

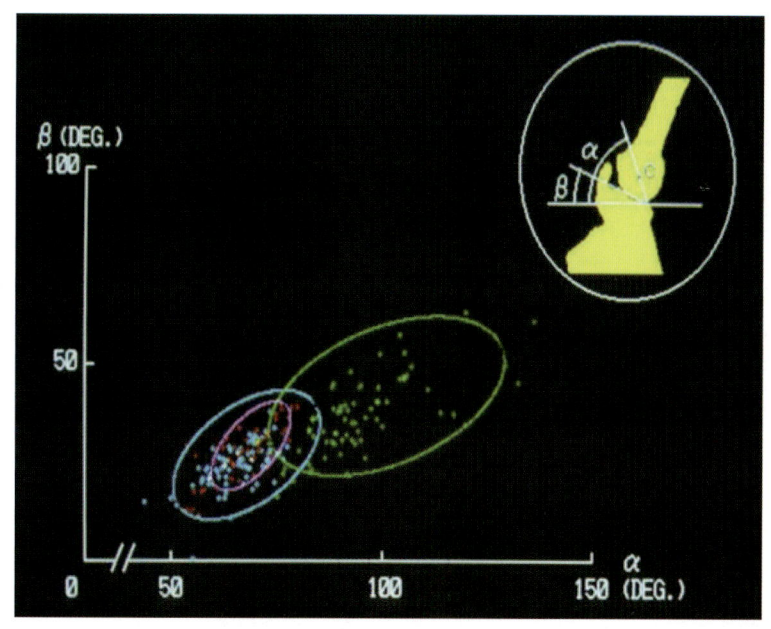

図 7-188 筆者らの臼蓋骨切り術後成績
緑円は術前，青円は術後，赤円は健常群

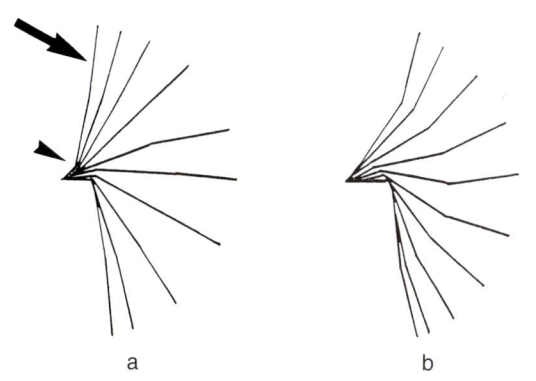

図 7-189 動揺性肩関節術後の運動解析（stick-stick像）
a：動揺性肩関節（矢印は過可動域を示す，矢頭は肩甲骨の動きの現象を示す）　b：ほぼ正常に回復

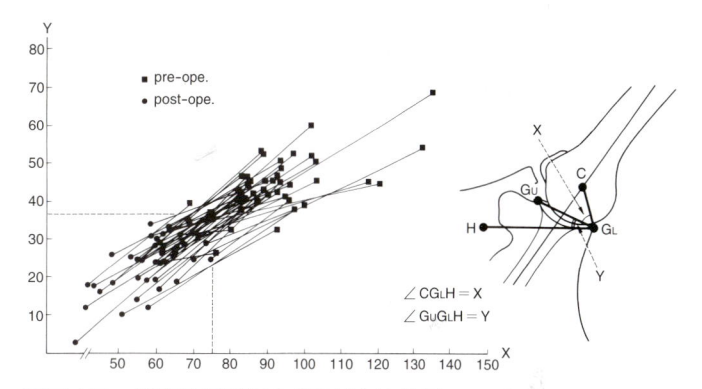

図 7-190 臼蓋骨切り術の成績判定法（尾崎による）
（破線は正常域を示す）

現したもの，③女性：16歳のとき他医で手術を受け挙上不能，激運動痛，手指の運動麻痺などを訴えて来院，当院で手術を行い安定性は得られたものの筋力が回復せず，運動痛と日常生活支障を遺残しているもの，④男性：24歳5カ月のとき手術，経過は良かったが4カ月後に重量物を持ち上げ，随意後方脱臼が発現したもの，⑤女性：15歳のとき手術，その後全身の関節弛緩とそれに付随する不定愁訴を訴える情緒不安定な症例，などである。

c．臼蓋骨切り術の評価

いくつかの方法で，本法の効果を客観的に判断してみよう（図 7-188）。1）かつて筆者らが行っていた Nac Selgraph 2D System による運動分析による評価法を紹介する。Scapular plane N での計測では，術前の異常な過可動性および post rotational glide における肩甲骨の異常運動は，術後に消失してほぼ正常パターンとなっていることが証明できる（図 7-189）。

2）レントゲン写真を用いて，画像から本法を判定する。尾崎ら（1980）は slipping の数量的表現を試み，この方法で術前・術後の変化を比較すると，臼蓋骨切り術後は全例とも正常域に戻り，slipping が消失しているとした（図 7-190）。Huang ら（1985）は術後の挙上位レントゲン写真の FSH 角を計測して，slipping が消失したことを証明している（図 7-191）。さらに池田（均）ら（1984）は，骨頭中心から臼蓋の中点に引いた直線と臼蓋面とのなす角で前方の角（C-angle）を骨頭の求心性とし，臼蓋骨切り術後は43.3%に低下，すなわち半数のものは骨頭中心が前方に位置するようになっていることを観察，さらに臼蓋の傾きと臼蓋長径と骨頭長径の比の相関から，

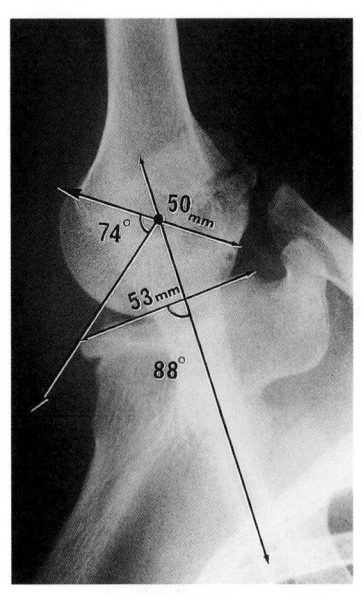

図7-191 術後，FSH角の改善がみられる（黄による）

臼蓋骨切り術後は，臼蓋が前傾したもの53.3%，臼蓋径が増加したもの56.7%，どちらかが認められたもの71.7%であると詳細な調査報告を行っている（図7-192）。

黒田（1983）は動揺性肩関節症をCT画像からとらえ，臼蓋・骨頭の適合性 glenohumeral adaptation を臼蓋後方開角 posterior opening angle（臼蓋前角Aと後角Bを結ぶ直線，それとBで直角に交わる直線が骨頭と交わる点をCとして，角CABを結ぶ）で定量化しようとした。彼によると，114例（124関節，臼蓋形成不全のもの14例・16関節を含む）の解析で，臼蓋形成不全の症例の臼蓋後方開角は14〜41°（平均26.2±1.9°）と正常群4〜20°（平均12.2±0.4°）に比して極めて大きく，これらの結果から原因は，臼蓋後角の形成不全と関節弛緩によって起きる骨頭の前方移動によるものと結論している。また，彼は実際に臨床応用したところ，臼蓋形成不全例のそれは術前21〜41°（平均31.7±3.1°）であったものが，術後は13〜23°（平均18.7±2.7°）となっていることから，臼蓋骨切り術の効果は臼蓋の前額面での alignment の変化を起こすこと，骨頭の外側移動による腱板の緊張度上昇で安定性が得られること，などであると述べている。臼蓋後方開角という指標は，臼蓋形成不全のものに腱板疎部損傷が合併した鑑別困難な症例にも応用できる有用なものである（図7-193）。

筆者は当初，動揺性肩関節症が成長期の障害によるものと考え，両側に不安定性があるものでも訴えのある片側（罹患側）を手術すれば，反対側の over use が避けられ自然治癒するのではという甘い認識をもっていたが，

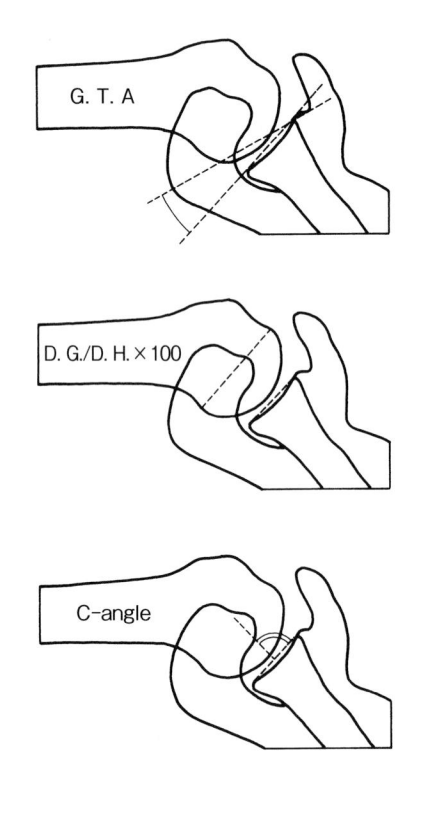

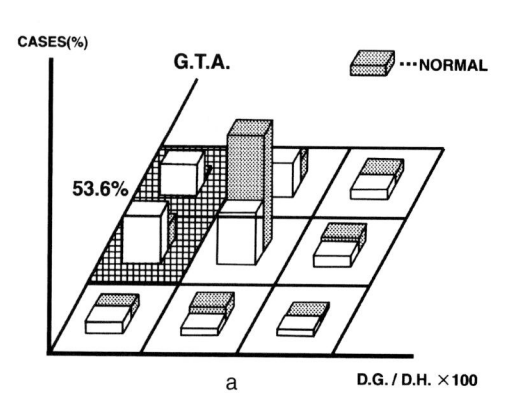

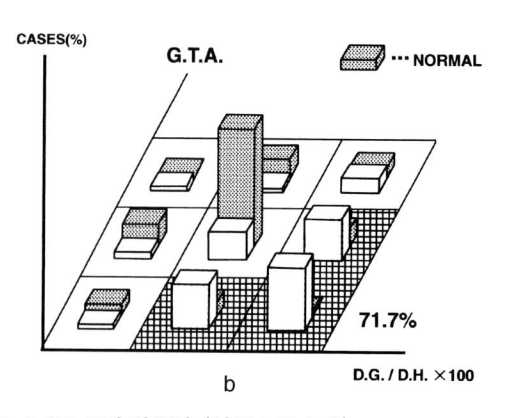

図7-192 動揺性肩関節症例の分布とさまざまなレントゲン写真計測法（池田らによる）
a：術前（臼蓋の後傾が53.6%）　b：術後（71.7%が前傾，もしくは骨頭に対する臼蓋の比が大きくなっている）

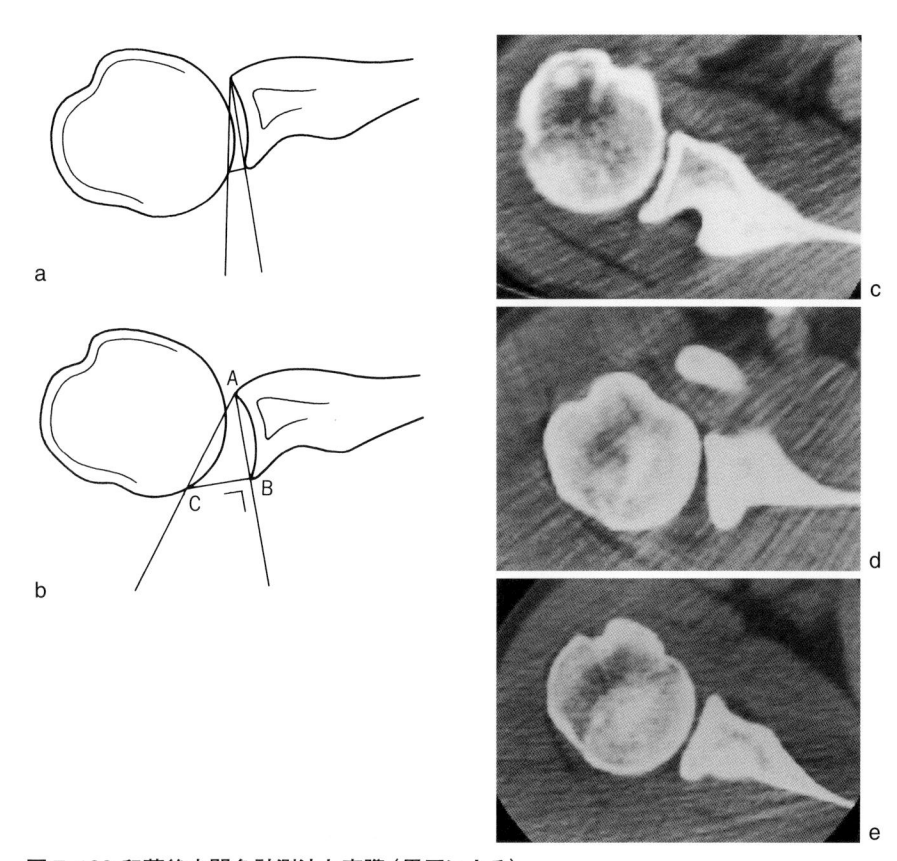

図7-193 臼蓋後方開角計測法と実際（黒田による）
a：正常　b：動揺性肩関節（骨頭の前方移動による増大）　c：正常CT像　d：動揺性肩関節術前　e：臼蓋骨切り術後

長期追跡調査の結果にこれを実証するものはなく，むしろ非手術側の looseningは増強しており，経過観察で治癒が期待できる病態ではないことを痛感させられている．

d．動揺性肩関節に関する研究

今までに報告された研究を紹介しておく．

骨性因子に関するものでは，不安定性を定量化するためレントゲン写真を計測した池田（均）ら（1983）の研究がある．これは臼蓋の傾き glenoid tilting angle（軸射位レントゲン写真で肩峰角と烏口突起基部を結んだ直線を基本としてこれと臼蓋面とのなす角）および臼蓋長径と骨頭長径の比（G/H比）を調べたもので，動揺性肩関節では34.8％に臼蓋の傾きに増加があり，G/H比では43.5％に低下を認めたというものである．この結果をわかりやすくいうと，本症では臼蓋面が後傾しているか臼蓋径が短いものが全体の53.6％を占める，すなわち発症因子として両者がかかわっているとのことである．

福島ら（1990）は，動揺性肩関節の臼蓋上腕リズム glenohumeral rhythm は正常肩に比して規則性がなく，特に gliding mechanism が著しく障害されていると考え動作解析を行った（第5章「肩のバイオメカニクス」の項参照）．保刈ら（1991）は不安定性肩では glenohumeral angle に乱れがあり頻回の skid slip があることを証明，15歳以上の男性では臼蓋径の短縮（骨性因子）が，15歳以下の女性では肩甲骨の外転筋力低下が下方不安定性に関与していると報告した．一方，駒井ら（1994）は動揺性肩関節の肩甲骨の動態を解析，slipping の三次元解析を行って，この現象は上肢体幹角度50～120°にかけて起きる肩甲骨の不十分な上方回旋と，130°以上での強い後傾という肩甲胸郭関節リズムの乱れによって発現すると結論した．

筆者は経験から本症には形成不全ともいうべき肩峰の形態的特徴があることを察知していたが，これを具体的に研究したのは建道ら（1997）である（図7-194）．それは動揺性肩関節のレントゲン写真を用いて肩峰の形状を解析したもので，肩峰角 acromial angle（肩峰下面を通る線と臼蓋上下縁を結ぶ直線のなす角）と肩峰端角 acromion edge angle（肩峰外側端と骨頭中心を結ぶ線と臼蓋上下縁を結ぶ直線とのなす角）を設定してこれらを計測すると，肩峰の外側上方への尖状化（形成不全）所見の存在と肩峰による骨頭被覆度の減少が証明できると結論している．

関節内圧が肩の安定性に関与していることは，関節内の陰圧が関節の支持機構に重要とした HABERMEYER（1990）

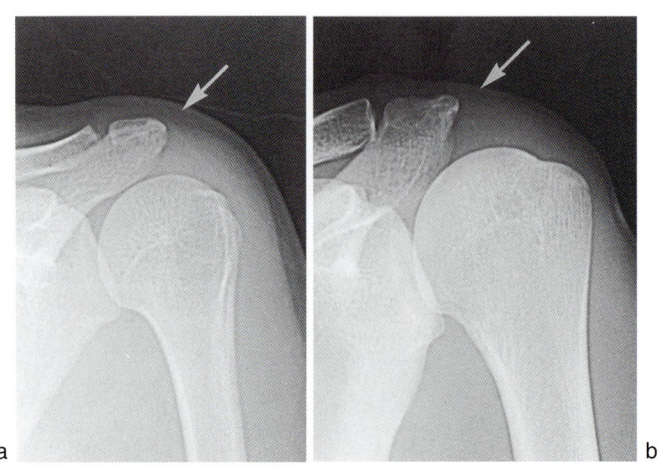

図7-194　動揺性肩関節にみられる肩峰の形成（発育）不全
a：中程度のもの　b：ひどいもの

とHOFFMEYER（1992），屍体で受動的に安定性を計測したWULKER（1993）らの業績があるが，橋本（卓）ら（1990）は動揺性肩関節の関節内圧について調べ，本症と腱板疎部損傷とはパターンが類似しているが反復性脱臼とは全く異なっているとしている。

NEERらはligamentous laxityがnon-outlet impingementを引き起こす原因であるとしてMDIをその一例に挙げている。しかし，橋本（淳）ら（1997）はこれに疑問をもち，前方挙上と側方挙上，水平内・外転，90°外転位での内・外旋などを他動的に行い，疼痛の有無とその出現角度と肢位を計測して，動揺性肩関節と肩峰下インピンジメントとの関係を調べている。そして，本症の約30％にimpingement signが陽性だが，臼蓋骨切り術により肩峰と臼蓋下縁の距離が短縮された後も，肩峰下の摩擦による疼痛は発生せず，むしろ疼痛が消失し，かつ腱板の断裂が全く見られないという事実から，これらは肩峰下有痛弧subacromial painful arcであってインピンジメントではないと結論している。痛みが肩峰下の摩擦によるものでないとすると，治療は動揺性の解消に焦点が当てられるべきで，肩峰下除圧に対する手技は，例外を除いて無効であろう。

JIAら（2001）は鏡視下で関節内部を観察し，398例のうち腱板と臼蓋の衝突を認めたものが302例（76％）あり，ないものが96例であったと報告している。そこでNEERのサインは肩峰骨頭間というより，臼蓋上部で腱板が衝突しているのだと結論している。関節包におけるコラーゲンの生化学的分析を行った平川（誠）ら（1988）は，動揺肩ではコラーゲン線維は前駆体のままで存在しており，幼若であるとユニークな報告を行っている。

その他，筋腱のcouple force，支持機構である靱帯や関節唇さらに関節包などに関する報告があるが，いずれも本症の本質に触れるものではない。総括すると不安定・動揺性の因子として，臼蓋後下縁の形成不全による骨欠損，臼蓋径の短縮，肩甲骨外転筋力の低下，slipping現象の存在，挙上運動時での頻回のskid slip，前駆体のままで存在するコラーゲン線維などが，動揺性肩関節症の原因として挙げられている。しかし，多くの症例は慢性的な経過をとっており，過労や小外傷などの2次的な因子が加わり重複複合して複雑な病態を呈していることに留意する必要がある。

I. 肩結合織炎
fibrositis of the shoulder

1. 肩凝りとは　what is stiff back?

肩凝りといえば誰もが知っているし，多くの人達が経験している状態である。しかし実際にはなかなかいい表しにくく，容易に合意を得られるような説明ができそうもない。平たくいうと"頚から肩にかけて，時には背部に"はる"ような重苦しくいやな感じがあり，筋が凝って痛み，つかむか揉むと気持ちがよくなる病態"をいっている。臨床上では項部・僧帽および棘上筋部に筋・筋膜の緊張や硬結があり，こわばりが強く局所痛のある症候群を指しているようである。一方，わが国では昔から痃癖（げんぺき）という言葉もあって，これは瀬川（1896）によると"頚の側・後頭から肩甲骨にわたる筋の中央部，時に肩甲骨に片寄って陰々張るがごとき鈍痛，後頭や上肢への放散痛のあるもの"との説明がなされている（図7-195）。さらにこれは特殊肩痛scapulalgia specificaともいうべきもので，30～50歳に分布し前挙で仕事をする人，女性ことに神経過敏の者に多く，筋塊ならびに皮下組織は肥厚して硬固となるが運動障害はなく，本態は

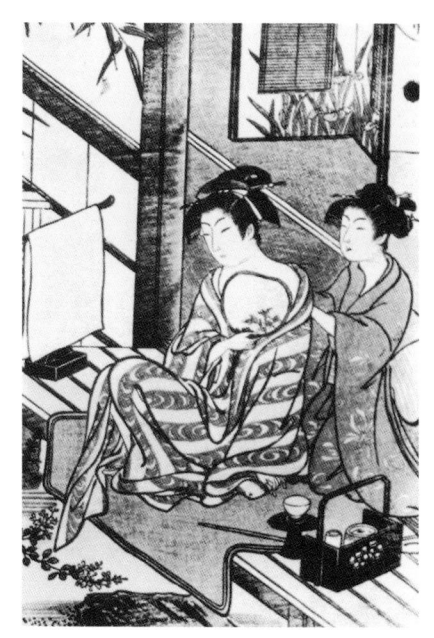

図7-195 浮世絵，痃癖（げんぺき，俗にけんびき）を押さえてもらっている女性

筋肉の血管痛だろうと医学的解釈を加えている。

　肩凝りと痃癖の違いをここで論ずる愚は避けるが，前者が俗語として自然発生的に使われているのに反して，後者は漢医の専門用語でいわゆる「五十肩」の概念に対抗してあるようである。また「癖」という語意から考えて，肩甲骨から脊椎に及ぶ，いわゆる背部という部位を表しており，肩凝りとはその部位の差とも受け取れよう。病態としては全く同じものを指している。

　肩凝りに関する論文は少なく，本邦ではわずかに河邨（1950），岩原（1967），茂手木（1964），石田（1964），森ら（1984）のものを散見するにすぎない。彼らはこれを症候群としてとらえているが，筆者は俗語である肩凝りを「肩結合織炎」として取り扱っている。最近，整形外科学会はこの問題をトピックスとして取り上げているが，肩の凝らない人たちの報告には，首を傾げるようなものがある。

2. 結合織炎　fibrositis of the shoulder

　結合織炎という概念は1904年，GOWERSによって命名されたもので，線維炎とも直訳されている。文字のうえからは炎症を表しているが病理的な炎症とはいえず，"関節リウマチと同じ病変が筋・筋膜などの結合織にも発生するのでは"との考えに由来しており，古くは筋肉リウマチと呼ばれていたものの範疇に入る。井上（善）（1908）によると，筋肉リウマチはアレルギーによって起きるとされ，限局性の腫脹や筋肉痛を主徴とする疾患

で全身に起こり得るが，ことに背・肩甲部に発生したものはリウマチ性背痛 omodynia rheumatica と名付けられて，これが漢医のいう痃癖に他ならないと説明されている。一方，古い内科書のいう筋肉炎 myositis，筋肉痛 myalgia などのとらえかたは少し異なっている。また筋肉痛というのは触診して，筋の硬度に変化がなく疼痛のあるものを指している。

　時代の推移とともに，結合織炎の位置づけも変遷してきた。結合織炎は筋・筋膜炎 myofascitis，線維筋膜炎 fibrofascitis などの総称的なものであるとの考えが続いてきたが，LANGE（1930）はその原因を筋に特有の組織所見がなくゾルがゲルに変わる膠質化学的変化によるだけとして，これをミオゲローゼ Myogelose と名付けた。SCHADE（1921）も同じように，水が氷になる現象にたとえて筋が凍結すると考えて，筋硬症 myogelosis と呼んでいる。

　1922年，波多野は肩凝りで硬結を示す筋群は自律神経線維に富むものが多いことを報告したが，これは河邨ら（1950）によって支持されている。すなわち，彼らは173例の肩凝りを主訴とする患者の筋硬結の硬度を，器具を用いて数量的に測定するかたわら，主変は僧帽・菱形・棘上筋に起こっていることや，各種ブロックによるそれの病態推移を観察して，肩凝りは筋性でなく神経性であり，しかも交感神経の局所的緊張亢進であると結論づけた。

　NEERGAAD（1938）は結合織炎という語の炎症的印象を避けるため，病理的変化がなくとも筋肉痛という現象から機能的な痛みとしてこの病態が成り立つと考えて，筋腱結合部，筋自体に圧痛・自発痛・強直感のあるものを腱筋症 tendomyosis と呼ぶことを提唱した。この考えは最近，変性は微細な炎症の集積であるとの考えから，筋腱の付着部炎 enthesis という概念となって現れている。すなわち筋肉リウマチ，結合織炎，腱筋症などは病理所見の少なさから不明瞭なものとの印象が拭えなかったが，変性と炎症との接点が研究されるにしたがって解明されてくるであろう。

　以上の概念的な説明とは別に，結合織炎に特有の広く分布する圧迫感，移動する圧痛について局所的な研究を行った人達がいる。1944年，COPEMAN と ACKERMAN は結節があるとき，そこには筋線維の代わりに線維性脂肪あるいは線維化 fibrosis が進んでいること，筋膜の欠損部に脂肪葉の脱出があることを観察して，病理的には初期は単なる筋攣縮だが，結節の発生は皮下筋膜欠損部の線維性脂肪のヘルニアであるとした（図7-196）。欠損部には通常神経脈管束が通っているが，ここに嵌頓した脂肪が神経終末を圧迫し筋浮腫を引き起こし，痛みの原因

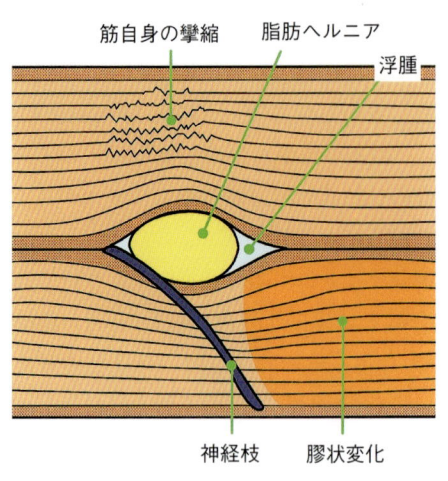

図7-196 肩結合織炎の一つの原因

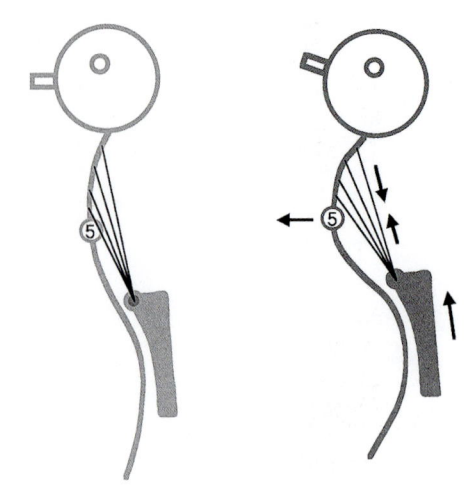

図7-198 肩凝りと頚椎前弯との相関
肩甲挙筋・僧帽筋の緊張がC5を刺激，反射痛がさらに肩凝りを助長

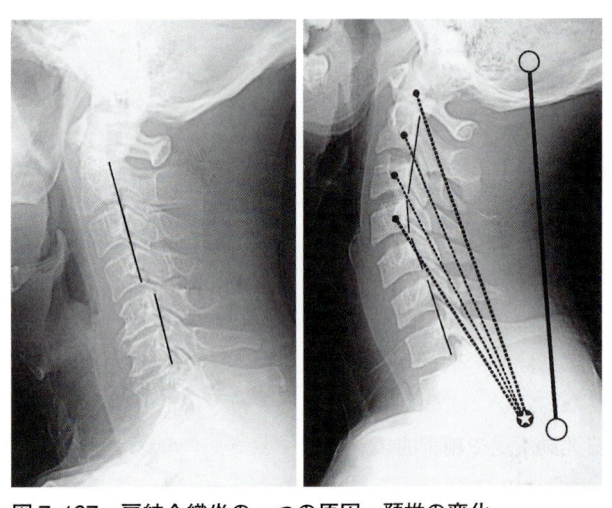

図7-197 肩結合織炎の一つの原因，頚椎の変化

となるというこの説は，結合織炎が滲透圧や気候の変化を受けやすいという事実から十分な説得力があるようである。

結合織炎のうちには，筋線維の変性あるいは脂肪浸潤などの非可逆性変化が挙るものが観察されており，FASSBENDERら（1973）は電顕所見から，持続性の筋緊張状態が続くと消費酸素要求性増大の状態が絶えずあり，これに対応できないとき筋の微小器官の進行性破壊が起こるのだとしている。

一方，肩結合織炎の原因として，茂手木（1964），岩原（1967）は，頚椎の変化を挙げている（図7-197）。茂手木は肩凝り患者150人の頚椎を検索して，比較的若年（30歳代に多い）にみられることから，老化現象ではなく頚椎の骨軟骨変化によるものだとし，岩原はCLOWARD（1963）の椎間板性疼痛 discogenic pain の考えを支持して，局所性後弯形成から洞神経を障害する。すなわち項部痛，肩凝りは頚椎椎間板変形による機能破綻の結果，発生するのだと結論している。金谷ら（1999）は332人の"肩凝り"症例を調べ，その30％は40〜50歳に発生しており，全体の72.6％になんらかの頚椎椎間板障害が存在したと報告している（図7-198）。

1964年，石田はBONICAの trigger mechanism の考えから肩凝りを説明している。過労，疲労などによる代謝産物の蓄積は，電解質や体液の平衡破綻，筋痙直・浮腫・硬結などをきたし，そこで産生される疼痛物質 factor P が疼痛を起こすようになる。知覚過敏帯を伴う圧痛点 trigger point と関連痛・放散痛の投射部位 target area が肩凝りの実態であるというのが彼の考えである。

1976年，MIEHLKEは患者の訴える筋腱部の痛みと上述の諸概念との相関を明快に解析した。彼によると，筋肉リウマチ（関節外リウマチ）とは軟部組織の有痛状態を指し，これには炎症的因子は少なく，多くは変性によるものであろうとしている。言い換えると，組織変化が多少あって変性の要素が強いということになる。彼はこれを中央にすえ，左に肉体的変化すなわち筋になんらかの病理所見のある筋疾患，例えば筋炎や筋萎縮などをおき，右に心理的変化すなわち筋内に組織変化が存在しない状態，例えば結合織炎をおいた。彼の資料によると患者数は圧倒的に右側（心理的なもの）が多く，左に移動するにしたがって激減する傾向がある。MIEHLKEのこの考えは卓越したもので，彼の意見に従えば今まで不明瞭であった筋肉リウマチと結合織炎の関係をいくらかでも区別することができ，同時に肩凝りそのものも単なる結合織炎から組織的変化のある筋硬結，結節形成までを含んだものとして，総合的に把握をしなければならないということになる。

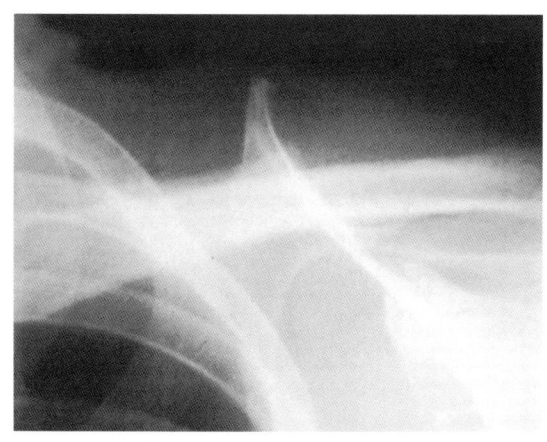

図7-199　肩甲骨内上角のdog's ear deformity

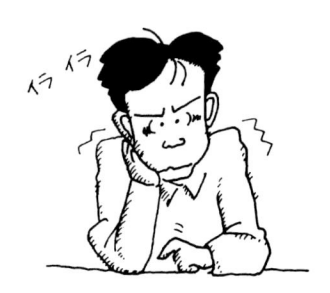

図7-200　現代のライフストレス，精神がイライラ

　森ら（1984）は肩甲背神経および副神経外枝（僧帽筋枝）の骨性圧迫刺激が原因と思われる肩凝りと上肢の放散痛をきたした2例を経験して，その発生機序として末梢神経に原因を求め得ると述べ，MICHELE（1950）が報告した肩甲胸郭症候群，疲労・姿勢異常によるこわばりscapulocostal syndrome（fatigue-postural paradox）が，症状や発生状況など日本人の肩凝りと酷似していると紹介している。HAGERTら（1990）はこわばり症状（fibrosis）のあるものと無症状のものを対比，前者では僧帽筋の圧が高いこと，手術した4例に副神経を含んでfibrosisが存在していたと報告している。

　それにしても肩凝りの原因の一つとして，肩甲骨内上角滑液包炎を挙げた論文がないのが不思議でならない。肩甲骨内上角の滑液包については，GRUBER（1861）が約12％の頻度で存在すると記載しているが，肩凝りという概念のない外国では注目されなかったものであろう。MICHELEら（1950）も痛みと凝りの存在する部位として肩甲骨内上角を挙げたが，彼はそれを肩甲下組織subscapular tissueと記載したため，これが神経枝を包埋する筋硬結部を指したものか，あるいは滑液包を指したものかは不明のままである。筆者の経験した手術症例，慢性化した症例では内上角の骨変形dog's ear deformityと（図7-199），それを取り巻く滑液包の肥厚・増殖・水腫などの所見が得られており，これは見過ごすわけにいかない。MENACHEMら（1993）は肩甲挙筋症候群を発表している。それは肩甲骨内上角に痛みがあり，痛みは頚に広がるが腕には放散せず，利き腕に82％発生する病態であると説明されている。また，彼らは30屍体で肩甲挙筋の付着部に滑液包の大きな分布があったことを記載，原因は滑液包炎による疼痛（多分発生的な形態異常を素因とする）と推論し，臨床的にはステロイドの局注が75％効果をあげると報告している。また，2004年，LEHTINENらは5年間に16例，肩甲胸郭関節に痛みのある症例を経験して，筆者と同じ方法，内上角の切除と，肩甲骨内面の鏡視下滑液包切除を行っている。彼らによると平均36カ月の調査で81％が満足し，痛みも消失しているという。いずれにしてもこれらの論文は筆者の説を裏づける興味あるものである。

3. 肩結合織炎の諸原因
various causes of fibrositis of the shoulder

　人間が二本足で起立したために起きた変化，それに伴う筋肉や腱・靱帯などの受ける大きな負担で，肩凝りや腰痛などが発生しやすいことは当然なことである。原因となる因子は数多いが，まず現代のライフスタイルによる運動不足や精神的ストレスなどが挙げられる。運動量が不足すると全身の筋群の虚弱化が始まり活動性が低下，それが疲労につながり肩凝りが起きやすい。筋肉の弾力性を維持するには適度な運動が必要で，筋の弛緩と収縮の繰り返しで血液の循環が良くなることは常識である。

　一方，心因的・情緒的ストレスは現代の生活様式にはつきもので，受験や進学に悩まされる学生，就職や結婚問題に悩む世代の人達，経済的な問題や対人関係に耐える女性，地位や職種の変化に気苦労する人達などによるストレスが典型的なものであろう（図7-200）。矢吹ら（2003）は，肩凝りについて，農村地区の青壮年者と高齢者を比較して，両者の共通した因子は仕事のストレスであるとしている。

　肩凝りは腰痛を伴っていることが多いため，姿勢の悪さによる非生理的・構造的な面も強調されている。規格の椅子で就学する児童（図7-201），巧緻運動のため一定の姿勢を保つ精密作業従事者やOA機器を操作する事務員（図7-202），長時間の起立や坐位を余儀なくされる販売員や長距離運転手，上肢を酷使する肉体労働者などの肩結合織炎は，日常よく遭遇するところである。見目

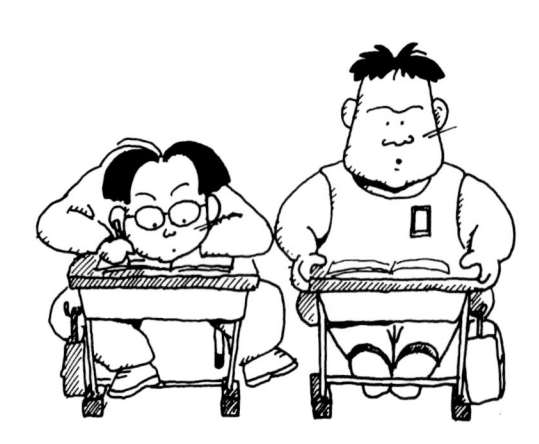

図7-201 民主主義のもとでみんな平等
(規格の椅子で起きる肩凝り)

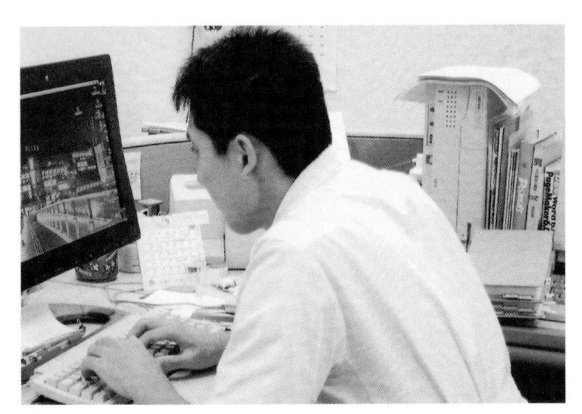

図7-202 姿勢異常で起きる肩凝り

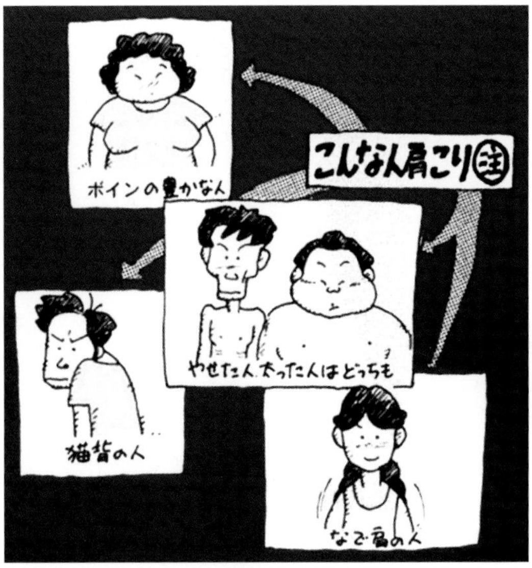

図7-203 こんな人は肩凝りに注意

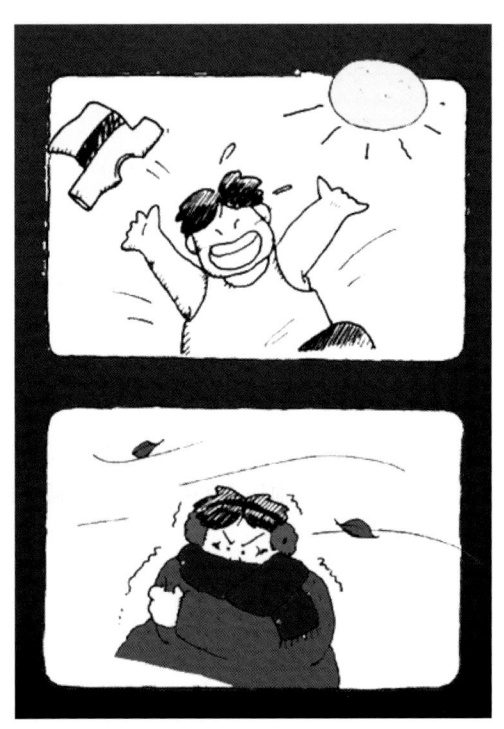

図7-204 寒冷も肩結合織炎の原因の一つ

ら(2011)は胸椎と肩凝りの関連性を調べて,胸椎の可動性を改善すると肩凝りが減少することを見つけて,筋緊張の継続が一因とした.

体質的な面も注目されている.BATEMANは"やせた婦人に多く発症するのは上肢を懸垂する筋群が貧弱なため,また神経閾値が低いためかもしれない"と推論しているが,茂手木(1964)は猪首や怒り肩の人に多いとしている.しかし,逆に太った人のほうが乳房や腹部を支持するため腰椎前弯が強くなり,代償性に胸椎・頸椎に影響を及ぼしている.脊柱のなかでも頭部を支え大きな運動性が要求される頸椎は特に影響を受けやすい.ただ,筆者の調査では患者の体型は,やせている(19%),普通(53%),太っている(28%)と分布しており一概にはいえない(図7-203).

高桑ら(2007)は,僧帽筋の循環状態を近赤外分光法(組織酸素化率)で測定して,肩凝りには僧帽筋の循環障害が関与していると報告している.また,中村ら(2007)は,肩凝りには僧帽筋血管支配の特徴があり,裏面を走る静脈は動脈を伴走していないと報告している.彼らは静脈還流を促すマッサージが肩凝りに効果があるとしている.

片山(1970)は便宜的に,結合織炎を一次性primaryなものとリウマチ・感染などによる二次性secondaryのものに分類している.一次性のものとして,筆者は上述のように肩甲骨内上角の先鋭化dog's ear deformityを考えている.肩甲挙筋腱が付着し滑液包が存在する当部に,先鋭化した骨の刺激で慢性的な炎症が発生しやすいのは当然である.

気候の変化や寒冷が結合織炎に大きく関与していることはいうまでもない(図7-204).他の疾患,例えば頭痛,歯痛,眼精疲労などのとき,扁桃腺炎,鼻炎,上気道

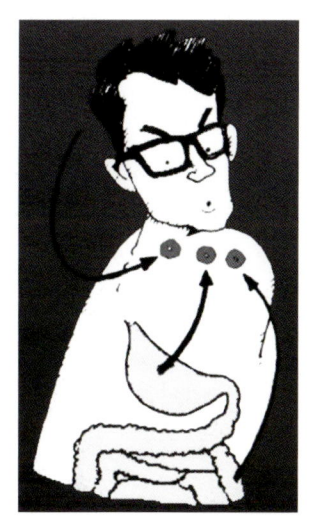

図 7-205　肩結合織炎の大きな原因，内臓疾患

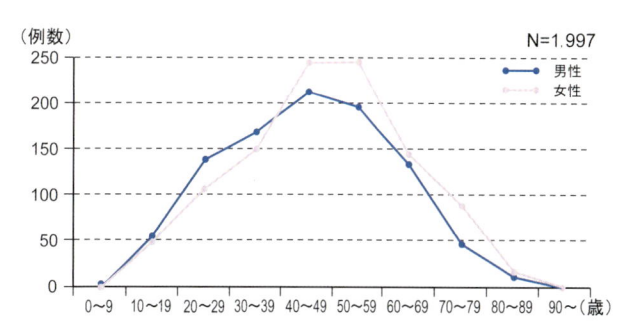

図 7-206　肩結合織炎（年齢・件数・男女別）

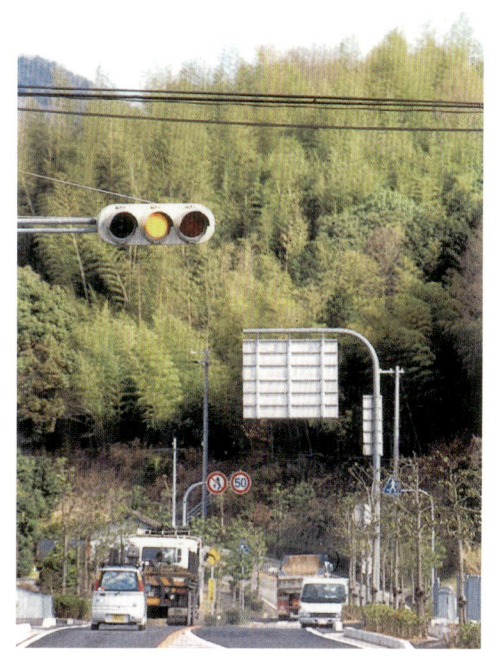

図 7-207　肩凝りは黄信号（警告反応）

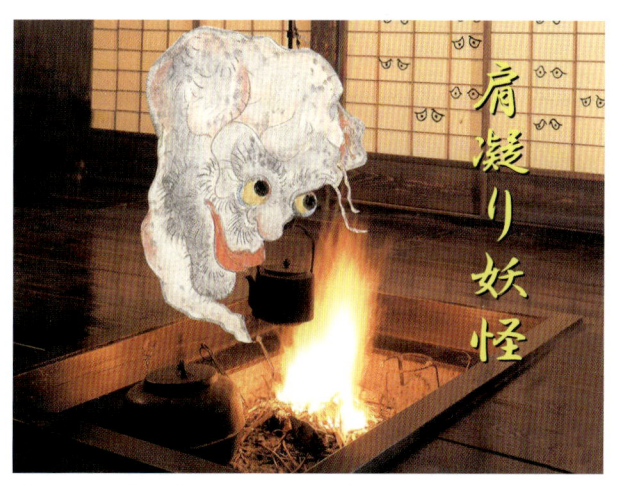

図 7-208　炎が燃えあがると出てくる肩凝り妖怪

表 7-31　肩凝り群の分類と調査結果（N = 390）

群	人数	男性	女性	平均年齢	%
1	110	68	42	36.0	28
2	46	30	16	43.0	12
3	234	68	166	41.7	60
合計	390	166	224	40.5	100

炎，蓄膿など炎症のあるとき，また消化不良や便秘などの消化器不調・肝疾患などのとき，気管支炎や肺結核などの胸部疾患，それに高血圧や心疾患などの循環器障害，栄養不良や更年期などの代謝性疾患のあるとき，などに肩凝りが発現しやすいことは経験的に知られている。患者は原疾患とは別に肩凝りの不快さ主訴として来院することが多い（図 7-205）。

肩凝りは誰もが経験しているのだろうか。肩の凝らない人はどの程度いるのだろうか。この疑問を解くために筆者は成人390名を対象として，肩凝りを三つの群に分けて調査してみた。第1群は肩凝りを自覚したことがなく他覚的にもそれが認められないもの，第2群は自分では肩凝りを自覚していないが，検診すると内上角に明らかなこわばりがあり，なんらかの疾患をもっているもの，第3群は自・他覚的に肩凝りがあり，かつ代謝，循環，内臓などになんらかの慢性的な疾患をもっているものである（表 7-31）。その比率は28%，12%，60%で，その多くが40～50歳代に多発している。第3群での女性の急増は更年期障害との関連がうかがえる。しかし問題なのは第2群でなんらかの病気を持っているにもかかわらず，案外それに気づいていない人が多いことである。また，スポーツ選手でも 21.9% に肩凝りがある。

肩凝りは埋め立て地に廃棄されたゴミの山のようである。それは身体の諸部位からの障害で発生してきており，その発生頻度は疾患を有する患者の72%に及んでいる。臨床医にとって肩凝りは決して無視できない全身からの警告反応の一つと考えて対応することが肝要である（図 7-206～208）。

254　第7章　肩の疾患

図7-209　上肢にかかる負担

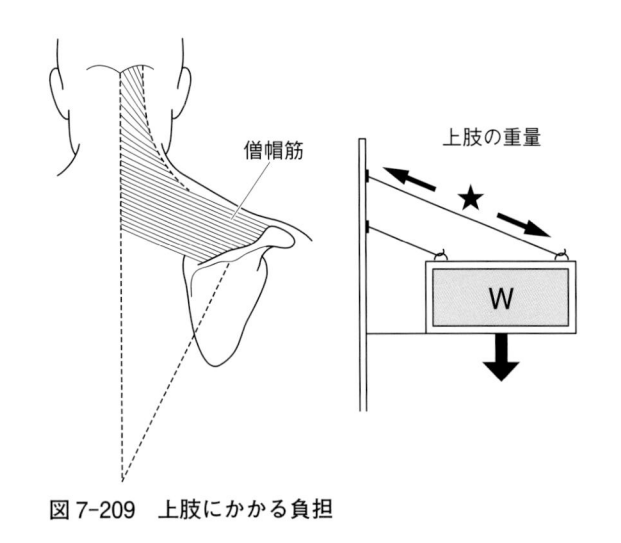

表7-32　上肢，頭・頚の重さ計算法

体重60 kg
× 上肢 （6.5%）＝3.9 kg
× 頭・頚（7.0%）＝4.2 kg

4. 症状　symptoms

　肩結合織炎が発生すると，頚部から肩に，時には肩甲骨にかけて広がる圧迫感・違和感が起き，患者は"ちぢかむ"ように頚と上肢を前に寄せ，肩のスロープのところに手をあてる特有の姿勢をとる。そして持続する不快感をとるため肩を叩き，頚を後屈し肩甲骨を前後に動かす動作をする。この症状は不活発なときにひどく，筋肉を使って温まると軽減する傾向がある（図7-209，表7-32）。

　通常，患者にどこが痛むかと聞くと圧痛部をようやく探し出すが，それはすぐに移動し的確な pin point を示すことができない。それほど不快感は広汎な範囲に及んでいるものである。しかし綿密に触診すると，限局した圧痛域 trigger zone を知ることができる。急性のものでは痛みは肩甲骨を係留する僧帽上部線維・棘上筋にあるが，慢性化したものでは肩甲骨内上角や菱形筋深部に及んでいる。小結節状のしこりは全域にあるが，大きなものは肩甲骨内上角の肩甲挙筋付着部に存在する。

　肩の運動制限は少ないが，頚を前後屈して痛みの増強するような症例，前かがみの姿勢（大・小胸筋，僧帽筋，前鋸筋，菱形筋などで肩甲骨を胸壁に固定した姿勢）をとる患者では多少存在する。また，上腕骨内上顆部や上腕三頭筋長頭腱の"こわばり"や痛みを伴っていることが多い。症状はリラクゼーションと加療ですぐ軽減するが，病因をとらないとすぐ再発し，数カ月あるいは生涯を通じて慢性的に持続するものが多い。

　BATEMAN によると肩結合織炎は30～50歳の女性に多

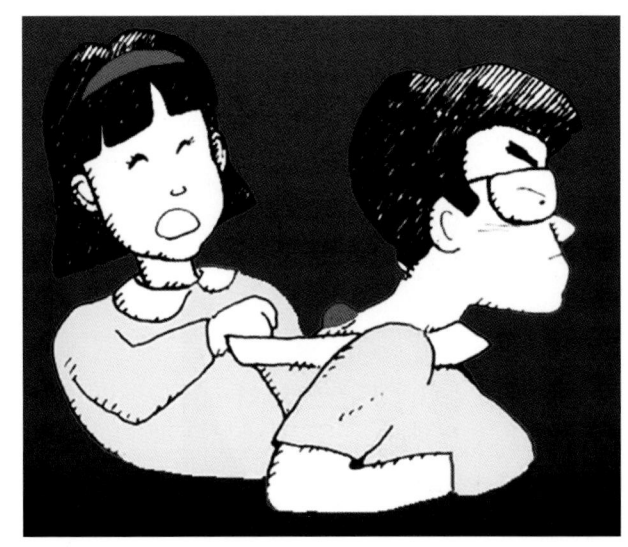

図7-210　あっ！ 梅干しのたね（肩甲骨内上角のしこり）

く，MICHELE は中年の30%に発症するとしているが，筆者の資料では男性にも頻発（42.6%）している。学童期にすでに発生しているものもあり，必ずしも退行性変化，老化現象によるとは限らない。

5. 治療　treatment

　肩結合織炎発生メカニズムの諸説のうち，あるものは的を射ているがそのすべてではないようである。一方，治療面では原因解明とは別に，筋の緊張や痛みがとれるものであれば異論なく採用されている。治療の原則は痛みの悪循環の遮断であり正常バランスの回復である。経験的に効果があると考えられる具体的な治療のしかたを述べておこう。

a. 注射療法

　一番簡単で速効を示すものは圧痛点・結節部に直接行う局所への注射で，筆者は0.5%キシロカイン10 ml とリンデロン2 mg を混和したものを両側の肩甲骨内上角に分けて注射している。BATEMAN は2%のプロカインを勧めているが，日本人には0.5%の濃度で十分である。以前はビタミンB_6やごく少量の肩凝り用注射液も使われていたが，現在はあまり用いられない。

　まず，患者に過敏反応の有無を聞き，この注射が診断と治療を兼ねる効果のあるものであることを説明しておく。次いで，患者に自分の一番痛む部位を指で示させ，そこを医師が触れて，圧痛・結節があることを確認する（図7-210）。ほとんどの場合，最も痛む部位は肩甲骨内上角である。

　肩凝りに有効な経穴は多いが，肩外愈（けんがいゆ）

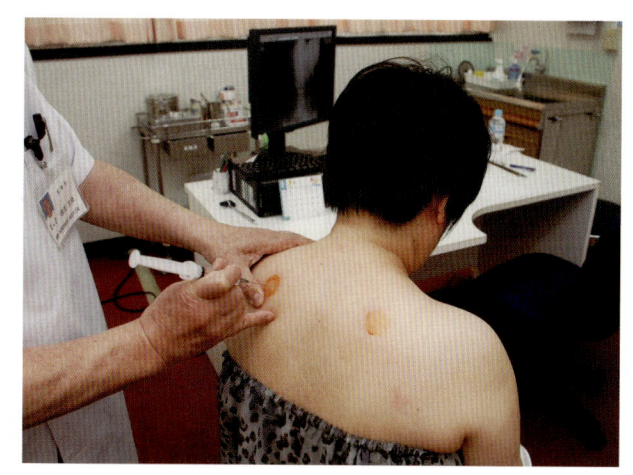

図7-211　注射の部位（内上角部）

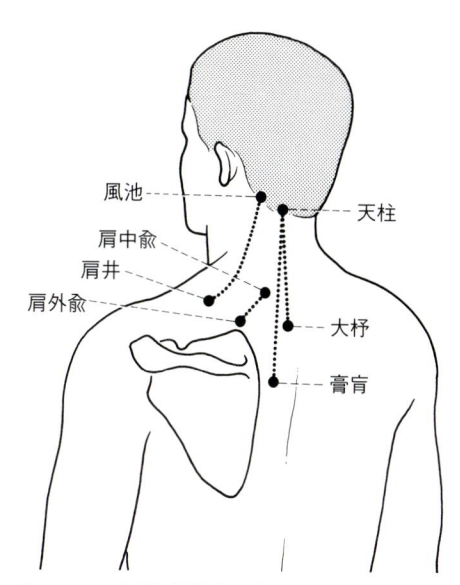

図7-212　肩結合織炎に有効な経穴

への刺入が有効である。正確には第1，2胸椎棘突起間の高さで正中線より外方，約6 cm，肩甲骨の内上角の部位である。この刺入点は姿勢，肩甲骨の位置によって微妙に変化するので注意する。刺入には静脈針（22 G, 0.7×32 mm）で十分，神経質な人には腹臥位をとらせてもよいが，普通は坐位でよい。注入時に注射器を引いて血管内に薬剤を注入しないようにすること，また針を深く刺入しすぎて気胸を起こさないように注意しよう。頸・上肢・背部に痛みが放散することがあるが心配は無用である。逆にこの referred pain の効果で上腕骨内上顆部や上腕三頭筋長頭腱の痛みが寛解することがある（図7-211）。

　注射後，1〜2分間，頸と肩の運動を勧め，同時に数分後に麻酔剤の吸収による倦怠感・脱力感が起き得ることを告げておき15分間ベッド上での安静を指示する。患者の圧迫感・違和感・痛みの軽減が得られたところで理学療法を処方する。

b．鍼療法

　東洋医学はバランスの医学といわれている。肩凝りを身体のアンバランスによって起きる愁訴ととらえると，対症療法としての鍼治療は副作用や習慣性がなく，かつ薬剤を用いない注射 dry needling として実効のあるものと考えられる。ここでは，鍼の経穴（刺入点）と鍼を電極として用いる電気療法を紹介しておこう。

1）肩結合織炎の刺入点

　肩凝りに有効な経穴は，いわゆる純粋な経路治療に用いられるものまでも考えると100を超え複雑である。ここでは代表的なものを列記しておく（図7-212）。

ⅰ）天柱（てんちゅう）

　分界溝の線上で正中線より約2 cm外方，僧帽筋腱の外側の点。ここを圧迫すると正常時でも痛みをおぼえるが，大後頭神経痛の際は一層著明となる。頭痛・頭重を伴ったものに有効である。鍼は1.0〜1.5 cmの深さに刺入する。

ⅱ）風池（ふうち）

　分界溝線の下方で外後頭隆起と乳様突起の中央の凹みの点。自律神経失調症を伴うとき，この経穴は見落とせない。鍼の深さは1.0〜2.0 cmでよい。

ⅲ）肩井（けんせい）

　第7頸椎と肩峰のほぼ中央で乳線上，僧帽筋の前縁にとる点。他覚的所見や，愁訴が僧帽筋にあるとき効果がある。しかし垂直に深く刺入しすぎると脳貧血を起こすことがあるので，細い鍼を用いて1.0〜3.0 cm刺入するのがよい。

ⅳ）肩外愈（けんがいゆ）

　第1，2胸椎棘突起間の高さで正中線より外方約6.0 cm，肩甲骨の内上角に接する点。この刺入点は姿勢，肩甲骨の位置によってその正しい部位を誤りやすい。主として，僧帽筋や肩甲挙筋を中心とした愁訴に対して有効である。局注の際はここに刺入することが圧倒的に多い。鍼は肩甲骨肋骨を潜らせるように，下外方に向かって約3.0 cm刺入する。

ⅴ）肩中愈（けんちゅうゆ）

　第7頸椎，第1胸椎棘突起間の高さで正中線より約4.0 cm外方の点。ここを指で圧迫すると，菱形筋の上縁，肩甲挙筋の下縁に接して抵抗のない凹部を触知できる。首をすくめる動作を繰り返させると一層明瞭となる。慢性の不快感を訴える患者に有効な刺入点である。

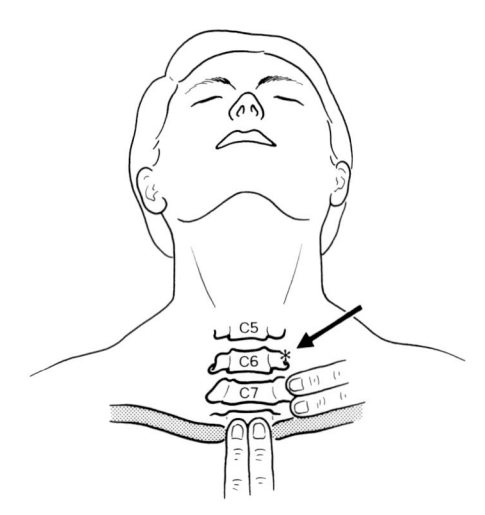

図7-213 星状神経節ブロックの刺入点(矢印)

鍼は，前外・下方に向かって2.0～4.0 cm刺入するのが効果的である．

　vi) 大杼（だいじょ）
第1, 2胸椎棘突起間の高さで正中線より約2.0 cm外方の点．主として菱形筋のこわばりに対して用いる．鍼の深さは1.0～3.0 cmでよい．

　vii) 膏肓（こうこう）
第4, 5胸椎棘突起の高さで正中線より約6.0 cm外方の点．この刺入点も姿勢によって大きく移動するので，頚前屈位で腕組みさせ肩甲骨を外転するよう指示し，肩甲骨内縁と僧帽筋の淵が交わってできる凹の部を目標にして触知する．鍼の深さは1.0～2.0 cmである．

2）パルスジェネレーター併用の電気療法
本器を使って鍼を電極として通電する方法は，1971年頃から普及している．まだ，未知の部分が多いが，筆者らは肩凝りに有効なところから使用したことがある．
本法は刺入した鍼を電極として，パルスジェネレーターから作られる交流パルス波を患部に流すもので，出力の効率や強い筋収縮を考えてやや太めの8～10番針を用い，通電直後に患者が耐え得る最大限の，筋の収縮が明らかに確認できる程度の電圧3.0 V以上を用いる．パルス波はどの周波数を選択しても鎮静・鎮痛効果が期待できる特色をもち，患者にとって最も快い周波数，50 Hzあたりを設定する．しかし頑固な疼痛，深部の結節のあるものでは1 Hzから500 Hzまでの周波数を自由に選んでよい．電極は所見のはっきりしている側，愁訴の強い側に陰極を接続するほうが効果的で，大体15～30分間通電する．
効果の有無は抜鍼後に陰極部を軽くつまみ，知覚鈍麻があれば著効を期待できる．当院での158例の治療成績をみると有効87.7%で，その効果が3日以上持続したものは72.2%である．もちろん，リウマチ性疾患や原疾患の増悪したものには無効である．

c．星状神経節ブロック
本法はもともと血管収縮の緩解や自律神経失調の改善のために用いられてきたが，河邨，石田らが肩凝りの治療に応用したものである．仰臥位で頚を後屈し顎をあげた肢位で肩に枕を入れ，前方，胸骨切痕より外に2横指，上に2横指のところを刺入点として，1%キシロカイン10 mlを星状神経節目指して注入する（図7-213）．第7頚肋横突起にいったん針先を当て少し戻して注射するのがコツで，注射後2～15分でHORNER症候群をきたせば成功である．石田は2～3日間隔で2～3回施行すると効果があると報告しているが，岩原はさらに上位の神経障害によるものと考え本法には批判的である．筆者は局注で十分こと足りると考えている．

d．理学療法
理学療法は症状に応じて積極的なものと愛護的なものの両面が処方される．前者には姿勢の矯正のための自動運動，弱い筋群の強化，抵抗運動による筋力増強などの運動療法があり，後者に罨法，温熱療法，電気療法，温水療法，マッサージなどがある．マッサージの目的は循環促進と筋肉刺激にあるが，硬結や結節のあるものには揉捏法により強く局所をもみ，軟化させるゲロトリプシー法 Gelotripsie が勧められる．腰部結合織炎や頚椎疾患の合併するものには，持続・間歇牽引を行うとよい．

e．内服剤
筋弛緩・消炎をとるための内服薬の投与は必要である．時に精神安定剤・筋疲労回復剤も投与される．漢方として有名な葛根湯がある．

f．患者自身の注意事項
局注をして理学療法を施行すると，患者はその効果で治ってしまったような気になり無理をする傾向があるので，自分自身で管理できる情報を伝達しておこう．①疲労・過労をしないように心がけること，②細かい作業による職業的ストレスや精神的ストレスを避けること，③歯・扁桃腺・胃腸・肺などの疾患のある人は慢性化しないように気をつけること，④温かく軽い衣服や軽い夜具を使用して肩に負担をかけないこと，⑤湿気を避けること，など気のつくところを詳細に指導することが求められる．原則として十分な睡眠と適当な運動，感染の予防と正しい姿勢の保持などの四点を述べる必要がある．

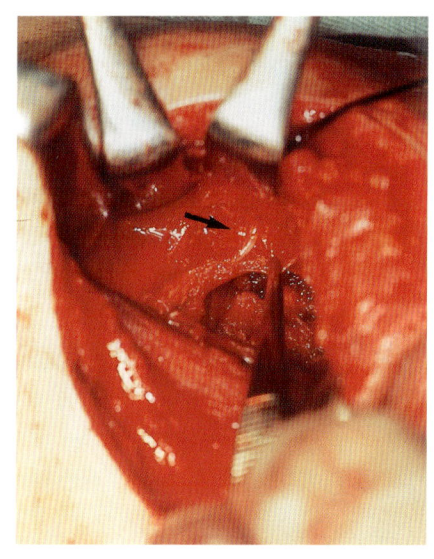

図 7-214　内上角の切除所見
圧迫されていた神経（矢印）は release される

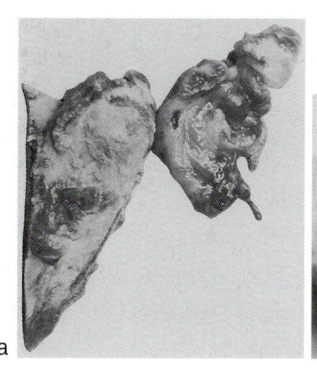

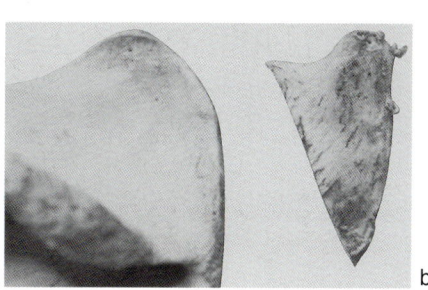

図 7-215　切除された肩甲骨内上角部
a：正常な形状と骨棘状のもの　b：滑膜包炎により肥厚したもの

g．手術療法

　当然のことだが，肩凝りの根治手術はあり得ない。ただ慢性化して頑固に続く内上角周辺の結節性硬結，二次的な器質的変化が悪循環の核となっている場合は，対症療法として内上角切除術が効果をあげる（図 7-214, 215）。手術は全身麻酔下の腹臥位で行う。肩甲骨内上角から内縁に沿って 5～7 cm の縦切開で侵入，僧帽筋上部を線維方向に分け肩甲骨内上角に達する。ここで付着する肩甲挙筋腱と菱形筋を丁寧に分け，内上角を露呈して底辺が 3～4 cm 程度の部位で，内上角切除を行う。筆者の経験した 9 症例（11 部位）では，内上角の骨変形・骨肥厚・骨先鋭化や内上角滑液包の肥厚・肉芽組織・増殖などの所見と，骨棘による神経への機械的刺激状態が観察されている。適応のあるものには積極的に勧められてよい手技だと思う。

J．その他の疾患
miscellaneous diseases

　肩関節に起きる比較的稀な疾患をここにまとめて記載する。川端ら（2010）は，先天性肩甲骨高位症，先天性鎖骨偽関節，鎖骨頭蓋異形成症 cleidocranial dysplasia，先天性三角筋拘縮症，肩甲骨先天異常，先天性肩関節脱臼，先天性上腕骨内反症などの機能障害とその治療について総括している。また，肩の先天異常の発生率は 0.8％としている。

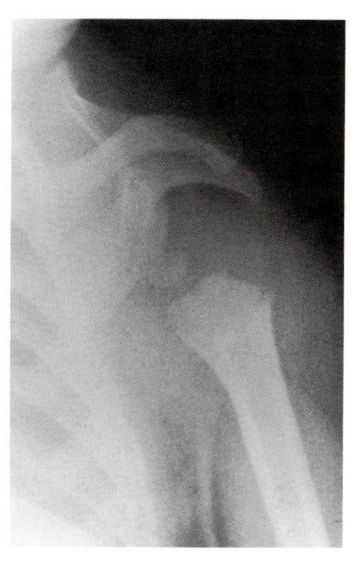

図 7-216　先天性肩関節脱臼

1．先天性肩関節脱臼
congenital dislocation of the shoulder joint

　本症はごく稀なものでわが国では小菅ら（1934）が報告してからまだ十数例を数えるにすぎない。報告のなかには LIEBOLT ら（1953）が発表した分娩麻痺との合併例もあるが，それ自体非常に稀なものである。原因として胎内発生，分娩時外傷，臼蓋形成不全などが考えられるが，いずれも推測の域を出ない（図 7-216）。

　症状は発見時期にもよるが，上肢内旋位で躯幹につけ，動かそうとしないのが特徴で，よく分娩麻痺と間違えられる。遅いものでは筋萎縮，肩拘縮もみられるが手指に異常はない。

　治療として全麻下に徒手整復を勧める成書もあるが，危険でかつ固定保持が困難である。筆者は生後 1 カ月で

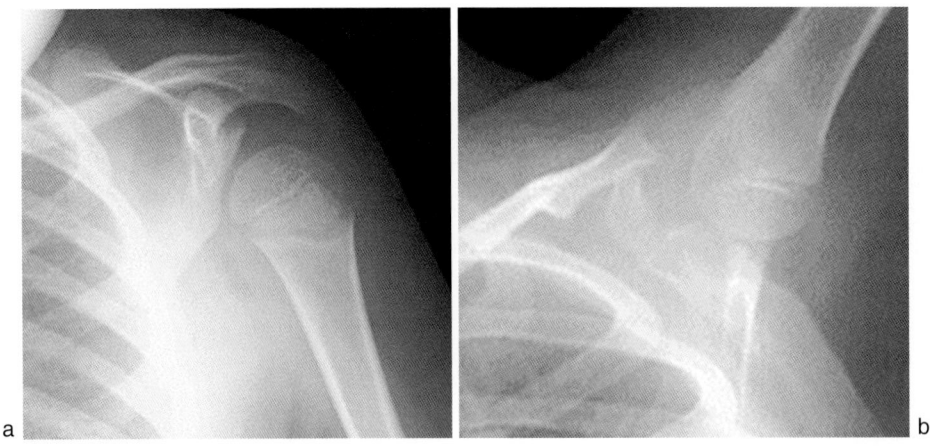

図7-217 先天性臼蓋形成不全（10歳男児の症例）　a：臼蓋下方の骨欠損　b：挙上位で著明

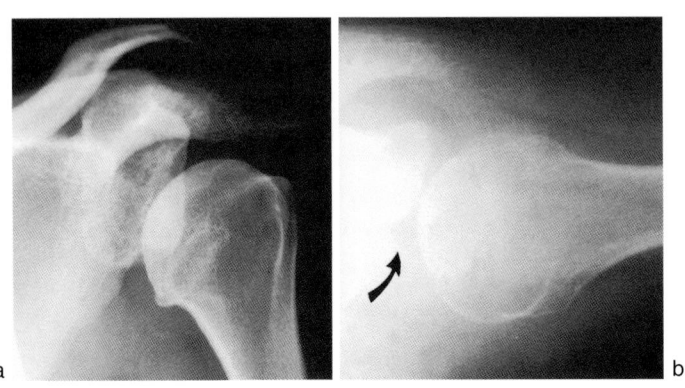

図7-218 先天性臼蓋形成不全（成人女性の症例）
a：臼蓋前下方の骨欠損　b：挙上位で著明

上記症状が発見され来院した症例に，先天性股関節脱臼の頭上牽引整復法 over head traction を応用して，Zero Position での介達牽引を10〜14日施行，その後は関節包が収縮して再脱臼のおそれがなくなるまで，肢位での装具を約3カ月装用させ，良い結果を得た経験をもっている．

2. 先天性臼蓋形成不全
congenital glenoid dysplasia or hypoplasia

動揺性肩関節の原因としての臼蓋形成（発育）不全についてはすでに述べたが，先天性の臼蓋欠損ともいえる病態に遭遇することが稀にある．臼蓋の欠損でひどく変形しているものもあるが，多くは下2/3部分のもので，時に骨頭の変形を伴っていることがある（図6-59参照）．
BORENSTEIN ら（1991）は多くのレントゲン写真を読影して，骨頭・烏口突起・肩峰の変形を伴った臼蓋異常のあった655例を報告している．WIRTH ら（1993）は15〜62歳に分布する臼蓋発育不全16症例を，不安定性のない両側性（I型），不安定性のある両側性（II型），骨頭変形を伴う片側性（III型）など三型に分類，そのうちの痛みのある13例に対してリハビリテーションが有効であったと述べている．LINTNER ら（1992）は鈍い痛みと運動制限があり，上肢の弱さを訴える患者の臼蓋形成不全をたまたま撮影した胸部レントゲン写真で見つけたと報告し，両側性で変形が進行するまでは異常のなかったこのような症例に，高度な機能回復を求めるのは無理との見解を述べている．

筆者は機能障害を訴えて来院した先天性臼蓋異常の1例，不安定性を主訴とした3例，動作開始でいつも脱臼する2例，などを経験している．いずれも staple をはめこんだ腸骨片を臼蓋前下方の骨欠損部に補填する方法で対応している（図7-217, 218）．

3. 内反上腕骨　humerus varus

股関節に内反股がよくみられるのと同じように，肩関節にも上腕骨骨頭が内反していることは RIEDINGER（1899）によって発見され，LUCAS ら（1947）によって報告されている．この変形は骨頭が内方に傾き下垂したように見

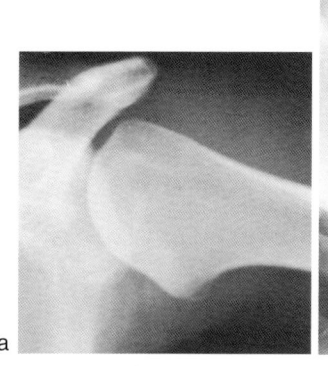

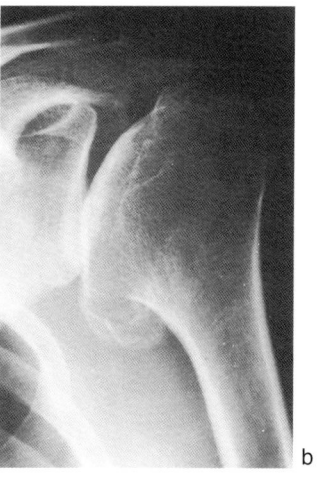

図7-219　内反上腕骨
a：先天性のもの　b：原因不明，臨床症状なし

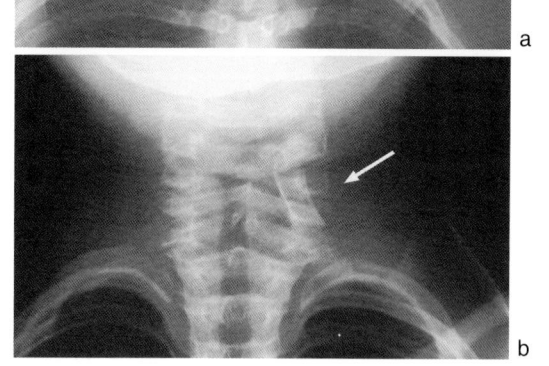

図7-220　先天性肩甲骨高位症(a)とomovertebral bone (b)

えるもので，骨髄炎，骨形成不全，麻痺，外傷後に起きる二次的なものと，思春期に次第に進行してゆく骨端線の発育異常の一次的なものとに分けられる。HOLLANDら(1965)は先天性のものと思春期のものとに分類したが，その多くが後者である。症状はほとんどないが，高度のものでは側挙および挙上制限がある(図7-219)。

4. 先天性肩甲骨高位症　SPRENGEL's deformity

この先天性変形はEULENBERG(1863)によって初めて報告され，その後WILLETT(1880)とWALSHAM(1883)らが解剖上の検索を行ってきた。しかし，1891年SPRENGELが臨床病態を詳細に観察し，発表したためSPRENGELの変形として周知されるようになった。

病態は患側の肩が高く可動制限，特に側挙の障害(JEANNOPOULOS，1961年によると40％)があり，多くは単独に発生するが，脊椎側弯，胸郭の変形，諸筋の欠損などが合併することもある。肩甲骨は変形し棘上部が前方に向かって鉤状に曲がり，上下径が短く扁平化している場合が多い。HALLEY(1973)，CHUNG(1975)らは家族的に発生した症例を報告している。ほとんどの症例の主訴は変形による運動障害と循環障害で，症状が強くかつomovertebral boneが存在しているような症例に観血的治療が適応となる。矯正は幼児期に行われるほうがよく，肩甲挙筋の剥離と下角の肋骨固定，肩甲骨内縁の脊椎固定と下角の肋骨固定，胸鎖関節近くでの鎖骨骨切りなどの方法がとられている(図7-220)。西須ら(2007)は本症に対する肩甲骨骨切り術について，至適手術年齢は5歳未満，若年手術例でも優れた結果が得られるとしている。

5. 先天性鎖骨形成不全
hereditary cleidocranial dysostosis

頭蓋骨と鎖骨に異常がある先天性疾患は，1897年と1898年，MARIEとSAINTONによって初めて発表されたが，書物を探ると，この変形はすでにP-A PIERRE(1896)によって指摘されていたことが記されている。彼らは本症をhereditary cleidocranial dysostosisとして紹介した。本邦ではdysostosis cleidocranialis，または先天性鎖骨欠損症として神中整形外科書が記載したことを嚆矢とする。羽根田ら(1937)は，本症が全身的な骨変形を伴うものとしてdysostosis generalisataと命名，鎖骨欠損はその一分症にすぎないとしている。

しかし，一方では家族歴や遺伝関係の証明ができない鎖骨のみの先天性偽関節congenital pseudoarthrosis of clavicleは，FITZWILLIAMS(1910)，PIERRE(1930)をはじめ，諸家によって91例ほど報告されている。ことに，BEHRINGERとWILSON(1972)の詳細な記録はこの分野を確立させたものである。GHORMLEYら(1941)，WALL(1970)，GIBSON(1970)らは3例の左側のものを，ROSSIGNOL(1948)，HERMAN(1973)は両側性のものを発表しているが，QUINLAN(1980)はこの疾患が主として右側(心臓の反対側)に発症していることから，両側性で家系的なcleidocranial dysostosisとは異なるとしている。現時点では先天性鎖骨形成不全congenital dysplasia of clavicleとして取り扱うのがよいと思う。

260　第7章　肩の疾患

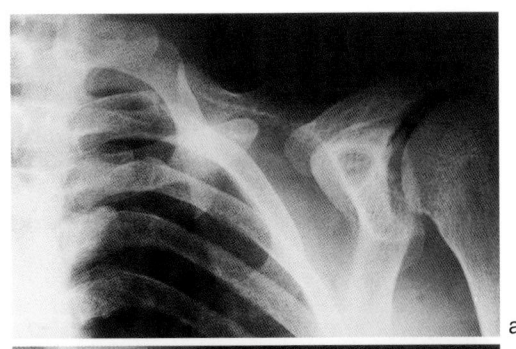

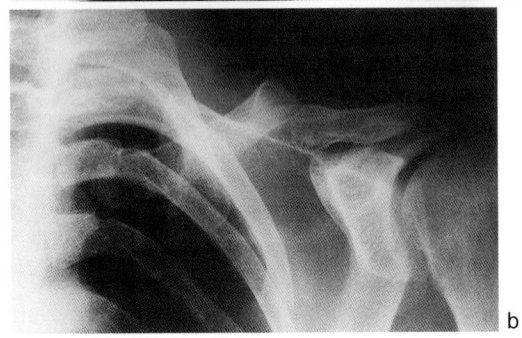

図 7-221　先天性鎖骨形成不全
a：外 1/3 欠損例　b：非癒合例

　本症は膜様骨 membranous bone の形成不全によるものと考えられ，全身性に発現すると cleidocranial dysostosis と，鎖骨に限局すれば先天性偽関節と呼称されるものであろう（図 7-221）。
　全身性のものは対称性で鎖骨の部分的あるいは全欠損がみられ，部分的なものでは異常可動性と骨片の突出が，全欠損では支持を失った肩甲骨は前方に偏位し両肩・両上肢が胸の前で接触できるようになる。他の部分の変形も多様で，頭蓋の横径が著しく増大し，泉門の化骨遅延や恥骨の骨化不全が，あるいは僧帽筋の鎖骨部や三角筋前部線維の欠損がみられることがある。遺伝関係については OUTLAND（1961），宮田（博）ら（1977）の家系内発生の報告がある。
　ほとんどの場合，治療を必要としないが，鎖骨の外 1/3 欠損では稀に神経圧迫症状が発現し，手術の適応となることがある。偽関節については機能障害のあるものに対して骨移植・骨接合術の報告がある。

6. 烏口鎖骨靭帯の異常
anomaly of the coracoclavicular ligament

　この異常は臨床症状が少ないことからあまり注目されないが，注意してみるとレントゲン写真でかなりの頻度で変形あるいは奇形と考えられるものがあり，形状からこれを三つに大別することができる。一番多いのは円錐結節 the conoid process の異常で，次いで円錐結節と烏口突起からそれぞれ突起を出して，烏口鎖骨間関節 the coracoclavicular joint or incomplete bar と呼ばれる関節様構造を形成しているもの，さらにごく稀な両者が完全に骨性癒合して合棍棒状の骨桿 coracoclavicular bar を形成しているものなどである（図 7-222）。
　PILLAY（1967）は，これが GRUBER（1861）によってすでに記載されていることを報告している。GOWLAND（1915）は，これは先天的なものとし，KOEHLER（1961）はゴリラや手長猿などにみられることから先祖帰り現象と考え

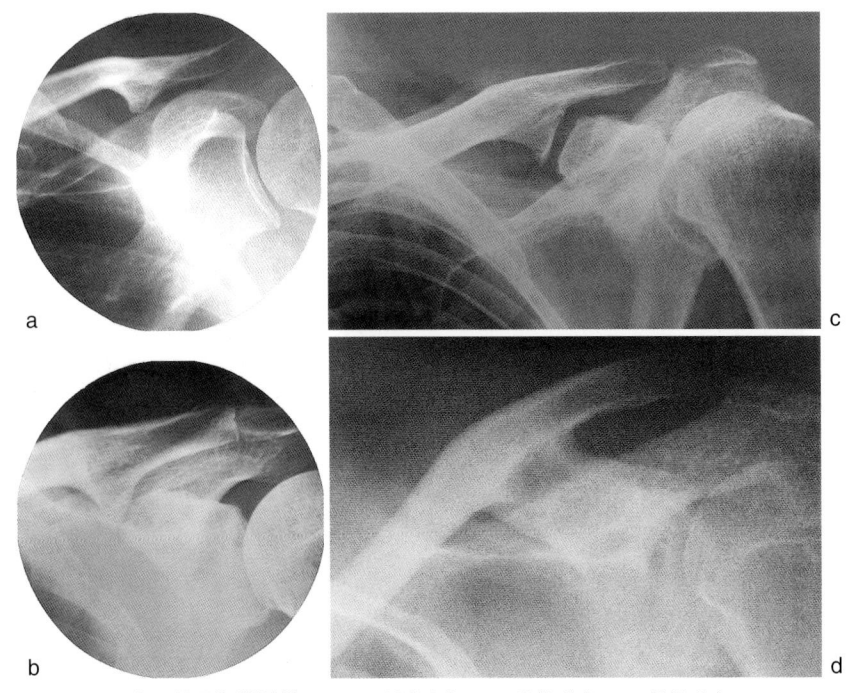

図 7-222　烏口鎖骨靭帯異常　a, b：異常突起　c：関節形成　d：骨桿形成

た。オーストラリア原住民の292標本を調査したRAY (1959)もそれが確かに存在することを証明している。BATEMAN (1955)も先天性の奇形であることを強調，その根拠は未発達の脊椎動物では烏口突起は大きいが，進化するにつれて小さくなるか，あるいは肋骨烏口靭帯 the costocoracoid lig.を形成して鎖骨下腔を保っていることなどの発生的な背景によっている。

この部位を詳細に研究したPILLAYは，これが両親に53.8%，兄弟47.0%，子孫43.5%，両側6例，男性11例の頻度で遺伝していることから優性・隔世遺伝であろうとした。MOOREとRENNER (1957)も彼の先天説を支持，LEWIS (1959)もこの異常はおそらく胎内での遺伝によるものであろうと推論している。安部(1964)は組織的に検索して，骨の塊が関節になった，あるいは炎症の集積かもしれないとしてメタプラジー説をとっている。一方，GRADOYEVITCH (1939)は外傷が主因子だとし，DE-PALMA (1983)もこれを支持している。

形状についてPILLAYは解剖上から，関節面（線維軟骨）が両側にあり滑膜で覆われた関節包が存在しているもの（図7-223）と，未発達あるいは不完全で関節様関係はあるが関節包はなく，時に鎖骨面にのみ線維軟骨があるもの，の二つに分けられるとした。また，LEWISは①二つの靭帯の間に滑液包が存在していること，②靭帯が線維脂肪組織であること，③関節面によく発達した線維軟骨，明瞭に区別できる硝子軟骨があること，④関節が滑液包に包まれていること，⑤真の関節臼を形成していること，⑥gliding jointといえる機能を有していること，など詳細な観察を行っている。

諸家の報告をみると，POIRER (1890)は3/10例，SCHLY-VITCH (1937)は1/60例に真の関節があったと報告している。また，HALL (1950)は世界中の症例を収集して54例あることを明らかにしている。

頻度については，胸部写真を参考にしたNUTTER (1941)は4.2%としたが，おそらく撮影時の肢位と入射角の方向で，正常でも大きく見えることがあるので高率となっているものであろう。WERTHEIMER (1948)は2/277例で0.7%，BATEMANは1～1.2%と記載している。PILLAYは形状から頻度を分析して，関節面を形成しているものでは5.7%（5.3%両側，0.3%片側），未発達・不完全なもの21.6%と述べている。なお，文献によると中国人の頻度は7%である。安部の48屍体，96部位での検索では7部位，7.3%である。

筆者の5,845例の資料（3方向で撮影された肩関節レントゲン写真）では，①中等度と小さな突起のあるもの17%，②円錐結節の異常突起のあるもの5%，③関節を形成しているもの19例，④骨桿のもの1例という分布

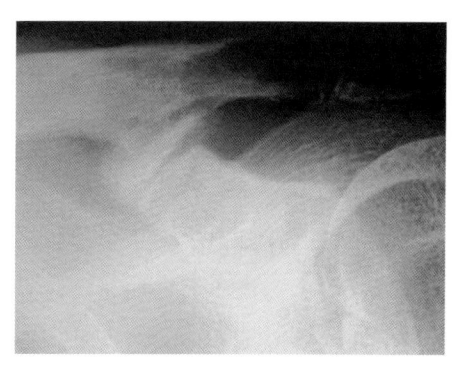

図7-223　烏口鎖骨関節の関節造影所見

がみられかなり高率である。後二者を詳細に分析すると，関節を形成している19例中9例は50歳以上で，そのうち変形性関節症様の変化と運動時の鈍痛を訴えたものが8例ある。これらに関節造影を行ってみるとそれは通常の関節と同じく関節包が存在しており，挙上位の圧迫で造影剤が外方に逸脱することが観察されている。骨桿形成の貴重な1例は，脊髄損傷患者(21歳女性)の胸椎レントゲン写真で偶然みつけた片側性のもので，肩鎖・胸鎖関節にも二次的変化はなく，外傷の既往もなく無症状である。当然加療は要していない。

烏口鎖骨靭帯の損傷による外傷後の骨化が，肩疼痛の一因となり得ることは日常よく経験している。一方では，関節形成のあるものでは他の関節と同様，変形性関節症となって痛みの原因となり得るであろう。いずれにしても症状のないものは問題とならないが，Zero Position以上の挙上を求めることはできないことに留意しよう（図7-224）。

7. 変形性肩関節症
osteoarthritis of the glenohumeral joint

HALVERSON (1990)は30例のMilwaukee shoulder syndromeを経験している。これは，関節の変形，腱板の融解，白血球やcalcium pyrophosphate dihydrate crystalの沈着による滑膜炎などの症状があり，老婦人に高頻度に発生し，同時に膝関節も侵されることが多い疾患で，外傷や関節過度使用，慢性腎疾患などの原因によるものと結論されている。PHILLIPSら(1991)は35例，53肩の変形性肩関節症について報告，そのうち30肩は一次性で平均79歳と高齢者によく発症するとしている。森澤(佳)ら(1996)は広範断裂に続発する変形性関節症について，腱板の機能不全による不安定性と関節包の密閉性の破綻で関節内圧と関節液の減少により，軟骨の栄養障害を起こすためと推論している（図7-225）。

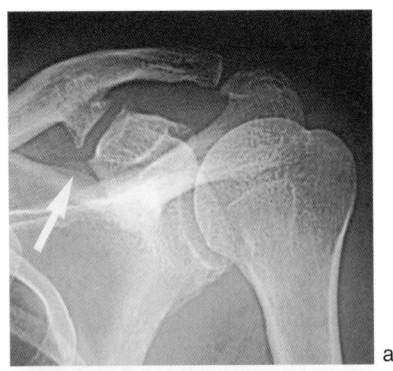

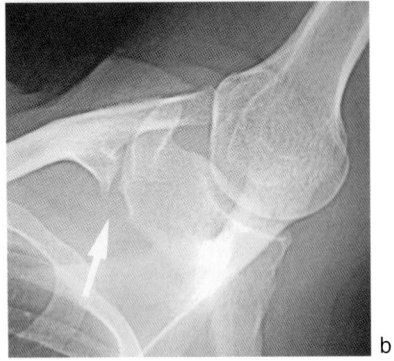

図 7-224　烏口鎖骨関節の加齢変化
a：変形性関節症を起こしているもの
b：同，挙上位レントゲン写真所見（矢印）

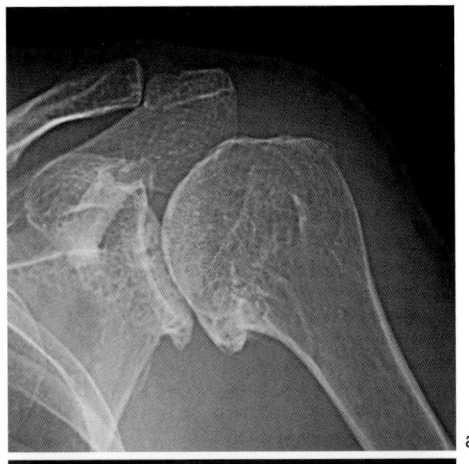

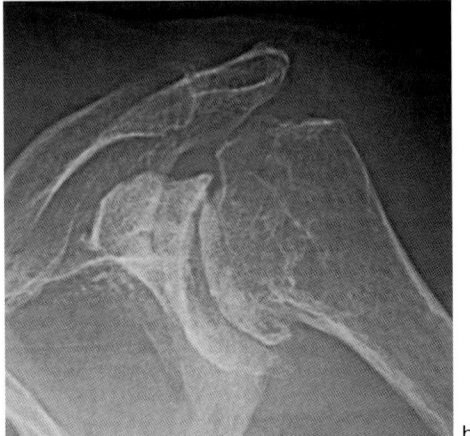

図 7-225　変形性肩関節症
a：軽度なもの　b：機能用廃した重度なもの

8. 外傷性鎖骨遠位端骨溶解症
traumatic osteolysis of the distal end of the clavicle

　鎖骨端に起きる骨溶解変化，osteolysis は 1936 年，Dupus によって初めて記載されたが，その後，Werder (1950) によって外傷後の鎖骨外側端骨吸収 posttraumatic osteolysis of the clavicle の詳細が論述されている。症状は肩鎖関節部の自発痛と側挙時の運動痛で，原因は症例の大半が当部を打撲した既往をもっていることから外傷によるものとされている。通常，受傷後 1 カ月から 5 年以内にレントゲン写真上で鎖骨端の骨吸収，透明巣，遺残小骨片などの所見が認められている。本症は松葉ら (1966)，Cahill (1982)，関 (宏) ら (1996) も報告している。また，金子ら (1996) は鎖骨骨折の変形治癒によって生じたと思われる 1 例を切除術で対応している。筆者は柔道選手に発生した症例を経験している (図 6-54 参照)。西須ら (2006) は，自然治癒した鎖骨遠位端骨溶解症の 1 例を報告している。

9. 上腕骨骨頭の骨変化
changes of the humeral head

　上腕骨骨頭の離断性骨軟骨炎 osteochondritis dissecans はごく稀なもので，Miller ら (1950)，Anderton (1983) がそれぞれ症例報告している。上腕骨骨頭壊死も少ないものだが，大腿骨の骨頭壊死を合併した症例を大塚ら (1971) と Anderton らが報告している。一方，sickle cell anemia によって上腕骨骨頭壊死が発生することが，Reich (1953)，Chung (1971) らの外国文献に散見されている。荻野 (1976) はステロイド注射後に骨頭が陥没した 1 例を紹介して，これを Charcot like arthropathy と名づけた。中澤ら (2004) も，ステロイド性上腕骨骨頭壊死の発症を臨床・レントゲン写真で調査，投与から発症までの期間は上腕骨骨頭が大腿骨頭より有意に長いと述べている。

10. 肩の骨軟骨症（炎）
osteochondrosis (osteochondritis) of the shoulder

　この疾患は滑膜内に多数の骨，軟骨組織が発生するも

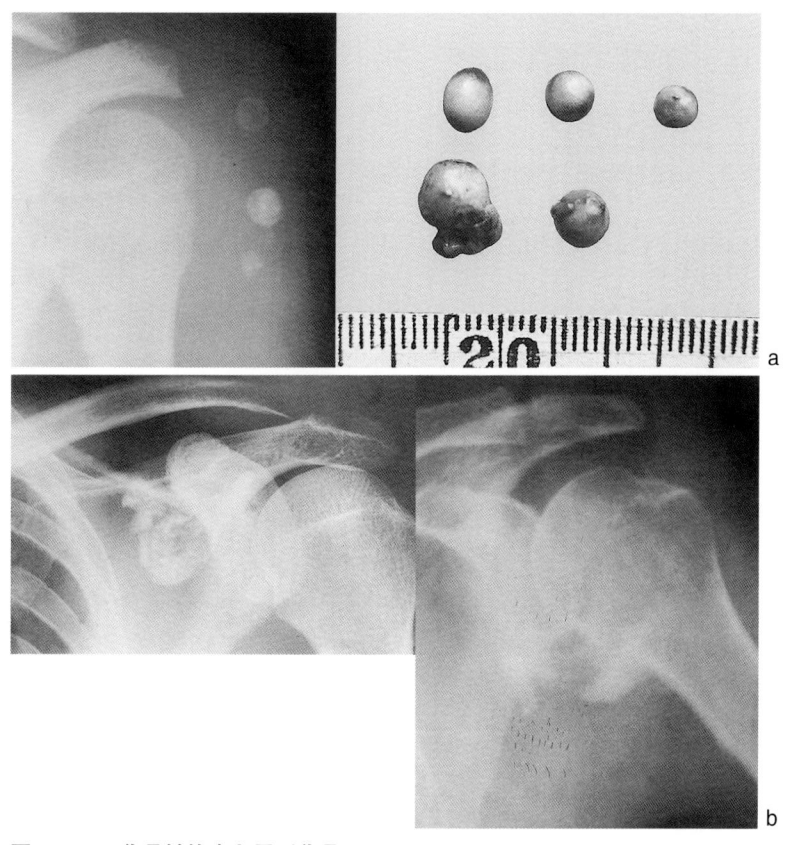

図 7-226 化骨性筋炎と異所化骨
a：三角筋下滑液包内の石灰球群　b：リンパ節の石灰化（脊損患者にみられたもの）

ので，Reichel (1910) によって初めて発表されたものである。その後，von Hecker ら (1953) によっても報告されている。Osteochondromatosis は本邦でも田平ら (1932) が発表してから数多く報告されているが，肩に発症することは稀である。柳瀬ら (1957) の 2 例，岩森ら (1982) の 3 例，肩峰下滑液包に発生した沼尻 (1980) の 2 例など，最近ではかなりの報告がある。

臼蓋の骨軟骨炎 osteochondrosis dissecans of glenoid は Laviner (1947) によって記載されたのがはじめである。Shanley ら (1990) は画像を観察して，外傷によるものかどうか不明として subchondral bone possible loose body formation と推論している。

11. 化骨性筋炎と異所化骨
myositis ossificans, heterotopic bone formation

これらの病態は肩関節およびその周辺に発生することは稀とされている。今までに上腕二頭筋や三頭筋，および大胸筋に発生した化骨性筋炎が報告されている。1982 年には，大橋らが右上腕中枢側に発生した非外傷性のものを報告している。異所化骨も極めて少ないものといわれているが，頭部外傷や脊髄損傷の患者には案外多くみ

られるようである（図 7-226）。

12. 荷こぶと肩峰上滑液包炎
shoulder bump and supraacromial bursitis

長期間荷物を肩にかつぐ労働に従事している人では，僧帽筋上部線維のスロープに広汎に胼胝をみることがある。これは俗に荷こぶと呼ばれている（図 7-227）。また，その部分の過度の使用あるいは皮膚からの感染で，肩峰上に発赤・熱感・腫脹の強い滑液包炎を起こすこともある。冷罨法や化学療法ですぐ治癒する。

13. 弾発肩　snapping shoulder

上肢の運動時に肩およびその周辺に雑音が起きるものは弾発肩，バネ肩と呼称されている。これは正常運動を阻害する何かがあって弾発・発音するわけだが，このうち特に肩甲骨の動きに起因するものは肩甲軋音症 snapping scapula として別に記載されることが多い。Michele (1950) は他の愁訴も加えて肩甲胸郭関節症候群 scapulocostal syndrome として記載している。

本症状は古くから報告されているが，Milch (1950) は

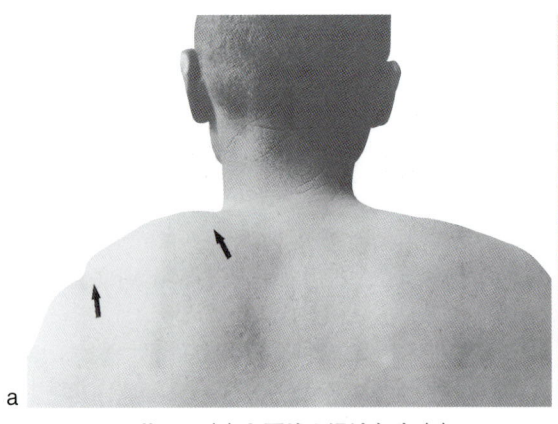

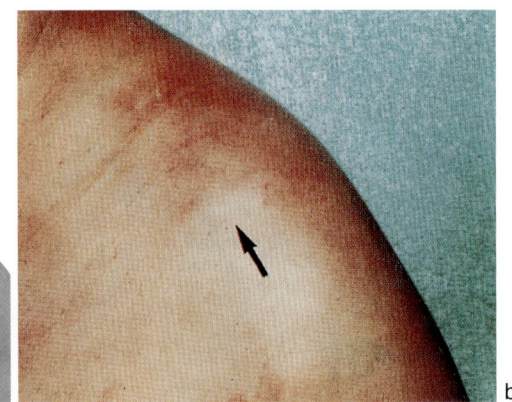

図7-227　荷こぶ(a)と肩峰上滑液包炎(b)

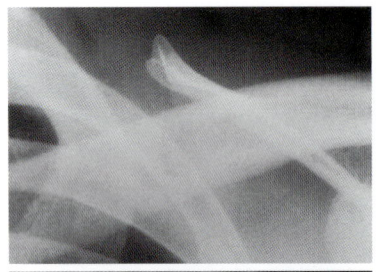

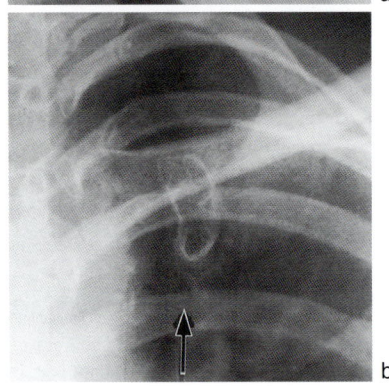

図7-228　肩甲骨の異常レントゲン写真
a：内上角のdouble tip　b：肩甲骨外骨腫

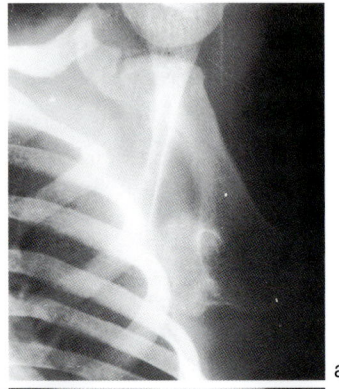

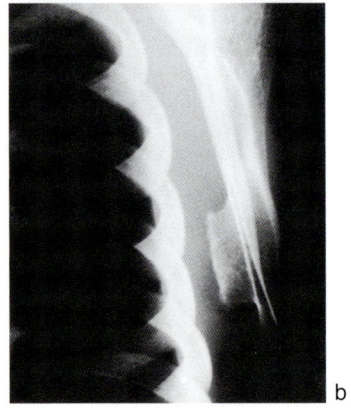

図7-229　肩甲骨外骨腫

BOINET(1867)が報告したのがはじめであるとしている。随意性脱臼による雑音は別として，肩関節での原因として内旋時に小結節が上腕二頭腱短頭と烏口腕筋間の裂隙に入り，外旋時に弾発するというREICH(1914)の考え，骨頭が三角筋下を後方に移動するときに発生するというKAPPIS(1922)の考え，肩甲骨の外骨腫によるという考えなどがあるが，神中は棘上筋腱上の石灰沈着塊が烏口肩峰靭帯に引っかかって起きるのだと記載している。鳥巣ら(1972)はこれを烏口肩峰靭帯症候群と名付けている。筆者は上記の発症機転のほかに腱板の不全断裂によると思われる棘上筋の膨隆がアーチに引っかかって弾発しているものや，二頭筋長頭腱が溝内を逸脱して雑音を発するものなどを経験している。

MILCH(1961)は肩甲骨と胸郭の非適合，ことに肩甲骨内上角と肋骨の衝突がその現象の原因としているが，今までに肩甲軋音症の原因として挙げられたものは，①肩甲下滑液包内の軟部組織摩擦音，②肩甲下筋の萎縮(KUTTNER)，③後鋸筋の外傷性胼胝(EDEN)，④肩甲骨内上角の先天性骨棘あるいは前方弯曲(COBEY)，⑤肩甲骨内上角の肥大化および，結節形成 tubercle of LUSCHKA，⑥肩甲骨内上角と頚椎間の omovertebral bone，⑦肩甲骨内上角の外骨腫(HEINEMANN)，⑧肩甲骨および肋骨の骨軟骨腫などである(図7-228, 229)。

CODMANは本症状を記載しているが，小結節が二頭筋短頭腱にとらえられて発現するとは考えにくいとし，さらに肩甲骨内上角の形状には広汎な個体差があるとの

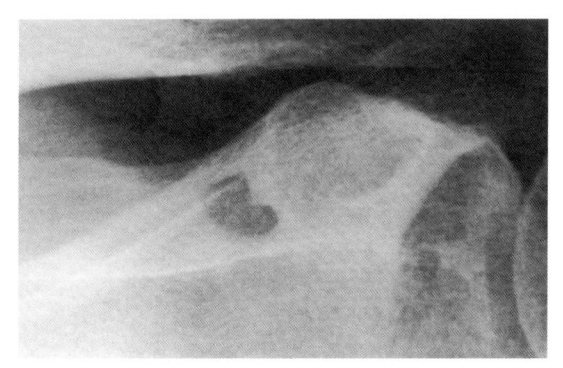

図7-230 肩甲上神経はトンネルの中で立往生

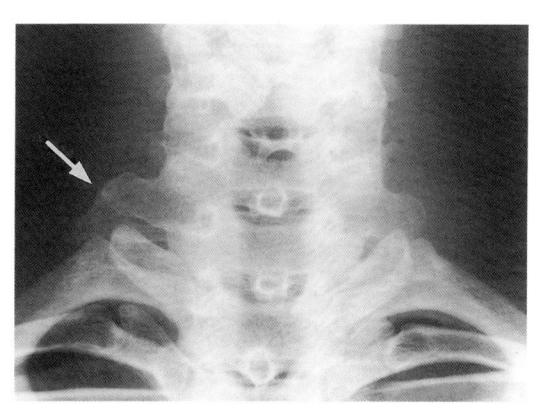

図7-231 頚肋

GRAVES(1925)の資料を採用しながらも，そこにも主因を求められないとした．彼は雑音のある症例を検討して，明らかに外傷後に生じたものもあるが，多くは誇張されたものやつまらないもので，雑音そのものは意味がないと結論している．1934年のことである．

筆者自身の両肩も側挙80°あたりで弾発する．外傷の既往もなくいつの頃か雑音がひどくなっているのに気づいたが，原因は肩鎖関節の軋音である．これも弾発肩の範疇に入るのだろうか．

14. 肩とエントラップメント
entrapment neuropathy of the shoulder

エントラップメントは"罠にかける"との意で，末梢神経が周辺組織によってとらえられた状態となり，そのため障害を起こすとき本症と診断する．これはKOPELL(1963)による命名で，手根管症候群，尺骨神経溝症候群なども本症の範疇に入れられるようになった．わが国では片山(1970)の詳細な記載がある．

症状は疼痛を主徴とするが，知覚・運動・混合神経のいずれもが侵されるため，知覚障害や運動障害を起こす．肩では肩甲上・肩甲背・鎖骨上の各神経がエントラップされる．

a．肩甲上神経のエントラップメント

肩甲上神経は上部神経幹から分かれ，肩甲切痕を通って肩甲骨の上縁から背面に至り，関節上部肩鎖関節・棘上筋・棘下筋に分布するが，肩甲上靭帯 the suprascapular lig. によってエントラップされることがある（図7-230）．

症状は自発痛，特に夜間痛が強く，運動制限を起こすようになる．

RASK(1977)はリウマチによる本症を経験して，挙上困難が腱板断裂を思わしめ関節造影でやっと鑑別できたことを報告している．MONTAGANAら(1993)は多くのバレーボール選手に，棘窩切痕 the spino-glenoid notch での神経圧迫による棘下筋萎縮の発生を報告，BLACKら(1990)は4〜12カ月で回復した4症例を発表している．成人に多く発症するので，治療はステロイドと麻酔剤の局注，または肩甲上靭帯の切除が有効である．廣瀬ら(2006)は，棘窩切痕に発生したガングリオン paralabral cyst における関節唇損傷合併例の頻度は高く 50〜100%と述べている．

b．肩甲背神経のエントラップメント

肩甲背神経は大・小菱形筋を支配するが，中斜角筋を貫通する部位でエントラップされる．症状は肩甲骨縁に沿っての疼痛で，ちょうど"寝ちがい"のように痛みのため頚が動かせない状態となる．中斜角筋部に強い圧痛があり痛みが背部に放散することが多い．外来でよく遭遇するもので，治療は圧痛の強い部位，特に後方三角形 the posterior triangle の後方部にステロイドと局所麻酔剤を注射する方法が効果をあげる．

c．鎖骨上神経のエントラップメント

鎖骨上神経の中枝は，稀に鎖骨内の小孔 osseous tunnel を通過して肩前方の"じんじん"した痛みを引き起こすことが報告されている．手術の適応である．

15. 神経脈管圧迫症候群
neurovascular compression syndrome

頚から肩にかけて神経および脈管が圧迫される部位は，三つに分けることができる．第1は後方三角形部，第2は第1〜2肋骨の下方で鎖骨の上方の部，第3は鎖骨より下方，烏口突起周辺部である．

歴史的に本症は，1861年にCOOTEが頚肋を切除したことによって知られている（図7-231）．その後，TODD

ら（1912）が後方三角形で頚肋や前斜角筋によるものを報告，ADSONら（1927）によって前斜角筋症候群 scalenus anticus syndrome として登場するに至った。この病名は長く臨床医に親しまれ現在も慣用されているが，CLAGGETT（1962）によると腱切除の手技は60%が無効で，結果的に本症そのものの発症メカニズムがあやしまれている。

1943年，FALCONERとWEDDELLは姿勢によって肋鎖間で神経・脈管が圧迫されることを経験，postural costoclavicular syndrome と名づけた。同じような考えから，WRIGHT（1945）は上肢挙上位で作業する人達の症状を過外転症候群 hyperabduction syndrome と命名し，NELSONら（1960）は胸郭出口症候群 thoracic outlet compression syndrome と称して報告している。現在ではMCINTYRE（1975）のように neurovascular entrapment として，その部位を付記するのが一番理解しやすいもののようである。MÄKELÄら（2006）は，フィンランドでの若者の back pack による上腕神経叢麻痺は，53.7/10,000名に認められていると報告している。

16. 肩手症候群　shoulder hand syndrome

上肢に外傷を受けたとき肩と手に運動制限と腫脹が始まり，続いて手指の温かい感じが冷寒と変わり，皮膚は薄黒く軽いチアノーゼ状を呈し，激しい持続性の疼痛が続き，同時に知覚過敏や発汗の多くなる病態を，STEINBROCKER（1947）は肩手症候群と呼んでいる。外傷の程度と症状とは関係なく，台所ですべっただけとか指を叩いただけでもこのメカニズムは発生しうる。特に疼痛の強い患者では少し動かしても激痛があり，腱板損傷や腱板炎を被覆してしまうことがある。

本症状の下肢に起きたものは SUDECK の骨萎縮として知られているもので，反射性の自律神経障害によって起きる血管運動神経症状である。また病態・病因のとらえかたから多くの命名がされているが，BATEMANは reflex dystrophy と呼んでいる。

原因として頚椎疾患，心疾患，外傷，片麻痺，帯状ヘルペス，胸部疾患，血栓性静脈炎などが考えられるが，前三者を支持するものが多い。

原疾患の治療が原則だが，症状の強いものではそれすら難しくなることがある。星状神経節ブロックや温熱を主とする理学療法，ステロイドの投与などが有効である。鎮痛剤の投与もやむを得ないが，患肢の固定は厳禁である。症状が軽減すれば漸増的に運動療法を処方する。

17. Neuralgic amyotrophy

これは，肩周辺に激しい痛みが急に現れて2週ほど続き，次いで筋萎縮が現れる疾患で，SPILLANE（1943）が限局性肩周辺神経炎として報告したのが初めである。後には，それぞれの報告によって麻痺性 paralytic，急性上腕神経炎 acute brachial neuritis，あるいは PARSONAGE-TURNER症候群などと呼ばれている。本邦では塚越ら（1966），古澤ら（1969），広瀬（和）ら（1968），吉松ら（1969）の報告がある。

原因は現在のところ不明で，30～50歳代に好発し，男性にやや多い傾向がみられる。発症は突然起きる肩を中心とした肩甲帯の激しい疼痛で，夜間痛が強い。痛みが減じると，三角筋・棘上筋などに筋力低下と筋萎縮が現れ機能障害が著明となる。上腕外側に知覚異常をみることもある。経過は1～2年と長いが，次第に運動麻痺が回復し予後は良好である。治療は対症療法しかない。

18. 神経病性肩関節症　neurotrophic arthropathy of the shoulder

脊髄空洞症や脊髄癆などのときみられる関節症で，肩関節は前者によるものが多く約25%がCHARCOT関節となると考えられている。

この疾患は1868年にCHARCOTが初めて記載したもので，骨破壊が強く関節の変形が著明で関節内骨折や脱臼を起こし異常な動揺性をきたし，レントゲン写真で一見して判断できるほど特異的で，痛みがないのが特徴である（図7-232）。CHARCOTは，本症が脊髄疾患によるものだとしたが，主として下肢の脊髄癆について記載したのみで，肩に発現したものを報告したのはSOHOLOFF（1892）である。ELOESSER（1917）は動物実験をしてこれが脊髄の外傷と関連があると考え，JOHNSON（1967）もこれを支持している。

WOLFGANG（1972）は進行癒着性くも膜炎 progressive adhesive arachnoiditis による症例を，NISSENBAUM（1976）は結核性くも膜炎で発生した本症を報告している。

19. 肩とリウマチ　rheumatoid arthritis of the shoulder RA

肩関節に初発するリウマチは極めて稀とされている。しかし，その理由は残念ながらわからない。肩関節特有の構造上の問題から，あるいは第1趾と痛風のように疾患の組織特異性で説明することもできるが，およそ明解

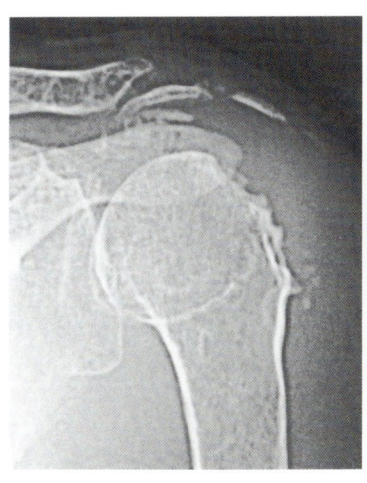

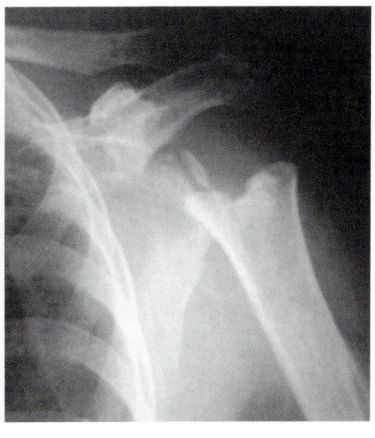

図 7-232　神経病性肩関節症　溶解した骨頭

とはいえない．筆者自身が肩関節リウマチと診断したものは少なく，そのうち病理組織で確診し得たのはわずか1例のみで，他は関節リウマチの一部で病態や検査所見からリウマチを疑ったものである．

一方，関節リウマチにおける肩の病態はどうなのだろうか．通常，手指・腕・膝・足関節にみられるひどい変化をみなれていると，肩関節のそれは軽度に思われる．しかし，当院の資料ではリウマチ患者の15％に肩関節の病変が発現している．これは，二頭筋腱腱炎の発生頻度の約半分と考えてよい．

症状は自発鈍痛，不快・倦怠・違和・緊張感などと運動痛，それに機能制限などで，主訴では自発痛，機能制限，運動痛の順だが，実際に診察してみると骨性因子よりも軟部組織の破綻による諸症状，腱板の穿孔 (DE SEZE, 1963)，慢性化した滑膜炎や腱板の障害 (WEISS, 1974)，肩峰下滑液包にまで増殖した二次性の滑膜炎 (HUSTON, 1983) などによる運動痛が大半を占め，患者は痛みが発生しない程度の可動域のなかで日常生活動作を行い，細々と肩を使っていることが推測できる (図 7-233)．

運動障害は特に側挙・回旋が制限されており，慢性例では廃用性の筋萎縮が三角筋，上腕二頭筋，棘上筋などに観察される．圧痛は五十肩では前・後方，二頭筋腱鞘炎では結節間溝に限局しているが，リウマチでは結節間溝と棘下筋腱の大結節付着部にある．これは HOHMANN (1959) のいう炎症の存在部位と一致し，滑膜の増殖しやすいところである．

リウマチは多発性であること，赤沈値の上昇やリウマチ反応陽性などから診断は容易だが，急性期では他の疾患と区別しにくいことがある．このとき関節内に1％キシロカインを10ml注入すると，疼痛による運動制限が消失することで関節外のものと鑑別することができる．しかし，炎症が長頭腱の筒状滑液包や前下方関節包にま

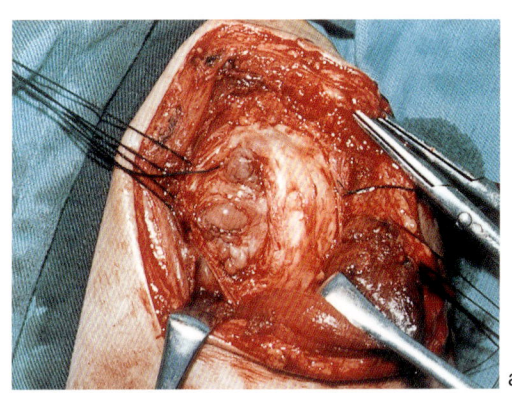

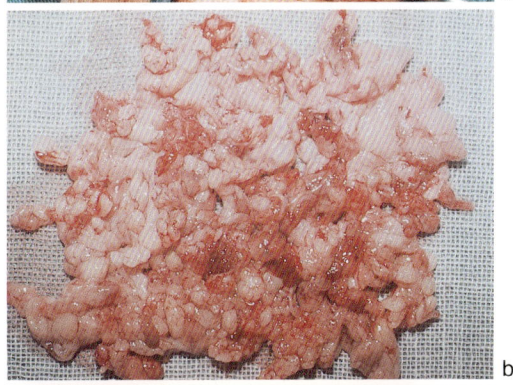

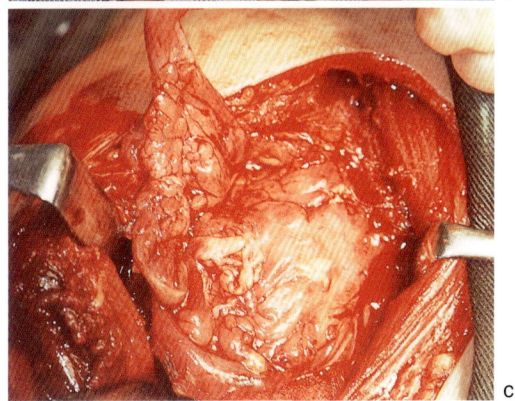

図 7-233　肩関節のリウマチ
a：関節内部に増殖した肉芽状滑膜組織　b：剔出したもの，米粒体も多数みられる　c：腱板を破って肩峰下に増殖した滑膜組織

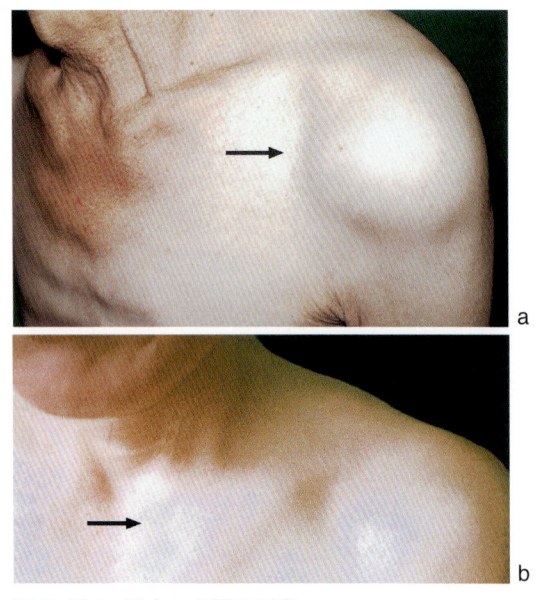

図 7-234　リウマチ肩の所見
a：肩関節の腫脹　b：胸鎖関節の腫脹

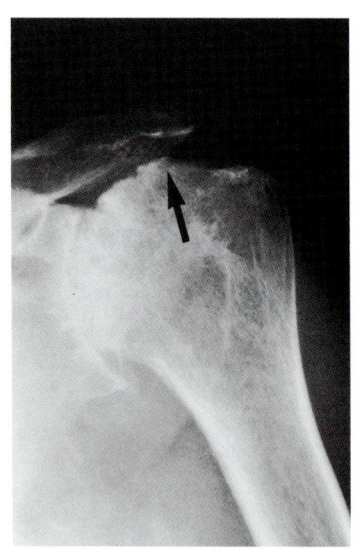

図 7-235　上腕骨頭の骨破壊像と上方移動

で広汎に波及し，腱板断裂を引き起こしている場合は有効ではない。CURRAN (1983) は関節液を検索することで，関連他疾患との鑑別を行っているがまだ一般化していない。OLOFSSON ら (2003) は，リウマチでは発症 1 年以内に 50％の患者が肩関節に圧痛を感じ，30％で片方の肩機能が低下すると報告している。

一般に肩関節は乾性関節炎 dry arthritis の経過をとるといわれているが，必ずしも正しい見解とはいえない。滑膜炎の強いものでは関節貯留液が増量し，レントゲン写真上で関節腔および肩峰下腔の広がりをみることがある (図 7-234)。WESTON (1969) は三角筋下滑液包の腫脹は外観からでもわかるが，三角筋深層と骨頭外縁の距離，extrasynovial fat で分けられた部分は普通，約 2.5 cm だがそれが 1～2 mm ほど広くなっているとき，滑膜増殖の状態が判定できると報告している。

肩峰下腔 subacromial space, acromio-humeral interval の狭小化，骨頭の上方移動 superior migration of humeral head は腱板広範囲断裂の典型的な所見とされているが，リウマチの場合にもよく観察されている。WEINER (1970) は正常時にそれは 7～14 mm で 5 mm 以下では腱板の消失を疑ってよいとしている。同じく PETERSSON ら (1984) はその値を 9～10 mm，6 mm と追加報告している。西村ら (1978) によるとその発生頻度は 31.3％である。肩峰下腔の狭小化はすでに腱板断裂の項で述べたように，腱板の機能不全による肩甲骨の傾斜によるものである (図 7-235)。

レントゲン写真は骨頭後方の隠された変化をみるための内旋位のものと，挙上時の状態を知るためのものが必要である。特に後者では大結節が rotational glide で外旋を始めたときに，腱板の緊張と関節包の縮小が始まり関節内の滑膜が圧迫され痛みが発生，運動が制限されるものなのでよく観察しておこう。

リウマチに罹患した肩関節レントゲン写真の所見と病状・病期の相関は，1967 年に行った筆者の調査では次のとおりである。レントゲン写真の所見は 5 型に，病的骨折を含めれば 6 型に分けることができる。さらにそれらは，骨萎縮のあるものとないものとに大別できる (図 7-236)。

①正常のもの。
②Supratubal (subchondral) cystic changes：大結節腱板付着部軟骨下に包上欠損を形成するもの。
③Posterolateral bony erosion：上記の変化が増大して骨頭後上方の欠損を示すもの。
④Deformity of the humeral head：変化がさらに進行して骨頭の変形が著明なもの。
⑤Fibrous ankylosis：線維性に癒着，拘縮を起こしているもの。
⑥Fracture of the humerus：骨萎縮が強く病的骨折を起こしたもの。

リウマチではレントゲン写真上で約 80％に異常所見がみられるが，浦野ら (1978) も同じ数値を挙げている。それらは骨頭軟骨下の嚢状侵食および骨頭面の不規則な骨変化に始まり，骨頭変形，線維性癒着などで終焉しており，予想外にひどいものである (図 7-237)。骨萎縮は痛みによる運動障害のために起きる廃用性のものが多いが，ステロイドの乱用による影響も否めない。それは汎発性あるいは限局性と多様だがその頻度は 34％である (図 7-238)。

次に，骨変化の程度で分類された各症例の内容を検討

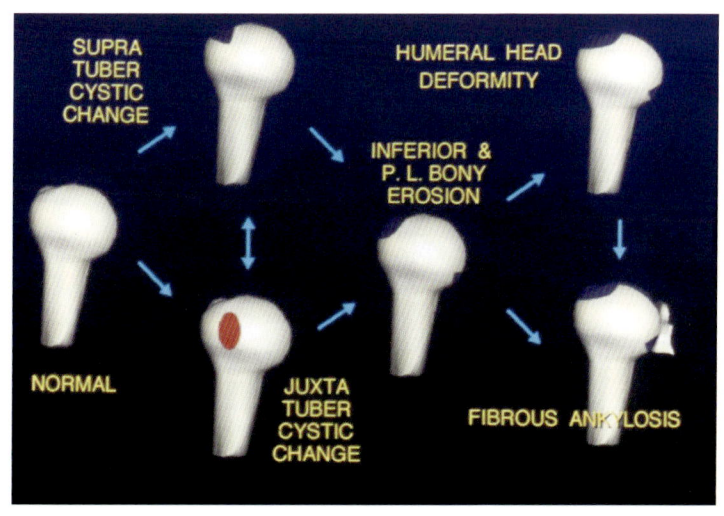

図7-236 レントゲン写真所見の変化推移

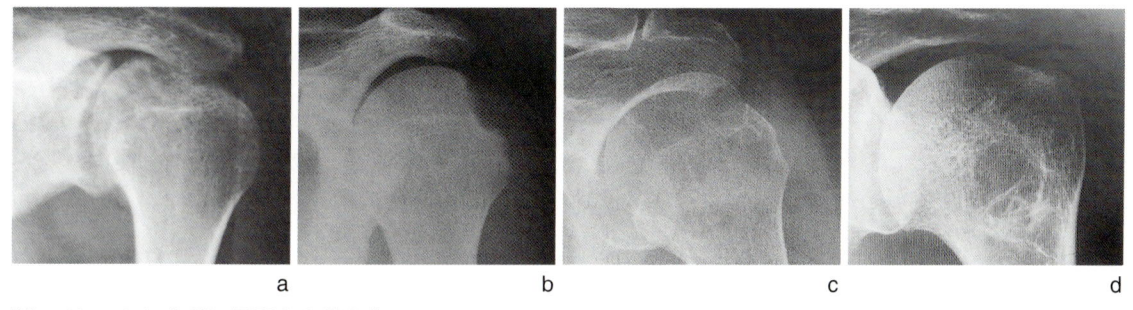

図7-237 レントゲン写真上の骨変化
a：juxta-tuber cystic changes　いわゆる五十肩にみられる大結節下の包状変化外旋位で著明　b：supratuber cystic changes　滑膜増殖のため侵触された骨頭軟骨内旋位で出現　c：posterolateral bony defect　大結節後方に及ぶ欠損　d：ankylosis　骨頭の高度の変形から強直しているもの

すると，レントゲン写真の所見に従って行った基準が臨床症状の進行度と一致していることがわかる．骨萎縮のあるものではないものに比して class が一段階，悪化していることも窺い知ることができよう（表7-33）．レントゲン写真による分類としては骨頭の上方移動，肩鎖関節および肩峰下の変化などを加味した鳥巣ら（1975）のもの，さらに手術適応に役立たせようと試みた鄭ら（1985）の分類がある．

病相で異なるが関節造影の所見は特異的で，DESMET（1975）は多数の結節状陰影欠損 nodular filling defects と関節包付着部の不規則化 irregular capsular attachments を挙げている．浦野ら（1978）は後者を重要なものとしている．その他，肩甲下関節包の閉塞や腱板穿孔による造影剤の流出像などもよく経験される．脇谷ら（1995）はリウマチによる関節破壊を CT で描出，臼蓋では軟骨下骨が広く深く破壊され，骨頭では関節包付着部に現れるびらんあるいは囊胞で破壊され，それが全域に広がっていると報告している．

リウマチは全身性疾患なので，肩関節の治療にあたっ

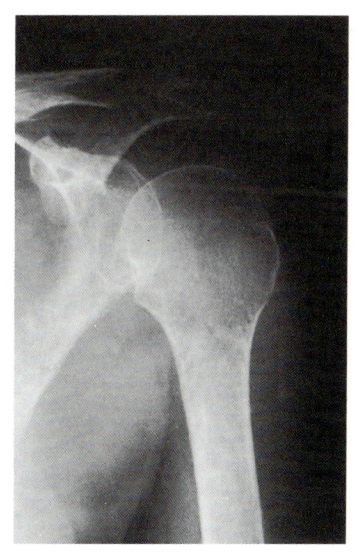

図7-238 ステロイドによる骨萎縮

ては局所の治療に膠着しないようにしなければならない．治療は他の関節と同様，保存的なものを優先する．一般的には薬剤の投与と温熱療法やマッサージなどの愛

表7-33 肩のリウマチ

X線上の変化とclassの関係	atrophy (−)	class	atrophy (+)	class
within normal limit	16%	I	2%	III
supratubal cystic changes	20	I〜II	18	II〜III
posterolateral bony defect	20	II	12	III〜IV
deformity of the humeral head	6	III	—	—
fibrous ankylosis	4	IV	—	—
fracture of the humerus	—	—	2	III

護的療法，負担にならない適度の運動療法などが処方される。杉森ら（2011）はリウマチ肩における生物的製剤の影響を強調している。彼はLarsen grade IIまでの早期であれば，生物的製剤治療によって肩関節破壊が抑制できる可能性があるとしている。

手術については否定的な意見があるが，症状改善に結びつくものであれば当然行われてよい。ただし，工藤（1978）がいうように上肢では肘関節の状態をよく考慮したうえで決定されるべきであろう。

手術手技としては当初は，肩峰切除術が対症的な方法として普及していたが，最近では滑膜切除術や人工骨頭置換術，全関節置換術などの方法が行われている。除痛効果と可動域の拡大ということから，前者は三井ら（1974），吉松ら（1978）によって実施されている。本法について，PAHLE（1981）は慢性症例では腱板および長頭腱の断裂が多いため，初期のものに適応があると主張している。NEER（1972）は肩峰切除術と人工関節置換術を勧めており，LETTIN（1981）をはじめ諸家がこれに同調している。宮本ら（2003），西田ら（2008）も人工関節置換の除痛効果を評価して，腱板機能があるうちの手術を勧めている。竹村ら（2004）は，鏡視下滑膜切除術，人工骨頭置換術，全関節置換術などで多様に対応，短期的に良好な成績をあげているが，全関節置換では臼蓋の骨透亮像をみたと懸念している。筆者もこれらを支持しているが，骨性破壊の強いものではすでに腱板の機能が減弱，消失してしまっていることが多く，必ずしもその成績に満足できないものである。機能再建を満たす人工関節の出現に期待をかけておく。

1975年，CLAYTONは保存的加療が優先するとしながらも，滑液包，関節滑膜，鎖骨端，烏口肩峰靱帯，肩鎖関節などの切除，さらに骨頭置換やspacerの挿入など，広汎な部位に複数の手技をもって対応すべきであると述べている。一方，RAUNIO（1981）は41例のうち37例に固定術を行い，11例の仮関節も線維性強直を得て痛みがないと報告している。不良肢位での拘縮よりはよいということであろうか。

20. 肩と結核　tuberculosis of the shoulder

1950年頃，骨結核は整形外科病棟の半数を占め整形外科医が日常取り扱う主疾患の一つだったが，最近では激減していると考えられている。しかし，東南アジアでは今でも広く蔓延しており，本邦でも決して終焉しつくした稀な疾患とは言い切れない。肩の関節結核は他の関節の発生頻度に比べて低く，小児期より10〜20歳代の思春期に増加する傾向がある。男性に多いが，必ずしも活動性の肺結核を併有しているとは限らない。鎖骨および肩甲骨の結核はごく稀で，前者では胸鎖関節部によく発生する。肩鎖関節の結核は里見（1973）の症例を含めて数例しか報告されていない。

肩関節結核は多くは骨型で，上腕骨骨頭や結節間溝付近に好発する。骨膜型のものは少なく乾性カリエスcaries siccaの形をとる特徴がある（図7-239, 240）。

症状は初期には肩の不明瞭な痛みと弱力感，肩周囲筋群の萎縮，結合織性癒着による運動障害などがあるが，進行・増悪してくると皮膚の熱感，腫脹，運動痛・圧痛・夜間痛が強くなってくる。腫瘤を形成したものは前方に破れて三角筋と大胸筋の間に流注するが，これが三角筋下をまわって後方に，あるいは関節包の後方から破潰して直接流注するものもある。この時期になると三角筋のひどい萎縮のため，肩峰が角のように突出しているように見える。レントゲン写真では骨萎縮が著明で，侵食病巣が発見できる。外科頸より上のものでは骨頭の破壊が強く，神中によると"約20%が病的脱臼を起こす"とあるが，骨性強直するものはごく少ない。結核性の肩峰下滑液包炎は，船越ら（1966），小川（清）ら（1974）によって報告されている。

治療は全身療法の他にいわゆる外転位固定を保持させて不良肢位強直を防止する。片山は小児では90°，分回し30°，外旋20°，大人では側挙70°，分回し40°，外旋20°の肢位でのギプス固定を勧めている。観血的には病巣掻爬や関節切除が行われるが，炎症の鎮静を図り上肢機能を維持するために関節固定術が適応とされている

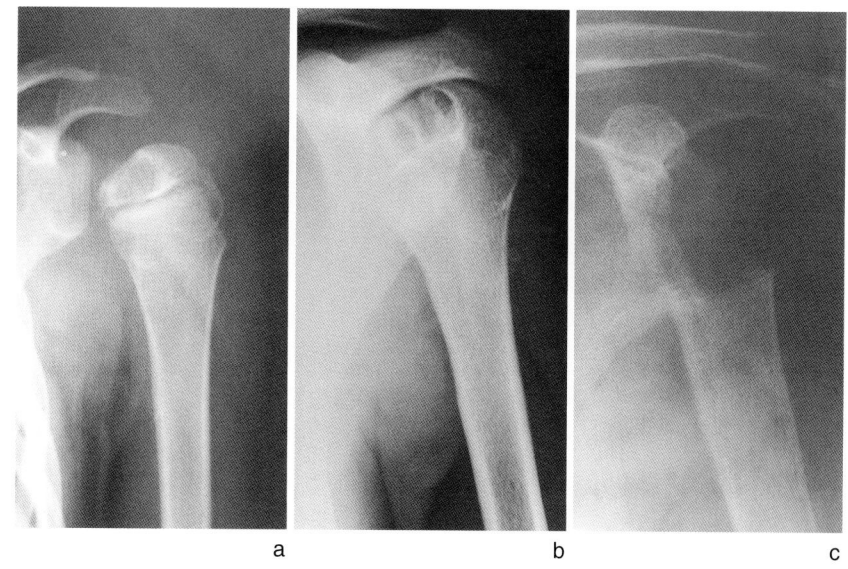

図7-239 肩関節結核
a：初期　b：慢性期　c：骨頭剔出したもの

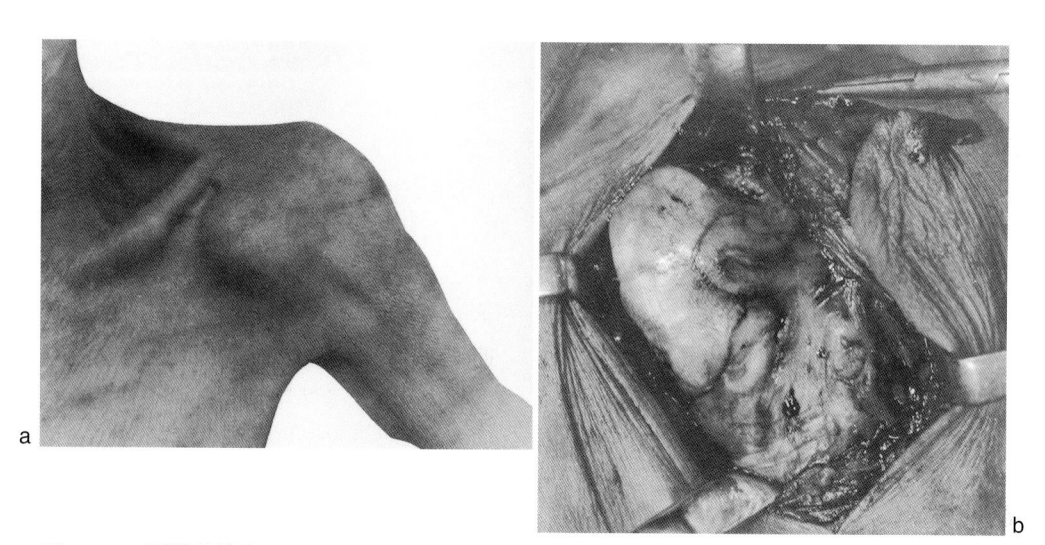

図7-240 肩関節乾性カリエス　a：外観上の腫瘤　b：手術所見

場合も多い。

　経過は下肢に比べて免荷されていることや，肺結核を合併しているものでは安静をとるため比較的良好といえる。しかし，機能的な面からみると全く不良である。長倉ら（2007）は結核性肩関節炎2例を経験して，初期診断が困難なこと，診断確定までに長期間要したと述べている。井澤（2009）も結核性肩関節炎12例を見つけ，初期症状が軽いため診断は遅れがちとして，膿瘍が広範となると要手術としている。橋本（卓）ら（2011）は，結核性肩峰下滑液包炎の1例を経験して，肩峰下滑液包内に多数の遊離体を認める疾患は，リウマチが多いが結核も視野に入れなければならないとしている。

21. 肩と化膿，いろいろな関節炎
suppuration of the shoulder, various types of arthritis

　化膿性肩関節炎 pyogenic arthritis of the shoulder は体の他の部分と同様，開放損傷による一次性，隣接あるいは遠隔の化膿巣による二次性感染がある。症状は急激に始まり，発熱や疼痛，腫脹が強くなり機能障害をきたす。経過のよいものでも関節強直を起こしやすいので内旋位の胸壁固定は厳禁である。できれば外転外旋位での固定，もしくはベッドでの垂直あるいは Zero Position での牽引療法を行う。冷罨法と抗生物質の投与をして膿性滲出液の貯留があれば積極的に切開・排膿する。

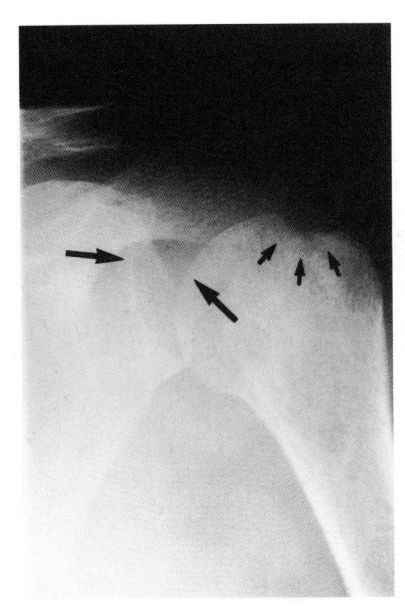

図7-241 細菌感染による骨頭の侵食像
関節液貯留による関節腔の拡大(矢印)

MASTERら(1977)は発症後4週間以内の早期のものは，穿刺・排膿・洗浄 aspiration and drainage と抗生物質の投与で比較的よい結果が得られると述べている。前者は約半数の症例に腱板の断裂があること，後者は約1/3に手術が必要であったと述べている。

鳥巣(1984)はわずか1年間にステロイド注入による感染が5例もあったことをあげ，安易な局注に対して警鐘をならしているが，高齢者，ことに糖尿病，肝炎，尿路感染などの慢性疾患罹患者に発生頻度が高いとする中野(1981)の主張と合わせ考えると，当然のことながら局注には十分な留意をして臨む必要がある。KELLY IIら(2009)は，Propionibacterium acnes(グラム＋桿菌，嫌気性，皮膚常在菌)は術後数日，数週で培養されることがあり，術中で8/28例，29％の率で発生していると報告しているが，少し多きに過ぎる感がある。MILLETTら(2011)も Propionibacterium acnes の感染が術後の肩の痛みの主因で，平均術後1.8カ月で診断されることもあり，治療は再手術しかないとしている。

レントゲン写真の所見は，臨床症状よりかなり遅れて発現し明瞭となることが多い(図7-241)。骨頭辺縁の朦朧(もうろう)像，ことに大結節周辺の侵食破壊像が代表的なものだが，病相の進行につれて膿性滲出液の貯留による骨頭の下方亜脱臼，用廃による骨萎縮，軟部組織に波及したために起きた関節裂隙の狭小化，臼蓋の破壊像などがみられる。

起因菌としては連鎖球菌，ブドウ球菌，大腸菌などが圧倒的に多いが，変わったものとして SELEGMANN(1953)，SVIRSKY-FEIN(1979)などのカンジダによる感染，小島(1980)のサルモネラ菌によるもの，などの報告がある。本清ら(2005)は小児化膿性肩関節炎の3例を経験して，早期診断と迅速な抗生物質の投与と外科的処置を勧めている。中根ら(2005)は化膿性肩関節炎の4例を経験して，早期の診断と治療が重要であるとした。遅れた症例では鎮静化が得られず，他の処置が必要となると警告している。

上腕骨骨髄炎 osteomyelitis of humerus は，10歳前後の若年者に多発する。幼児では上腕骨の成長骨端線は関節包内にあるので，骨髄が感染すると炎症は関節腔内に拡散して化膿性肩関節炎となりやすいが，成人でこれに続発するものは少ない(図7-242)。

鎖骨骨髄炎は多くはない。DE BELDER(1955)，MORREYら(1977)らは小児にみられた血行性のものを，本邦では佐野(実)ら(1975)が3例，市瀬ら(1977)が2例を，長雄ら(1976)，真島ら(1978)，野坂ら(1979)は両側性のものを発表，LEEら(1971)，MANNYら(1973)は鎖骨下静脈へのカテーテル挿入後に発症した感染例を報告している。また，胸鎖関節の近くに発生することが多く，破れて皮膚に瘻孔を形成することがある。硬化像を呈して瘻孔を作らないものを骨髄炎の異型とするか，鎖骨の hyperostosis ととらえるかは議論のあるところだが，前者として長雄は2例，後者で掌蹠膿疱症を伴ったものを伊藤(茂)ら(1984)は2例報告している。今泉(1984)は骨シンチグラムで本症の検索を試み，菅ら(1976)はこれに condensing osteitis の名称を与えている。佐久間ら(2011)は化膿性肩鎖関節炎の1例(66歳，男性)を報告，烏口鎖骨靱帯が残っているので早期の病巣郭清を勧めている。

肩甲骨骨髄炎は稀である。肩峰に発生した骨髄炎は石黒ら(1974)によって記されている。膿瘍は肩甲下筋腱の下方から腋窩または肩甲骨骨内縁に流注して瘻孔を作ることが多い。乳幼児で棘下筋部に膿瘍を認めた症例が住吉(1966)によって発表されている。

淋毒性関節炎 gonorrheal arthritis は抗生物質の普及で少なくなったが，淋病の既往のあるものでは注意を払う必要がある。関節炎は漿液線維素性で化膿性のものは少ない。化学療法が奏効する。

肺炎菌性肩関節は小児期にみられることがある。チフス性肩関節も記載されているが経験がない。

長期の乾癬症では関節炎 psoriatic arthritis を起こすことが知られている。肩が罹患することは少ないが，痛みを訴える症例のレントゲン写真で骨頭軟骨の侵食がみられることがある。

梅毒性関節炎では第二期のものは漿液性だが，三期では滑膜・臼蓋・骨頭にゴム腫性炎症を起こし膿性とな

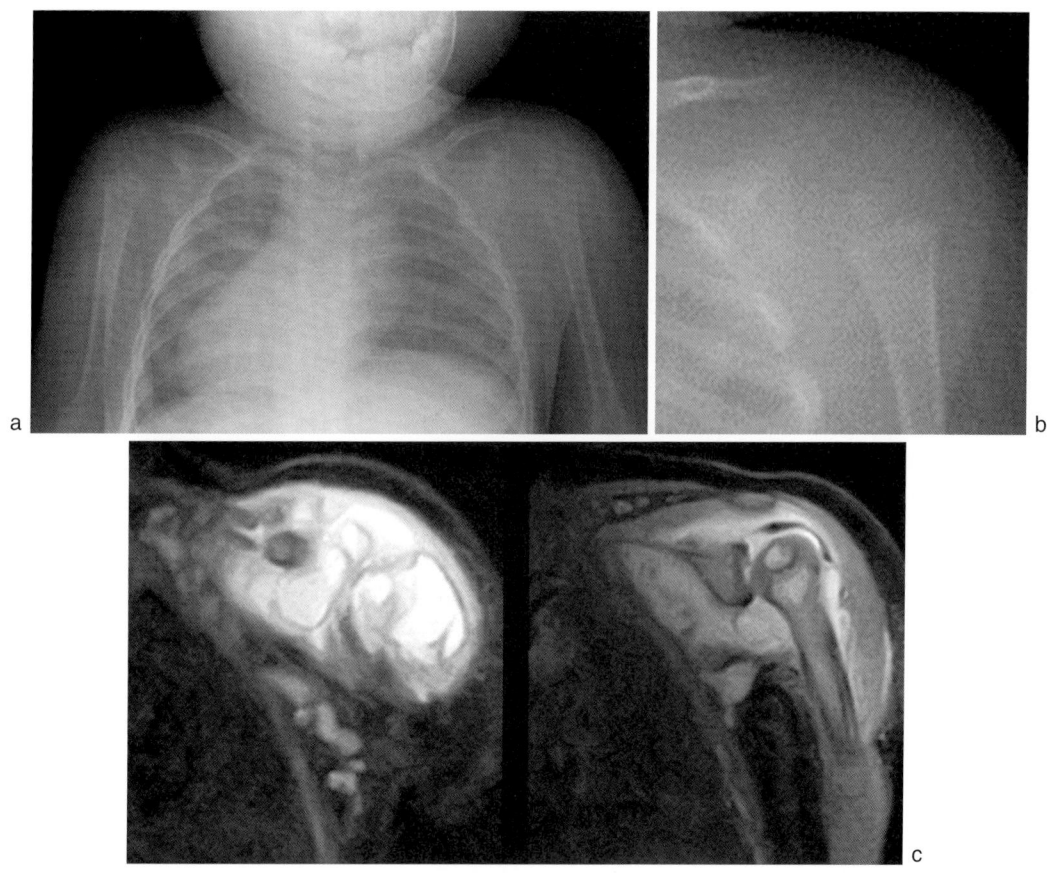

図 7-242 幼児にみられた化膿性肩関節炎
a：健側との比較　b：拡大像　c：MRI 画像の所見

る。鎖骨梅毒は中枢端にくることが多く，筆者も未婚女性のそれを当初腫瘍と誤ったことがある。二期の骨髄性のものはそのまま治療するが，三期のゴム腫性のものでは破れて潰瘍を形成する（図 7-243）。

色素性絨毛結節性滑膜炎 pigmented villonodular synovitis，PVS は広瀬（宣）ら（1958）の報告以来，数十例が報告されている。主訴は肩関節痛，腫脹などで，穿刺により血性関節液を得ることと長期の経過をたどることから比較的確実に判断できるが，急激な発症で新鮮血が充満しているものでは，特発性出血 joint apoplexy と鑑別できないことがある。崎原ら（1984）は右側（多くは利き腕）に多発していることをあげ，外傷が誘因でないかと推測している。報告例に高齢者が多いことから，疲憊した腱板の特発性断裂，出血の繰り返しで発現することも推察できよう。筆者は特発性出血と診断して手術した症例で上記所見を多く経験している。

22. その他　others

肩の外傷後や腫瘍，全身疾患の中での肩関節変化など，触れなければならないものが多くあるが，一部の記

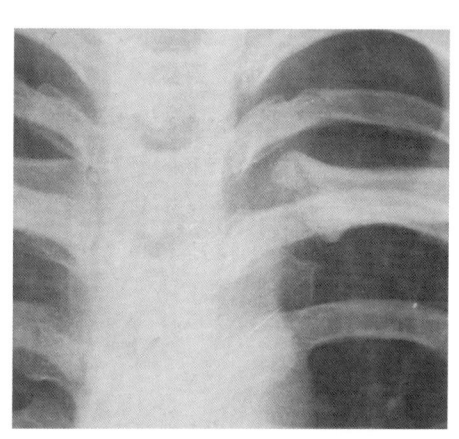

図 7-243 梅毒性関節炎（思春期女性の症例）
鎖骨近位端に出現した骨欠損

述にとどめて図を供覧する（図 7-244〜247）。

大江ら（2009）は三角筋下に発生した巨大脂肪腫について述べ，良性だが高分化型脂肪腫様脂肪肉腫を鑑別する必要があるとした。また，浅野ら（2010）は，73 歳女性の肩関節部に発生した樹枝状脂肪腫の 1 例を経験，MRI で皮下脂肪と同じ高信号の不整な滑膜組織の増生をみたと報告している。

274　第7章　肩の疾患

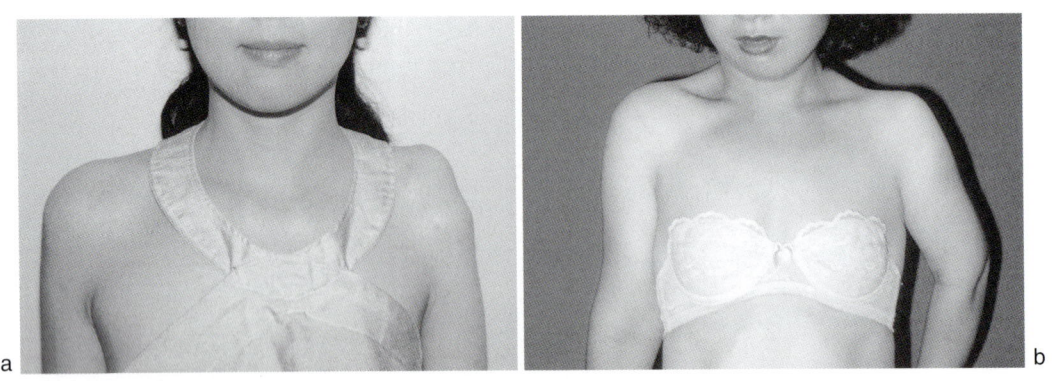

図7-244　外観からみた肩の変形　　a：外傷後の亜脱臼とひどい骨頭変形　　b：先天性疾患？

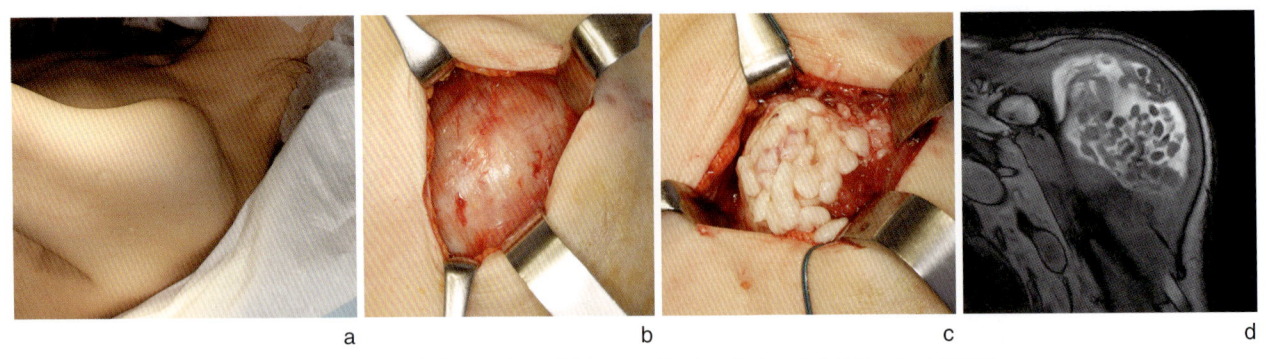

図7-245　肩関節部軟部腫瘤　　a：外見の腫脹　　b：皮下に腫瘤　　c：ぎっしり詰まった米粒体　　d：CT画像

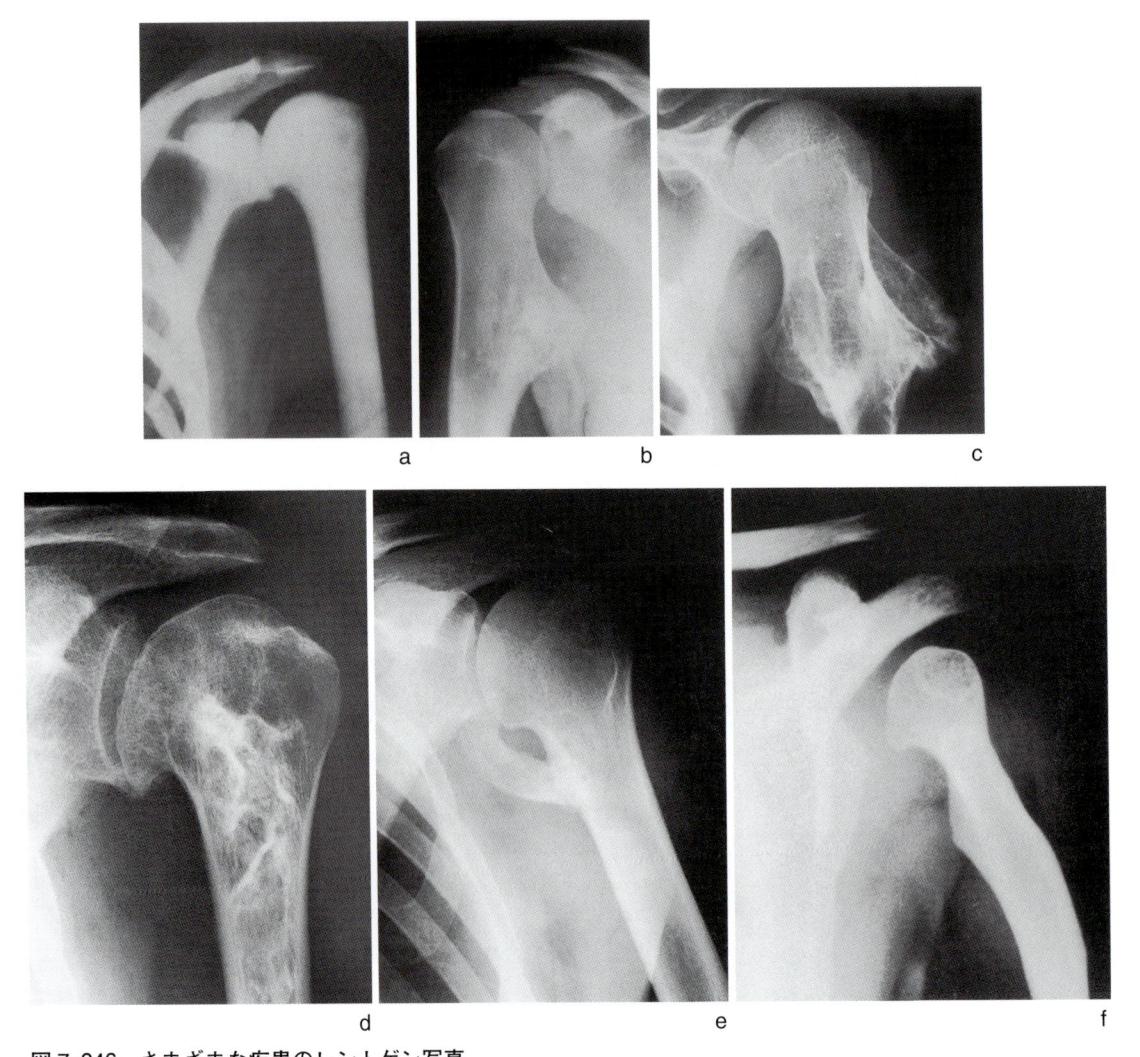

図7-246　さまざまな疾患のレントゲン写真
　　a：大理石病　　b：外骨腫　　c：多発性外骨腫　　d：潜函病（宇野津氏提供）　　e：異所化骨　　f：発育不全

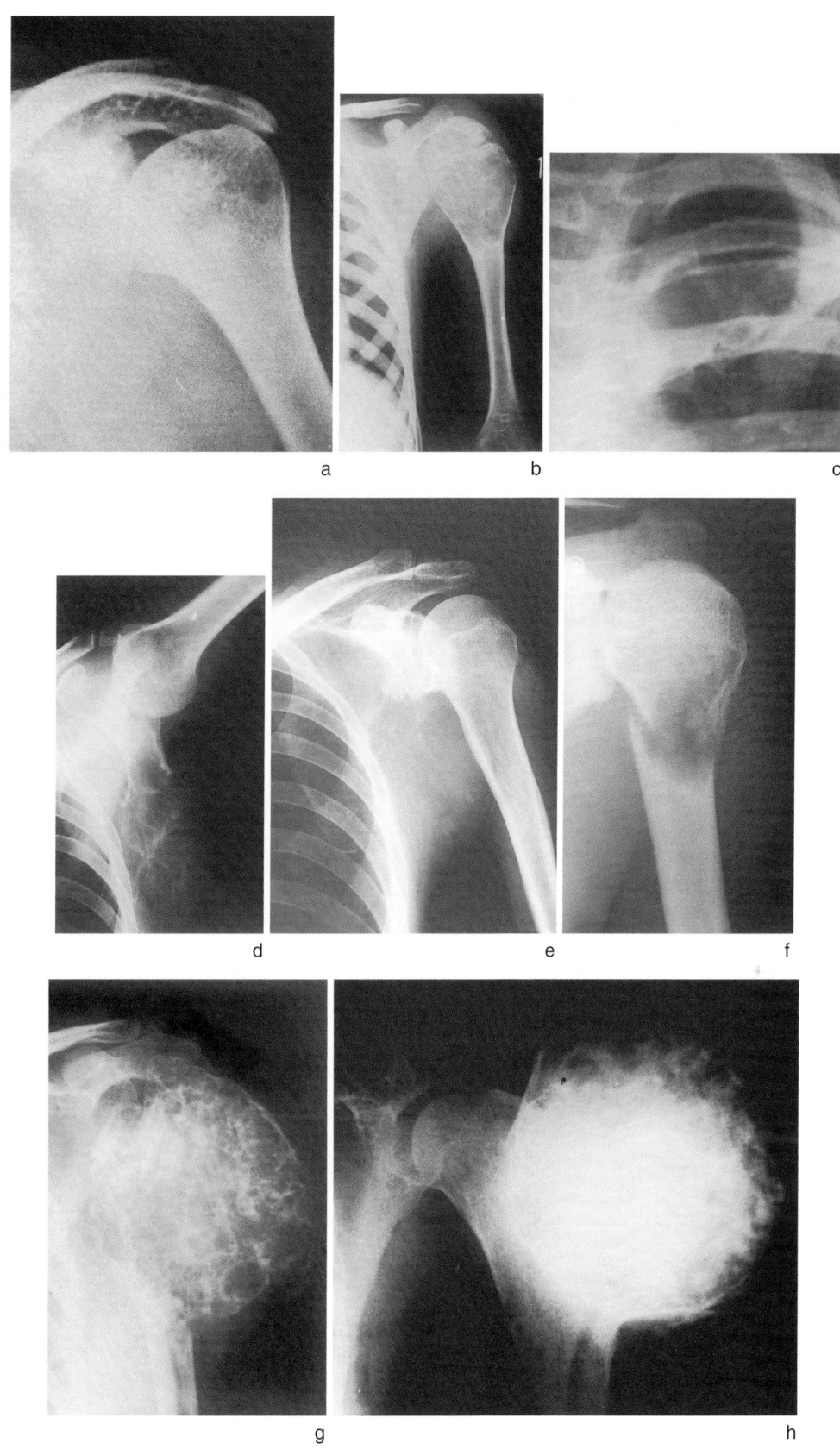

図 7-247 さまざまな疾患のレントゲン写真
a：異常な肩峰　b：孤立性骨嚢腫　c：骨肉腫（鎖骨近位）　d：転移性腫瘍（肩甲骨）
e：骨化性線維腫（肩甲骨）　f：転移性腫瘍（上腕骨）　g：原因不明
h：原因不明（いずれも東南アジアでみた症例）

三上ら(2010)は，腋窩・肩甲上神経合併損傷に対する神経移植術の術後成績を調べ，有効であったとを発表している。下崎ら(2010)は7年前から疼痛が始まり，骨頭が圧潰され臼蓋にも骨欠損があるにもかかわらず，腱板が存在していた74歳女性に発生した，稀な破壊型関節症の1例を経験して人工骨頭置換で対応したことを報告している。佐久間ら(2011)は，66歳男性に発生した化膿性肩鎖関節炎の1例を経験，烏口鎖骨靭帯が残っているとして早期の病巣郭清を勧めている。

第8章 肩の骨傷

A. 肩関節脱臼
dislocation of the shoulder

1. はじめに

肩関節脱臼は Papyrus 古文書 (3000〜2500 BC) に記載されている肩関節最古の疾患名である。そしてその頃に建立された石碑には肩関節脱臼の整復の様子が彫られている。また，2500 BC 頃の骨折の固定に用いられたシュロと葦が見つかっているが，彼らはこれら身近なものを治療材料として利用していたのであろう。その後，医聖 HIPPOCRATES (460 BC) によって，その病態の詳細な記述と脱臼整復の実践が行われ，その源流は洋の東西に分かれ流々と続き現在に至っている。

従来，肩関節脱臼と亜脱臼は教科書に「脱臼」という項で記載されてきた。しかし，米国では 1980 年頃からそれを「不安定症」のなかに包括し始め，現在ではそれぞれのもつ病態を，頻度（急性・陳旧性・習慣性・反復性），原因（外傷・小外傷・非外傷・随意・非随意・先天性），方向（前方・後方・多方向），程度（脱臼・亜脱臼）などの細項目で区分する方法を採用している。その結果，それぞれの病態のもつ特性が逆に明確に表現できなくなっていることは否めない。

今一度，脱臼の定義を振り返ってみよう。脱臼 dislocation とは骨頭と臼蓋の連続性が完全にないものをいい，亜脱臼 subluxation とは骨頭と臼蓋が部分的に連続性のあるものを指している。一方，不安定症 instability という病態には"関節の不安定性が強く coming out/apart のあるもの"という程度の非常に曖昧な定義しかない。肩関節の不安定性は複雑で，時に説明や理解しがたいもので，そこに脱臼・亜脱臼などの病態を包括することに異論はないが，同時に不安定性という用語が肩関節内での骨頭・臼蓋間の移動 translation，関節自体のゆるさ laxity，関節過可動性 hypermobility などの様態（病態）を含んでいるとの認識が必要であろう。

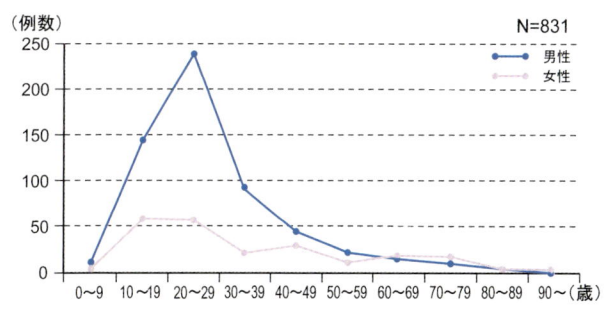

図 8-1 肩関節脱臼（年齢・件数・男女別）

脱臼に関与する因子を挙げてみると，①関節唇の損傷，②骨頭後上方の骨欠損，③臼蓋上腕靱帯の断裂，④動的支持機能を有する腱板の断裂，⑤臼蓋の前傾 antetilt，⑥回転軸のない骨頭前下方部分などがある。一方，肩関節不安定症といえば，①骨性因子として臼蓋径の短縮，②肩甲骨外転筋力の低下，③挙上位で骨頭が後・側方に移動する slipping 現象，④運動時に起きる頻回の skid slip，⑤コラーゲン線維が前駆体で存在することなど，長期の不安定性に小外傷が加わって病態が複雑化する前者と異なった因子が挙げられる。要するに脱臼・亜脱臼と動揺性肩関節症や腱板疎部損傷などの不安定症は，全く異なったカテゴリーのものであることを認識しておこう。

1970 年から 42 年間に当院を受診した外傷性，陳旧性，反復性，習慣性，随意性，麻痺性，痙攣性などの肩関節脱臼と亜脱臼は，1,385 例（男性 984 例，女性 401 例，左側 563 例，右側 822 例）である（図 8-1）。

症例の内容をみると，男女比は 2.5：1 で男性が女性の約 2.5 倍，左右別は 1：1.5 で右側に多く，年齢は 8〜88 歳に分布し，平均 27.8 歳である。原因別ではほとんどが反復性で 84.8%，外傷によるものが 4.5%，不明のものが 7.9% となっている。発症環境ではスポーツが最も多く 65.7%，作業中のもの 14.1%，その他（自損，交通事故など）が 20.2%，利き腕は非利き腕の 1.3 倍である。

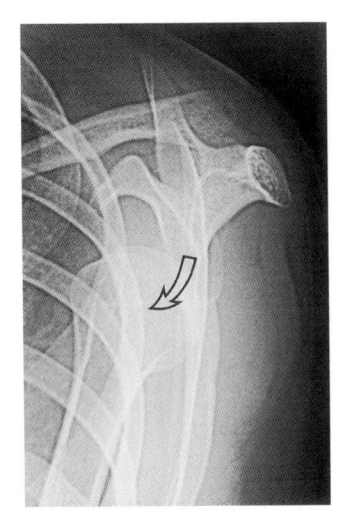

図 8-2　肩関節脱臼（烏口突起下）

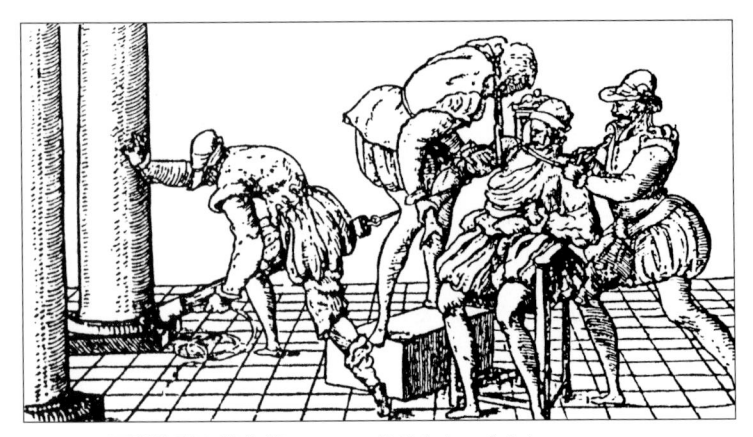

図 8-3　肩関節脱臼整復術　PARE の教科書（1575）より

2. 外傷性肩関節脱臼
traumatic dislocation of the shoulder

a. 一般的事項

　肩関節脱臼は外傷による関節脱臼の第1位を占め，全脱臼の約50％を占めている。これは筋腱，靭帯など関節支持機構の構造上の弱さと，肩関節の過大な機能負担によるものであろう。しかし，一方では肩甲骨が外力を緩衝する役目をしているため，直達，介達いずれの場合でも幾分脱臼を免れていることが多い。肩関節上方には烏口肩峰靭帯という強固なアーチがあるので，脱臼は前・後・下方に起きるが，後二者は少なくほとんどが前方烏口下脱臼である（図8-2）。ROWE（1956）によると外傷性は95.6％を占め，非外傷性のものはわずか4.4％にすぎない。加藤ら（2004）は転落で起きた稀な小児（男）の前方脱臼例を報告している。

　当院で治療した外傷性脱臼（整復され精査のため来院したものを含む）は260例である。性別は男性175例，女性85例で，そのうち全麻下での整復を要したものは12％である。

b. 病態

　骨頭は関節包を破り突出して肩甲下筋に至り，あるいはこれを挫滅して烏口突起下に達するが，その部位は前壁の比較的弱い部分，前・下方で，中部または下部臼蓋上腕靭帯と関節唇が損傷されることが多い。しばしば腱板損傷，大・小結節の剥離骨折，二頭筋長頭腱の損傷などを合併し，ときに血管・神経損傷を起こすこともある。

　脱臼が起きると肩のなだらかなスロープは消失して肩峰が突出し，三角筋の膨隆の代わりに陥凹が認められるようになる。やや側挙した上肢を躯幹に押しつけてもすぐ元に戻る発条性固定現象や，上腕骨が長く見える仮性延長が観察される（鎖骨下脱臼では短く見える）。触診で骨頭は烏口突起下にあり，肩峰下は空虚である。

c. 整復法

　脱臼の整復は，痛みによる筋緊張，骨頭の関節包への嵌入，肢位変化による靭帯の緊張，臼蓋に対する骨頭の咬み込み，肩甲骨の不安定性，骨片の介在，などのため案外難しいもので，容易にできる場合は腱板の断裂を疑うべきである。

　整復法としては，患者を仰臥位にして術者は患肢を引きながら側挙，同時に術者は母趾で骨頭を押し込む HIPPOCRATES の方法，術者の両手で骨頭を上下から押し込む直圧法，肩甲骨を布で固定しておいて上肢を側挙してゆく MOTHE（1785）の方法，坐位の患者の後方から腋窩に膝を入れ一方の手で肩峰部を押さえ，もう一方の手で上腕をつかんで内下方に圧迫する COOPER（1839）の槓杆法などが文献上でみられるが（図8-3），これらの方法は古代から清の時代までの中国医学を集大成した医宗金鑑（正骨心法要旨）（1742）に詳述され，1746年以降，本邦で行われている方法とほとんど同じである（図8-4〜6）。

　しかし未熟者が暴力的に行うと血管や神経損傷を起こすおそれがあることから，現在の成書には脱臼発生メカニズムの逆の操作を行って整復する，KOCHER（1870）の回転法が合理的なものとして記載されている（図8-7）。その手順は，①仰臥位で実施，②肘を屈曲位にして躯幹に接触させる，③前腕を回外，上腕を強く引きながら外旋する（三角筋は骨頭で持ち上げられ前方に膨隆し，この操作で骨頭は開いた関節包裂孔内へと還納される），④外旋位をとったまま，肘を前方に向かってゆっくり持

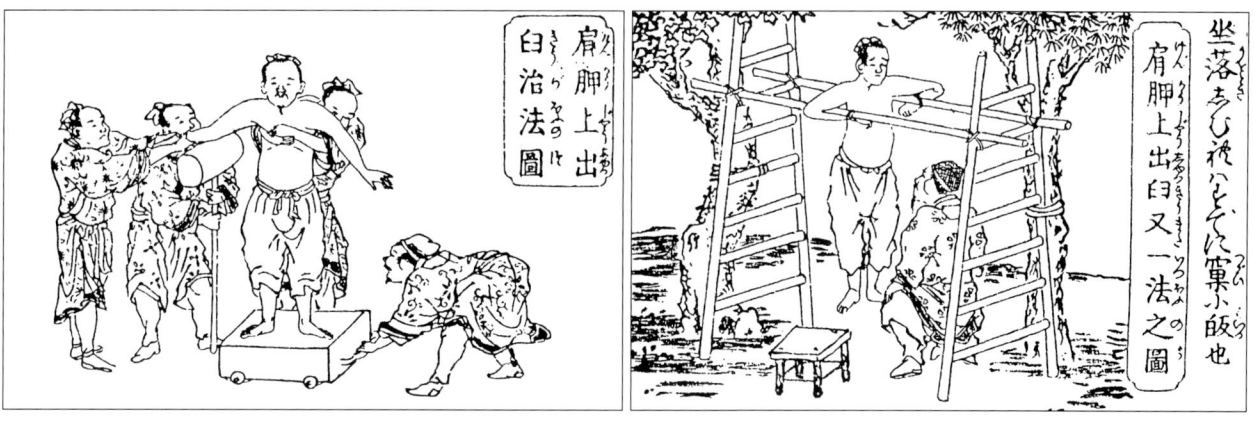

図 8-4　日本最古の整骨専門署「骨継療法重宝記」（1746 年高志鳳翼刊行より）

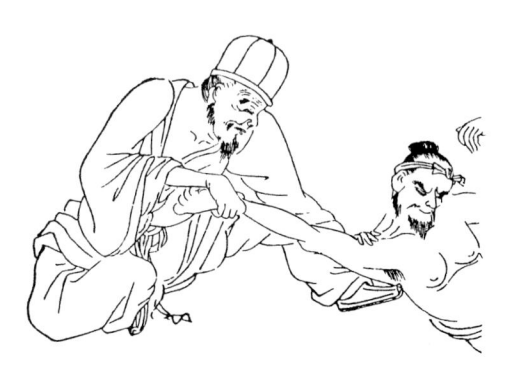

図 8-6　正骨範（二宮彦可著）(1806) にみられる脱臼整復法

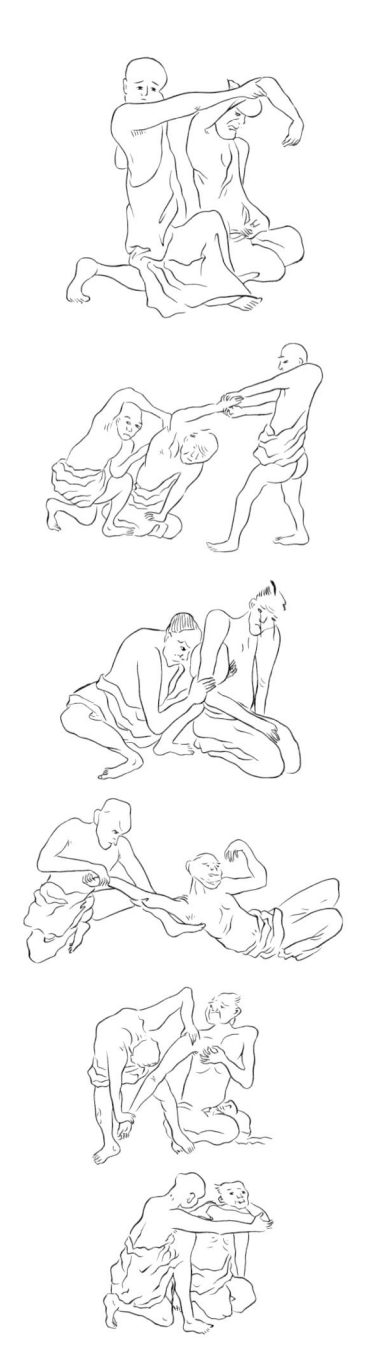

図 8-5　難波骨継続秘伝 (1770) にみられる脱臼整復の諸法

ち上げる，⑤できるだけ前方挙上した後，ゆっくりと外旋を減じて内旋に移る，⑥患肢が胸につく頃までに雑音とともに整復される，というものである．

　筆者は仰臥位で患者にリラクゼーションを勧め，上肢を牽引しながら徐々にZero Positionにもってゆき整復する方法を愛用している．この方法は，正骨範 (1806) に車転子法第五として記載されているものと同じで，Kocher 法よりも簡単でしかも臨床的により整復の可能性が高いものである．いずれにしても整復後1〜3週の固定は必要で，中嶋 (1965) は非固定群の反復性脱臼への移行頻度はかなり高いと報告している．脱臼骨折例では，まず脱臼を整復してから骨折片の処置を考えるのがよい．Neviaser ら (1987) は"1 cm 以上転位した大結節は手術の適応"としているが，骨片の末梢脚が長くないかぎり挙上位牽引で整復されてしまうことが多い．

d．固定法

　従来，整復後の固定はほとんどの症例に，三角巾あるいは包帯による胸壁固定が行われてきた．しかし，井樋ら (2004) は前方脱臼に対して画期的な固定法を考案した．彼は3週間の外旋位固定を経験して，それが内旋位固定に比べて再脱臼防止に有効であるとした．Millerら (2004) は屍体で研究し，外旋位固定は意義があると

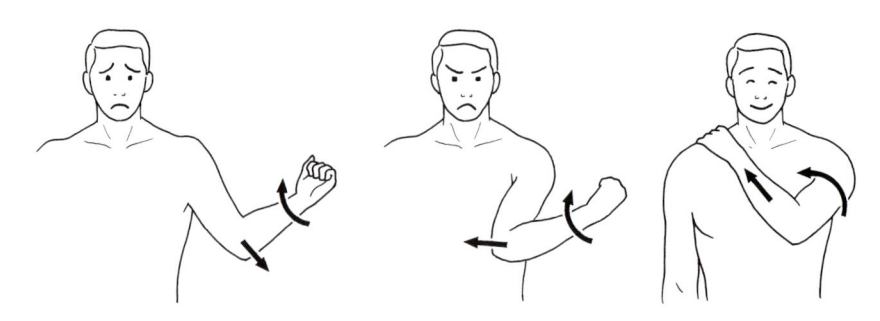

図 8-7　肩関節脱臼整復法（KOCHER）

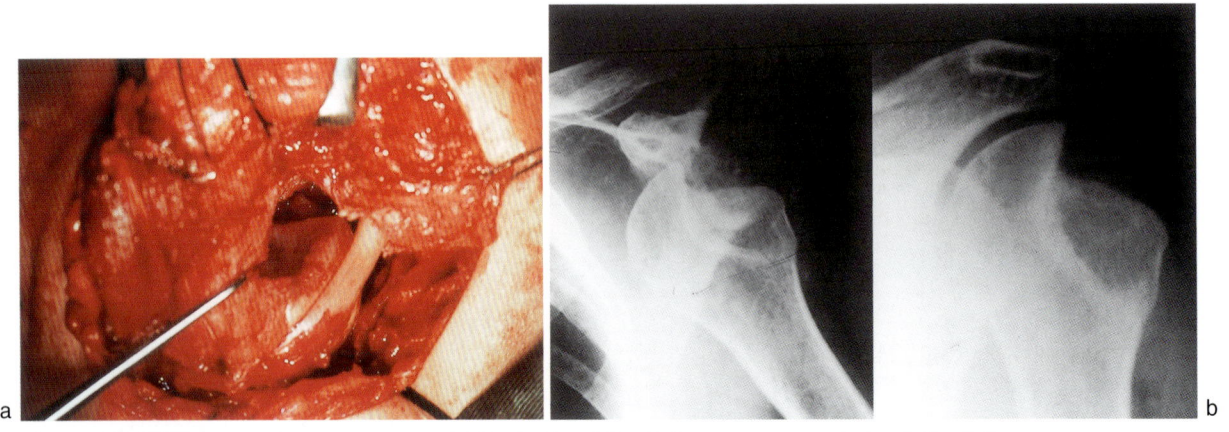

図 8-8　陳旧性脱臼　a：手術時所見　骨頭の欠損と長頭腱の位置に注意　b：レントゲン写真　術前・術後

井樋の意見に同調，LIMPISVASTI ら（2008）も外旋位固定は肩甲下筋と前方関節唇の接触圧を作り出さないので有効であるとしている。北村ら（2008）は，10 歳代の関節唇損傷に 30°の外旋位固定を試みて 4 週で良好な成績を得たとし，畠山ら（2008）は 198 例を保存的に治療して，再脱臼率は外旋位固定 26％，内旋位固定 42％出，前者が有意に低いと報告している。

しかし，田中（祥）ら（2008）は若年者に起きた 12 例症例を外旋位で固定，MRI と鏡視下でみて 8 例に不安定性が残存したとして，本法は良くないと判断，2011 年にも損傷が強い症例では再発する可能性が高いと追報告している。SCHEIBEL ら（2009）も 22 症例の経験から，30°外転位での 3〜4 週の固定が適当かどうかに疑問をもち，結果から再脱臼率を評価する必要があるとした。

3．陳旧性肩関節脱臼
chronic and neglected dislocation of the shoulder

a．経過と症状

脱臼が整復できないまま放置されていたり，他の外傷に被覆されて気がつかなかったり，あるいは整復されたものの高齢，円背，不十分な固定などのため脱臼を繰り返し，日時が経過したものを陳旧性関節脱臼という。3 週以上過ぎたものでは，保存的な整復手技は手術前の全麻下で試みるだけにとどめ，観血的加療を原則とする。

陳旧性肩関節脱臼例では長期の脱臼位のため，骨頭と臼蓋の双方に比較的大きな骨欠損や変形がみられる（図 8-8）。腕下垂位での動作は比較的できるものもあるが，回旋や挙上などの機能障害が強い。老人や全身状態のよくないものにはあえて観血的整復を行わない傾向があるが，これは，出血・麻痺などの合併損傷の発生や，整復を試みても肩甲下筋・関節包など関節前面の被覆ができなかったり，大きな骨欠損のため骨頭を臼蓋に保持できなかったりして，再脱臼が避けられないためである。また，予想に反して簡単に整復できるものは，腱板の広範囲断裂があり，これの修復にも難渋することを予期しておこう。

当院で手術的に整復された陳旧性肩関節脱臼は 8 例 8 関節で，男女別は 1：2，左右別も 1：3 である。年齢は 17〜82 歳に分布し，その平均は 47 歳，人工骨頭置換術を行ったものは 2 例で，いずれも再脱臼を防止する方法がとられている。

b．整復方法

手術のコツは，最初に肩甲下筋腱を見つけて縫合糸を留置しそれを切離，骨頭の動きを得てから関節内，特に

臼蓋の状態を確認して，骨頭に単鋭鉤をかけて後方に牽き整復する。操作は直視下で行われるが全身麻酔下にもかかわらず意外に整復しにくい。整復が済むと骨頭欠損の程度，関節唇損傷の状態，腱板損傷の状態，大結節と結節間溝の位置確認をして肩甲下筋腱の再縫着を行う。当然，第2肩関節に障害がないことを調べておく。予後は新鮮例に比べてよくないが，外旋制限を除いて日常生活動作にひどく支障をきたすほどではない。術後の関節拘縮や再脱臼が予想されるときは，人工骨頭置換術の適応であろう。

4. 反復性肩関節脱臼
recurrent dislocation of the shoulder

およそ反復性脱臼のうちで，肩関節ほど普遍的なものはないだろう。あるものは専門医でなくとも容易に整復できるし，その手技はHIPPOCRATESの時代から成書に記載されている。しかし，対症加療の安易さと逆に，わずかな外力により再び脱臼を繰り返すことから，はなはだ厄介な病態であるともいえる。荒れ狂った海にただよう難破船というべきであろうか。

反復性肩関節脱臼はどうして起こるのだろう。なぜ再脱臼しやすいのだろう。その理由については古くから論議され原因の究明がなされてきたが，諸説入り乱れて決定的なものはない。この問題について歴史的な変遷を繙きつつ考察してみよう。

a. 脱臼の諸因子

1) 関節唇および関節包の剥離

再脱臼の原因を臼蓋前下方の関節唇と関節包の剥離に求めている人は多く，ROSER (1843) からBROCAとHARTMANN (1890)，それに続くEDEN (1918) の考えは，EDEN-HYBBINETTEの手術法となって北欧諸国で広く行われている。また同じ頃，この変化が脱臼の主因子とするPERTHES (1906) の思考をBANKART (1923) が受け継ぎ，これが現在のBANKART手術法の根幹となっており，この損傷をBANKARTの損傷と呼称するようになった。

その後，ほかにも原因と考えられる病変が判明するにつれて，これのみで脱臼が発生するのではないことがわかったが，それでもこの説はBOSTとINMAN (1942)，LAVIK (1961)，BATEMAN (1963)，MOSELEY (1963)，ROWE (1963) らによって支持され，主因子の一つとされている。DUTOIT (1956) は自分自身の経験，150例のシリーズ中にこの病変は実に99％存在すると述べているが，ADAMS (1948) のように必ずしも存在するものではないとの反論もある。

畑ら (1993) は動態関節造影で臼蓋前下縁損傷像を検討し，その大きさは初回脱臼の損傷の大きさによって決まるとした。原(寛)ら (1994) は臼蓋前下縁の関節唇と関節包の強度が他の部位に比して弱いことを立証して，これが一因と考えている。関節包とは別に，臼蓋の前下縁に骨折あるいは摩擦が起きることはBOSTとINMAN，阿部(靖)ら (1961) たちが報告している。これも関節唇の損傷の範囲と考えてよいだろう。

2) 関節包・上腕臼蓋靱帯・腱板の断裂

この病変を脱臼発生因子とする説の支持者は多い。反復性脱臼のほとんどに外傷の既往があり，その際に受けた障害が残存して再発するという考えは，原因論としては古いものの一つで，これは屍体解剖所見より得たJOESSEL (1880) の発表に始まり，PERTHESらによって指摘されている。しかし，この考えはあまり顧みられずHERMODSSON (1934) は23例中に1例もなかったと真っ向から否定している。腱板の損傷によって脱臼を繰り返す症例は，実際に直面する病態だが，これは別の範疇として取り扱うべきであろう。

1972年，SYMEONIDESは外傷後に起きる肩甲下筋腱の機能欠落が脱臼因子の一つであると報告しているが，大前ら (2005) も，肩甲下筋をMRIで検討して希薄化がみられると報告している。

この部のさらなる詳細な観察が考え方を広げている。SUGALSKIら (2005) は，下方関節包の骨頭付着部を12屍体で検索して，そこに二つのタイプがあることを見つけ，その一つは8時から分かれるもの，他は頸部からでるもので，すべて4時で二つの皺になると説明している。西中ら (2005) は外傷性脱臼における臼蓋上腕靱帯の上腕骨側の剥離 (humeral avulsion of the glenohumeral ligaments, HAGL) と関節包断裂について，MRI関節造影で評価し術前画像で判断可能であると述べている。また，小松田ら (2005) は外傷性脱臼での関節包の関節容量率を定量化して，前方関節腔が下内側方向に拡大していることを観察し，これは手術所見と同じであったと報告している。藤田ら (2005) は，外傷性脱臼では最終脱臼から数カ月経過例でも関節包断裂の遺残がみられており，これが反復性脱臼に移行して責任病巣となり得るとしている。さらに，POULIARTら (2006) はHAGL lesionのモデルを作成して断裂を再現し，この損傷が不安定性に大きく関与すると主張している。RHEEら (2007) は関節鏡手術でHAGL lesion 6例を経験して，術後の外旋制限への注意を強調している。

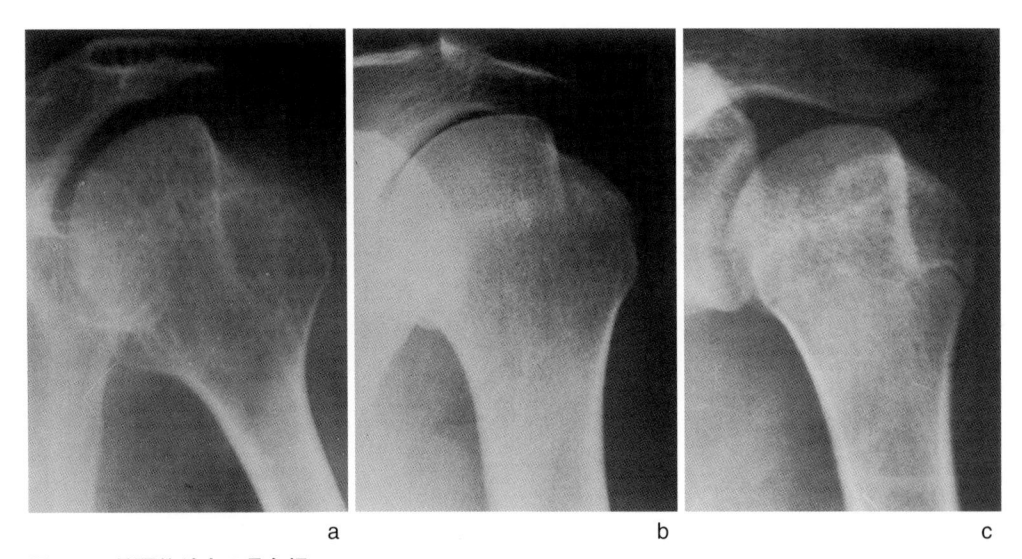

図8-9 骨頭後外方の骨欠損
a：epilepsyにより頻回に脱臼したもの　b, c：先天性で脱臼の既往のないもの

3) 関節包自体の弛緩

古くはJoesselの記載から関節包縫縮術を施行したBardenheuerや，Thomas (1886)，Moseley，Depalma, Batemanらが原因として挙げている所見である．ことにPerthesは，肩甲下包 subscapularis pouch の伸展に注目，Bankartはこれを内部構造，特に前方ポーチ anterior pouch の弛緩だとして，臼蓋に付着する靭帯群の破損で骨頭が前方に突出して，臼蓋前下縁の損傷を起こすのだと述べている．Townley (1950) もこの考えを支持し，特に中部臼蓋上腕靭帯 the middle glenohumeral lig. に原因を求めている．筆者もこの所見を80.6%の高率で観察している．Turek (1959) はPerthesの考えを自分の著書に引用，関節下部構造と外旋制限との相関が強いことから，下部臼蓋上腕靭帯に原因があるとしている．

4) 骨頭後外側部の骨欠損

この特異的な変化について，Moseleyは"Joesselにより発見され，後にKuester (1882) が往時の権威者に支持されて追発表した"と記載している．だが歴史的にみるとさらに以前にCurlig (1837) が，そしてFlower (1861) が同じ所見を見つけて発表しており，古くから脱臼因子の一つに挙げられていたことがわかる．

この骨欠損はその部位から後外方欠損 posterolateral notch と呼ばれているが，BrocaとHartmann，HillとSachs (1940) らによって広く世に知られたため，発表者の名を冠せてBrocaの欠損，Hill-Sachsの欠損とも呼ばれている．Townleyら (1950) はこれの成因は頻回の脱臼による圧迫で生じた二次的な骨折であるとしている．

De Anquin (1965) は手術所見で，関節包の断裂のないものが29.7%と比較的少ないにもかかわらず，骨頭後外側部の骨欠損が多く存在していることから，脱臼の主因はこれであると結論している．

レントゲン写真による研究ではHermodssonの業績がある．Palmerら (1948) は骨欠損を100%に認め，Adams (1950) は82%に，臼蓋前下方の損傷がなくともこれだけで脱臼するとしてBost (1942)，De Anquinらの考えに同調している．ほかにはDuToitの33%，Pilz (1925) の57%，Schultze (1914) の21%という報告もあり，その頻度についてはかなりの開きがあるのは，撮影の方法，脱臼の回数，読影の規準などによるものであろう．本邦では宮尾 (1966) は初回脱臼のものでは50%に認めるにすぎないが，習慣性（反復性）脱臼では95%に存在すると報告，次いで関（英）ら (1978) も初回で80.1%，頻回のもので91.5%と同意見を述べている（図8-9）．

筆者の資料によると脱臼回数3回以下の症例では24%だが，全体でみると96.3%と高率である．しかし，3.7%のものに同所見が全くなく，かつ4,000葉を超える肩疾患患者のレントゲン写真の検索で，反復性脱臼の既往なしに同様の変化を呈するものが3例あることから，必ずしも脱臼の原因ではなく，むしろ結果と考えている．大前ら (2006) は，臼蓋骨欠損の程度は脱臼回数と関係があるとしているが，それは前方軟部組織損傷とは相関しないと述べている．

齊藤ら (2005) は骨頭の骨欠損を計測して，欠損部は1時から5時まで，骨頭の近位端から39mmまでの範囲に存在しており，欠損の長軸は上腕骨前額面に対し80°，矢状面に74°傾斜していると新知見を報告した．山本ら (2006) はこの部分に関して，さまざまな研究を行って知見に寄与している．彼は屍体で研究して，臼蓋横径の

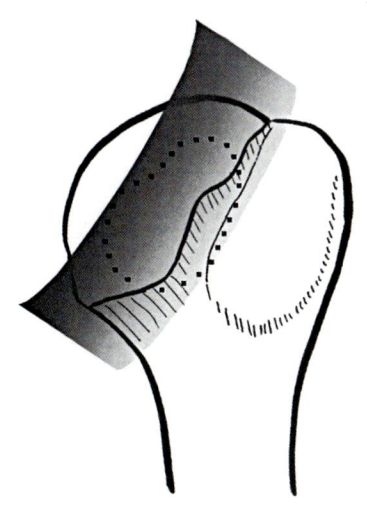

図 8-10 Glenoid track
腕を挙上して臼蓋が骨頭の辺縁に沿った接触部分（灰色）
(Yamamoto N, et al : Contact between the glenoid and the humeral head in abduction, external rotation, and horizontal extension : a new concept of glenoid track. J Shoulder Elbow Surg 16 : 649-656, 2007 より)

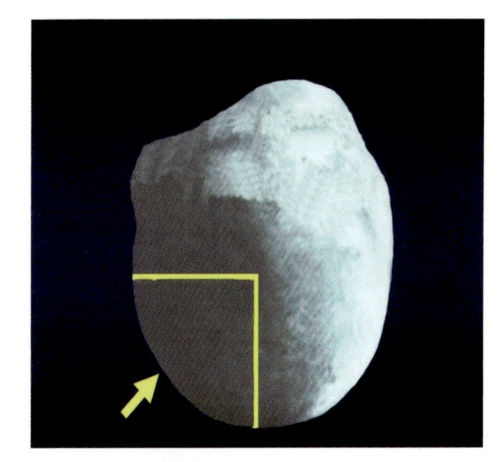

図 8-11 上腕骨骨頭の形状（前下 1/3）は脱臼の主要因子

84％を超えるものは臼蓋縁とかみ合うことを見つけ脱臼の一因とした。また，骨頭と臼蓋は外転・外旋・水平後分回しの動作で接触するので，どの程度の骨欠損が修復の対象となるのかを三次元 CT で検討している。彼は glenoid track (medial margin of the glenoid track) の存在を確認して，それが 18.4 ± 2.5 mm のところにあり，臼蓋の幅の 84％ ± 14％と等しいと報告している（図 8-10）。また，臼蓋長径の 19％（臼蓋幅の 25％）以上の欠損は骨移植が必要と結論している。一方，村上ら (2005) は外傷性脱臼の要因として，自己整復の不可・可能の有意差があるのは Hill-Sachs Lesion のみと述べている。

5）骨頭の形状によるもの

Dias ら (1993) は反復性脱臼の CT 断層撮影での所見を調べ，臼蓋の傾きと上腕骨の後捻の相関では，前者は関係がないが，後者は反復性脱臼群のそれが大きいとしている。「第 5 章 肩のバイオメカニクス」の項で述べたが，骨頭の形状をコンピュータで解析した研究を再度紹介しておく。骨頭は常識的に楕円球と考えられているが，透視下で上腕骨を回旋させその形状をコンピュータに入力して三次元分析をしてみると，四つに分割した各部のうちの前下方部分は回転軸を持たない楕円体の一部で，下垂位で臼蓋唇損傷とともに不安定性に関与，挙上位で脱臼の発生に関与していることが判明している。研究の結果はこれが最も重要な素因であることを物語っている（図 8-11）。

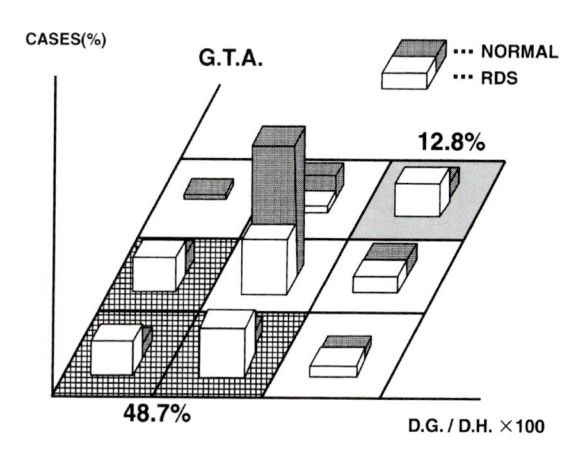

図 8-12 臼蓋の形状と傾き
正常と反復性脱臼の症例分布
反復脱の 48.7％が前傾，しかし 12.8％は後傾している
GTA ＝ 臼蓋の傾き，DG ＝ 臼蓋長経，DH ＝ 骨頭経
RDS ＝ 反復性脱臼

6）臼蓋の形状・傾きによるもの

古くは Hildebrand (1902) が指摘した，臼蓋が浅いため脱臼が起きるという考え方がある。彼は臼蓋を深くすることで脱臼防止を試みたが，その結果は報告されていない。Gregoire (1913) も臼蓋の不全や狭小が原因と述べているが，Saha ら (1957) はこれを詳細に観察して，臼蓋のタイプを A，B，C の三つに分け，タイプ C の関節では骨性臼蓋唇の端に骨頭が載っているため，側挙 120°あたりで肩甲下筋腱の下方牽引力が働き脱臼しやすいと述べている。

素因の一つとしてよく臼蓋の前傾が挙げられているが，臼蓋の傾き，臼蓋長径 G と骨頭長径 H の比（G/H 比）などをレントゲン写真で計測した当院 (1983) の研究によると，反復性脱臼での臼蓋の前傾あるいは臼蓋径の短いものは約半数 (48.7％) で主要なものとは考えられず，逆に 12.8％のものは後傾しており先天性素因も無視できな

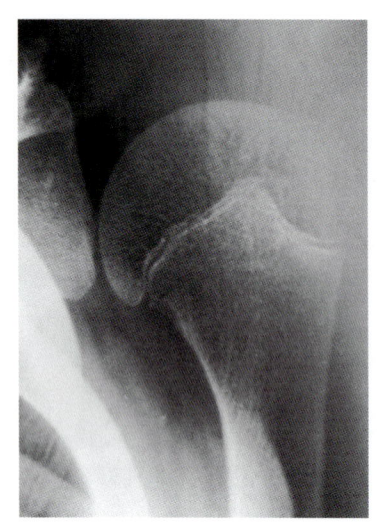

図 8-13 西洋斧状変形のレントゲン写真

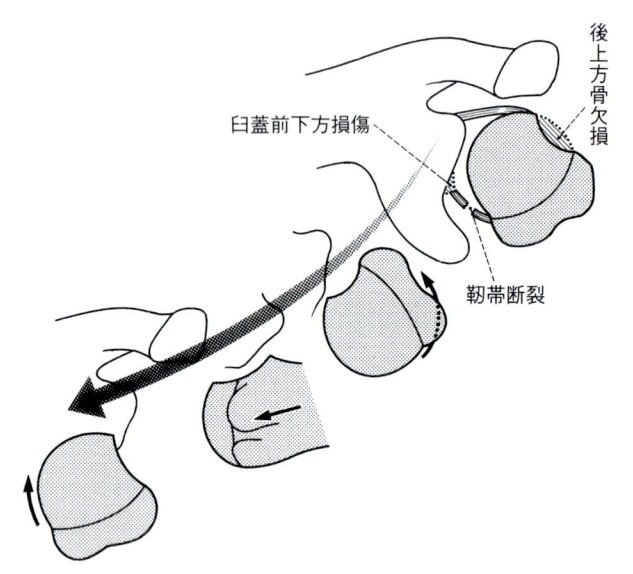

図 8-14 脱臼の部位因子と発生機構

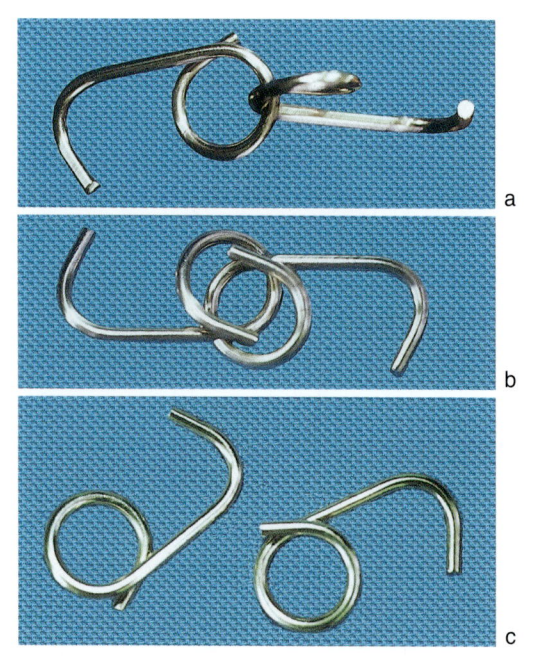

図 8-15 脱臼パターンは知恵輪がはずれるパターンと同じ
a：不安定だが決して離れない　b：離れる（脱臼する）位置に近付いたリング　c：離れた二つの輪

いことがわかっている（図 8-12）。望月ら（2009）は臼蓋の骨欠損を観察して，75.6％に骨欠損を認めたと述べている。5回以上の脱臼では骨欠損率が大きいこと，コンタクトスポーツは大きさと関係がないことに触れている。

7）その他の原因

上述のもの以外で，原因として報告されているものを列記してみよう。

大結節の骨折によって脱臼が起きるという説は CAIRD (1887)，CLAIRMONT と EHRLICH (1909) らによって主張されたが，現在は否定され顧みられていない。

骨頭の変形・発育不全・内反・扁平化が原因であるとする学者もいる。LANGE (1944) による発育不全説，100例中28例に西洋斧状変形を認めた BRAV (1955) の骨頭扁平化説（図 8-13），ROWE (1962) の上腕骨の捻じれが脱臼機転を助長するという説などがある。山本ら (1974) は脱臼の症例に烏口突起の短いものが多いとして，これを原因の一つに挙げている。豊川ら (2011) は，上腕切断患者に発症した珍しい脱臼症例を経験して，その脱臼機序は二頭筋長頭腱の制動がないこと，日常動作で内・外旋が不必要なこと，腱板が廃用性萎縮をきたしたこと，などが原因として報告している。

8）まとめ

反復性脱臼の原因として多くを挙げたが，現在では関節包の弛緩，臼蓋前下縁の損傷，骨頭後上方の骨欠損が最重要なものと考えられている。しかし，一方ではこれらの所見は外傷によって起き得る変化で，頻回に繰り返される脱臼の産物かもしれない。大切なことは，原因は単一ではなく運動のある点（肢位）で複数の病因が組み合わさって脱臼という病態が起きているということである（図 8-14）。これは「知恵の輪」によく似ており，ある方法である点でないと輪がはずれないように，肩関節でも脱臼パターンがあって，ある点で脱臼が発生するのである（図 8-15）。原因を一つにしばること自体が誤りで，それが発生する位置・肢位を熟知して臨むべきである。HOVELIUS ら (2009) は，223例について25年の追跡調査を行って，初回脱臼の年齢，反復の回数，脱臼につながる強烈なスポーツ，アルコール中毒，epilepsy などが関与する因子としている。

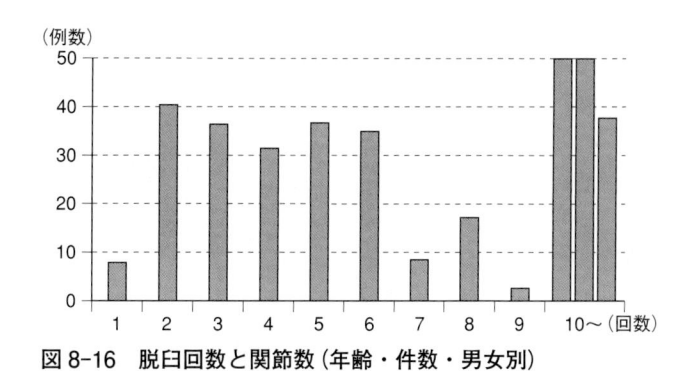

図 8-16 脱臼回数と関節数（年齢・件数・男女別）

表 8-1 年齢と脱臼回数の関係（%）

10回以上	0.8	8.7	8.1	4.8	5.6	3.9	2.2	4.5
7〜9回		1.1	3.1	0.8	1.4	0.3	0.3	0.8
4〜6回	0.6	4.2	10.1	4.8	4.8	2.2	0.6	2.0
3回以下	2.5	3.9	5.3	2.5	3.9	1.4	1.1	3.4
年齢		13〜15	16〜18	19〜22	23〜25	26〜30	31〜35	36〜40	41〜
頻度		3.9	17.9	26.6	12.9	15.7	7.8	4.2	10.7

b．病態と症状

　脱臼はごくわずかの外力で起きる。外傷性で始まり次第に反復性となるものだが，受傷当時の脱臼が他の外傷に被覆され見逃されていることがある。中嶋（1965）は反復性脱臼の 90％が受傷後の固定を受けていないことに注目，これが反復性に繋がるとして 3 週間の固定を勧めている。KIVILUOTO（1980）も 1 週より 3 週固定したものに再発率が著減すると述べ，30 歳以下では必ず固定する必要があるとしている。HOVELIUS（1983）は脱臼後の反復性について，22 歳まででは 50％と高率だが，それ以後では 25％に減じていると報告している。それが運動量を制限したためか自己制御のせいかには触れていない。

　それにしても，脱臼現場での初期治療のお粗末さは話にならない。関係者は整復できれば外傷性脱臼の治療は完了したと考えているのだろうか。固定はおろか，その後の診察・指導を勧めることもなく，痛みが軽減すれば直ちに社会あるいはスポーツに復帰させている症例が実に 63.3％もある。一方，固定は受けたがわずか 10 日間という不十分なものも 14.3％で，軟部組織の完治に必要な 3 週間の固定を正しく受けたものは 22.4％という現状である（図 8-16）。

　随意で脱臼を起こすものや反復性と習慣性を厳密に分ける人もあるが，後二者の病理・病態は臨床的に大差なく，単なる原因論で分類しているにすぎない。ほとんどが前方脱臼で，腋窩や後方に脱臼するものは少ない。また，ALBERT（1898）は脱臼の 2/3 が epilepsy によっていると述べているが，現在は否定されている。ごく稀に非外傷性で発生するという KEISER（1961）の報告もある。

　神中は男性に多く，その 90％は 20〜30 歳代に発生すると述べ，KINNETT（1980）はじめ諸家の報告もほぼ同じである。松原（1978）は 15〜25 歳に多発すると幾分低い年齢層を挙げているが，若年化の傾向はスポーツの普及によるものであろう。筆者の資料では 25 歳以下の発症率は 61.5％で，諸家の数値とほぼ同じである。症例の 42.9％が脱臼回数 6 回までに観血的治療を希望している。その平均年齢は 26.1 歳である（表 8-1）。

c．診察

　最初に，繰り返された脱臼・再脱臼の経緯と脱臼が発生する肢位を確認する。筋力テストと可動域測定の評価，検査としてレントゲン写真撮影，動的関節造影などを行っておこう。

　筋力の減退は頻回に繰り返された脱臼例に認められるが，上肢下垂位では問題がなく日常生活にもほとんど支障はない。可動域制限は少ないが上肢外転側挙位では，脱臼への不安で自己制御している場合が多く，評価できないことがある。

　レントゲン写真は上腕下垂位での外旋と内旋，挙上位，軸射位での内旋の合計 4 枚の撮影で病変を判断できる。外旋位のもので骨頭の形態を，内旋位の写真で骨頭後上側部の欠損 posterolateral notch，humeral defect，HILL-SACHS defect を確認できる（図 8-17）。後者は内旋 60°でよく描出できるが，CONNOLLY（1969）はレントゲン管を約 25°下方に向け，胸に手を当てて撮ると現れるとしてこの方法を勧めている。DANZIG（1980）は 45°内旋

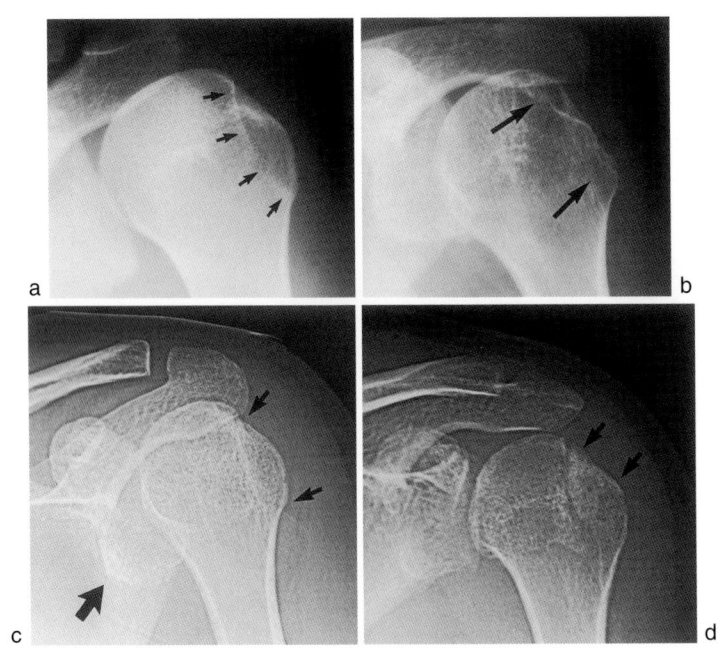

図8-17 骨頭後外方欠損（矢印）のレントゲン写真
a：境界の明瞭なもの　b：不規則なもの
c：大矢印は臼蓋前下縁の欠損を示す　d：修復されつつあるもの

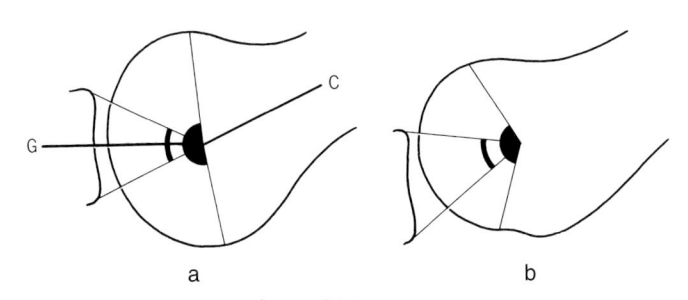

図8-18 肩関節スライディング指標
G：glenoidial angle　a：正常のもの　b：脱臼するもの

位での撮影のほかに，notch（STRYKER）view や modified DIDIEE view を紹介している．

当院の資料では，骨頭の後上部欠損は96.3％に存在しているが，3.7％の症例にはまったく認められていない．またその大きさは脱臼の回数と関係がないとの結果を得ている．挙上位の写真では，上腕骨軸と肩甲棘の関係，slipping 現象など不安定に関する所見をみる．軸射位では臼蓋の形態および骨頭の安定度を観察できるが，少し古いがこれから脱臼を推測できるという DE ANQUIN（1965）の計測法を紹介しておく．

それは肩関節スライディング指標 glenohumeral sliding index と呼ばれるもので，立位でレントゲン管を後下方に置き，肩の上にカセットを置く撮影肢位で得た切線像 tangential view から，反復性脱臼の程度を知ろうというものである．まず骨頭の中心点を求め，そこから有効骨頭面の角度 cephalic angle を計測，次いで再び中心点から臼蓋の前後の角とのなす角 glenoidial angle を計る（図8-18）．両者の合計が220～240°の範囲にあれば正常だが，脱臼のあるものでは減じて170～200°となり，頻回に脱臼を繰り返す症例では指標が180°以下になっているというのが彼の結論である．

1983年，SAMILSON と PRIETO による脱臼性肩関節症のレントゲン写真による評価も興味あるものである．これは骨頭の下方辺縁と臼蓋の下縁にみられる骨棘形成，およびその度合いによって軽度・中等度・重度と判定するもので，時に客観性のある有用な評価法となり得る．彼らによると前方脱臼より後方脱臼のほうが骨変化は強いようである．

関節造影では関節包の弛緩や関節唇前縁の損傷，後外側部欠損への貯留，腱板の損傷の有無などがみられるが，実際に上肢を動かしながら観察する動的関節造影がより確実な所見を把握できる（図8-19）．また，同時に画像の記録も欠かせない．SAMILSON（1961）のいう風船状関節包 ballooning of the capsule をみるには40 ml 以

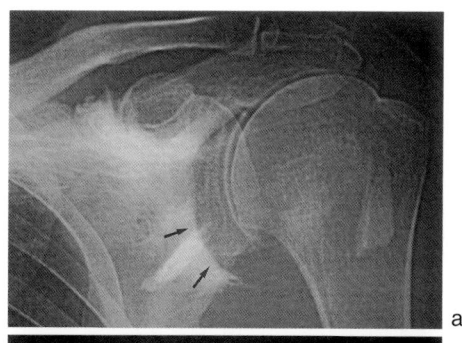

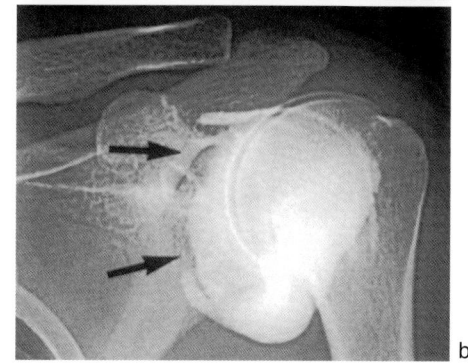

図 8-19 特異的な関節造影所見
a：関節包の伸張と癒着（矢印）を思わしめる所見
b：2〜4 時までの癒着（矢印）と肩甲下滑液包の閉塞

上の造影剤を必要とし，前縁損傷の存否を知るためには少量がよいなど，目的によって適当に量を調節しなければならない。

筆者らはウログラフイン urografin あるいはイソビスト isovist 10 ml と麻酔剤 10 ml の混和液を，まず 5 ml 注入して関節前縁の所見を観察，次いで残量を入れて上肢を各方向に動かして全体像をみるようにしている。DE ANQUIN は所見の 30% は正常で，他は病的所見を呈しているものの臨床的意義がないとして放棄しているが，これは初歩的な機器のせいとはいえ観察不足である。最近は，MRI によって鮮明な画像が得られるので，動的関節造影を避ける傾向はますます強くなっているが，手術中に必ずしも関節内全域を観察できるとは限らないので，静止画像より動的な観察をしておくべきである。病的所見をより正確にみるために，小川（清）ら（1984），MINK（1979），EL-KHOURY ら（1979）は二重関節造影 double-contrast arthrography という手法を推奨している。

診察では不安定性の有無，併せてその程度と方向を調べる。ほとんどの症例は正常そのものだが，繰り返す脱臼で不安定性が遺残していることもある。その方向は，下垂位での前後・前下方のゆるさを load and shift test で判定，外転位で apprehension test で確認する。同時に外転位で上肢を前後あるいは外旋させさらに挙上させて，どの肢位で脱臼感が起きるかどうかを知っておこう。

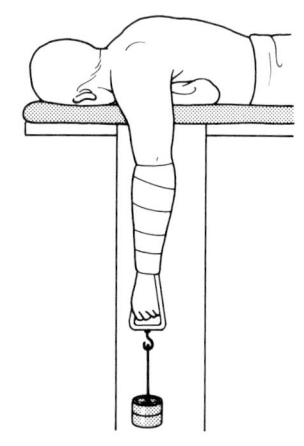

図 8-20　TRONZO の整復法

d．治療

古典的には装具による制動や関節内への薬剤注入による関節包縮小効果などで脱臼防止を試みた時期があるが，現在ではもっぱら手術による治療が行われている。術式は数多いが，どれにも一長一短があり完全なものはない。神中（天児）(1977) は原因のいかんにかかわらず，①すべての脱臼に適応があり，②手技が簡単で，③術後の機能障害がなく，④脱臼を確実に防止できるもの，をもって理想としたが，これを満たす方法は残念ながらないようである。では本邦で汎用されている整復法と手術術式について述べてみよう。

1）保存的療法

簡単なものでは，手掌で烏口下にある骨頭を押し戻すだけで整復できる。上肢を牽引しながら足趾で骨頭を圧迫する HIPPOCRATES の古典的な方法は簡単だが，神経損傷を起こすおそれがあり，あまり勧められない。

脱臼の整復については外傷性脱臼の項で述べたので割愛する。TRONZO (1963) は古典化した STIMSON (1912) の方法に筋弛緩剤 (methocarbamol 30 ml) を併用して，脱臼の 51% を整復することに成功した。この方法は高いベッドに患者を腹臥位で寝かせ，前腕に皮膚牽引用の包帯固定をして 4.5 kg の重錘をかけ，筋弛緩剤を注射して約 10〜15 分間待つと自然整復できるというものである（図 8-20）。

1982 年，LIPPERT は三角筋を弛緩させれば，肘屈曲位でのわずかな下方牽引で整復できると報告，WHITE (1976) は椅子に坐らせた肢位で，背もたれをてこに下方牽引で整復する方法を述べ，MANES (1979) も椅子を利用して術者が自分の腕をてこにして整復する手技を記載している。ユニークなのは ANDERSON ら (1982) によって発表された腹臥位で肩甲骨を上方回旋させ，下角を手掌で押すと自然に整復するというものである。しかし，これら

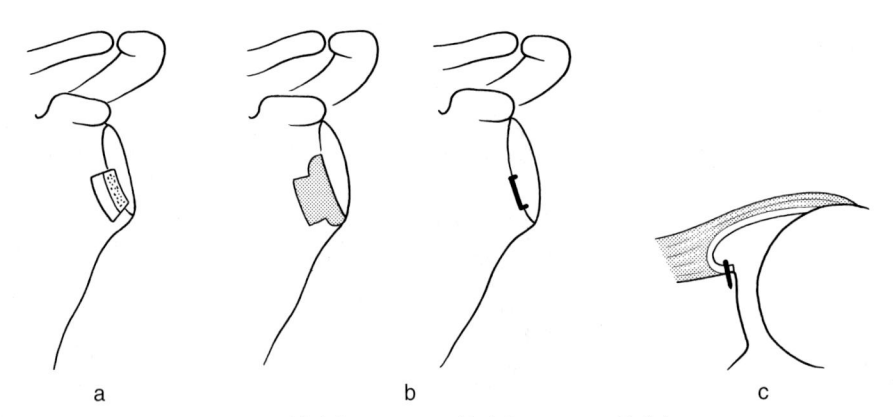

図 8-21 Eden-Hybbinette 法 (a), Moseley 法 (b), DuToit 法 (c)

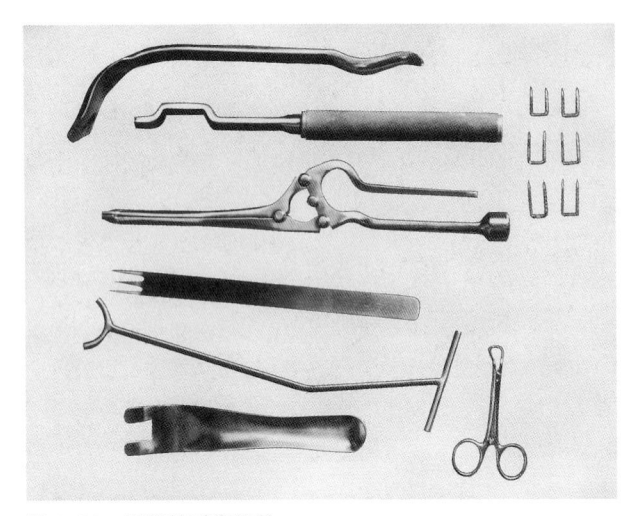

図 8-22　肩関節手術器具
上：Campbell の考案したもの
下：Bankart の考案したもの

の方法は本邦の難波骨継秘伝(1770), 正骨範(1806)などにすでに記載されており新しい手技ではない。筆者は仰臥位で上肢を牽引しながら，ゆっくりと根気よくZero Position にもってゆくことで整復する方法を愛用している。患者がリラックスするとより容易に整復できる。コツは前腕を回外することと，挙上位のとき骨頭を軽く圧迫することである。

保存的療法はまず無麻酔下で試みるが，痛みが強く患者が耐えられないときは全麻下で施行するのが原則である。

2) 観血的療法

手術術式は侵襲が関節内か関節外か，損傷部を直接修復するのかどうか，腱または骨あるいは人工材による脱臼防止かなどで分類される。順を追って記載する。

i) Eden-Hybbinette 法 (図 8-21)

1918 年に Eden, 1932 年に Hybbinette によって，それぞれ発表された臼蓋前方，肩甲骨頚部前面に骨移植を行って脱臼を防止する骨性制動術である。本法は欧州ことに北欧諸国でよく行われており，現在でもまず選択されている手技である。

Palmer ら(1984)の報告によると再脱臼率は 7% 以下と低く，最近の Lindholm (1974) の 124 例の成績ではさらに減少してわずか 5 例と報告されている。最近の報告では Rahme ら(2003)らの 118 例の長期成績で 74% が良好というのがある。Niskanen ら(1991)は本法を改良した Alvik's glenoplasty 法を行っている。しかし，意外なことに本邦では愛好者が少なく評価も低いようである。

ii) Bankart 法 (図 8-22, 23)

1923 年，Bankart は臼蓋前下方の損傷が脱臼の原因であると考え，当部と関節唇・関節包・腱板に侵襲を加えて脱臼を防止する方法を報告した。英国では Nicola 法が発表されるまでこの手技が主流であった。現在では古典的とも思える方法だが，脱臼の本質的因子を直接修復する優秀なものの一つとして愛用するものが多い。

烏口突起をはずし烏口腕筋腱と二頭筋短頭腱を下方によけると肩甲下筋腱が視野に入る。これを線維と直角に切離すると関節包が見えるので，これを関節裂隙から約 1 cm 外方で縦切して関節内に達する。次に関節唇に Bankart の穿孔器で上・中・下と穿孔し，上肢を 45°側挙しやや外旋位に保持して，末梢の関節包をそれらの孔に縫合糸で縫着，そして中枢側の関節包でそれを被覆して縫合する。最後に切離した肩甲下筋腱を縫合し烏口突起を再固着する。

Rowe ら(1978)は 1946 年から 30 年間にわたる本法による 161 例 162 関節の修復成績を報告している。それによるとスポーツによる 5 例 (3.5%) の再発と 3% の不良例を経験したのみで 74% に優秀な成績をおさめ，69 例は全く正常に復したとある。また，Hovelius ら(1979) も 46 例の手術例で，わずか 1 例 (2%) の再発しかなく良好であると述べ，Post (1998) も技術的問題を解決できれば本法が最も優れていると推奨している。わが国でも安達ら(1968)をはじめ多くが経験を報告している。

図 8-23 Bankart 法

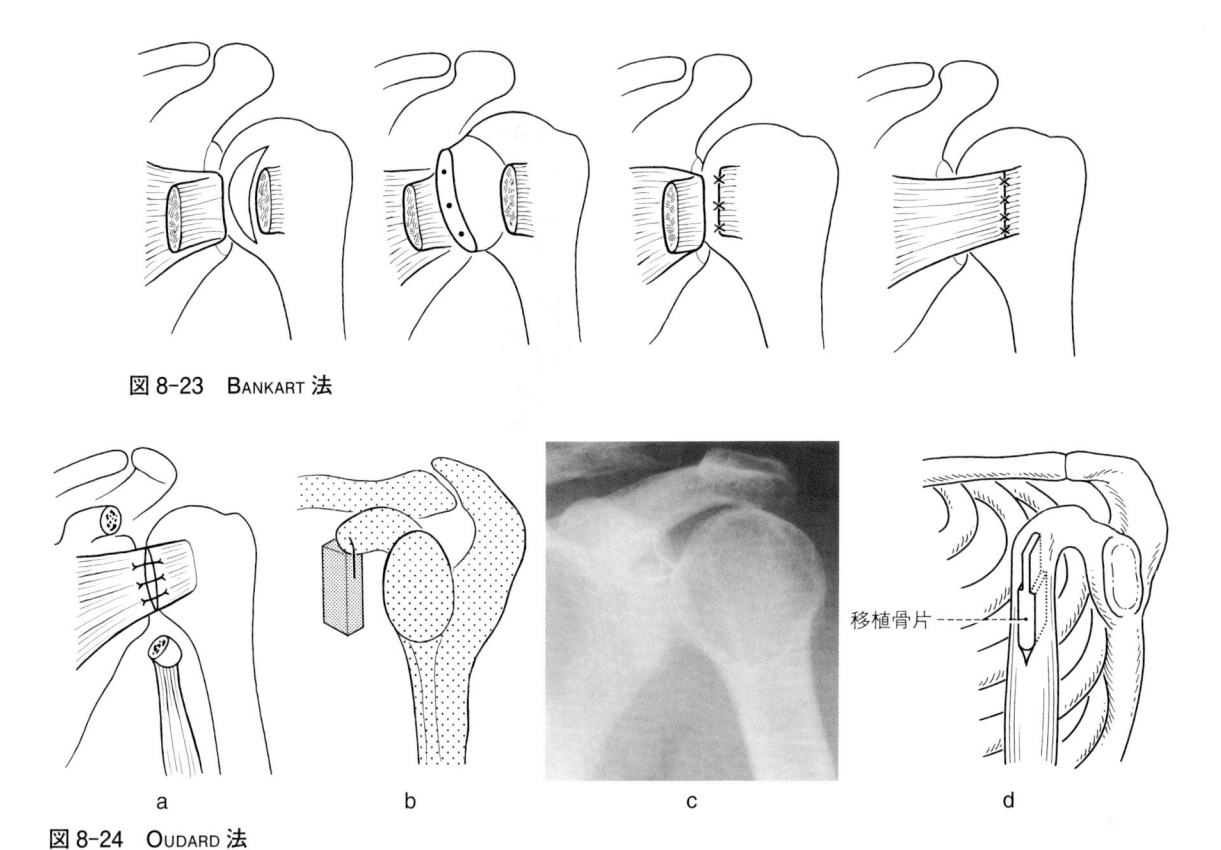

図 8-24 Oudard 法
a：Oudard 原法，b：Oudard-神中変法，c：Oudard-神中変法術後のレントゲン写真，d：Oudard-岩原変法

本法を施行する場合は，肩甲下筋腱の切離部位に配慮する必要がある．脱臼を頻回に繰り返した症例では関節包の疲憊があることが多く，腱と分離できないときは Putti-Platt 法に切り替えるのがよい．この対応は Morrey ら（1976）によって推奨されている．

術後の変形性関節症の発生に関して，30 例に Bankart 法で前壁を修復して 29 年の追跡調査を行った Pelet ら（2006）は，症例の 40％に OA をみたと報告しているが，これは避けられない変化であろう．一方，Ogawa ら（2010）は 163 例（167 関節）を本法で修復し，再発生率は 4.8％で，5〜20 年の追跡調査（平均 8.7 年）でみると，手術前にすでに認めていた変形性関節症は緩慢に進行したと報告している．また，50 例の症例を経験した Fabre ら（2010）は，26 年の追跡調査で成績は良いが，69％に変形性関節症を認めたと述べている．

筋力の変化については，尼子ら（2006）の報告がある．彼は術後 1 カ月でみると筋力が 50％落ち込むが，1 年後には 90％まで回復していることを知り，術後 4〜5 カ月での現場復帰を許可するのは，筋力から考えると不十分であるとした．Cheung ら（2008）は 34 例の経験から再脱臼は防げるが可動域制限は残っていると報告している．一方，若いアスリートを鏡視下 Bankart 法で修復し，平均 11.7 年の遠隔成績をみた Owens ら（2009）は 21.4％に亜脱臼が遺残し，14.3％に再手術を要したと述べている．

iii）Oudard（ウダール）法（図 8-24）

烏口突起を延長することで脱臼を防止しようとするものである．1924 年，Oudard は烏口突起を付着腱とともに斜めに骨切りしていったんはずし，直下に見える肩甲下筋腱を短縮してまず肩関節を制動，そのうえで烏口突起を少しずらして延長固定する方法を考案した．後に神中（1957）は運動に支障のない程度の烏口突起延長を行うため，脛骨から 3.5×1.4×0.7 cm の骨片を切採して，烏口突起・腱とともに再縫着する変法を発表した．本邦で Oudard-神中変法と呼ばれているものである．本法は普及したが，移植骨切採の手間や骨癒合に長期間を要するため，現在はあまり用いられなくなった．

一方，岩原は烏口突起と烏口腕筋・二頭筋短頭腱を縦に切割して，その中に楔状に移植骨片をはめこみ埋没する変法を考案した．本法は関節外の操作で行えることから運動制限が少なく，移植骨片の固着も確実なため，Oudard-岩原-山本変法と命名され愛好する人達がいる．山本（1986）は 22 年間に施行した 47 関節の追跡調査を行い，再脱臼 1 関節（2.1％），運動制限のあるもの 8 関節（17.0％）とその優秀さを報告している．また，Whilmoth（1930）は骨による関節外制動術として，移植骨を烏口突起にはめこむ方法を推奨しているが，本質的には前者と変わるところはない．本邦では蒲原ら（1958）の追試報告がある．

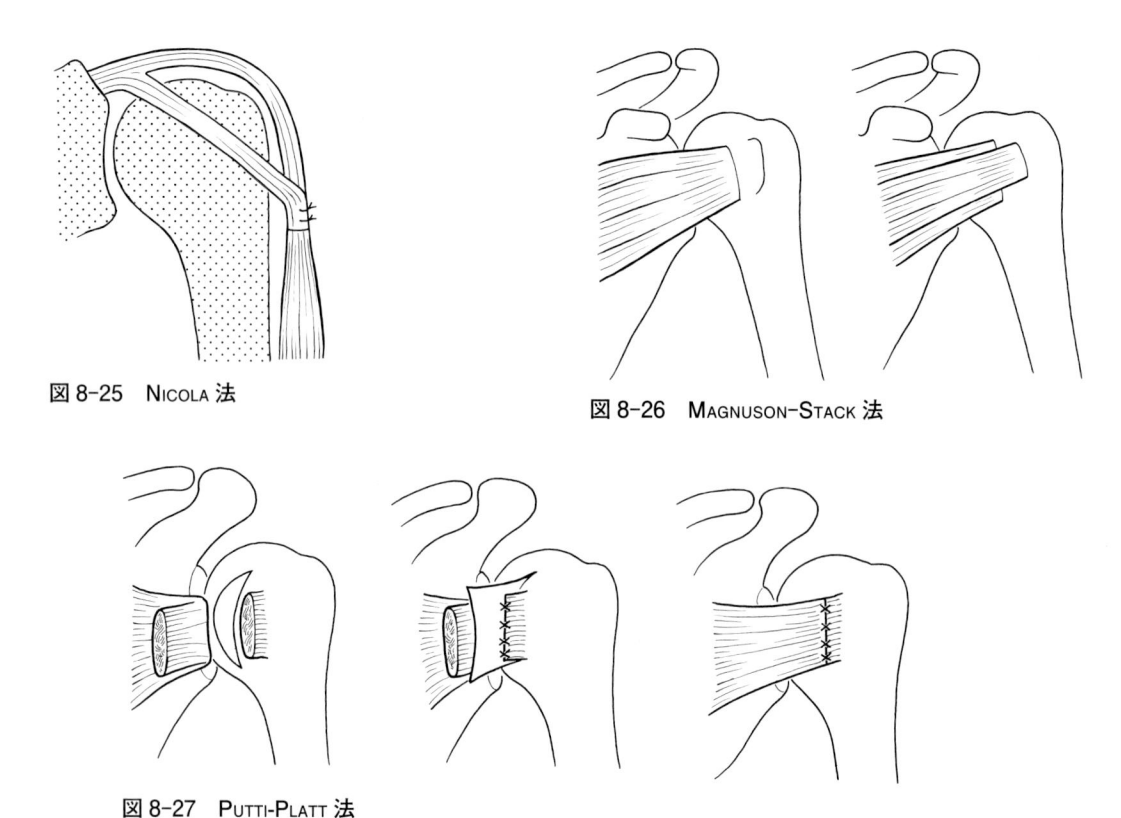

図 8-25 Nicola 法

図 8-26 Magnuson-Stack 法

図 8-27 Putti-Platt 法

iv) Nicola 法（図 8-25），Gallie & Henderson 法

Nicola 法は 1929 年，Nicola によって報告されたもので，二頭筋長頭腱を結節間溝の末梢側で切離して上腕骨骨頭内にトンネルを作って再縫合する古典的な方法である。ちょうど股関節の円靱帯のような役目をさせる腱による固定術 tenodesis である。彼は 310 例中 41 例，Adams (1948) は 59 例中 21 例，Watson-Jones (1948) は 18 例中 5 例，などと高い再脱臼の頻度を報告している。

Gallie & Henderson 法は肩峰と大結節間にトンネルを作り，大腿筋膜を用いて骨頭を持ち上げ安定性をもたせようとする方法で，Loffler の手技が原法といわれている。Gallie ら (1927) は 175 例中 7 例，Henderson (1949) は 72 例中 21 例の再脱臼を報告している。手術方法が繁雑な割に成績が悪く，特別な症状以外には勧められない。

v) Magnuson-Stack 法（図 8-26）

1943 年，両者によって考案された方法で，米国で汎用されてきたものである。これは肩甲下筋腱を小結節から大結節に移行し腱の緊張を強める方法だが，部分移行や下方大結節稜に移行し staple で固定する Rothman (1975) の方法，経腋窩皮膚切開で入り関節包には触れず肩甲下筋腱のみを移行する Aamoth ら (1977) の変法，さらに Putti-Platt 法に似た手技で肩甲下筋腱を重複させ短縮を図る Karadimas ら (1980) の変法，などが次々と発表されている。しかし，諸家の報告する良結果とは別に，肩甲下筋腱の疲憊したものには適応がなく，外旋障害が遺残する

ことから本邦では野末ら (1978) の報告にとどまっている。

vi) Putti-Platt 法（図 8-27）

Putti-Platt 法は，1948 年 10 月 14 日に開催された英国整形外科学会（BOA）のシンポジウムで Osmond-Clark が発表したものである。彼は Putti と Platt が偶然にも同じ時期に異なった地で同じような手技を行っていたことを紹介して，この手術法に二人の名前を冠して命名した経緯を述べている。

外科医であり教師で，さらに熱情的なクラシック歌手でもあった Sir Harry Platt は肩甲下筋腱末梢端を関節唇に縫着することで脱臼が防止できると考え，1925 年 11 月 13 日に本法を行っている。一方，ムッソリーニを説得してイタリアにリハビリ施設を建設させたエピソードをもつ Vittorio Putti (1880-1940) だが，意外なことにこの手技に関する彼自身の論文はなく，1925 年に弟子の Valtancoli がこの術式を，同じく弟子の Boytchev が 1938 年に発表している。事実，Depalma の著書 (1964) にはこの方法が Valtancoli によって創始されたと記載されている。

Putti-Platt 法が周知された頃，Scaglietti ら (1957) が意外な事実を報告した。それはこの方法は Putti によるものでなく Putti の師の Codivilla によって創始されたものだというもので，こうなると本法はイタリアで Codivilla が考案，Putti が実践，Valtancoli が報告という歴史的経過と，一方では，英国の Platt が考案・

実施，OSMOND-CLARK が命名，という複雑な経緯をもっていることになる。また，よく似た方法を MATTI (1936) が発表している。

本法は肩関節脱臼の本質的因子と考えられる臼蓋前下縁関節唇 anteroinferior labrum of the glenoid の変化に対する修復と，肩甲下筋腱による関節前壁を再建することを基本としている。術式が簡単で習得しやすく，主病変が存在する障害部に直接侵襲できること，皮膚切開が小さく筋力低下が少ないことなどから，1950 年以後本邦で普及，松野ら (1962)，中嶋ら (1965)，筆者 (1966)，宮尾・松原 (1966) らによって愛好されてきている。しかし，手技に関する記述が文献によってかなり異なっていることと，術後に遺残する外旋制限への評価が，本法への認識を誤らせている傾向は否めない。これに改良を加えた筆者の慣用法，N-H 法の詳細については後述する。

vii) BOYTCHEV (ボイテフ) 法 (図 8-28)

1951 年，PUTTI のもとで研修した BOYTCHEV によって創始されたもので，烏口腕筋腱，二頭筋短頭腱，小胸筋腱などを烏口突起とともに切離し，肩甲下筋腱の下をくぐらせて元の位置に再錨着する方法である。本法は腱自体に操作を加えない機能的修復法で，かつ肩甲下筋腱の緊張により関節前壁が得られる利点をもっている。1980 年，CONFORTY が 22 症例に本法を行い，手技が簡単で再脱臼は皆無と報告してから本邦で普及し，土屋 (1973)，安達ら (1983)，久津間 (1982) など追試者が多い。欠点は筋腱の緊張が強すぎて烏口突起を原位置に戻せないことや，術後の筋皮神経麻痺の発症などである。

viii) BRISTOW (変) 法 (図 8-29)，LATARJET 法

MEAD (1964) の私信によって世に知られた南アフリカの MCMURRAY (1961) の手術法は，実は HELFET (1958) の創案した手技と伝えられている。そして，土屋は "恩師 BRISTOW に対する私淑の念から，彼はそれを BRISTOW 法と命名した" との経緯を紹介している。原法は烏口突起を付着腱とともに切離し，それを肩甲下筋腱の下にくぐらせて，肩甲骨頚部前面に縫着するものだが，その後に改良された方法は，土屋によって BRISTOW 変法と呼ばれている。

本法は OUDARD 法と同じく烏口腕筋と二頭筋短頭腱をつけたまま烏口突起を切離，肩甲下筋腱中央部を線維の方向に裂いて関節包と肩甲骨頚部を露呈，そこに烏口突起をスクリューで固定するもので，移植した烏口突起が骨堤として働き，烏口腕筋と短頭，さらに肩甲骨下筋腱の下半分の線維が筋性防壁となって脱臼を防止するという利点をもっている。MAY (1970) はさらに肩甲下筋腱の表層線維の短縮を加えているが，原法で十分であろう。

1983 年，HOVELIUS らは本法で治療した 112 例の 2 年半にわたる追跡調査を発表したが，そこに興味深い事実

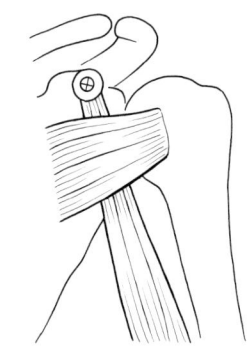

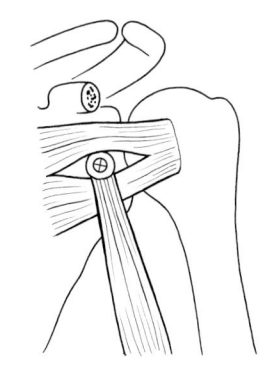

図 8-28 BOYTCHEV 法　　　**図 8-29 BRISTOW 変法**

が記載されている。それは烏口突起を骨切りして screw で固定する手技は，1958 年すでに LATARJET が 4 例報告しているというものである。また，TRILLAT (1965) らフランスの医師達も，1950 年頃から同じ方法で 141 例を治療しているという事実もある。彼らは自分達の行った方法を特に命名していないが，論文には自験例を DELITALA (1947) の方法と対比させていることから，BRISTOW 法が必ずしも HELFET の発想によるものとは言い切れない。

筆者は 1964 年に MEAD の spectator letter を入手したとき，その図が BOYTCHEV の整形外科書にあった図と酷似していたことを鮮明に記憶している。歴史的経緯からみて，当時欧州で普及していた BOYTCHEV の手技を南アフリカの MCMURRAY が採用，烏口突起を原位置に戻すことができないときに考案されたのが BRISTOW 法ではないかと推測している。DELITALA 法については 1978 年に SOLARINO の報告がある。

MAY に次いで，ARTZ ら (1972)，COLLINS ら (1973)，HALLEY ら (1975) による BRISTOW 法の報告は多く，土屋，森岡 (1966-1986) の 120 例の治験をはじめ，澤田ら (1977) などわが国では最も普及した手術法となっている。森岡は再脱臼が少なく，術後に軽い外旋障害を残すのみと述べている。また，BANAS (1993) も 86 例の長期追跡調査を行って，再脱臼は 4％，可動制限は少なく 86％ の症例が元のレベルに復帰したと報告している。しかし，YOUNG ら (1991) は 39 例に疼痛・不安定性，32 例に関節包の弛緩などを経験，合併症が多く勧められないと良くない評価を下している。TIBONE (1993) も 207 症例の 34％ に疼痛・不快感があり，9.7％ に不安定性が残り筋皮神経損傷も多く，完全に回復したものは 16％ にすぎないと述べている (図 8-30)。スポーツ選手への適応について，神平ら (1996) は contact sports ではよいが，投球種目では能力が低下すると述べ，朝長ら (1996) は 70 例の経験で再脱臼が 4 例あり，スポーツ復帰は 75％，平均外旋制限が 9.4° で，投球動作をする選手には適応は慎重であるべきとしている。本法は簡便で良い方法だが，拙劣

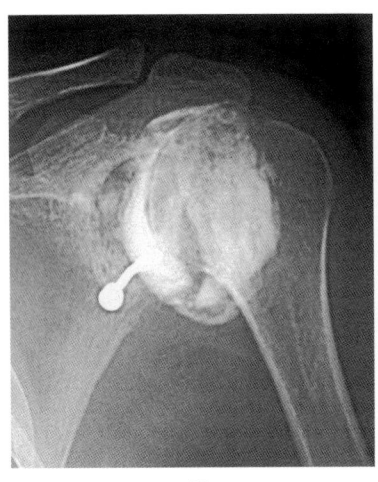

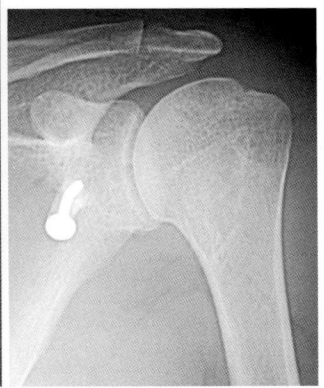

図 8-30 Bristow 法
不適切な部位へのスクリュー刺入による拘縮と疼痛

な手技による骨癒合の遷延，スクリューの逸脱や損傷，不良位置への固定，神経麻痺の発生など多くの問題点を含んでいる．

1954 年，Latarjet は自分の考案した手技を発表した．この方法は 1992 年に，偉大な解剖学者 Leo Testut (1849-1925) と Andre Latarjet (1877-1947) に敬意を払って Latarjet 法と命名された．しかし，当時本邦では Bristow 法が普及しており，Latarjet 法という耳慣れない言葉が知られるようになったのは最近のことである．

Spoor (2005) らは Bristow-Latarjet の遠隔成績を発表，続いて Schroder ら (2006) は Bristow 法を 52 肩に施行し，26 年後の調査で 70％ が良好であったと報告している．Hovelius ら (2006) は，118 症例を Bristow-Latarjet 法で修復し，術後 2〜15 年経過した 115 例について調査したが，それによるとレントゲン写真で 46 例に関節症様変化 dislocation arthropathy があり，ひどいものは 14％，中等度は 35％ とされている．Maynoou ら (2005) は臼蓋欠損を骨ブロックで修復して，肩甲下筋の機能について見解を述べ，Weng ら (2009) は大きい臼蓋欠損に骨移植を行って，6 カ月後に治癒した経験を述べている．Wellmann ら (2009) はバイオメカニクスの観点から，Latarjet 法は臼蓋の前下部分を補填しているので，60° の外転で効果を上げると報告している．Bristow 変法の成績を調べた樋口ら (2006) は，確実な制動，外旋制限の少なさから極めて有用な手技とした．最近，Doursounian ら (2009) は Latarjet の手技について概説を加えている．2010 年，Walch は本法について，手技が簡単で手術時間が短く，患者の医療負担が少なく成績も良いことから，すべての面で鏡視下手術に比して優れていると主張している．

ix) DuToit 法 (図 8-21 c)

南アフリカの DuToit (デュトァ) が始めた方法で，破損した関節唇および関節包を staple で鋲のように押えこみ修復するもの．手技は Bristow 法のときと同じように肩甲下筋腱を切割・開排して，通常 2 本の staple でゆるんだ関節包と関節唇を固定する．

DuToit (1956) は 1930 年来，本法による脱臼防止手術 210 例を経験し，簡単な手技で機能障害はなく良好な成績を得られたと報告している．その後，Campbell Clinic でも多数の追試が行われ，Boyd ら (1965)，Sisk ら (1974) が 239 例の経験を報告している．また，彼らは staple の逸脱を避けるためそれに刻みをつけ，器具も考案して 1 時間以内に終了できる簡便な方法と推賞している．術後の胸壁固定は 1 日で，2 日目から訓練を始め再脱臼は 2.9％ であるという．彼らが留学中の筆者に対し，本法は体の小さい日本人には最適と実践を勧めたことを思い出す．本邦では阿部ら (1988)，土居ら (1993) の報告がある．後者は再脱臼，亜脱臼，staple による変形性関節症の発生などを指摘している．

x) Saha 法 (図 8-31)

インドの Saha (1961) は，広背筋を上腕骨小結節稜からはずし，三角筋の後下方を通して大結節後方で小円筋腱直下に縫着する方法を考案した．10 例の自験例で 2 例に橈骨神経不全麻痺と前方亜脱臼を認めたとあるが，手術が関節外で行われるため機能障害がなく，成績は良好と報告されている．本法は後挙筋である広背筋を上肢挙上に際して後方牽引力とする機能的修復法で，従来の方法とは全く考えを異にしている．筆者は 1960 年頃，本法を 4 例に採用して良結果を得ていたが，骨頭後上方にひどい骨欠損のある若いスポーツマンに施行し，半年後に再脱臼した経験からその後は放棄している．

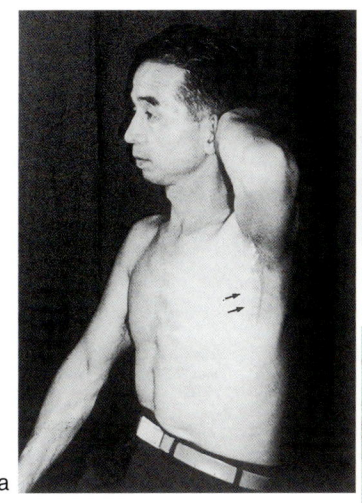

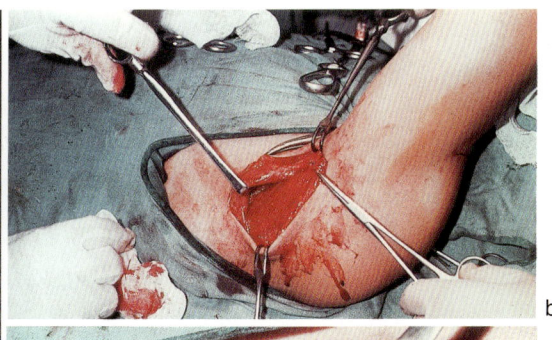

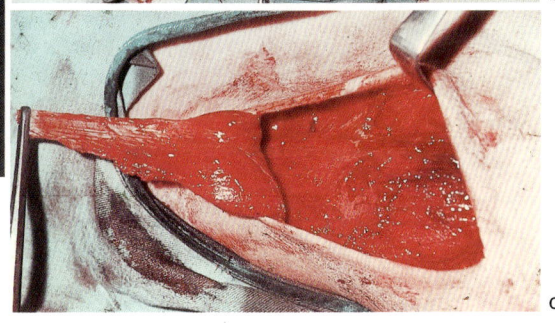

図 8-31 SAHA 法
a：腋窩の手術創
b：広背筋を露呈
c：広背筋を切離して三角筋下をくぐらせ小円筋下方に縫着

症例を供覧しておこう．42歳，男性，会社員．①主訴：右肩の不快感，頻回の脱臼．②現病歴：12年前，銃剣術をしていて右肩を脱臼，その後2カ月に1回の頻度で再脱臼，肘を曲げ下方より圧迫して自己整復していた．最近では1カ月に4回ほど脱臼しており，整復後も痛みが強く持続するので受診．意識しているときは脱臼しない．③現症：脱臼していないときは全く正常で，外観上の筋萎縮はみられず，圧痛や手指への放散痛もない．徒手筋力テストでは脱臼の発生をおそれてか，わずかに患側の減弱（4−〜3+レベル）があり，側挙，水平分回し，内・外旋などの可動域も健側と比べてやや制限されていた．しかし，筋電図，電気変性反応とも健常側と比して有意差はない．④画像所見：内旋位で骨頭後上方の骨欠損，軸射でも同じ所見がみられる．関節造影では関節包の軽度の弛緩，拡張があるが腱板の断裂はない．⑤手術方法：全麻下，上肢最大挙上位で plica axillaris dorsalis より3横指上方のところで約15cmの皮膚切開，広背筋筋膜を触れ鈍的に上方へと剥離してゆき，上腕骨付着部で腱を切断してその断端に絹糸を留置しておく．次に上肢を下垂して三角筋中部・後部線維分岐部，肩峰下約3cmのところを中心として6cmの切開を加え，腋窩神経と後上腕回旋動脈を損傷しないように注意しながら大結節に到達する．指で三角筋の裏面をさぐり腋窩に達し，先に留置した広背筋腱断端の縫合糸を引き出す．最後に大結節後部，小円筋腱の付着部下方に幅，深さ，長さ 0.5 × 0.5 × 1.5 cm の溝を作り，断端をこれに埋没させ錨着する．上肢を最大挙上位にして腱の動きをみると，筋腹が通過しにくいのでそれを拡大する．⑥経過：原法どおり6週間 Zero Position でギプス固定．除去直後は上腕下垂がやや困難で circumduction 70°のところで制動され躯幹に腕がつかないが，約2週間で可能となった．前挙，側挙，内旋は2カ月後に正常に復帰，後挙は活動筋の広背筋を移行し大円筋に頼るのみなので一抹の不安があったが，1カ月でやや回復，2カ月で正常となった．側挙位での外旋運動は約3カ月も障害されたが，経時的に回復した．術後3年の観察で，脱臼不安感は消失，筋萎縮も認められず機能は正常である．コメント：小円筋腱下に骨溝を作り腱断端を埋没したので，固定は3〜4週で十分であろう．三角筋の皮膚切開は慣れれば小さくてすむ．

xi）BRANES 法

アルゼンチンの DE ANQUIN（1965）は臼蓋の関節面を拡大延長するため肩峰から骨を切採して移植，同時に骨頭後上方骨欠損に対して，棘下筋腱を骨片とともに移行して骨頭の前方移動を防止する方法を報告している．寡聞にして追試者は知らない．

xii）MOSELEY 法（図 8-21 b）

MOSELEY（1969）が考案した特殊なメタル prosthesis を臼蓋前縁に補填して脱臼を防止する方法．EDEN-HYBBINETTE 法と同じアイデアで移植骨の代わりに金属を用いたものだが，使用経験と成績については他に報告がなく不明である．

xiii）WEBER 法（図 8-32）

1969年，ドイツの WEBER によって考案された方法で，上腕骨を頚部で骨切りして後捻りを強め同時に肩甲下筋腱を短縮するもの．RUTER ら（1981）の報告では再発率1〜3％と低いが，手技の繁雑さに加えて plate による固定，二頭筋長頭腱の位置変化などの問題があり，本邦で

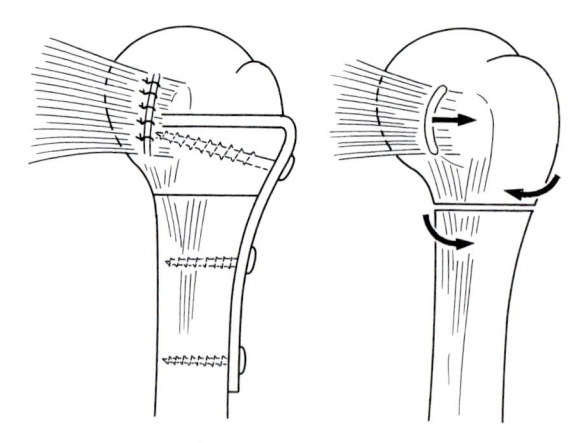

図 8-32　WEBER 法

はあまり普及していない。FLURY ら(2007)は，WEBER の回旋骨切りが肩の変性を起こすかどうかについて 42 例の追跡調査を行い，救済的な方法 a salvage procedure として勧めている。

xiv) SAEGESSER 法，筆者の方法 (図 8-33)

1979 年，REICHEL と ANDERS は SAEGESSER (1976) の方法を紹介した。これは EDEN-HYBBINETTE の骨性制動術の考えを一歩進めた臼蓋形成術ともいうべきもので，肩甲骨頸部を前方から骨切りして腸骨片を斜めに打ち込む手技である。

一方，筆者も 1980 年からひどい骨欠損のある症例に対して，①腸骨片を切採して幅，深さ，長さ 1.2 × 2.0 × 1.0 cm の形に成形，②それに特殊な staple をはめこみ，③それを DUTOIT の打ち込み器で把持して，④臼蓋前下

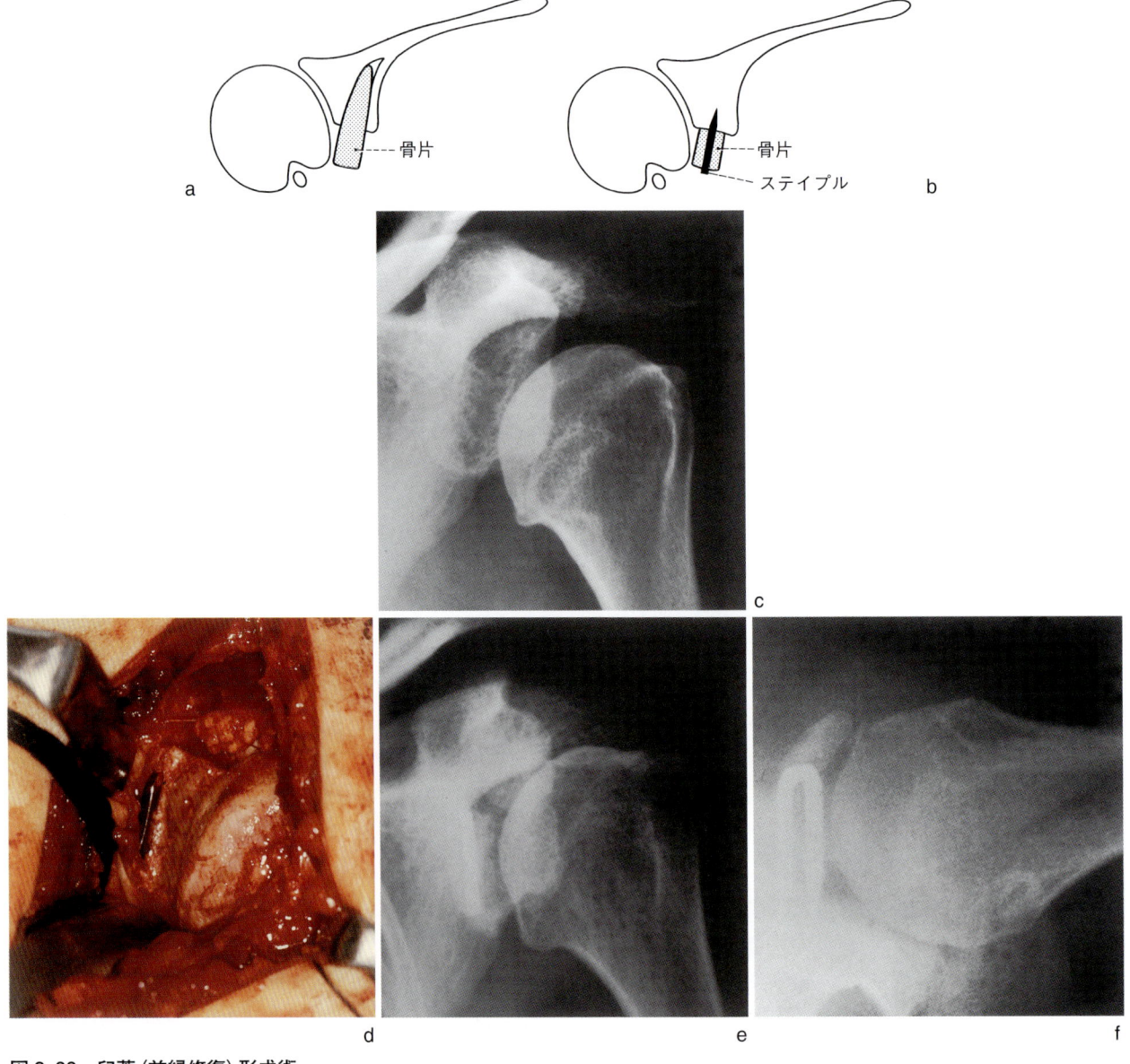

図 8-33　臼蓋(前縁修復)形成術
a：SAEGESSER 法　b：筆者の方法　c：術前レントゲン写真　d：手術所見　e：術後レントゲン写真　f：同，軸射位

縁（肩甲骨頸部前面）の骨欠損部に打ち込み固定する．手技を考案している．本法の経験は11例（男性6，女性5，左側2，右側9）と少ないが，術後の経過は良好で，脱臼後に前方不安定を遺残する症例に対して適応がある．

xv) Inferior capsular shift 法

NEER（1980）は下部関節包を外上方へ移行して，関節前壁を縫縮するinferior capsular shift法を考案した．この手技は侵襲が小さいことから本邦で汎用されている．AHMADら（2005）は，解剖・バイオメカニクスの両面からみて，この方法が優れた手法であるとしている．LUSARDIら（1993）は関節包前面の縫縮を採用したが，20例の追跡調査では17例に痛み，7例に骨頭後方移動，16例に変形性関節症変化をみたと，あまり良くない成績を報告している．筆者には，希薄になった関節包の縫縮で脱臼による大きなエネルギーを防止できるとは考えられず，軟部組織による制動術は経時的に効果を失ってゆくものなのでこの方法に賛同できない．

xvi) その他のもの

その他の方法として，小胸筋を烏口突起から大結節に移行するDICKSON法，肩峰突起上方を穿孔して前下方に特殊な形のピンを打ち込み，機械的に骨頭の前方脱臼を防ぐD'ANGELO法（PETROPOLIS，ブラジル），28例に施行して再脱臼1例と良好な成績をあげている浦田ら（1991）の腱板疎部縫縮術などがある．

xvii) 鏡視下手術

現在，鏡視下でのBANKERT損傷の修復が主流となって広く行われている．瀧内ら（2005）は，脱臼に鏡視下BANKERT法を行い，それに腱板疎部の縫合を加え良好な成績を挙げたとし，前方安定性に対する補強手段として有効なことを強調している．侵襲が少なく巧みな技で対応すれば優秀な修復法だが，ややもすればarthroscorpion（関節鏡サソリ）達が患者を長時間全身麻酔下におき，かつ未熟な手技で再脱臼率を高めているのが残念である（図8-34, 35）．

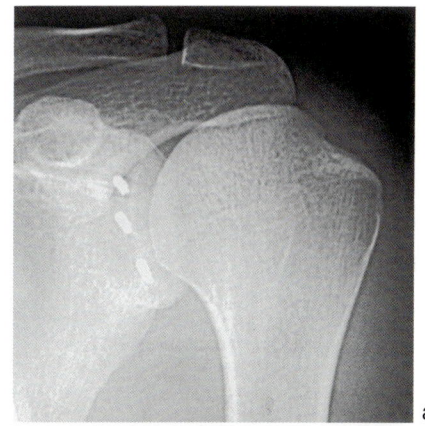

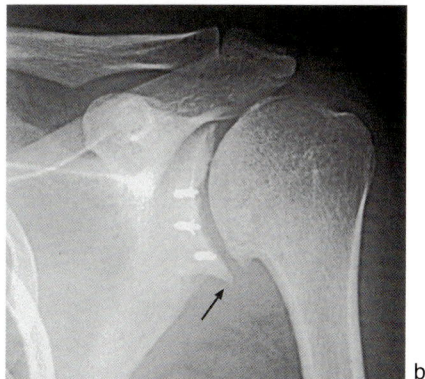

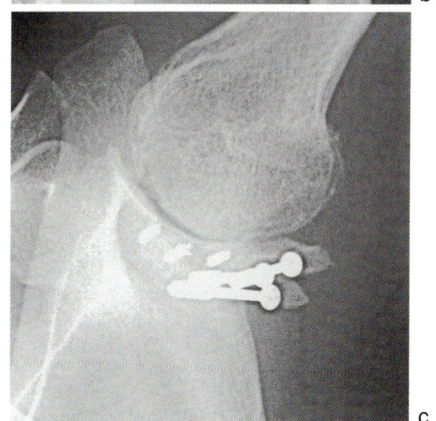

図8-34 鏡視下手術　他院手術例
a：当院で再手術　不適切な部位へのアンカー錯着で強い痛み
b：術後のひどい拘縮で骨頭変形（矢印）後方不安定性も遺残
c：同，骨移植による臼蓋形成術で対応

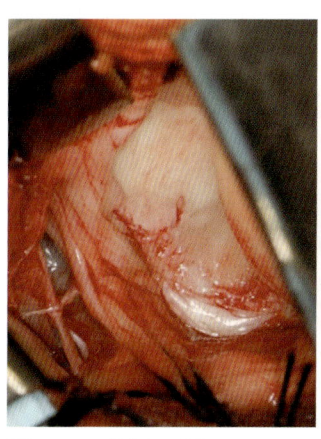

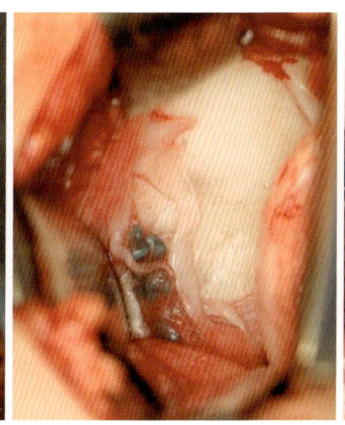

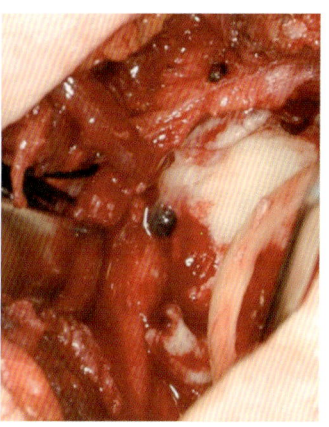

図8-35 鏡視下手術　他院手術例

最近はレーザーで包壁を焼灼して関節包縮小 thermal capsuloplasty, shrinkage を目論む方法も流行している。SELECKY ら（2003）は屍体の腱板疎部を鏡視下で焼灼縮小させ不安定症を解決しようと試みたが，関節包の病理，焼灼の範囲と深さなどの検討がなく，また生体での経験が少ないことからその効果は期待できそうもない。SELECKY ら（2003）は同じ方法を後方の関節包に施行，CHEN ら（2005）も関節唇だけの修復より焼灼するほうが良結果で障害ももたらさないと報告しているが，同様の評価しか下せない。焼灼の手法が曖昧で，対象となる患者の年齢から考えると，変性を惹起させる可能性のある方法には同意できない。

3）筆者の手術法（N-H 法）

NOBUHARA Hospital Method：a Mini-Incision Anterior Approach

PUTTI-PLATT 法は，脱臼の本質的因子である臼蓋前下縁の変化に対する修復と，肩甲下筋腱による関節前壁の再建を基本としている。術式は関節制動術のカテゴリーに入るが，関節内の病変を修復して機能を再建する手技は肩関節形成術そのものである。振り返ると筆者の手術手技選択は OUDARD 法に始まり，BANKART 法，PUTTI-PLATT 法，SAHA 法，MEAD 法などと変遷したが，1965年以降は PUTTI-PLATT 法に回帰し，この方法に改良を加えた変法で，脱臼治療を行ってきている。しかし，改良を重ねた筆者の手技はすでに PUTTI-PLATT の原法と大きく異なってきており，変法という呼称も適切ではなくなってきている。では，筆者の行っている N-H 法について詳細に述べてみよう。

i）当院資料

1970 年から 42 年間に，当院で行われた N-H 法は 840例，868 関節である。その内訳は，反復性 713 例（738関節），習慣性 8 例（8 関節），随意性 12 例（13 関節），麻痺性 6 例（6 関節），痙性 5 例（5 関節），亜脱臼 96 例（98 関節）となっている。

反復性脱臼に N-H 法を施行したものは 713 例 738 関節（両側性 25 例）である。年齢は 8～88 歳に分布し平均 28.4 歳。男女比は約 3：1，左右別では 1：1.2 でやや右側に多い。原因では外傷によるものがほとんどで 95.8％，ごくわずかに小外傷や幼児期の外傷が脱臼に結びついたものがある。発症機転は転倒・転落が 57.1％，打撲・直達外力が 18.1％，回旋・遠心力が 17％，牽引力が 7.9％である。スポーツによるものが最も多く 65％を占め，発症年齢は他に比べて 7～8 歳ほど若い。種目でみると球技とくにラグビー・アメフトなどが約半数を占め，格闘技，陸上競技，水中競技などがこれに続く。労働によるものは 18.8％，自損は 16.2％である。手術するまでの脱臼回数では 2～6 回のものが 60％，7～10 回以上のものが 40％であった。

ii）手術手技（図 8-36）

全身麻酔下での手術体位は，頭側をあげ股関節と膝関節をやや屈曲して仰臥位をとる beach chair position がよい。侵入方法について原法には三角筋と大胸筋の間から侵入する deltopectoral incision，三角筋鎖骨枝をはずし烏口突起を切離して視野を展開する方法が記載されているが，烏口突起の 1 横指外側で約 5 cm の縦切開で侵入する筆者の方法のほうがはるかに簡便である（図 8-36a）。三角筋線維を傷めることなく，烏口突起に侵襲を加える必要もなく，かつ神経・脈管束への配慮も無用である。

三角筋を線維方向に分けると直下に三角筋下滑液包がみえる。これに絹糸をかけて温存するが，もし癒着があればゆっくりと剥離する（図 8-36b）。まず上肢を回旋して大・小結節，結節間溝の位置を確認，視野にある烏口突起と烏口肩峰靱帯，烏口上腕靱帯，腱板疎部などをよく観察する。術後の癒着を避けるため，かつ後療法をしやすくするため烏口肩峰靱帯は切離しておく（図 8-36c）。

上肢を最大外旋して結節間溝の内方，約 3 cm のところで肩甲下筋腱に 3～4 本の糸を留置しておく（図 8-36d）。骨頭軟骨の損傷を避けるために，腱板疎部から小さなエレバトリュームを関節内に挿入して，肩甲下筋腱下部まで貫通しておく。ここで肩甲下筋腱付着部から 2.5 cm のところで腱・関節包を一塊としてナイフで切離する（図 8-36e, 8-36f）。切離部位が術後の外旋制限に関与するので，腱性部分の状態をよく観察して切離する部位を判断する。原法にある橈側皮静脈の結紮や前上腕回旋動脈の結紮，肩甲下筋と関節包の間の剥離操作などは不要だが，腱切離に際してナイフの刃が下方に向かないよう，血管を損傷しないように注意する。

次に肩甲下筋腱末梢端を前部の関節包に縫着する（図 8-36g）。この操作はむしろ錨着と呼んだほうが適切かもしれない。まず臼蓋前下縁の関節唇の臼蓋移行部（6時から 5，4 時の部位）に各 1 本ずつ，同様に臼蓋の中央部と上部（3 時から 2，1 時あたり）に各 1 本ずつ，合計 4～5 本（必要に応じて追加する）の縫合糸を留置する（図 8-36h）。それらが関節包と関節唇にしっかり固着できたことを確認して，縫合糸を肩甲下筋腱末梢端のそれぞれ対応する部に縫合し，上肢を内旋位にして結紮するが，このとき上肢が後挙位になっていないかどうか注意しておく。また，縫合に際して助手が筋鉤で骨頭を後方に圧迫すると，縫合糸の深部への固着がより確実となる（図 8-36i）。

最後に中枢腱端に留置しておいた絹糸を外方に引き，

A. 肩関節脱臼　297

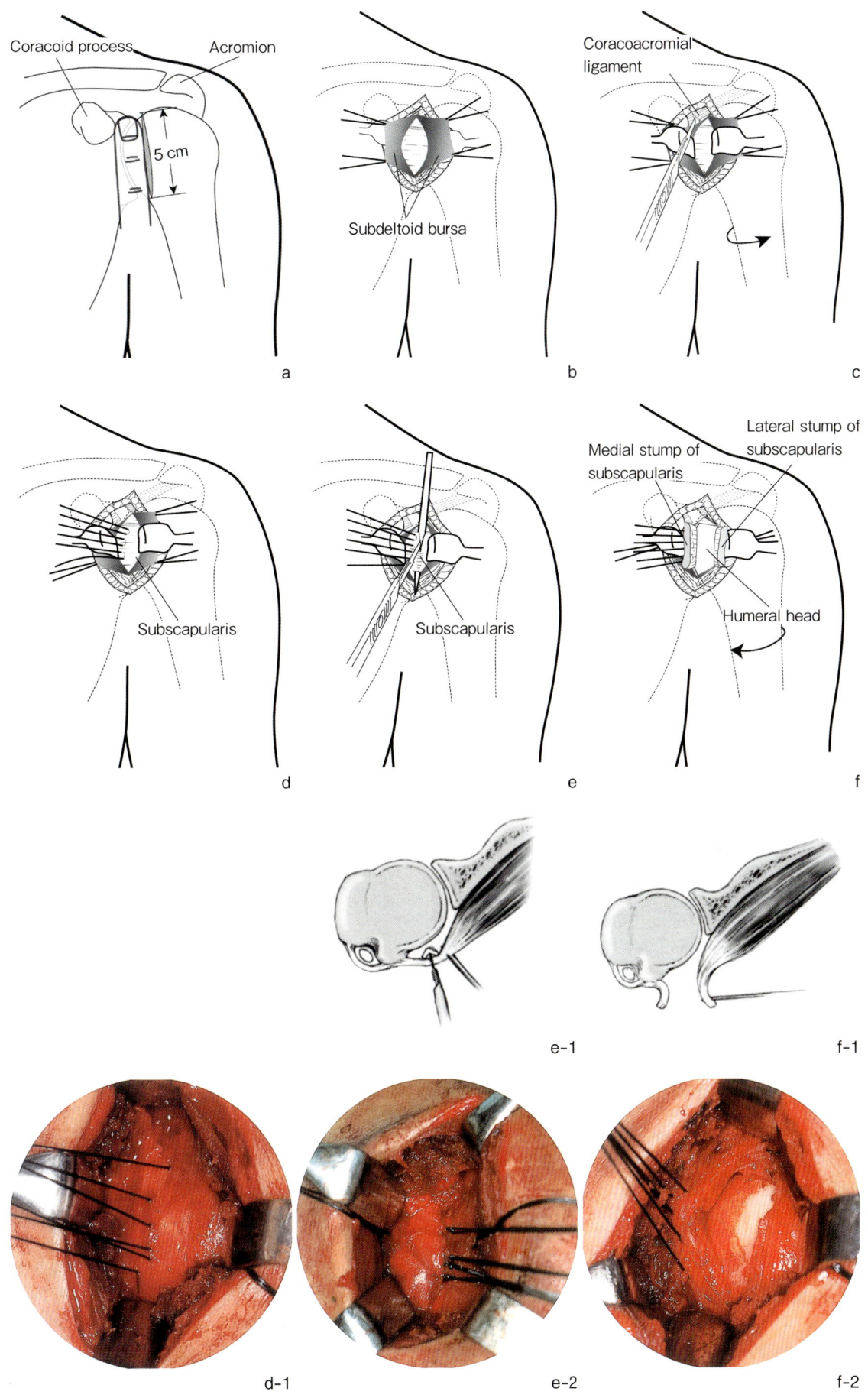

図 8-36　N-H 法（図：駒井による）（次頁につづく）

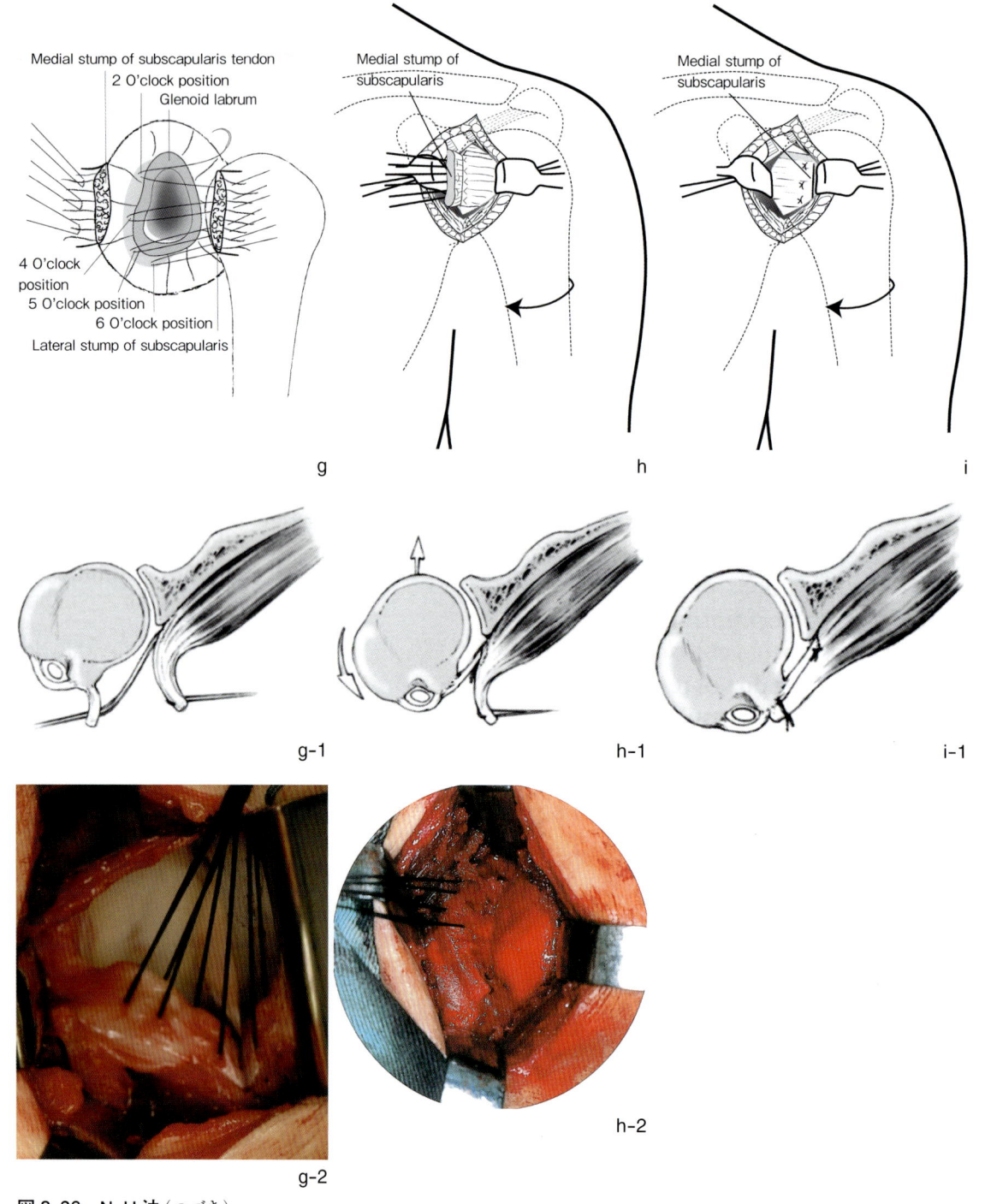

図 8-36　N-H 法（つづき）

　それを結節間溝の内側1横指の部位に縫着する。まず中枢腱端の下部を，そして上部，中央部と順次縫着してゆくが，もし不十分と思われるときは縫合糸の数を増やして対応する。また，腱板疎部が離開しているときは外旋位でこれを縫着しておく。温存した滑液包の修復は第2肩関節での癒着を予防し，術後の早期運動療法のために大切な手技で，最後にこれを修復しておこう。手術に要する時間は30〜45分以内である。

　ここで肩甲下筋腱の断端と関節内部の状態を観察する。前者では繰り返された脱臼により腱が瘢痕化して肥厚あるいは希薄化・疲憊していることがある。後者では臼蓋上腕靱帯の断裂，臼蓋前下縁の損傷，関節包の伸展・弛緩などの所見を観察しておく。臼蓋前下縁周辺の所見としては，脱臼時の直達外力による骨・軟骨の破損（図8-37），輝裂骨折（図8-38），繰り返された衝撃による細片化 fragmentation（図8-39），関節唇の剥離・炎症・変性（図8-40），さらに関節包の伸展による過度の弛緩などが特徴的である。筆者は後者を"伸びたエプロン elongated apron"と名付けている（図8-41）。

　松野ら（1986）は腱縫合後に中間位がとれれば外旋制

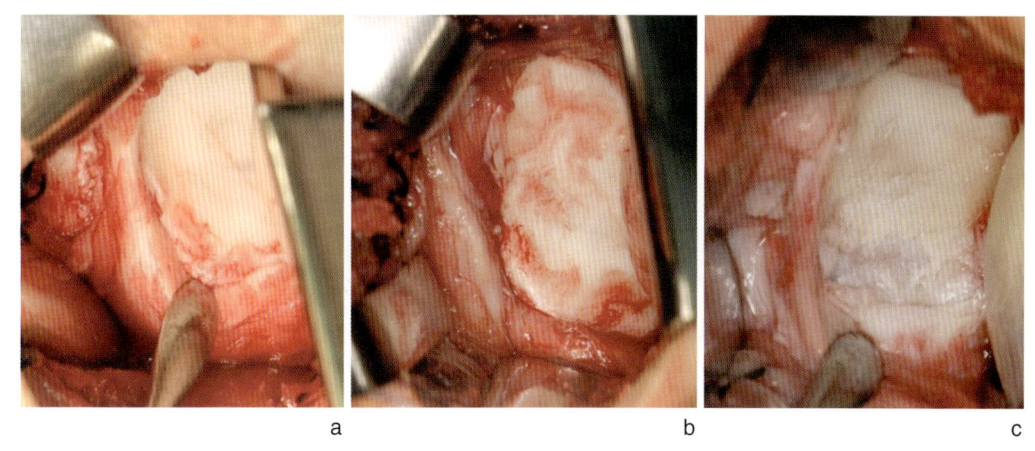

図 8-37　肩関節脱臼　手術所見　a：臼蓋前下縁の損傷　b：同　c：同

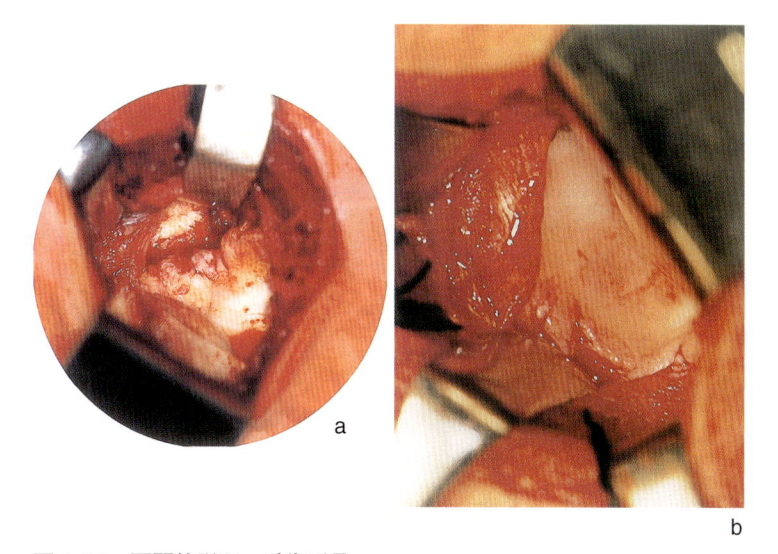

図 8-38　肩関節脱臼　手術所見
a：臼蓋前下縁の骨折　b：臼蓋前下縁の剥裂骨折

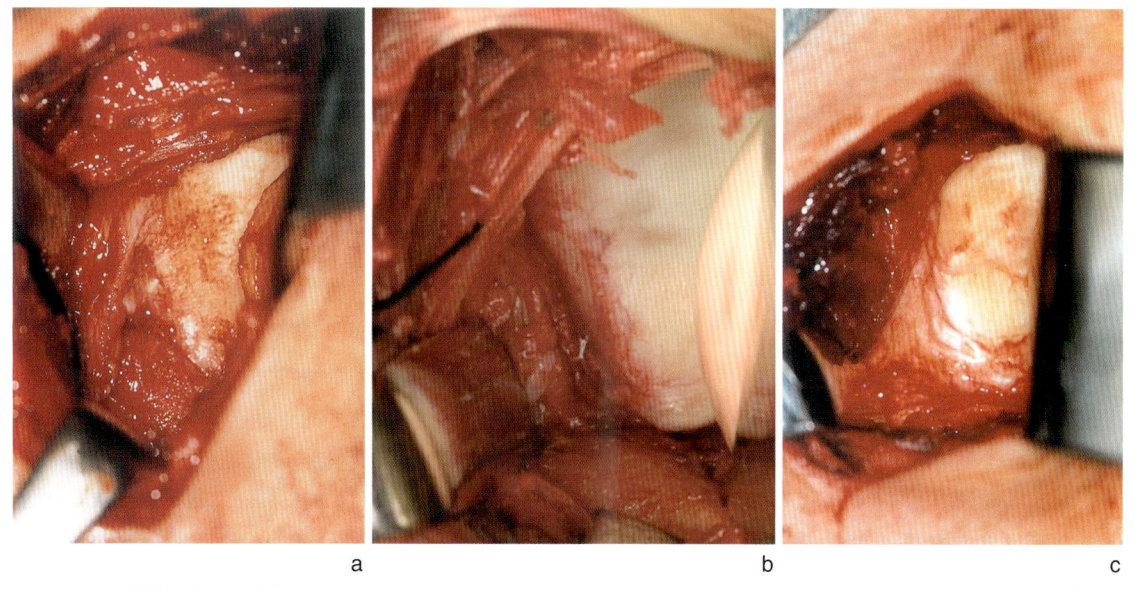

図 8-39　肩関節脱臼　手術所見　a：臼蓋前下縁の細片化　b：関節唇の剥離　c：前方関節包の破損

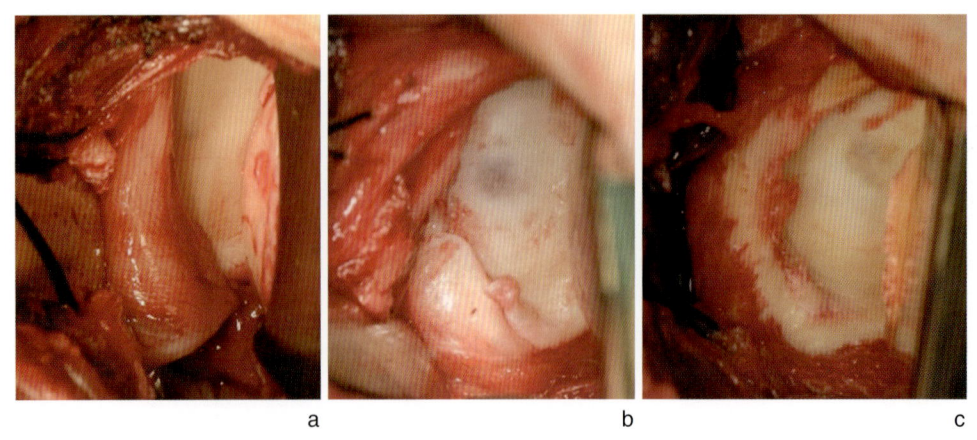

図 8-40 肩関節脱臼　手術所見　a：臼蓋前下縁の肥大化　b：臼蓋前下縁の瘢痕化　c：関節唇の糜爛

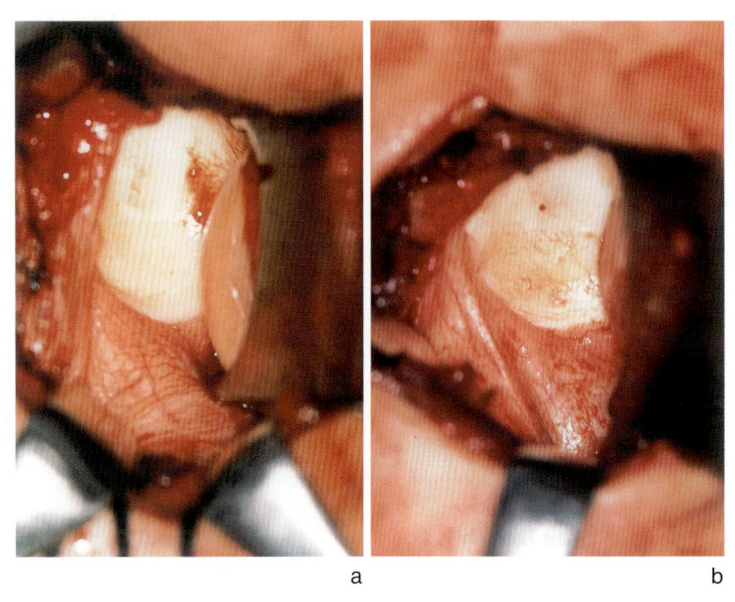

図 8-41 肩関節脱臼
a：充血した関節包　臼蓋軟骨の損傷を伴ったもの　b：同

限は残らないことを強調しており，筆者も経験上から同意見である。言い換えると縫着後に外旋可動域がマイナスであれば手技は失敗で，中間位がとれることが手術のコツである。このコツは，①肩甲下筋腱の縫着時に上肢をやや外転・前挙位にしているか，②助手が骨頭を臼蓋に適合させるように上肢を保持しているか，③筋鉤で骨頭を圧迫しているか，などを確認することである。神中手術書には「腱を重ねすぎないこと」，米国のCAMPBELL手術書には「肩甲下筋腱を短縮しすぎないこと」などの助言が記載されている。

後療法については多くの成書が3週間の外固定が常識と記載しているが，筆者の方法は烏口突起を切離していないのでこの期間は短縮している。当院では術後7日間はデゾー包帯で固定するが，創が治癒した後は三角巾に替え外旋運動のみを禁じて内旋位での振り子運動を指示している。3週後から水治療・サスペンション・介助などによる自・他動運動などのリハビリテーション，可動域の拡大と自動抵抗運動による筋力増強運動を行うが，上肢は120°以上挙上可能となっていることが，目安である。通常，社会復帰して軽労働に就くのは2カ月後，スポーツへの参加や重労働の開始は3カ月後に許可，6カ月後に治療を終了する。

iii）関節内の所見

手術時に観察された所見を記しておこう。

（1）臼蓋前下方の関節唇損傷（図8-42, 表8-2）

BANKART's lesionと呼ばれる損傷は91％に存在している。その多くは関節唇の剥離や損傷による欠損で70％，臼蓋の骨折・軟骨損傷，臼蓋辺縁の細片化 fragmentationなどは24％，遊離体は3％，臼蓋下縁の骨変化は2％に認められている。しかし，この損傷の軽重度は脱臼回数と全く関係がなく，6％の症例はこの損傷がなくても脱臼が発生している。これは関節唇損傷が必ずしも原因ではないということを物語っている。

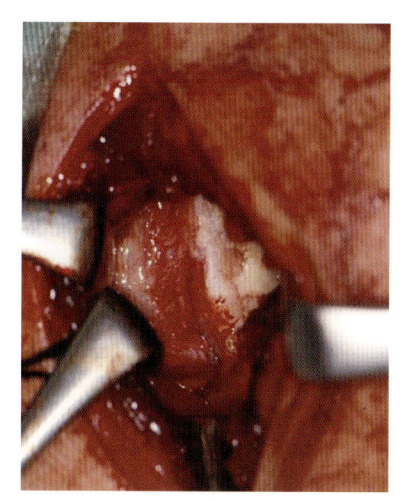

図8-42 BANKART損傷

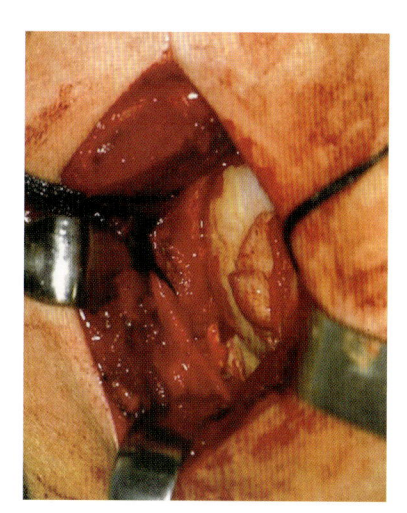

図8-43 臼蓋上腕靱帯の損傷

表8-2 前下方関節唇損傷

頻度	強度	%	軽度	%	なし	%
10回以上	29	8	99	28	10	2.8
7〜9回	9	3	18	5	1	0.3
4〜6回	30	8	69	19	5	1.4
3回以下	19	5	63	18	4	1.1
関節数	87	24	249	70	20	5.6

表8-3 臼蓋上腕靱帯の損傷

頻度	強度	%	軽度	%	なし	%
10回以上	25	7	91	26	22	6.2
7〜9回	4	1	21	6	3	0.8
4〜6回	17	5	72	20	15	4.2
3回以下	10	3	54	15	22	6.2
関節数	56	16	238	67	62	17.4

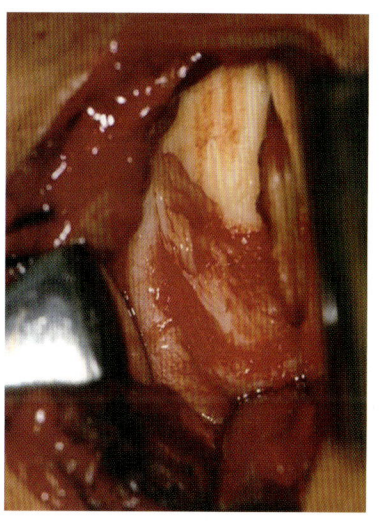

(2) 臼蓋上腕靱帯の損傷（図8-43，表8-3）

これら靱帯の損傷は70%に観察されたが，18%の症例には認められていない。しかもこの損傷も脱臼回数とは関係がなく10回以上脱臼を繰り返したものがわずかに高率に発症しているという程度である。

(3) 関節包弛緩・伸長（図8-44）

関節包の弛緩は軽度なものから"伸びたエプロン elongated apron"と形容できるものまであり個々の症例で程度は異なるが62%存在している。しかし，一方では6回以上脱臼を繰り返したもので8%，5回以下の脱臼歴のもので11%と，かなりの症例でこの所見が観察されていない。すなわち，脱臼症例の19%は関節包が弛緩することなく発症しているわけである。

(4) 骨頭後上方欠損（図8-45，表8-4）

レントゲン写真所見の項で述べたが，骨頭後上方の欠損は脱臼の96%に認められている。しかし，3.7%の非定型症例にはこの所見は存在していない。また，骨欠損の大きさは脱臼回数と相関していない。巨大な欠損に対しては再脱臼のおそれがあるので，腸骨移植を行っている（図8-46）。

(5) 腱板疎部の損傷（図8-47）

腱板疎部 rotator interval の弛緩や開口は26%に存在している。この部の縫合は確かに不安定性の防止に有効だが，上縁と下縁をうまく適合させる縫合手技は，直視

図8-44 関節包の弛緩

下でも困難なものである。

iv) 長期追跡調査（表8-5）

術後10年以上経過し直接検診が可能で，しかも確実な評価と資料が揃っていた46例，52関節について追跡調査（2002）を行った。男性40例，女性6例で，術後からの期間は10〜27年である。手術を受けたときの年齢は14〜53歳に分布，平均25.5歳である。発症はスポーツ外傷によるものが多く29例で，通常の外傷の1.3倍と高頻度である。術前の脱臼回数をみると3回以下が9

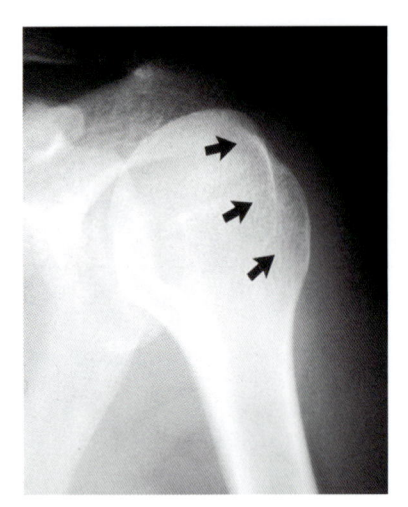

図 8-45　骨頭後上方の骨欠損

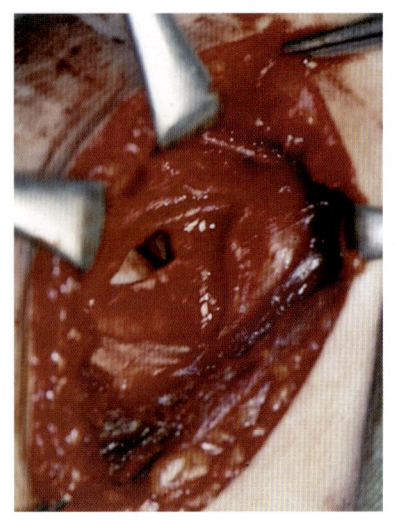

図 8-47　腱板疎部の弛緩・開口

表 8-4　骨頭後上方欠損

頻度	強度	%	軽度	%	なし	%
10回以上	11	3	122	34	5	1.4
7～9回	6	2	21	6	1	0.3
4～6回	19	5	80	22	5	1.4
3回以下	14	4	70	20	2	0.6
関節数	50	14	293	82	13	3.7

表 8-5　術後経過 348 関節（8 関節追跡不能）

再脱臼	：なし	345
	：あり	3
不安定感	：なし	305
	：あり	43
可動域制限	：なし	234
	：軽い制限	113
	：ひどい制限	1
日常生活	：不自由なし	317
	：やや不自由	30
	：不自由	1
総合判定	：良好	312
	：問題あり	34
	：不良	2

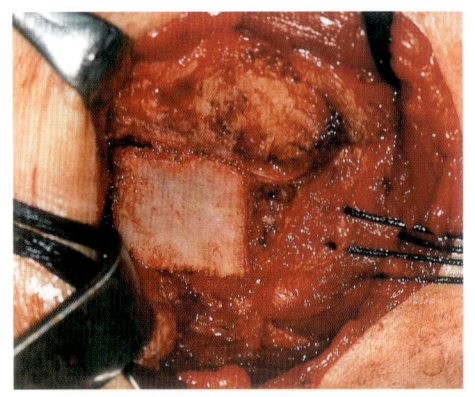

図 8-46　骨頭後上方の巨大な骨欠損に腸骨を移植，充填した症例

関節，4～6回が12関節，7回以上が31関節（うち10回以上が27関節）となっていた。再脱臼は46例中，術後14年目に一度，野球で滑り込んで脱臼した既往をもつ1例のみである（表8-5）。

(1) 疼痛

痛みは他医で手術を受け当院で再手術した2例に，筋力低下に伴う倦怠感はその内の1例に訴えられている。筋力はこの1例を除いて全例とも4～5レベルで正常域である。他覚的な不安定性は2例に認められたが，再脱臼に対する不安があり日常生活を制限しているものが8例あった。88％の症例は全く正常である。しかし，上肢挙上，外転・外旋位で不安定性を感じるものが12％あった。

(2) 可動域

必然的に生じる外旋制限は果たしてどの程度，肩関節機能に障害を及ぼしているのだろう。可動域の経時的な推移を調査（1990）した60症例では，後療法開始時の可動域の平均は前挙70°，側挙45°，外旋0～10°だが，6週後には外旋制限を除けばほとんど正常に復していた。しかも，外旋制限は術後6カ月以後から次第に解消されてゆき，5～10年後には日常生活動作をはじめ仕事への支障は訴えられていない（図8-48）。

(3) 外旋制限の推移

遺残する外旋制限は，上肢を躯幹につけた肢位での計測では40～50°で52.4％の回復率と低いが，setting phaseを越えたscaptionでの計測，すなわち実用では70～80°で83.3％の回復率となっている。10年後の調査では，そ

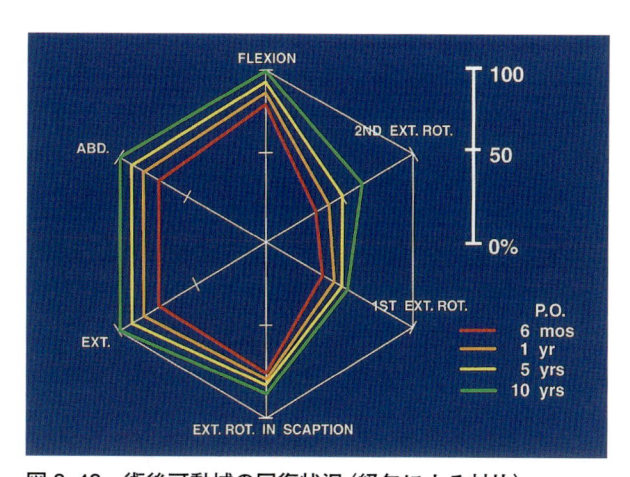

図8-48 術後可動域の回復状況（経年による対比）
腕下垂位とscaptionでの測定値の差に注意

表8-6 遺残する外旋制限の回復

測定肢位/経過年	5〜10年（%）
上肢を躯幹につけて	52.4 → 56.2
肩甲骨面で	61.2 → 65.8
実用外旋域	83.3 → 85.0

表8-7 スポーツへの復帰

スポーツ種目	手術数	復帰の程度 完全	部分	非復帰	追跡不能	%
柔道・相撲などの格闘技	38	34	1	1	2	94.4
野球・ソフト	25	17	6	2		
バレー	11	7	1	3		
バスケット	17	13	4			
ハンドボール	6	5	1			78.3
テニス	10	8	2			
ラグビー	41	34	4	2	1	
サッカー	6	6				
水中競技	6	5			1	100
体操・陸上などの競技	22	14	7		1	66.7
アウトドア	13	12	1			
スキー	35	34	1	1		94.0
その他	2	1		1		
%		81.9	12.5	3.4	2.2	

れはさらに改善されて，上肢下垂位（1st plane）での回復率は56.2%，90°側挙位（2nd plane）では65.8%となっており，scaptionでは実に85.0%に達している．これが，日常生活と仕事に支障はないという患者の回答の根拠であろう（表8-6）．したがって外旋制限は，予想よりはるかに軽減されており，"手枕ができない，ぎこちない，物が投げにくい，結髪しにくい"などの許容できる程度の不自由さは，むしろ脱臼防止のための合理的なものとして患者に受けとめられている．

(4) 満足度

主観的であまり科学的ではないが，患者の満足度satisfactionの調査は可動性と不安定性との相関で興味ある結果を示している．外旋制限でみると側方挙上位での満足度は上肢下垂位でのものに勝る．一方，可動域がほとんど正常に復した2症例では，不安定性による満足度の低下が訴えられている．すなわち可動域の改善は満足度の上昇に，不安定性は低下に結びついていることが理解できる．言い換えると患者は外旋制限のあるときはそこに関心を集中させ，可動域がよいときは不安定性を気にするという傾向がうかがえる．満足度は40〜100点に分布し，平均87.3点という数値が寄せられている．

(5) スポーツへの復帰（表8-7）

スポーツへの復帰率をみると，柔道・レスリング・拳法・相撲などの格闘技で94.4%，ラグビー・サッカーで85.1%と良好だが，投球動作を主とする競技，例えば野球では68%，バレーボール・バスケットボールなどで

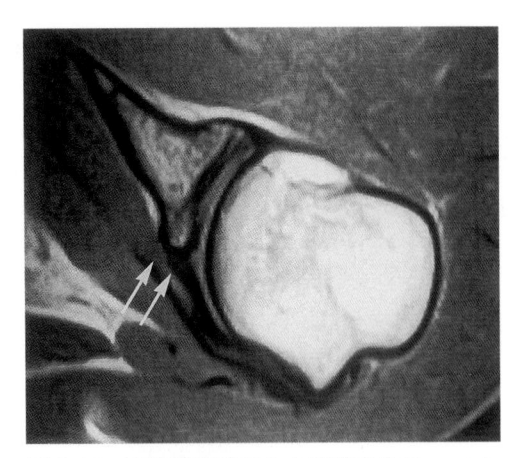

図8-49　追跡調査時になお遺残するBANKART'S lesion（矢印）
脱臼の発症はない症例

73.5％とやや低下し，アスリートレベルの選手ではさらに50～57％と低下，約半数に問題を残している．しかし，完全復帰を果たしたハイレベルの選手もあり一概に判断できない．

(6) 画像所見

レントゲン写真で変形性関節症様の所見を呈しているものはない．MRIの画像では縫縮された肩甲下筋腱は瘢痕化（33％）して制動に寄与し，骨頭前面にごく軽度の軟骨損傷を疑える変化（28％）が認められるものがあるが，関節面のcongruityは良好である．また，BANKART損傷がそのまま遺残しているものが67％もあったことは，手術時に修復していないので当然ともいえるが，再脱臼が発生していないことから考えると意外であった（図8-49）．両側に発症した症例には骨頭や臼蓋などに先天的素因を思わせる所見がある．

v) 考察

対症的治療の安易さとは逆にわずかな外力で再び脱臼を繰り返すことから，労働する人々や競技に全精力を注ぐアスリートにとってはなはだ厄介な病態である．"脱臼したあと一体どうなるのだろう？　再脱臼の可能性は？　手術しないと治らないのでは？　手術すると復帰できるのだろうか？"などの多くの疑問に整形外科医はどう対応すべきだろうか．資料をみると，患者が手術を受ける決心をする時期は，脱臼を2～3回繰り返した時と6回以上経験したときにある．

肩関節が脱臼するとどのような器質的変化が起きるのだろうか．また，それらは再脱臼とどう関連しているのだろうか．調査の結果は，従来から主な脱臼因子と考えられてきた関節包の弛緩，臼蓋前下縁の損傷，骨頭後上方の欠損などの変化は，初回脱臼ですでに起きていることを物語っている．もし，これらの変化が非可逆的なも

の，すなわち保存的治療で回復し得ないものだとするといままでの，"6回脱臼を繰り返すまで待機してよい"という常識は正しいとは言えないわけである．こうなると高校生から大学生，25歳頃までの社会人で，高いレベルにあるスポーツマンには早期の手術的修復が勧められるべきであろう．

脱臼のメカニズムからみて，臼蓋上腕靭帯と腱板疎部に損傷が起きることは予想される．前者は82.6％と高率で，後者は27.5％に認められたにすぎないが，両者の損傷が併存した場合，前方の制動因子の欠如は骨頭の前方移動を引き起こし，後方の制動因子である棘下筋腱の損傷に結びつく．投球動作を行うスポーツ種目でN-H法の成績が劣るのはこれらの損傷を修復するためであろう．三森(甲)ら（1996）は肩外旋時の前方関節包にかかる張力を測定し，反復性脱臼群では60°挙上（肩甲骨面）で上部関節包にかかる張力は小さく，下部関節包にかかる張力が最も大きいこと，また，腱板疎部に切開を加えると45°以上の挙上で中部関節包にかかる張力が増大すると報告している．

DEPALMAは関節唇の剥離や関節包の変化が年齢とともに進行しているにもかかわらず，脱臼の発症が40歳以後では稀であることから，腱板の変性による外旋制限に注目して本疾患はself-limitting diseaseであると述べている．しかし，筆者の資料には40歳以上の症例が3例も含まれており，その臨床経過を見る限りこの見解には賛意を示せない．また彼は，BANKART法の効果は損傷部の修復というよりむしろ必然的に起こる外旋制限にあるとしており，SYMEONIDES（1989）も臼蓋前下縁の修復だけでは伸展した肩甲下筋腱は治せないと述べている．当院資料の94％にBANKART損傷がなく脱臼が発症しているという事実と思い合わせると意義深いものがある．一般に前壁の修復法では外旋障害が長期に遺残すると誤解されているが，技術的な配慮をすれば，それは経時的に回復するものであることを資料が物語っている．また，スポーツへの完全復帰の支障とはならない（図8-50）．

再脱臼に関してOSMOND-CLARK（1948）は，外旋制限は1/3程度で84％の症例が回復していること，6カ月たって可動域制限が強いときはmanipulationの適応も考慮に，再脱臼に関してはわずか1.5％と報告している．POST（1978）は自著に"再発例はなく長期的には外旋制限を残さない"と記載している．当院の成績はこれに準ずるものだが，これはN-H法の成果と考えられる．BRAV（1960）は7.5％の再発，HOVELIUS（1979）は12.5％，SARTORIら（1990）は183例の追跡調査で90％が良好で，ほとんどのアスリートが復帰し，不良例は2.5％と報告している．

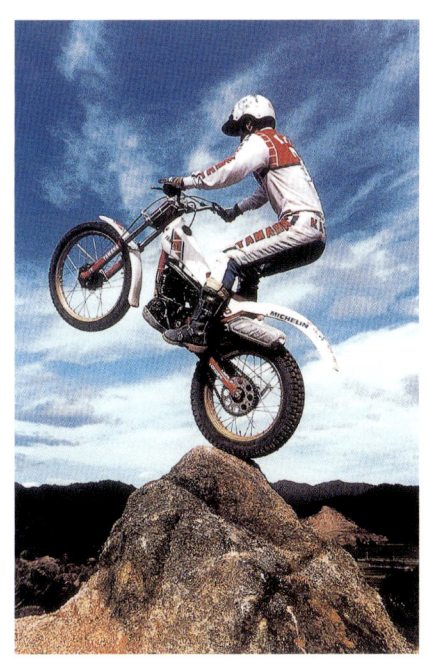

図 8-50　術後にチャンピオンとなった
　　　　　モトクロス選手

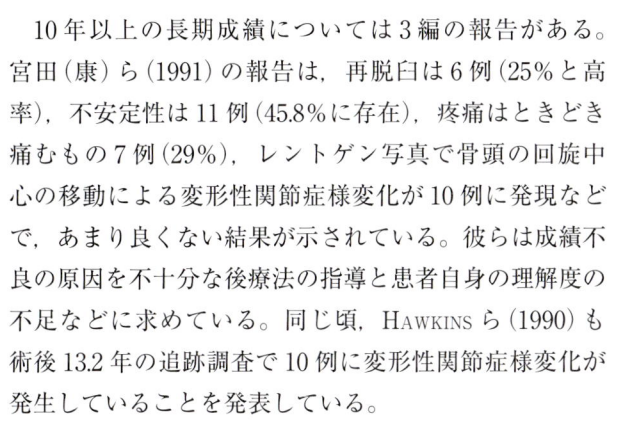

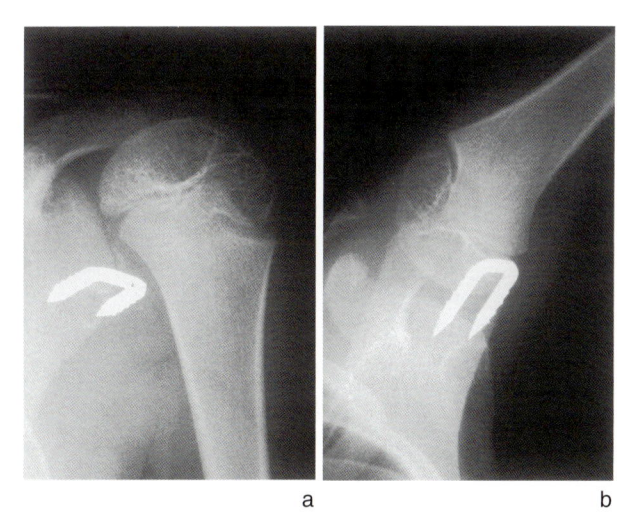

図 8-51　臼蓋（前縁修復）形成術
移植骨は吸収されているが，安定性を獲得した症例
a：下垂位　b：挙上位

　10年以上の長期成績については3編の報告がある。宮田（康）ら（1991）の報告は，再脱臼は6例（25％と高率），不安定性は11例（45.8％に存在），疼痛はときどき痛むもの7例（29％），レントゲン写真で骨頭の回旋中心の移動による変形性関節症様変化が10例に発現などで，あまり良くない結果が示されている。彼らは成績不良の原因を不十分な後療法の指導と患者自身の理解度の不足などに求めている。同じ頃，HAWKINSら（1990）も術後13.2年の追跡調査で10例に変形性関節症様変化が発生していることを発表している。
　当院の資料についてはすでに述べたが，7回以上の脱臼既往をもつ重度の31例を含んでいるにもかかわらず，術後の疼痛と不安定性は軽度で好成績が得られている。また，レントゲン写真では変形性関節症様変化は皆無で，MRI所見で腱付着部周辺にわずかに不規則像が描出できるにすぎない。骨頭後方上方の欠損は改善されている印象をもつ。MEEHANら（2005）は反復性脱臼28例の再手術を行ったが，鏡視下でなくすべて肩関節を開けて修復している。複数回手術は良くないとの意見を付している。
　大切なことは，原因は単一でなく肩関節運動のある点で複数の病因が組み合わさって脱臼という病態が起きるということをよく理解することである。どの術式をとるかは各人の経験と好みによるが，困るのはその手技に熟達しないでこれに臨みその良否を論ずることである。術式の普及と拙劣な手技による不良例の増加との相関は断ち切りたいものである。肩関節では脱臼を発生させる点がある。その「点」を制限するという意味でN-H法が有用である。

5．その他の脱臼　other types of dislocation

a．習慣性脱臼

　習慣性脱臼には臼蓋の形成・発育不全など先天性因子による脱臼が入る。数は少ないが臨床的には貴重な8症例，8関節である。術後経過年は9.5～16.5年で，平均は12.7年である。筆者は臼蓋（前縁修復）形成術で対応しているが（図8-51），再脱臼が1例あり，3例に不安定感が遺残している。可動域が正常なものは3例だが，軽度外旋制限のあるもの4例と，ひどい運動制限のあるもの1例の計5例が不良である。日常生活でもやや不自由なものが3例，支障のあるものが2例と半数以上が不満足である。総合的にみると，問題があるものと不良のものが3例もあり，先天性の変形から機能障害はやむを得ないとしても成績が良いとはいえない。

b．随意性脱臼

　随意性脱臼は疼痛や運動制限を主徴とする脱臼群とは，同一視できない。筆者はむしろ個人のもつ異質の運動パターンと考えており，痛み・違和感・機能制限などの症状のないかぎり治療の対象としていない。症状のある12症例（両側性1例），13関節に対して行ったN-H法の術後成績をみると，術後経過年は24～33年に分布，その平均は19年である。再脱臼したものは1関節で不

安定感は約半数の6関節に存在している．可動域制限のあるものは3関節，日常生活で不自由なものは4関節である．総合的に判定すると良好のものは13関節中7関節，問題ありと不良のものが6関節もありこの群も成績は良くない．

c．麻痺性疾患

上位型麻痺の既往があり，麻痺はかなり回復しているが上肢を挙上すると骨頭が前方に脱臼するものが6症例，6関節あった．術後経過年は15〜22年に分布している．N-H法の術後成績をみると全例とも不安感，可動域制限がなく日常生活に支障はない．再脱臼もなく良好な結果を得ている．

d．痙攣性疾患

痙攣性疾患，主としててんかんによる脱臼は5症例（両側性1例），6関節である．術後経過年は13〜20年に分布，平均は16年である．この群では，大きな骨頭後上方の骨欠損が特異的で，骨移植したものが1関節ある．再脱臼したものは1関節，抜けそうな不安感がいつもあるものが1関節，軽い外旋制限やひどい運動制限のあるものが3関節，日常生活で支障のあるものが2関節など，問題のあるものが多いが，発作のない状態で判定すると5関節が良好，不良例が1関節である．

6．亜脱臼　subluxation of the shoulder

a．亜脱臼とは

運動時に急に肩が"ぬけそうになる"とか，"動かせない"などの訴えが起きることがあるが，これが亜脱臼特有の病態である．亜脱臼とは骨頭と臼蓋に連続性のあるものと定義されているが，それははなはだ曖昧であまり意味をもたない．というのも亜脱臼の多くは自己整復されてしまい，病態が消失した静的状態では正常肩とかわらないからである．一般的には，外傷を受けたが脱臼に至らなかった程度のものや，脱臼後の不安定性の遺残などの状態が亜脱臼と理解されてきている．

この障害については BASMAJIAN（1959）が肩関節の不安定を抑制する機構について諸家の関心をひく知見を発表した．したがってこの概念が起こったのは1960年代のことである．COWAN と SHAW（1964）らは運動競技中に発症した20歳代の軍人の2例を経験して，外転・外旋で rocking するが健肢で引っ張るとすぐ雑音とともに整復できることや，まさかり状 hatchet-shape の骨頭変形，下部関節唇の石灰沈着，骨頭後上方の骨欠損などの変化がみられると報告した．LECLERC（1969）は若年者にみられた2例の反復性部分脱臼 recurrent but partial dislocation を報告，BLAZINA ら（1969）は37例の豊富な経験を発表している．

この病態を詳細に記述したのは DEPALMA（1973）で，彼は初回の受傷時に適切な固定がされなかったものに多発し，89.2%が反復性脱臼に移行したことを報告，症状としては①外転・外旋すると骨頭が前方にすべること，②時に雑音とともに脱臼感あるいは嵌頓すること，③痛みで上肢が使えなくなる dead arm syndrome が起きること，④簡単な操作で整復されること，などを挙げている．骨頭の後上方骨欠損（36%）や臼蓋前下縁の変化（33%），遊離体などの所見なども反復性脱臼と同様で，手術も同じ方法が記載されている．O'DONOGHUE（1976）や MARTIN（1940）は亜脱臼の病態を "slipping out and back in" と表現している．

ROWE（1987）は60例の亜脱臼症例を2〜16年間調査し，病態からそれらを二つに分けた．一つは上肢挙上・外旋でするどく麻痺するような痛みが突発する群で recurrent transient subluxation, dead arm syndrome と称されるもの，他の一つは患者自身が slipping out とか不安定性に気づいていないが，水泳，テニスのサーブ，投球などの簡単な動作で発症する群である．また，随意性のものは精神的な問題があるものが多く，反復性脱臼に対する手術法の応用だけでは完治させることが難しく，複数の手技の組み合わせで対応するのがよいと付記している．要するに骨頭が臼蓋上を移動 translation する状態を言っているわけだが，それが rocking するか異常可動する範囲が大きいかどうかの問題である．

こうしてほぼ確立していた肩関節亜脱臼の概念が，混乱し始めたのは1979年，ROCKWOOD の論文が発表されてからである．彼は ROWE の分類に加えて，他の群として非外傷性・非随意性の亜脱臼があるとした．彼自身はその病因あるいは臨床症状には全く触れておらず，機能訓練だけで良い結果をあげるとしか記載していないが，その名称が本邦の loose shoulder に類似していることから注目を集めたようである．さらに NEER ら（1980）の「非随意性・下方および多方向性・肩不安定症（MDI）」という論文が出てから，肩不安定症，loose shoulder，亜脱臼の定義が混沌としてきた．これを解決するには，前述のように論議に参加するものたちが脱臼の定義を再確認することと，loose shoulder を狭義に解釈することであろう．

その意味で PROTZMAN（1980）の前方不安定症に関する報告，すなわち前方脱臼のない亜脱臼59例，亜脱臼に始まった脱臼29例，亜脱臼のない脱臼10例などをすべて BANKART 法で治療したという報告と，MCGLYNN ら（1982）の関節唇前下縁を検索した発表は貴重なものであろう．

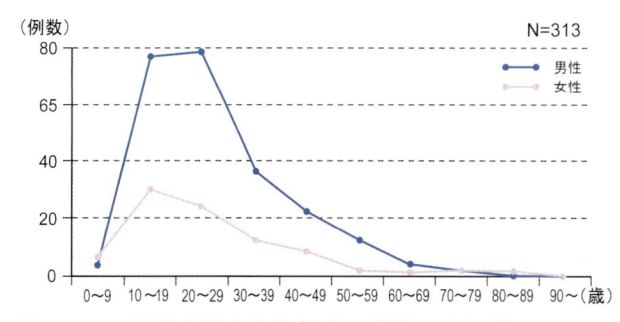

図 8-52　肩関節亜脱臼障害（年齢・件数・男女別）

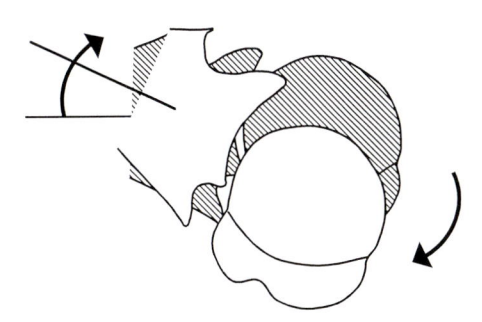

図 8-53　肩甲骨の不随意運動により骨頭が前方に突出，脱臼しているように見える病態

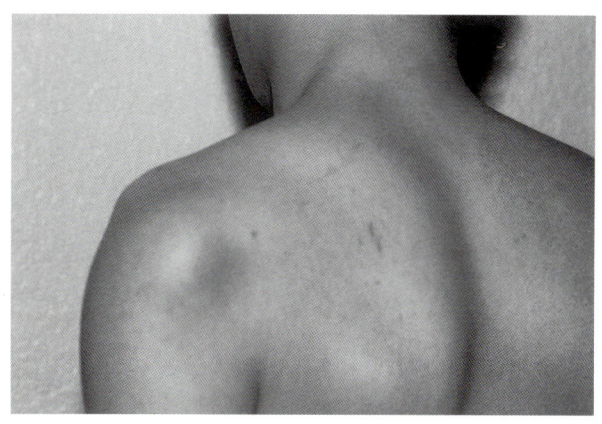

図 8-54　後方脱臼　骨頭の突出が特異的

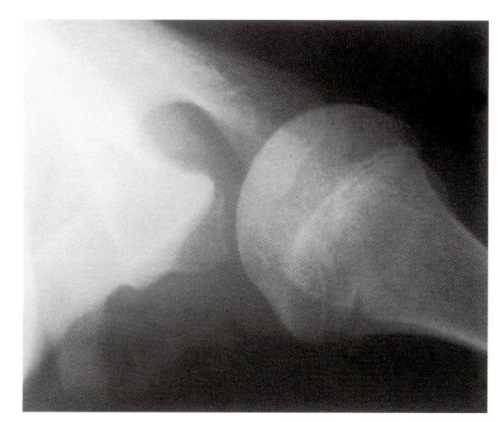

図 8-55　後方に脱臼した骨頭

b．筆者の見解と術後経過（図 8-52）

　亜脱臼の病態について，筆者は経験上からそれを3群に分けた．第1群は外傷性脱臼後に遺残する肩関節自体の"あまさ"に由来するもの，第2群はある肢位で突然引っかかって動かせなくなる亜脱臼，dead arm syndromeといわれているもの，第3群はしゃぶっていた飴玉を舌で押し出すが落とさないように唇でとらえている，言い換えると肩甲骨の不随意運動で骨頭を臼蓋から逸脱させようとしている状態（図 8-53），を示している．すなわち，異常可動性 hypermobility のあるものにみられる臼蓋内での骨頭の異常な移動 translation，負荷で現れる下方・後方脱臼パターンなどである．第3群のものは本来の亜脱臼とは異なり，亜脱臼パターンを示す病態としてとらえることができる．

　N-H法を施行した亜脱臼96例（98関節）の内訳は，男性75，女性21で比は3.6：1，左側32，右64で比は1：2，年齢は8〜73歳に分布し，平均23.9歳である．術後経過年は21〜35年に分布，平均は16.5年．成績をみると，亜脱臼の再発はないが，不安定感のあるものが23%である．可動域制限については，全くないものが60%，軽い外旋制限のあるものが38%，運動制限のひどいものが2%である．日常生活では，全く不自由のないものが70.8%，やや不自由なものが27%，支障のあるものは2.1%である．総合的にみると良いものは68.7%，問題があるもの22.9%，不良のもの8.3%となっている．

7．後方脱臼・後方亜脱臼
posterior dislocation and subluxation of the shoulder

　本疾患は前方脱臼に比して稀なもので，若年者に多くみられる．落下，打撲など外傷の既往や生直後の麻痺や神経圧迫などによることもあるが，とくに誘因のないものもある．Turek（1959）は肩関節脱臼の4%とかなりの高率をあげているが，本邦の報告は意外と少ない．大垣（1952），田中（偉）ら（1959），前田（1961），木下ら（1962），石垣ら（1962），名倉ら（1963），筆者ら（1964）の論文がある．

　亜脱臼は90°までの挙上で起きるが，躯幹をゆさぶる程度で容易に整復されることが多い．脱臼時には大きな雑音が聴かれ，肩関節前方に骨頭を触れにくく肩峰下は空虚で（図 8-54），側挙・外旋運動が制限される（図8-55）．脱臼していないときは痛みがなく判断しにくいが，前方から骨頭を圧迫するとかなりの前後移動を察知できる．患者の訴えは，肩の鈍痛，倦怠感，違和感，こ

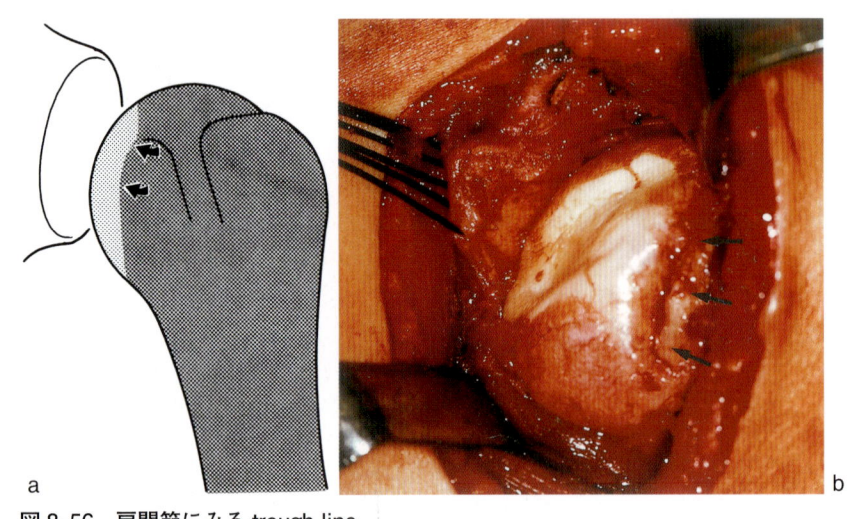

図 8-56　肩関節にみる trough line
a：習慣性後方脱臼にみられる trough line 模式図　b：習慣性前方脱臼にみた trough line

わばり，肩凝りなどに代表されることが多く，TIBONE ら（1993）は不安定性より痛みが主訴であると述べている。器質的病変が少ない場合は，臨床症状以外で的確な診断を下せないことがある。ただ動揺性肩関節にみられる挙上時での後方脱臼パターンと鑑別することが重要で，これには脱臼する肢位 positioning がないこと，特に脱臼に特有な雑音や整復感がないことから区別できる。

RAEBROX ら（2006）は，反復性後方脱臼にみる肩後方のえくぼ dimple は，感受性 67％，特異性 92％であると述べている。BOKOR ら（2010）は関節包後部の破損による後方脱臼は稀で，特に明らかな外傷がないときは臼蓋上腕靭帯の損傷 HAGL で起きているとしている。また，MRI でみる後方関節包の広がりは，鏡視下検査で少し外旋位にすると見えると報告している。

原因としては，前方脱臼と同じように関節包の損傷・異常弛緩，臼蓋後縁の損傷，骨頭の形成不全などが考えられているが，TIBONE は reverse BANKART's lesion よりむしろ関節包のゆるみが主因としている。CAVE ら（1947）のように筋力障害説を唱える者もいる。吉川ら（1992）は筋電図で，後方亜脱臼にみられた棘下筋による動的支持機能の障害を証明している。

レントゲン写真の所見としては，CISTERNINO ら（1978）が報告した trough line の発現が特徴的である（図 8-56）。機会は少ないが脱臼した瞬間をとらえた肢位，すなわち挙上位での前後像または軸射位での像が得られれば明確に判断できる（図 8-57）。愁訴の軽いものには手術の適応はない。しかし，頻回に繰り返される亜脱臼とそれに付随する症状が強いときは，手術以外に回復の可能性はない（図 8-58）。

手術手技は多く報告されている。NICOLA 法，関節包縫縮術をはじめとして，TIBONE ら（1981）は staple による関節包縫縮術を，BOYD ら（1972）は後方の関節包縫縮術と二頭筋長頭腱を後方に回して移行し staple で固定する方法の併施を，RUGTVEIT ら（1978）は後方脱臼に拮抗するため小胸筋を烏口突起から小結節に移行する方法（DICKSON 法）を推奨している。しかし，歴史的にみると手技の主流は臼蓋後縁に対する侵襲である。

この部が注目されるようになったのは，BLUMENSAAT（1932）が，反復性後方脱臼では臼蓋および関節唇の損傷が，習慣性のものでは関節包後部の伸展・弛緩があることを記載したことに始まる。この知見に従って当時普及していた前方脱臼の手術法の逆が行われるようになり，HINDENACH（1947）は reverse BANKART 法を，MCLAUGHLIN（1952）や AHLGREN ら（1978）は reverse EDEN-HYBBINETTE 法を，本邦では竹田ら（1968）が肩甲棘に骨移植，池田（亀）ら（1973）は肩峰に骨移植，いわば reverse OUDARD-岩原変法を行い，秋吉ら（1974）は SPEED-NOORDENBOS 法による関節包縫縮術を行っている。

骨移植による方法は，臼蓋後縁の修復と同時に骨堤形成・関節面拡大を目的としたものだが，SCOTT（1967）は肩甲骨頸部を骨切りしてそこに骨片を充填する glenoplasty が，簡単で固定性がよく，かつ肩関節自体の構造を変えない方法であると報告した。本法は後方脱臼の手術手技として確立され，ENGLISH ら（1974），POST（1978）など支持者が多いが，欠点は肩峰から切採する移植骨片が小さく不十分なことであろう。

臼蓋形成術 glenoplasty（筆者）について説明しておく。筆者は後方から侵入，関節包を開いて左右に展開，臼蓋後下面を露呈して軟骨面を削ぎ，切採した腸骨片を staple あるいはスクリューで 4〜5 時の方向から，そこに固定

A. 肩関節脱臼　309

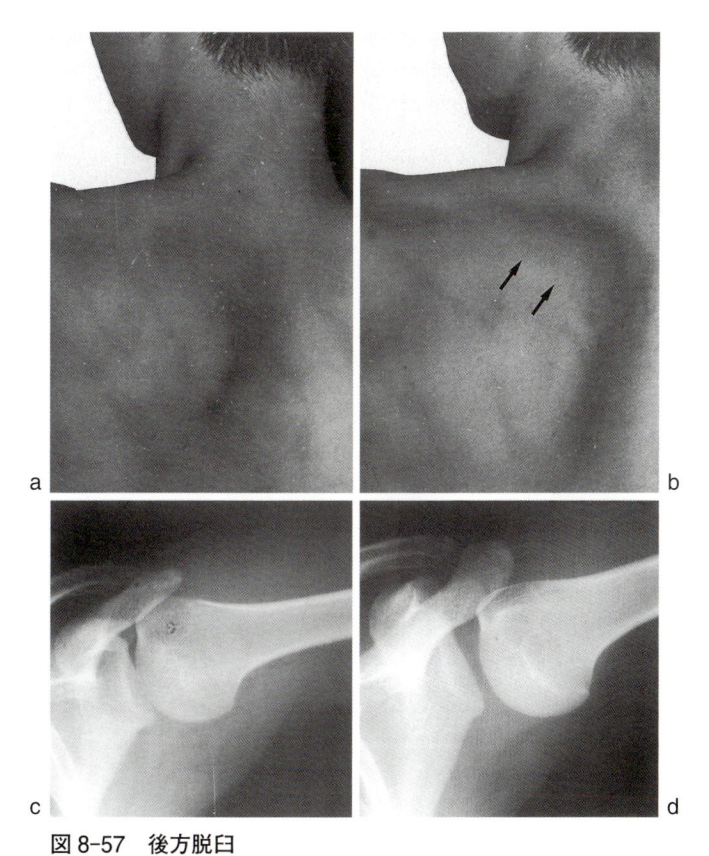

図 8-57　後方脱臼
a：脱臼前　b：脱臼後（矢印は棘上筋と内上角の緊張を示す）
c：脱臼前のレントゲン写真　d：雑音とともに脱臼

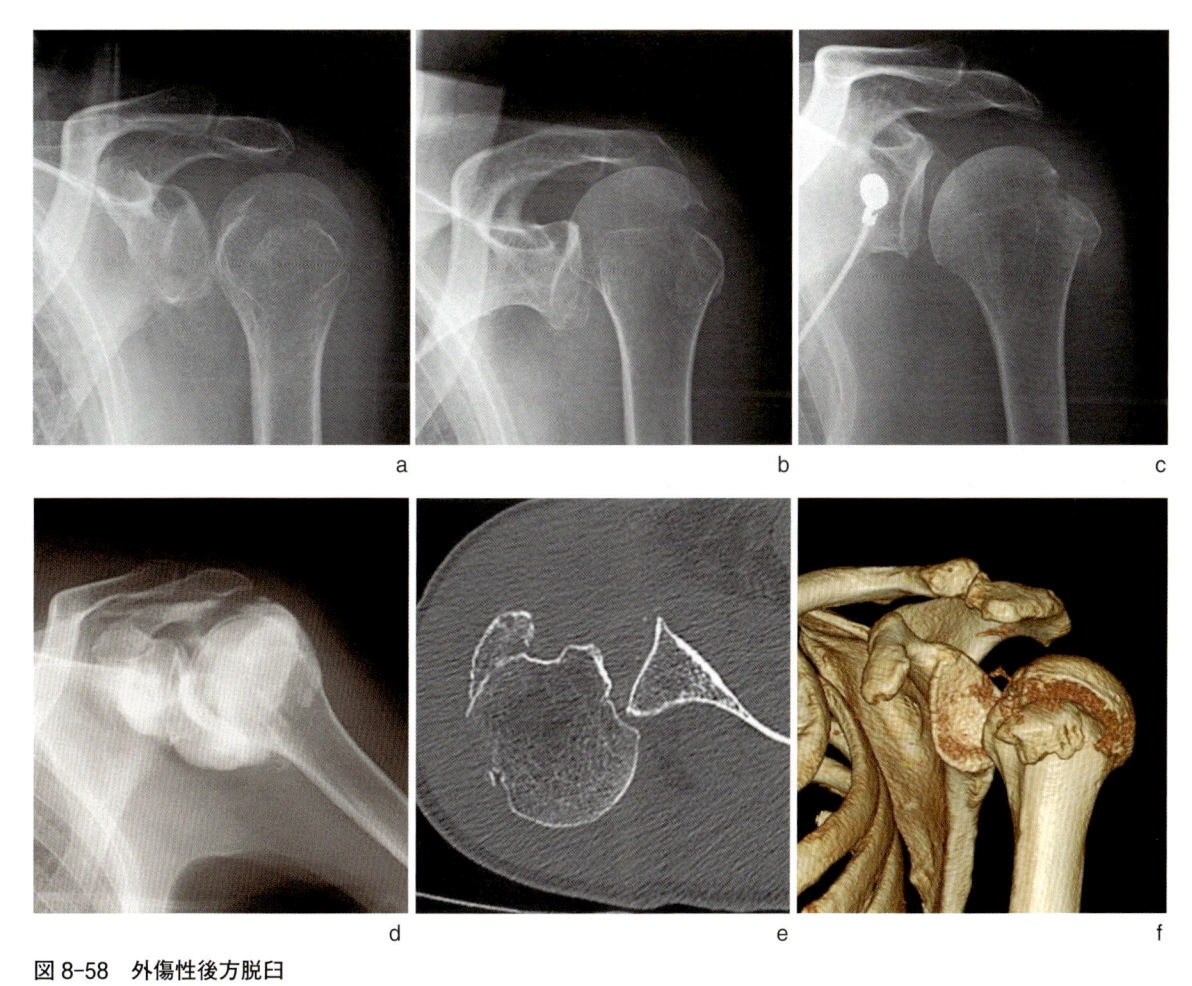

図 8-58　外傷性後方脱臼
a：脱臼時レントゲン写真　b：同　c：大結節骨折を伴う　d：関節造影画像　e：CT 画像　f：三次元 CT 画像

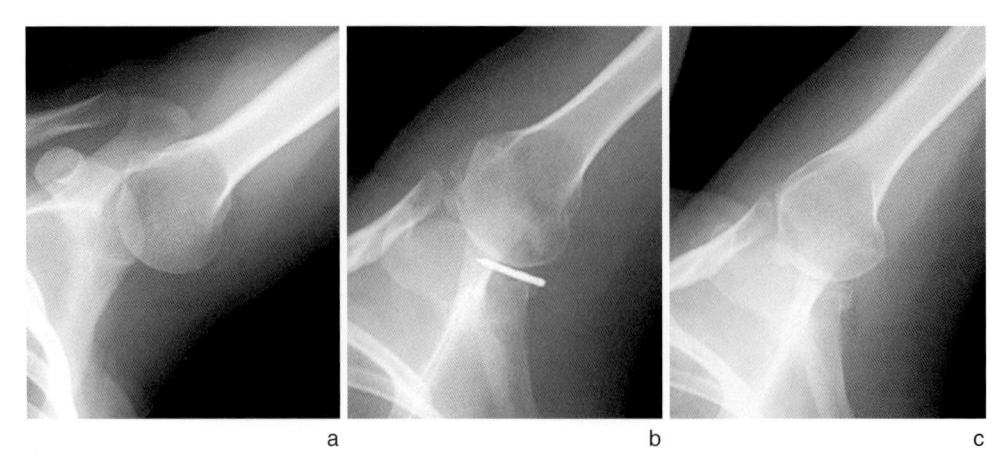

図 8-59　後方脱臼パターン　　a：骨頭は下方へ slipping　b：臼蓋形成術後　c：術後 6 カ月

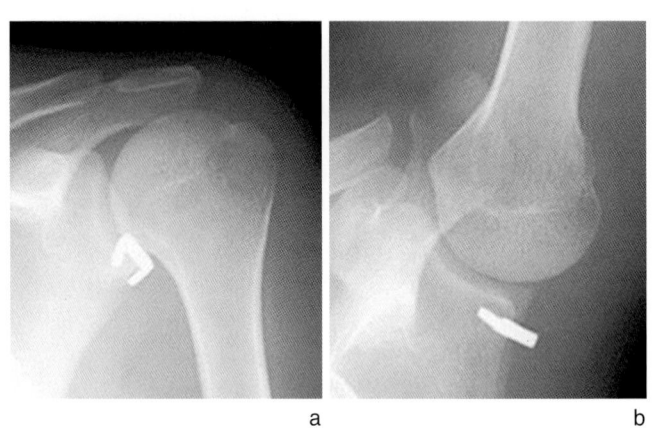

図 8-60　後方脱臼パターン
a：臼蓋形成術後　下垂位　b：同　挙上位

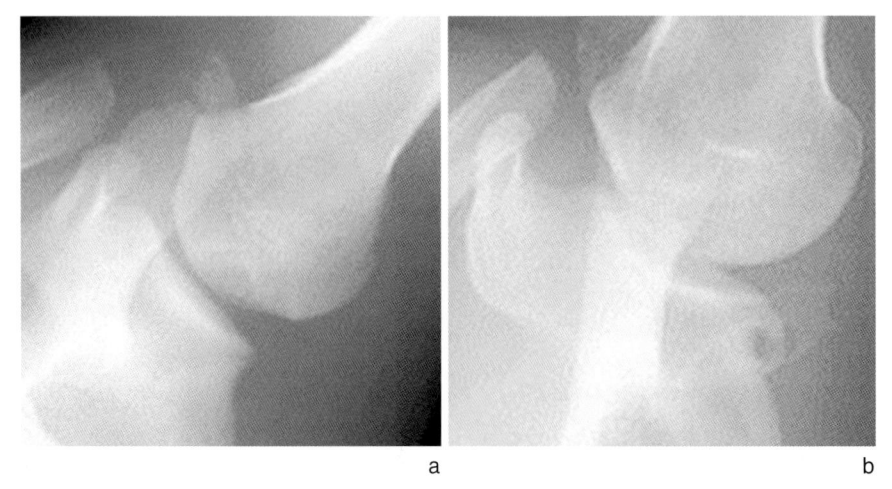

図 8-61　後方脱臼に対する臼蓋形成術
a：術前の骨頭部欠損に注目　b：同術後 6 カ月　骨頭の欠損部は消失し求心位をとっている

する臼蓋形成術 glenoplasty とその修復時に行われる関節包縫縮術を併施している。本法は 1970〜2011 年間に 40 例行われている。その内訳は男性 29，女性 11，左側 16，右側 24 で，年齢は 7〜38 歳に分布し平均は 17.7 歳である。対象が比較的若年者のため固定期間が短く，成績は術前から存在していた棘下筋の萎縮の遺残が続く 1 例を除いてすべて優秀である。TIBONE は腱，靱帯，関節包などを修復しない方法では，41％の再発をみていると報告して，筆者と同じように骨移植と関節縫縮術の併施を勧めている（図 8-59〜61）。

【注】筆者は動揺性肩関節症に対しては，臼蓋骨切り術 glenoid osteotomy を行っている。これは臼蓋形成術 glenoplasty と概念も手技も全く異なる方法で混同しないように念のため記載しておく。

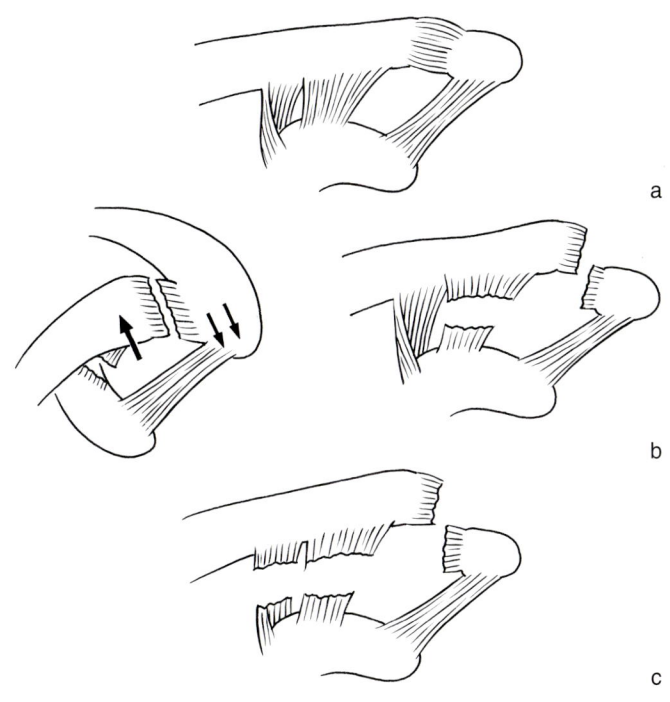

図 8-62 肩鎖関節脱臼の分類
a：正常　b 左：正常に見えるが鎖骨端が後方に転位　b 右：亜脱臼
c：完全脱臼

B. 肩鎖関節脱臼
dislocation of the acromioclavicular joint

　日常，器具を扱っていて小さなスクリューが駄目になったために用をなさないことがよくある。そしてそれが精密なものであればあるほど，スクリュー一つの占める役割は大きい。肩についても同じことがいえる。肩鎖関節は一見小さなものだが胸鎖関節を介して躯幹と結合し，上肢を支える重要な働きをもっている。もし，この関節を固定してしまうと最大挙上ができなくなり，肩の機能の大半は失われてしまうだろう。人が他の動物たちと同じように四本足で歩かなければならないとすれば，一歩も前進できないことになる。

　肩鎖関節脱臼はよく出会う外傷だが，治療法に関してはすでに古典的なもののように思われている。一般的にいって保存的に治療された症例の大半は治癒していると考えられているが，遠隔成績をみると必ずしも成績が良いものばかりではなく，完治したものはその半ばにすぎない。多くの場合，患者の訴えが取り上げられていないか，あるいは患者自身が諦めて放置していることのようである。一方，観血的治療が行われたものでも，その成績は必ずしも満足できないことがある。進化とともに形態を変えたこの関節の病態について，今一度考えてみよう。

1. 病態の分類　classification of the disease state

　肩鎖関節脱臼は脱臼というよりむしろ烏口鎖骨靱帯の断裂によって起きる離開 separation ともいうべきもので，程度によって便宜上，亜脱臼もしくは完全脱臼などと分けられる（図 8-62）。1942 年，Horn はこの分類に周辺の筋群，ことに三角筋・僧帽筋などの軟部損傷を付け加えている。

　烏口鎖骨靱帯の損傷あるいは断裂による症状は，局所の腫脹，関節内の出血，圧痛や運動痛，逸脱した円板の嵌頓，肩甲骨の不安定性などによって引き起こされる諸症状などで，烏口突起の下降に伴う神経・脈管束の圧迫症候，すなわち手指への放散痛やしびれ感，肩甲骨係留筋群の異常緊張による結合織炎の発生，など多様で複雑な障害を包括している。したがって治療にあたっては，完全脱臼か亜脱臼か，などの分類にこだわって治療方法を選択するのではなく，肩鎖関節の機能とメカニズムと患者の要望を理解して臨むべきである（図 8-63）。

　肩鎖関節脱臼では，関節軟骨の離断，小骨片の散乱，関節包の弛緩あるいは断裂，円板の損傷と逸脱などの所見を確認しておく。烏口鎖骨靱帯では，僧帽靱帯のみの断裂かあるいは円錐靱帯も同時に損傷を受けているかなどを観察する。脱臼が軽度亜脱臼にみえても関節包の損傷および靱帯の断裂の程度によって，鎖骨端が上方に転位するものと後方に脱臼するものがある。後者は上肢に

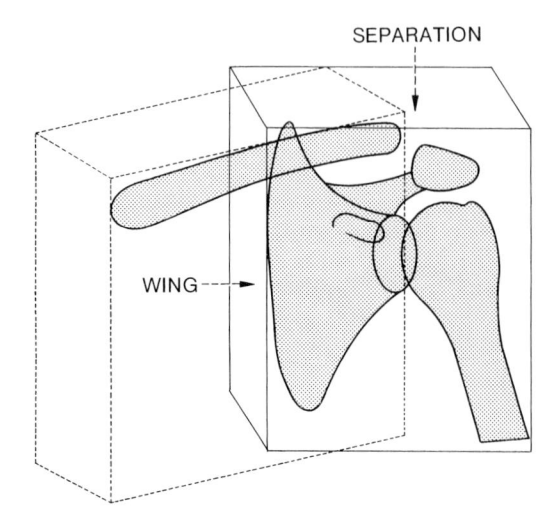

図 8-63　肩甲骨と鎖骨の面の違いに注目

負荷をかけると明瞭になるが，前後の単純レントゲン写真だけでは見落としやすいので注意する．これは反跳型と考えられるもので，かつて辻(公)(1958)が指摘したものと同一病態であろう．陳旧性の症例では，関節の離開状態，円板の石灰化，烏口鎖骨靱帯の骨化あるいは石灰化，鎖骨端の腫大の程度，変形性関節症様の変形などをよくみておく．

脱臼の程度を表す方法としてはTossy(1963)，Allman(1967)，Rockwood(1975)らの分類法がある．Tossyのものを記しておく．

type Ⅰ：関節の捻挫，挫傷の程度のもの．

type Ⅱ：関節は損傷を受け不安定になっているが，烏口鎖骨靱帯の損傷が不全で亜脱臼を呈するもの．

type Ⅲ：関節の損傷がひどく，烏口鎖骨靱帯が完全に断裂して鎖骨端が上方に転位，完全脱臼といわれるもの．

脱臼骨折では関節に損傷が少ないことから亜脱臼に準じて治療されるが，鎖骨の転位がひどく整復位が保持できないものは，観血的治療の適応となる(図8-64)．

新鮮，陳旧，習慣性もしくは随意性などと分類することもできるが，大した意義はもたない．Janecki(1977)は19歳女性の随意性の報告が，珍しい後方脱臼では，Petersson(1983)の1例，大原ら(1984)の1例，坪内ら(1991)の2例の報告がある．

Tischer ら(2009)は，本症に付随する損傷は考えられているより多く，関節内部のSLAP損傷や腱板断裂などを伴っていると報告，菊川ら(2005)は肩鎖関節症の関節軟骨の組織所見から，軟骨の温存されているものから線維組織に置換されているものまでさまざまであると述べている．二宮(裕)ら(2005)は，168例をDear法で治療し，術後の評価法として挙上位での棘鎖間角(spinoclavicular angle, SCA)を計測，術後に問題のない群は31.7 ± 3.83°で，障害のある群は27.4 ± 4.15°で，SCAの増加は鎖骨遠位端の整復度を表すとした．

2. 当院資料(図8-65)
cases at Nobuhara Hospital

当院の42年間の資料をみると，肩鎖関節脱臼の総数は745例，男女比は4：1で男性に多発，左右別はやや右側に多い．2002年の調査では30歳代以下が51.3%を占めていたが2012年の調査では少し減じて48.0%となり，40歳以上での発症が51.8%に増加している．そのほとんどが交通事故，特に単車による衝突・転倒によるものである．スポーツでは柔道が75%を占め，柔道外傷の74%が肩鎖関節外傷であるという中田ら(1940)の

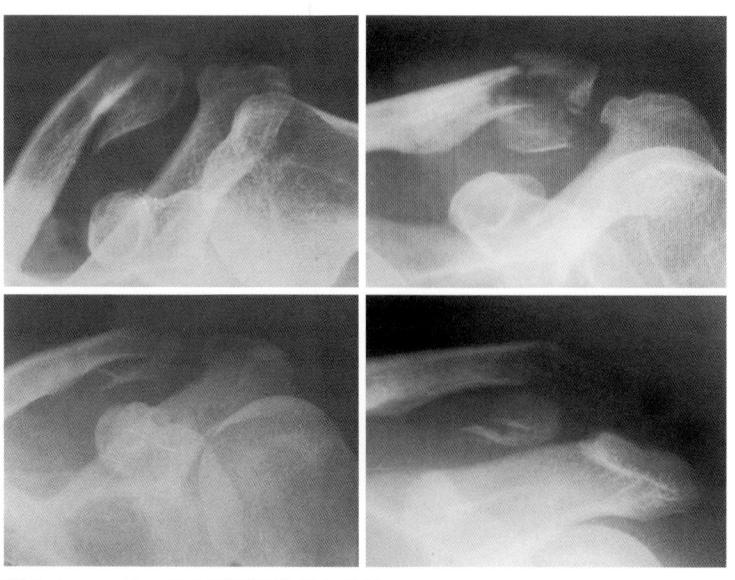

図 8-64　いろいろな肩鎖関節脱臼骨折

集計値と併せ考えると，興味深いものがある．しかし，安全管理が行き届いたせいか，現在ではこれも減少傾向にある．

手術した症例について詳述しよう．症例総数は316例で，男女比は275：41で男性は女性の約7倍，左右比では1：1.2で右側が多い．受傷年齢は11～76歳に分布し平均年齢は36.4歳，手術までの期間は0～17年で平均4.5カ月である．

職種は肉体労働者が48.5％，次いで事務員26.4％，そしてアスリートと続いている．発症機転は転倒・転落が66.5％で最も多く，打撲が26.7％，引っ張られてが2.0％，原因を覚えていないが4.8％となっている．交通事故と労働災害によるものが多いので，治癒の判定と後遺症については注意を要する．合併損傷は約半数に存在している．その内訳は，肩の骨傷と腱板損傷，肩以外の部位の骨傷・軟部損傷，頭部外傷，頸椎外傷，麻痺など，かなり重篤なものもある．

程度の頻度をみると，typeⅠが7.0％，typeⅡが8.2％，typeⅢが84.8％で最も多い．これらの手術適応は形状の修復よりも，円板の損傷・逸脱のため激しい運動痛が訴えられたためである．手術までの期間は0～204カ月までに分布，平均すると約6カ月となり予想外に長い．

受傷後直ちに来院した新鮮例は60％だが，残りの症例は他医あるいは関連領域で加療されてから来院している．その内訳は整復・固定を受けたもの70％，手術を受けたもの10％，他部位の治療が優先され放置されていたもの5％，未治療のもの15％，となっている．自験例では当初保存的に加療されたが，後に観血的に修復した2例がある．

3. 症状　symptoms

主訴は損傷の程度により異なるが，自発痛，運動痛，機能障害，脱力感などの組み合わせである．新旧を問わず全体でみると，動かすと痛みが強く運動制限のあるものが過半数を占めている．

新鮮例では肩鎖関節から烏口突起上部にかけて広範囲に腫脹があり，皮下血腫は51％にみられる．4週を過ぎてもほとんどの症例に関節部圧痛が続いている．運動痛を訴えるものは約半数で上肢の放散痛，知覚障害を伴うものもある．階段状の変形は新鮮例の70％に認められ，指で押さえると鎖骨端が反跳するピアノキー症状のあるものを含めると，さらに高率（98％）となる．その他，小骨片や円板損傷などによる雑音が72％の症例にみられている．

烏口突起の骨折を合併することは稀だが，今までに

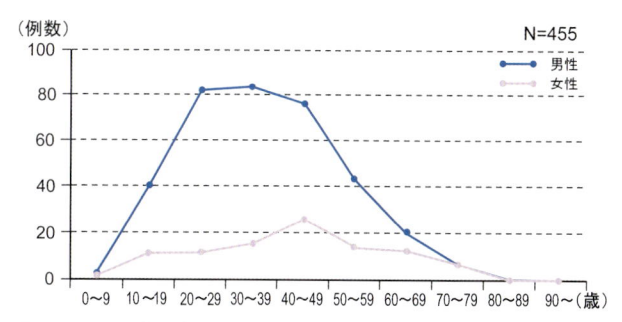

図8-65　肩鎖関節脱臼（脱臼骨折を含む）（年齢・件数・男女別）

SMITH（1975），PROTASSら（1975），小林（昭）ら（1977），BERNARDら（1983），仲川ら（1988），筆者らの症例を併せると数十例が報告されている．

急性期を過ぎると肩甲帯の痛み・違和感・鈍重感などや，運動痛・倦怠感などを伴い病状が複雑化し，陳旧例では筋萎縮，保存的加療の圧迫による褥瘡・瘢痕をみることがある．

a．新鮮例

主訴は自発痛，運動痛などで上肢を挙上できないものが93％を占めている．症状は圧痛100％，腫脹96％，変形98％，軋轢音74％，血腫51％などで，37％の症例に肩および他の部の損傷が，10％に頭・頸部外傷などの重度の損傷が合併している．損傷程度は烏口鎖骨靱帯が断裂した完全脱臼，typeⅢがほとんど（94％）だが，関節軟部損傷が強く円板が逸脱したtypeⅡ（5例）や，疼痛の強いtypeⅠ（1例）が含まれている．

b．陳旧例

陳旧性になると，主訴は運動痛と機能障害60.6％，運動痛としびれ・脱力感25.5％，拘縮13.9％などに変化する．症状は圧痛がそのほとんどにみられるが，腫脹と血腫は消退し変形が次第に気になってくる．合併損傷のため陳旧例になったものが多いが，治療を受けたが経過がよくなく手術に至ったものもある．損傷程度は烏口鎖骨靱帯が断裂したままのtypeⅢが76％で，残りは肩鎖関節が癒着したものや外固定のため肩拘縮を起こしたtypeⅡ，typeⅠなどである．手術までの期間は204カ月に及ぶものもあるが，平均1年2カ月である．

4. 画像の撮影方法と所見（図8-66）
radiographic findings

臥位では上肢が突き上げられて脱臼が自然整復されることがあるので，必ず立位で撮影する．単純X線写真の

314　第8章　肩の骨傷

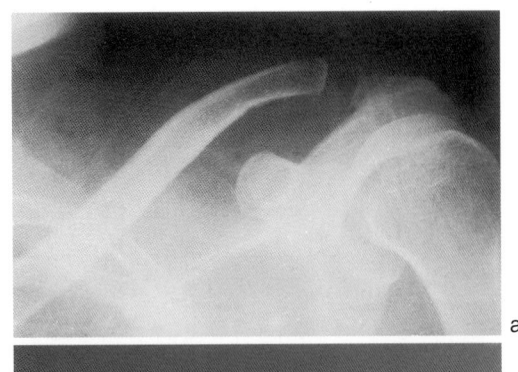

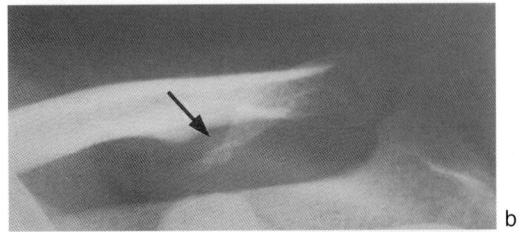

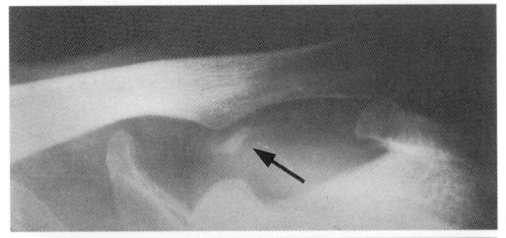

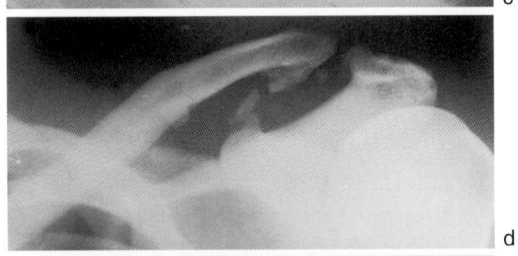

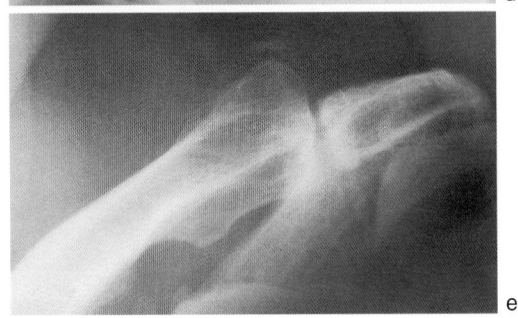

図 8-66　肩鎖関節脱臼のレントゲン画像
a：新鮮完全脱臼　b：僧帽靱帯の骨化　c：円錐靱帯の骨化　d：脱臼位遺残と僧帽靱帯の骨化　e：腫大した鎖骨端

関節への流入 Geyser sign をみることがあるので，機能障害を訴えるものには必ず肩関節造影を併施しておく。

新鮮時は鎖骨外端の上昇で容易に診断がつく。陳旧例では関節腔の拡大した状態のままのもの，二次的あるいは代償性に鎖骨端が腫大しているもの，などが過半数を占めている。断裂した烏口鎖骨靱帯が石灰化しているものも案外多くみられ，索状のもの，島嶼状のもの，小円形のものなど多様である。また稀に円板の石灰化を起こしているものがある。明らかに受傷によると考えられる変形性関節症状の変形は，約30％にみられている。

手術した症例の画像をみると，新鮮例では関節が離開しているものが96％，砕小骨片のあるものが9％などだが，陳旧例になると関節が離開したままのものが90％，鎖骨端が腫大しているものが45％，烏口鎖骨靱帯が骨化しているものが40％，円板が石灰化したものが20％，骨片の遺残が9％などと所見が多様化する。

5．治療　treatment

a．保存的療法

病態をよく把握して保存・観血的のいずれをとるか決定する。保存的療法は関節が整復・保持できるものであれば，包帯・絆創膏・ギプスあるいは装具による固定のいずれかを用いる。整復は肘を曲げて持ち上げるだけでできるが，この肢位の保持は患者が守らないこともあって難しく，ことに肩甲骨の回旋を完全に防止できる固定法は求めるほうが無理であろう。仰臥位で上肢の挙上を数週行うことで，靱帯の治癒による自然整復が採用されたこともあるが，長期臥床が問題として同意が得られていない。

絆創膏固定は簡便で，多くの臨床医がこの方法を採用している。しかし，動作で絆創膏がゆるみ，あるいは"かぶれ"て長期間の整復位保持が難しく，さらに除去後に再脱臼し易いことから，和田（1986）は治療に限界があると述べ，柳田ら（1958）は無効と主張している。筆者の経験では軽度の症例には効果があったが，来院しなくなったものや成績の不良のものを含めると，実際には30％程度しか結果をあげていない。Stubbins ら（1959）は suspension cast による整復位保持を，Anzel（1974）は dynamic splint による固定を，三谷ら（1983）は Gilchris 法の変法としてストッキネット stockinet による Velpeau 位固定を行って，良好な成績をあげたと報告しているがいずれも散発的である。一方，バイオメカニクスの面から光安ら（1987）は，烏口突起を中心として後方に圧迫する装具を考案している。高澤ら（2005）はコンタクトスポーツのアスリートを鎖骨バンドで加療し

ほかに，上肢下垂位で両手に負荷をかけた状態での撮影が必要である。吉松ら（1969），岩田ら（1971）は関節造影を行って関節損傷の程度を知ろうとした。筆者は関節内の損傷，特に関節包の断裂や円板の逸脱を知るために 0.5〜1 ml の造影剤を関節内に注入して状態を観察している。正常では注入時にすでに抵抗を感じるが，数 ml が入るときは関節包の断裂を考えてよい。稀に腱板損傷・腱板疎部損傷を合併することがあり，造影剤の肩鎖

表 8-8 陳旧性肩鎖関節脱臼の X 線写真所見

広汎離開	52.2%
円板石灰化	4.3
C-C 靭帯骨化	56.5
鎖骨端腫大	60.8
OA 様変化	36.9

て，早期のリハビリテーションが競技復帰に効果を上げるとしている．彼らはまた保存的治療と観血的治療の結果を比較（2006）して，解剖的修復か機能的修復か，両者に有意差はないとした．

多くの陳旧例をみると，そこには何らかの愁訴のあるものがほとんどで，保存的療法の限界を考えさせられる．保存的治療が行えるのはごく軽度の亜脱臼と，関節損傷の非常に少ない幸運な完全脱臼に限られるようである（表 8-8）．

b．観血的治療（図 8-67）

数多くの手術法があることは，裏返せばそのいずれもが満足できるものでないことを物語っている．手術方法には，①関節に直接侵襲を加えて固定材料や靭帯を利用して修復するもの，②烏口鎖骨靭帯を修復するもの，などがあるが，両者の併用も行われている．また，症例によっては③鎖骨端切除術を行って機能を維持する方法，④鎖骨を骨切りして整復位を保持する方法なども行われている．

1）関節に侵襲を加える方法

肩峰から鎖骨に向けてキルシュナー鋼線〔PHEMISTER 1942（図 8-68 a），BLOOM 1945〕，ワイヤー，スクリューなどを刺入して関節固定をする方法は古くから行われており，わが国でも中田ら（1940），辻（公）ら（1958），柳田ら（1958），新井ら（1995）が施行している．畑ら（2005）は手技を改良した変法を 19 肩に行い，良い結果をおさめたと報告している．

最近は鎖骨フック platelocking compression plate を用いて固定する方法が普及しつつあるが，一方ではこれ

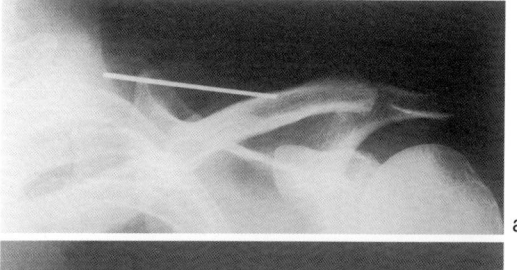

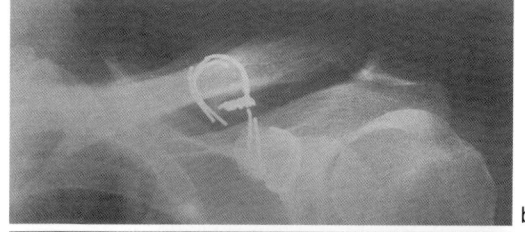

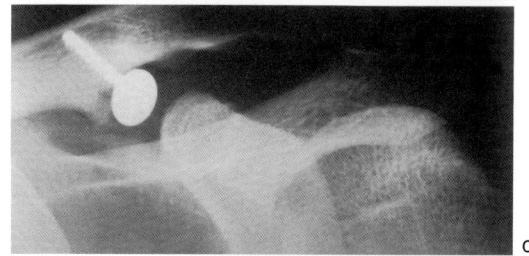

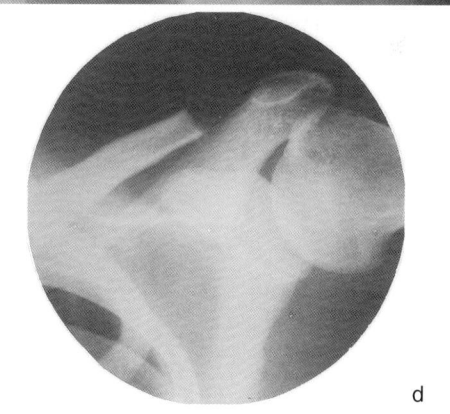

図 8-67 肩鎖関節脱臼手術後レントゲン画像
a：逸脱したキルシュナー鋼線　b：破損したワイヤー
c：DEWAR 法による修復　d：鎖骨端切除術

らの効果を疑問視するむきもある．機能的にみても直接関節への侵襲は一時的とはいえ関節固定術であって，当然拘縮を起こしやすい．鎖骨挙上・回旋障害や上肢の水平以上の運動は数週間制限されるし，鋼線の脱出や破損，および抜去の時期なども問題であろう．抜去後の再

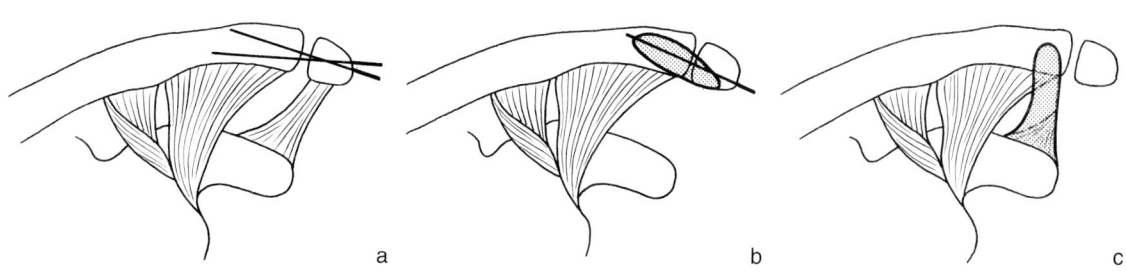

図 8-68 肩鎖関節脱臼に対する手術術式　a：PHEMISTER 法（1942）　b：NEVIASER 法（1952）　c：WEAVER 法（1972）

316　第8章　肩の骨傷

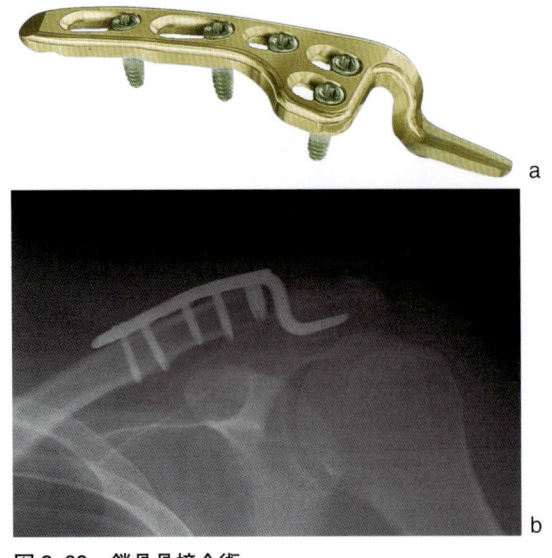

図 8-69　鎖骨骨接合術
a：plate locking compression plate
b：術後レントゲン写真

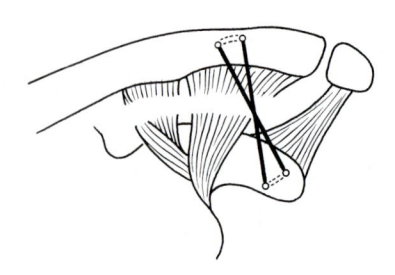

図 8-70　HENRY 法

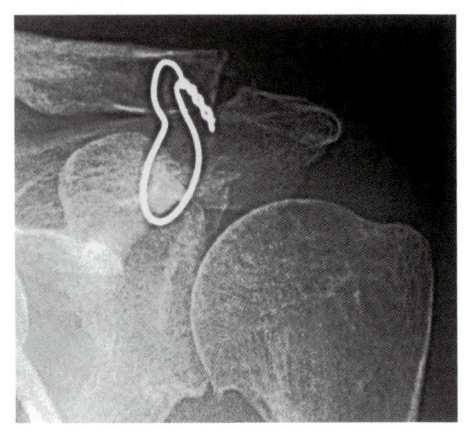

図 8-71　ワイヤーを使用した固定性不良例

脱臼，鋼線の長期残留による肩関節拘縮は誰もが経験するところで，このジレンマは本法では解消できない（図8-69）。

上記の問題を解決するために固定に靱帯が用いられるようになった．本邦では飯野ら(1969)の報告がある．現在では，手近な烏口肩峰靱帯を利用する二つの方法が普及している．一つはこの靱帯を烏口突起付着部で小さな骨片とともに切離して，肩鎖関節前上方を覆い鎖骨に縫着するNEVIASER(1952)の方法で（図8-68 b），彼自身の112例の経験で良い成績をあげていることから，わが国でも愛好され，坂巻ら(1974)，森(雅)ら(1984)が追試している．

もう一つのWEAVERら(1972)が考案した手技(図8-68 c)はNEVIASERの方法とは全く逆に靱帯を肩峰付着部ではずし，鎖骨外側端を約2 cm切除してその断端に縫着するもので，山本(1981)のいうように前者よりは力学的に理にかなっているようである．WEAVERの報告は少ないが，この方法は本邦で受け入れられ，万納寺ら(1975)，川部ら(1976)，堀川(哲)ら(1977)，井上(紀)ら(1979)，宮岡ら(1984)，菊池(1984)，伊藤(博)ら(1989)が行っている．吉田(仁)ら(1986)はWEAVER-DUNN法の術後11例の機能を検索して，移行した烏口肩峰靱帯は烏口鎖骨靱帯の機能を補完していると述べ，吉田(篤)ら(1996)もその有用性を説いている．NEVIASERの方法は内固定としてキルシュナー鋼線を使用しなければならないし，WEAVERの方法は鎖骨端切除術の

効果をあげるための一手段との感がある．いずれにしても烏口肩峰靱帯という素材は力学的にみて脱臼を防止するにはあまりにも脆弱である．池永(1989)は15例の追跡調査で烏口鎖骨靱帯修復のほうが，成績が良いと報告している．最近，加藤(貞)(1992)はWEAVER法を改良した変法を，川部ら(1976)は骨片をつけて移行するCADANAT法を採用，湯川ら(1992)，小川(剛)(1992)もこれに追随している．

2）烏口鎖骨靱帯を修復する方法（図8-70）

この靱帯の修復は治療の原則だが，HENRY(1929)，VARGAS(1942)のように腱を使用する方法と，BOSWORTH(1941)のように烏口突起と鎖骨をスクリューで直接連結固定する方法がある．前者は他の部位から腱を切採するという問題と，脆弱な腱では強固な固定が得られないという弱点をもつ．これらを解消するためにEJESKAR(1974)は古典的なワイヤー，田島(宝)ら(1974)，清水ら(1982)，北尾ら(1993)はテフロンテープ，GRONMARK(1976)はナイロン，BROWNEら(1977)は5 mmのMersilene tape，KAPPAKAS(1978)，POST(1978)，BARGREN(1978)らはHARRISONが開発した人工靱帯dacron，小松田(2005)は人工靱帯テトロンテープを用いている．それぞれの術者は好成績を自負しているが，ワイヤーによる締結が数週後に破損する例や人工物による異物作用および非器質化などの問題もある（図8-71）．

一方，BOSWORTHの方法（図8-72）はKENNEDYら(1954)，

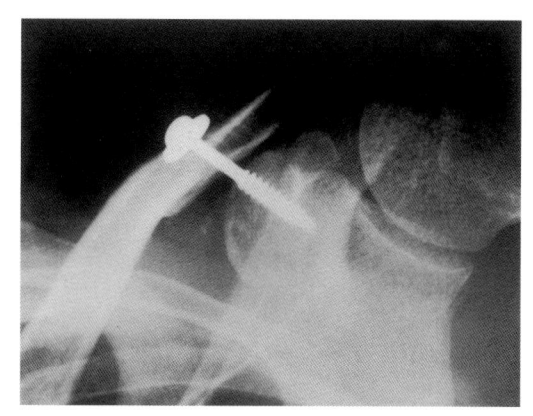

図 8-72 BOSWORTH 法

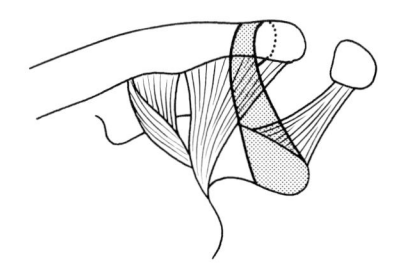

図 8-73 LECOCQ 法

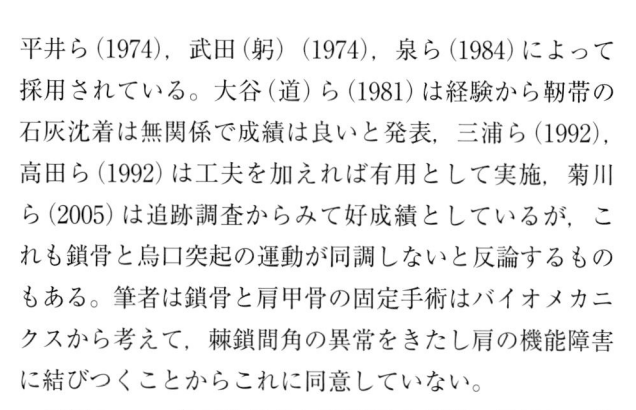

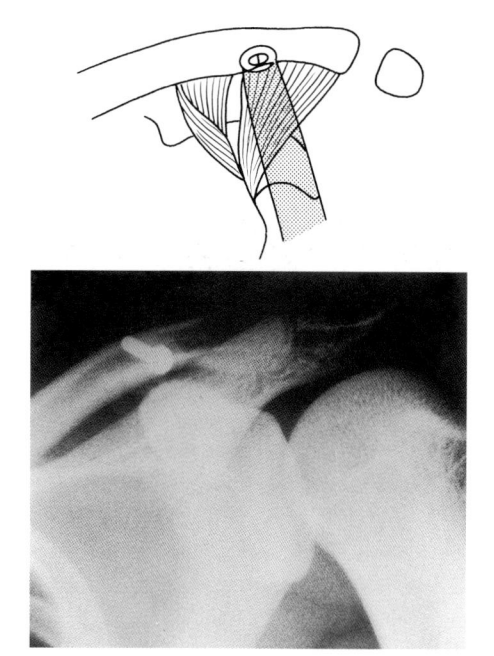

図 8-74 DEWAR 法 (1965)

平井ら(1974), 武田(躬)(1974), 泉ら(1984)によって採用されている. 大谷(道)ら(1981)は経験から靱帯の石灰沈着は無関係で成績は良いと発表, 三浦ら(1992), 高田ら(1992)は工夫を加えれば有用として実施, 菊川ら(2005)は追跡調査からみて好成績としているが, これも鎖骨と烏口突起の運動が同調しないと反論するものもある. 筆者は鎖骨と肩甲骨の固定手術はバイオメカニクスから考えて, 棘鎖間角の異常をきたし肩の機能障害に結びつくことからこれに同意していない.

恩師 LECOCQ (1963) は烏口腕筋腱を利用, 反転して鎖骨を固定する VARGAS 法に絹糸を併用して強固なものにし, 固定期間を短縮して早期運動を勧める治療法を考案(図8-73), 同時に肩峰からの衝撃を避けるため鎖骨端を1〜2 cm 切除して, 術後に起き得る関節変形を防止している. 筆者の経験は少ないが, プロ野球選手に採用して完全復帰を果たさせている.

3) 筆者が採用している DEWAR 変法 (図 8-74)

1965年, DEWAR らが報告した烏口腕筋・上腕二頭筋短頭・小胸筋の一部などの腱をつけたまま烏口突起を鎖骨に移行して整復位を保持する方法 dynamic muscle transfers は, C-C メカニズムの修復方法としては最も優れたものである. この方法はもともと陳旧性のものに行われていたが, 後に新鮮例にまで適応が広がり, BAYLEY (1972), 久米田ら(1981)のように, 鎖骨端骨折の合併しているものや外傷性関節炎を起こしている症例にまで適応を広げているものもいる.

本法は烏口突起の骨切りの部位, 鎖骨への錨着の部位, 腱の緊張度の加減など, かなりの熟練を要するものだが, 烏口突起を鎖骨にスクリューで固定するという操作だけの簡単で効果的なものである. スクリューのゆるみや下方牽引力の不足による亜脱臼の遺残などが短所であろう. 本邦では, 桜田ら(1970), 小林(昭)ら(1977), 杉村ら(1980), 尾崎ら(1981), 仁科ら(1981), 長谷川ら(1982), 梅原ら(1991), 岩田ら(1992)が施行しているが, 那須(1974), KATZNELSON ら(1975)のように, 鋼線による関節, 関節包縫縮, 烏口肩峰靱帯による修復など, 他法との重複手技を勧める慎重派もある.

しかし, いずれの変法も動的な整復という DEWAR 法の最大の利点を損なうもので, 久米田・松葉(1981)らのように鎖骨に骨溝を作製して骨片を埋め込む方法や, 筆者らのスクリューをあらかじめ烏口突起に刺入しておき, 骨切りする方法などの改良で十分であろう. 矢野ら(1979)は術後の筋電図検索で上腕二頭筋腱の動的安定性を立証, 尾崎は鎖骨遠位端骨折にも適応を広げている. 小林(昭)らは53例の手術中, 83%に好成績をあげたと報告している.

i) 経験と手技

DEWAR 法の経験と得た知見を記す. 筆者は肩峰と鎖骨端の摩擦を防止するため, 鎖骨外側端を切除する手技を加えている. 症例は168例, 受傷原因はそのほとんどが転倒・転落, スポーツ・交通事故などの外傷によって

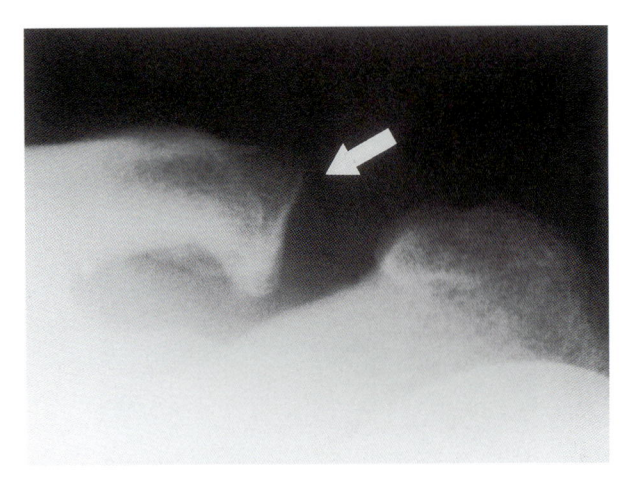

図 8-75　70%に remodeling がみられる

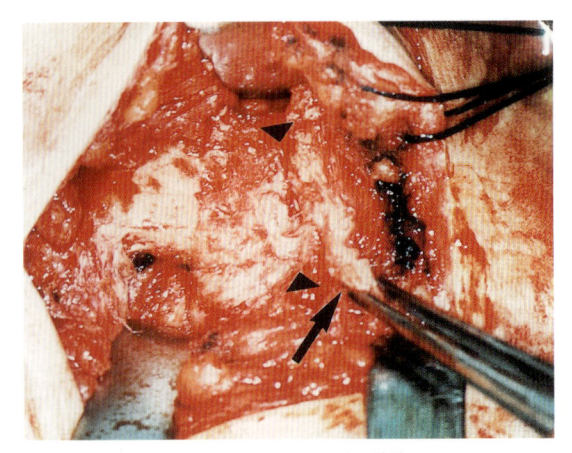

図 8-76　瘢痕組織が充満した関節裂隙
鎖骨端（▲で示す）と逸脱した円板（矢印）との関係に注目

いる。

　皮膚切開は肩鎖関節の少し外側から始まり，鎖骨前縁を通って円錐靱帯の付着部から下行，烏口突起のやや下方に至るJ状切開で侵入する。まず，①関節包の状態を観察して，後方に円板の損傷や逸脱，小骨片などがあればこれを処理し，肩峰と鎖骨端の摩擦防止のため鎖骨外側端を1〜1.5 cmほど切除する。次に，②鎖骨前下面の円錐結節 the conoid tubercle 部を丁寧に郭清し，移行する烏口突起が活着しやすいようにノミで骨表面に傷をつけ，中央部にドリル孔をあけておく。最後に，③同寸法のスクリューを烏口突起に留置しておき，その中末節部を骨切りして烏口腕筋腱とともに鎖骨前下面に引き上げる。時に烏口突起に付着する小胸筋腱が移行を妨げることがあるので部分的に剥離しておく。

ii）術後経過と成績

　術後3〜204カ月経過（平均6カ月）での追跡調査では，全く問題のないものは80%，軽度の機能障害あるいは運動痛・圧痛などが残存しているものは18%で，成績が不良で再手術を行ったものは2%である。内容を総括してみる。

　①60%の症例に鎖骨外側端切除術を併施したが，その70%に外側端の再生 remodeling が認められている（図8-75）。切除不十分な例では変形性関節症状の変化，雑音，圧痛が遺残するものがあり，切除幅が長いものでは remodeling が起きていない。②可動域は健側と対比して90%以上で満足できる。③筋力は正常範囲だが，挙上位での動作による易疲労性，肩の凝りやすさなどが14%に認められる。④肩鎖関節が肩甲骨の支点となっていることを示す棘鎖間角SCAを計測すると，健側との対比で有意差は見いだせないが，挙上位でみると明らかにそれの増加は鎖骨遠位端の整復度を表している。⑤スクリューは肩鎖関節の整復位を保持できる部で，少なくとも鎖骨の回旋を阻害しない位置，円錐結節に刺入したものが臨床的に良結果を得ている。末梢への固着は勧められない。

4）鎖骨端（部分）切除術

　鎖骨端（部分）切除は破壊的との批判もあるが，症例によっては臨床的成績が良い。本法は1941年に GURD および MUMFORD によって周知され，以後，MOSELEY（1959），霞ら（1966），筆者ら（1981），小宮山ら（1969）によって追試されている。

　CAMPBELL Clinic では，受傷後4週経過しても成績が良くなく烏口鎖骨靱帯の損傷のないものを適応としているが，筆者は，烏口鎖骨靱帯の機能が存在しているもの，陳旧例で保存的・観血的療法に失敗したもの，なんらかの訴えのあるもの，後方脱臼があり弾発するもの，新鮮例で関節内複雑骨折のあるもの，変形性関節症様変化があり痛みのあるもの，などに適応があると考えている。なお，関節内での摩擦を避けるために行う鎖骨端切除は本法に含めていない。

i）手術手技

　では筆者の44例の経験をもとに，その実際と理論的根拠を述べてみよう。

　全麻あるいは局麻のもとで半坐位とし，肩峰上から前方に向かい鉤状に曲げて肩鎖関節前縁を通り，鎖骨に沿って外1/3の部を露呈する皮膚切開で侵入する。鎖骨は周辺の軟部組織を温存しつつこれを露呈する。陳旧例では，①僧帽靱帯は石灰化を含む瘢痕組織となって堅固に鎖骨に付き，②長期の脱臼位のため鎖骨端は肩峰に適合して腫大して関節面を広げ，③鎖骨の関節端は瘢痕組織で覆われ（図8-76），④骨片および石灰化組織の点在や円板の逸脱・転位・消失などがあり，⑤後方脱臼位のままのものもある（図8-77）。

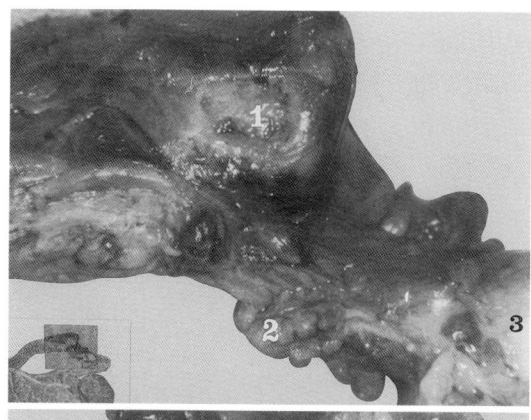

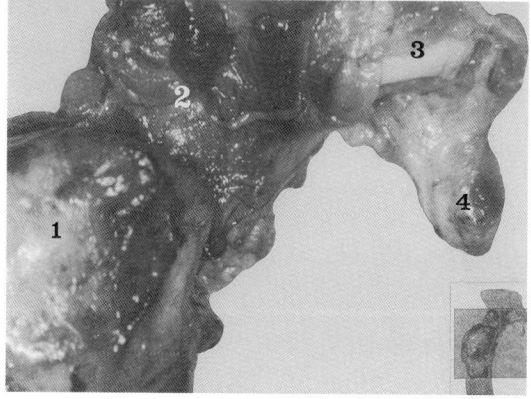

図 8-77 肩鎖関節脱臼所見
1：小骨折を起こした鎖骨端　2：断裂した関節包　3：肩峰関節面　4：断裂円板

鎖骨の切除にあたっては，円錐靱帯が瘢痕化して残存しその機能を保っているか，あるいは断裂，消失してしまっているかを確かめることが肝心である。陳旧例ではほとんど前者の場合が多いが，後者の場合は本法を断念してVARGAS法，DEWAR法などに切り替えるか，あるいは腱形成術をするか弾力的に判断する。次いで線鋸もしくは骨ノミosteotomeで，円錐靱帯付着部より外側部分を切除する。その長さは通常2～4 cm（平均2.8 cm）で，断端を丸く成形して圧痛が残らないように周辺の軟部組織で覆い，さらに鎖骨端が不安定にならないように僧帽靱帯を移行・錨着しておく。最後に肩鎖関節部の瘢痕化が腱板に影響を与えていないかどうかを確認して，各層を堅く縫合する（図8-78）。

術後，数日は局所の安静を保つためデゾー包帯を行う。その後スリングにして自動運動を許可，平均2週後に積極的な挙上訓練を処方する。通常3～4週で肩関節機能は回復する。術後に局所の圧痛を遺残したものは11％，筋力低下のあるものは3％である。術前にあったひどい階段状の変形は，いわゆる"なで肩"となり，腱側よりむしろなだらかなスロープを描く。

ⅱ) 本法の検討

鎖骨端切除術がなぜ臨床的に好成績をあげるか検討してみる。ここで肩が周囲の筋・骨・腱で構成され，力の平衡を保ちつつ運動を行っていることを思い出してみよう。これは前方と後方の二つの力関係をもつ三角形で示すことができる（図8-79）。

①前方の三角形は僧帽筋と胸鎖乳突筋が鎖骨を引き上げることで構成される力の関係で，頭部と鎖骨内・外端が頂点となり頸椎および僧帽筋前縁が3辺となっている。三角形の大きさは二つの筋の弛緩と緊張によって変化し，頭部と肩を結ぶN-Aは運動に際して伸縮する。また外側下方には，烏口突起・肩峰・鎖骨のC-Cメカニズムによる三角形があって補助，強調している。②一方，背部では僧帽・肩甲挙・大小菱形筋が肩甲骨を保持し，上肢とバランスをとって前方の三角形に対抗している。

③前・後の三角形は正常時には互いに協調し合って律動しているが，非常時にはどのように変化するのだろうか。肩鎖関節が機能を失ったとき，鎖骨外側端は不安定になり前方三角形のバランスはくずれ，大胸筋が鎖骨を引き下げているため，外側の頂点は鎖骨の外1/3境界点部に移る。すなわちN-Aに二分される内・外2つの三角形からできあがっていることが理解されよう。これを方程式で示すと下記のように表示できる。

正常時：△NSA ＝ △NSO ＋ △NAO
非常時：△NSA ＝ △NSO ＋ △CAO

説明を加えると，△NAOは病変が起きたとき，△

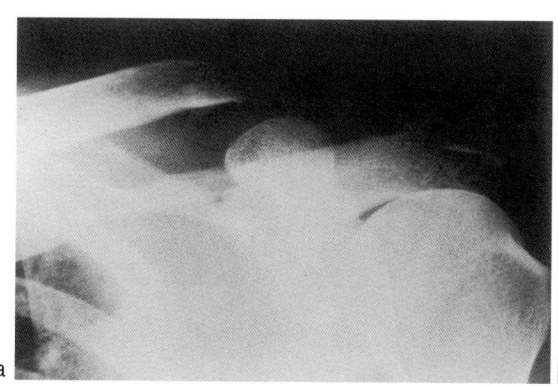

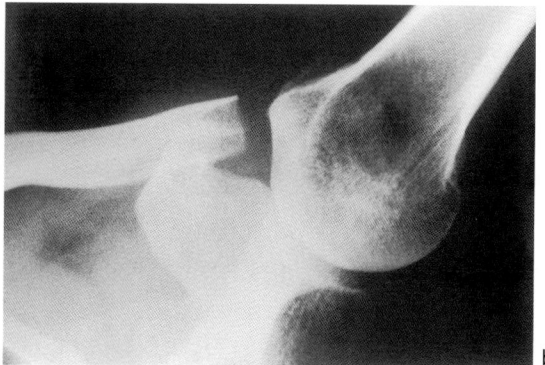

図 8-78 鎖骨端切除術レントゲン写真　a：術前　b：術後

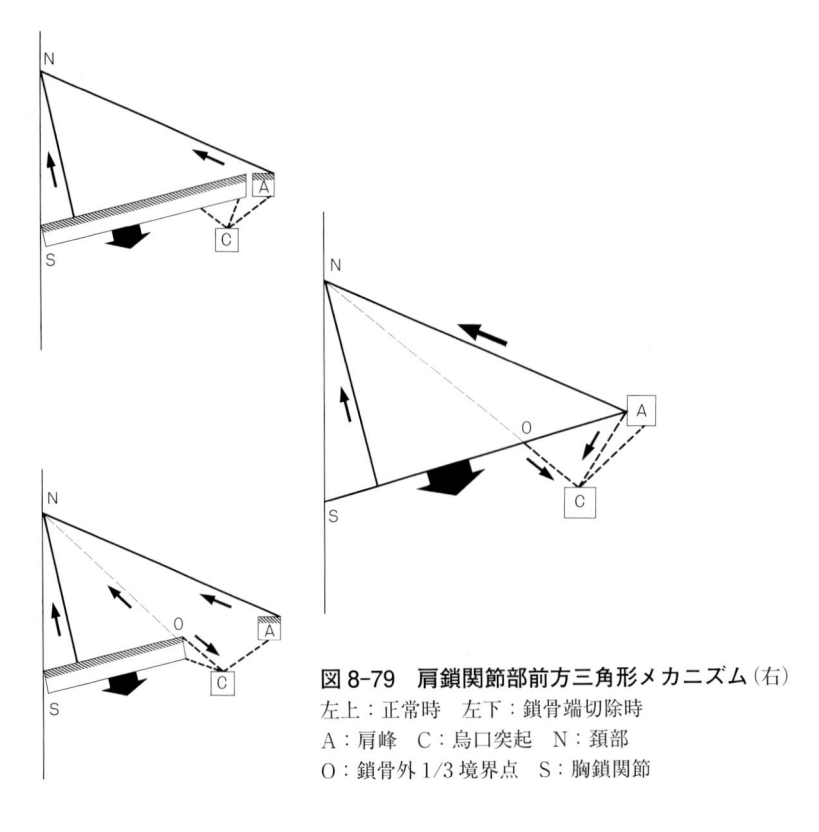

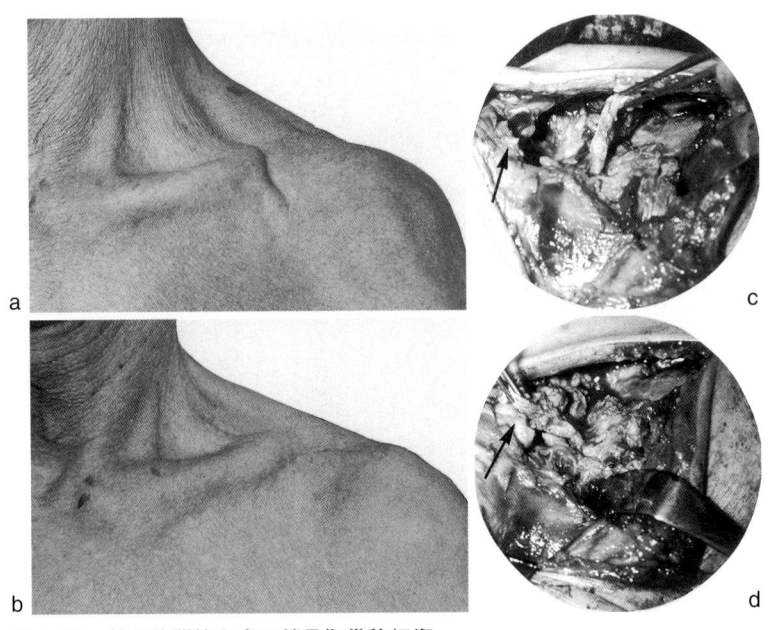

図8-79　肩鎖関節部前方三角形メカニズム（右）
左上：正常時　左下：鎖骨端切除時
A：肩峰　C：烏口突起　N：頸部
O：鎖骨外1/3境界点　S：胸鎖関節

図8-80　鎖骨偽関節と烏口鎖骨靭帯移行術
a：外観上の変形（術前）　b：術後　c：円錐靭帯を鎖骨端（矢印）に縫着　d：縫着後

CAOに変化して肩の平衡を保つようになる．したがってやむを得ないときは後者を確保することが必要である．この考えを臨床に導入したものが鎖骨端切除術で，烏口鎖骨靭帯が存在しているか，あるいは再建が可能なときには十分有効な方法となり得る．本法は鎖骨の偽関節や肩関節に障害をきたすような変形治癒骨折，さらに長期の固定を避けたい老人，病弱者などに簡単な手技として適応がある（図8-80）．しかし，木登りや高所での仕事に従事する人，あるいは戸松（1970）が指摘しているように上肢を挙上して作業する職人には禁忌であることを銘記しておこう．Corteenら（2005）も鎖骨切除後の安定性は靭帯の増強によって得られると述べ，筆者の見解に同意している．

5）その他の方法

野間ら（1973），日高ら（1981），高岸（憲）ら（1983）は

鎖骨を骨切りして骨移植し plate で固定する方法を採用している。また、山口（義）ら（1996）は WOLTER clavicular plate を使用した経験を報告している。しかし、既述したように一時的であれ関節固定は、早期の運動療法の支障となり、肩鎖関節脱臼の本質的な治療法とはなり得ない。

6. 肩鎖関節脱臼に被覆された腱板損傷
rotator cuff injury associated with dislocation of the acromioclavicular joint

合併損傷で留意しなければならないものは、被覆された腱板損傷である。身体の重篤な損傷があるとき、軽度な肩鎖関節脱臼が見落とされることはよくあるが、外観上で明らかに変形がある場合は、放置されることはまずないであろう。しかし、腱板損傷に関しては明らかに見落とされ医事訴訟の対象となることがあるので注意しなければならない。

当院の資料によると肩鎖関節脱臼 745 例のうち、腱板断裂または腱板疎部損傷を合併していたものは 98 例で、13.1％と高い発生頻度を示している。上記の症例で腱板修復と肩鎖関節の両者が修復されたものは 12 例である。挙上障害を訴える症例には必ず関節造影を行って、腱板損傷の有無を確認しよう。

他医で肩鎖関節脱臼の治療を受けたが経過が思わしくなく来院した症例を分析した三森（岐）ら（1999）の論文を紹介する。症例は男性 9 例、女性 1 例で、受診時の主訴は挙上時痛および挙上障害が 7 例、肩関節拘縮・運動時痛が 3 例である。受傷機転はごく通常の転倒が 7 例、上肢を引っ張られてが 2 例、打撲が 1 例、合併症として頭部外傷による意識障害のあったもの 2 例と肺損傷の 1 例、その他は尺骨神経麻痺、肘関節脱臼、肩挫傷がそれぞれ 1 例である。脱臼の程度は TOSSY 分類で I 度が 2 例、II 度が 2 例、III 度が 6 例で、保存的治療が行われていたものは 7 例、観血的治療が選択されていたものは 3 例であった。

受傷から当院での手術までの期間は 1〜46 カ月（平均 9.9 カ月）であった。治療方法は、5 例に腱板修復術（そのうち鎖骨遠位端切除術 3、肩甲棘接合術 1、肩鎖関節再手術 1 などを併施）、他の 5 例に腱板疎部修復術（そのうち鎖骨遠位端切除術 3、肩峰・烏口突起接合術 1、肩鎖関節再手術 1 などを併施）が施行された。9 例は術後に症状が改善され問題はなくなったが、1 例には挙上困難と手指のしびれが遺残している。また、経過とは別に初診医が医療過誤として訴訟された 2 件がある。

肩鎖関節脱臼は受傷直後のレントゲン写真所見で比較的安易に診断され、単一障害として取り扱われる傾向がある。しかし、大きな外力が加わったときは肩鎖関節だけでなく他の部位、特に腱板損傷が被覆されていることに留意すべきであろう。森澤（佳）ら（1998）も、肩鎖関節脱臼では腱板損傷の有無を調べる必要があるとしている。

7. 考察　discussion

肩鎖関節脱臼の治療方法ほど、甲論乙駁のあるものは少ないだろう。常識としては保存的療法で約 80％のものが治癒し、20％ほどのものに変形・疼痛・機能障害が遺残するという URIST（1946）の考え、それに III 度の完全脱臼にのみ手術が適応との考えがあるようだが、これにも異論をとなえる論文が次々登場している。

JACOBS ら（1966）は、21 例の放置例すべてに変形はみられるものの症状が少ないことをあげ、運動制限があり痛みが強いなど、放置できないものに限って観血的加療を勧めている。ROSENORN ら（1974）も 24 例中 13 例を保存的、11 例を観血的に治療したが、結果は両群とも同じとして前者を勧めている。また POWERS ら（1974）は、治療法を議論より個々の症例に応じた方法をとるべきとしながらも、III 度のものには手術を避けるようにと全く逆のことを強調している。

IMATANI ら（1975）は、新鮮完全脱臼の場合でも短期の固定で十分で、手術を避けて早期のリハビリテーションを行うべきと述べている。GLICK ら（1977）もスポーツ選手、ことに格闘技の人達の遠隔調査結果から完全な整復と満足できる機能とは無関係で、むしろ不完全なリハビリテーションが痛みと筋力減を引き起こすのだとしている。しかしこれらの論文には、"保存的加療ですべてよくなり、完全にスポーツへの復帰ができるとは言っていない。脱臼があってもスポーツはできると言っているのだ"という注釈があるのも興味深い。わが国でも三上ら（1982）が、完全脱臼放置による治療法というのを発表している。これは初期に簡単な固定をするだけで放置、後療法も不必要というもので、6 例に寒冷時に軽度の痛みがあるものの追跡調査で満足できる結果が得られたというものである。整復位の保持に留意することなく、12 例という少ない幸運な人達を根拠にした放置が治療であるとの主張には納得できないが、一方では観血的手段の乱用に対する警鐘とはなり得るであろう。

保守派に対して逆の資料を呈示したのは、BERGFELD ら（1978）である。彼らは健常な兵学校生徒を対象として、I-II 度脱臼の追跡調査を行ったが、成績が良いと考えられているこれらの群にもかなりの障害が残っているとしている。障害を I・II 度の順で示すと、異常のあ

るもの(43%・71%),レントゲン写真上の変化(29%・48%),臨床症状(39%・65%),かなり気になる症状(30%・42%),ひどいもの(9%・23%)となっている。この論文は保存的療法に対してかなり悲観的だが,当院の資料でも疼痛の遺残で不満足なものが40%と多く,わずかにそれらの症例より機能障害の程度が軽いのが救いである。

　Ⅲ度の脱臼に関してはPETTRONEら(1978),ROPER(1982)のいうように観血的加療が必要であろう。後者は遠隔成績で痛みがなく,機能もよく,外観上の変形がない肩鎖関節を得た,と報告している。宮崎ら(1981)は術後のスポーツ機能の回復について調査し,完全脱臼に対する手術例は全例復帰したと発表している。当院でのDEWAR法,鎖骨端切除術などの術後成績は,問題なく完全復帰したもの80%と良好なものである。

　これまでの意見を総合すると,少なくとも「Ⅰ・Ⅱ度のものには保存的,Ⅲ度には手術的」という従来の固定概念に従って加療されたものは成績が良くないようである。脱臼の程度と保存的・観血的手段および手技の選択は関係がなく,個々の症例に応じた弾力的な加療方法が用意されるべきであろう。

C. 上腕骨骨折
fracture of the humerus

　上腕骨骨折を治療するとき,意志や努力とは別に「角を矯めて牛を殺す結果」になってしまうことがよくある。事実,骨は癒合したが同時に肩・肘関節の拘縮も起こし,さらに長期の理学療法が必要となったり,不適切

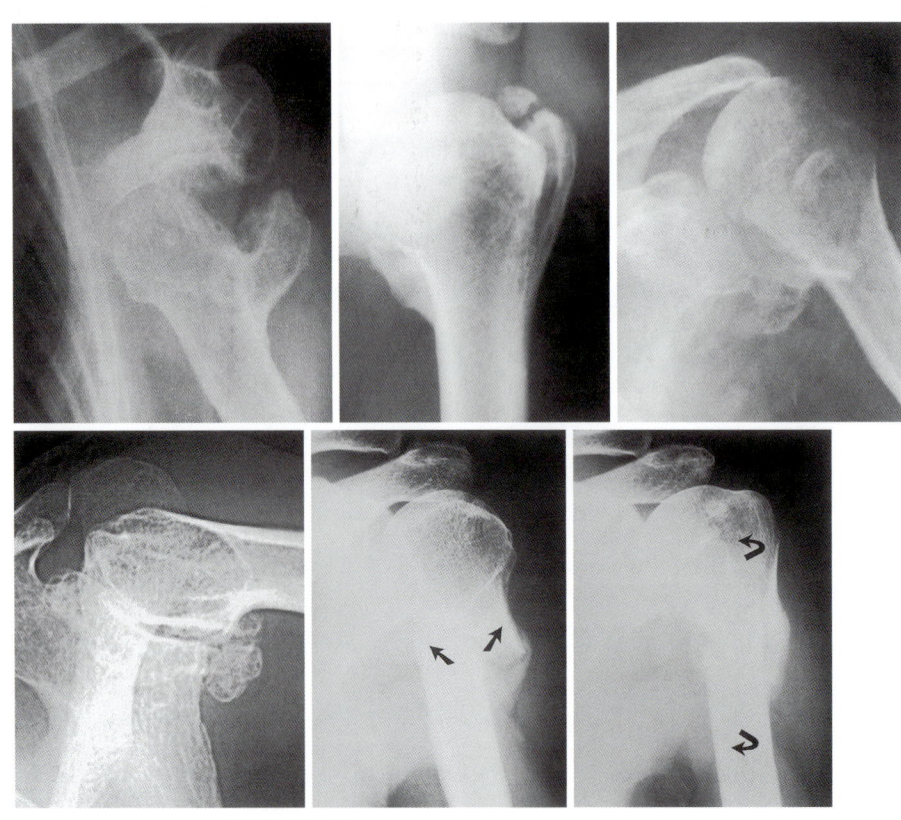

図8-81　いろいろな変形治癒骨折　外傷後の変形症例

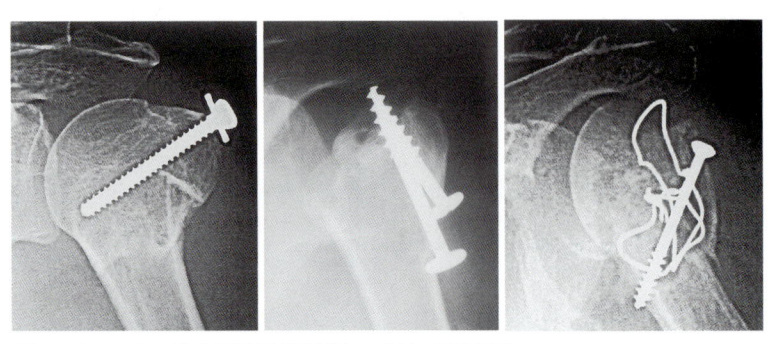

図8-82　いろいろな変形治癒骨折　不適切手術症例

な固定による遷延治癒や仮関節の発生で，再手術や骨移植を余儀なくされたり，plate やスクリューなどの固定材料による遅発性神経麻痺を起こしたりすることは，よく経験されている（図 8-81, 82）。さらに，不完全な整復による内旋・内反などの変形が引き起こす機能障害を考えると，治療にあたっては年齢や合併症だけでなく，骨折部位のレベル，腱板，三角筋，大胸筋などの筋群の作用を考慮した機能的整復と，短期間の確実な固定法が選択されることが肝心である。肩の精密な機能を温存することからも，あくまで保存的な治療法が優先されることはいうまでもない（図 8-83）。

1. 骨折の分類　classification of fracture

骨折の分類は臨床上，部位によるものが一番親しみやすい。成書には大小結節の上縁を境界として結節上と結節下に分ける KOCHER (1911) の分類方法が記載されているが，これに WATSON-JONES (1943) の考えを導入した分類が便利である（図 8-84, 85，表 8-9）。それは，まず，肩関節部と骨幹部のものに大別，前者を結節部，骨頭部，頚部の三つに分け，さらに頚部骨折を四つの型；圧迫型 impacted type，内転型 adduction type，外転型 abduction type，老人に多い末梢骨折端の強転位型 ge-

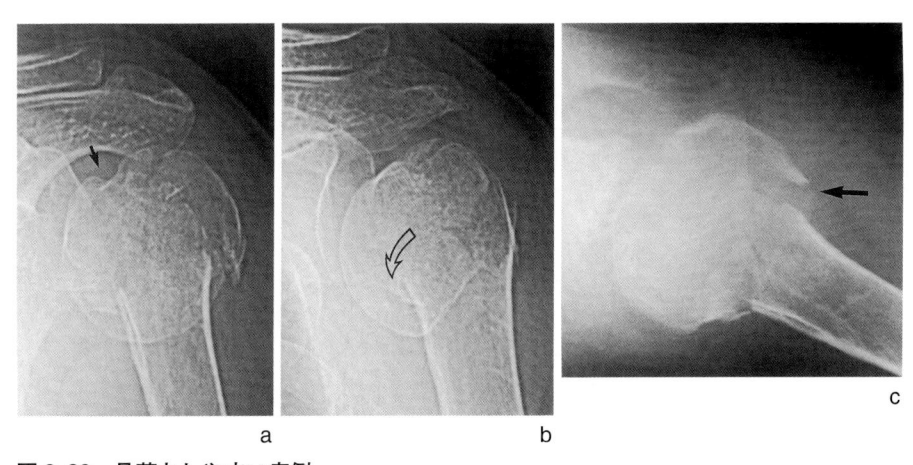

図 8-83　見落としやすい症例
a：三つに割れた骨頭（矢印は結節間溝）　b：前下方に転位した骨頭　c：同，軸射位

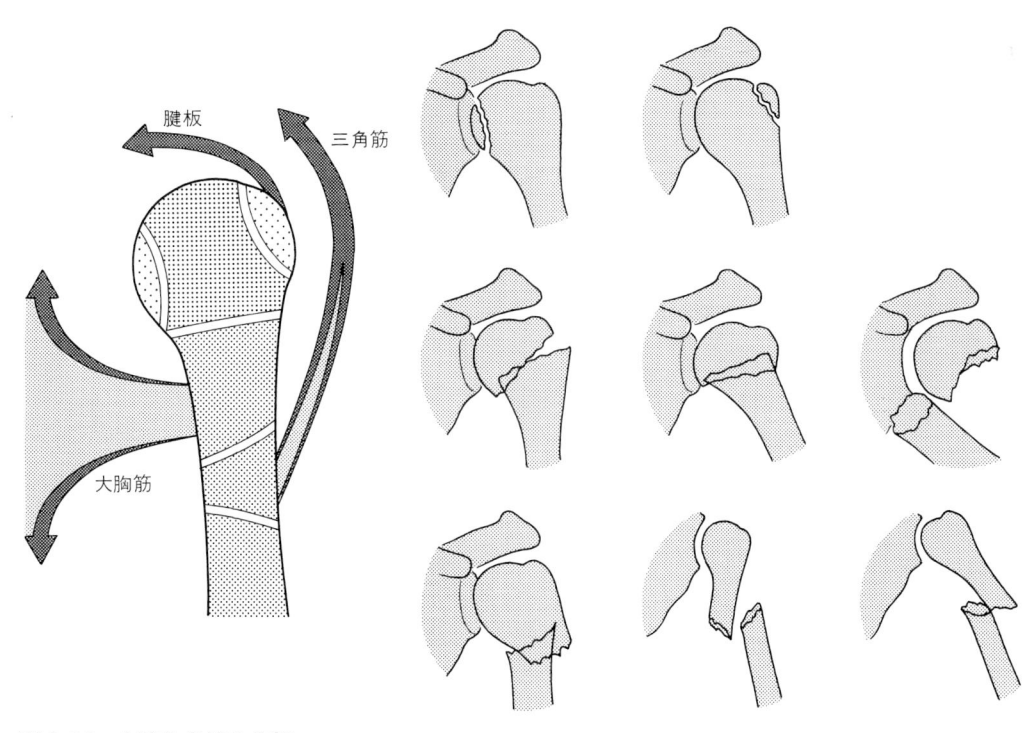

図 8-84　上腕骨骨折の分類
　肩関節部（骨頭・結節），頚部，骨幹部で分ける方法

表 8-9　上腕骨骨折の分類

1) Greater tuberosity
2) Humeral head
3) Humeral neck
　a. Impacted type
　b. Adduction type
　c. Abduction type
　d. Geriatric type
4) Humeral shaft
　a. Upper pec. M.
　b. Between pec. M. & deltoid
　c. Below deltoid

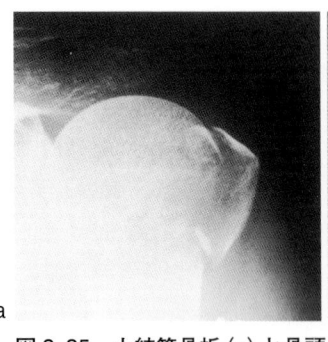

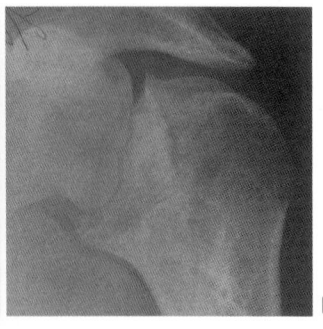

図 8-85　大結節骨折 (a) と骨頭骨折 (b)

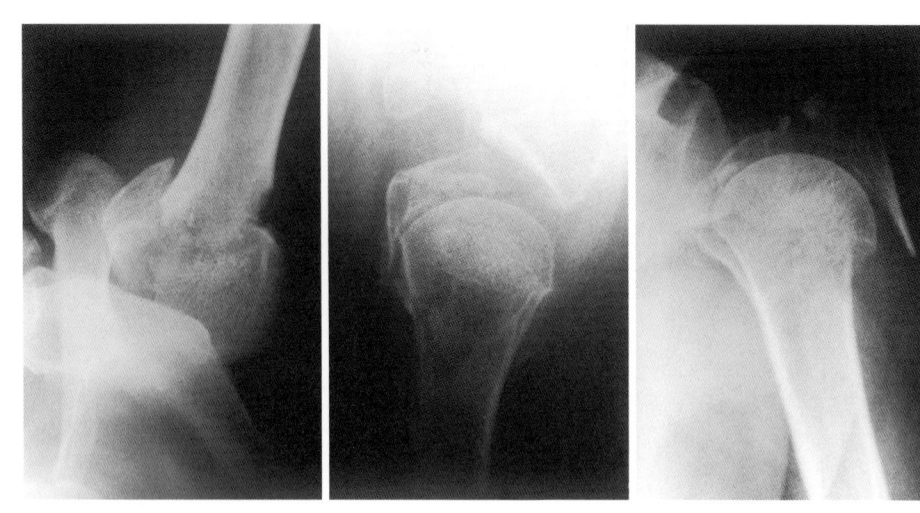

図 8-86　骨頭の複雑骨折（4 部分骨折）

riatric type に細分，後者では大胸筋，三角筋の付着部で上腕骨にかかる力から三つの型，大胸筋付着部より上で外転するもの，両筋の間の骨折で内転するもの，三角筋付着部以下の外転するものに細分するものである．骨頭の複雑骨折も別項に分類される（図 8-86）．

しかし，最近は NEER（1970）の分類が治療方針の決定に役立つことから広く普及している．これは骨折線によって分かれた骨片の数によって，その状態をより立体的に表現したものだが，ここには前方・後方の脱臼骨折のタイプが新たに加えられている．この分類は CODMAN の著書『Shoulder』の中に述べられている彼の発想を，基盤としたものと考えられる（図 8-87, 88）．一方，バイオメカニクスの立場から行われた WILLIAMS（1981）の分類方法もあるが，繁雑で臨床的でないためほとんど普及していない．

2. 当院資料　cases at NOBUHARA Hospital

ここで当院の 42 年間の資料を紹介する（図 8-89）．遠位を除く上腕骨骨折の症例数は 938 例で，これは同期間に当院を受診した肩疾患の 2.2％で，あまり多いものではない．男女比は 1：1.5 で女性に多く，左右別でもや や女性に多い．年齢は 4〜96 歳に分布しその平均は 54 歳，発症機転は転倒・転落がほとんどで，直達外力によるものは 15％程度である．

保存的加療は 507 関節，54％ 行われている．転位が軽いものにはデゾー・ヴェルポーなどの胸壁固定や hanging cast 法，ひどいものには挙上位牽引による整復・固定法が採用されている．しかし，最近は早期退院が社会的要請で，観血的加療が優先される傾向がある．

観血的に治療されたものは 431 例である．男性 151 例，女性 280 例で，女性が 65％ を占めている．左右比は 236：195 で左側がやや多い．受傷年齢は 3〜94 歳に分布，平均年齢は 56.9 歳である．

その内訳は，上腕骨骨折（顆部を除く）が 345 例，男性 113 例，女性 232 例で，女性が 67％ を占め，左右比は 196：149 で左側がやや多い．受傷年齢は 3〜94 歳に分布，平均年齢は 56.0 歳である．一方，上腕骨（肩関節）脱臼骨折は 86 例，男性 38 例，女性 48 例でやや女性が多く，左右比は 40：46 でほぼ同じである．受傷年齢は 11〜89 歳に分布，平均年齢は 58.4 歳で前者に比してやや高年齢である．手術例の 20％ を占めている．

手術した症例をみると，受傷直後に来院した新鮮例は 83.7％ で，残りの陳旧例 16.3％ は他医で治療され，拘縮

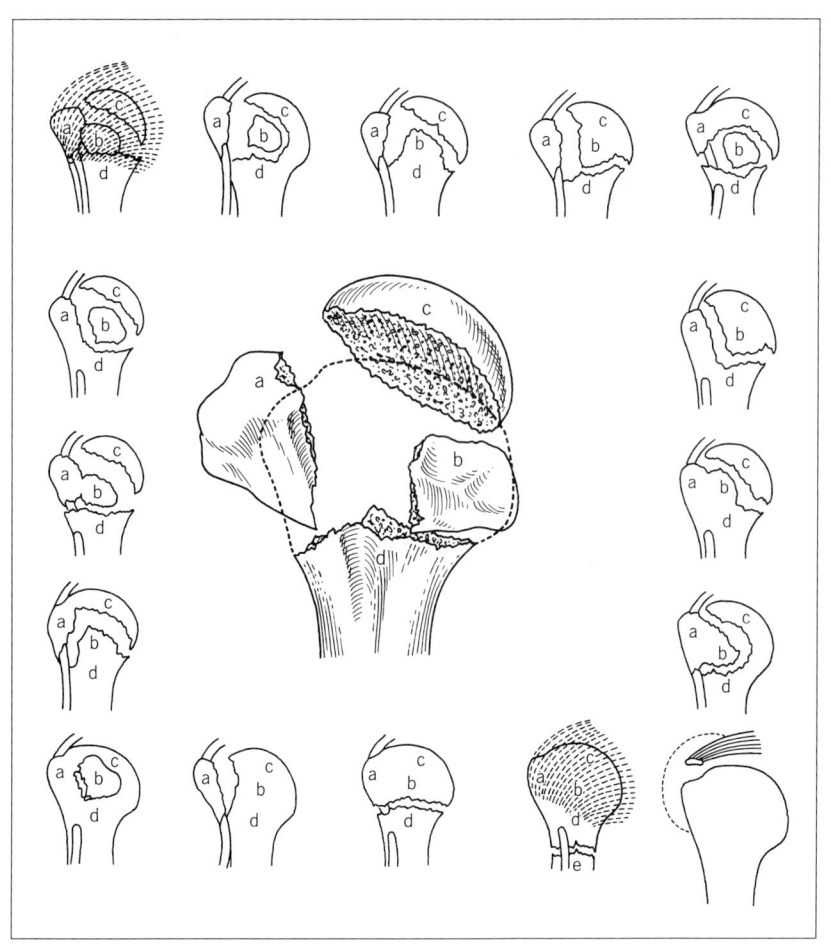

図 8-87 CODMAN の分類

(92％)，偽関節(4.4％)，変形治癒骨折(5.8％)，腱板断裂(3.6％)などの病態を呈して，紹介され来院したものである．合併症として骨頭壊死，神経麻痺，病的骨折，開放骨折，骨片の遊離などがある．稀な陳旧性後方脱臼2例を経験している．

3. 治療　treatment

a. 近位部の骨折の治療 (表 8-10)

整復を必要としないものでは，カフ cuff と吊りひも loop, sling, stockinet，ヴェルポー包帯，デゾー包帯など外固定の後，楔合の強い症例ではできるだけ早く運動を開始する．転位の強いものには全麻下での徒手整復が必要となるが，外転型，内転型いずれの場合でも通常，末梢骨端は中枢骨端より前方にあるので，上肢をやや前挙して牽引，まず後方凸の形を作っておいて肘を90°屈曲させて，末梢骨端が中枢骨端に適合するよう内・外旋で調整し，最後に横圧を加えて整復する．幼少児の骨端線離開のように常に末梢骨端が内旋している場合は，整復は軸だけでなく回旋も十分行われているかどうか注意する必要がある．小川ら(2006)は，保存的治療には限界があるとしながらも，高齢者の3部分骨折を保存的に加療，後療法が予後を決定すると述べている．また，石黒ら(2007)は保存療法と下垂位での早期運動療法を勧めている．彼は79例に振り子運動で対応して，多少の変形は残すものの機能は良いとして，3・4部分骨折にも適応ありと報告している．

この骨折の整復の難しさは，複雑な肩関節の三次元機構と肘関節の二次元蝶番回旋作用が1本の上腕骨に組み込まれていることに起因しており，両者からの力の組み合わせを元通りに戻す調節法，すなわち整復と固定が同時に得られにくいことにある．肩の三つの軸，①横軸 transverse axis，②前後軸 antero-posterior axis，③垂直軸 vertical axis のうち二つが組み合わさって上腕軸 humeral axis, longitudinal axis となるが，この軸の安定が生理的癒合を得るための鍵であろう(図8-90)．満足できる整復結果が得られないとき，これを有効に用いた機能的整復固定方法として，hanging cast 法と Zero Position の概念を応用した挙上位整復法がある．

1) Hanging cast 法

本法は1933年，CALDWELL によって考案されたもの

326　第8章　肩の骨傷

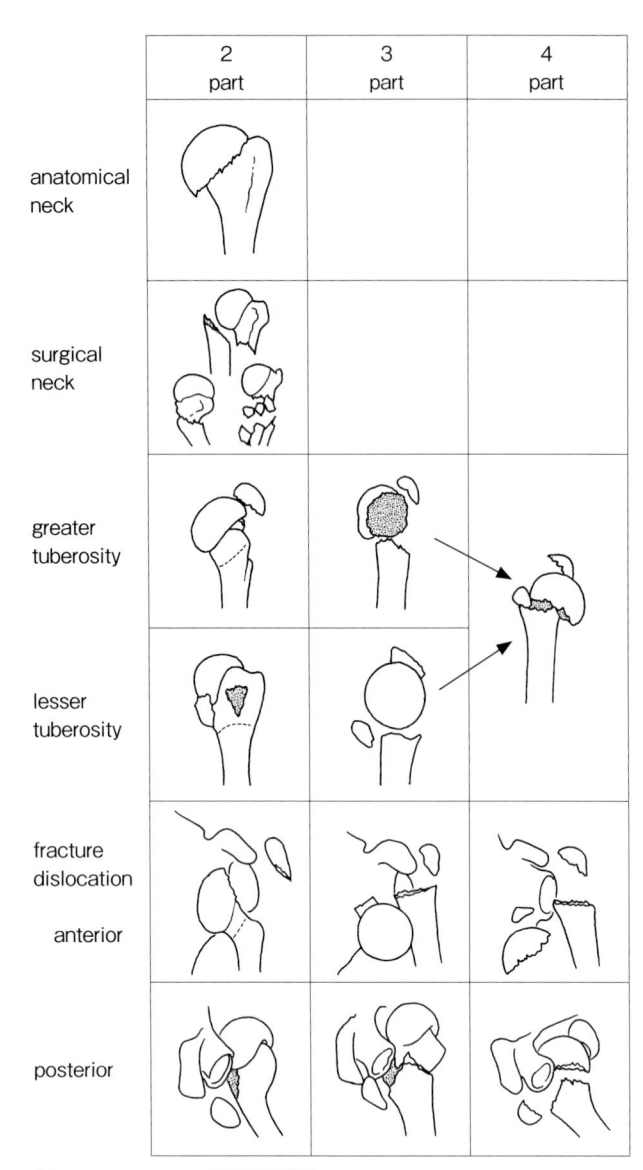

	2 part	3 part	4 part
anatomical neck			
surgical neck			
greater tuberosity			
lesser tuberosity			
fracture dislocation anterior			
posterior			

図8-88　Neerの分類（要約）

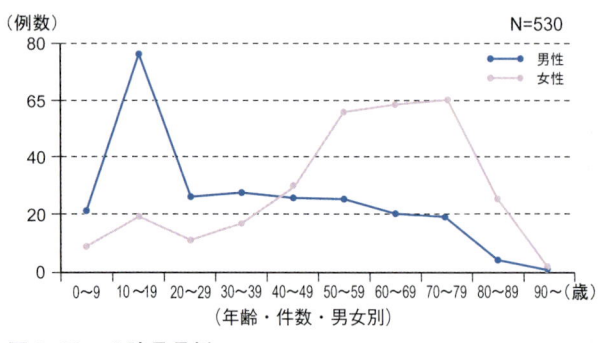

図8-89　上腕骨骨折

表8-10　上腕骨骨折治療法

1) Cuff & Loop	6) Coaptation splint ☆
2) Sling	7) ABD humeral splint
3) Stockinet	8) ABD spica cast
4) Swathe Velpeau Desault	9) Zero P spica cast ☆
5) Hanging cast ☆	10) Skeletal traction ☆

☆印は優秀なもの

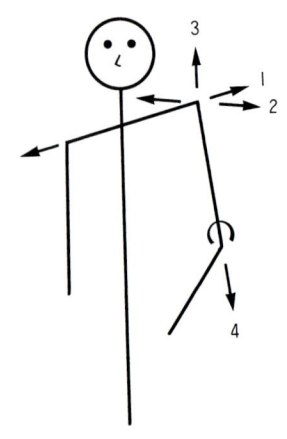

図8-90　肩関節三次元機構の軸
1：横軸　2：前後軸　3：垂直軸　4：上腕軸

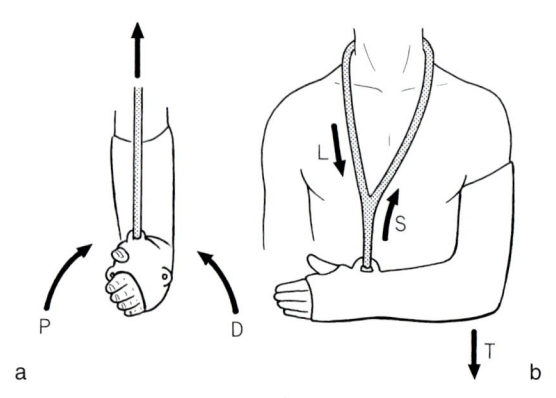

図8-91　Hanging cast法
a：手掌（P）および手背（D）のフックを使い分けてそれぞれ軸の前後変形を整復
b：ロープの長さを調節することで骨折の内外反変形を矯正
L：延長　S：短縮　T：重錘

で，骨折部を含む上腕から腕関節までのギプス固定法だが，頚から腕関節までのロープの長さを調節することで骨折部の内外反変形を矯正でき，また腕関節に作った手背・掌側のフックにロープをつけかえることで軸の前後の変形を整復できること，同時に躯幹前屈位で肩を運動することで早期訓練が可能，など多くの利点がある（図8-91）。しかし，欠点は固定性が確実でないことと，いつも上腕が垂直位 vertical position を保たねばならないことで，前者に対して Epps Jr.(1983) は，整復がある程度できれば再三の交換は面倒なので，U型の coaptation splint の装用を勧めている。

本法に対して筆者は，日本人には従来の hanging cast ではベッド上での管理が十分できないと考え，常時上腕軸に牽引力がかかるように重錘を肘の部分に取りつける方法を考案，整復固定が就寝時でもできるようにしてい

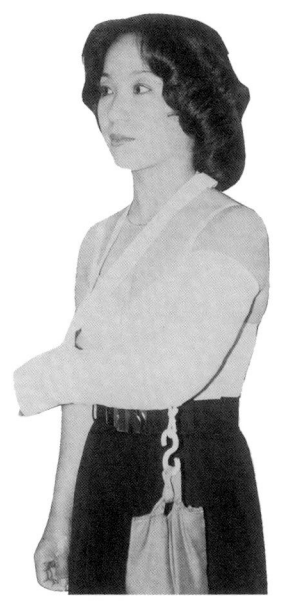

図8-92 重錘を使って上腕軸を安定化

る（図8-92）。しかし，本法による遷延治癒例がときに見られることから，HEPPENSTALL（1975）は全く採用していない。

Hanging castはもともと骨幹部の骨折に適応があり，ギプスに包まれた内に骨折線があるのが原則だが，上腕軸に牽引力を加えることで，広く肩関節部のものにも適応を広げることができる。例えば，大結節と頚部骨折の合併したものでは，第2肩関節機能確保のためまず観血的に大結節のみ整復を行い，頚部に対しては本法を応用することもできる（図8-93）。しかし，本法はあくまで内旋での上腕軸の安定を図るもので，中枢骨端と上腕骨軸の回旋が適合しているかどうかをいつも留意しておく

必要がある。整復操作をしないで，すぐにhanging castを装用することは禁忌である。

2）Zero Positionを応用した挙上位整復法

当院では近位端骨折に対して，保存的治療の第一選択first choiceとして挙上位牽引による整復法を採用している。牽引期間は1〜2週間で，整復位が獲得できればすぐに同肢位でのギプス固定をするのが原則である。この肢位での固定期間は外固定を含めて1カ月程度で，後療法に要した日数は平均52日である。実際には牽引中に運動療法を，あるいは牽引除去後に直ちに理学療法を行ったものがほとんどである。整復不可能な場合はただちに手術適応とすることはいうまでもない。

Zero Positionとはどの方向から腕を挙上しても，上腕骨が臼蓋に対して回旋もglidingも円転もしなくなる肢位をいい，この肢位では上腕骨の機能軸が解剖軸に一致し，上腕軸と肩甲棘も適合している。また，この肢位は四足動物が上肢の支持を得るために出す前足の肢位でもある。CODMAN（1934）は上腕軸が安定するこの肢位，具体的にはハンモックの上で両手を枕に寝るリラックスした体姿をsubordinate positionと名づけている。

挙上位整復法は，手術または全身麻酔ができない症例に適応がある。まず，①頭側を少し高くしたベッド上で，始めは垂直位で肘関節が過伸展しない程度のバランスのとれた牽引を始める，②当初は腫脹や痛みが強いので上腕軸は内旋位にあるが，これを徐々に挙上させてゆき同時に外旋位にもってゆく，③まず上腕骨の転位を整復するが，ポータブルで撮影したレントゲン写真の所見をもとに重錘を加えてゆく，④数日牽引しても近位と遠位の骨端が重ならないとき，最大挙上位での牽引にし

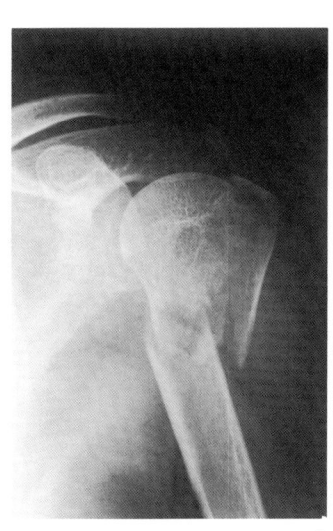

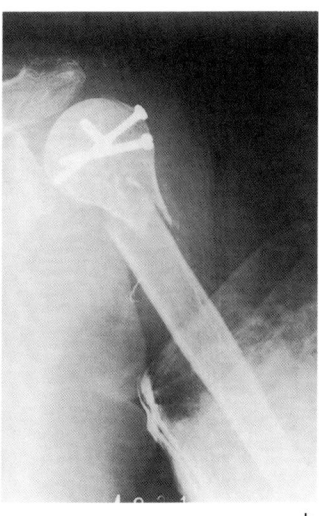

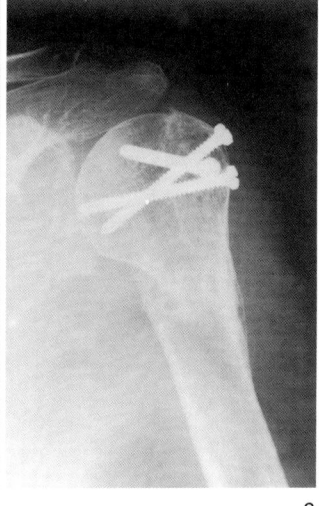

図8-93 大結節骨折と頚部骨折合併例のレントゲン写真
a：受傷時　b：大結節のみを手術的に整復・固定しhanging castにする　c：術後3カ月経過

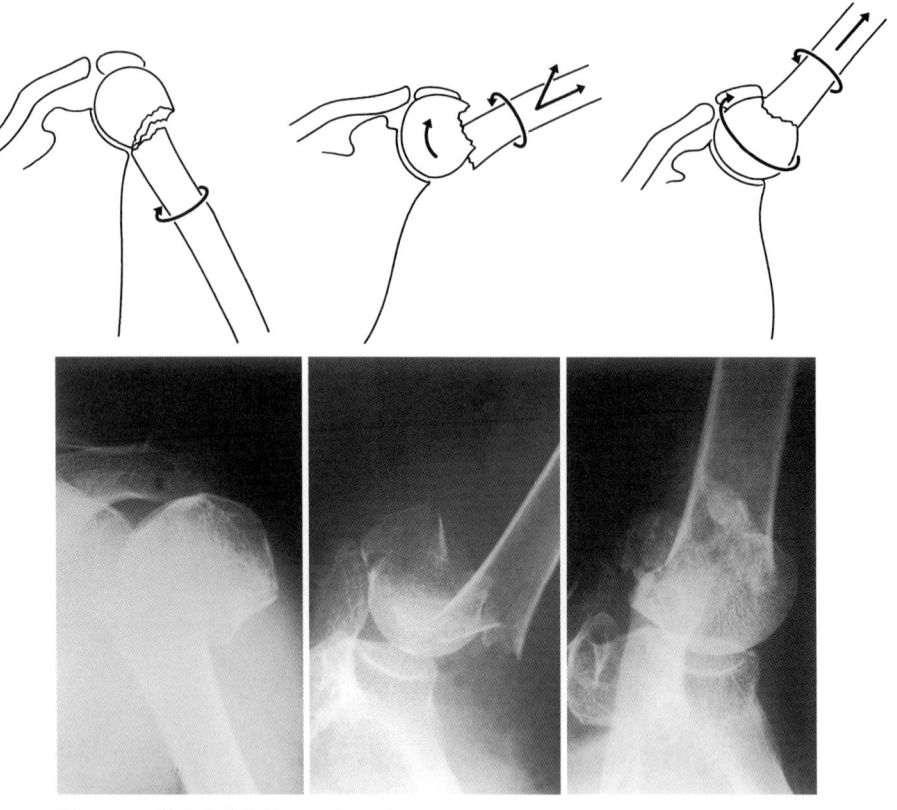

図 8-94 挙上位整復法のメカニズム
上：模式図　下：レントゲン写真
来院時，骨頭は不安定，上腕軸は内旋位，挙上を開始して上腕軸は外旋位に，牽引により転位部の整復開始，Zero Position で骨頭は安定，回旋軸も適合

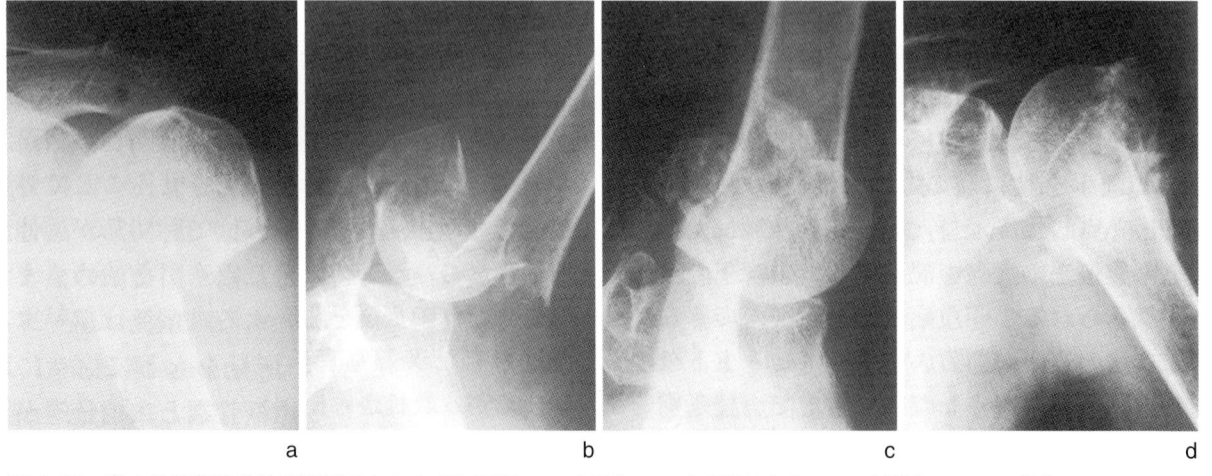

図 8-95 挙上位整復法の治療症例のレントゲン写真　a：受傷時　b：牽引開始直後　c：3週間後　d：1カ月後

て，肩関節を安定させて，回旋軸を適合させるように骨頭をもってゆく，⑤牽引の効率をよくするために，柔らかい枕を肘の下に置いて摩擦を避けるよう配慮する，⑥重錘を増やしてもまだ整復が不十分なとき，徒手的矯正を加えるか上肢をやや内・外旋させると案外うまく適合することがある，⑦整復および回旋の適合が得られれば，すぐ同肢位でのギプス固定を行う，原則として整復は1～2週間で完了すべきで，ギプス固定を含めてこの肢位は1カ月を超えてはならない（図8-94）。

大結節骨折と転位の強い頚部外転骨折の合併例は，絶対的な手術適応としているが，まず牽引で頚部のひどい転位の整復を図り，数日後に腫脹が軽減したときに挙上位での牽引を開始，腱板・長頭腱などによる骨頭の外旋位保持で頚部が整復され，同時に大結節が肩峰に圧迫されて自然整復されることがある（図8-95）。この場合，経過中にわずかの転位と多少の過剰仮骨はみられるもの

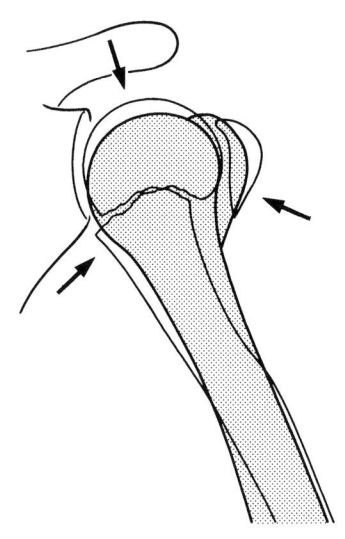

図8-96 挙上位整復法による転位骨片の整復状態

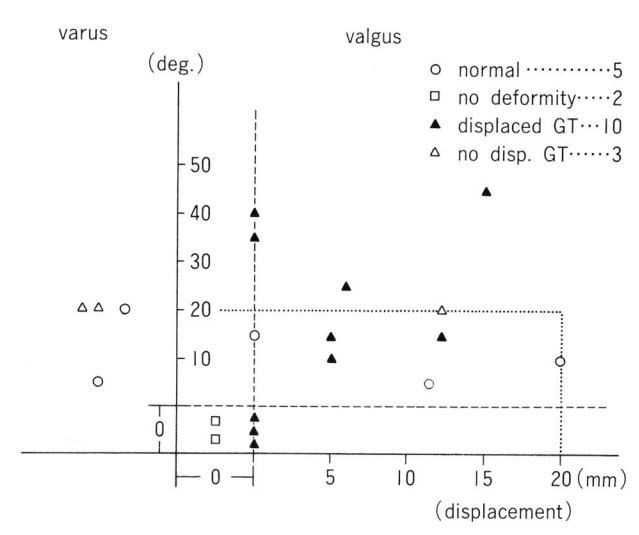

図8-97 遺残した機能障害（主として結帯動作）とレントゲン写真にみられた変形との相関
機能に全く障害はないが変形のある5例が対照としてプロットしてある

の，すでに Zero Position が獲得されているため挙上に際して第2肩関節での障害はない．

このように本法は可動域が確保できることもあって，後療法を短縮できる大きな利点をもっている（図8-96）．通常，腕下垂位での固定は肩峰下での癒着は避けられないが，最初から挙上位をとる本法では下垂位の獲得はむしろ容易で，挙上・内旋による前方路も同時に利用でき，かつ重力の助けも得られて治療期間の短縮が可能である．バイオメカニクスから考えても，回旋を司る腱板が安定し，肘伸展で牽引するためテコ lever arm が長くなり，上腕軸が安定筋腱群バランスの調節を満たす合理的なものといえる．一方，遠藤（1980）も本法と同じ考えで，肘頭にキルシュナーピンを刺入して直達持続牽引法を行っている．

成績は可動域の良くない高齢者を除き，挙上・内外旋とも良好である．自発痛・運動痛を訴えるものがあるが，筋力と日常生活動作群にはほとんど問題がない．厳密に追跡調査すると程度の差はあるが25％に結帯制限が遺残している．しかし，これらは平均年齢76歳ということもあって深刻なものではない．結帯制限のある症例と機能障害を全く残していない症例をレントゲン写真の所見との相関でみてみると，内外反の変形は20°まで許容され，横軸転位は機能的にほとんど関係なく，結帯制限の遺残の原因は主として大結節の転位によるものであることが判明している（図8-97）．高瀬ら（2006）は，高度な変形治癒があっても患者は満足しており，生活活動性の低い症例では保存的加療で十分とし，畠山ら（2008）も上腕骨頭の25°以上の内反変形があっても，術後成績に有意な差はないと述べている．小島ら（2003）は若年者の4部分骨折4例に対して保存的に整復固定を行い，良好な結果を得たと報告しているがこれの追試者はその後に現れていない．

3）小児の骨端線離開

小児の骨端線離開はよく遭遇するものである．ほとんどが内転型で症状も軽く，90°以上挙上できるものでは反対側のレントゲン写真と対比しても判断できないことがある．この場合，10日ほど後に再撮影すると仮骨形成があるとき診断を確定できる（図8-98）．脱臼あるいは骨折の判定がしにくい新生例の症例には，過度な角度での挙上位牽引をしておくのが無難であろう（図8-99, 100）．橋口ら（2010）は，スポーツにより発症した骨端線離開106例を治療して，修復に6.8〜13.0週を要したと報告している．

諸家は6歳以上のもの，頚体角が20°以上傾きのあるもの，2/3以上転位しているもの，などに整復が必要であるとしている．時に二頭筋長頭腱や筋膜が嵌頓していると整復できないことがあり，Smith（1954）は43例中9例，Neer（1965）は89例中9例，Nilsson ら（1965）は44例中6例あったと報告しているが，筆者らも3例同じ経験をもつ．治療方法は成人と同じで，ほとんどのものが整復・固定あるいは挙上位整復法などで対応でき，池田（亀）ら（1973），福田ら（1977）らも挙上位整復法を用いて好成績をあげている．川島ら（1992）は小児の上腕骨骨頭骨端線の形状をコンピュータで三次元的に解析し結果を報告しているが，そこでは骨端線の形状は骨頭

330　第8章　肩の骨傷

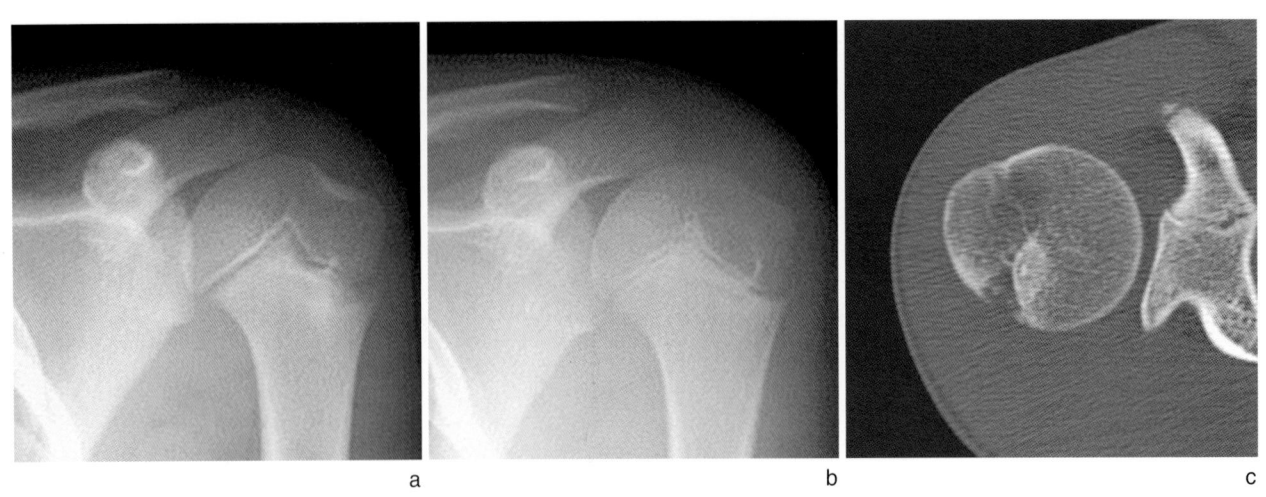

図8-98　小児の骨端線離開（骨端線骨折）　a：骨端線の離開　b：4週間後　c：CT画像

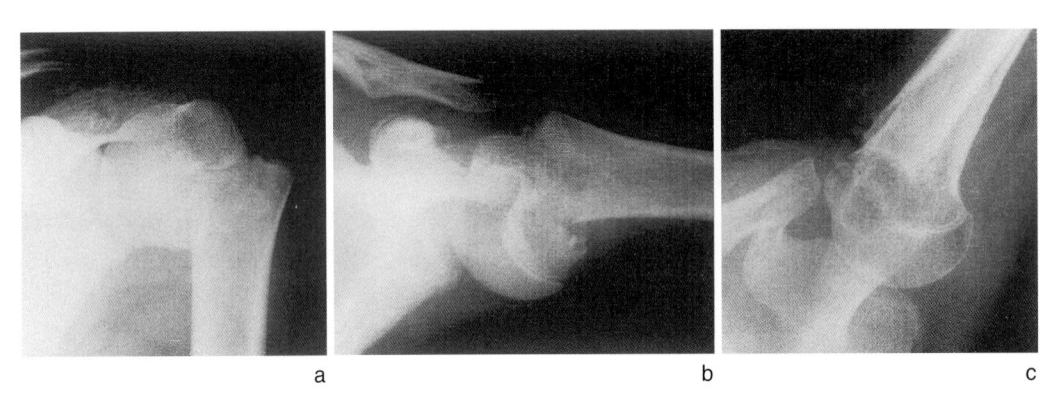

図8-99　小児の上腕骨頚部骨折　a：強度の内反変形　b：牽引開始後　c：2カ月後

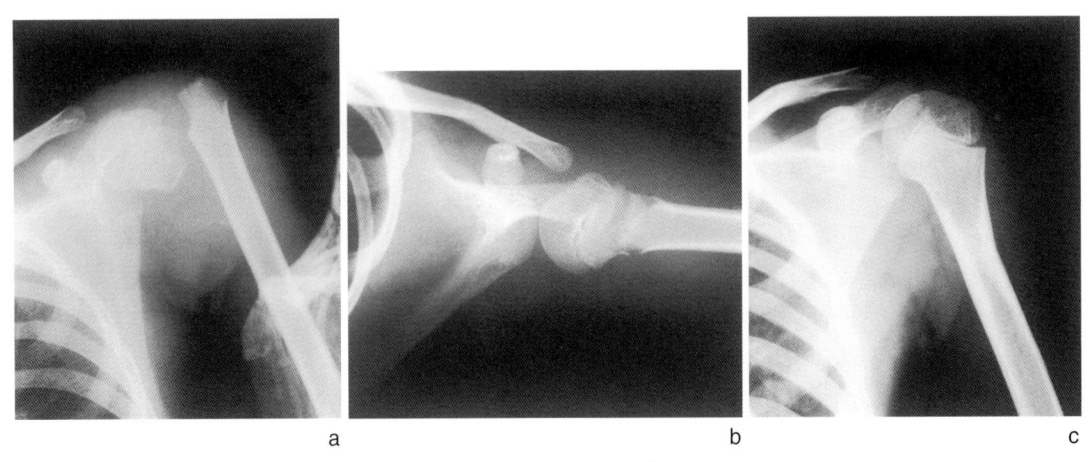

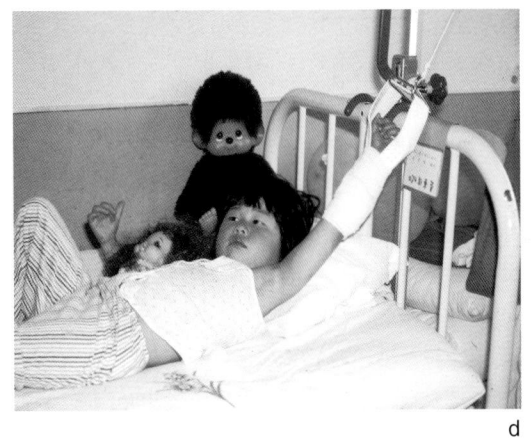

図8-100　小児の上腕骨頚部骨折とZero Position牽引法の実際
a：レントゲン写真　骨頭は完全に離断　b：同　牽引開始後　c：同　6週間後　d：牽引の実際

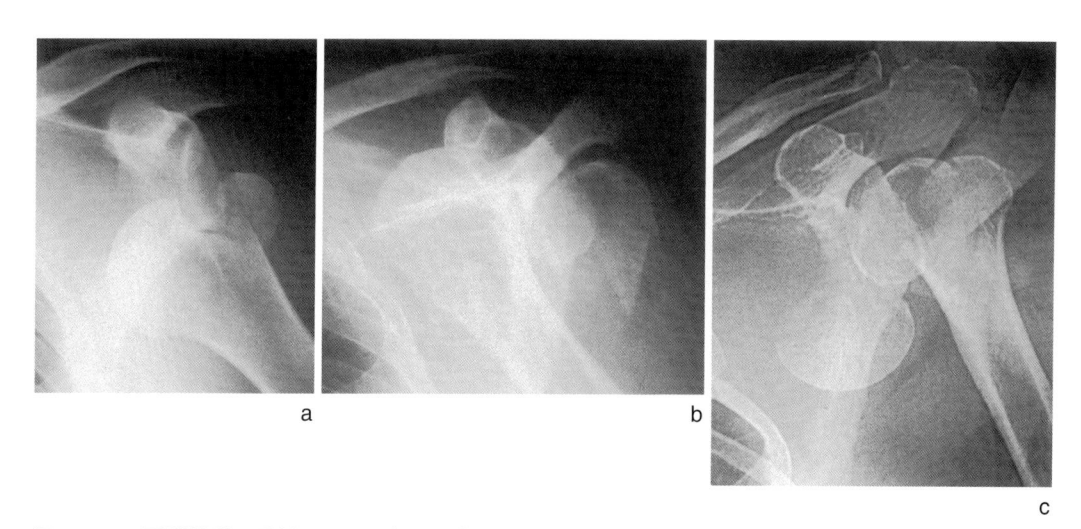

図 8-101 肩関節脱臼骨折のレントゲン写真
a：典型的な脱臼骨折　b：激しいもの　c：骨頭は関節外に逸脱

部分で凸，大結節部分で凹，小結節部分では平面状，骨端線の頂点は後内方に位置，閉鎖は中央部から始まり大結節末梢部で終わり，成長とともに頸体角・後捻角は減少することなどが解明されている．

b．観血的治療

保存的療法が無効なとき，すなわち転位が大きく機能障害の遺残が考えられるときには，手術に耐えられない高齢者を除いて手術の適応がある．具体的には大結節骨折で骨片が大きいもの，あるいは骨片（脚）が末梢に及んでいるもの，小結節骨折，3・4部分骨折，脱臼骨折（図8-101），ひどい変形のあるもの，遷延治癒骨折などが挙げられる．

1）部位別と発生頻度

発生部位とその頻度をみると，骨頭骨折はわずか3例（0.8％）と稀なもので，大結節単独骨折は比較的多く48例（13.9％），小結節骨折は少なく3例（0.8％），頸部骨折は最も多く198例（57.3％），頸部と大小結節を含んだ2部分骨折は44例（12.7％），高年齢層に多発している3・4部分骨折は8例（2.3％），骨幹部骨折は49例（14.2％）である．

発生頻度は頸部，骨幹部，大結節部，2部分骨折，3部分骨折の順で，平均年齢の高い順に4部分骨折，頸部，大結節部と頸部，大結節部，骨幹部となっている．

2）手術に使用される固定材料

骨接合術の方法はさまざまだが，固定材料として，①RUSH pin，KÜNTCHER nail，ENDER nail，Polarus 2 proximal humeral nail，RUSSELL-TAYLOR nail，Meta nail など髄内に使用するもの，②NEER，KIRSCHNER，ZIMMER，BIOMET などの人工骨頭・関節で置換するもの，③各種の plate（BEST plate，PHILOS Internal Locking plate，LCP clavicle hook plate，Arthrex Humeral Suture Plate など），④その他，各種の screws，KIRCHNER pin，wire，などが使用されている．

諸家の報告をみると，仲川ら（2007）は36例に ENDER 髄内釘を使用し，4部分骨折にも適応を拡げたが弾性がないので補助固定が必要と述べている．玉井ら（2007）は ENDER 髄内釘のように釘を末梢から挿入する All-in-One Nail による治療を報告している．井上ら（2007）は79例に POLARUS 上腕釘を使用，骨癒合に問題なく有用であると述べ，佐藤ら（2007）も同じ方法で82例を治療し，良好な結果をあげている．しかし，DURALDE ら（2010）は，髄内釘は転位した不安定な骨折に最適だが，骨頭の骨質と変形による反発力が問題であるとしている．

衣笠ら（2008）は125例を PHILOS 法で治療し好成績を収めているが，ただ側方からの侵入なので腋窩神経を損傷しないよう警告，Locking plate を使用した CLAVERT ら（2010）は，骨質が脆い症例ではもっと確実なものが必要と述べている．HELMY ら（2006）は上腕骨骨折の治療は，解剖的整復，充分な固定，早期運動が柱で，それを充たすものとして a locked internal fixator がよいとしている．

3）各部位の手術方法と特徴

ⅰ）大結節単独骨折

右側にやや多く40歳代にピークがある．新鮮例は48関節，変形治癒をきたして来院した陳旧例は10関節である．この骨折で大結節は後上方に転位しているので，大結節に付着する棘上筋と棘下筋にそれぞれ縫合糸をかけ，それを前下方に引き，同時に上腕骨を外旋して大結

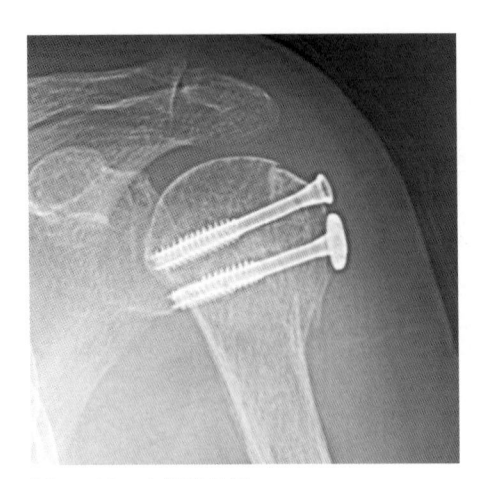

図 8-102　大結節骨折
Screw による整復固定例

節を原位置に整復し固定するのがコツである（図 8-102）。転位のない新鮮および陳旧の輝裂骨折には縫合糸で縫着する手技がとられたが，通常は 1〜2 本の screw で固定する方法が行われる。骨片が粉砕されているものには，ワッシャーを使用するのがよい。

ii）大結節骨折と頚部骨折の合併例（図 8-103）

左側に多く 40 歳以降に多発している。新鮮例は 44 関節，うち頚部の仮関節が 8 関節である。治療は，まず上腕軸と回旋の転位を整復した後に，大結節部を screw で固定，あるいは大・小結節から 1〜2 本の Rush pin を打ち込み固定する方法である。両者の適合が極端に悪いものは骨頭置換の適応である。

iii）頚部骨折（図 8-104）

頚部骨折は最も多いもので，新鮮例 126 例，陳旧例 72 例，合計 198 例を経験している。59％が 60 歳以上に発症，仮関節あるいは遷延治癒骨折となることが多く 27％と高率である。筆者は多くの症例に 1〜2 本の Rush pin による固定を行って良好な結果を得ているが，最近は "はやり" の Polarus 2 髄内釘（図 8-105），あるいは Philos plate による固定（図 8-106, 107）も採用している。いずれの方法も成績は変わらないが，前者が簡便で手術時間も短く高齢者には最適である。合理的な機器を使用して透視下で固定性を得る後者は，とくに技術を必要としない方法だが煩雑である。例外として 10 歳代以下 7

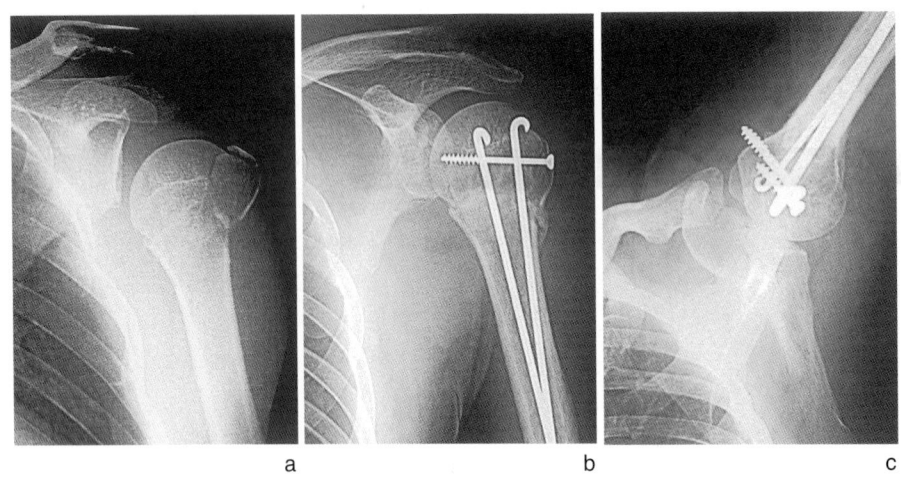

図 8-103　大結節骨折と頚部骨折合併例　Screw と 2 本の Rush pin による整復固定
a：術前　b：術後　c：同　挙上位

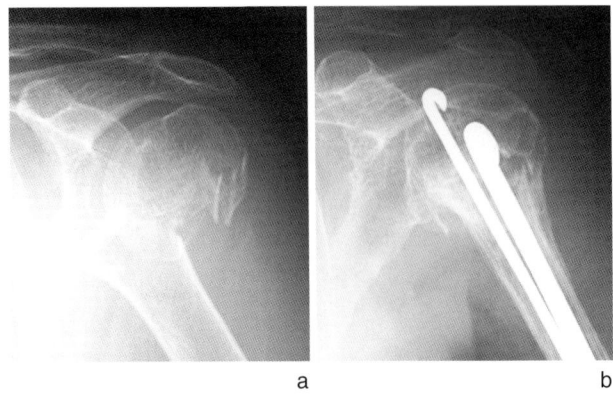

図 8-104　頚部骨折　Geriatric type（自験例）
2 本の Rush pin を使用　a：術前　b：術後

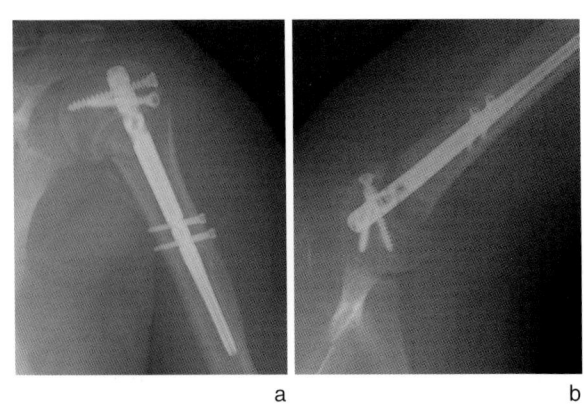

図 8-105　頚部骨折　Polarus 髄内釘使用例（自験例）
良好に見えるが転帰は遷延治癒骨折　a：術後　b：3 カ月後

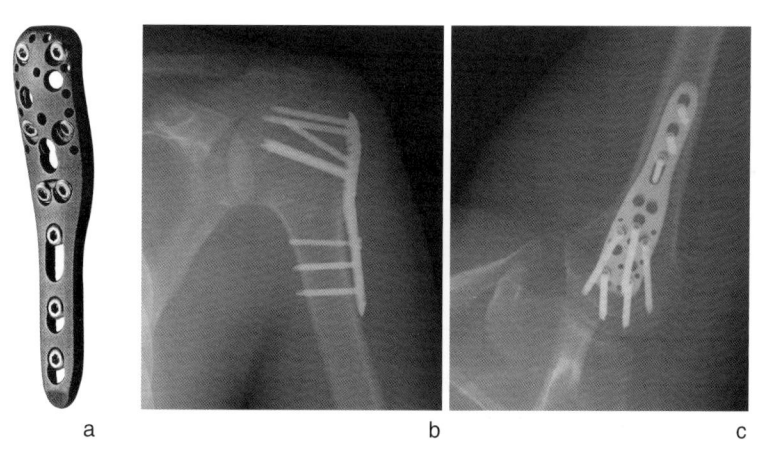

図8-106 頚部骨折　PHILOS plate 使用例（自験例）
a：写真　b：術後下垂位　c：挙上位

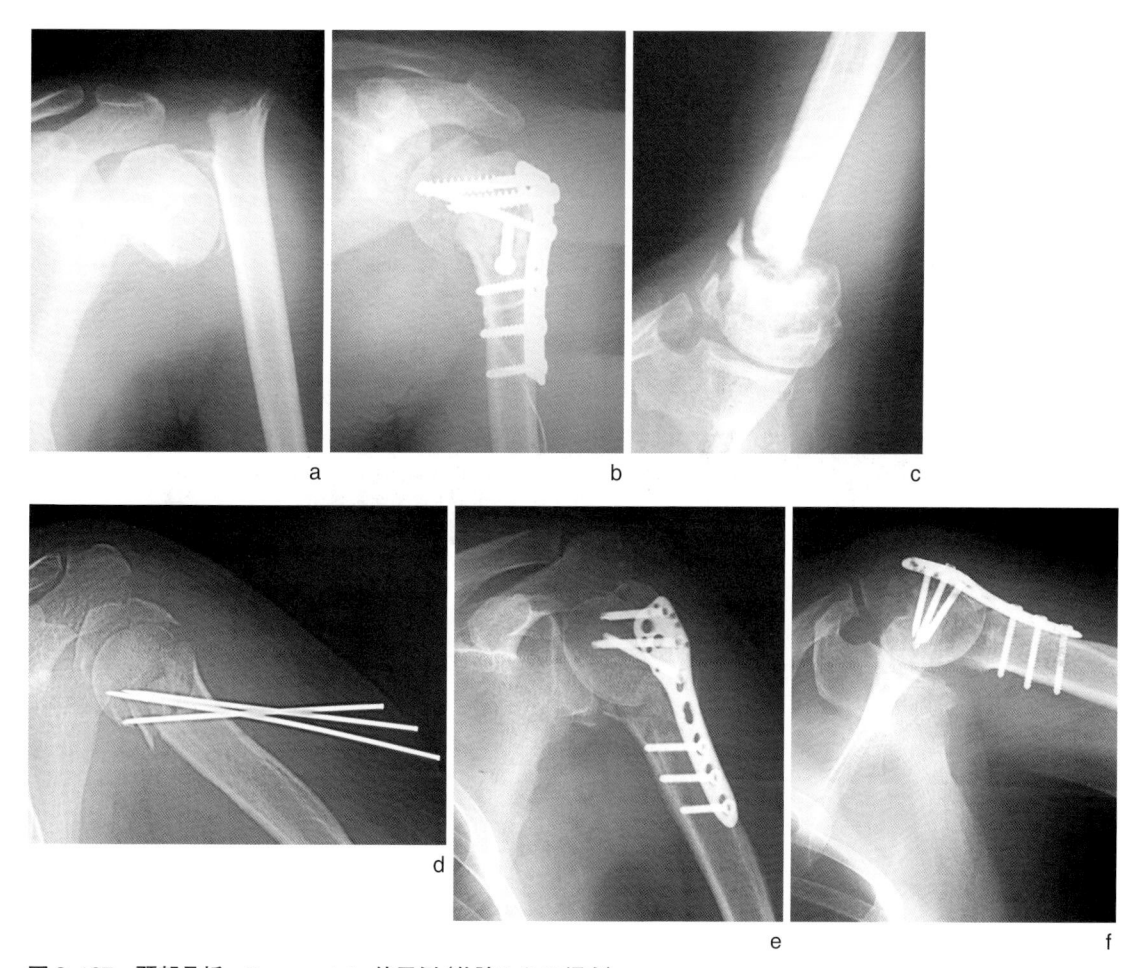

図8-107 頚部骨折　PHILOS plate 使用例（他院からの紹介）
a：ひどい転位　b：術後　整復不良　c：3カ月後偽関節形成　d：KIRSCHNER pin で固定　e：整復不良　f：挙上できず再手術

関節に KIRCHNER pin が使用されている。

iv) 骨幹部骨折

上腕骨骨折といえば骨幹部のものを想定するほど骨折の代表的なものだが，症例数は頚部のものに比して少なく49例にすぎない。新鮮例は31例で，KÜNTCHER nail, RUSH pin, ENDER nail など上腕骨長軸の固定法が行われている（図8-108, 109, 110）。ただし斜骨折の1例に釘が使用された例外もある。

陳旧例は18例で新鮮例と同じ方法がとられているが，12例に腸骨移植が併施されている。例外として他医で行われた plate による固定で仮関節となった症例（図8-111）に，plate の入れ替えと骨移植を施行したものがある。

v) 3・4部分骨折

上腕骨骨折の範疇での3・4部分骨折はわずか8例（3部分骨折は2例）である。一方，脱臼骨折ではその多くは60〜70歳代の高年齢層に多発している（次項）。筆者

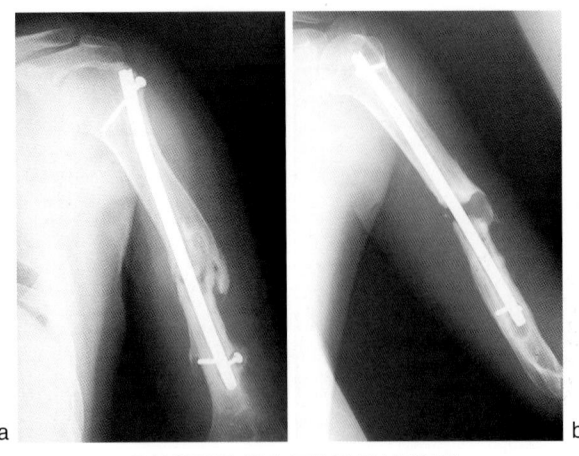

図 8-108　骨幹部骨折　髄内釘使用例（他院例）
a：整復不良　b：遷延治癒骨折

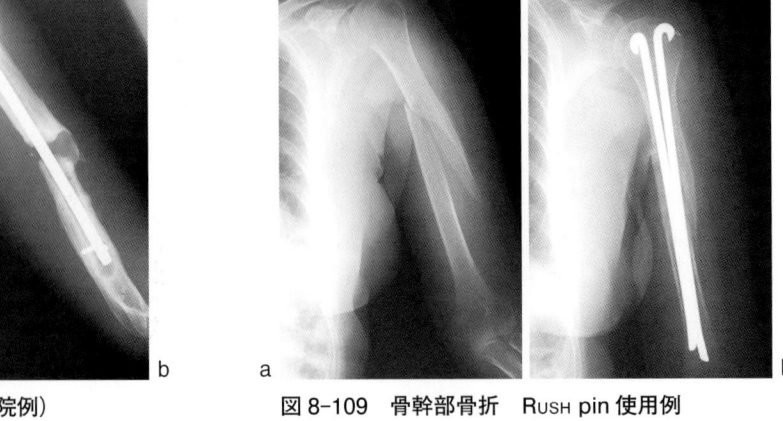

図 8-109　骨幹部骨折　Rush pin 使用例
a：術前　b：3カ月後所見

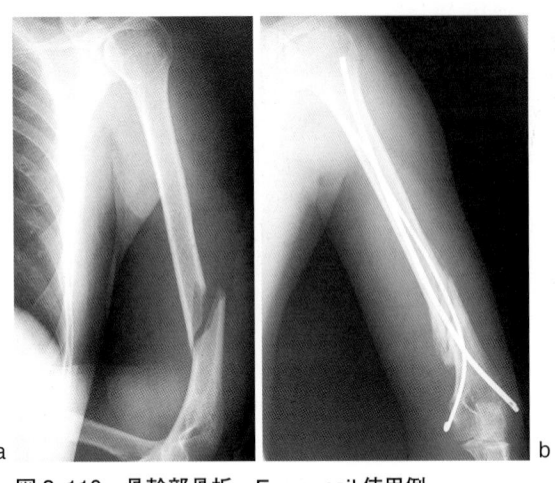

図 8-110　骨幹部骨折　Ender nail 使用例
a：術前　b：術後

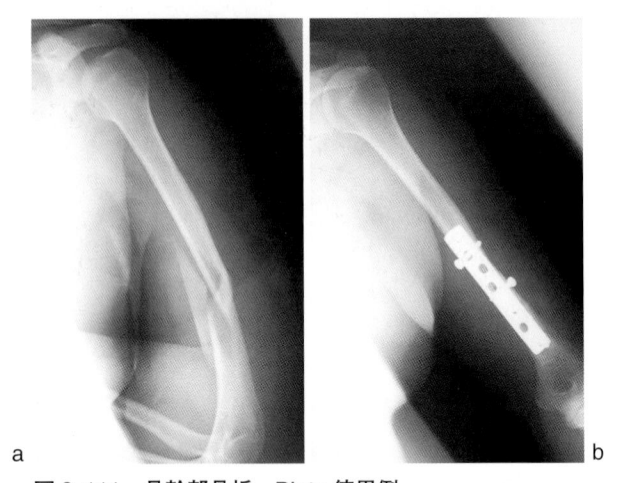

図 8-111　骨幹部骨折　Plate 使用例
a：術前　b：術後

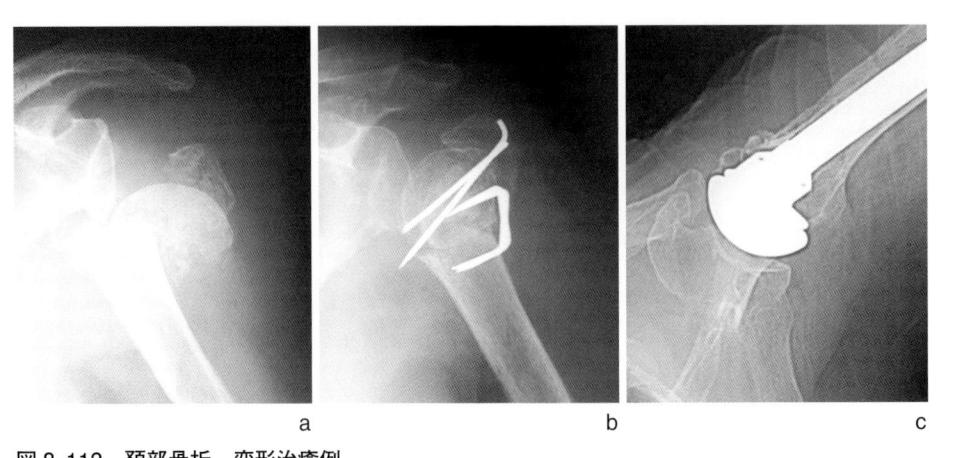

図 8-112　頚部骨折　変形治癒例
a：四部分骨折　b：他院で Kirschner pin 固定　c：人工骨頭置換で対応

は Rush pin を使用した1例を除いて，全例に人工骨頭置換を行っている（図 8-112）。Schai ら（1993）は3部分骨折の予後はバイオメカニクスからみた状態で，4部分骨折は骨頭の壊死，血流の状態で決定されると述べ，Szyszkowitz ら（1993）は四部分骨折に対する内固定の対応は，61％が不良と報告している。

vi）骨頭部・小結節骨折

骨頭部と小結節部の骨折はいずれも稀なもので（図 8-113），前者では輝裂骨折と骨頭が頚部に嵌入した高齢者の3例を，後者は上肢に強い外転力が働いているときに外転・外旋が加わって発症した3例を経験している。Earwaker ら（1990）も3例を報告している。

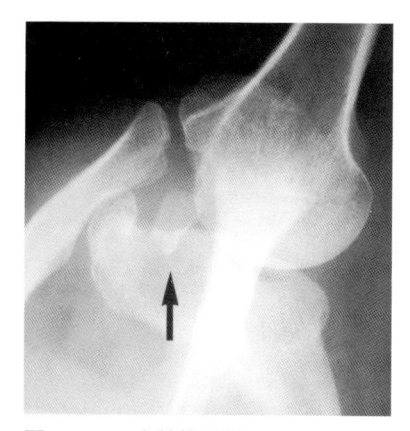

図8-113　小結節骨折
挙上位で明瞭に出現

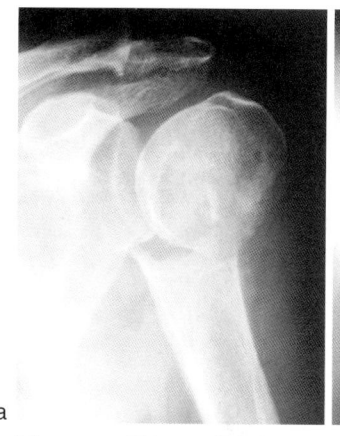

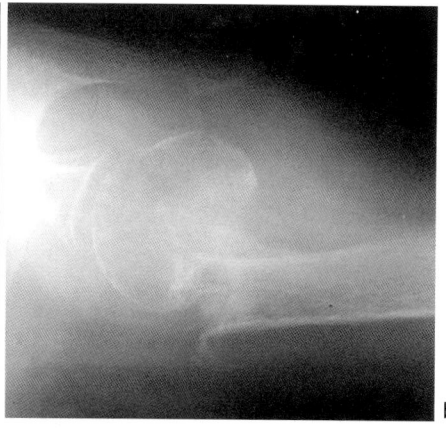

図8-114　回転・回旋転位
a：骨頭がひどく回転転位　b：軸射像でみると骨頭がひどく回旋分離

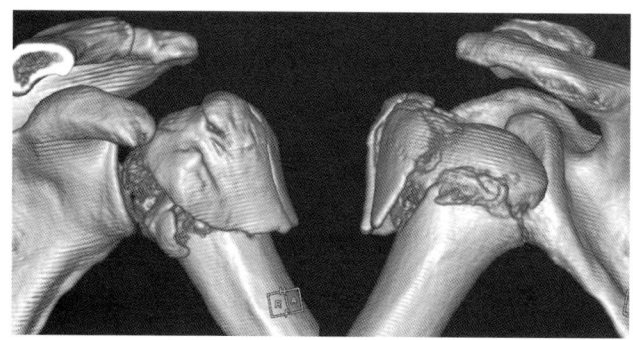

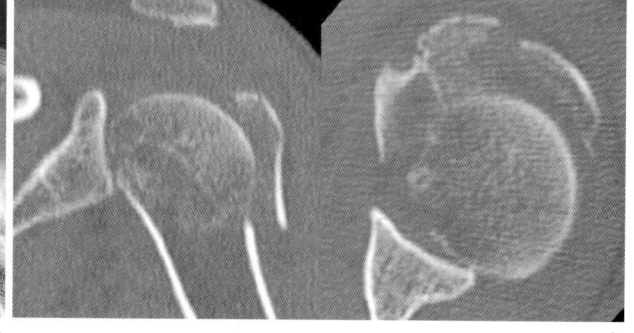

図8-115　4部分骨折　a：三次元CT画像　b：同　CT画像

vii) 脱臼骨折（図8-114, 115）

上腕骨（肩関節）脱臼骨折の経験は，新鮮例69例，陳旧例17例，合計86例である．やや女性に多く，左右比はほぼ同じで，平均年齢は58.4歳，53％が60歳以上に発症する傾向がある．頚部の偽関節・遷延治癒骨折・変形治癒骨折などと，骨頭の粉砕で機能を用廃した状態で来院したものは20％と高率である．

治療内容とその頻度は，①脱臼整復と骨折部の固定を行った骨接合術が34例（40％），②外傷性脱臼による障害と合併した腱板断裂の修復，それに陳旧例の転位した大結節の整復，癒着による拘縮などに対応した形成術が20例（23％），③形状と機能の回復が期待できないものに行った骨頭置換術が32例（37％），などである．稀な後方脱臼は，89歳の男性と60歳の女性の2例にみたもので，両者とも2カ月以上保存的に治療され，強度の拘縮と機能の用廃をきたした陳旧例である．いずれも骨頭置換術が行われ，成績は優秀である．

4) 合併症

腋窩動脈の血栓が，McQuillan（1968），Smythe（1969），Leborgne（1973），Linsonら（1980），Zuckermanら（1984）によって報告されているが，筆者は経験がない．

5) ラッシュピン Rush pin or rods による手術（筆者の愛用法）

当院で採用されたRush pinによる整復固定法は109例で，全手技の25.3％を占めている．

i) 適応

Rush pinによる整復・固定法の適応は，筋膜や二頭筋長頭腱の嵌頓などで十分な整復位が得られない頚部骨折，挙上位牽引法で整復することができない頚部骨折，大きな脚があるかあるいは転位のひどい大結節骨折，脱臼と頚部骨折の合併例，閉鎖的に髄内釘が挿入可能な骨幹部骨折，骨移植を要する偽関節や変形治癒骨折に対する骨切り術後の固定などにある．その原理はピンが挿入部，髄内，遠位で骨と反跳することを利用する三点固定法で，二本使用することでより強固な固定が得られるものである．Benegasら（2007）は，反変形した偽関節に対して外反楔状骨切り術5例を施行，好成績をあげている．

ii) 手術手技（図8-116, 117）

まず，新鮮例の手術手技について述べる．①肩峰の中央部から腋窩に向けて5〜6cmの切開で侵入し，三角筋線維を鈍的に分ける．②視野にある肩峰下滑液包を切開，温存するため内外側に縫合糸をかけておく．③直下

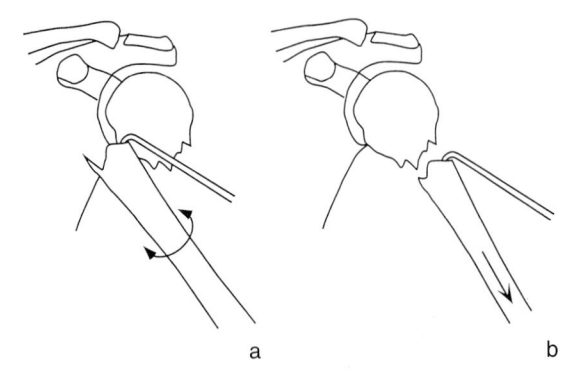

図8-116　手術時整復手技の模式図
a：整復前　b：整復後

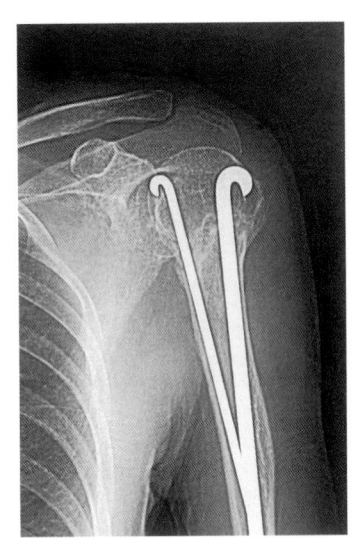

図8-117　Rush pin 挿入後のレントゲン画像

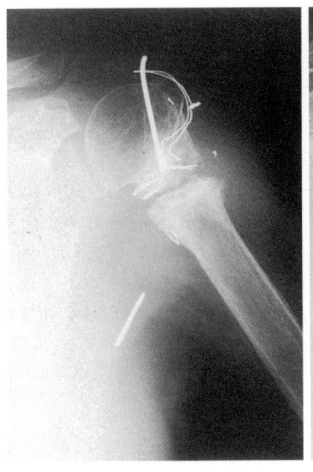

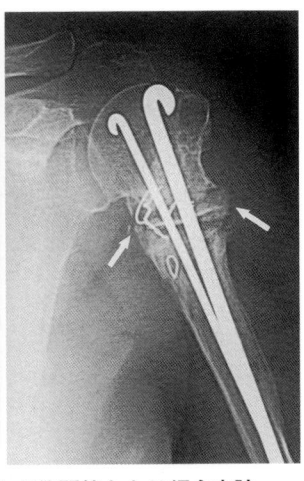

図8-118　他院で手術を受けたが偽関節となり紹介来院
2本の Rush pin で固定しドーナツ状に成形した腸骨を移植（矢印）

にある結節間溝を目印にして，大・小結節および腱板の位置関係を確認する．④次いで大結節の腱板付着部に径3 mm のドリルで穿孔し，予め長さを計測，カーブをつけておいた径5 mm の Rush pin を打ち込む．⑤同様に小結節に径2 mm の孔を穿ち，径3 mm の Rush pin を打ち込む．これら2本のピンはまず骨折線を越えない程度に挿入しておくと，助手が骨頭を外旋位に保持するテコとして役立つ．⑥次に外転型，内転型いずれの場合でも肘屈曲位で，遠位骨骨端に単鋭鉤をかけて上腕とともに引き下げ，これが近位骨骨端に適合するように回旋動作を加えながら外旋位で整復する．ただし，老人に多い末梢骨端の強転位型 geriatric type では骨が脆弱なので強引な整復操作は禁物である．また，転位がないようにみえる場合でも回旋軸が合っていないことがあるので，打ち込みのとき外旋位が保持できているかどうかを確認する．⑥術者が整復位を保持して助手が Rush pin を打ち込むと，刺入部と骨折部と釘先の三点固定による力学的な整復ができる．それらが髄内から逸脱していないかどうかは，ピンが骨折部を通過するときの感触でわかるが，初心者は透視下で確認しておくほうが無難である．Rush pin の使用本数は原則2本（87.5％）だが，転位がなく回旋のおそれのない安定しているものでは1本で十分である．

この骨折の整復の難しさは，複雑な肩関節の三次元機構と肘関節の二次元蝶番回旋作用が，一本の上腕骨に組み込まれていることに起因している．今一度，三つの軸，横軸 transverse axis，前後軸 antero-posterior axis，垂直軸 vertical axis のうち，二つが組み合わさって上腕骨軸 humeral (longitudinal) axis となっていることを理解して，上腕骨軸の安定に取り組もう．上腕軸の安定が生理的骨癒合を得るための鍵である．

大結節骨折を伴っている場合は，術後の impingement の発生を避けるため正確に解剖上の原位置に整復しておくこと．前述のように固定は通常 screw で行うが，骨がもろい症例にはワッシャーを使用する．陳旧例で骨頭と大結節の位置と形状が変化しているとき，肩峰切除術の追加が必要なことがある．もし，腱板断裂があれば当然これを行っておく．

次に陳旧例に対する手技について述べる．頸部の仮関節や遷延治癒骨折があるとき，整復で生じた頸部の骨欠損部に移植骨を充填する必要がある．また，上腕骨の短縮が起きたとき腸骨片をドーナツ状に形成して，偽関節部にはめこんで欠損を補填する工夫がいる（図8-118）．高齢者から移植骨を切採することに躊躇いがあるとき，少し長めの pin を使用してより安定性を得る固定を行う必要がある．変形治癒骨折に対しては頸部に骨切り術を行って alignment を戻し，新鮮例と同様の手技で対応する．回旋軸を矯正するには，骨頭と肘関節部の外・内顆の位置関係を確認することが重要である．

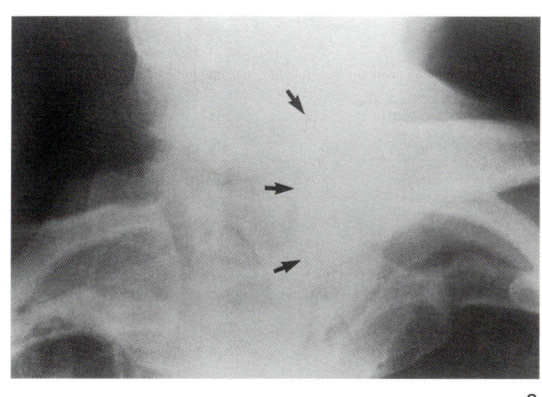

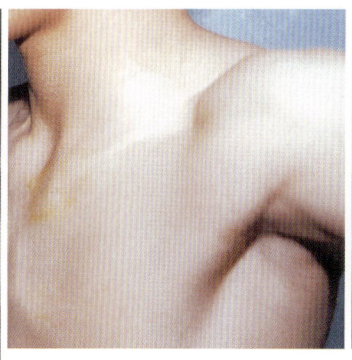

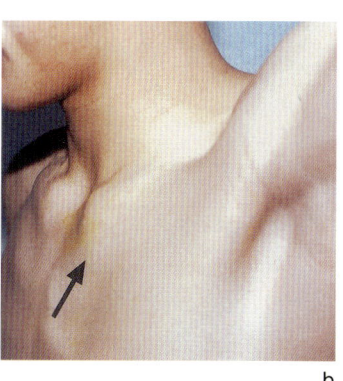

図 8-119 胸鎖関節脱臼の所見　a：レントゲン写真（矢印）　b：脱臼前と脱臼後（矢印）

iii）後療法

術後の固定は胸壁固定，すなわち三角巾包帯，スリング，デゾー包帯などで十分である．しかし，筋萎縮や関節拘縮などが認められるときには，同時に軽度の運動ができる挙上位牽引法を活用して，早期の抵抗運動ができるようにする．胸壁固定の固定期間は約3週間（1〜5週，平均2.7週）で，理学療法は術後約2週間（3〜25日，平均13.7日）で開始されている．挙上位牽引の期間は約4週（1〜8週，平均3.7週）とやや長いが，外固定が不要で牽引中に運動療法が行われているので，機能の回復は他と対比できないほど良好である．例外として変形治癒骨折に骨切り矯正をしたものに外固定が12週間行われたが，強固な内固定が得られていた場合，運動療法は術後3日目に処方されている．

骨癒合は新鮮例では通常約8週で完成するが，偽関節や遷延治癒骨折などの陳旧例ではさらに長期を要する．全症例でみると平均10週である．

理学療法のプログラムは，まず自動による振り子運動 pendulum exercise から開始，次いで前・側・後方の挙上と内・外回旋，円転運動などを自動・他動的に行い可動域を広げる．最後に抵抗運動で十分な筋力および機能の回復を図る．必要に応じてマッサージや温熱療法も行っておく．後療法に要した期間は平均58日である．

iv）成績

手術例の追跡調査（3〜42年）によると，疼痛では全く痛みがないものが85％，過労で少し違和感のあるもの15％である．可動域をみると全く制限のないもの66％，少し制限のあるもの27％，外転・外旋の制限があるもの7％で，筋力では4〜5レベルが92％，3レベルが8％とほとんどが回復している．ADLは支障のないもの96％と良好だが，厳密にみるとそのうち結帯制限があるものが16％ある．各方向に制限のつよい拘縮は2例にとどまっている．

総合的に判定すると大多数が正常に復しており，残りは多少の問題はあるが日常生活に支障をきたすほどのものではない．本法は簡単でかつ強固な固定性が得られ，同時に早期の運動療法が可能で，後療法の短縮が図れるという大きな利点を兼ね備えていることを強調しておこう．陳旧性の症例にも適応があり今後広く推奨されてよい方法と思う．

D. 胸鎖関節脱臼
dislocation of the sternoclavicular joint

肩が後ろに引っ張られたとき，第1肋骨が支点となってこの関節の脱臼が発生する．前・上・後方に脱臼するが，前方のものが圧倒的に多い．患者の機能障害は少ないが，外観上に局所の疼痛と腫脹・変形があり，鎖骨のS状カーブの走行が変化している．上方，後方脱臼では喉頭圧迫や脈管障害をきたすことがある（図8-119）．

整復はできるが固定肢位を保つことが困難で，保存的加療では亜脱臼を遺残するという厄介な外傷である．機能的に障害があり不定愁訴が続くものには観血的治療も時に必要で，腱を採取して鎖骨と第1肋骨間を固定し整復することは可能だが，術後に胸鎖関節周辺の腫大が見られることから，機能回復とは別に必ずしも高い満足度が得られず，術後2年を経過してようやく感謝された経験がある．筆者の手術経験はわずか5例である．中嶋ら（1970）は習慣性のものを報告している．Meisら（2006）は鎖骨近位端を切除して関節形成し，胸骨の2cm外側に移行する新しい手技を17例に施行している．

E. 鎖骨骨折
fracture of the clavicle

鎖骨骨折は全骨折の10〜15％（神中）にあたり，多発

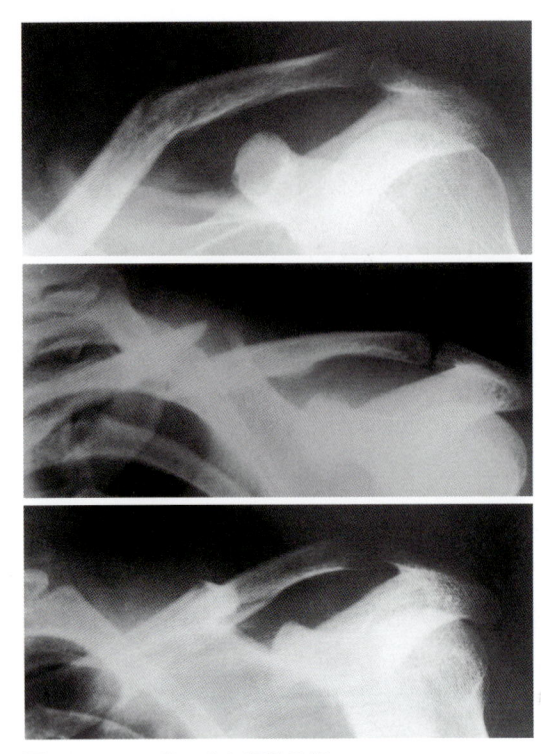

図 8-120　いろいろな鎖骨骨折

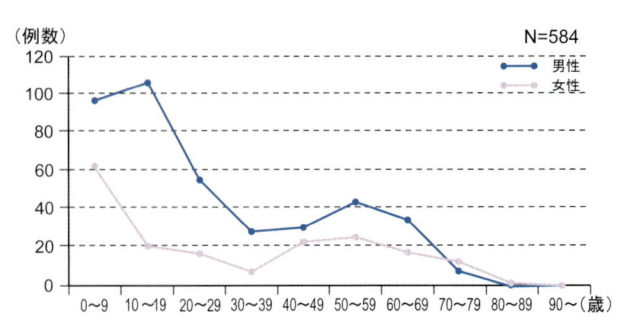

図 8-121　鎖骨骨折（年齢・件数・男女別）

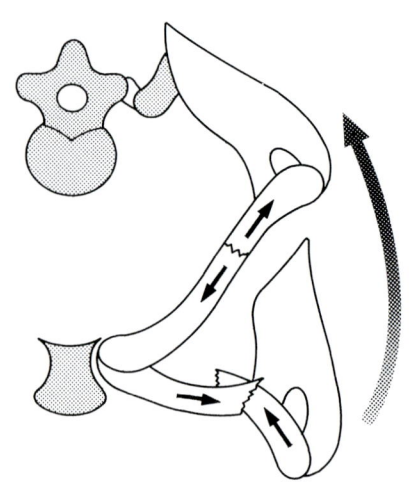

図 8-122　鎖骨骨折整復のコツ

するものの一つである（図8-120）。その機転は80%以上が転倒・転落による介達外力で発生しており，上肢に入った外力の通過する鎖骨のクランクシャフト状の角の部分，外側1/3の境界部で折れるものが多い。小児では不全骨折の形をとることがあり，新生児の骨折も案外見過ごされていることが馬場（1976）によって報告されている。彼によるとその頻度は2.3%と高率である。

通常の骨折では近位骨端は胸鎖乳突筋の牽引で上前方に転位，遠位骨端は下後方に転位し，胸鎖関節から肩鎖関節までの長さ，すなわち鎖骨長は短縮している。鎖骨は皮膚直下にあるので，転位・軋音・腫脹・圧痛などがよくわかり診断は容易である。鎖骨下動脈や腕神経叢の損傷の合併報告例は稀だが，萩原ら（1979）の10例，米谷（1978）などの報告がある。最近，廣瀬ら（2004）は骨折に合併した81歳の鎖骨下仮性動脈瘤の1例を，山内ら（2009）は骨折後8日目に発症した68歳女性の腕神経叢麻痺の1例を発表している。THROCKMORTONら（2007）は，骨中央部の骨折57例を経験し，20%以上が受傷後に死亡した危険な外傷であると述べている。

1. 当院資料（図8-121）　cases at Nobuhara Hospital

当院42年間の資料をみると，鎖骨骨折の総数は845例，男女比は3：7で男性は女性の2.3倍，左右別はほぼ同率となっている。手術した症例は260例（保存的治療に対して31%）で，男女比は5：2で男性に多く，左右別はほぼ同じである。年齢は5〜79歳に分布し平均は34.5歳で，10歳以下は3例，10歳代は76例と一番多く，ついで20歳代の50例，以下30歳代は29例，40歳代は37例，50歳代は31例，60歳代は22例，70歳代は12例と続いている。鎖骨端骨折，肩鎖関節脱臼骨折，偽関節，遷延治癒骨折，変形治癒骨折，異所骨化骨などで来院したものが33例，腸骨移植を行ったものが19例である。

2. 治療　treatment

a. 保存的治療

変形・転位のないものは肘屈曲位での三角巾固定で充分である。変形のあるものは局麻下で骨折部位を圧迫して整復するが，そのコツは肩甲骨を後ろに引かせて，肩鎖関節と胸鎖関節の距離を広げることである（図8-122）。具体的には，①患者坐位で術者が膝を患者の背部に当て，両肩を強く引いて近位骨端を押し込む方法，②ギプス台の上で支腰器・枕・背部の支柱を用意して患者を仰臥位で寝かせ，両肩を下方に引っ張って近位骨端を圧迫

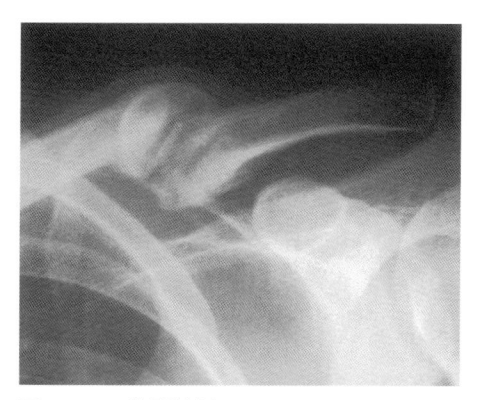

図 8-123　偽関節例

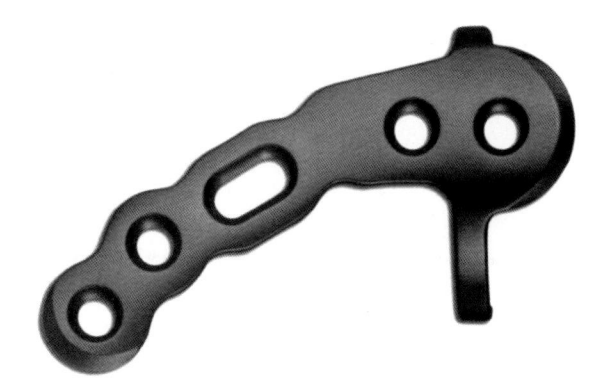

図 8-124　糸満の考案した plate Scorpion

して整復する方法，などが神中によって勧められている。

整復はしやすいが，その状態を保つ固定がしにくいのが鎖骨骨折の特徴といえる。整復位の保持は肩甲骨の内転，肩を後ろに引くことで得られるが，それには肩甲骨を脊柱に引き寄せ8字包帯で固定する方法，T字状副子を背中に当ててそれに両肩と躯幹（胴）を固定する方法，両肩を含んだ背部の coaptation cast を使用，あるいは両肩にカフを装用させ後方に引くように考案した装具による固定，ギプスによる固定など多種多様だが，簡便で有用なのは8字包帯と躯幹ギプスであろう。前者では包帯を使用する代わりに，綿を芯にして衣で作った径2〜3 cm のリングを患者の上肢の太さに合わせて二つ作製，それを両肩にはめて後方から締める方法が便利で，小児の場合はこれ以外にない。また，背部に太い円形の鋼線を当て，それを支柱にして肩を8字包帯の要領で固定，鋼線の弾性を利用して患者の緊縛感をとる方法が柔道整復師の間で使用されている。程度の軽い戦裂骨折では市販の鎖骨バンドによる固定でよい。

古典的だがギプス包帯は神中の報告以来，確実で成績の良いものとして汎用されている。両肩から胸部までのギプス包帯で十分とする考えもあるが，筆者は両腸骨を支持点とするものを行っている。完全な整復固定が得られたときでも，腫脹の軽減とともに固定のポイントがゆるみ，あるいはわずかな体姿の変化で転位が起きることがままある。随時のチェックを怠らないように留意しよう。デゾー・ヴェルポー包帯による胸壁固定は，前述のように鎖骨の長さの短縮が起きやすいため用いられない。あくまで緊急時の処置にとどめるべきである。林ら (2006) は，鎖骨骨折に対する保存治療は，思っているより遷延治癒や癒合不全が多いことを指摘している。

b．手術的治療

新鮮なもので，骨片の転位が強く整復不能なもの，また第三骨片が介在していて骨癒合を遷延すると考えられるもの，骨折部が中央部あるいは内側 1/3 分で転位があるもの，血管・神経症状のあるもの，などが観血的骨接合の対象となる。陳旧性の偽関節や遷延治癒骨折，変形治癒骨折は，当然手術の絶対的適応である（図 8-123）。

鎖骨骨折の固定材料として，旧来は wire，screw，plate などが使用されてきたが，最近は金属材質と形状が改良されたものの出現で，丸形の穴をもつ BEST clavicle plate，糸満の考案した鎖骨遠位端骨折固定プレート Scorpion（図 8-124），LCP clavicle hook plate，Titanium Elastic Nail，それに RUSH pin などが，その目的に応じて使用できる。

手術では整復と固定が確実に行われることが必要だが，その本来の目的は骨癒合と鎖骨の長さの確保による機能回復である。RIOS ら (2007) は鎖骨の長さを手術で確保することが重要と述べている。松村ら (2010) は，鎖骨の 10% 以上の短縮が肩に障害をきたし，それが肩甲骨の回旋機能に有意な変化をもたらすと述べている。

手術にあたって「3章　肩のつくり」で述べた「鎖骨は組織発生学上 membrane bone に属し，骨髄腔がなく他の長管骨とは全く異なっている」という事実を理解しておこう。言い換えるとこの骨には骨膜がなく骨髄腔もないことから，両部からの骨形成能と血液供給 periosteal bone formation, intramedullary blood supply が期待できず，さらに発生学的に僧帽・三角筋が外側 1/3 に付き，大胸筋が内側 2/3 に付いているので，破綻したときは非常に不安定となることを銘記して，ナイフを取ろう。要はどの方法で治療してもいいが，折れている部分を元に戻して釘と plate で固定すればよいという短絡思考は稚拙である。

Screw や wire による固定では十分な固定性が得られないために，かなりの期間の外固定を必要とする。一方，plate によるものは強固な固定が得られているが，同時にそれが骨形成を阻害して偽関節をきたしていることも少なくない（図 8-125）。その原因として，遠位と近

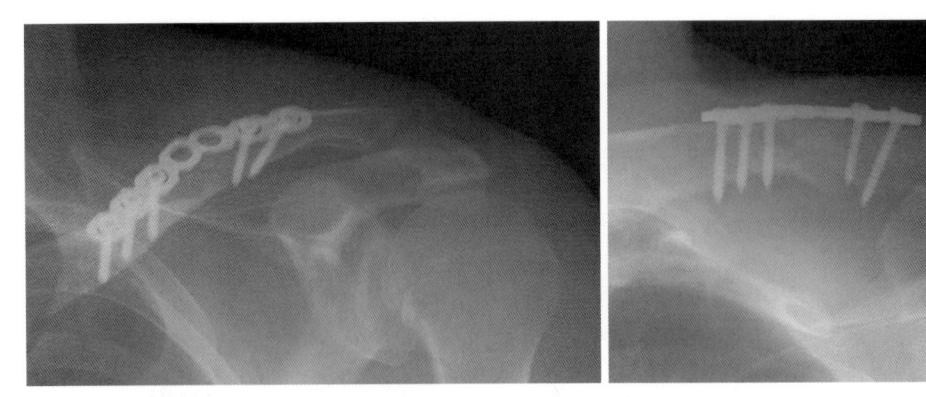

図 8-125　LCP clavicle hook plate 使用例

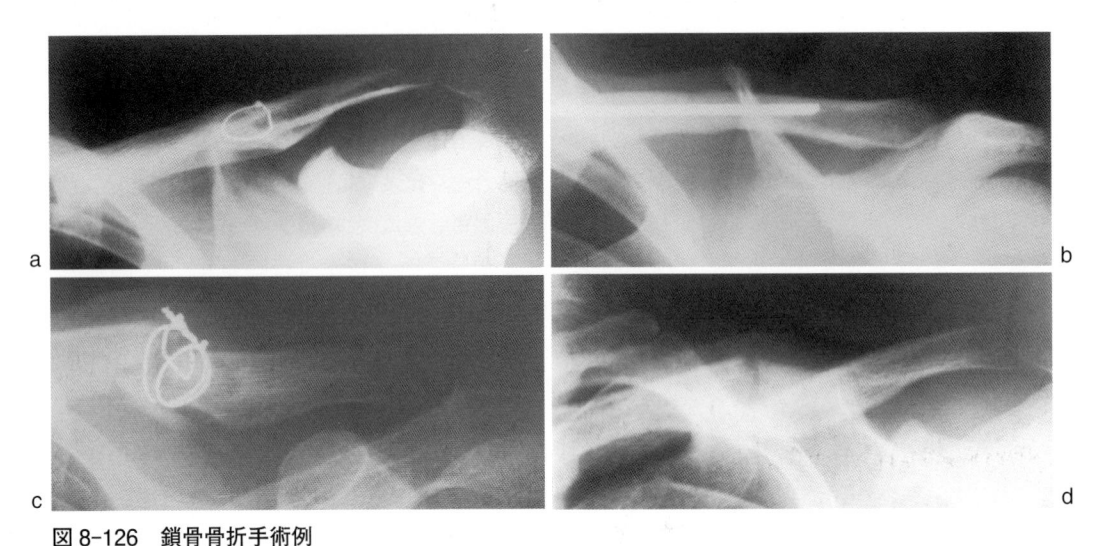

図 8-126　鎖骨骨折手術例
a：破損した wire　b：KIRSCHNER pin で固定　c：wire で締結して偽関節形成　d：遠位と近位の異状回旋による偽関節

位の骨片の軸回旋の完全な適合が得られていないことが多い（図8-126）。偽関節の発生率について，NEER は 4％，ROWE は 0.8％と報告している。

手術方法として遠位骨端に KIRSHNER pin を刺入していったん皮膚の外に出し，骨折部を整復してから近位骨端に挿入する逆行性の手技が簡単なことから普及しているが，那須ら（1982），安永ら（1983）のように，KIRSCHNER pin 挿入法を採用する人達もいる（図8-127）。廣岡ら（2007）は鎖骨骨幹部の粉砕骨折を plate で治療して，早期に機能回復をみたと報告，FRIGG ら（2009）は Titanium Elastic Nail を使用して鎖骨骨折を治療，小侵襲で良好であると主張している。

一方，鎖骨遠位端の骨折，とくに粉砕したものの治療は難渋することがある。岡崎ら（2008）は hook plate を使用しているが，肩峰にフック先端をかける構造のものは力学的負担が大きく，長期の挙上を制限する必要がある上に，抜釘が遅れると骨の cut out や腱板損傷が起き得ると述べている（図 8-128，129）。しかし，満足できる方法がない現在，本法が次善のものであろう。

MILLETT ら（2011）は，髄内釘による固定が強固なこと，plate より小さい傷で行えること，再骨折もなく危険も少ないこと，さらに抜去も簡単なことなどを強調している。これは筆者が行っているのと全く同じ手技である。

c．筆者の愛用法

筆者の行っている手技を述べておこう。①まず，鎖骨の形状に合わせて，二か所にカーブをつけた S 状の RUSH pin を用意する。②骨折部に小切開を加え近位と遠位の鎖骨端をみる。③両者に 3 mm のドリルでリーミングして髄腔を作成する。④次に胸鎖関節の外側約 2 cm の部位に 1.5 cm の小切開部を加えて鎖骨表面を出し，そこにドリルで注意深く穿孔する。⑤作製した孔を小判形に成形して，斜めに刺入するドリルが入りやすくする。⑥遠位方向にリーミングをして，そこから RUSH pin を挿入する。⑦ピンの打ち込みに際しては，整復した骨折端を骨把持器で保持し安定した状態で貫通しやすくする。⑧同時に鎖骨の長さを保つために上肢を外旋位

E. 鎖骨骨折　341

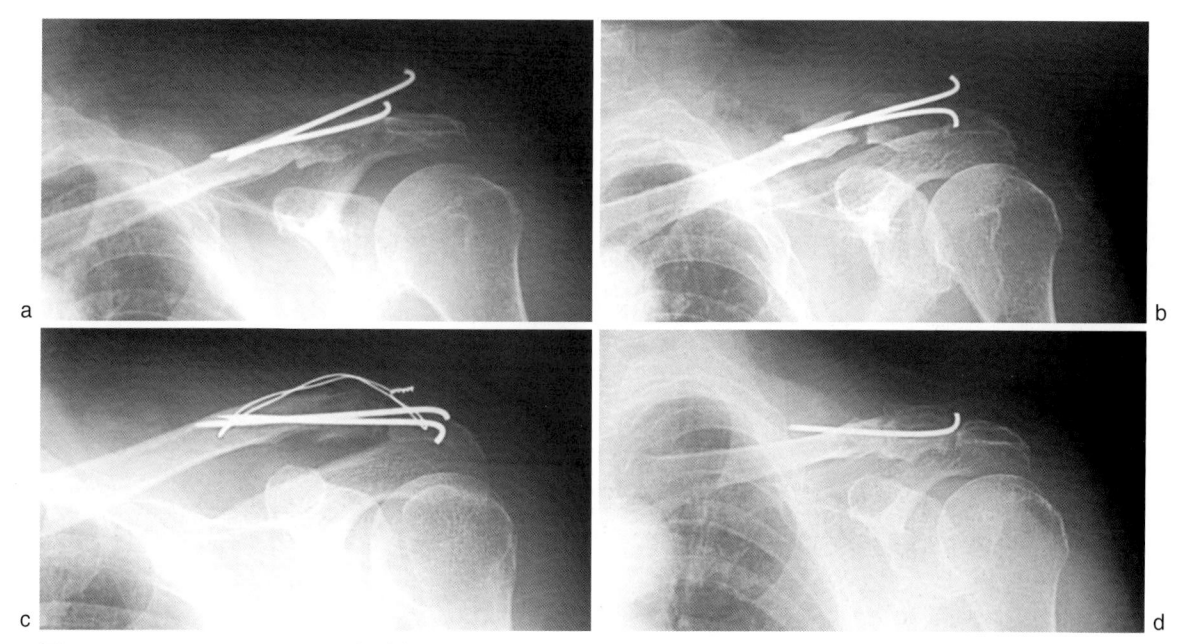

図 8-127　KIRSCHNER pin による固定例
2本使用して(a)偽関節形成(b)　2本使用して wire で締結したが(c)偽関節形成(d)

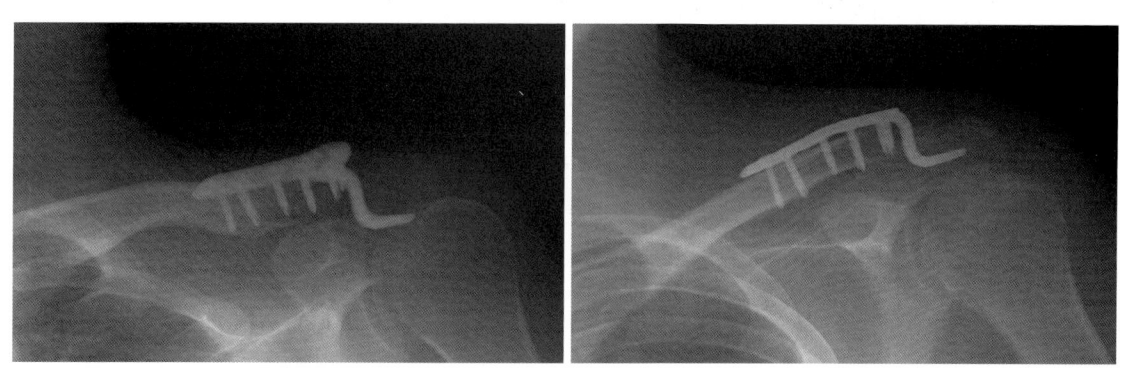

図 8-128　鎖骨遠位端骨折に hook plate 使用例

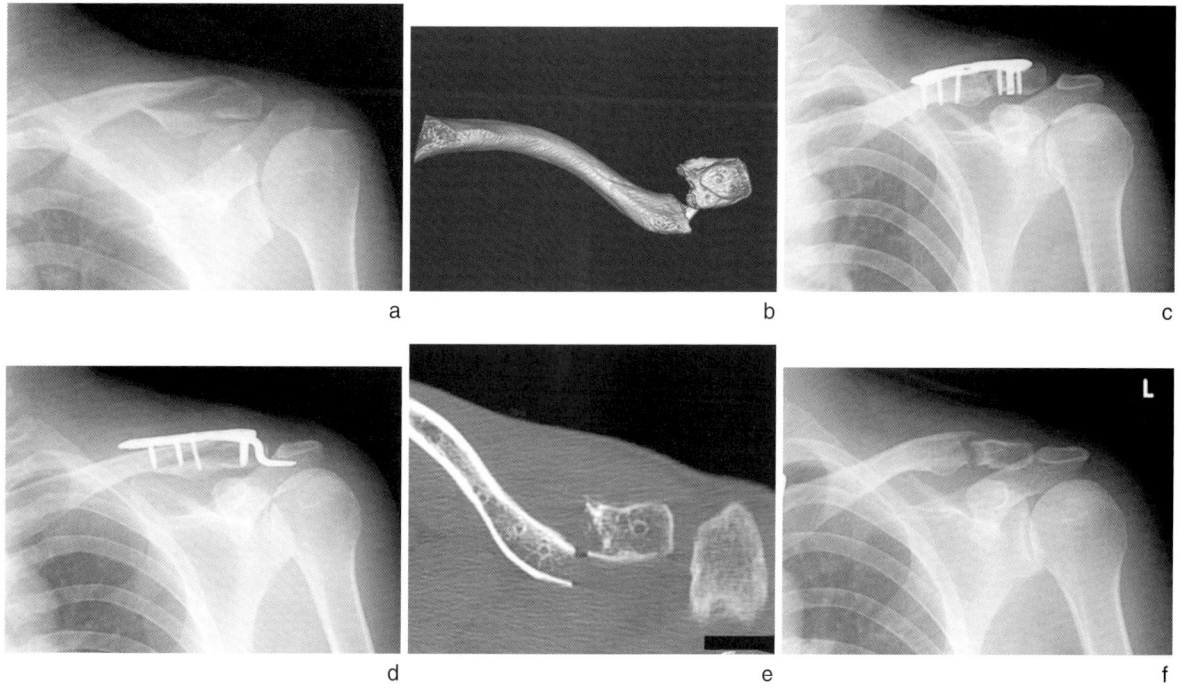

図 8-129　鎖骨遠位端骨折に hook plate 使用例　a：術前，b：CT画像，c：術後　d：術後，e：CT画像，f：術後偽関節形成

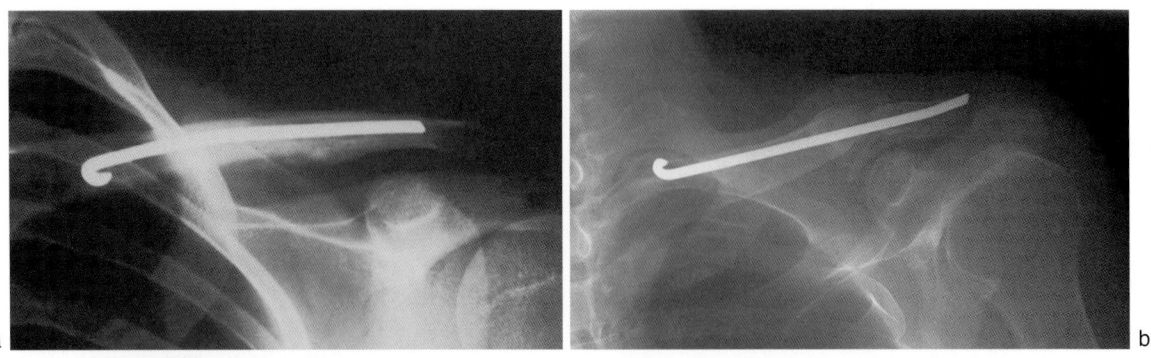

図8-130 鎖骨骨折に KIRSCHNER pin 挿入例　a：術後　b：pin にカーブをつけなかったため固定性不良

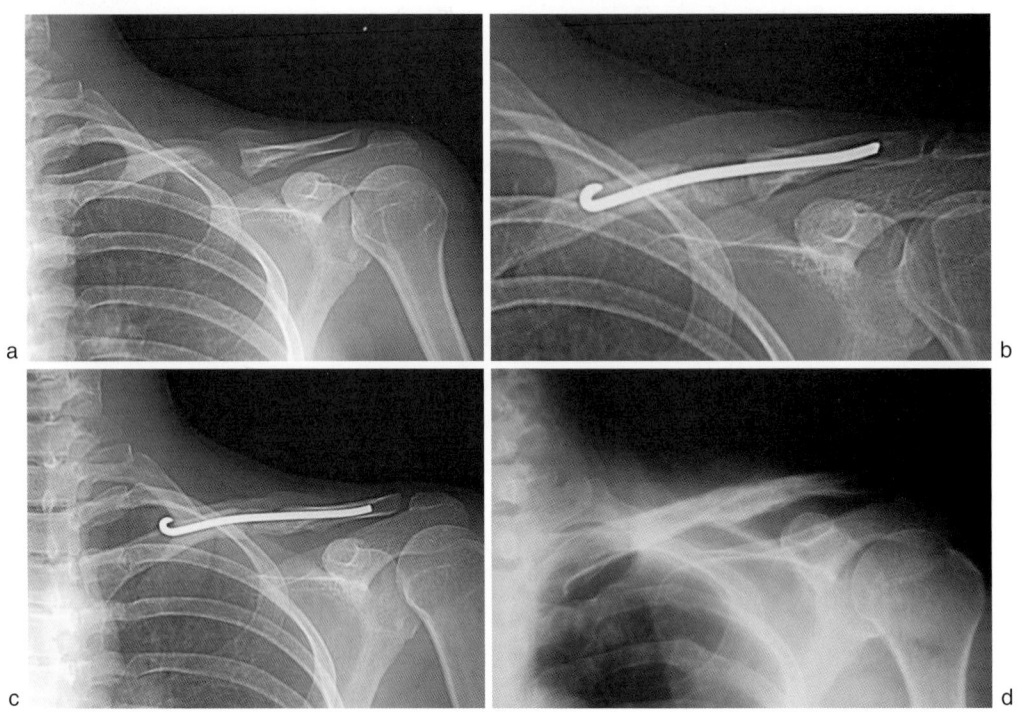

図8-131 鎖骨骨折偽関節例　米国人女性　23歳
a：中央部は切除され骨欠損　b：腸骨移植して KIRSCHNER pin で固定　c：3カ月後に骨癒合　d：1年後に完治

にしておくことがコツである。⑨末梢側のリーミングが不十分なとき，あるいはピンのカーブが適合していないとき，打ち込みとともに骨折部が開くことがあるので注意する（図8-130）。

この方法で強固な固定が得られるので，新鮮例では第三骨片があるとき縫合糸で締結しておき，ほとんどの場合に骨移植を要しない。偽関節や遷延治癒骨折などの陳旧例でも，必ずしも骨移植が必要でなく実際に骨移植が行われたのは32%である。BASON（1947）は内外側からの骨移植を勧めているが，骨接合周辺部に薄い腸骨片を巻くように置いておくだけで十分である。筆者らの経験の中で，遠位骨にピンが挿入されていなかったものが3例，ピンが皮膚に突出してきて後にカットを要したものが3例，ピンの緩みで再度打ち込んだものが2例など，拙劣な手技による反省例がある。

骨欠損が大きい場合は腸骨を切採して円筒状に成形して，それを串刺しにして間隙部を充填するシシカバブ（トルコ料理）のような方法を行ったことがある（図8-131）。骨癒合に長期を要する高齢者では，再度の骨接合や骨移植など大きい侵襲を行うよりも，鎖骨外側部（烏口突起より）の切除と断端への烏口鎖骨靱帯の縫着をする機能的修復のほうがより実用的であろう。

d．予後

骨折の癒合は通常4～6週，小児では3～4週で完了する。筆者の42年の追跡調査によるとその予後は良好で，若年者ではほとんど問題がないが，外側1/3の骨折で鎖骨の短縮をきたしている症例，とくに高齢者に愁訴が遺残している。従来，変形治癒による機能障害は少ないと考えられ無視されてきた傾向があるが，棘鎖間角 spinoclavicular angle に左右差の認められるものに，なんらかの症状が訴えられている。鎖骨の凸変形や正常なカーブの消失，短縮などによる構築学的変化は，肩甲骨の胸郭上での異常滑動をきたして，肩甲骨係留筋群の違和感，肩鎖・胸鎖関節での friction などの原因となっている。厳密に評価すると，過剰な仮骨，鎖骨外端の変形などを含めて約12%に問題を残している。

F. 肩甲骨骨折
fracture of the scapula

肩甲骨骨折は鎖骨とは逆に少ないもので，神中によると全骨折の1%，当院の資料では肩関節全症例数の0.94%にすぎない。肩甲骨はこれを取り巻く筋群の緩衝作用と胸郭を滑動する可動性のため，直達以外ではかなり強い外力でも骨折を起こしにくい特性をもっている。骨折の部位別にみると体部，頚部に好発し，烏口突起，肩峰，肩甲棘，臼蓋のものは少ない。受傷機転は転倒・転落などによる直達外力が主なものである。頭部・胸部外傷や他の部位の損傷が全体の90%以上にあることから，肩甲骨骨折の発症には大きな外力が関与していることが推定できるし，同時に複合損傷のためこれが見逃されることが多い。FINDLAY (1937) は肋骨骨折との合併が多いと報告している。

肩甲骨骨折は他の長管骨と異なって，骨癒合を待たずに早期運動ができることと，変形治癒が起きても比較的その予後は良好と考えられているため，治療がなおざりにされている傾向がある。しかも，頭・胸・腹部外傷などを合併した場合，放置され二次的な障害，肩甲骨軋音症や肩結合織炎，肩関節拘縮などを発生してから整形外科を受診することがままある。

1. 当院資料 (図8-132)
cases at NOBUHARA Hospital

当院の42年間の資料をみると，肩甲骨骨折は案外少なく総数は230例である。受傷時年齢は13〜81歳，平均46歳で，男女比は2.7:1で男性は女性の約3倍となっている。左右別は1.2:1でほぼ同じである。発症原因は転倒・転落が80%，直達外力が20%となっている。

複合損傷は75%と多く，単独骨折に比して約3倍である。合併損傷の内訳は頭部外傷・頚椎損傷・肋骨骨折・気血胸など躯幹に関連するものと，その他の軟部組織損傷，肩鎖関節損傷，鎖骨骨折，上腕骨骨折，胸鎖関節などとほぼ同数である。骨折部位は，体部が最も多く，

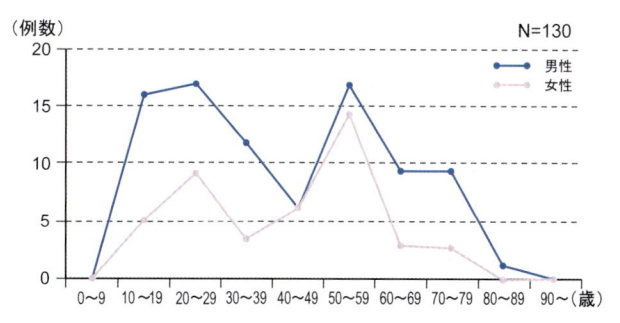

図8-132 肩甲骨骨折（年齢・件数・男女別）

以下，肩峰，頚部，烏口突起，臼蓋，肩甲棘の順である。2カ所以上に骨折が及んでいるものが30%ある（図8-133）。

手術した症例は47例で全症例の20%を占めている。男女比は4.8:1で男性は女性の約5倍，左右別は21:26で右がやや多い。年齢は13〜77歳に分布し平均は38歳である。年代別では10歳代8例，20歳代10例，30歳代7例，40歳代7例，50歳代11例，60歳代以上4例となっている。骨接合術の部位（複数を含む）は，体部が6例，烏口突起18例，肩峰20例，頚部・臼蓋が7例，肩甲棘2例である。なお，症例数には含まれていないが，体部の偽関節の2例に骨移植，骨片摘出したものが1例ある。

2. 骨折の部位と治療
fracture sites and treatment

骨折の部位別分類法はDECOULX (1954) の，①体部，②骨端部：肩峰と烏口突起，③外側部：頚部と臼蓋などに分けたものがあるが，筆者は，①体部，②烏口突起，③肩峰・肩甲棘，④頚部・臼蓋など臨床的な分類を使っている。

肩甲骨骨折治療は保存的な方法が優先される。当院では82.7%の症例がその方針，slingやデゾー包帯などの外固定で加療され，特に転位のひどいものには Zero Position での介達牽引による整復法 (17.9%) が行われている。しかし，整復が困難で転位の遺残が考えられるものや，陳旧例で変形治癒したものは，当然観血的治療の適応である (17.3%)。一般的な傾向として，高度の合併損傷があったものは骨折の転位も大きい傾向がある。部位別にそれぞれの治療方法を述べる。

a. 体部骨折

体部骨折は肩甲骨全体の54%に認められている。発症機転はほとんどが直達外力によるもので，骨折線によって横・縦・粉砕などと区別されるが，多くが転位の

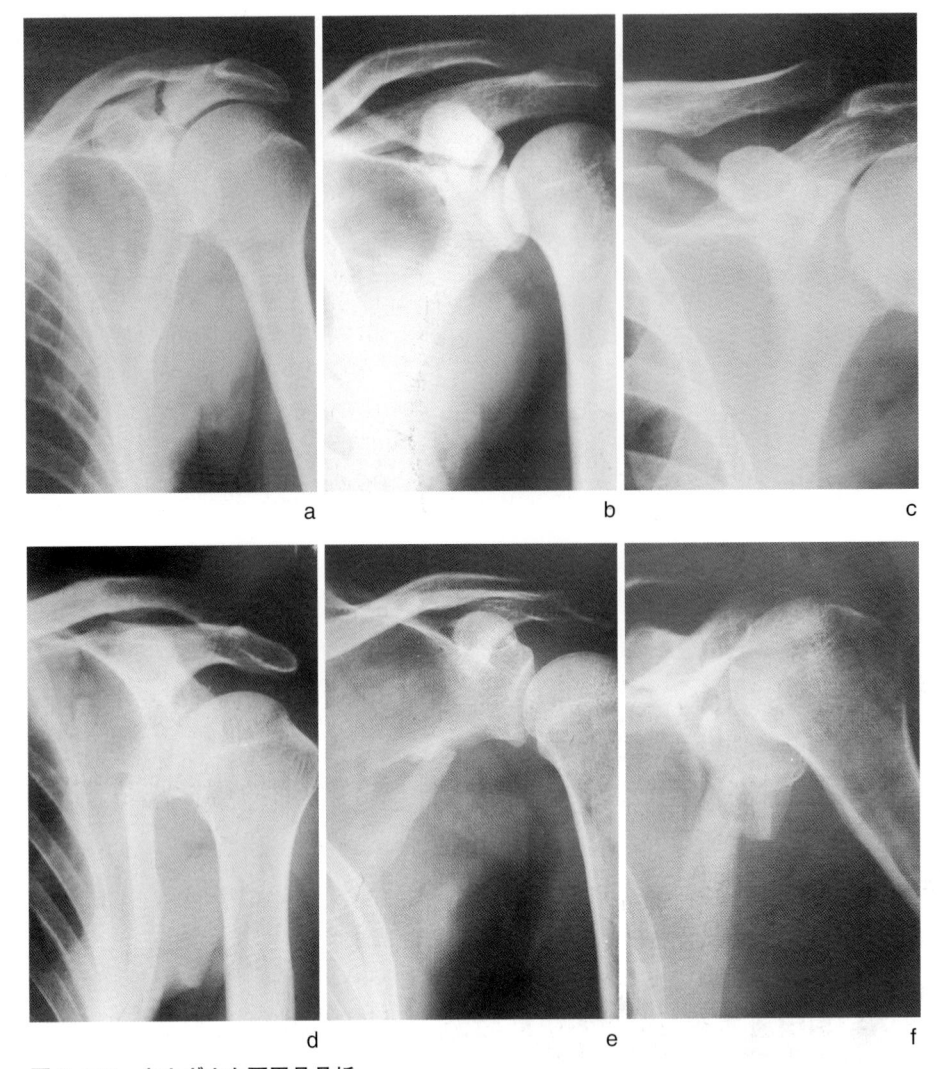

図 8-133　さまざまな肩甲骨骨折
a：肩峰骨折　b：烏口突起骨折　c：上縁骨折　d：外縁骨折　e：体部骨折　f：頚部骨折

ない横骨折で外縁が含まれていることが多い．しかし，下骨片が前鋸筋・大円筋などに引かれて転位し，上下骨片が重なり合うこともある．稀な肋骨骨折を伴った下角部骨折1例を経験している．

局所の腫脹，自発・運動痛などが主な症状で，棘上・棘下・肩甲下筋の血腫形成のため，腱板断裂と同じように挙上障害 pseudo-rupture of the rotator cuff を呈することがある．変形や転位の小さいものでは胸壁固定で安静を保持し，骨癒合，早期運動開始に努める．しかし，予後良好とされる体部骨折でも外縁の短縮・変形により肩周辺の機能障害や結合織炎を起こすことがあるので，転位の大きい場合は挙上位 Zero Position での介達牽引を1〜2週間行って，二次的障害を防止したほうが無難である．筆者の挙上位牽引療法は肩甲骨係留筋群に緊張を与え，各方向に働く牽引力を応用して自然整復を期待するもので，画像上でかなりひどいものでも予期以上の整復が得られるものである（図8-134）．陳旧性の変形治

癒例では観血的に変形した元骨折部を骨切りして，同時に周辺瘢痕組織を解離，新鮮骨折の状態に戻して上記の方法を採用するのがよい（図8-135）．経験は少ないが効果を挙げている．上縁の剥離骨折はしばしば遭遇するものだが，単独のものはごく稀で，田中（千）（1983）の報告がある．

b．烏口突起骨折（図8-136）

烏口突起の単独骨折はごく少ないもので，FROIMSON（1978）の6例，石上ら（1979）の7例をはじめとして，BENTON（1971），その他諸家の症例報告を散見するにすぎない．深谷ら（2004）の12歳の女子にみた小児の烏口突起単独骨折の稀な報告がある．

筆者が経験した烏口突起骨折は50例で，単独骨折は6例，他の損傷と合併していたものは44例である．発症機転は直達外力もあるが，烏口突起に起始する筋腱の介達外力で起きるものが主で，ほとんどが他の骨傷，例

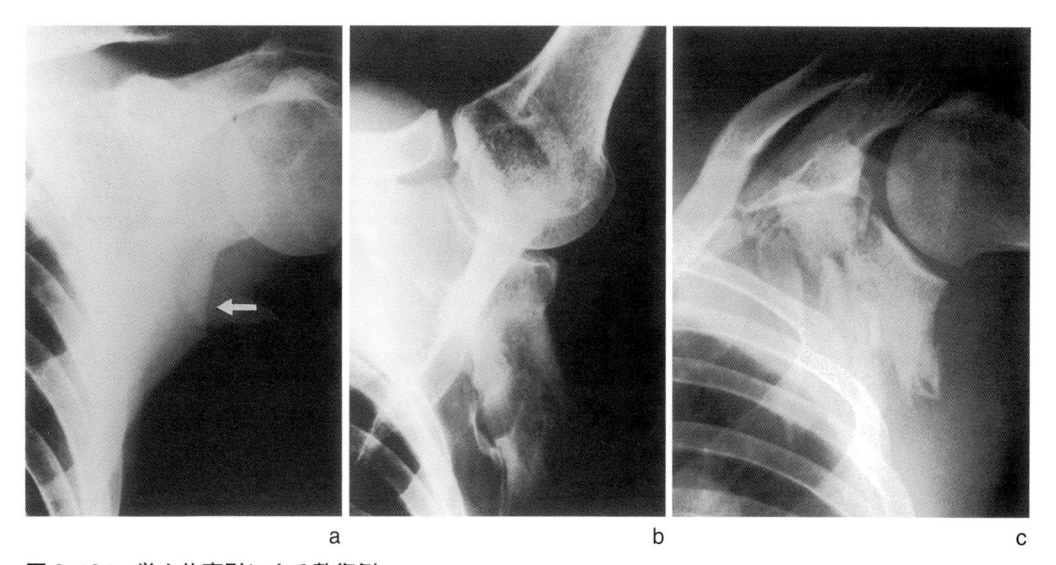

図8-134 挙上位牽引による整復例
a：牽引前　b：牽引後　c：骨折線が体部から臼蓋にわたって広くみられる

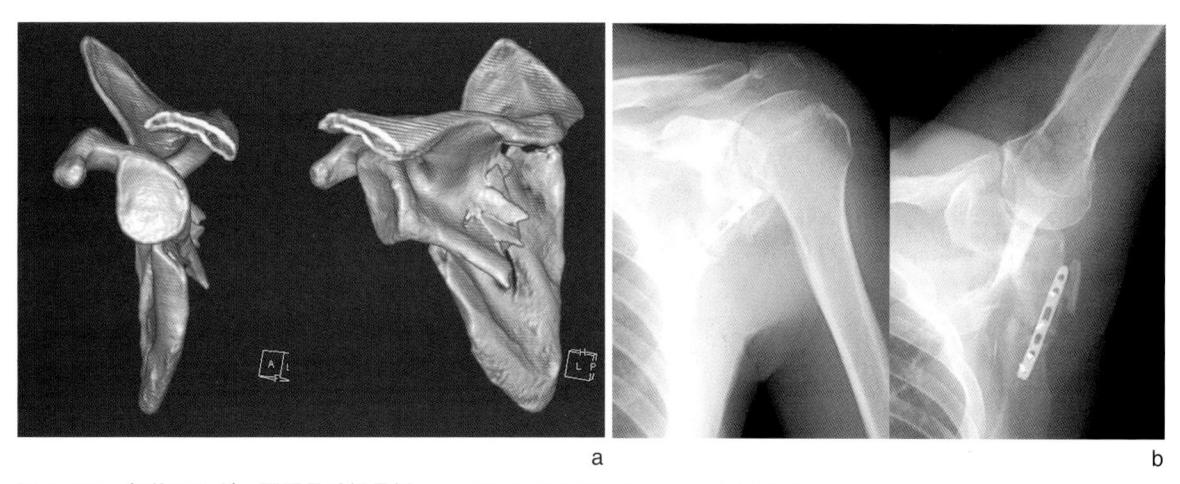

図8-135 転位のひどい肩甲骨外縁骨折　a：三次元CT画像　b：plateによる固定

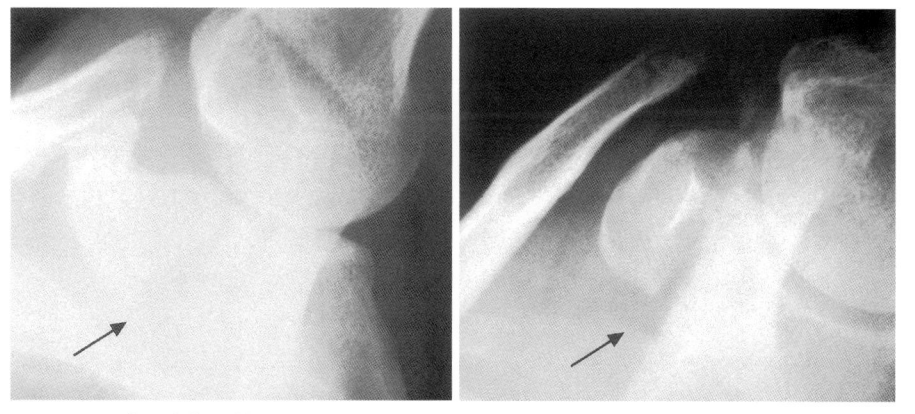

図8-136 烏口突起骨折　基部骨折の例（矢印：骨折線）

えば肩鎖関節脱臼や鎖骨骨折，上腕骨頚部骨折，肩峰骨折などを合併している．基部骨折が多いが外力が烏口鎖骨靱帯を伝達して生じる輝裂骨折もある．靱帯・腱断裂はひどい転位がない限り起こらないと考えてよい．

疼痛が主な症状で，それは烏口突起に付着する筋腱群の緊張により増強し，患者は必然的に肘屈曲，肩関節内旋位の体姿をとる．吸気時に小胸筋腱が緊張して痛みが強くなるので，これを避けるようにする特徴がある．烏口突起には多くの靱帯が付着しているので，転位が少なく保存的治療で十分である．

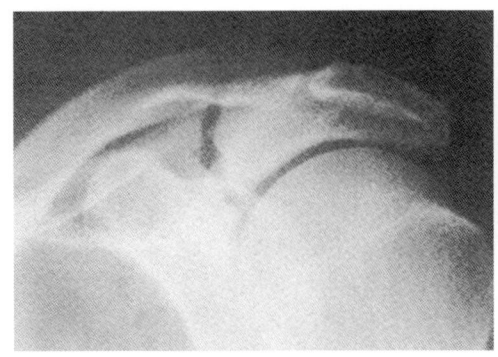

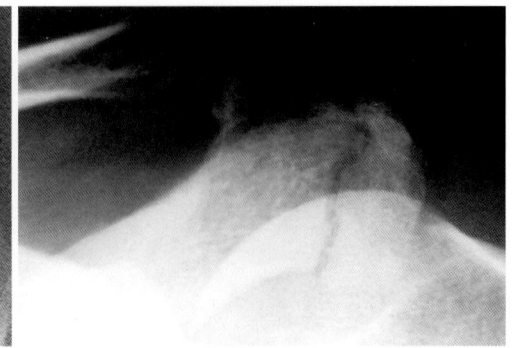

図 8-137　肩峰骨折

当院の手術経験は 18 例で比較的多いが，これは他医からの紹介によるためである．付着する腱・靭帯などの損傷や神経・脈管の圧迫症状がある場合や，肩鎖関節脱臼が合併しているものや，転位のひどいものに手術適応がある．この場合，遊離した烏口突起をそのまま鎖骨に移行する DEWAR 法が有利である．肩峰と烏口突起骨折が合併したものが 4 例あった．

c．肩峰・肩甲棘骨折（図 8-137）

肩峰骨折は直達外力によるものが多いが，稀に骨頭の上方への衝撃により腱板損傷とともに発生するものや，三角筋の牽引によることもある．MENCKE（1914）は自分の経験した 89 例のうち 18 例が鎖骨端骨折や肩関節脱臼および上腕骨骨折などを合併していたため，見逃しやすいものではあるが，少ないものではないことを強調している．しかし，当院資料では肩峰の骨折は 20 例で，そう多くはない．腱板損傷を伴っていたものが 20％もあるので注意を要する．

転位が少なく機能障害も軽いものでは，下垂位前後のレントゲン写真だけでは見落とすことがあり，挙上位・軸射位のものが不可欠である．また，肩峰骨端の閉鎖は 25 歳と遅く閉鎖不全は肩峰骨 os acromiale となって残存するため，MENCKE のいうように線状所見が骨折か骨端線離開か，または疲労骨折によるものかわからず，判断に苦しむことがよくある．ちなみに肩峰骨の発生頻度について KOEHLER は 7〜15％，LIBERSON は 27％ と報告している．

治療は症状の軽度なものでは安静・胸壁固定で十分である．時に観血的整復や肩峰形成術を要することがあるが，全症例に第 2 肩関節の合併損傷があることから，むしろ肩峰骨折に被覆された機能障害の原因を追求し，これも修復する必要がある．転位の大きいものや運動痛の強いもの，陳旧性で機能障害のあるものには骨接合術を行う．当院の手術症例は肩峰骨折 42.5％ を占め，全例が screw によって固定されている．手術は簡単なようだが，案外難しいものであることを認識しておこう．

肩甲棘骨折は 6 例で単独骨折は 2 例のみである．うち，転位が大きく棘上筋，棘下筋，肩甲下筋の損傷を伴い手術による整復を要したものは 2 例で，いずれも肩甲棘軸の変形があり Zero Position での介達牽引で整復できなかった症例である．

d．頚部・臼蓋骨折（図 8-138〜140）

当院では頚部骨折と臼蓋骨折を合わせると 71 例，手術例の 30.8％ で，体部に次いで多くみられるものである．22 例に臼蓋の前下方への転位があったが，腱板損傷を合併しているものは意外と少ない．発症機転の多くは上肢に加わった外力が骨頭，臼蓋，頚部に伝達したもので，トラックの下敷きになった 1 例のみが直達外力によるものである．

症状は自発痛・圧痛・運動不能などだが，肩は骨折した頚部・臼蓋ともに前下方に転位しているので，肩関節脱臼と誤ることがある．成書はこの骨折は機能障害を残すことは少ないとして保存的療法を勧めているが，上肢の受け皿機構の破綻が肩の機能に影響を及ぼさないはずはない．FISCHER ら（1939）は臼蓋骨折と体部骨折の併存したものを手術適応としているが，MOSELEY（1972），BATEMAN ら（1972），ZDRAVKOVIC ら（1974），ROCKWOOD ら（1975），WILBER ら（1977）は，転位の大きいものには外転位での整復を勧めている．しかし，筆者は通常の外転位は広背筋の伸展が不十分なため拘縮につながることがあると考え，Zero Position での挙上位牽引整復法を第一選択としている．肩甲骨はそれを係留する筋群と胸郭面を滑動する機能により，外力を緩衝するメカニズム recoil mechanism と，挙上に際しての調和のとれた肩甲上腕リズムを，受け持つ重要な機能をもっている．形態上の修復だけでなく機能的な治療を行うように心がけよう．

頚部・臼蓋骨折に対する筆者らの手術的加療は 8 例である．頚部の変形治癒 4 関節（外側縁の骨折転位を含む）

に臼蓋骨切り術を，頸部骨折と烏口突起骨折を合併した1例にそれぞれ整復術と骨接合術を，幼児期の外傷で臼蓋・骨頭に変形をきたし障害のある1例に臼蓋骨切り術を行っている。臼蓋骨折に対して，大井ら（2011）は骨片の転位のあるものを N-H 法で対応，脱臼の場合と同じように関節包による牽引で転位を修復，豊川ら（2011）は同じような症例に鋼線での固定を追加している。

KAVANAGH ら（1993）は10例の臼蓋骨折を手術的に加療して，異所化骨の発生したものは1例のみで，あとは良結果を得たと発表，三森（甲）ら（1996）も肩関節脱臼に伴う臼蓋骨折の5例を経験，受傷直後に徒手整復と外固定を行ったものの再脱臼したため，後に観血的整復固定術を追加して良結果を得たと報告している。外傷性肩関節脱臼の範疇に含まれる小さい臼蓋辺縁骨折はここでは除外する。

文献を尋ねてみよう。仲川ら（2004）は臼蓋骨折に対して，壮年では手術的に整復，骨粗鬆症のある高齢者では固定が困難なため後ろ開きの再建が必要とし，粉砕された臼蓋骨折（Ideberg V型）10例を手術して，早期運動で良好な成績をあげたと発表している。LIMB ら（2005）は，骨頭は整復されたが臼蓋が転位した珍しい手術経験を報告，PACE ら（2005）は，臼蓋骨折9例を保存的に加療し，Constant score で評価が良くないものもあるが，痛

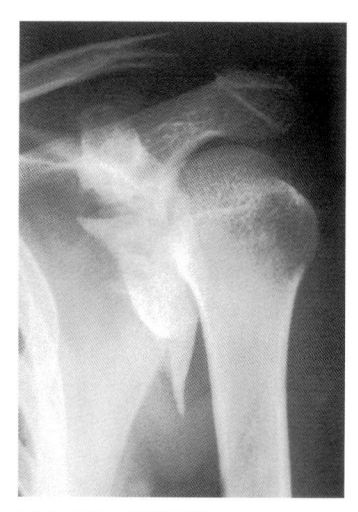

図 8-138　臼蓋骨折

みがないことからこれで十分であると述べている。一方，寺谷ら（2006）は臼蓋骨折の10例を経験して，手術が必要なことを主張している。赤坂ら（2008）は肩甲骨棘と頸部の骨折を伴う稀な臼蓋骨折の1例を手術で加療したと報告，BRYCE ら（2010）は臼蓋の後方欠損と骨頭の移動は関連しており，骨頭の後方移動は5°の欠損，2.5°の後捻と等しいと述べている。

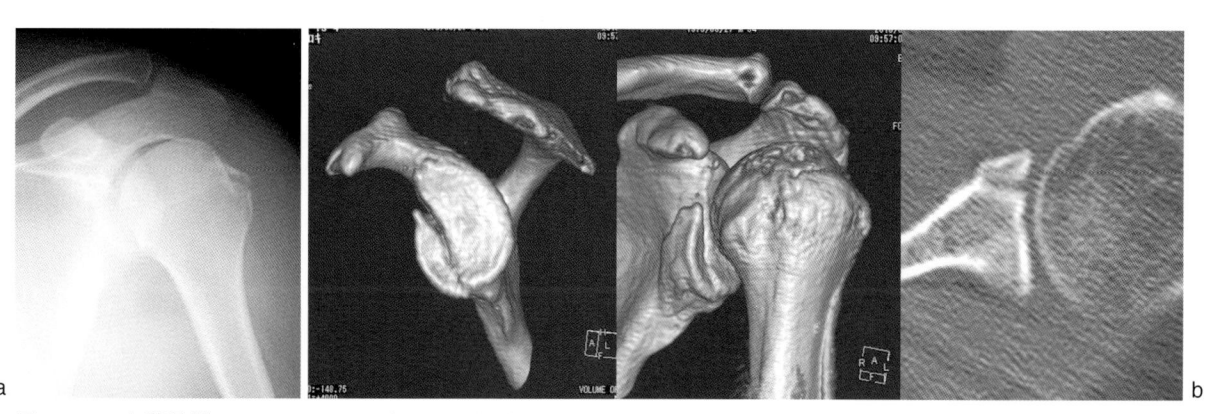

図 8-139　臼蓋骨折　a：レントゲン写真では判読不能　b：CT 画像で確定診断

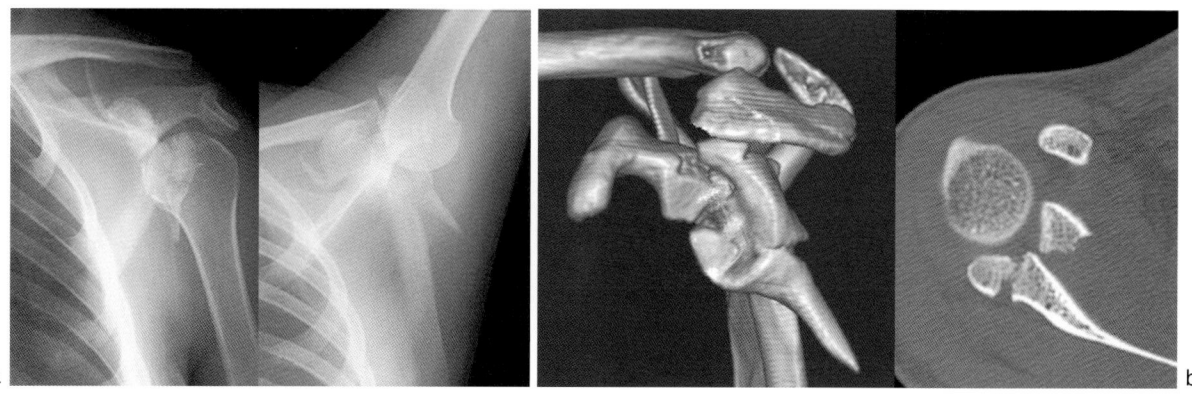

図 8-140　肩甲骨頸部を含んだ臼蓋粉砕骨折　a：レントゲン写真　b：CT 画像

3. 結果　results

治療方針の再検討の意味を含めて追跡調査を行ってみた。それによると，手術をしなかったものの半数になんらかの愁訴が残存しており，肩甲骨骨折の保存的治療の予後は良好とする考えには，根拠のないことが判明した。しかし，Zero Position 牽引で加療したものの愁訴は約 30% で，その効果を再認識させられた感がある。愁訴は可動域制限や筋力低下など明確に評価できるものは少なく，そのほとんどが肩凝りや頸・上肢全体のだるさなどで，肩甲骨内上角・下角・外縁の筋・腱付着部の違和感などが挙げられている。肩甲挙筋，菱形筋，前鋸筋などの異常が肩甲上腕リズムの障害につながるのであろうか。疼痛と挙上制限をきたした不良例は 7 例，うち 5 例は高齢者で，体部・頸部骨折に対して他院で胸壁固定を受け当院でリハビリテーションを行ったが機能障害を残した 1 例，頸髄損傷を合併した 1 例，他院で手術を受けた頸部の変形治癒骨折 3 例である。一方，観血的治療を行ったもので成績の良くないものは 4 例，長期間放置され変形治癒した症例や腕神経叢麻痺を伴った症例など，合併損傷のため成績不良となった症例である。

まとめると，①肩甲骨骨折の発生頻度は少ない。発症機転は転倒・転落によるものが多く，男性に多発している。②全症例の 75% に複合損傷があり，初期治療として肩甲骨骨折の加療がなおざりにされている傾向がある。③肩甲骨骨折の予後は良好とする考えには根拠がない。④Zero Position での介達牽引による整復法が治療の第一選択で，転位が大きく手術の必要があると考えられるものにも適応がある。⑤愁訴は Zero Position による加療で半減し得る。⑥機能障害を遺残している変形治癒症例に臼蓋骨切り術や矯正骨切り術は有効である。⑦転位のひどい肩峰骨折では腱板断裂を合併していることがあるので，関節造影や画像による判断が必要である。

第9章　肩とスポーツ

A. 投球動作の解析と投球障害
analysis of throwing motion and injuries

1. 投球障害　throwing injuries

　縄文・弥生の古代人にとって物を投げることは，走る，跳ぶ，押す，引く，叩く，登る，持ち上げる，などとともに重要な生活基本動作の一つであった。それは狩猟や闘争に必要な生存のための"わざ"でもあったろう。後にこれらの動作は，互いに優劣が競われるようになり，方法や規則が定められ，現在のスポーツにまで変遷してきている（図9-1）。

　投球動作は古典的には，上肢を長いレバーとして使う槍投げ javelin-throwing や上肢筋力をスプリングのように用いる砲丸投げ shot-put などがあるが，現在では，野球による投球が最も一般的なものである。なかでも，投手と捕手はボールの動線からみてその中心的な位置にあるため，厳しい条件のもとにおかれることが多く，酷使による肩の障害が次々と報告されている。

　投げの動作とは，ある物体が上肢の動きに導かれて速度と方向が与えられる動作をいう。そしてそれは，「いかにうまく・いかに早く・いかに正確に投げるか」という目的のために，下肢・体幹・上肢などの協調，全身のダイナミックな運動で行われる。当然なこととして，優れた体力と効率のよいフォームが必要である。しかし実際には体力だけでなく技術も未熟な選手が競技の要請に押し流されて無理な投げの動作を行っている。結果として overuse syndrome, little leaguer's shoulder, baseball elbow, baseball shoulder などと名付けられる投球障害が引き起こされている。

2. 障害の要因

　投球障害は，上肢を局所的に多用する投球動作で発生する肩・肘・手の障害をいうが，全身の筋疲労を基とし

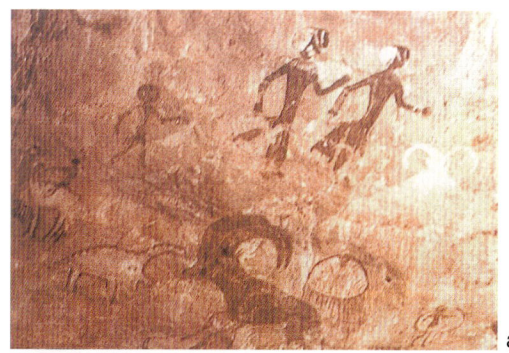

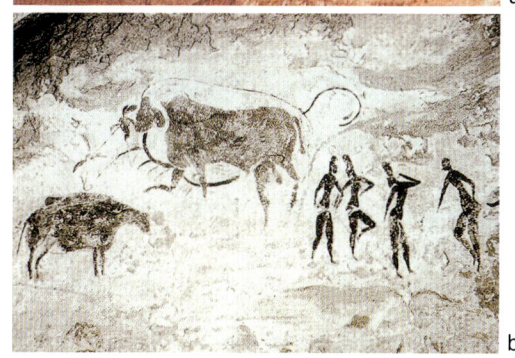

図9-1　スポーツの原点　サハラ砂漠の岩絵（壁画）
a：駆ける人たち　b：牛を捕らえる人たち

たバランス不良で発症するものが多い。投球の基本動作は日常的なもので，運動要因，環境要因，個人要因（素因）などが重なり合って発生する。対策は，関係者がこれらの諸要因を熟知して障害を予防し，発症した場合には早期に対応できる体制を作りあげることである。投球動作は誰もが行っている基本動作なので，明らかなオーバーユースがない限り軽視されやすい。しかし時間的制約がある競技中では，緊迫感から相当の疲労が眼，筋肉，精神に起き，障害が発生しやすく認識されにくいものである（図9-2）。

　①運動要因の基本的なものとして，投球に関する知識や技術への理解度がある。②環境要因としてはチームの雰囲気，戦列に参加できるか否か，技術の成熟度，試合数，学業・職業との兼ね合いなど，チームの一員としての立場と個人的なものがある。試合日程や監督の考えによって大きく影響されることが多い。③個体要因には肉

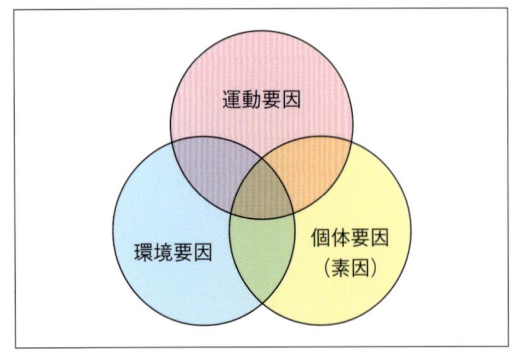

図 9-2　投球障害は三つの因子が重なり合って発生

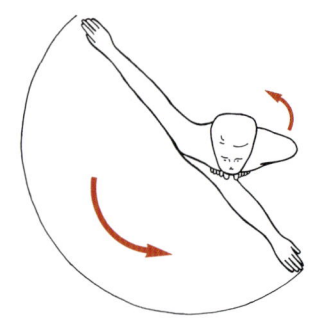

図 9-4　投球動作では最大のアームレバーを使って回旋

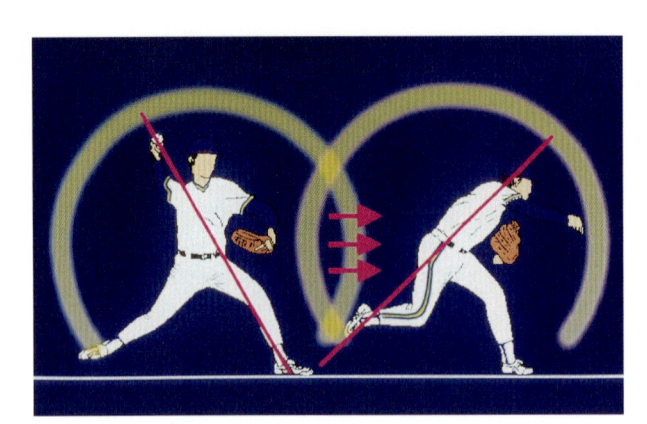

図 9-3　全身で行われる投球動作　プロペラ運動

体的素因と精神的素因がある．前者としては肩が凝りやすい，扁桃腺が腫れやすい，疲れやすいなどの体質があり，後者としては自己中心的な性格で，環境に順応・適応性がないものなどが挙げられる．

3. 投球動作の観察
observation of the throwing motion and the phases

肩は投げの動作のうちで二つの機能を発揮する．その一つは肩甲帯を含めた上肢の土台 base platform としての働きで，他の一つは上肢レバーの支点 fulcrum としての作用である．手指および腕はボールの接触器として重要なものだが，変化球を作り出すという巧緻性の面からも大切な意味をもつ．投球動作は，上肢だけでなく指尖から趾尖まで全身を使って行うが，下肢とのバランス，すなわち同側の上・下肢の wind up で力をためておき，反対側の足に支点を移すとき，言い換えるとボールと支点とが一番長いレバーになったとき，スピードを加えたプロペラ運動を行うことで，最大の効果をあげることができるわけである（図 9-3）．これは大きな鳥が空を浮遊していて急に旋回して降下し，すばやく獲物にあたる姿によく似ている（図 9-4）．また，このメカニズムはバレーボールでのアタック動作，テニスのサーブ時，あるいは多くのスポーツでみられる動作でもある（図 9-5）．

運動学 kinematic study から投球動作をみると，閉じたチェーン locked chain から開いたチェーン open chain の様態であり，肩からみるとむちで叩く運動 whip-like motion と考えられる（図 9-6）．

4. 当院の運動分析と計測方法
recording and analysis of the throwing motion

スポーツによる肩の障害を治療していると，個々の選手の投球動作を詳細に観察して，その発生原因を検索しなければ的確な診断ができないことがよくある．すなわち，歩行パターンでみるような自然な動きがあるかどうか，過労が投球腕に影響を与えていないかどうかなど，全体から障害をみる必要がある．言い換えると，他の部位，関節あるいは脊柱の動きの破綻によって，肩に障害をきたしていることが案外多いのである．現在は，肩のスポーツ障害と不安定性との関連が話題となっているが，実際の臨床の場では諸検査による責任病巣の探索が優先しすぎて，発生メカニズムにまで踏み込んでいることが少ない．専門医によって十分な加療が肩に行われたとしても，分析結果を踏まえた総合的な対応をしていなければ，彼らをスポーツ現場に復帰させることはできない．言い換えると運動分析の資料を診療に持ち込まないと，スポーツ医療はできないのである．

a. 計測方法の変遷

投球動作の分析は古くから行われている．以前は映画フィルムに記録し，それぞれ必要な点を拾ってその軌跡を追跡するという手間のかかる方法がとられていた．1979 年頃，当院では手軽な 8 mm 撮影機を使用して投球動作の相やその時間配分などを分析してきたが，実際にエネルギーを集約するのは 1 秒以下の短い動きで，この分析方法ではボールが手指から離れる瞬時の正確な点

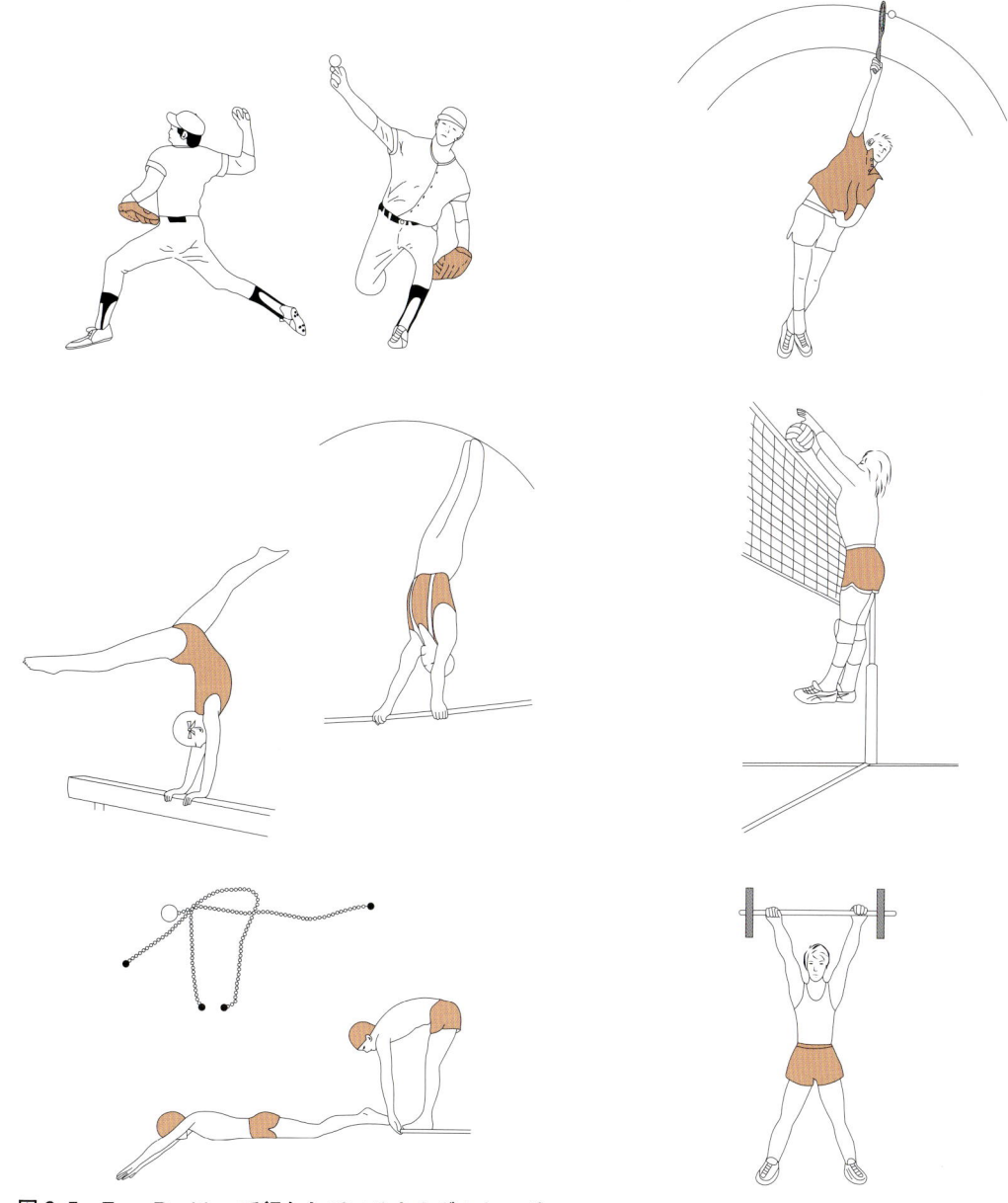

図9-5　Zero Positionで行われているさまざまなスポーツ

を取り込むことができず，いわば踊りの動作を分析するような研究に終始していた嫌いがあった。原因は機能的に不十分な計測機器にあったようである。

その後，手軽に画像を収録できるビデオとコンピュータを組み合わせた電子機器が現れてきた。だがこれらも，研究機器としては不十分なものであった。1985年にPAPAS, ZAWACKI, SULLIVANらが考案したシステムによって，これらはひとまず解消され前進に向かっている。2台2方向のハイスピードカメラと電磁変換装置 magnetic digitizer，それにマイクロコンピュータを組み合わせた彼らのシステムは，投球動作における肩関節・肘関節の詳細な運動分析を可能にしたのである。

1986年，当院ではナック高速ビデオカメラ2台(NAC color high speed video, HSV 400, シャッター速度 1/2,500秒，シーン数200コマ/秒)を使って2方向から同期で画像を収録，これを画像処理装置(PIAS LA-555)で処理して座標軸を算出，さらにNECパーソナルコンピュータで処理という，NAC Selgraph 三次元解析システムを採用して，投球動作の解析と病変の研究に着手した(図9-7)。

この方法を用いると，あらゆる方向からの投球フォームの描出が可能となり，連続動作を側・上・正面からみた線画軌跡，移動軌跡，移動距離，速度・角度などのデータから，各相における動作の相違点，特徴および諸相間の関連性，所要時間，投球腕各部とボールの速度と高さの変化，加速を与えるタイミング・間合い・つながりなどを探ることができる。さらに腕と前腕の回転角度，両肩と両股傾斜角変化，体幹の回転・回旋(捻じれ)

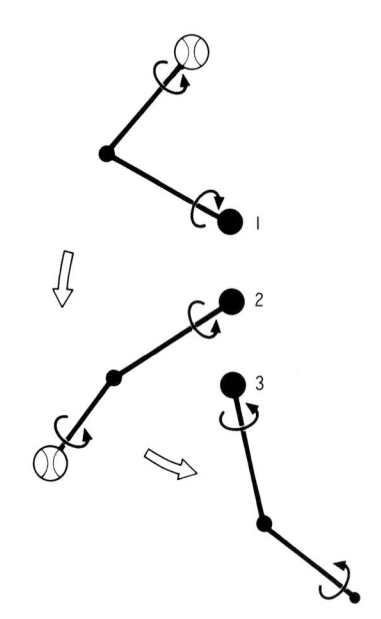

図9-6 投球動作とトルク
1：wind up phase　2：acceleration phase
3：follow through phase

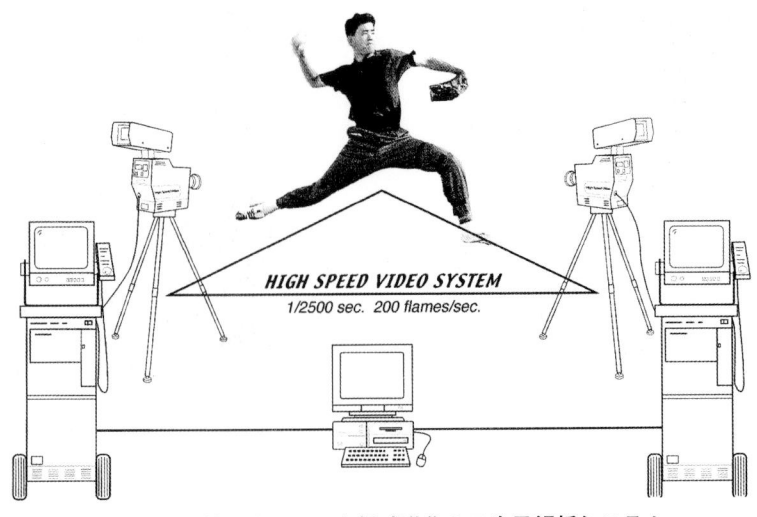

図9-7　当院で当初使用されていた投球動作の三次元解析システム

の変化，球種と構えの差で要する時間変化など，さまざまな情報が得られるので，個々の投球フォームの特徴だけでなく個人および各群を対比することで各年齢層の違い，成長による変化，好調・不調時の差，技術的な熟度・改良点などを判断することができる。

しかし，このシステムを運用するには，同時にクリアしなければならないいくつかの問題があった。ボールリリースの決定的な瞬間を捕捉できる高速度撮影カメラの設置，公式マウンドとホームプレートの構築，正確な座標値を得るためのマウンド周辺のフレームなどがそれらである。画像収録にあたっては，投球に支障のないマーカーが考案された。リトルリーグや高校野球，社会人など選手は比較的容易に画像が取り込めるが，プロ野球選手では速度や変化など投球の種別，wind up position，set positionなどの構えの違いなど，実戦と同じデータを収録するためには最良のバッテリー，相性のよい捕手の協力がないと正確な資料が取り込めないのである。

画像の入力では，身体の各関節中心をポイントしてゆき，そのデータをコンピュータ処理により三次元化した。しかし，プロットする点（ボール・頭頂・頸部左右・第7頸椎棘突起・両肩・両肘・両手・体幹（臍）・両股・両膝・両足・対照点など）を多くしたことと，分析の基本となるボールリリースの瞬間画像を求めたことなどで，交錯する諸計測点の誤読を避けるための対応に苦慮した。

近年，運動解析システムmotion capture systemの普及により三次元空間位置情報を得ることができ，いろいろな動作をより詳細に測定・解析することが可能となっ

てきた。それは現在，医療，スポーツ，産業，人間工学，ロボット工学など，さまざまな分野で実用化されている。

2000年に当院バイオメカニクス研究所は，ジョンズ・ホプキンス大学バイオメカニクス研究室 Johns Hopkins Universityと共同研究を開始，さらに2004年，このプロジェクトを新潟大学工学部人間福祉学教室に広げて，高精度な測定機器の作製とコンピュータソフトの開発を進めてきた。これでスポーツによるさまざまな障害，さらに運動技術を向上させるための情報などを得て，それらを臨床に活用できるようになったのである。

まず，運動解析スタジオMotion Capture Studioの設置が不可欠である。投球動作は投球マウンドの前方傾斜という特性を利用することが前提で，そのため公式マウンドを構築して，それを囲むようにカメラを配置して動きを収録するようにした（図9-8）。

研究のコンセプトは，データベースを利用したデータ管理，運動学的・動力学的解析，解析結果の可視化，簡単な操作である。本システムは，①データ管理サブシステム，②解析サブシステム，③表示サブシステム，④エクスポート・サブシステム，の四つから構成される。これを用いれば複数の投球データを比較解析できるため，障害起因を定量的に分析できる。また，表示モデルに骨モデルを導入したことでより人体に近い投球動作の再現が可能となった。これはスティックモデル，ボックスモデルより視覚的に多くの情報を獲得できる。

計測システムとして，投球動作を数値化するために，1秒間に500コマという世界最速の撮影スピードを誇るQualisys三次元運動解析システム（ProReflex TM，

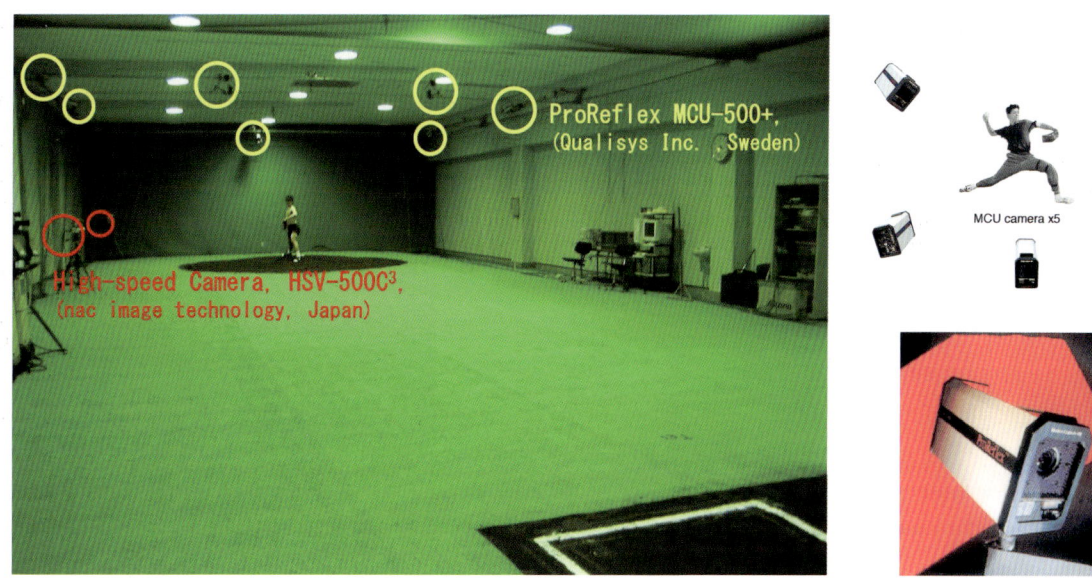

図9-8 現在の運動解析スタジオと三次元運動解析システム

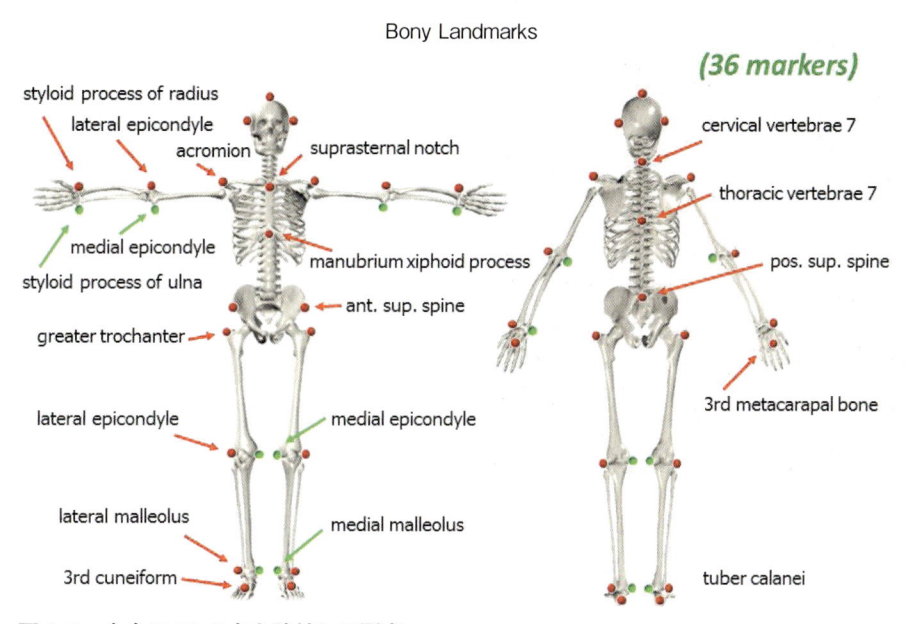

図9-9 全身に36の点を貼付して測定

MCU-500＋, Qualisys, Sweden）を採用して研究を開始した．このシステムはデータ処理一体型で，赤外線CCDカメラを7〜10台使用し，測定対象に貼りつけた反射マーカーに赤外線を照射，その反射光を利用してその中心2D座標を瞬時 real time に計算して取り込み，それをWindows 95/98/NTに対応したトラッキングソフトウエアQ Tracによりコンピュータ上で三次元化するものである．その仕様はサンプリング周波数1〜500 Hz 1 Hz ステップ，最大マーカー点数150個，絶対誤差＋/−0.2 mm，視野角45°，CCD画素658×496ピクセルである．

触診により検出した被検者の骨特徴点の皮膚に，球形の赤外線反射マーカーを36個貼付して測定点とした（図9-9, 10）．具体的には反射マーカー reflective marker の情報はボックスワイヤー box wire へ移行され，さらに骨格モデル skeleton model やアニメモデル animation model などへレンダリング rendering され，最後にMRIで得た情報を骨格モデルに注入，力学的解析を行うことで各関節にかかるトルクやベクトルなどを計算して表示する，などである（図9-11）．同時に超音波式スピードガン（SpeedMax II, Mizuno, Japan）を用いて球速を計測している．

このシステムの開発により，画像処理に要する時間は飛躍的に短縮された．できるだけ早く投球障害の原因を知り，それに対応したいアスリートや運動動作に支障のある患者にとっては大きな福音であろう（図9-12）．な

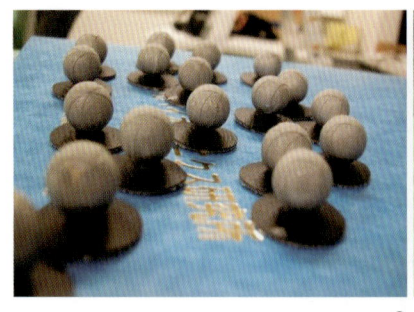

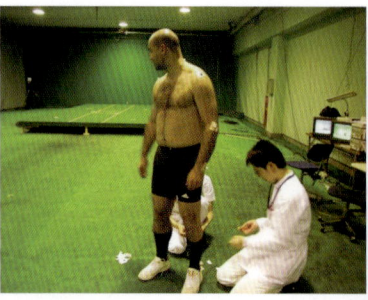

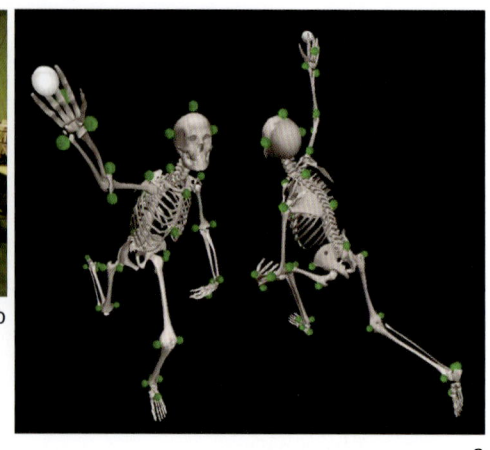

図9-10　マーカー36個貼付による測定の実際
a：マーカー　b：選手に貼付する様子　c：スケルトンモデルに貼付

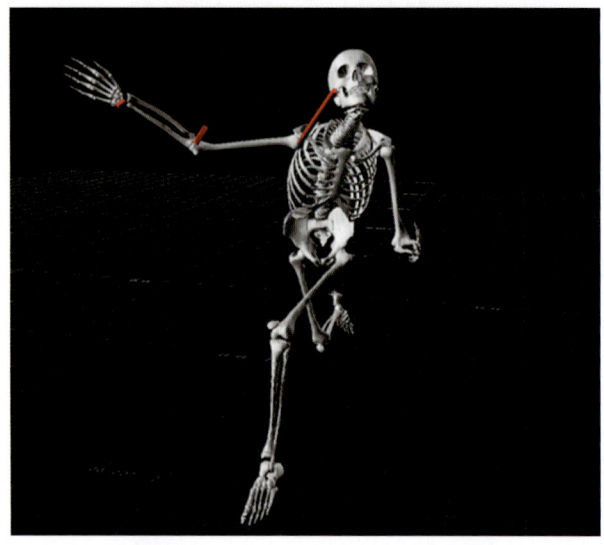

図9-11　各関節にかかるトルクやベクトルを計算して色線で表示

お，当研究所では，柔道，インラインスケートinline skate，アイススケートice skate，バドミントンbadminton，サッカーsoccer，ゴルフgolf，弓道Japanese archeryなどの運動解析も鋭意行っている（図9-13）。

b．投球動作の諸相

通常，投球動作はTULLOSとKING（1973）の分類に従って，三つの相に分けられている。第Ⅰ相は投球前動作でワインドアップ期wind up phase, step and twist phase, cocking phaseなどと呼ばれている。第Ⅱ相はボールに加速を付加する動作で加速期acceleration phaseと呼ばれている。これら第Ⅰ，Ⅱ相では回転トルクが行われている。第Ⅲ相は投球後動作でフォロースルー期follow through phaseと名づけられ，減速牽引力が働く時期である。しかし，回転トルクと減速牽引力からなる投球動作の連続のしかたは，選手によって個人差があるため，分類方法や定義と用語などは諸家によって異なり，現場でもまだ統一されていない。

五つの相を提案するCICORIA（1988）は，stance/wind up, cocking, acceleration, release and deceleration, follow throughなどに，JOBE（1988）はwind up or preparation, early cocking, late cocking, short propulsive phase of acceleration, follow throughなどに，加藤（幹）ら（1990）はwind up, cocking, foot contact, acceleration, follow throughに区分している。

PAPPASら（1985）はcocking, acceleration, follow throughの三相に大別し，さらにそれらを第Ⅰ相ではワインドアップ，プレート方向への体幹の推進，非投球足の接地，コッキングの終了，第Ⅱ相ではボールリリースに際して頸と体幹が肩に近づく位置，トップを越えての投げ，側方に腕を振る運び，第Ⅲ相では投球腕の減速などに小区分した。現在はMCLEOD's system（1985）による分類が多く採用されている。筆者らは投球動作を四つの相に分けているが，これは後述する（図9-14）。

c．各相での観察・注目点

1）第Ⅰ相（wind up phase）

投球はこの相から始まる。全身をゼンマイバネのように巻きつけてエネルギーをためる投球準備運動で，上方から観察するとワインドアップの語意がはっきり理解できる。最高の力と速度を発揮するための準備の相のため，ここでの障害はごく少ない。両腕の組む位置と体重移動が投球方向にスムーズにできるかどうか，非軸脚の膝の高さとそれの反対方向への回旋の度合い，すなわち体幹の回転トルク力が十分増しているかどうか，両上肢を内反して脇を締め安定性を図っているかなどを観察する。この相は動作開始から非軸脚の膝が高く上がるところまでである。

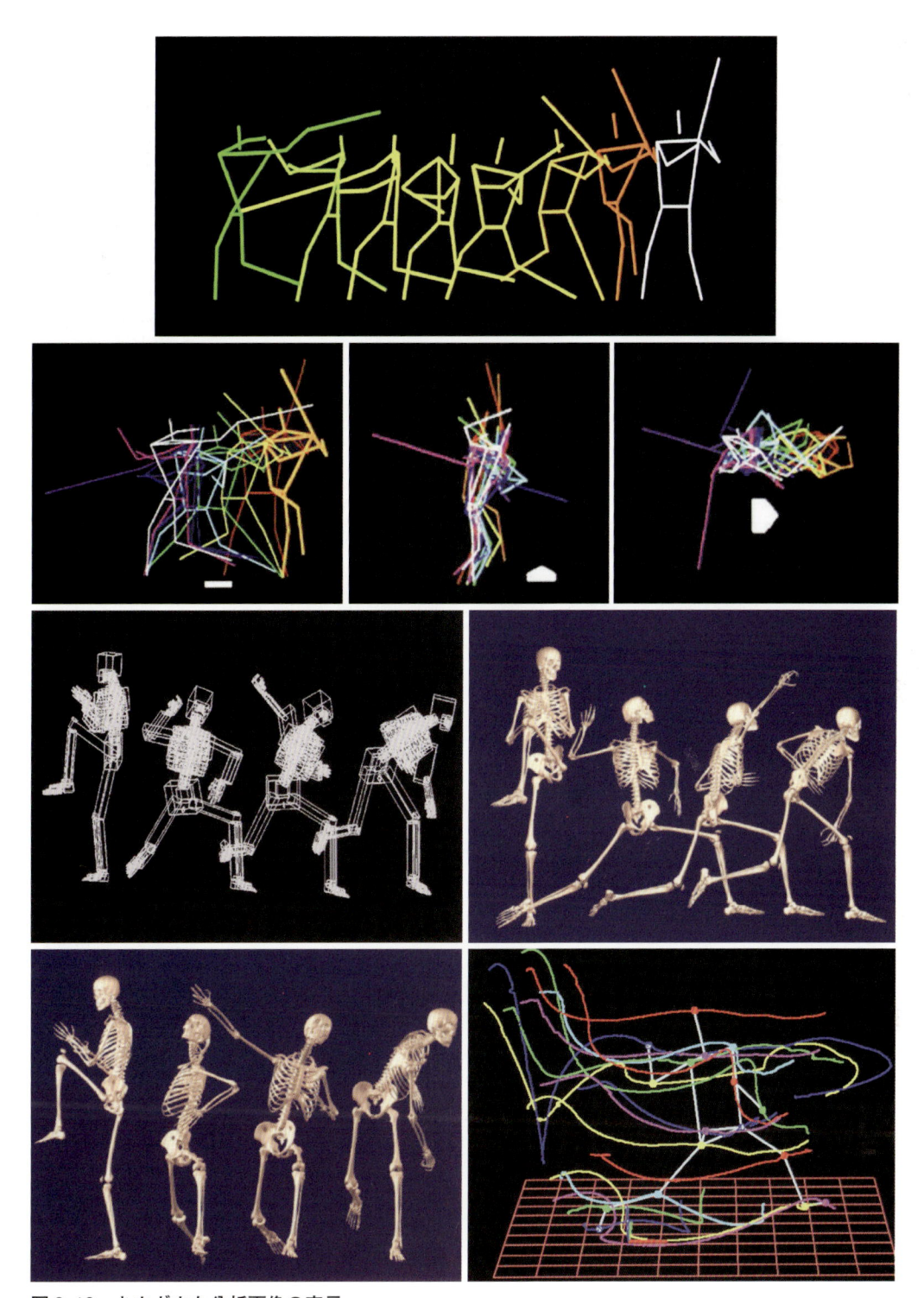

図9-12 さまざまな分析画像の表示
上二段：メジャーリーグ打者（日本人）の stick-stick 画像
下二段：box wire 画像とスケルトンモデル側面像と正面像，連続軌跡画像

2）第Ⅱ相（cocking phase）

回転トルクをためてボールに加速を加える動作で，組んだ両腕の位置を上げて，前方筋群を最大伸展させテイクバック（TB と略）を大きくしているか，よりリズミカルに余裕をもってトップ（TOP と略）に入っているかなどを観察する．具体的には上体がまっすぐ立ち，胸の張りが十分で，腰がしっかり定まり，投球腕は肘の高さ・角度ともよく，非投球腕の内旋による締めも入り，TOP が決まり軸足はプレートを蹴って地面から離れ，反対側の足に完全に体重が移動しきっているかどうかをみる．

非投球側の下肢は初めから前方に向かい，標的に向けた足の接地で終わるわけだが，この間に上肢は内旋位で遠心力を調節しながらボールを後方に運び，骨頭が臼蓋に求心性を得て投げる瞬間の効果を得るようにしてい

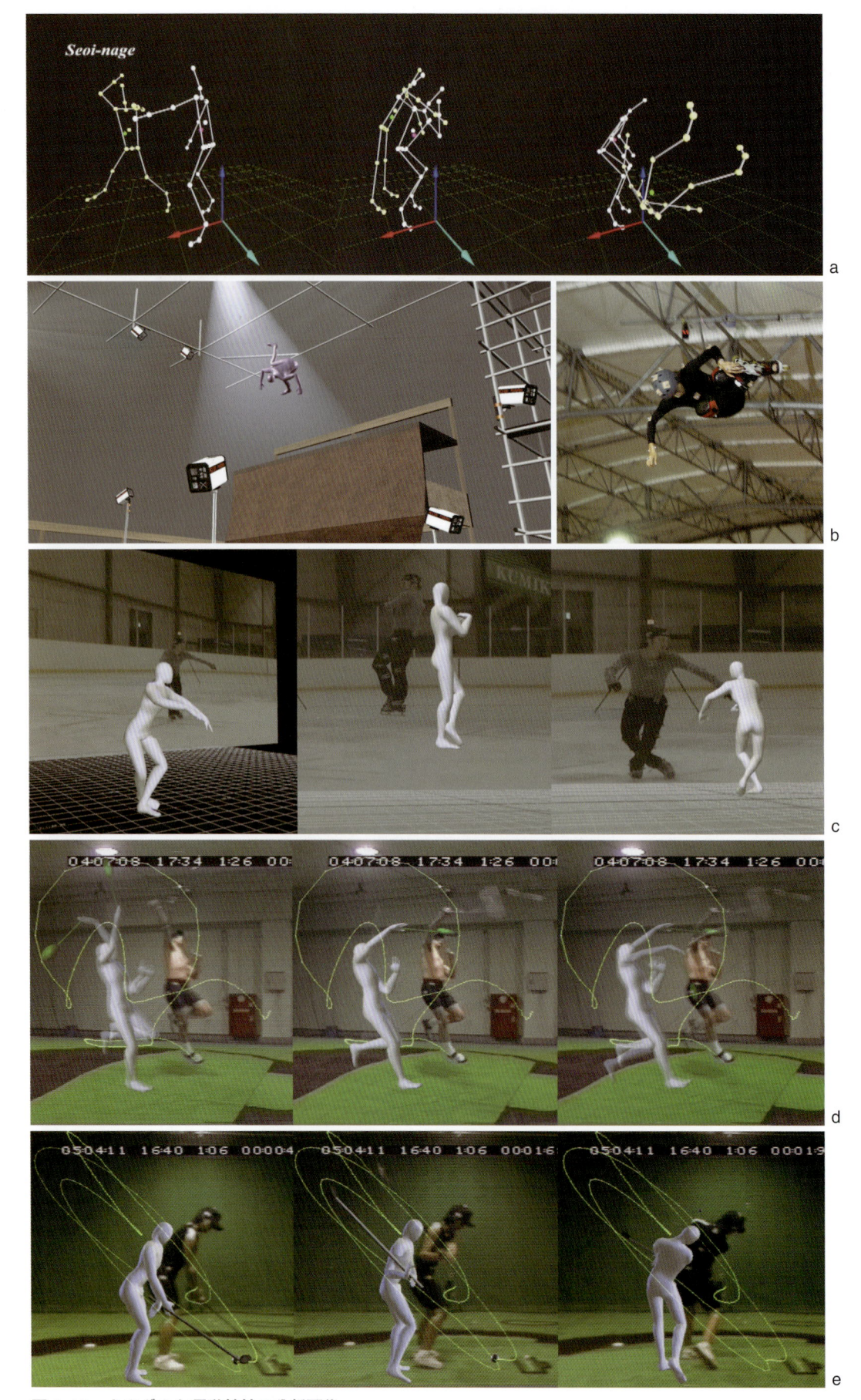

図9-13 さまざまな運動競技の分析画像
a：柔道（背負い投）　b：インラインスケート　c：アイススケート　d：バドミントン　e：ゴルフ

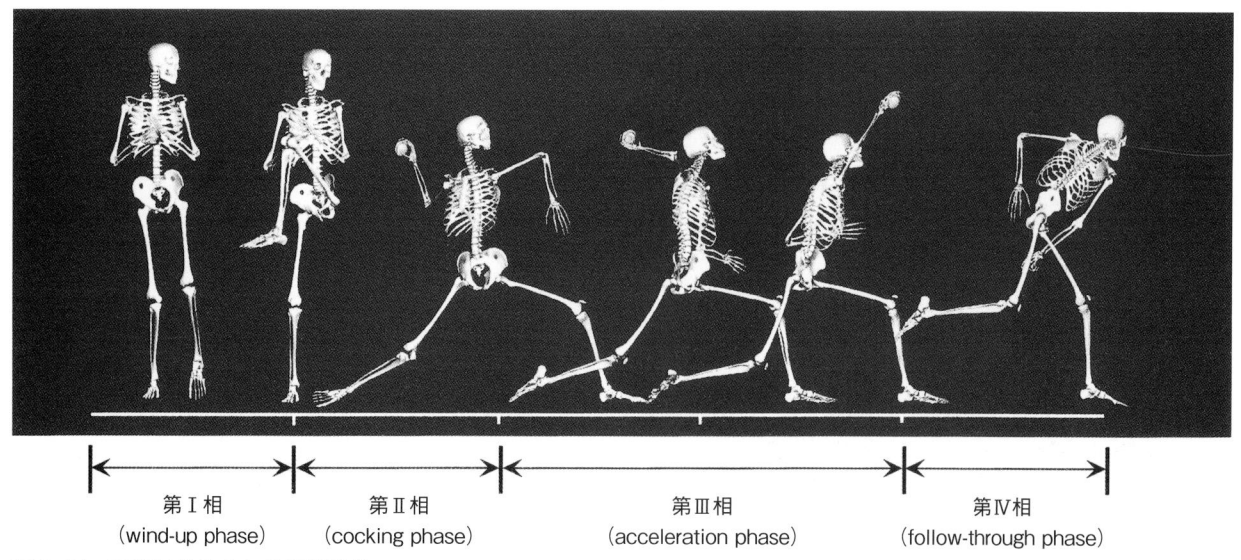

図9-14 四相に分けられる投球動作
第Ⅰ相 (wind-up phase)
第Ⅱ相 (cocking phase)
第Ⅲ相 (acceleration phase)
第Ⅳ相 (follow-through phase)

る。ここでは大胸筋と広背筋の遠心性伸展が上腕骨の最大外旋を提供する。この動きは仁王さまの阿吽の体姿とよく似ている。上肢の投球方向への変移は arm lever の長さとその緊張度によって異なるが，下肢はバランスを維持しながら体幹を前方に運ぶ推進力となっている。

MALONE (1990) は，最終的な肩の位置が体幹と下肢のメカニックと連続性からみてエラーを起こしやすく，肩障害につながる可能性を含んでいることを指摘している。

3) 第Ⅲ相 (acceleration phase)

体の全エネルギーを腕に託して目的の方向にボールに加速を与える運動で，TOP からボールリリース (BR と略) までの動作である。エネルギー源である体幹と下肢が作り出すバネを有効に使って上肢が動く。最高の緊張は肩の前方と肘の内方にあり，収縮のタイミングと連続性のエラーで障害が発生する。第Ⅱ相との移行は，非投球側の足の接地から始まるわけだが，同時に投球側の足を蹴りだして反対側の下肢に体重を移している。まず，体幹は前進するが肩と肘は挙上伸展位をとり後方に残される。次いで肩に続いて外弯を強制されながら肘が，そして手関節が出てスナップ投球 snap throw を使い BR するが，肘と手は後からくるこの動きは"腕をのこす"と表現されている。腕伸展，前腕回外，肩内旋など一連の連続動作が投球動作の特徴である。

肩の受動的な動きは肘の動き lead with elbow と対照的だが，一方では，肩の最大外旋位 maximum external rotation (MERと略) が不十分なときは投球力の不足を生み出す。投球を推進するには下肢，特に股関節・骨盤と体幹に最大エネルギーをためることが重要だが，投球動作がスムーズに行われたかどうかは，軸足の蹴りで投球方向への勢いを獲得して，かつ重心が沈み込まない状態で接地した脚に体重をうまく移動していること，膝の屈曲角度が小さいにもかかわらずスタンス幅が大きく，下半身のバネを有効に使っているかなどで判断する。適当な体幹の回旋と受動的な腕の前方移動があれば肘の lead with elbow は必要ないかもしれない。

投球腕の肘の高さに注目しながら解析すると，腕の"しなり"が効いているとき側面からみると TOP から投球肩が入る瞬間，ボールが静止しているようにみえる所見が得られる。また，BR に際しては頚と体幹が肩に近づく位置がある。

広背筋と大胸筋は第Ⅱ相では遠心性に伸展したが，この相では求心性収縮を行っている。KOMI (1986) によると，体幹は筋群の伸展 (遠心) で動き，同じ筋群で収縮 (求心) する。肩前方の障害は初期では最大伸展位にあるため強いストレスを受け発生，伸展状態から急激な短縮状態が要求されるときさらに強いストレスを受け発生，機能的なストレスとしては下肢と体幹の非協調性の運動がある。正常の体幹回旋より早い動作は，"opening up too soon"と表現される。

三角筋の後枝および中枝の線維は，粗大な働き coarse action をすることが知られており，骨頭と臼蓋の接触圧および後方関節包がブレーキになって運動は終了する。また，加速が強く減速が十分にできないとき，骨頭は前方に滑って烏口突起に圧迫される。KVITNE ら (1993) は高エネルギーがかかる投球動作では，競技が長引き疲労が始まると加速期に骨頭は前方に亜脱臼して，烏口肩峰靭帯に衝突，肩峰下で impingement すると報告している。

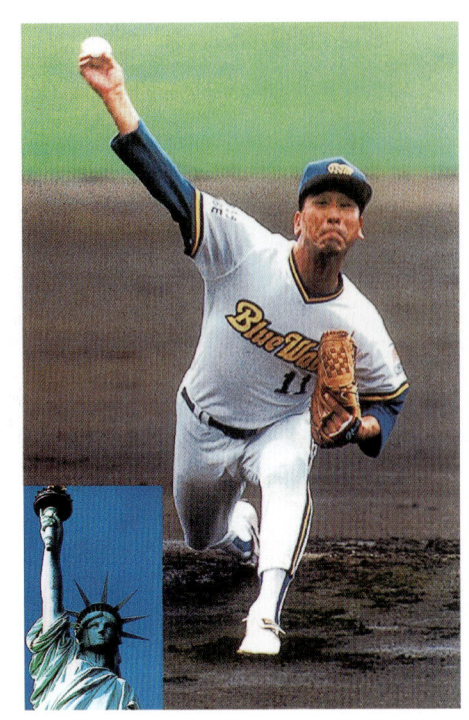

図9-15 理想的な投球フォームと自由の女神

4)第Ⅳ相 (follow through phase)

この相は減速期と終末期とに分けることができるが，ここでは上述の理由で一つにまとめておく．BR後から投球腕を振りきり終了するまでの動作である．上体の勢いと重さを接地した下肢がしっかり支えていること，上半身を傾け回旋し脚を振り抜くことで投球腕にかかる減速牽引力を全身で吸収・分散していることなどを観察する．

BRに際しては，肘と手に望む最高加速のエネルギーが獲得されており，それがボールに付加できるかどうかが重要である．回転トルクと減速牽引力からなる投球動作の相の連続のしかたは，投球方法や選手特性による個人差があり，したがってリリースする点release pointも異なっている．BR後，選手は肩と肘の筋群に強いストレスをかけながら腕を減速する．肩は水平屈曲，内旋位，肘は伸展，前腕回内位をとり続ける．前腕の回内とそのタイミングは，球種 (screw ball, curve ball) によって決められる．フットプラント（FPと略）した下肢は移動した体重のほとんどを受けている．

第Ⅳ相は最終相なので，ストレスが少ないことから障害は起きにくいと考えられてきたが，実際には上肢と下肢間の非律動・協調的な運動，タイミングの悪さが多くの障害を引き起こしている．肩内旋・内転位，肘伸展位，前腕回内位にある投球腕に対して，体幹は傾き，回旋し体重を移動し，投球腕を体幹の前方および反対側の下肢に向かわせるため，激しい牽引力が肩後方の筋群，特に棘下筋腱にかかるわけである．一方，この動作に対応して肩前方の筋群は求心的に活動，二頭筋長頭腱もまた肘伸展位で前腕回内位にあるため活動している．

橋本（淳）ら（2005）は，この相ではBRで角速度が最高となりその後は減速するれているが，肘の運動は逆にそこから加速していることを観察して，肩を牽引する遠心性運動は腱板に影響を与えると報告している．桜井ら（1997）も投球動作のオーバーハンドについて，バイオメカニクスによる解析を試みている．

d．投球動作のキーポイント

投球動作を観察するキーポイントを述べてみよう．閉じた鎖 rock chain から鞭打ち運動，さらに開いた鎖 open chain という動作パターンを基本にして考えると，効率のよい理想的な投球動作は，次のように要約できる．これらを総合的にみて分析することが必要である．

①確実なトップポジションを獲得すること（図9-15）．②投球腕の鞭打ち運動の有効な使いかたを習得すること．③下半身の回旋強化をして体幹，特に腰部の柔軟・安定性を得ること．④軸脚の確実な固定と軸足の蹴りを有効に使うこと．⑤スタンス幅にこだわり重心が下がり過ぎないこと．⑥投球動作は全身運動であるとの認識をもつこと．

e．当院での投球動作の相分類

投球動作は，わずか3秒以内にその動作が終了する高速で緻密な全身運動だが，そのなかで肩には下肢・体幹から生じた力の伝達と，力の発生源としての役割など，多様な機能が瞬時に求められている．投球動作をタイムスケールでみると，六つの特徴的な時点を含む四相に分類することができる（図9-16）．当研究所で基準としている各相の内容を記しておく．

1) 第Ⅰ相 wind up phase は，投球動作開始から踏み出し脚（非軸脚）の膝が最も高くあがるところ knee highest position まで．

2) 第Ⅱ相 cocking phase は，KHPまたはTBからTOPへの動作で，踏み出し脚が完全に地面に着くFPまで．非投球側の膝が最高位となる時点から足を接地するまでの時間は長く全体の80%を占める．

3) 第Ⅲ相 acceleration phase は，FPからMERを経てBRまで．この動作はわずか2%．したがってエラーが起きやすい．

4) 第Ⅳ相 follow through phase は，BRから投球腕最大内旋位〔maximum internal rotation (MIRと略)〕を経て，投球動作終了まで．

第Ⅱ相を early cocking phase (MKPからFP) とlate

cocking phase（FP から MER）に分ける研究者もある。諸家は late cocking, end of cocking を MER あるいは TOP よりさらに投球側の肩が少し前に引き出された位置であるとして相の区切りと考えているが、当院の解析によると FP とほぼ同期する TOP が BR とともに重要な区切りであることが判明している。しかも解析にあたって投球動作をごく自然にとらえやすいことから、松本ら（1990）はこの分類を勧めている。

f．投球動作の所要時間と疼痛を訴える相

各相の所要時間と百分率、疼痛を訴える割合は、下記のとおりである。

第Ⅰ相 wind-up phase：0.5 ± 0.22 秒、33.0%、1.0%
第Ⅱ相 cocking phase：0.6 ± 0.14 秒、39.6%、11.0%
第Ⅲ相 acceleration phase：0.1 ± 0.04 秒、9.0%、74.2%
第Ⅳ相 follow through phase：0.3 ± 0.08 秒、18.4%、13.8%（図 9-17）

g．筆者の相分類

筆者は投球動作を力の方向で二つに分けている。一つは cocking phase でみられる遠心性運動 centrifugal motion、他の一つは acceleration phase で始まる求心性運動 centripetal motion である。具体的にいうと、前者は上肢・肩の力を抜きリラックスした状態（そこでは二頭筋長頭腱は弛緩し、辛うじてボールを把持している程度）、後者は筋群が一転緊張して臼蓋に対して骨頭が骨性支点を求め、安定する状態を言っている。少年野球や高校野球選手にしっかりボールを握って投げることを勧めるコーチがいるが、これは誤った指導である。二つの相が移行するところが、力の転換点 TPFD turning point of force direction で、具体的には投手が cocking phase で手のひらを返し、ボールへの加速を意識して acceleration phase にシフトする動作である。筆者は TPFD がスムーズに行えないとき、投球障害が発生すると考えている。TB までは気楽な投球動作をするよう心がけよう。

臨床的に重要な投球動作の観察点は、MKP、FP、MER、BR、MIR などだが、最も重要なのは TPFD であることに留意しよう。

5．投球動作分析結果

analytical results of the throwing motion

当研究所では設立以来 2011 年 4 月までに、さまざまな競技レベルの投手 384 名（8～38 歳に分布）を計測してきた。その内訳は、小学生 45 名、中学生 108 名、高校

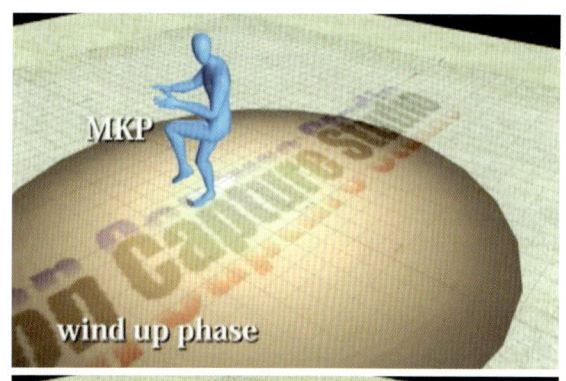

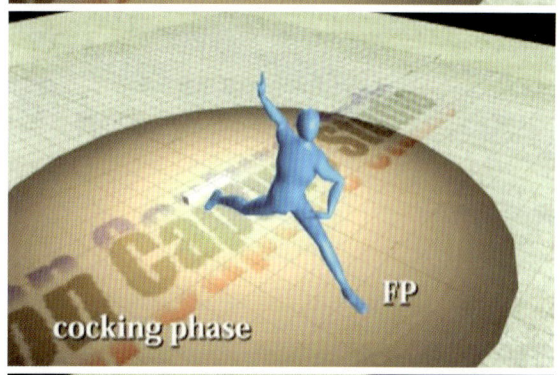

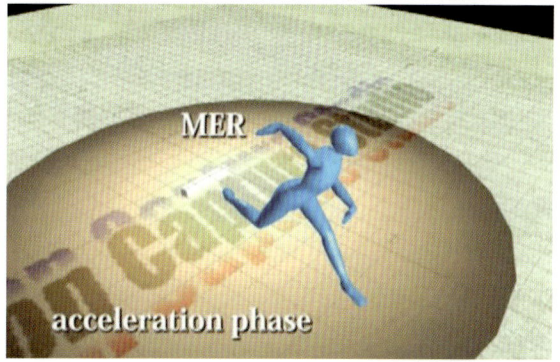

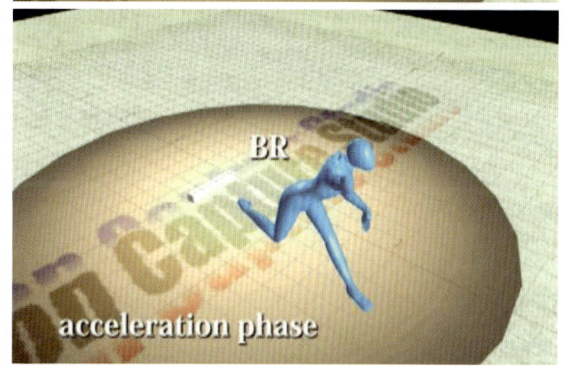

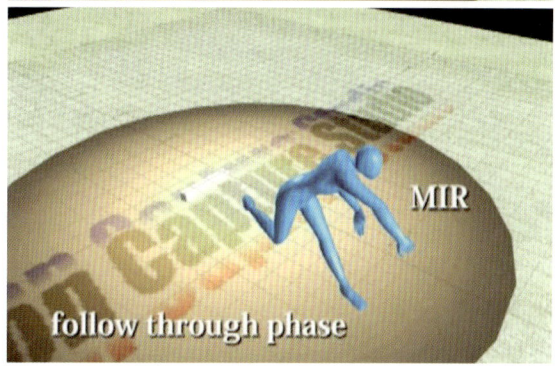

図 9-16　当院での投球動作の相分類

360　第9章　肩とスポーツ

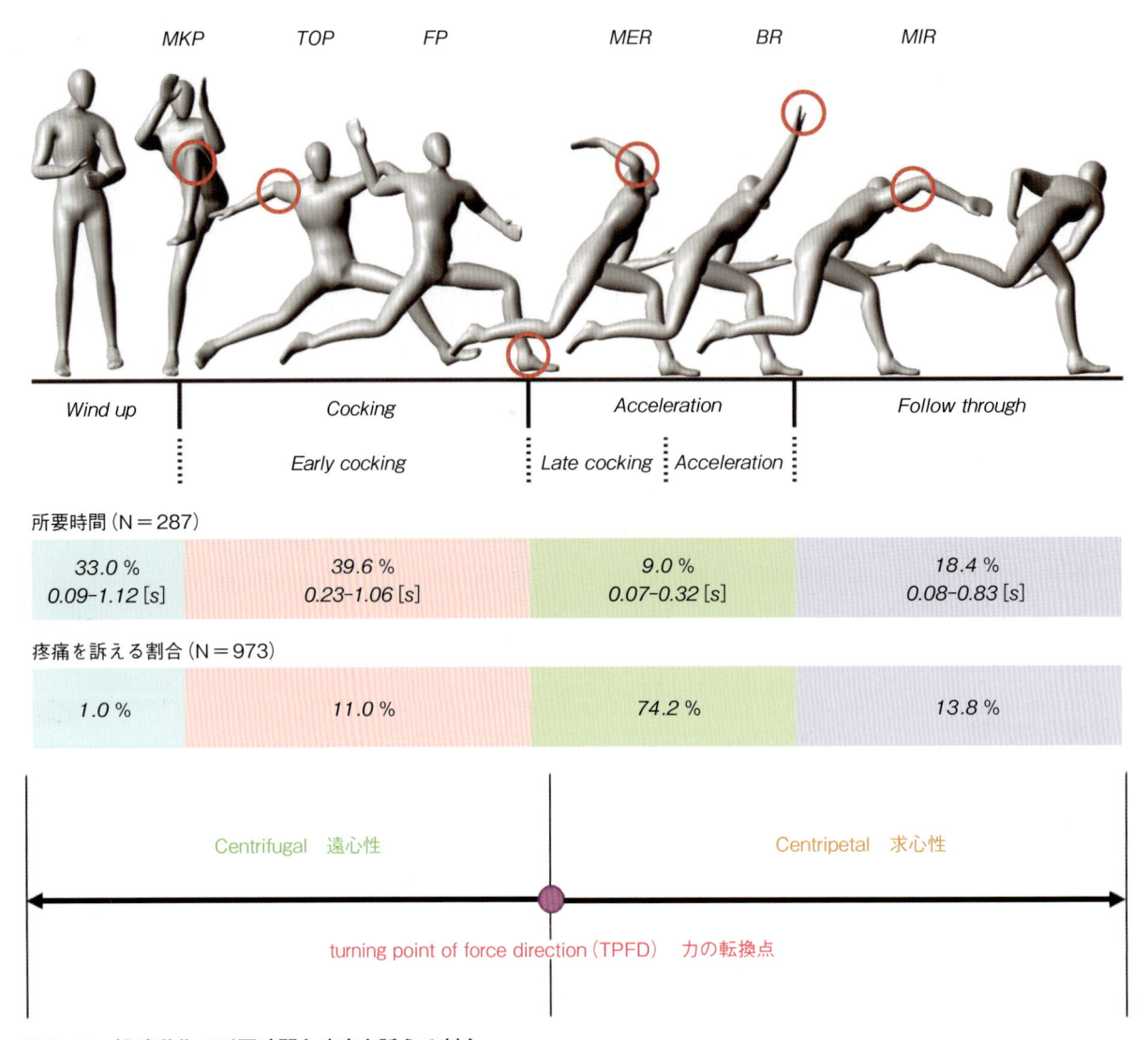

図9-17　投球動作の所要時間と疼痛を訴える割合
投球動作を遠心性運動と求心性運動に二分　それを分ける転換点（筆者）

生110名，大学生42名，社会人55名，プロ24名などである．中・高校生の計測人数が特に多いのは，この年代が投げの動作との関わりが深いことを示している．それぞれの解析データからさまざまな情報が得られるが，個々の投球フォームの特徴だけでなく，個人および各集団を対比することで，各年齢層の違い，成長に伴う投球動作の変化，技術的な熟成度（図9-18），好調・不調時の差，改良点などが判断でき，有用で興味深いものである．検索項目としては下記のものがある．
① 三次元連続動作分析画像（図9-19）
② 連続動作を側面 lateral view，正面 front view，上面 top view からみた線画軌跡，移動軌跡，移動距離（図9-20）
③ 速度・角度などのデータから各相における動作の相違点とその特徴，諸相間の関連性，所要時間（図9-21）
④ 投球腕各部とボールの速度と高さの変化（図9-22）
⑤ 投球腕の移動軌跡（図9-23）
⑥ 投球腕の回転速度（図9-24）
⑦ 手-頚-手を結ぶ線の変化（図9-25）
⑧ 両肩傾斜角 shoulder tilting angle（STA）と体幹傾斜角 body tilting angle（BTA）の変化（図9-26）
⑨ 体幹の捻じれ（回転，回旋）の変化（図9-27）
⑩ 球種（速球と変化球）と構え（wind up position と set position）の差で要する時間変化（図9-28）
⑪ 投球フォームの特徴
⑫ 個人および各集団を対比することで各年齢層の違い，成長による変化，好調・不調時の差，技術的な成熟度・改良点，など

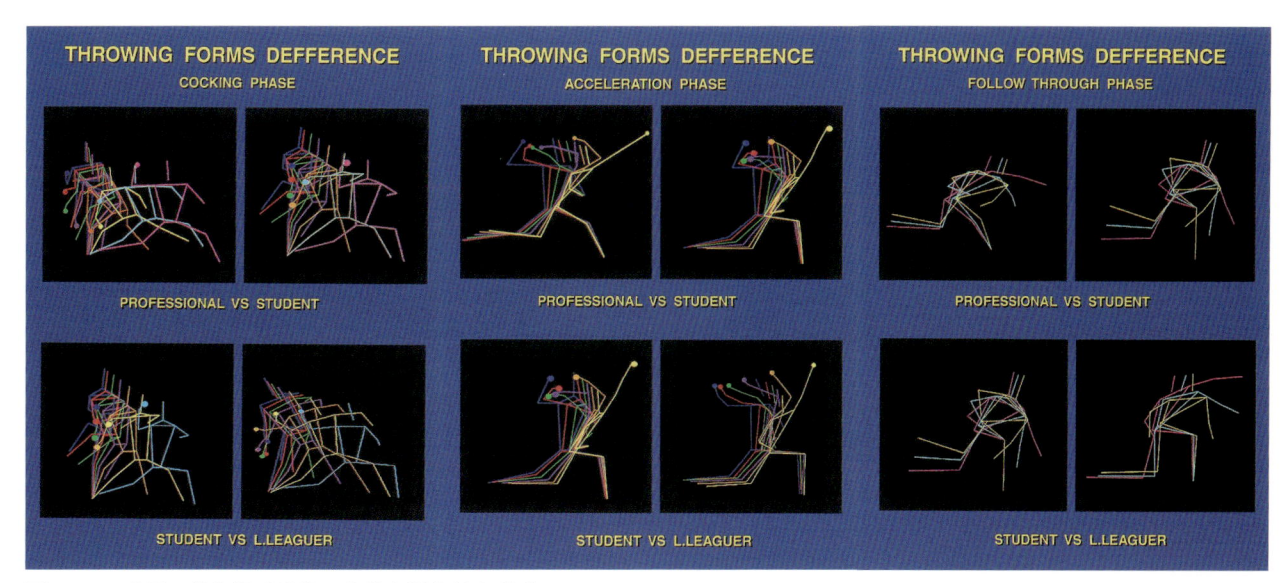

A. 投球動作の解析と投球障害　361

図9-18　成長に伴う投球動作の変化と技術的な熟成　上：プロと学生の対比　下：プロとリトルリーガーの対比

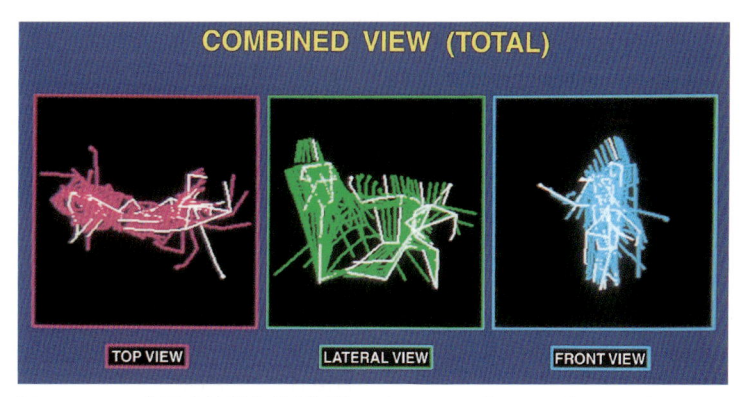

図9-19　三次元連続動作分析画像　左から上面像，側面像，正面像

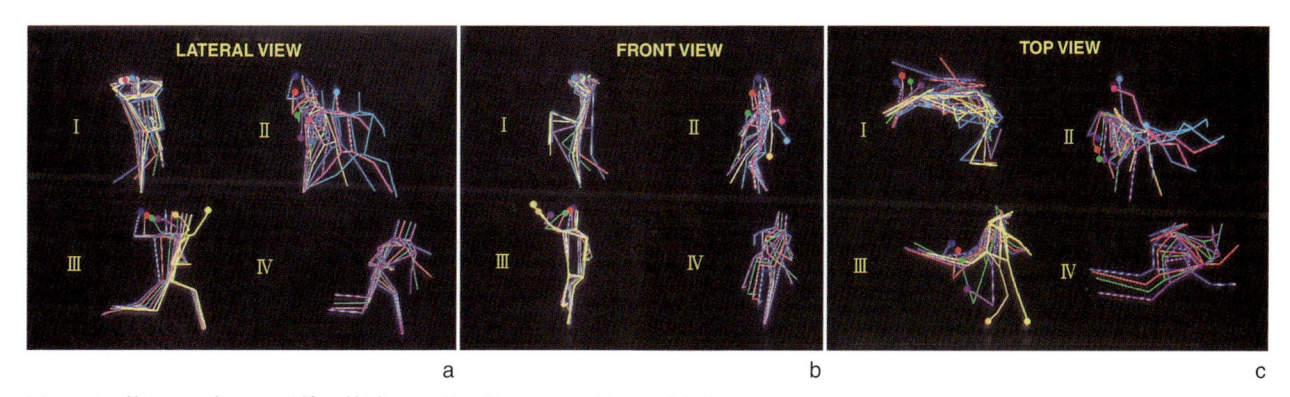

図9-20　第Ⅰ～Ⅳ相までの線画軌跡　a：側面像　b：正面像　c：上面像

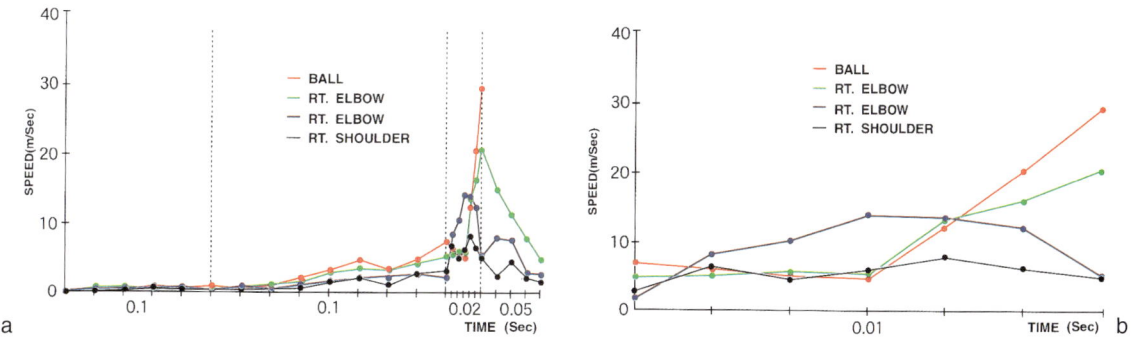

図9-21　投球腕（肩・肘・手）とボール速度の各相における変化　a：全体の変化　b：第四相の拡大

362　第9章　肩とスポーツ

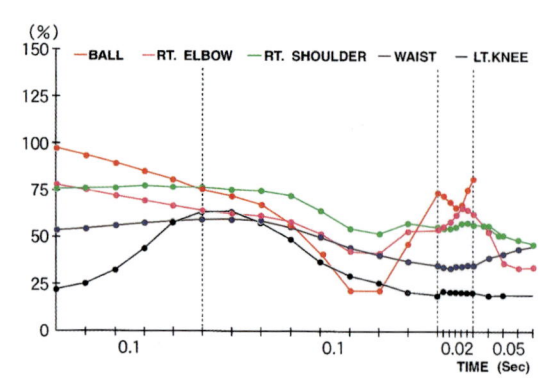

図9-22　高さ　投球腕（左肩・肘・手），ボールおよび膝の各相における変化

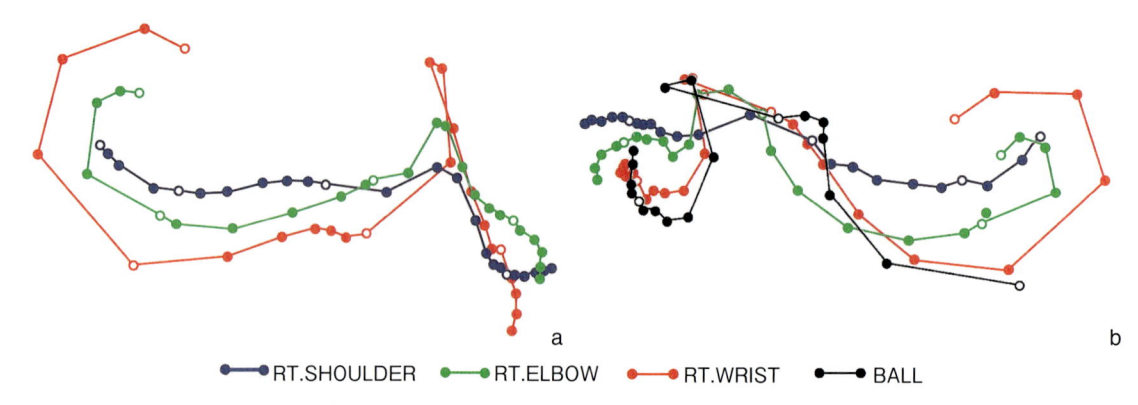

図9-23　投球腕（右肩・肘・手）の移動軌跡　a：側面画像　b：ボールを加えた上面画像

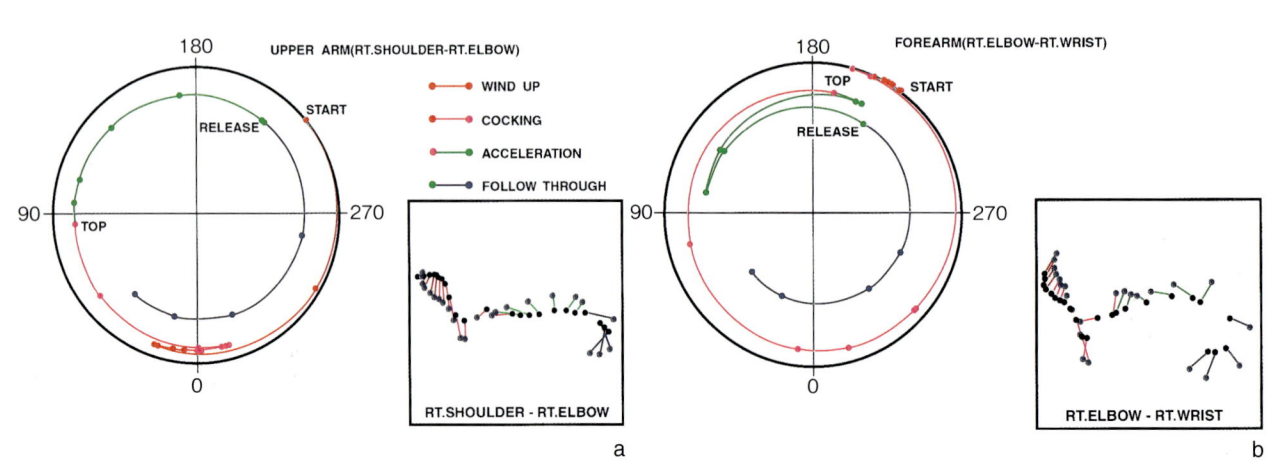

図9-24　回転角度　a：上腕（右肩・肘）の変化　b：前腕（右肘・手）の変化

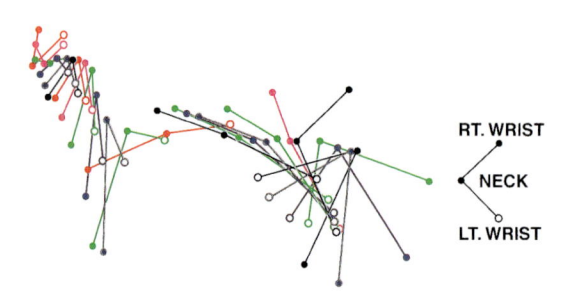

図9-25　左手-頚-右手を結ぶ線の変化

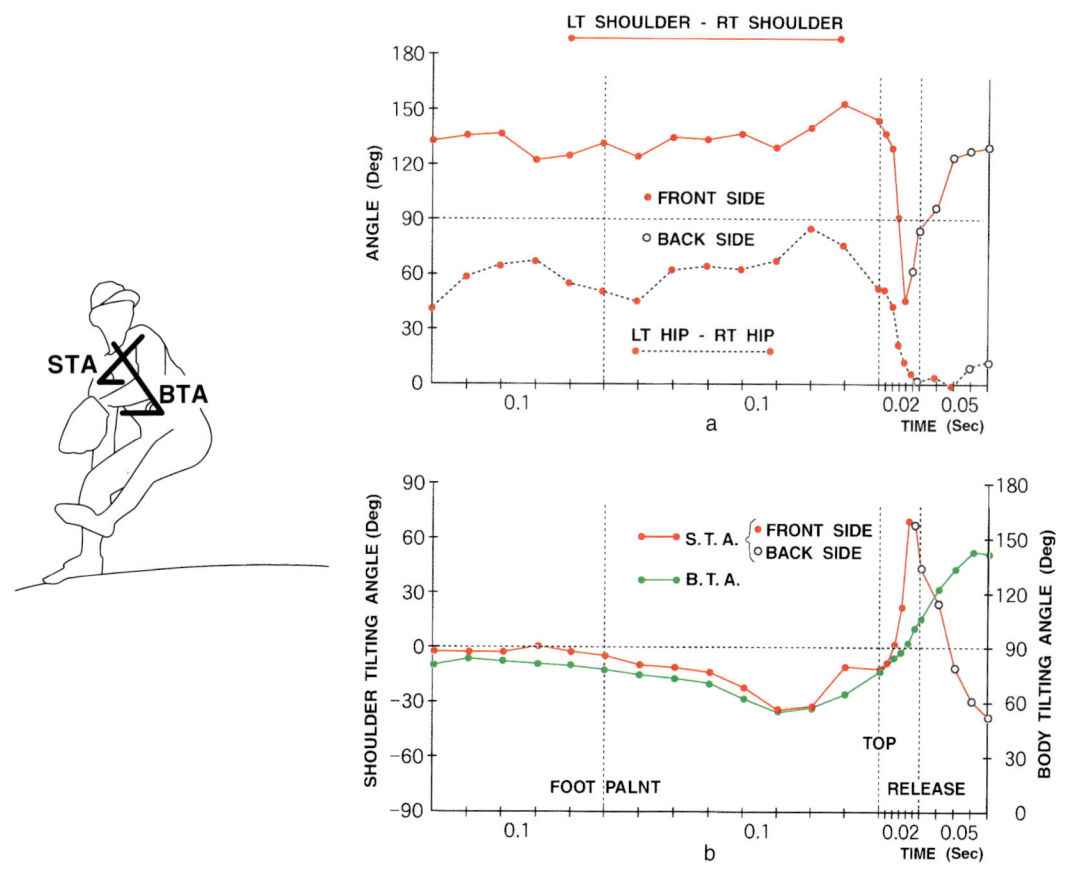

図9-26 胸（両肩を結ぶ線，両肩傾斜角 shoulder tilting angle；STA）と腰（両股を結ぶ線，体幹傾斜角 body tilting angle；BTA）の模式図
右上：両肩・両股の各度と時間による変化　右下：STA と BTA の対比と時間による変化

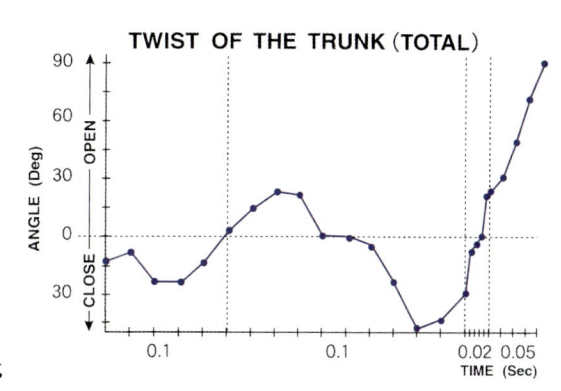

図9-27 体幹の捻じれ（回転・回旋）の変化

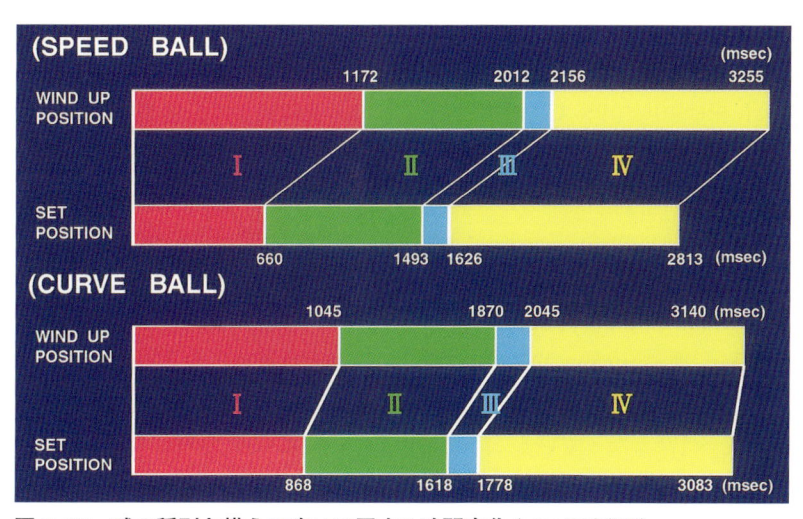

図9-28 球の種別と構えの違いで要する時間変化（プロ投手資料）

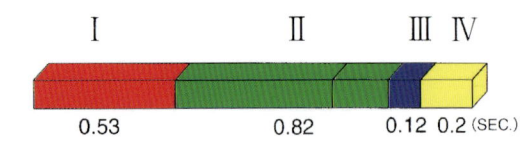

図 9-29 各相の所要時間（プロ投手資料）

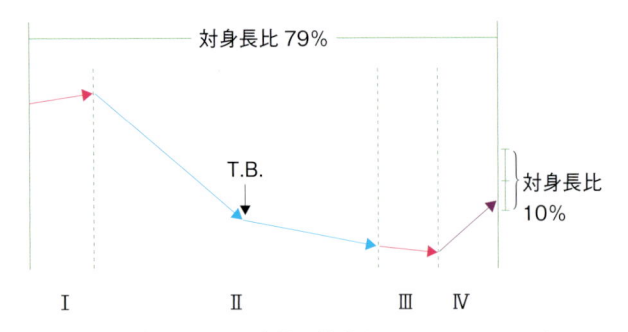

図 9-30 各相における臍部の移動（TB＝テイクバック）

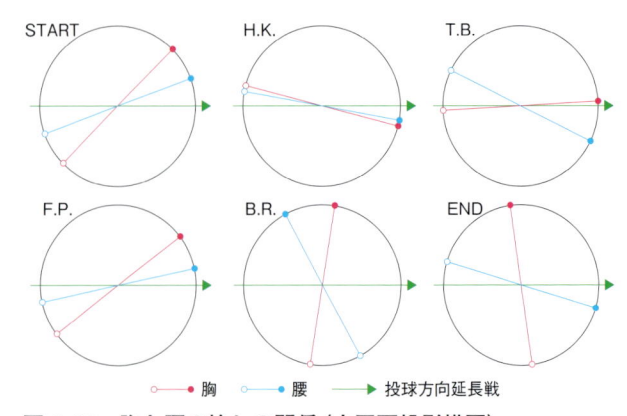

図 9-31 胸と腰の捻れの関係（水平面投影模図）
胸：胸・両肩を結んだ線　腰：両股を結んだ線
START：投球開始時　HK：第Ⅰ相の終了時
TB：テイクバック　FP：フットプラント
BR：ボールリリース　END：投球終了時

6. NAC Selgraph System による運動学的解析

　NAC Selgraph System を用いて解析した各集団の投球動作について，少し古い知見だが，基本となる重要なものなので紹介しておこう．

a．プロ野球投手の投球分析

　*西川*ら（1992）は，プロ野球投手 14 名（平均身長 182 cm，右上手投げ，球種は直球）を対象として分析した．結果を要約する．

①実質的な所要時間は 1.66 秒，各相に分けると第Ⅰ相 0.53 秒（32％），第Ⅱ相 0.82 秒（49％），第Ⅲ相 0.12 秒（7％），第Ⅳ相 0.19 秒（12％）である．第Ⅲ相はわずか 0.12 秒である（図 9-29）．

②体（臍）中心の移動に関して，X 軸方向を前後移動，Y 軸方向を上下移動として身長に対する比率で求めると，移動距離全体の身長比は 79％である．第Ⅰ相は前後移動 11％，上下移動 2％，第Ⅱ相は 49％，25％，第Ⅲ相は 9％，1％，第Ⅳ相は 10％，9％で，臍部は第Ⅰ・Ⅳ相では上方移動，第Ⅱ・Ⅲ相では下方移動である．第Ⅱ相では上下移動はほとんどみられない（図 9-30）．

③体幹傾斜角は X-Y 面と Y-Z 面の Y 軸に対する体幹軸とのなす角度で求め，反対方向への角度は－とする．第Ⅰ相の最後では X-Y 面は－15°，Y-Z 面は左へ 6°，TB 同様に－24°，右へ－13°，FP では－6°，左へ 9°，BR では 23°，左へ 17°となっている．

④胸と腰の捻じれは投球方向を基本線として，両肩を結んだ線，両股を結んだ線の各々が水平面上に投影された角度で求め，基本線に対して時計回りを"閉じた"状態，反時計回りを"開いた"状態としている．投球開始時，胸は 20°開いており腰も 44°開いている．膝が最も高くあがっているときは身長比の 64％，胸は 12°閉じ，腰は胸よりやや多く 16°閉じている．投球腕を体幹後方へ引いている TB では，胸は 28°閉じ，腰はほぼ投球方向に平行している．FP では投球腕はまだ体幹後方にあるので，胸は 12°開き，腰は 37°開いている．投球腕が胸より前方にくる BR では，胸の開きは 118°，腰は 81°開いている．投球終了時に胸は 162°開き，腰は 98°開いている（図 9-31）．

⑤スタンスの幅は対身長比 86％で，方向は投球方向に対して右側へ 6°傾いている．

⑥膝の屈曲角度をみると，第Ⅰ相の終わりで軸足である右膝は 24°，FP では左膝は 61°，BR では左膝が 65°屈曲している．投球腕の角度は，TB では肩の挙上は 52°，水平外転 22°，肘の屈曲は 15°，FP ではそれぞれ 94°，22°，106°，BR では肩の挙上は 109°，肘の屈曲は 21°である．

⑦速度に関して，第Ⅲ相における投球腕のピークと第Ⅳ相における手の減速について記すと，第Ⅲ相のピークでは，肩に始めと終わりの速度にほとんど差がなく確かなピークは認められない．第Ⅲ相の所要時間を 100％としたとき，肘では 53％の時点で 14 m/秒のピークを，手では 21 m/秒，ボールは 30 m/秒のピークをそれぞれ認めている．そのうち手とボールには急加速する時点があり，手では 66％の時点で 300 m/秒，ボールでは 65％の時点で 550 m/秒の急加速がある．これらの結果は，投球腕の連鎖運動は肩・肘・手・ボールの順に速さのピークを迎え，鞭打ち様運動を行ってい

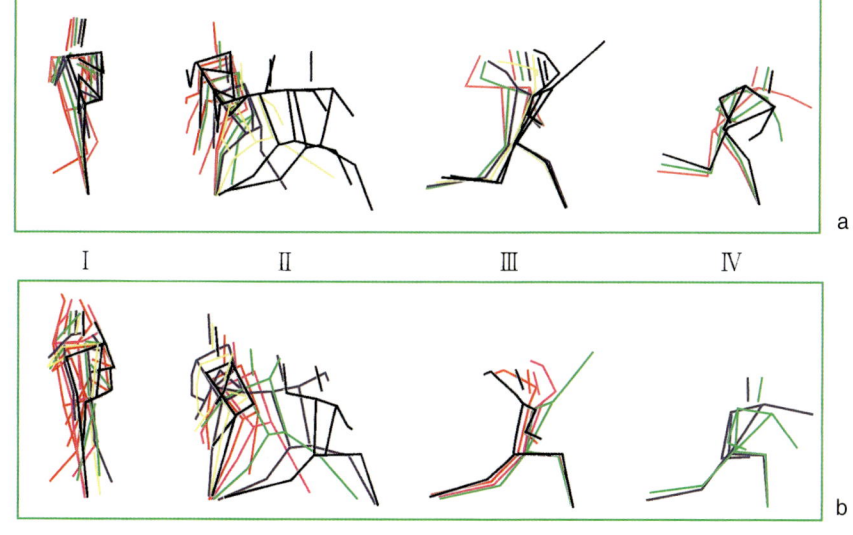

図9-32 投球動作の線画軌跡 a：プロ投手 b：高校野球投手

ることを示している。一方，第Ⅳ相での手はBR直後から終了時までに15 m/秒の低下を認めている。投球されたボールの初速は128 km/hである。

⑧まとめ
- 第Ⅰ相では，左膝を高くかつ反投球方向へ上げることで，臍部は上方へ移動し位置エネルギーを高めている。また，腰とともに胸が閉じられることで捻じれのエネルギーを蓄えている。このとき，腰の投球方向への移動とともに，体幹はX-Y平面に対して反投球方向に傾いている。
- 第Ⅱ相では，所要時間0.82秒のうち0.6秒時にTBがある。この肢位では投球腕・体幹のX-Y平面での傾きが反投球方向に残っている。胸は閉じられているが，腰は投球方向にほぼ平行である。臍部は前方・下方へ大きく移動している。すなわち，第Ⅰ相でためられた位置エネルギーは，左脚を投球方向へ振り出しながら身体を前方移動することで，運動エネルギーに変換されているが，上体が反投球方向へ残され胸が閉じていることから，まだ位置エネルギーを保とうとしている。FPでは体幹傾斜はX-Y平面上反投球方向へ，Y-Z平面上左へ傾いているがほぼ直立している状態である。捻じれは腰が先行して胸がそれに続き，投球腕はTOPへ移行する。
- 第Ⅲ相では，左膝がブレーキとして効果的に働くことで臍部の移動を少なくしているが，体幹の投球方向への運動エネルギーと腰の開きより胸の開きが大きくなることで，捻じれのエネルギーが投球腕に伝達される。投球腕では，鞭打ち様運動が行われ最終的にボールへ伝わる。わずか0.12秒の間に，いかに効率よく投球腕を加速させ，正確かつ威力のあるボールを繰り

出せるのかというエネルギー伝達の集約期といえる。
- 第Ⅳ相は，投球後減速期である。左脚でしっかり支え，上体は回転運動することで投球腕にかかる減速牽引力を吸収分散している。

b．高校野球投手の投球分析（図9-32）

松岡ら（1991）は，全国大会レベルの高校野球投手6名（野球歴5年以上，5〜9年，平均6.9年，右オーバーハンド）の投球フォームを収録し，それをプロ投手のものと比較検討した。高さ・距離については身長に対する割合，体幹の傾きについては鉛直軸に対し投球方向への傾きを＋の角度，反投球方向への傾きを－の角度として求めている。

①第Ⅰ相では，球動作開始時の傾きはプロ投手が－2.6°とほぼ直立しているのに対して，高校投手では－7.6°と反投球方向に傾いていた。第Ⅰ相終了時，プロ投手の－12.2°に対し高校投手は－16.7°で後傾（側傾）が大きい。このとき，左膝の振り上げは両者とも最大だが，プロ投手の64.1％に対し高校投手は70.1％で，より高く振り上げられていることがわかる。右膝の屈曲角度は，プロ投手の4.3°に対し高校投手は9.0°でより大きい。この現象は，高く振り上げられた左下肢を支えきれずに，体幹を後傾（側傾）させ右膝を屈曲したものと解釈できる。腰部の移動が比較的少ない第Ⅰ相で，高校投手の場合は左下肢の振り上げに意識が集中するせいか，腰部は上方へと移動し（プロ投手1.4％，高校投手3.2％），プロ投手のような体幹の回旋に伴う律動的な重心の移動が行えていない。

②第Ⅱ相では，不安定な状態での重心移動のために，体幹の前方移動がプロ投手と比較して早期より起きてい

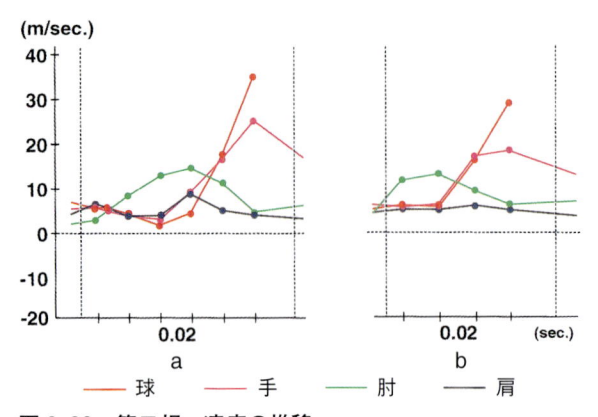

図9-33 第Ⅲ相 速度の推移
a：プロ投手　b：高校野球投手

る．このとき，高校投手では体幹の移動が先行して，上肢を後方へ残している傾向がみられる．腰部の移動は，プロ投手が53.3％前方に移動しているのに対して，高校投手では50.4％と少なく，下方への移動がプロ投手の22.9％に対して，高校投手は29.5％と多くなっている．これは第Ⅱ相の線画画像で軸足の蹴りが起こっていないことから，第Ⅰ相から続く軸足の弱さに起因しているものと考えられる．この結果，TOPでは左膝は大きく屈曲してしまい（プロ投手40.8°，高校投手70.1°），体幹は軽度ではあるがプロ投手より前傾が大きくなる（プロ投手−3.9°，高校投手−2.0°）．

③第Ⅲ相では，腰部はプロ投手が前方に7.0％，上方に1.8％移動するのに対して，高校投手では前方に10.3％と大きく移動し下方へ0.4％沈み込む．このとき，左膝はプロ投手が10.8°伸展してBR時に屈曲30.0°になるのに対し，高校投手では4.5°屈曲し74.7°となっている．これは，プロ投手では重心の移動が左膝のブレーキを利用して十分行えているのに反し，高校投手では前相からつながる不安定な移動のために，重心は沈み込んでいくことを表している．すなわち，プロ投手では体幹の回旋が起こり投球の力が十分上体へと伝わっていくが，高校投手では重心が沈み込むことから，投球の力は上肢の振りのみに頼らざるを得ず，効率のよい加速が達成できないと結論できそうである（図9-33）．

④第Ⅳ相では，投球動作の運動方向への重心の移動が第Ⅲ相で打ち消されてしまうため，腰部の前方への移動はプロ投手の10.7％に対し，高校投手は6.7％と少ない．フォロースルーにおいても体幹の回旋が起こらず，上肢の振りのみが先行してしまう結果となっている．

⑤まとめ
- 第Ⅰ相は，投球の準備期と位置づけられ重要性を唱えるものは少ないが，村上（1984）はプレートの踏みかた・振り上げた足関節の状態を観察して，投球動作における"捻じれ"の重要さを強調している．プロ投手の場合，第Ⅰ相では非軸足の振り上げに伴い十分な非投球側への体幹の捻転が起こり，その後に軸足を中心とした律動的な重心の投球側への移動が起こっている．今回の研究は，高校生では非軸足の振り上げに際し，体幹の回旋が不十分なまま重心の不安定な移動を始める傾向が多いことを明らかにしている．これはいわゆる"ため"が十分行えていないことを意味し，準備期としての役割が果たせていないことと解釈できる．
- 第Ⅱ相では，十分な"ため"が行えていないため，体幹の前方移動がプロ投手と比較して早期より起こる．この結果，TOPでの軸足の蹴りが起こらず重心が後方へ残ったまま体幹の前傾が大きくなる．またこの相で"ため"をつくろうとするあまり，下肢の早期の移動に比べ上肢をより大きく後方へ残す傾向がみられる．このとき肩関節は過度の水平外転位をとることを余儀なくされ，これが肩の破綻とつながるのであろう．
- 第Ⅲ相では，軸足の蹴りが不十分なため重心が前方移動できずに沈み込むものが多い．この結果，上肢の振りのみが先行してBRの時に体幹の回旋が起こらず，球は投球腕からより早く離れてしまう結果となっている．投球における加速について，石井ら（1982）は各動作の調整とタイミングの至適時期の重要性について述べている．高校生では，前相からつながる各部位のタイミングのまずさから，投球時の加速が分散されてしまう結果となっている．
- 第Ⅳ相では，BR時に体幹の前傾が起きているため，その後も効率のよい重心の前方移動が行えず上肢の振りのみを先行させている．その結果，肩後方への負担はより大きくなっている．

結果は高校投手にみられる問題点を指摘している．さまざまな投球障害は，いわゆる投げ過ぎに原因があるといわれているが，今回の結果は効率の悪い投球動作にも問題があることを物語っている．だが，投球動作の乱れを個々の問題としてとらえるか，成長期における一つの傾向と考えるかについては，まだ明確な回答を得るには至っていない．

c．少年野球投手の投球分析（図9-34）

少年野球にみられる投球障害は，成長過程にある骨・軟骨に非生理的なストレスが過剰に加わるという面から検討する必要がある．しかし，これまで投球障害はオーバーユースによるものと考えられ，幼少年期の未成熟な投球方法が検討されることはなかったようである．

野島ら（1991）は少年野球3チーム所属の投手11名

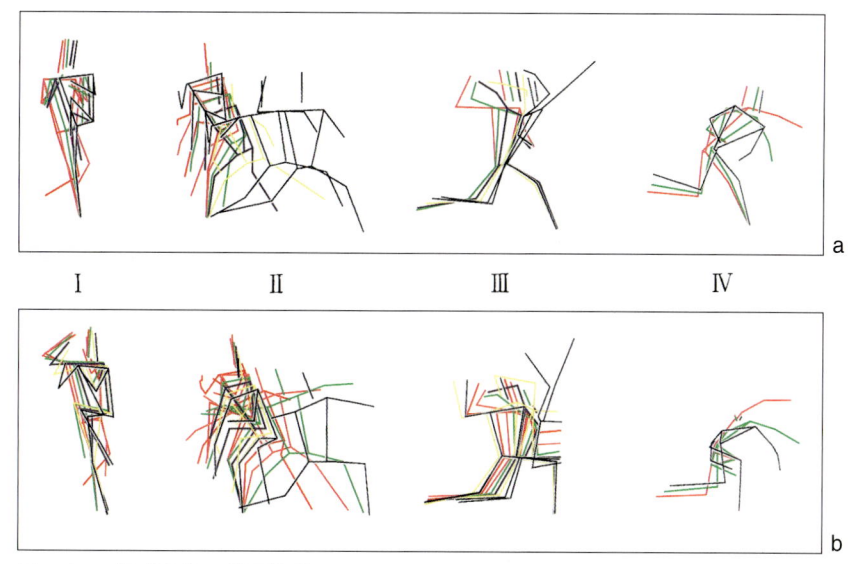

図9-34 投球動作の線画軌跡 a：プロ投手 b：少年野球投手

（右投げ9，左投げ2，年齢10〜12歳に分布，平均10.3歳，野球歴1〜5年，平均2.8年，オーバーハンド）を運動解析して興味ある所見を得ている．なお，対照群としてはプロ投手5名が用いられた．

①第Ⅰ相での特徴的な動作は，早期からみられる腰の下降である．非軸脚を最も振り上げたときの軸脚の状態を観察すると，プロ投手の膝屈曲角度が平均7.1°とほぼ伸展位でしかも腰の位置が安定しているのに対し，少年投手では平均14.0°とすでに軸脚が折れ，腰が前下方へ移動する傾向にある．これは軸脚を基盤とした十分な"ため"ができていないことを示している．

②第Ⅱ相に移ると腰の下降はさらにひどくなり，非軸脚の十分な展開ができないままスタンスを決定する．上体は下肢の動きに対して後方に残され（体幹は投球側へ側屈），投球側の肩が下がる．この時期，72.7％の投手に"肘の下がり"がみられる．FP時に肩・肘が下がっているため，十分なTOPを作り出すことができていない．

③第Ⅲ相（図9-35）では，本来は加速運動の原動力となる体幹の捻転の代わりに，体幹の過剰な傾斜が観察される．BR時の両肩傾斜角度をみると，プロ投手が平均29.6°でほぼ安定しているのに対し，少年投手ではばらつきがあり平均43.1°と過剰に非投球側への側屈傾向がみられる．また，この体幹傾斜のために投球側上肢は非常に高い位置から繰り出され，球離れも高くまたそのタイミングも早い．BR時，投球側の肩を通る鉛直線に対し投球側の肩と手を結ぶ上肢線のなす角度を比較すると，プロ投手は平均132.1°だが少年投手は151.7°である．投球上肢の加速現象をみると，プロ投手と少年投手では特に手，ボールの加速量の違いが

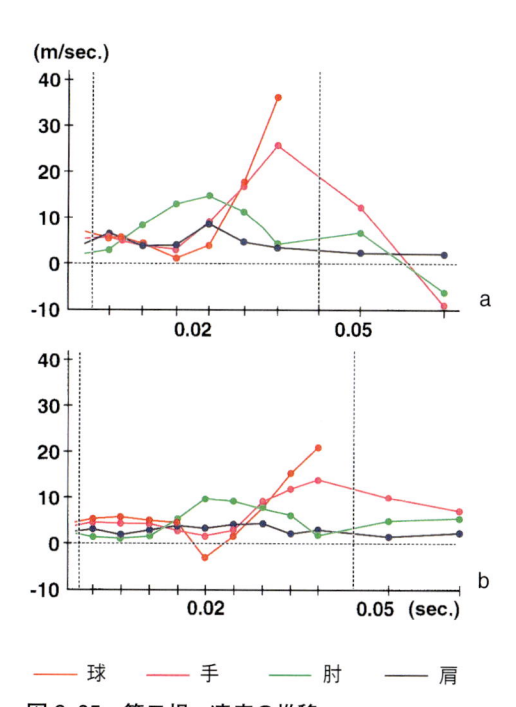

図9-35 第Ⅲ相 速度の推移
a：プロ投手 b：少年野球投手

— 球 — 手 — 肘 — 肩

ある．このことより少年投手では肩の内旋運動およびスナップ運動が，投球動作上有効に使われていないといえる．

④第Ⅳ相では体重を前脚に載せることができず，腰が後方に残ったまま体幹前傾を強めて上体の減速を行っているのが特徴的で，BR後の体幹の前傾角度を比較すると，プロ投手が平均26.2°であるのに対し，少年投手では平均40.4°と著しい前傾運動を示している．また，BR後の減速現象をみると，少年投手では上肢のスピードが継続されスムースな減速が行われていないことがわかる．

⑤まとめ

　文献的にみると，少年の野球障害は"いわゆる使い過ぎ症候群"と解釈され，過剰となる投球動作の宿命的な障害ととらえられている．また，ほとんどが加速期に生じる関節ストレスにその障害の原因を求めているが，過剰な外力が加わらない部位にも明確な障害像が観察されることもあり，すべてが過剰投球の結果によると言い切れない．結果は成人とは明らかに異なる少年特有の投球動作，とくに体重移動と体幹の傾斜，それらに起因するフォロースルー時の過剰関節ストレスを明らかにしている．

- 体重移動でみると，欧米と違い低重心投法傾向にある日本人では体幹の回転トルクを犠牲にする代わりに下半身のバネを利用し，前に飛び出す形で投球方向への勢いを獲得するといわれる．しかし，少年投手では足腰の弱さに加え，第Ⅱ相のFPのタイミングとそのとき決定されるスタンスのまずさより，第Ⅲ相以降，スムースに前脚に体重移動ができない．このため，腰から下の投球方向への勢いは失われ，逆に上体へのブレーキとして働き，上半身は本来の勢いによる前方に倒れこむ．この状態はBR後も継続され，体重移動と回転運動を中心とした減速運動を阻害する．投球側の上肢から考えると，このとき過剰な牽引力が関節最大の自由度をもつ肩に最も作用することが推測される．DOTTER（1953），ADAMS（1966），林ら（1979）の報告にみられる上腕骨近位骨端線障害は，このフォロースルー時にみられる上肢の牽引力が腱板の機能に拮抗し，繰り返し加えられることにより生じる変化として理解される．

- 体幹の傾斜でみると，投球動作で肩の回旋運動を推進力として最大に生かすためには，TOPで適度な挙上角度とそれを作り出す安定した姿勢が必要である．しかし少年投手ではTOPから加速期にかけて，投球側に側屈した状態から過剰に非投球側へ体幹を運動させ，上肢が非常に高い軌跡をたどる．このため，加速運動に肩の回旋運動を十分生かすことなく上肢は振られる．このとき代償的に強い前腕回内，タイミングの早い肘伸展，非生理的な内反動作などが観察されることになる．結果として，肘内側には井形ら（1981）の報告にある反動的な圧迫ストレスが働き，上腕骨滑車部の障害を起こすことが推測される．

- 結果は投球動作が全身運動でしかも土台としての下肢・体幹の強さ，使いかたが非常に重要であることを物語っている．しっかりした上肢の振りは，しっかりした土台の上で初めて形成されるが，これらのことはボールを握る前に指導されるべきことであり，指導より変化し得ることと考える．少年野球の抱える問題の一つは，球を速く投げるといった目的のため，過剰な投球という手段がとられることにある．投球分析が進むに従って，今後は効率的で障害の予防に役立つ投球フォームの指導が求められるようになろう．

d．体幹の捻じれと投球腕の鞭打ち様運動

　立花ら（1992）は前項同様，プロ投手14名（右上手投げ）の資料を用いて，以下に示すシーンにおける骨盤と上半身の向きを算出し，それを平均して選手の体幹の動きを知る指標としている．検索のポイントは下記の項目で行われている．

　①第Ⅱ相の最初，膝が最も高いMKPでのシーン，②腰が最大に閉じられているシーン，③頭上からみて球が最も後方にある肢位TBでのシーン，④上半身が最大に閉じられているシーン，⑤第Ⅲ相の最初，FPでのシーン，⑥上半身が腰に追いつくシーン，⑦第Ⅳ相の最初，BRでのシーン．

1）体幹の捻れ（図9-36）

①第Ⅰ相での最終肢位で，ワインドアップ投法では腰を16°閉じ，上半身は腰に対して9°開いている．セットポジション投法では同様に21°閉じ，4°開いている．セットポジションからの投球は，投球に要する時間をできるだけ短くする必要性から，左足を高く上げられないことが，腰，上半身の捻り運動の差となって現れたものと思われる．

②第Ⅱ相は左膝が最も高く上がった第Ⅰ相の最終肢位から始まり，FPの0.5秒前に腰が最も閉じられ（38°），その後に腰が開き始める．最大のTBはFPの0.2秒前で，そのとき腰は投球方向に対してほぼ直面し，上半身は腰に対して27°閉じられる．FPでは腰が37°開き，上半身は腰に対して26°閉じている．上半身が最大に捻られるのはFPの0.1秒前で，腰に対して40°閉じられており，この時点で上半身の加速体勢が整ったことを示している．なおFP時の両足を結ぶ線は投球方向より5.6°右に出ている．

③第Ⅲ相では，腰，上半身ともに時間の経過に伴って開きが大きくなり，BRの0.06秒前（FPの0.06秒後）には上半身の捻れが腰の捻じれに追いつく．最終（BR）で腰は81°開き，上半身は腰に対して27°開いている．FPの0.1秒前に40°閉じられていたことから，0.22秒の間に腰に対して上半身が67°開いたことになる．

④第Ⅳ相では，もはや腰はあまり捻じられず，身体の前傾とともに上半身が大きく反時計回りに捻じれ，減速時に肩にかかる負担を分散吸収する．

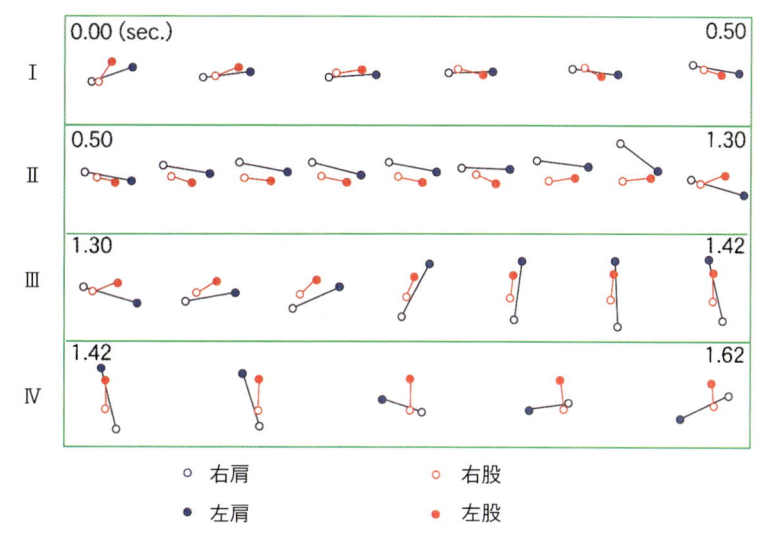

図9-36 **腰と上半身捻れの関係**（プロ投手資料）
各相における腰と上半身の捻じれの状態を体軸方向から見た図

⑤まとめ

　FPの0.5秒前からそれまで閉じられていた腰が開き始め，上半身はそれより遅れてFPの0.1秒前から開き始める。遅れて開き始めた上半身が腰に追いつくのはFPの0.06秒後（第Ⅲ相の半ば）で，BRでは腰よりも27°行き過ぎている。

2）投球腕の鞭打ち様運動

　投球動作は反投球方向へ捻った身体を，足，腰，体幹，上肢と下から順に投球方向へ捻り返すことでボールに大きな運動エネルギーを与えるものである。つまり，第Ⅰ相で上げた左下肢（足）を大きく振り出すことで腰の開きを，腰の開きは上半身の開きを，上半身の開きは上肢の鞭打ち様運動をそれぞれ導く。

　上肢の鞭打ち様運動は，FPとほぼ一致するTOPから始まる。まず，肩が前に出るがこのときボールはほとんど前に動いておらず，結果的には肩関節が強度外旋位になる。次に肘が一気に前に出て，少し遅れて肩の内旋と肘の伸展によって手が振り出され，最後には手関節～指のスナップで球が放り出される。この連鎖運動は肩，肘，手，球の移動速度をみるとよく理解できる。つまり，肩，肘，手，球の順に速さのピークを迎える時期が遅れており（肩にはほとんどピークがないが），肘は肩の，手は肘の速さを引き継いでから自分の速さを加えて次に送っている。

　では上肢は実際にはどのように速さを伝達しているのだろうか。鞭打ち様運動はつぎのように分解することができよう。

①肘の移動：これは下半身も含めた肘より中枢の動きがすべて集約されたもの。

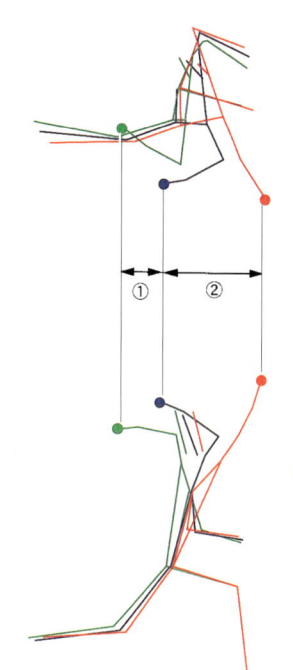

図9-37 **二つの区間①②で肘の移動，肩の内旋，肘関節の伸展，手関節～指のスナップなどの運動が球の速度にどれだけ関与しているかを調べた図**

②肩関節の内旋：肘より末梢側をレバーアームとして行われる円運動。

③肘関節の伸展：②と同じ。

④手関節～指のスナップ：実際には前腕の回内・外運動も分類されなければならないが便宜上スナップに含まれるものとする。

　投手によって加速期に要した時間が異なるため，加速期の全シーンを平均することはできない。そこで，BRの0.04秒前～同0.02秒前（区間①）と，同0.02秒前～BRの間（区間②）において（図9-37），上記の四つの運動が球の速度にどれだけ貢献しているかを試算すると，②と③はともに肘より末梢をレバーアームとした円運動

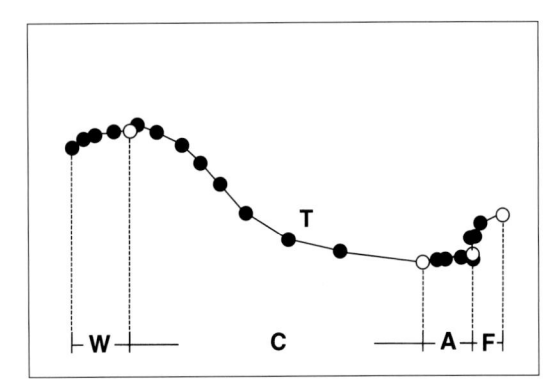

図9-38 臍部の移動軌跡（プロ投手資料）
W：第Ⅰ相　C：第Ⅱ相　T：テイクバックが最大のポイント　A：第Ⅲ相　F：第Ⅳ相

なので，球・肘・肩でできる角の伸展の角速度を θ，肘の距離を γ とすると，肘の伸展運動による球の速度は「2πγ・θ/360°」という数式で求めることができる（レバーアームが肘〜球であるのでスナップの影響も含まれる）。球の速度から肘の移動速度と数式で得られた値を引くと，肩の内旋が分担している速さが求められるわけである。スナップが分担する速さは球の速さから手の移動する速さを引くことで求めている。

結果は区間①では肘の移動速度が54％，肩内旋が46％，肘から末梢部ではスナップと肘の伸展が相殺されて結果的には0になっている。区間②では肘の移動と肩の内旋が20％ずつ，肘の伸展が28％，スナップが31％で，末梢部ほど分担率が高くなっており，鞭打ち様運動がうまく行われていることを示している。

今回は第Ⅲ相の分析を0.02秒ごとに行ったが，さらに0.05秒ごとのデータが得られる当システムの能力を最大限に活用して詳細に分担率を検討すれば，投球時にどの部位に負担をかけているか，効率よい鞭打ち様運動ができているか，言い換えれば優れた才能があるかどうかまで判断できるであろう。同時に故障の原因を同定でき，復帰に向けてのプログラムも処方できるであろう。

e．重要な第Ⅱ相から第Ⅲ相への移行

松岡ら（1994）は投球動作のなかで，最も巧緻性が要求される第Ⅱ相から第Ⅲ相への移行動作に焦点を当てて，その解析を試みた。対象は右投げプロ野球投手12名で，対照として右投げの高校投手8名の解析結果を用いている。その結果と考察を紹介しよう。

1）トップポジション

TOPは投球の準備期で蓄えられた力を，投球の正の方向へと変えていくポイントと考えられる。その肢位での体幹の傾斜は，右投手で反投球方向へ6°，左へ9°傾いている。体幹の捻じれに関しては，腰部が投球方向に対して37°開いた位置にあるのに対して，胸部が12°開いた位置，腰部に対して胸部は25°閉じた関係にある。このとき，スタンス幅は身長に対して86％で，投球方向に対して6°閉じた位置に足部を接地し，非軸足の膝は61°屈曲している。投球腕は肩が93°挙上され，水平方向へ24°外転した肢位をとり，肘は106°屈曲している。

2）投球中の重心移動

TBが最大になるポイントは，相開始後0.6秒後でTOP直前まで腕を後方へ引いた状態で，投球方向へ身体を移動していくことがわかっている。腰部の移動を投球方向への移動と上下の移動に分け身長比で検討することで，投球中の重心移動を検索できる。全般を通して腰部は投球方向へ79％移動するが，上下については各相・個々でさまざまであり，一定の方向への移動ではない。

①第Ⅰ相での腰部移動は投球方向へ11％と少なく上方へ2％である。②第Ⅱ相では投球中最大の移動を示し投球方向へ50％，下方へ24％となっている。TBが最大になるポイントを時間的にみると相の終盤にあるが，そのときの投球方向への腰部の移動は25％と，第Ⅱ相での移動距離の5割程度の移動が起こっているのみである。一方，下方へは21％と第Ⅱ相での移動の大半を占める。この相での移動を代表的なパターンのプロ投手例の軌跡で示すと，TBが最大となるポイントまで反弓状のカーブを描き，その後0.2秒の間に投球方向への直線的な大きな軌跡を描く（図9-38）。これが第Ⅱ相での軸足の"ため"であり，相前半に蓄えられた力を，第Ⅲ相で体幹・上肢の加速へとつなぐものであろう。

③第Ⅲ相における腰部の移動は，投球方向へ9％，下方へ1％と，足底接地により投球方向へのブレーキがかかることと運動の主体が捻転に変わることで急激に少なくなる。

④第Ⅳ相では，球離れ後の減速による上肢（多くは肩関節）への負担を防ぐために，体幹は回旋し腰部は投球方向・上方へと移動する（投球方向へ10％，上方へ9％）。

3）肩関節前方部の障害

TOPでの障害として肩前方部の破綻が挙げられる。この状態を把握するため，TBが最大になったとき，TOP時，その0.02秒後について，肩関節角（挙上，水平外転）と体幹の傾斜角を算出し，プロ野球投手と高校野球投手で平均値による比較検討を行ってみると結果は下記のようになる。

①TBが最大となったとき：プロ投手では体幹を反投球方向へ23°傾け，上肢を50°挙上位，24°水平方向へ

外転した肢位をとっている．高校野球投手でも体幹は19°反投球方向へ傾くが，肩挙上角は67°と大きくなり，水平外転角は逆に8°小さくなっている．

②TOP肢位での体幹の傾斜は，プロ投手が反投球方向へ5°傾いているのに対し，高校野球投手では投球方向へ2°傾いている．肩の肢位は，挙上角がプロ投手で93°，高校投手で95°と差がないにもかかわらず，水平外転角ではプロ投手の23°に対して高校投手は34°と大きい値をとっている．

③その0.02秒後のとき，プロ投手の体幹の傾斜は反投球方向へ3°傾いたままだが，高校投手は投球方向への傾斜を増し5°となっている．

④肩関節の挙上角はTOPと同様に差はないが，水平外転角ではプロ投手が19°と減少していくのに対して，高校投手では34°とTB時と比較して変化がみられなかった．

⑤まとめると，プロ投手では見かけ上の外旋角が増大していくTOP周辺の時期に上体を保ったまま"肘が入り"，その結果，水平外転角を減少させることで，前方の関節包は一定の緊張を保っていると考えられる．一方，高校投手では，第Ⅱ相での腰部の移動はプロ投手と比較して投球方向への移動が少なく，下方への移動(投球方向へ48%，下方へ29%)が多い．また，TOP直前にプロ投手に見られる軸足の蹴りが，高校投手にはみられない．プロ投手では足底接地以降，非軸足のブレーキがかかっても投球方向への推進力が強いため，重心は律動的に投球方向へ移動する．しかし，高校野球投手では前相よりつながる不安定な移動と投球方向への推進力の弱さのため，重心は投球方向へ移動できずに沈み込んでしまうようである．その結果，全身運動である投球に最も大切な各部位連鎖の至適タイミングを失い，体幹は投球方向へ傾き過ぎ，第Ⅲ相で体軸を安定した位置で保持することができなくなってしまう．したがって，加速期における投球腕の鞭打ち様運動を行ううえで，重要な動きとなる外旋運動を行うこの時期に，挙上角がプロ投手のそれと差がないにもかかわらず水平外転角は大きくなり，肩前方は過緊張状態をとることを余儀なくされる．このような投球パターンの繰り返しが障害につながるのであろう．また，プロ投手ではTBが最大になるポイントからTOPまでに，水平方向の外転角が大きいまま体幹が移動するという，一見高校投手の結果の位相のずれを思わせるような所見が得られている．

4) サイドスロー投手の検討

投手が行うダイナミックな投球方法は，その個々の特性に合わせることと，打者との駆け引きによってさまざまなパターンに変えられている．ここで，オーバースロー投手とサイドスロー投手のそれぞれの解析結果を比較検討してみる．

A選手は28歳，右投げ，サイドスローの投手である．上肢の振り出される角度は，TOPで肩挙上角が80°と低い位置から振り出されているが，BR時には105°とオーバースロー投法の109°に近づいている．腰部の移動は，投球全体を通して84%とオーバースローより多い．各相別にみると，第Ⅰ相と第Ⅲ相の移動量が増えており，他の相ではオーバースローと差がないようである(第Ⅰ相14.6%，第Ⅲ相15%)．A選手の場合，腰部は早期から投球方向への移動を示し，その結果，第Ⅰ相での移動が多くなっているようである．これは，第Ⅱ相での軸足の"ため"を作りにくくしており，第Ⅲ相での体幹の不安定さ，肩前方部の負担につながっているように思えるが，彼は第Ⅱ相の前半で(テイクバックが最大になるまで)体幹を前傾させ，上肢を後方へ大きく引くことで軸足の"ため"をつくっている．そして，十分な軸足の"ため"の形成により，第Ⅲ相での投球方向への重心移動がスムーズに行えるようになっているわけである．

肩関節前方部の過緊張について考えると，TBが最大になるポイントで，体幹は反投球方向へ31.4°，右へ43.9°と前傾した姿勢をとる．このとき，肩挙上角は34.6°と低く水平方向へは54.7°外転，上肢を大きく後方へ引いた状態となる．TOPでは肩関節は徐々に挙上され80°となるが，水平方向へは50.4°外転された状態が続く．これは，A選手の特性上，体幹を大きく前傾して，上肢を後方へ引いたために起こった結果である．

サイドスロー投法は，粘りのある回旋力と身体の柔軟性をもつ選手のみが活用できる優れた方法と考えられる．

f. 体幹と肩の回旋・膝と骨盤の捻じれおよび肘の高さとの関係

投球動作のなかで，体幹と肩・腰の回旋，膝と肘の位置関係を知ることは興味深いものである．1996年，橋本(祐)らはここに焦点を当てて，鉛直方向から見た体幹(腰)と肩(両肩を結ぶ線)の経時的変化(角度)と，下半身(膝)と骨盤の捻じれ，および肘の高さとの関係を三次元的に解析した．ARNEL ら(2007)も投球での肩関節に躯幹の回旋が大きく影響していると述べている．では研究結果を報告しておこう(図9-39)．

1) 体幹と肩の回旋

対象は右オーバースロー投手36名〔プロ18，アマチュア(以下，アマと略)18〕，97球である．

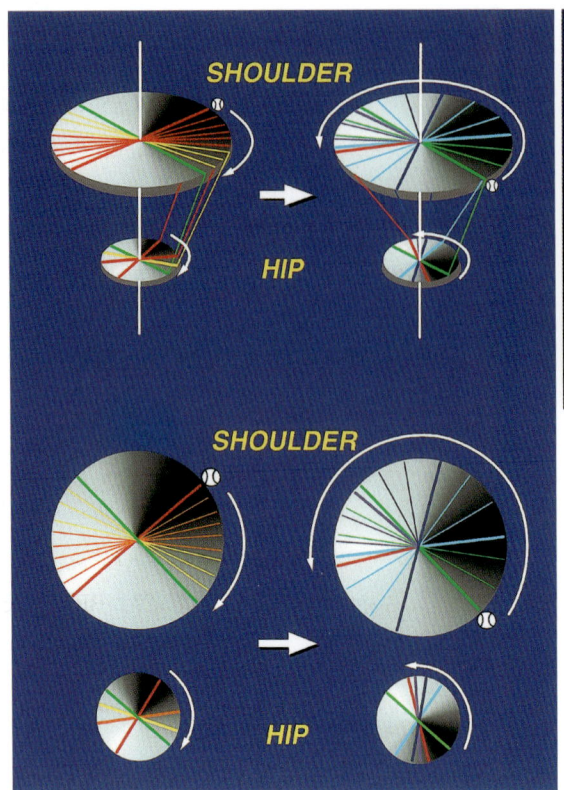

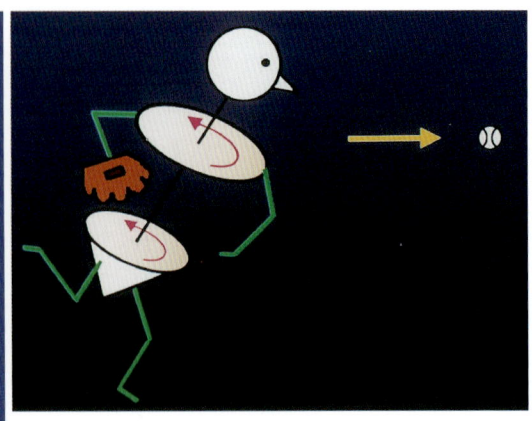

図9-39 投球動作における体幹（両股関節）と肩（両肩を結ぶ線）の経時的変化

① 一連の投球動作のなかで，肩は反時計回りに平均230°，腰は平均120°動き，肩は骨盤の約2倍回旋していることがわかる．また，肩の回旋ではアマ優位だが，骨盤の回旋ではプロ優位である．投球動作は長いアームレバーを使って振りかぶる動作なので，腰の回旋が不十分なまま上肢を振り，よりスピードを出そうとすると，肩・肘に無理がかかることは自明の理である．

② 球種別でみると，カーブではプロ，アマとも肩の回旋は増加するが，骨盤の回旋はプロで約4°増加，アマで約4°とわずかだが減少している．セットポジションではプロでは肩の回旋が12°増加するのに比して，アマで約4°減少，骨盤の回旋はプロでも約4°減少したが，アマでは約14°も著減している．アマはプロに比して骨盤の回旋が少ないといえる．

③ 投球動作では重心移動による位置エネルギーの放出と同時に，骨盤を中心とした体幹の回旋による捻れエネルギーの活用が重要と考えられる．特にアマではこの動作への配慮が欠如しており，そのアンバランスが再び肩，腰に大きな障害をもたらす懸念がある．つまり，腰から下半身の故障，トレーニング不足，あるいは技術の未熟によって，腰の捻れエネルギーが十分発揮されないとき，投球に要するエネルギーの多くを肩が負担することになる．

④ 第Ⅰ相では体幹の捻れによるエネルギーおよび位置エネルギーを貯め，第Ⅱ相では巻いたネジが戻るように，エネルギーが投球側に放射され，第Ⅲ相では体幹より生じたエネルギーが肩，肘，手指，さらにはボールへと伝達されることは，すでに記載されている．

2）症例検討

プロ投手（28歳，右利き，オーバースロー）のフォーム（ワインドアップ，直球）について得た解析結果を供覧する．

① 非軸足（左足）が最大に上がった位置では，進行方向に対し肩は4°，腰は15°閉じ，軸足の開きによる誤差があるが，プレートに平行と考えると，この時点ですでに腰は捻じれのエネルギーを蓄えている．位置エネルギーとしてはこの時点が最大である．投球方向から目をそらさないようにするためか，肩は腰に比して閉じの角度が小さい．

② 最大に腰が閉じた位置（腰の最大捻れ）では，肩，腰とも非軸足が最大に上がった位置よりも閉じている．同投手では腰で9°，肩で2°，①より閉じており，これがいわゆる"ため"と考えられる．この位置でモーションを止め長くボールを保持することは，打者のタイミングを外すためには有効であっても，エネルギーを蓄積したことにはならない．

③ 最大に肩が閉じた位置，肩の最大捻れは35°閉じてい

る。このとき腰は8°開いており，エネルギー放出のための加速期に入っている。腰の最大閉じから肩の最大閉じまで約0.2秒で，この時間差により腰の捻れエネルギーが上体に伝わってゆく。

④腰に対して肩が最大に閉じた位置，すなわち腰に対する肩の最大捻れは③と同期している。言い換えると肩の投球方向に対する捻れと腰に対する捻れが一致しており，捻れエネルギーが無駄にならないフォームと考えられる。また，この時点から投球側の肩の外転・内旋が増加し始めるが，TB をボールが最も投球方向から遠い位置にある時点とすれば，ほとんどの場合，④から⑤に向かうどこかの過程が相当すると思われる。④から肩関節最大内旋位までの間を TB と解釈すればわかりやすいかもしれない。肩はその後に外旋位をとり，最大外旋位に達すると今度は水平内転を始める。そのとき肘の屈曲も加わり，見かけ上の最大外旋（しなり）となるわけである。

⑤FP は④から遅れること0.1秒である。④と同期することもあるが，肩の捻れエネルギーを最大に活かすために，若干の時間差があるほうがよいと思われる。その理由は FP のとき，非軸足は腰と肩の捻れエネルギーを上肢に伝える支点となるので，なるべくエネルギーをためておいたほうがよいからである。これは腰の"ねばり"という表現に相当しよう。

⑥腰の開きを肩が追い越す位置を境にして，それまで先行していた腰の回転を肩が追い越すことになる。すなわち，腰の捻れエネルギーに肩の捻れエネルギーが加わり，加速期に入っている。そして，肘の伸展，手関節・手指の屈曲（スナップ）により BR へと至っている。投手の腰は投球側に向かい83°開いており（プロ，ストレート16球の平均は60.7°），腰は肩に追い越されるまでに十分な回転を行っている。このとき腰の回転を妨げる因子としては，踏み出した足の方向，ステップの幅，体幹の過度の傾きなどが挙げられる。

⑦BR では肩は13°開いている。腰もわずかながら開いているが，むしろ土台としての働きが主であろう。

⑧腰に対して肩が最大に開いた位置では，肩は減速しながら開き続け最大115°に達し腰に対しては109°開いている。この位置が⑦より閉じている場合があるが，これは軸足の蹴りが不足しているか，非投球側上肢の引き付けが弱いためであろう。フォロースルーで投球腕の振り切りが不十分だと減速期が少なくなり，肩後方の後部関節包，棘下筋などに急激な張力がかかり，障害を起こす可能性が増大する。

3）膝と骨盤の捻れおよび肘の高さ

対象は右オーバーハンドスロー投手30名（プロ，アマ半数ずつ），80球である。前項と同様の手法をとったが，鉛直方向からみた両股，両膝を結ぶ線の経時的変化を追うとともに，正面方向からみた上腕と体幹のなす角度を肘の高さとして分析している。

①FP 時，膝は投球方向（基本軸）に対し約4°開き，骨盤は約17°開く。

②BR 時，膝は約17°開き，骨盤は約67°開いている。

③その間の肘の高さをプロ，アマで対比すると，FP 時はプロ94°，アマ105°とアマのほうが約10°高いが，BR 時には両者とも117°で差がなく，アマでは加速期全体での肘の上下動が目立っている。

④膝の開きが大きい群，小さい群に分けて肘の高さをみると，FP 時は前者91°，後者98°，BR 時はそれぞれ115°，120°と，膝の開きが大きい群では加速期に肘が下がってでてくる傾向がある。

⑤まとめると加速期に下半身の開きが早いと，広背筋の緊張による"肘下がり"や肘の上下動をきたすことが推測できる。

g. 好調と不調時の比較

プロ投手（26歳，右投げ）を被検者として，シーズン終了前の疲労が蓄積した不調時 worse condition と，今シーズン開始時の好調時の best condition との比較を各相で行ってみよう。スポーツ医には最も興味が湧く観察結果である。

1）第Ⅰ相

好調時は組む両腕の位置が十分上がっている。不調時に比べ体重移動が投球方向に向けてよりスムースになり，非軸脚はその膝の高さは変わらないものの，反投球方向へ十分回旋されることにより，上体の捻れ，すなわち上体の回転トルク力が増し，両上肢を内反し脇を締めることで，上体の安定性を高めて支えている（図9-40）。

2）第Ⅱ相

組む両腕の位置を上げたことで TB が大きくなり，より律動的で勢いよく余裕をもって TOP へ入っている。フォームを比較すると，好調時は上体が真っすぐに立ち，胸の張りが十分で，腰がしっかり定まり，投球腕は肘の高さ，角度とも良く，非投球腕の内旋による絞めも入り，右足はプレートを蹴って地面から離れ，左足に完全に体重が移動しきっており，一言でいうと"TOP が完全に決まっている"状態である。これは，両肩傾斜角 shoulder tilting angle（STA）と体幹傾斜角 body tilting

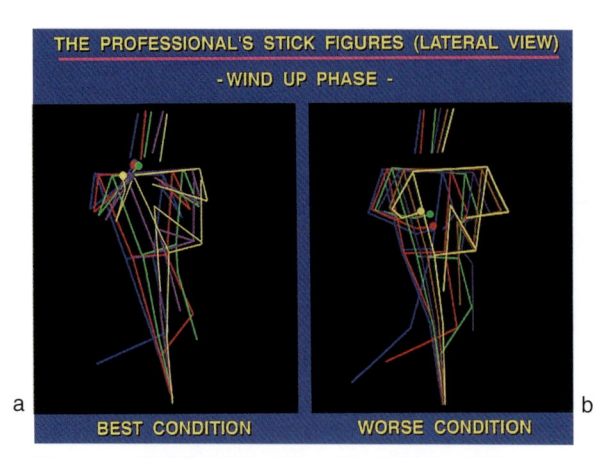

図9-40 投球動作(第Ⅰ相) 好・不調時の比較
a:好調時 b:不調時

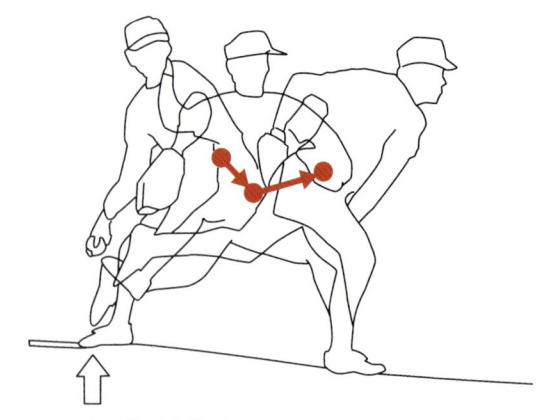

図9-42 低重心投法

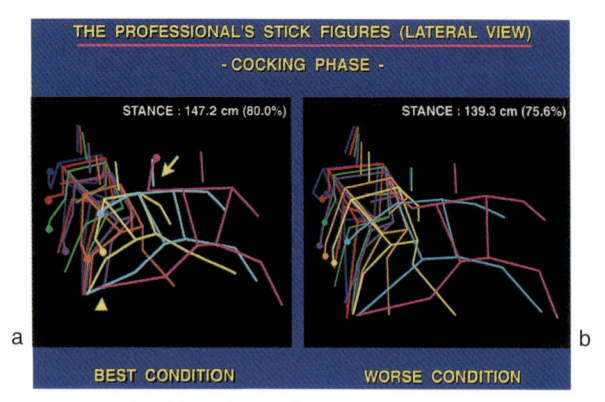

図9-41 投球動作(第Ⅱ相) 好・不調時の比較
a:好調時 b:不調時

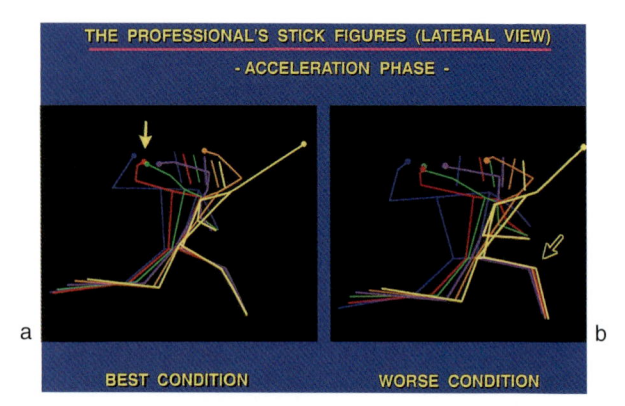

図9-43 投球動作(第Ⅲ相) 好・不調時の比較
a:好調時 b:不調時

angle(BTA)のグラフを見ると明らかである。

好調時はTOPで両角が基準点で一致しているのに対し，不調時には同肢位でまだ体幹が後傾し，右肩が下がっている状態で，見方を変えると，上肢がTOPに入っているにもかかわらず体幹は遅れているといえる。すなわち，上肢と体幹との運動連鎖が乱れ，エネルギー伝達の効率が低い状態である。また，好調時，両線のギャップの大きさは体幹の捻れ，すなわち体幹の回転トルクの大きさを意味する(図9-41)。

3)第Ⅲ相

ここでは好調時，投球腕の肘の位置が高く，腕のしなりwhip-like motionが十分効いているため，TOPから右肩が入る間，右肩に続き外弯を強制されながら右肘が，そして右手関節が出てsnap throwを使いリリースし，そのポイントも遅くなっている。体重は十分左脚に乗りきっており，不調時に比べ左膝屈曲角度が小さいにもかかわらずスタンス幅が大きいことは，いかに下半身のバネを有効に使い，体重移動がスムースに運ばれたかが理解できよう。

欧米と違い低重心投法傾向のある日本人では(図9-42)，体幹の回転トルクを犠牲にする代わりに，TOPでの支点移動時の軸足の蹴りで投球方向への勢いを獲得し，かつ重心が沈み込まないための下半身のバネの強さが要求されている。不調時には重心が低すぎて体重移動が困難となるため，ボールへ全エネルギーを与えきれなくなるようである。

投球腕のwhip-like motionを見ると，好調時は，まず右肩の速さが増し，次に右肘が，そして右手にと，順次速さが加重されて最終的にボールに全エネルギーを与えてリリースし，あたかも車の発進時の様相を呈している。不調時ではこの切り換えのタイミングがずれることで，加速度が増さず，最終的に球速に響くことになるわけであろう(図9-43)。

4)第Ⅳ相

この相では上体の勢いを左脚でしっかりと支え，かつ上半身をtilt and turnし左脚を振り抜くことで，右腕にかかる減速牽引力を全身で吸収分散している。これは左手，首，右手をつなぐ線画像を見ると，加速期から減速期にかけて左手を中心に回転運動しているのがよく観察できる(図9-44)。

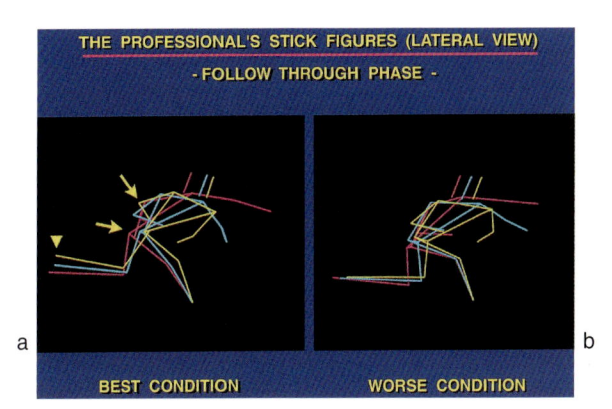

図9-44　投球動作（第Ⅳ相）　好・不調時の比較
a：好調時　b：不調時

7. 諸家の報告

スポーツに関して多くの興味ある報告がある。

近ら（2005）は，少年野球選手の片側起立時，股関節の柔軟性が低いので骨盤が後傾，体幹が後方に傾くことで重心が後方にかかり，バランスを保つために肩関節の水平外転が過度となると述べ，藤井ら（2006）は，投球動作における体幹機能の特徴—trunk rotation test について調べ，投球側のテスト陽性率の増加は体幹の回旋制限を示唆しており，投球時の早期の体の開きを生む原因となっていると考えた。また，小・中学生で陽性率は低いが，高校生・成人で増加していることから，競技歴や成長期がこれに関与しているとしている。宮下（2008）は，非投球側の上肢には体幹の回旋を導き運動を加速させる機能と，回旋を停止させることで投球側上肢の加速運動を効率化させる機能を有し，非投球側の誤った使い方は"体の開き"を増長させるとした。

投球障害の一因としてボールの大きさと握り方が論じられている。河上ら（2009）は少年野球選手のボール把持の違いが肩に特徴的な可動域をもたらすとし，水谷ら（2009）は小学生ではボールの握り方の違いが投球動作に変化をきたすとしている。筆者も子供の手に合わせたボールの使用を考えたが，そのサイズが眼窩の大きさと一致するため逆に危険ではないかと懸念され，その考えを放棄している。

スポーツと年齢の関係については，Levine ら（2006）は，若年野球選手の肩はスポーツで変化すると述べ，可動域と関節の緩さは成長過程の履歴が影響するとしている。また，Meister ら（2005）は，投手は加齢による骨・軟部組織の変化で挙上と全可動域が減少するとして，それはすでにリトルリーガーの13〜14歳から始まっていると報告している。

興味のあるものとして上腕骨骨頭の後捻角がある。武田（2004）は野球選手12〜18歳の53名を検索し，投球側のそれは12〜13歳で増大しており，適応的な現象と述べている。佐々木ら（2004）も成長期の野球選手を超音波で検査して，それは小学生の頃から有意に増大するとしている。

8. Qualisys 三次元運動解析システムによる分析

ここでは，当バイオメカニクス研究所で行われた，投球動作に関する研究結果を紹介しておこう。

a．トップポジションの運動学的解析

中村（真）ら（2002）は，投球動作解析システムを用いて運動解析を行い，今まで定性的であった TOP を新たに定義，その推定方法を考案して報告した。TOP を厳密に決めることは困難だが，中学生からプロ野球までの投手の投球動作を測定し，それを解析して TOP を推定したもので，それは第Ⅱ相，非投球側の FP の直前にあると結論している（図9-45）。

また，中村（真）らは上肢の運動軌跡に三つのパターン，①上腕骨軸の移動が少ないパターン，②上腕骨軸が主に水平内転方向に移動するパターン，③上腕骨軸が主に外転方向に移動するパターン，などがあることに注目してそれらを観察，それぞれの TOP から FP の間を計測して，①は 0.050 ± 0.0331 秒と短く，②と③は 0.127 ± 0.0305 秒と長く，後者のパターンはタイミングを外すための動作であろうと推論している。また，年齢と身長の関係，ボールスピードと年齢の関係を調べて報告している（図9-46）。

b．ボールリリース時の肩関節の投球姿勢と肩関節負荷との関係

中村（康）ら（2004）は，投球フォーム間の肩関節の運動学的・動力学的な相違と，BR 時の投球姿勢と肩関節に加わる力の関係を探るための意義ある研究を行った。BR 時の肩関節の姿勢と関節間力を四つの投球フォームについて比較すると，overhand delivery は three quarterhand delivery と比べて上腕の外旋角度が有意に大きく，sidearm delivery は overhand delivery と three quarterhand delivery と比べて水平内転角度が有意に大きいこと，関節間力については overhand delivery と three quarterhand delivery が underhand delivery と比較して，肩関節の前後方向の剪断力に有意差が認められることなど，が判明している。また，それらの相関係数を算出すると，最も高い相関は上腕の水平内・外転角度

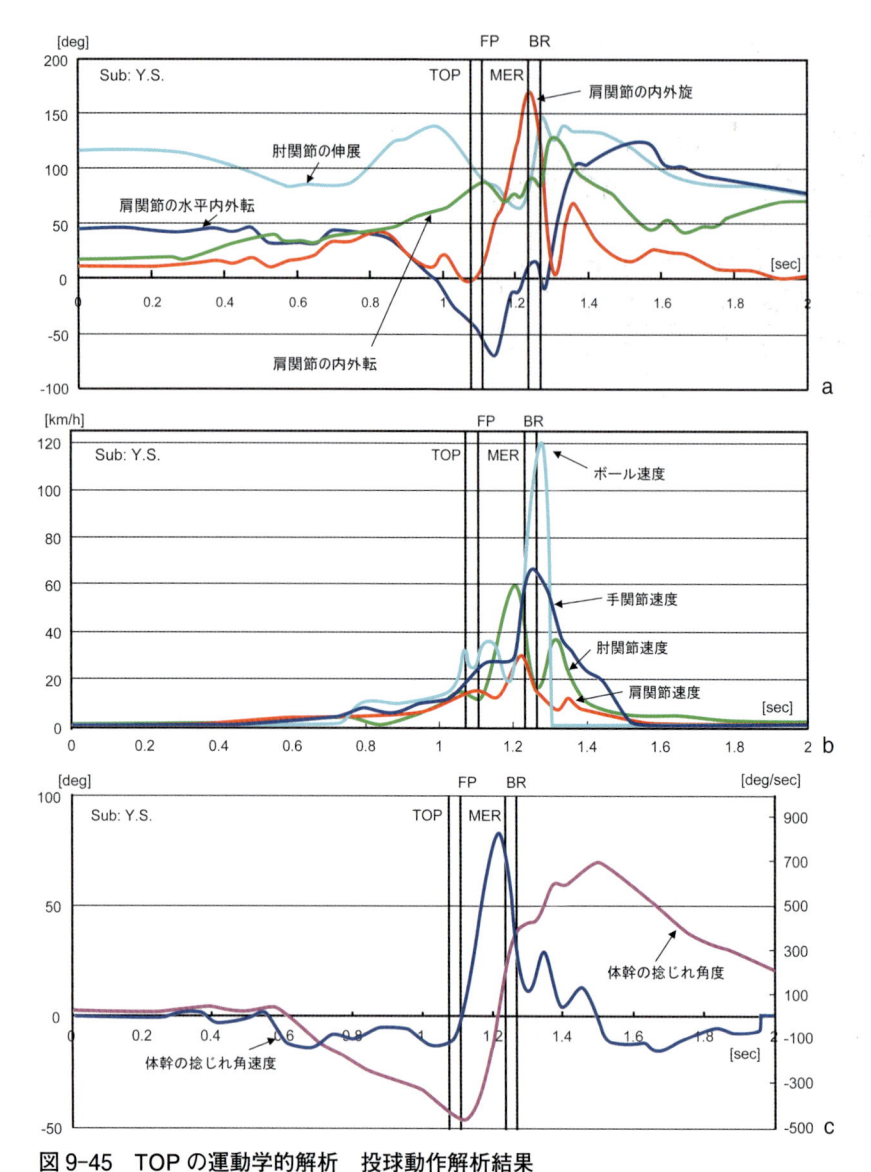

図 9-45 TOP の運動学的解析　投球動作解析結果
a：肩・肘関節の回旋角度　b：肩・肘・手関節・ボールの速度　c：体幹の捻れ角度・角速度

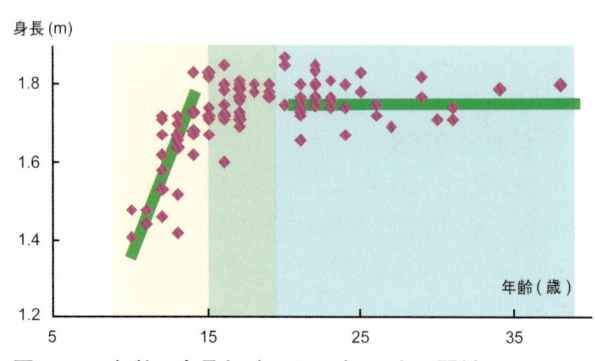

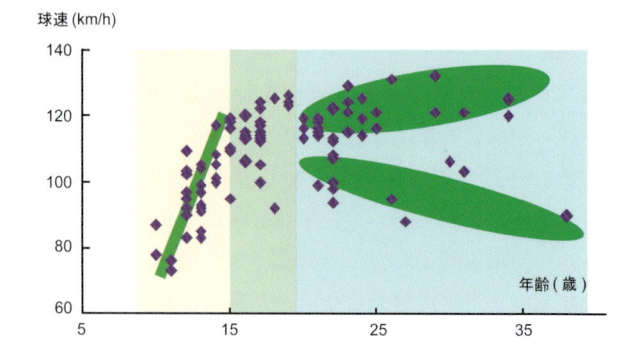

図 9-46　年齢・身長とボールスピードとの関係
15 歳以下：身長の伸びが球速の向上に関与
15〜18 歳：身体的な成長はほぼ完了，あとは技術的な熟成を期待
18 歳以上：身長の伸びと球速は無関係，技術的な成熟の相違による

と肩関節に加わる関節間力の前後方向の剪断力（r = 0.75）で，ついで外転角度と上下方向の剪断力（r = 0.73）である．underhand delivery は他の三つの投法よりも BR 時の水平内転角度が平均的に大きい．それは他のフォームよりも体の前方でボールを投げていることが考えられる．したがって，BR 時の上腕の水平内転角度が大きいとき，関節間力は肩関節に対して後方に加わる傾向がある．

投手は繰り返される投球動作で障害を受けやすいが，

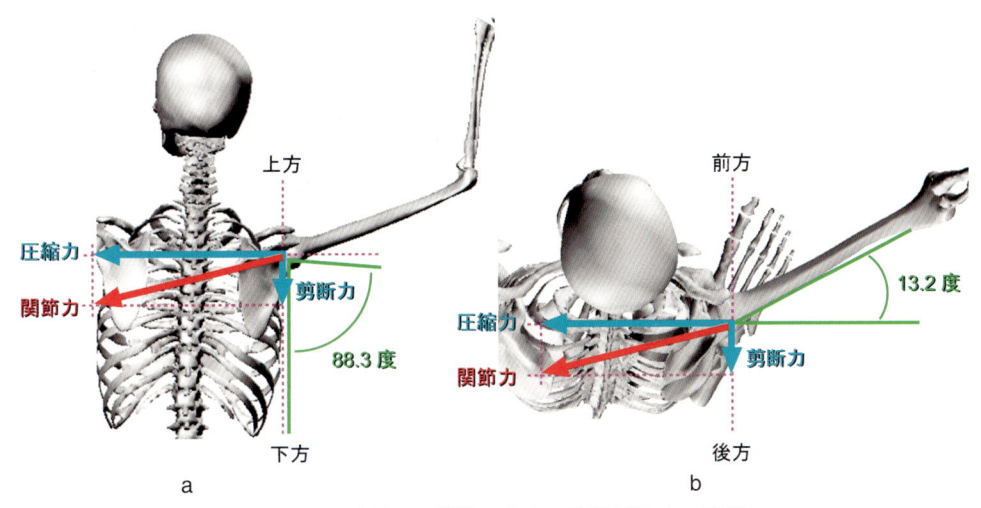

図9-47 BR時の肩関節の上腕の姿勢と肩関節に加わる関節間力との関係
a：外転角度と上下の剪断力　b：水平内転角度と前後の剪断力

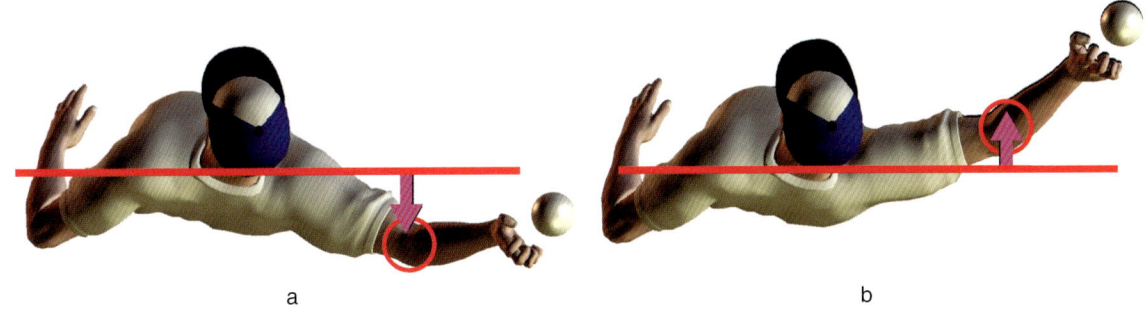

図9-48 BR時の上腕の位置により対象を二群に分ける　a：水平外転位をとるA群　b：水平内転位をとるB群

それを防ぐには剪断力を軽減する必要がある．剪断力は関節間力の前後成分と上下方向成分とに分けられるが，104名の投手を調べた研究によると，BR時に剪断力が小さくなる上腕の姿勢は，平均，水平内転13.2°，外転88.3°であると結論されている（図9-47）．

Yehら（2005）は，投球動作で上部関節唇にかかるストレスは，減速期で最高となっていると述べている．

c．子供の投球動作

子供の投球動作について，Freisigら（1999）は動力学的には差はあるが運動学的には差はないとしている．しかし，本邦では*町田*ら（2002）の，子供と大人の投球動作は運動学的にみると異なっている，との反対の報告がある．

この問題を掘り下げるため，*中溝*ら（2004）は少年投手65例を三次元計測し，動力学の面から子供の投球動作を解析している．結果からみると子供の投球動作は，体幹が非投球側に傾き捻じれが少なく，投球腕が振り遅れる傾向があり，Zero Positionから離れて肩前方構成体の伸長を招き，MERからBRにかけて急激な上肢の内旋に応えられず肩に激しい回旋ストレスがかかっているなどの傾向がある．さらにBR時に上腕が水平外転している選手の特徴として，第Ⅱ相で最大外転角度が大きく外転角度が小さいこと，BR以降に肩にかかる内転トルクや水平外転トルクは肩関節の下・後方構成体に負荷をかけていること，子供の内旋障害は外旋位増加の前に発生していること，などが挙げられる．

具体的に述べるとBR時，若年者では肩に加わる力が前方に向かい，成人では肘が肩よりも前にあるため後方に向かっている．BR時における肩関節にかかる前後・上下方向への負荷を最小とする上肢姿勢を計測した結果，それは肩のラインと上腕のラインがほぼ一直線となる姿勢であった．一方，Zero Positionとは肩甲骨軸と上腕骨軸が一致する肢位，肩関節周辺の筋群がこの軸に向かって集約して求心力を発揮する肢位，肩関節内でrotation, gliding, ball rollなどの動きがリズミカルに調和する肢位なので，筆者たちが行った計測結果と実際の概念は一致している．また，水平外転角度が大きく，外転角度が小さい姿勢は肩関節にかかる負荷が最も大きな値を示している．これはBRでは避けねばならない姿勢だが，子供たちは上肢が振り遅れこの肢位をとっていることが多いようである（図9-48）．

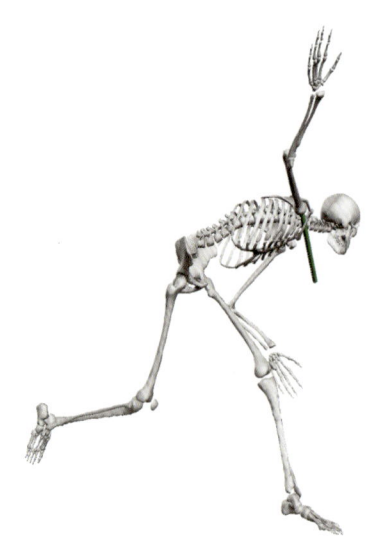

図9-49　上肢に頼った投法
肩関節：外転角度が小さい，BR時に水平内転不足，Zero position
から離れる
肩にかかる力：BR時に前方に向かう傾向，前方構成体の伸長
躯幹：非投球側への側屈が大きい，回旋不足/回旋が早く終了
下肢・体幹の強化が必要

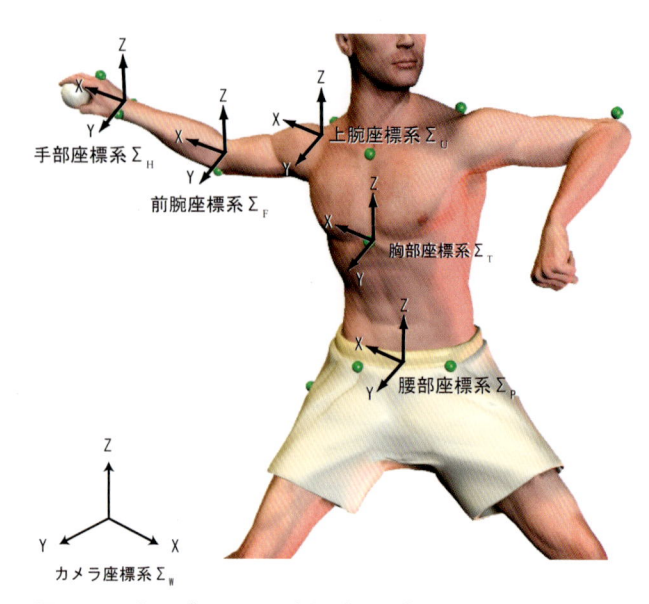

図9-50　各セグメントに座標系を設定

　子供は大人と比べて体格が小さく，かつ球速が遅いため，肩にかかる関節モーメントは常識的に小さいと考えられている。しかし，研究の結果はBRにおける内旋と内転は，両者がほぼ同等であることを示している。ただ問題なのは，筋力が弱く骨端線のある子供達には，これらの動作が大きな負荷となっていることは否めない。Little leaguer's shoulderをみれば明らかである。

　要約すると，子供は体幹がうまく使えず上肢に頼った投球動作をする傾向があるので，基本的な下肢と体幹の強化は不可欠である。また，BRでの肩関節への負荷は大人と同等だが，酷使による骨端線への負荷を避けるため，登板回数と投球数の制限は必要である（図9-49）。

d．骨頭と臼蓋の位置関係

　乾ら（2010）は骨頭と臼蓋の位置関係を，骨頭中心，上腕骨軸，臼蓋長軸などから検討している。結果を要約する。

　①外転45°では臼蓋が骨頭前方に存在し，臼蓋と上腕骨軸が骨頭中心を挟んで対峙している。②挙上角度が増すにつれ，臼蓋は骨頭後方に移動してゆく。③135°以上の外転後は臼蓋中心の移動は小さく同一方向に収束する。④それ以降，最大挙上まで関節に回旋はみられない。

e．投球障害肩と関節間力の関係

　田中（洋）ら（2011）は，投球障害肩というのは痛みのため投球動作ができない状態を指しているとして，運動学・動力学的に病態を定量化して発生メカニズムを追求，障害との関連を探っている。彼の研究結果を紹介する。

1）解析方法

　まず，身体部分を剛体リンクモデル，肩関節は胸郭と上腕骨からなる球関節と仮定，運動学・動力学的解析を行うため，各セグメントに座標系を設定した（図9-50）。

　肩関節運動は胸部座標系に対する上腕座標系の回転をオイラー角で表している。その評価指標は，外旋（＋）/内旋（－），内転（＋）/外転（－），水平内転（＋）/水平外転（－）である。ここでの内外転0°，内外旋0°はそれぞれ日本整形外科学会の関節可動域測定法の外転90°，2nd planeでの内外旋中間位にあたる（図9-51）。

2）投球腕の内旋・外旋動作

　投球動作は投球腕の内旋・外旋動作を頻繁に行うが，その特徴的な時点として第Ⅱ相cocking phaseでの最大内旋位（MIR），第Ⅲ相acceleration phaseでの最大外旋位（MER），第Ⅳ相follow through phaseでの最大内旋位（MIR）などが挙げられる（図9-52）。

　それぞれの相の内・外旋角度の平均値は，①第Ⅱ相では－27.1±34.07°で－131.7〜76.1°に分布，②第Ⅲ相では161.7±12.66°で114.6〜197.4°に分布，③第Ⅳ相では－20.9±16.32°で－61.9〜46.4°に分布し，とくにMERからMIRにおける外旋から内旋への変化量は182.8±17.74°で77〜230°に分布し，投球動作中の肩関節では回旋動作が最も変化量の大きい動作である（図9-53）。そのグ

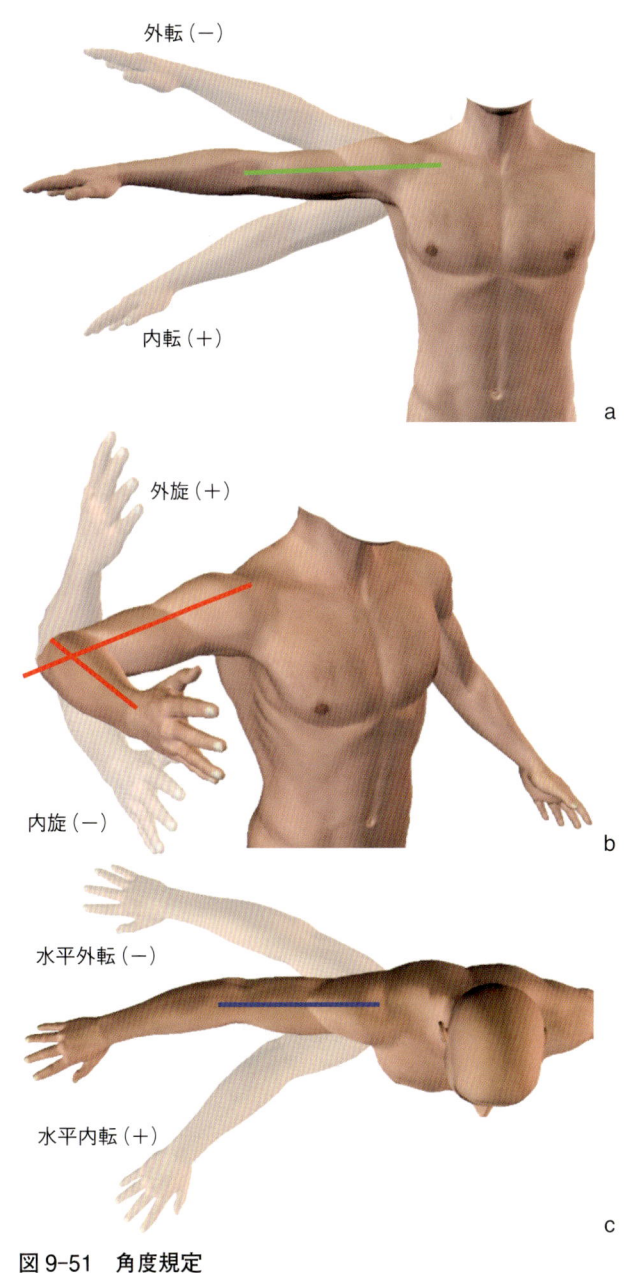

図9-51 角度規定
a：内転外転　b：外旋内旋　c：水平内転外転

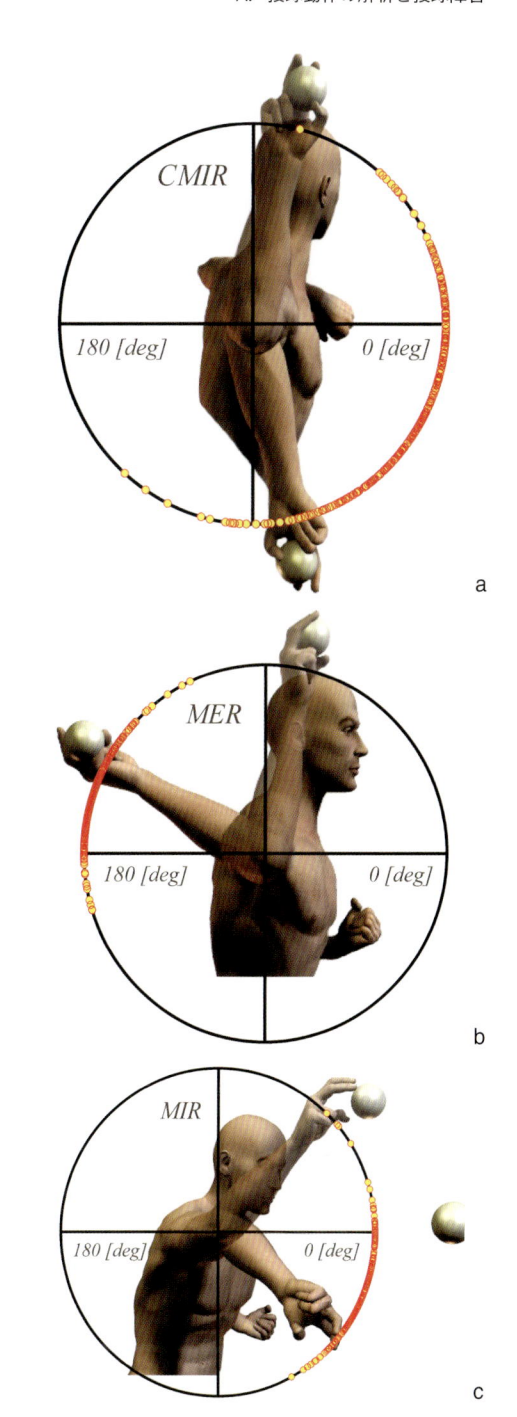

図9-52 投球動作における内外旋の特徴的な時点
a：最大内旋位（cocking phase）　b：最大外旋位　c：最大内旋位

ラフはKHPからMIRまでの区間を100％とし，時間の規格化を行っており，平均値と標準偏差を表示している。

肩関節の角速度の計測結果は，①BR前後0.008±0.0007秒では，内旋角速度が4606.8±583.31（1426.2 − 6145.1）°/秒を示し，他の要素（内外転・水平内外転各速度）よりも大きな値を示した（図9-54）。②肘関節においては伸展角速度が，体幹では屈曲・回旋角度が，骨盤では回旋角度が大きな値を示した（図9-55）。したがって投球動作では，肩関節の内外旋運動が主たる運動であり，とくにMER直前からMIRまでの内旋動作が注目すべき動作でcritical instantといえる。

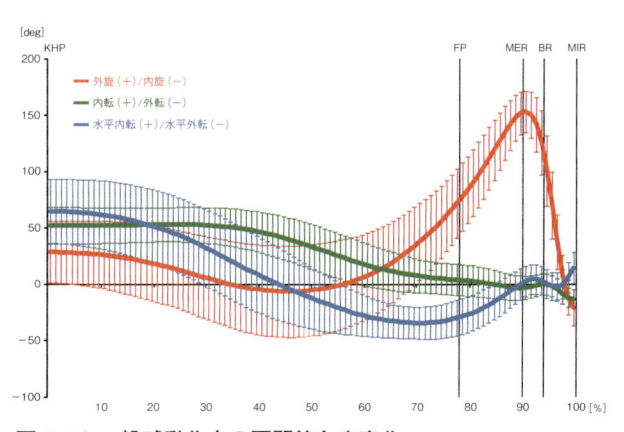

図9-53 投球動作中の肩関節角度変化

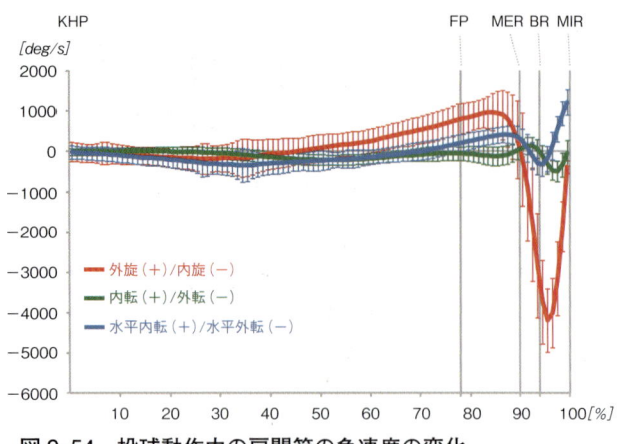

図9-54 投球動作中の肩関節の角速度の変化

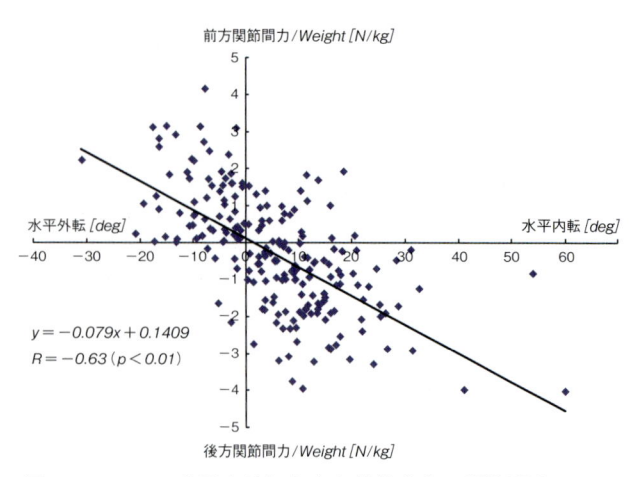

図9-56 MER 水平内外転角度と前後方向の関節間力

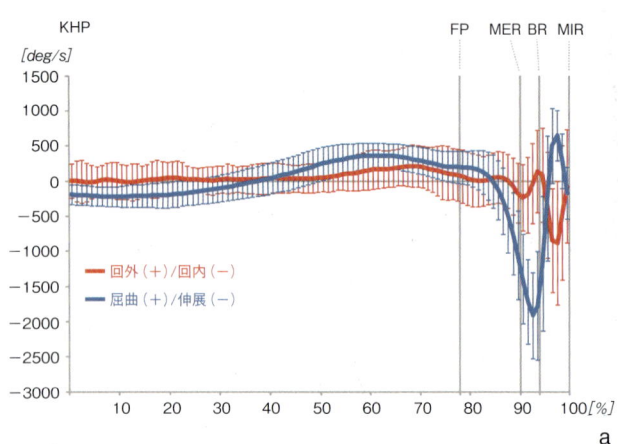

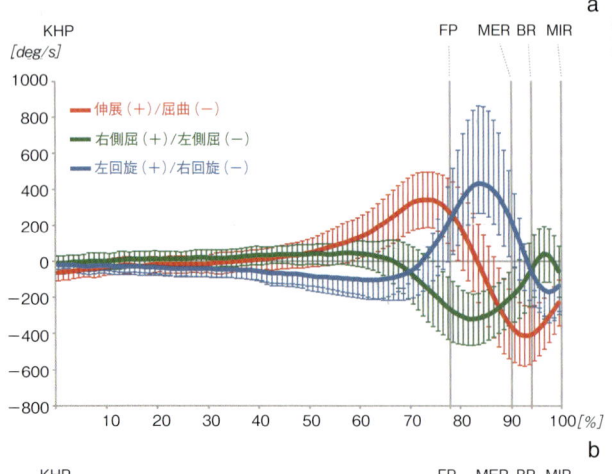

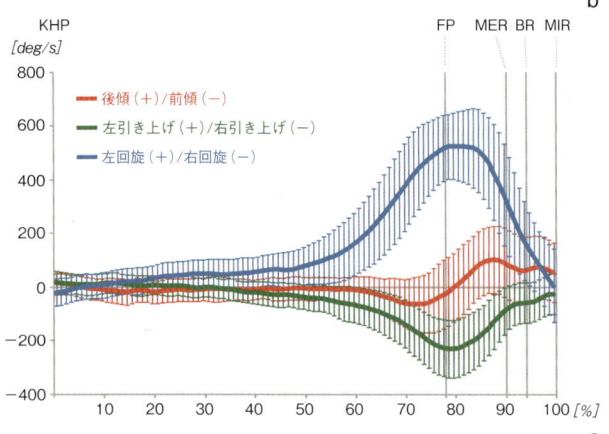

図9-55 投球動作中の角速度　a：肘関節　b：体幹　c：骨盤

3）肩関節に加わる関節間力

肩関節のどの方向にどの程度の関節間力が加わっているかを知ることが重要である。関節面と軟部組織を含む肩関節全体に加わる力で方向と大きさをもつベクトル量である関節間力は，前後方向，内外側方向，上下方向など，三つの成分に分解して検索した。

i）投球腕最大外旋位における関節間力と MRI 画像

MER 時の肩関節に加わる前後方向の関節間力と水平外転角度には相関があり（r＝−0.63, p＜0.01），これは水平外転位であれば肩関節の前方へ力が加わることを示す。言い換えれば MER で肘が体幹より前に出なくてはならないことを示している。水平内転 1.79°で関節間力が最小となり（図9-56），これよりも水平内転位では後方への力が加わっている。すなわち MER では上腕骨が肩甲骨を含む平面付近に存在するときに前後方向への負荷が最小となる。要約すると，①過度な水平外転位で MER を迎えると前方への負荷が，②過度な水平内転位では後方への負荷が大きくなるということである。

MER での話題は，関節内で発生する臼蓋後上方縁と棘上筋腱深層の間に起きる衝突であろう。これらは投球時に表現しがたい肩の痛みを訴える選手を鏡視下で観察した WALCH ら（1992）によって報告された病態で，後に DAVIDSON ら（1995）によって internal impingement と呼称され，肩後方の硬さとの関連が強調されている。JOST ら（2005）は投球者の腱板と骨頭上外側の変化を MRI でみている。投球者には93％に異常があり，その内の37％に症状があると報告している。

MER では外旋角度が180°にも達している。この見かけ上の外旋角度は，肩甲上腕関節のみで達成されているとは考えにくく，肩甲骨後傾や脊椎の伸展が複合的に統合されることで発生するのではと思われる。したがっ

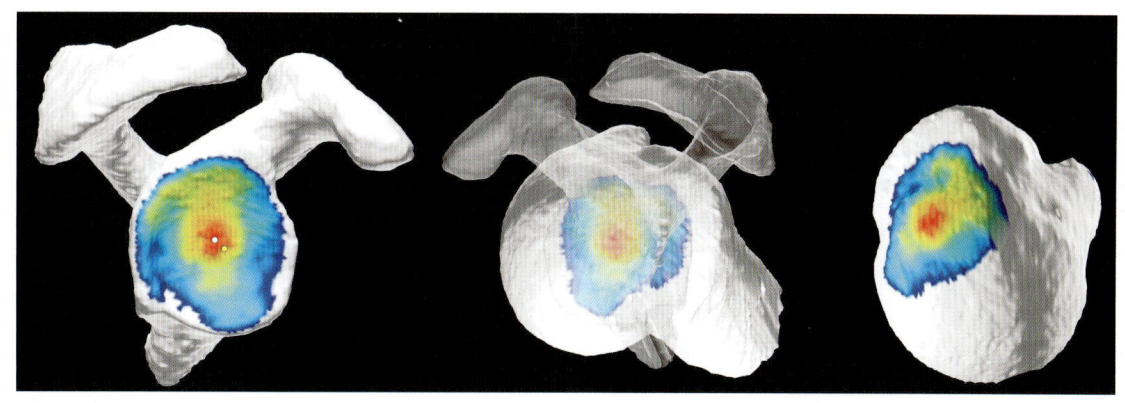

図9-57 MERを再現した肢位における臼蓋と上腕骨骨頭の接触域

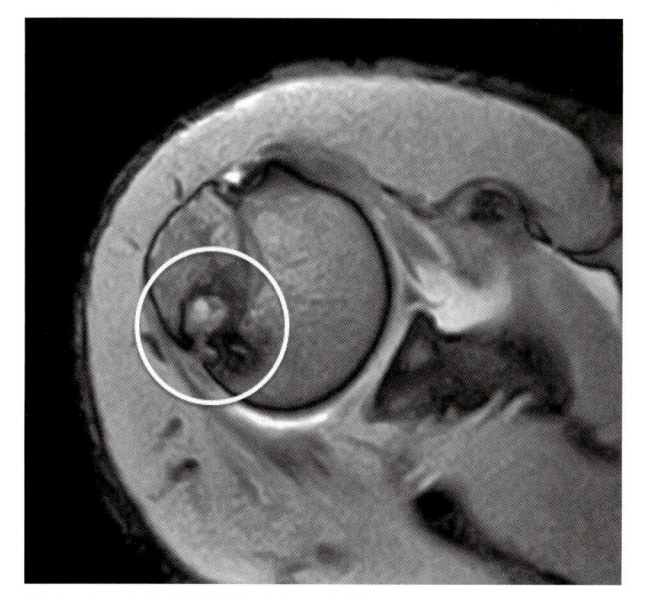

図9-58 上腕骨骨頭後上方の糜爛

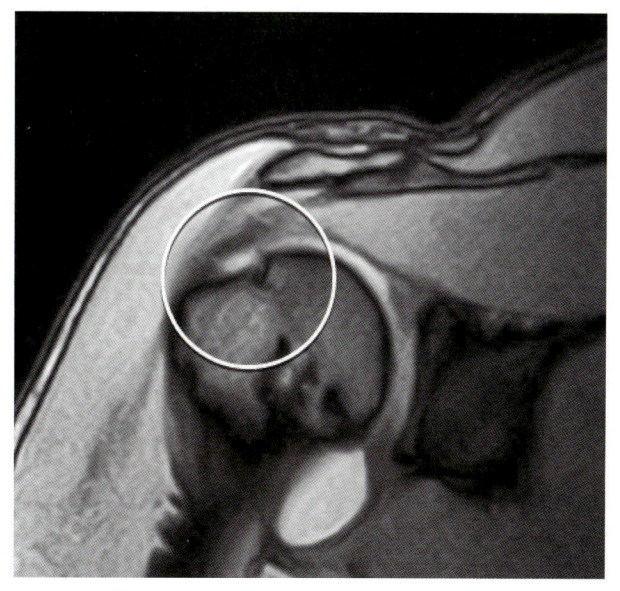

図9-59 棘下筋腱を中心とした腱板深層の腱挫傷/断裂

て，肩甲上腕関節の問題なのか，あるいは肩甲骨周辺筋群の機能不全によるものなのか，などを総合してinternal impingementを考えるべきであろう．また，前述したように投球動作では肩関節の内外旋運動が主たる運動であり，特にMER直前からMIRまでに内旋角速度のピークを迎えるために，MER時だけでなく外旋から内旋への変化を経時的にとらえる必要があるだろう．

MER時に水平外転位をとる投手97名の計測結果は，①外旋163.6 ± 12.41°（135.8〜197.5°に分布），内外転 −3.3 ± 10.27°（−25.9〜21.2°），水平外転 −8.6 ± 5.96°（−32.7〜−0.28°）であった．これらの結果を考慮し，MER時を再現した姿勢をCT撮影して上腕骨骨頭と臼蓋との接触域を推定すると，接触域の中心位置は上腕骨骨頭の後外側上方に位置している（図9-57）．

佐志（2010）は，投球障害肩では骨頭後上部の骨変化頻度が高いと述べた．"押し擦れ"による骨頭後上部の糜爛（図9-58）は，Hill-Sachs損傷より外側に生じてお

り，負担が大きく投球歴が長いほど深く大きいと考え，この糜爛が棘下・棘上筋腱関節側停止部におよぶと，剥離断裂，層間剥離，引き込み断裂（図9-59）などが生じるとしている．これらは糜爛と対峙する部分に生じる一種のミラーチェンジで，T2強調画像で高信号の腱浮腫，断裂部へのeffusionのfilling-inとして観察されると結論している．しかし，所見は推定した接触域にあるが，これがinternal impingementによるものなのか，あるいは外転・外旋位の反復でみられる生理的なものかどうかについては，さらなる詳細な検討が必要である．後上方関節唇損傷（図9-60）との関連も同じで，筆者は，動揺性肩関節症の手術時に，MERの前後で関節包が臼蓋と骨頭間に嵌頓する現象があることを多く観察している．

石井ら（2010）はMRIの所見から，無症候期の野球選手の投球側上腕骨骨頭の後外側上方に囊胞性病変の分布集中がみられたと述べているが，これは時に健常者にも

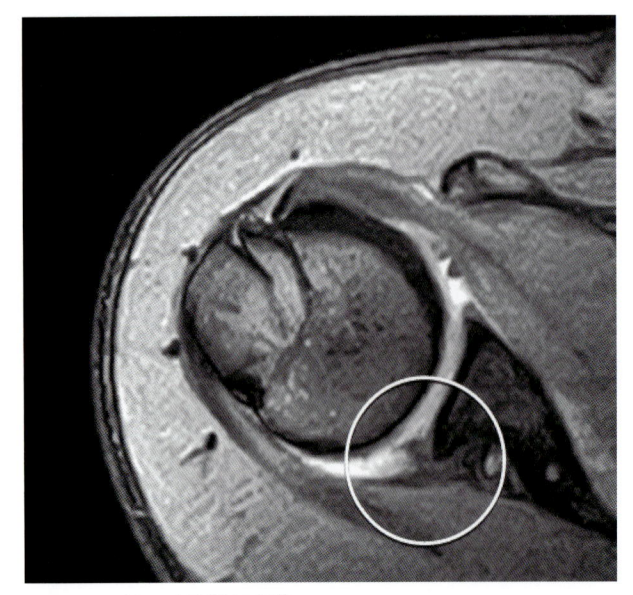

図9-60　後上方関節唇損傷

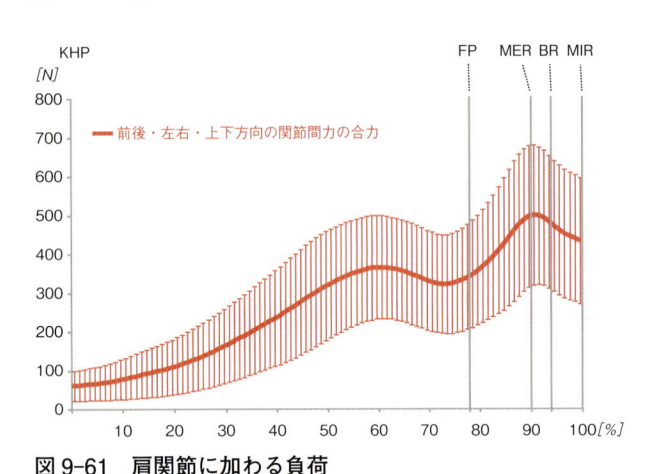

図9-61　肩関節に加わる負荷

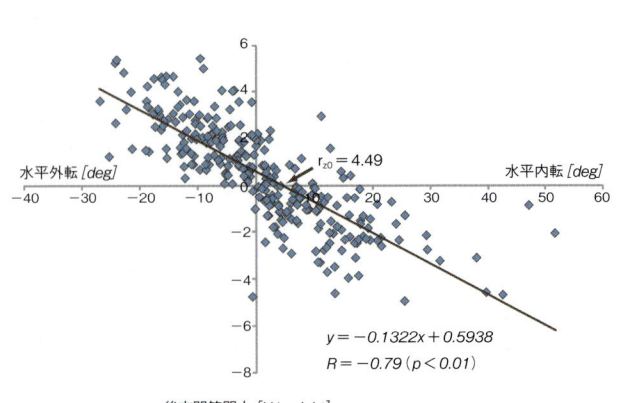

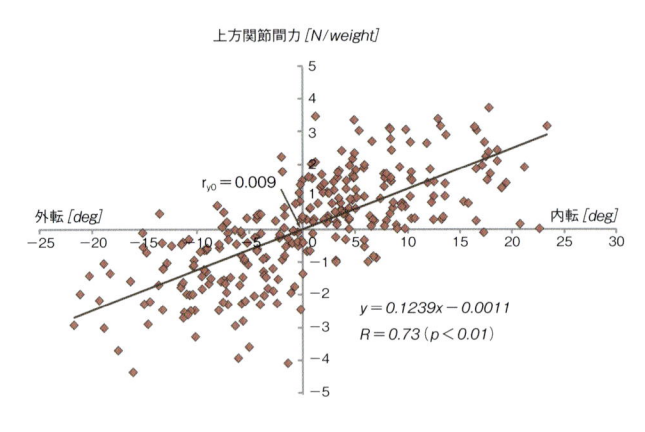

図9-62　BRにおける関節角度と関節間力の関係

みられるもので，臨床所見と合わせて判断して過度な診断 over diagnose をしないようにしよう．

　外旋90°かつ外転90°を基準とした場合，この姿勢が現れるのはFPの前後0.01±0.034秒で，①外旋90.8±0.47（90.0〜92.1に分布），②外転−10.5±8.03（−32.7〜−10.1に分布），③水平内外転−23.4±12.47（−46.3〜29.1に分布）°との結果を得ている．これらはMERに向けて外旋量が増大することから，FP前後からMER間でも internal impingement が起こる可能性があると考えられる．これは筆者の提唱する APIT（anterior and posterior instability in throwing plane）の一部であろう．

ⅱ）ボールリリースにおける肩関節に加わる関節間力

　肩関節に加わる関節間力が最大となるのはBR前後で（図9-61），BRにおいて，肩関節に加わる前後方向の関節間力と水平内外転角度，上下方向の関節間力と内外転角度には相関がみられた（r＝−0.80，r＝0.72，p＜0.01）．このとき，水平外転位であれば肩関節の前方へ，内転位であれば肩関節の上方へ関節間力が加わった．肩関節に加わる関節間力が最小となった上腕姿勢は，水平内転4.49°，内転0.009°であった（図9-62）．これは肩甲骨平面で上腕骨が臼蓋に垂直になる Zero Position に近い．

　肩関節の安定性からみると，骨頭と臼蓋の骨性支持と求心位の保持を得るためには内側方向の関節間力が重要である．ここで前後方向，上下方向へのズレ（translation or slipping）を生じる関節間力は，肩関節の安定性を阻害する要因と考えることができる．したがってBRで前後・上下方向の関節間力が小さく，内側方向の関節間力が大きいことが，肩関節が安定しているといえる．また，外転90°は体幹・肩周囲筋群が合目的的に大きな力を発揮することができる肢位である．

　投球動作における肩関節運動の主要素は回旋である．この回旋を円滑にしているのが腱板疎部で，この部は外旋位では縮小して直線状となり，内旋位では拡大して表面積を広げる，肢位によって弛緩・伸張する構造をもっている．腱板疎部はMERで直線状だが急激な内旋動作でストレスを受け，水平外転位であればさらに伸張スト

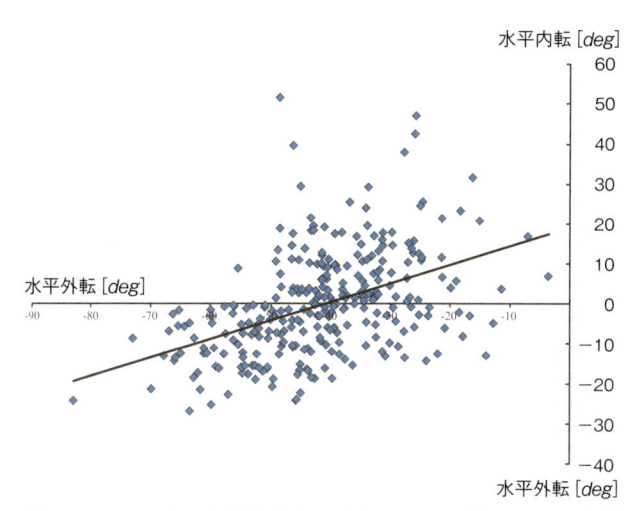

図 9-63 BR 時の水平内外転角度と cocking 相における水平外転角度

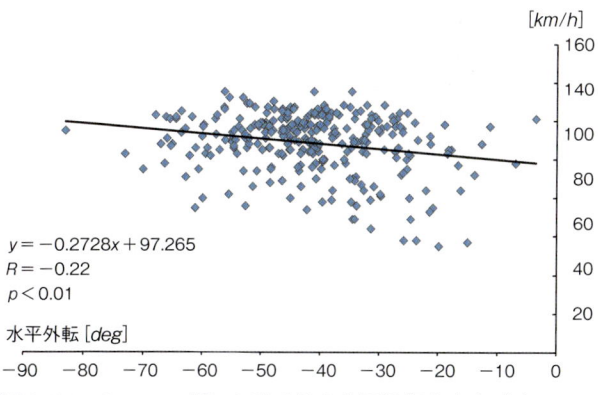

図 9-64 Cocking 相における最大水平外転角度と球速

$y = -0.2728x + 97.265$
$R = -0.22$
$p < 0.01$

レスがかかり，骨頭は前方方向へ押し出される．平たく言うと水平外転位での投球動作は障害を起こしやすい投げ方で，腱板疎部損傷，中関節上腕靱帯損傷などの原因となる．

FP の前後のところで上腕を後方に引く部位，最大水平外転位 MHA は投球腕が加速する相でもある．それはわずか 0.32 秒以内で，その中で投げ方を意識的に変更するのは困難であろう．そこで，投げ方を変更しやすい cocking phase に注目してみる．「肘を背側に引く」と表現される MHA はほとんどの投手で FP 時にみられる cocking phase 内における特徴的な時点である．MHA と BR における水平内外転角度には相関を認めている（r = 0.45）（図 9-63）．BR で水平内転位をとるためには，この水平外転角度が 41.1°よりも小さいことが望ましい．すなわちゆっくりした動作の cocking phase で「障害を起こしやすい投げ方」を修正することができるが，それは MHA を 41.1°よりも小さくするように指導することである（図 9-64）．図 9-65 は上が良い例，下が不良例である．BR で上腕が両肩を結んだラインより後方に出ている．上腕を大きく背部に引かない動作のほうが良いことを示す．

佐志は MRI 所見で，斜位矢状断で弛緩した腱板疎部への effusion 貯留，肩甲下滑液包閉鎖もしくは小さな開放を腱板疎部炎とし，腱板疎部弛緩が歪であるとき腱板疎部損傷と判定している．

iii）第Ⅳ相における肩関節に加わる後下方の関節間力

Follow through phase において，投球腕最大内旋位（図 9-52 参照）の前後では，肩関節に加わる後下方の関節間力は 460.3 ± 153.48［N］を示し，投球動作中における後下方の関節間力の最大値をとる．グラフは，MIR から MIPF までの区間を 100％とし，時間の規格化を行っており平均値と標準偏差を表示している．BR 後に上腕

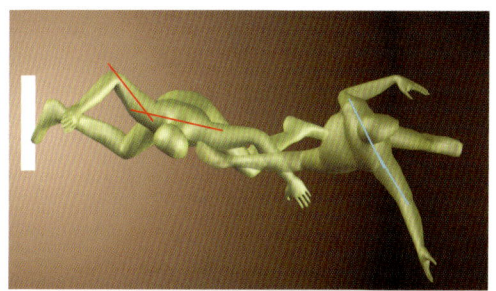

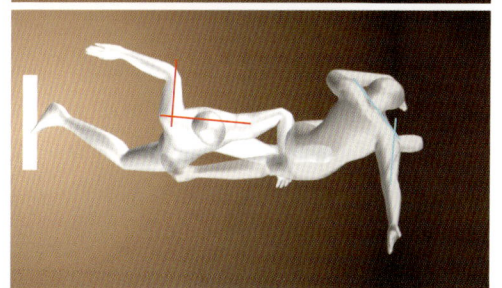

図 9-65 水平内転タイプと水平外転タイプ

骨頭が後下方へ slipping することは想像にかたくない．投球障害肩で高頻度に観察される slant appearance（後下方臼蓋変形）はこの後下方への関節間力の影響であると推察される．Slant appearance では，臼蓋後下方の骨性分は丸みをおびて変形するが，硝子軟骨がこの変形を補うように肥厚するのは興味深い事実である（図 9-66）．

この後下方の関節間力は，BR 時の関節間力の絶対値（前後方向，内外側方向，上下方向）よりも高い値を示す投手もいた．また，肩関節後方の硬さがない投手においても，後下方への大きな関節間力が加わっており球速との相関を認めている（r = 0.59，p < 0.01）．

投球障害肩における臼蓋の応力分布を提示した夏ら（2004）は，臼蓋の前方から前下方，後方から後下方の骨密度増加を示したとしている．横矢ら（2006），Mochi-

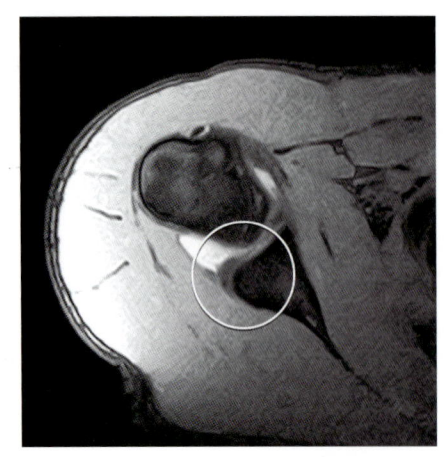

図9-66 臼蓋後下方の骨性丸み変形 slant appearance

zukiら(2005)も後下方への応力が集積されたと報告，その中でBennett病変は臼蓋後下方に集積した応力を分散させるための生理的・合目的的反応として関節面積を拡大させるための反応と捉えることができると述べている．また，後下方への応力集中が肩関節後方の硬さをもたらすのか，肩関節後方の硬さが後下方への応力集中をもたらすのか議論が必要であるとしている．

iv) 力学的エネルギーの経時的変化

運動連鎖の破綻が投球障害を招くということがいわれている．しかしこの現象を定量的に，特に力学的観点から評価した報告は少なく，投球障害と関連付けた論文もない．そこで位置エネルギー，並進エネルギー，回転エネルギーの総和で表わされる力学的エネルギーの経時的変化をみると，91.8%の投手は骨盤と腹部，胸部，上腕，前腕，手部の順に最大値を示している(図9-67)．それぞれの最大値は，2.0 ± 0.18，5.0 ± 0.61，1.4 ± 0.30，1.2 ± 0.24，1.3 ± 0.32 Joule/kg (Joule は仕事の単位，kgは体重) で，これらと球速には相関が認められる (r = 0.68，r = 0.84，r = 0.85，r = 0.87，r = 0.85)．この順番が異なるとき，特に，前腕と手部の順番が異なった場合では，BR時に過度な水平外転位(−11 ± 7.99°，−24.0〜−1.3)を呈し，前後・上下方向の関節間力の合力が1.5倍以上増大している (p < 0.01)．力学的エネルギーの経時的変化は運動連鎖ととらえることができるため，最大値出現時間に相違がみられることは，投球障害を引き起こす投げ方であると考えられる．

4) まとめ

投球動作中では想像以上の関節間力(ストレス)が肩関節に加わっており，特にBRで最大となっている．このとき水平外転位をとると，肩関節安定性を阻害する力が加わることになる．2004年，中村(真)らは，すでに投手104名のBR時の投球姿勢と肩関節負荷との関係を研究して，前後・上下方向の負荷を軽減することとZero Positionに近い姿勢が良いことを強調している．また，MIR前後では，BR時の肩関節間力と同等の後下方の関節間力が加わっている．これらは投球障害というものを定量化するうえで，一つの指標になるであろう．

投球は全身動作なので，特に肩甲骨を柔軟に使えないと肩関節に負担がかかり，器質的変形や破綻をきたすよ

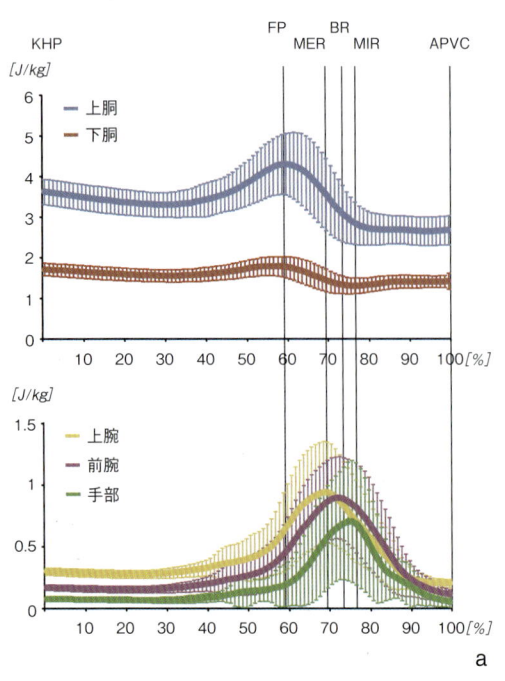

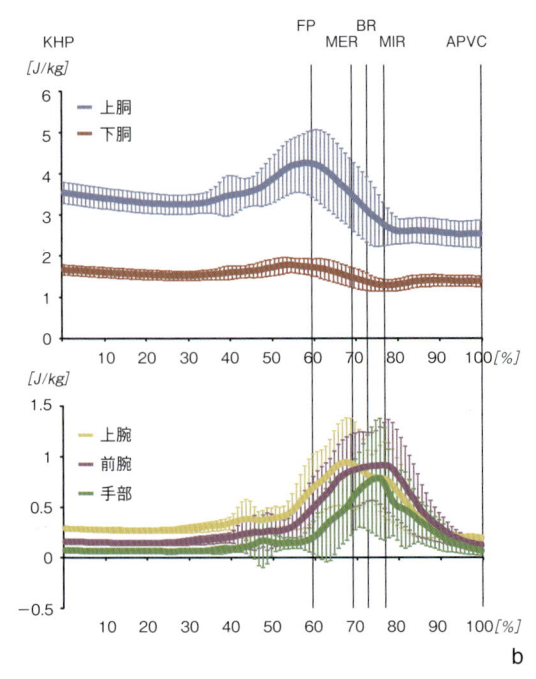

図9-67 力学エネルギーの経時的変化　a：良い例　b：不良例

うになる．胸郭に浮遊し小さな胸鎖関節-鎖骨-肩鎖関節を介して体幹と連結する肩甲骨は，そこに起始・停止する筋群が多いことから，他の身体部位の影響を受けやすい．肩甲骨の動態を計測することは現行の測定機器では困難だが，その挙動を定量化することが，投球障害メカニズム解明の糸口であろう．

肩甲骨の位置感覚は投球動作で重要な因子である．MYERS ら（2005）は，野球の投手は他の競技者と比べて異なった肩甲骨の位置感覚をもっていると述べている．また，LAUDNER ら（2007）は，投手は野手に比べて肩甲骨上方回旋が少なく，特に 60～90°の挙上でそれがみられると報告している．

田中（洋）ら（2008）は，投球動作における肩甲骨の位置を調べるため 6 自由度運動推定を行っている．その推定法は肩甲骨に直接反射マーカーを貼付することなく，無侵襲に位置・姿勢を推定できる利点があるが，しかし，肩甲骨運動モデルは推定誤差が位置 6.7 mm，姿勢 3.9°で，現在では必ずしも精度を満たしているとはいえない．不適切な運動が次の相の不適切な運動を招き，それがまた次の相の運動に影響を与えるのが投球障害である．これに取り組むうえでは，静的情報だけでなく動的情報でも評価しなければならない．運動解析は投球動作を理解するには有用だが，関節内の状態を明らかにするには，臨床データと投球動作解析結果（*in-vitro*, dynamic result）の統合が必要である．具体的には生体内反応の結果とその履歴を映しだす MRI（*in-vivo*, static result）とのさらなる協調が必要であろう．佐志ら（2011）は，MRI で 5 mm 間隔の肩関節断層解剖・病理を静的・マクロ的に観察して，バイオメカニクスのアプローチとして静的画像所見と動的病態の統合を試みている．

f．投球フォームによる投球動作の運動学的相違

FLEISIG ら（2006）は，速球とカーブ，チェンジアップとスライダーなどの投球動作は運動学的に（the resultant joint loads）類似していると述べている．DUN ら（2008）は，若年投手のカーブ投法は障害を起こすのかどうかを調査して，肩と肘にかかる負担は速球が最大で，変化球は速球に比して害がないと結論している．

大井ら（2011）は，右投げ 240 名の投手を対象として，四つの投球フォームの運動学的相違を定量的に評価した．球種はストレート，セットポジションからの投球動作を計測したが，投球フォームを決定する要因は体幹・骨盤の運動相違であることが解明されている．結果からみて，オーバーハンド・デリバリーは他のフォームに比べて，BR 時の水平外転角度が有意に大きい結果となり，肩関節障害を引き起こす可能性が考えられる（図 9-68）．

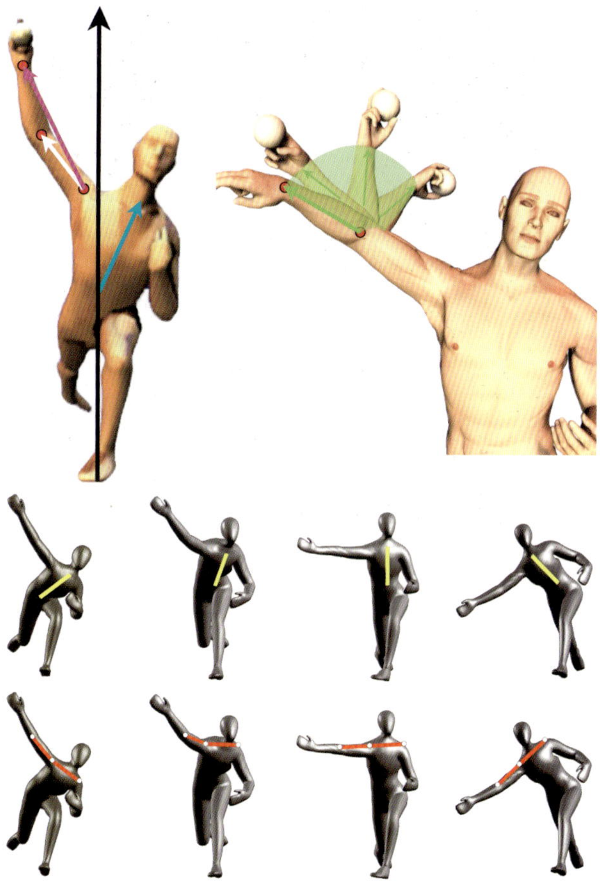

図 9-68　さまざまな投球のしかた
上：体幹の傾きと上肢・前腕の傾き　下：四つの投球フォーム

9．投球面 throwing plane の概念
concept of the throwing plane

a．投げかた（投球方法）の種類

個々の選手によってその"投げかた"，投球方法 type of delivery は異なっている．それは体幹を直立して投球腕を頭上から運ぶ上手投げ overhand delivery，体幹を回旋させながら投球腕を側方から繰り出す横投げ sidearm delivery，両者の中間をとる three quarterhand delivery，体幹を傾け捻りながら下方から振る下手投げ underhand delivery などに大別できるが，投手によってはそれらの亜型ともいえる微妙に異なる投げ方もある．

しかし，どの投げかたを選択するかは選手の好みによっており"結果よければすべてよし"で，どの投法がなぜ良いのか，運動機能上からみてどれがより効率的なのか，などについては全く解析されておらず論議の対象にすらなっていない．肘・肩・体幹の位置は投げかたによって当然異なっている．Overhand delivery では肘は 90°屈曲しているが，sidearm delivery ではさらに伸展され，そのため外反ストレスは最大となっている．体幹の位置は投法で異なるが，その動きには遠心性あるいは

386　第9章　肩とスポーツ

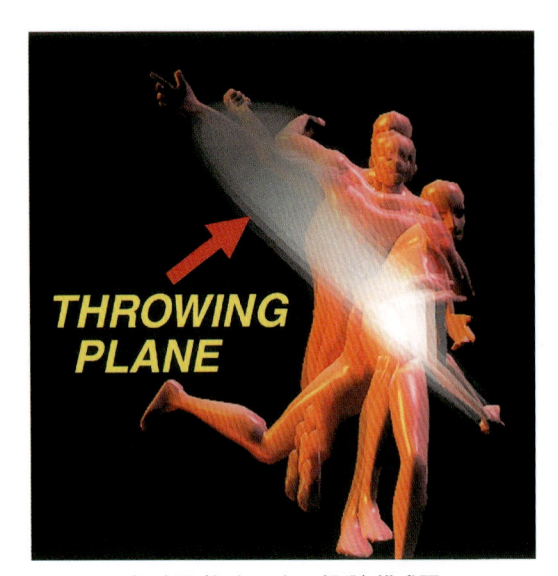

図9-69　投球面（矢印の白い部分）模式図

求心性の両面がある．TBまでは筋群はリラックスした状態，その後は緊張した状態で活動するが，その転換点はZero Positionである．広背筋・肩甲下筋・前鋸筋・大胸筋などはすべて求心的に働くといわれているが，筆者は活動を始めるまでのリラクゼーション獲得のほうがより大切と考えている．

b．投球面の設定

投球方法による投球フォームの相違を整合するために，1996年，筆者は投球動作中に上肢が運動する面を投球面 throwing plane と呼び，それは肩，肘，手関節を結ぶ線分が投球中に織りなす軌跡により形成されると定義した．それは Zero Position を含み，TOP から BR 間のボールの軌跡を含む面でもある（図9-69）．

投球障害や動作解析はすべてこの投球面上で考えてゆくのが合理的である．すなわち，肩の状態を投球の中の一瞬の位置 position だけでなく，連続する運動 motion の一部として，いかに立体的に表現できるかという概念に立脚して考案されたものである．筆者は投球面での投球動作解析がさまざまな問題，投球障害の解決へのキーであると考えている．

c．投球面の計測

1998年，橋本（淳）らは投球面の実際を知るために，上記システムを用いて120名のプロ，社会人，高校の投手を対象として各々の投球面を計測した．それは三次元的に入力され，肩，肘，手関節を結ぶ線分の軌跡は計算され投球面として記録，同時に関節を結ぶ線分間の変化も計算され，関節の角度と角速度が記録されているものである．解析は投球障害が生じやすいと考えられる第Ⅲ相から第Ⅳ相の資料で行われた．

橋本らは投球面としてA，B，二つのパターンを提案した．すなわち，タイプAは実際のフォームそのものから描いた各点の軌跡で，タイプBは各時点での肩関節の位置を同じ位置に集約計算して，肘，手関節の動きを表したものである．タイプAは実際の運動を示しており，変位全体の動きをみるのに適し，タイプBは各関節運動の観察に適している．タイプAは二つに折れた面よりなり，第Ⅲ相の初期では小さく折りたたまれているものが，次第に広がりBRの時点で最も大きくなっている．そして第Ⅳ相では下方および内方へ広がり二つの面のなす角度も小さい．それをXYZ軸に投影すると肩関節はBRまでは直線的に動き第Ⅳ相で初めて回転する．これに対して肘関節，手関節はタイプAにおいても第Ⅲ相からきれいな円弧を描き，投球モーション中に円運動がみられている（図9-70）．

ついでサイドスローの投手における投球面を示すと，正面図では左へ傾斜し肘から遠位が長く立っているように見え，前者に比して一見，全く異なった投球動作のように思える．しかし，この正面図を回転させ上方から観察すると，オーバースロー投手の投球面と酷似していることがわかる．すなわち，投球フォームの違いは身体の軸が倒れ沈み込んでいるだけで，前者と後者の投球面はほぼ同一であるといえる（図9-71）．

橋本らはさらにこの動作が，肩，肘関節においてどのような肢位で，どのように運動するのかを調査した．両肩を結ぶ線分と肘-肩を結ぶ線分のなす角度をA，投球側の股関節と肩を結ぶ線分と肘-肩を結ぶ線分のなす角度をB，肘関節のなす角度をCとすると，それぞれの変化は第Ⅲ相では角Aと角Bはほとんど平行して変化し，BRに向かって徐々に角度が上昇し，角Aは約170°，角Bは約120°となる．したがって肩関節は体幹に対してほぼ固定された状態で，徐々に挙上しBRでZero Positionになることがわかる．肘関節も第Ⅲ相の中期では約70°で固定し，BRの手前で肩関節がZero Positionをとり始めると同時に，急激に角度が上昇してBRまで続いている．第Ⅳ相で肩関節は急に角度を減じるが，肘関節は約160°を保ち推移している（数値はすべて絶対値でXYZ軸の成分表示ではない）（図9-72）．

次に肩関節の回旋角度では，FPの後に少し遅れて外旋角速度が上昇し始め，BR直前の最大外旋位をとる時点で，一時回旋角速度は低下する．その後，内旋運動が開始されBRまで急激に回旋角速度は上昇し，BR時に最速となる．そのときがZero Positionとすると肩関節は中間位にあるが，この回旋角速度を吸収するために，実際には前腕の回内運動や肩甲骨を含む体幹の回旋，前

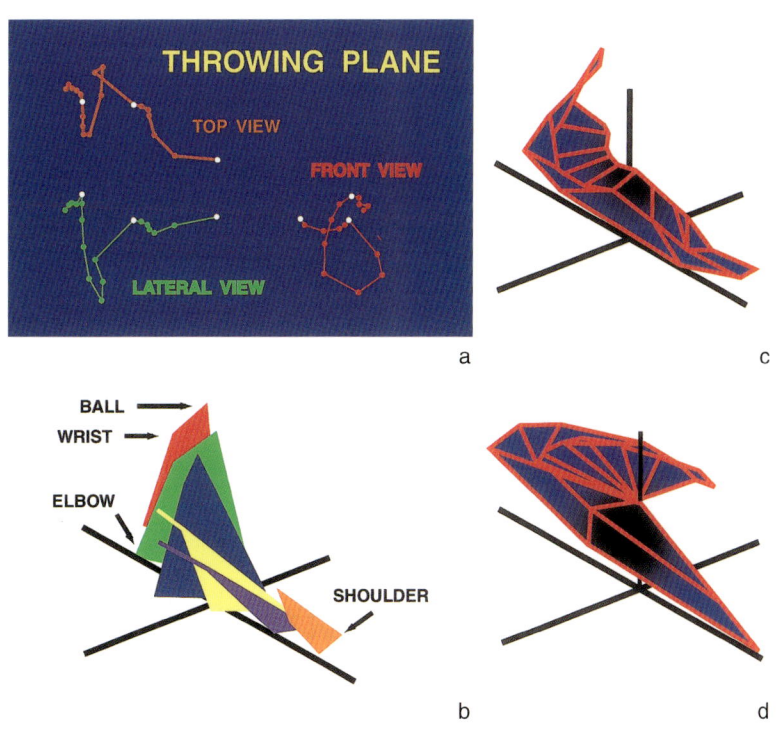

図 9-70　投球面の概念の進展
a：ボール（点）の軌跡　b：ボール・手・肘・肩関節で構成される平面の連続　c：実際のフォームから描いた各点の軌跡　d：肩関節の位置を集約して肘・手関節の動きで表示

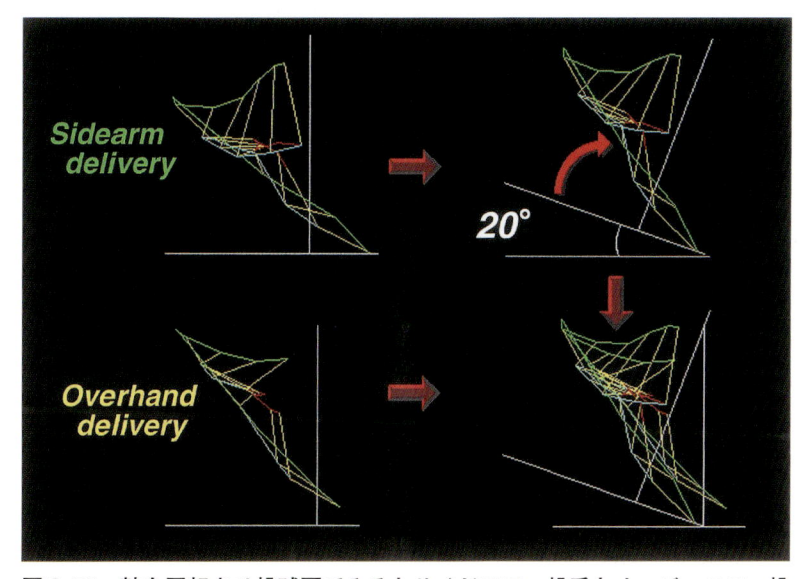

図 9-71　軸を回転させ投球面でみるとサイドスロー投手とオーバースロー投手の投げかたはほぼ一致

屈運動が加わるものと考えられる．投球面を骨格モデル上に示しておこう（図 9-73）．

10. 投球障害の臨床
clinical practice in pitching injuries

a．はじめに
投球によって起きる肩の障害を BENTON ら（1971）は外傷性と炎症性に，高沢（1973）は通常誰にでも起きる外傷によるものと，過度使用によって起きる障害性のもの overuse syndrome に大別している．ここでは，特異的なものを除いて，明らかな外傷機転があって発症した外傷には触れない．

投球による肩の障害はそのほとんどが過度の使用による炎症か，あるいはその積み重ねによって障害された器質的なものと考えられている．そして投球を繰り返すう

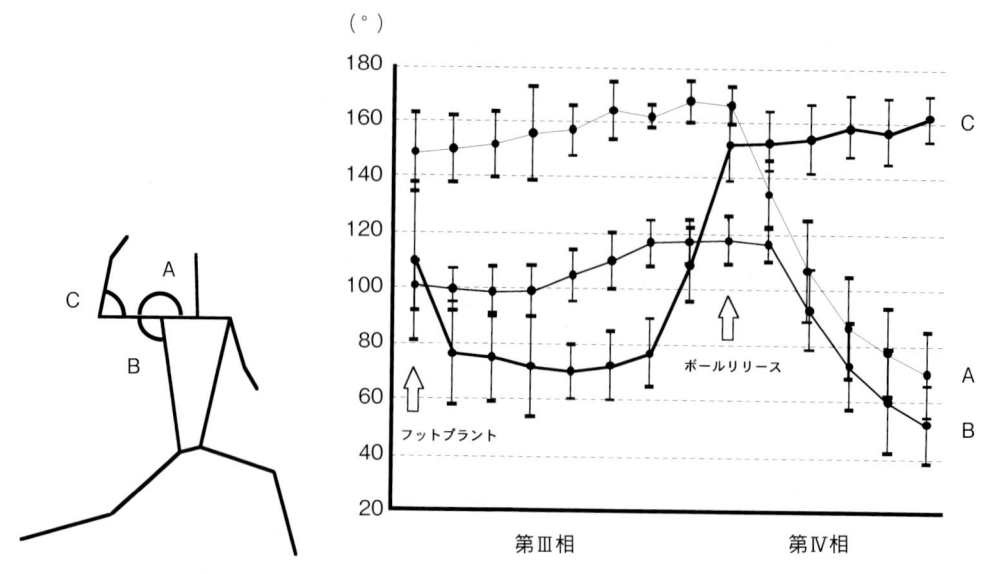

図 9-72　肩，肘関節の角度の変化
A：肘-肩-反対側肩のなす角　B：肘・肩・股のなす角　C：腕-肘-肩のなす角
計測結果（絶対値）：第Ⅲ相で A，B はほとんど並行して変化，BR に向かって角度が上昇，A は 170°，B は 120°となり，BR で Zero position にある

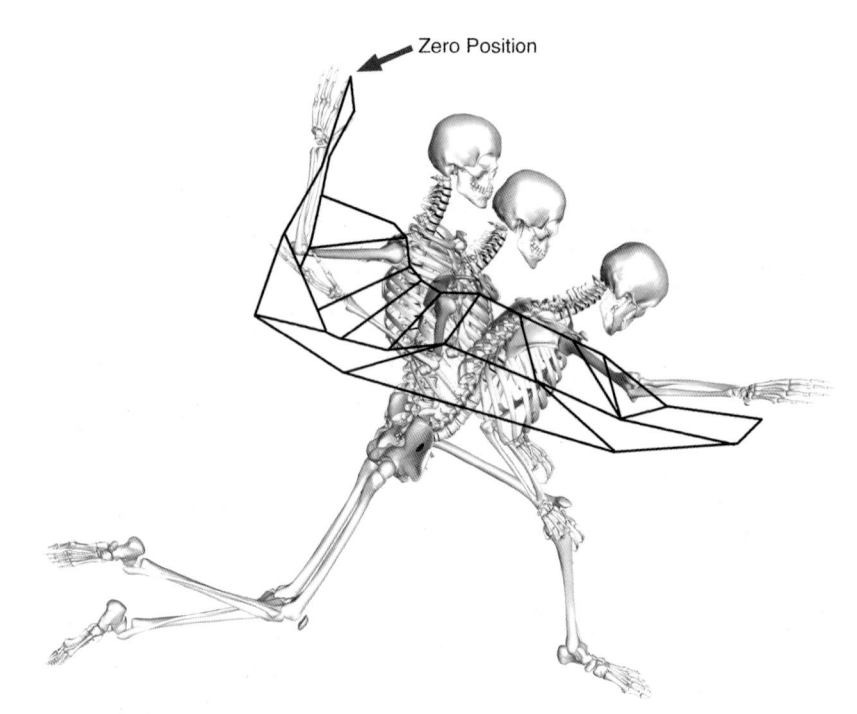

図 9-73　骨格上で示した投球面

ちに増加してくる非特異的な痛みは，常識的に腱板炎あるいは肩峰下滑液包炎などと診断され，腱板とその周辺に病変があるとの考えが臨床医の間で合意されてきた。その後，肩峰下での impingement という概念の台頭とともに，投球時の痛みはすべてこれで説明されると信じられた時期が続いてきたわけである。

しかし，最近では多くの運動選手は基礎的な動揺性を有しており，JOBE ら(1989) や ANDREWS ら(1991) のように，impingement は基本的な動揺性の異常によって起きる二次的なものにすぎないという考えが敷衍しつつ

ある。だが，彼らは動揺性を脱臼・亜脱臼などの概念でとらえ，その責任病巣として関節唇に焦点を当てているので，必ずしも賛同できない。

一方，筆者は激しい痛みのため投球動作ができない選手を診ていて，そこには器質的な病変だけでなく機能的な病変といえる病態があることを見つけている。具体的には，肩関節容量の減少や滑液包の閉塞などによって関節内圧が上昇し挙上動作によって疼痛を惹起するものや，投球動作中に起きる臼蓋に対する骨頭の不安定性，求心力の不足などの病態が挙げられる。

表9-1 疾患と痛みの発現する相の関係

疾患（数）	腱板断裂 (42)	腱板疎部損傷 (298)	棘下筋腱断裂 (60)	動揺性肩関節 (37)	反復性脱臼 (51)	APIT* (238)	APIT/LDS** (84)
全相	△	×	×	×	×	×	△
第Ⅰ相	△	×	×	×	×	×	×
第Ⅱ相 第Ⅱ相〜トップ 第Ⅱ相〜最大外旋 第Ⅱ相〜リリース 第Ⅱ相〜第Ⅳ相	○ △ △ △ ×	△ △ △ × △	△ △ △ △ △	△ × △ △ ×	× × × × ×	△ △ △ △ △	△ △ △ △ △
（第Ⅲ相） トップ トップ〜最大外旋 トップ〜リリース トップ〜第Ⅳ相 最大外旋 最大外旋〜第Ⅳ相 リリース リリース〜第Ⅳ相	◎ ○ △ × △ △ △ ×	○ ◎ ○ △ ○ △ △ △	○ △ △ △ △ × ◎ ×	◎ ◎ △ △ △ × △ ×	◎ ◎ △ △ △ △ △ △	○ △ △ △ ○ ○ △ △	△ ○ △ △ △ △ △ △
第Ⅳ相	×	△	◎	△	×	○	○
スパイク	○	△	△	○	△	△	△

頻度（1％以下：×，1〜10％：△，11〜20％：○，21％以上：◎）
* APIT (anterior and posterior instability in throwing plane)：投球面での前後不安定症
** APIT/LDS (latissimus dorsi syndrome)：前者に広背筋症候群を伴ったもの

b．当院資料

肩スポーツ外傷の頻度について Court-Brown (1993) は8〜13％としたが，当院資料（1970〜2010）を10年ごとの4期に分けると，1期では患者総数7,030に対して738（10.5％），2期では9,236に対して1,091（11.8％），3期では11,829に対して1,604（13.5％），4期では17,881に対して1,967（11.0％）となっている．3期まではスポーツの普及とともに年々増加してきたが，4期では障害防止ための管理が行き届いたためか少し減じてきている．では，1990年以降に経験した肩スポーツ障害3,571例について分析してみよう．

c．男女・世代・種目別分類

男女比は3：1で，男性が女性の3倍である．左右別をみると32％：68％で，右は左の2.1倍で利き腕が多い．世代別でみると社会人が48.5％とほぼ半数を占め，ついで高校生29.6％，大学生12.3％，プロ5.1％，中学生4.3％の順で，数年前に発症頻度が高く社会問題となっていた小学生の障害は啓発の効果があったためかわずか0.2％に減少している．

スポーツ種目別にみると，野球が断然多く63.8％，そのうち投手が約半数（46.4％）を占めている．次いでバレーボールが7.7％，ソフトボールが6.5％，テニスが4.1％，その他の順である．選手のスポーツ歴年は1〜33年に分布し，平均11年である．

4人に一人（26.6％）が肩以外の障害をもっており，肘が35.8％，腰部が33.4％，ついで膝が13.8％，足が12.7％，頚部が2.7％と続き，股・手・指などの障害はごく少ない．疲労による肩凝りを訴えたものは3割に達している．

d．疼痛の発生する相

痛みが発現する相は，第Ⅰ相は1.0％，第Ⅱ相は11.0％，第Ⅲ相のうち TOP は32.5％，MER は27.2％，BR は14.5％で，合計74.2％となり，ほとんどの痛みが第Ⅲ相で起こっていることがわかる．第Ⅳ相は13.8％である．バレーでは実に94.2％がスパイク動作で発生している（表9-1）．

e．障害に関係のある因子と部位

Bateman (1968) は痛みから障害の部位を考えて，持続する痛みは臼蓋に，投球中では腱板およびその周辺に，投球後では関節包や周辺軟部組織に病変があるとしている．また，King ら (1969) は，投手にみられる特有の上肢変化として利き腕の肥大，約半数に肘屈伸制限あるいは屈曲拘縮，90°側挙位（the second plane）での肩

表 9-2 疾患群とスポーツ障害発生頻度（全症例比）

腱板炎・肩峰下滑液包炎	13.4%
腱板疎部損傷	49.2%
動揺性肩関節症	33.6%
反復性脱臼	48.3%
亜脱臼障害	40.7%
腱板損傷・断裂	8.7%
上腕二頭筋長頭腱腱炎	13.3%
肩関節周囲炎	1.9%

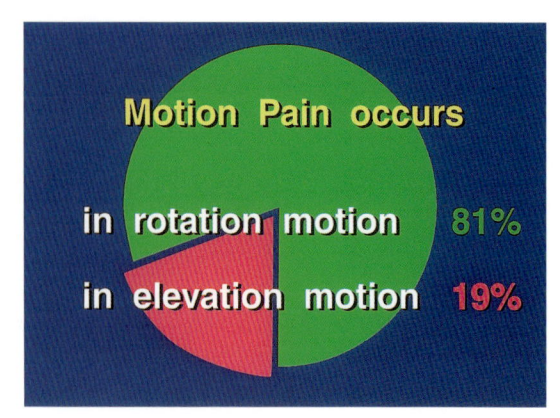

図 9-74 回旋運動と挙上運動にみる運動痛の比

関節内旋制限と過度外旋などを挙げている。

諸家の報告を紹介する。Wright ら（2007）は大リーグ投手の肩と肘の変形はストレスで発生するが，予見はできないとしている。Werner ら（2007）は，投球者にみられる散漫力 distraction force は，大学生に 81% に多く，最大の外転トルクと BR で肘が重要であると述べている。Werner ら（2008）は，ボールスピードについて 54 例の投手で調べ，肘・肩にかかるストレスが最小だと，スピードは増加するとした。

肘では内方・外方に病変が認められるが，肩ではそれが前方・後方に，あるいは両方に併存することが多く，かつ運動の相によって移動することもあり，原因の確定・責任病巣の同定は必ずしも容易ではない。

障害を受ける解剖上の部位は，前方では肩甲下筋腱，二頭筋長頭腱，腱板疎部，臼蓋上腕靭帯，関節包，前下方関節唇，肩甲下滑液包，烏口下滑液包，上・後方では棘上筋腱，棘下筋腱，骨頭後上方，関節包，肩峰下滑液包，三角筋下滑液包，広背筋などである。

f．スポーツ障害の発生頻度

疾患別スポーツ障害の発生頻度を資料（2003 年度）でみると，腱炎・肩峰下滑液包炎は症例数は多いが頻度が低く 13.4%，腱板疎部損傷は 49.2%，動揺性肩関節症は 33.6%，反復性脱臼 48.3%，亜脱臼障害 40.7%，などと不安定性を有する疾患群が高く，腱板断裂 8.7%，二頭筋長頭腱腱炎 13.3%，肩関節周囲炎 1.9% など日常よく遭遇する疾患群は意外と低い発生率となっている。また，運動痛は回旋運動で 81%，挙上運動で 19% の率で発生している（表 9-2，図 9-74）

また，2004～2010 年の資料でみると，腱板疎部損傷が 40%，次いで棘下筋腱障害 24% と続き，両部位が併存して不安定を呈するもの 14% である。そして，疲労による広背筋症候群 9%，脱臼関連の関節唇損傷 5%，動揺性肩関節症 4%，棘上筋腱断裂 4%，と前回の調査と比べて多少変化がみられる。手術的加療を要したものは 12% である。

g．競技別の特徴

1）野球

レクリエーションレベルの選手では，肘，腰，膝，足などに問題のあるものが多く，疾患としては腱板疎部損傷がほとんどで，第Ⅲ相に疼痛があり肩凝りも多い。

投手群では肘関節の障害をはじめ，腰さらに膝に支障のあるものが 3 割も存在する。大学生までは腱板疎部損傷が多いが，社会人およびプロでは棘下筋損傷と APIT が急増している。小学生では第Ⅳ相での痛みが多いのが特異的である。プロ選手に案外肩凝りが多い。

捕手群は肩以外に肘，腰，膝の障害があることが多い。プロ選手ではとくにその頻度は高い。中学生で動揺性肩関節症による障害が多くみられる。疾患としては腱板疎部損傷と APIT がほとんどである。痛みはほとんどが第Ⅲ相で発生しているが，中学生では第Ⅳ相でも起きている。

内野手でも投手と同様，肘，腰，膝の障害が 3 割程度にみられている。疾患はほとんどが腱板疎部損傷と APIT で，第Ⅲ相で疼痛が発現し，高・大学生では第Ⅳ相でも二割程度に痛みが訴えられている。外野手は下肢に問題があるものが多く，プロ選手では肩凝りが多くみられている。

2）ソフトボール

この競技者は女性が多く実に 8 割を占めている。比較的新しく普及しつつある競技なので，歴年は浅く平均で 9 年程度である。障害としては，腰，足，膝など下肢に多く問題を抱えている。疾患は野球と同じように起きているが，女性特有の"しなやかさ"と肩関節の動揺性が素因として認められることが多い。痛みは第Ⅲ相と第Ⅰ相，第Ⅳ相と広範にあり同定しにくい。手術の適応とな

るのは2割ほどである。

3）バレーボール

バレーボール選手は平均10.8年と他の競技に比してやや歴年が長い。ジャンプと同時に両上肢を挙上する競技特性のためか肩凝りを訴えるものは少ない。障害は足，膝，腰などにあるが2割以下である。しかし，疾患は多様でAPITが31%，腱板疎部損傷が26%，腱板断裂，関節唇損傷，動揺性肩関節症，棘下筋腱損傷などが約1割程度で続いている。

4）テニス，バドミントン

テニス選手も歴年の平均が高く13.8年である。他部位の障害は肘が最も多く，腰，頚などの順で認められている。疾患としては腱板疎部損傷が多く，疼痛はスパイクか第Ⅲ相で発生している。バドミントン選手は膝関節を除いて他の部位の障害が少ない。ここでも腱板疎部損傷とAPITがほぼ同頻度で発症している。疼痛は第Ⅲ相，スパイク期に発生している。

5）バスケットボール，ハンドボール

バスケットボールでの障害は女性がやや多く，歴年は平均5.7年と短い。手術頻度は41%とかなり高くこの競技の激しさを物語っている。他の障害は腰，膝，足など下肢に多発する傾向がある。肩凝りも多くテニスと同程度である。動揺性肩関節症，関節唇損傷，APITなど不安定性に起因するものが多くみられている。疼痛はほとんど第Ⅲ相で発生している。

ハンドボール選手も歴年が短い。障害は膝，肘，腰にみられる。APIT，腱板疎部損傷，関節唇損傷などが多い。疼痛は第Ⅲ相が90%，第Ⅳ相が10%となっている。

6）アメフト，ラグビー

アメフトでは投球動作も重要だが一種の格闘競技である。やはり歴年が短いため外傷によるものが多発していて，障害は腰部や肘関節などにみられるがその程度は軽い。疾患は腱板疎部損傷，APIT，肩関節脱臼，腱板断裂などの順で発生している。痛みは第Ⅲ相が主だが，第Ⅱ相，第Ⅳ相にもみられる。

ラグビーも同様である。やはり歴年が短いためか障害より外傷の頻度が高い。脱臼後に反復性に移行したものが68%にみられている。疼痛は第Ⅲ相のみにみられる。

7）その他

ゴルフ競技による障害は，腰，肘，頚部，肩の順で発生している。疾患としては，腱板断裂が43%，棘下筋

表9-3　野球選手にみられるさまざまな所見

チーム名（人数）	A（42）	B（37）	C（54）
関節安定性			
loosening	5	3	5
slipping	2	2	3
骨変化			
臼蓋形成不全	3	3	0
臼蓋骨棘	2	0	0
骨頭後上方欠損	1	0	0
C-C関節形成	1	0	0
臨床所見			
腱板炎	0	0	3

腱断裂が29%，関節唇損傷，APITなどが14%である。第Ⅲ相と第Ⅳ相での痛みが多い。しかし，手術の適応となるものは少ない。槍投げでは障害が腰部と足にあり，疾患では腱板疎部損傷が60%，腱板断裂，APITなどが20%にみられ，第Ⅳ相で痛みが多発する傾向があるが，第Ⅲ・Ⅰ相でも20%程度みられている。

h．少年野球選手の障害

少し古い資料だが，1985年に行った野球3チームの検診結果を報告しておこう。A群は小都市の比較的弱い少年野球チームで7〜13歳までの42名（平均13.1歳），B群は試合回数の多いリトルリーグの最強チームで7〜12歳までの37名（平均10.2歳），C群は全国大会出場の高校チームで15〜17歳までの54名（平均16.2歳）で合計133名である（表9-3，図9-75）。

結果は，ほとんど同世代で構成されるA群とB群の間に，オーバーユースによると考えられる有意差があること，成長のほぼ完了したC群の高校生になると障害発生率が著減していること，など興味深い知見を示している。小児に成人と同じようにユニフォームを着せて過度の運動を強制し，障害を発生させて彼らの将来の夢を断ち切る行為が，監督や父母など関係者によって行われていることは否めない。

i．各世代の特徴

資料からみた各世代にみられる特徴をまとめておこう。

1）小学生（図9-76）

7〜10歳から投球動作を始めているものが多いが，基本的に身体が未発達なため筋力不足，特に瞬発力や持久力などの不足で全身の運動バランスがとれていないことは否めない。さらに技術的な問題として下肢から上肢に連鎖する動作が不十分で，不安定性に起因する肩の障害

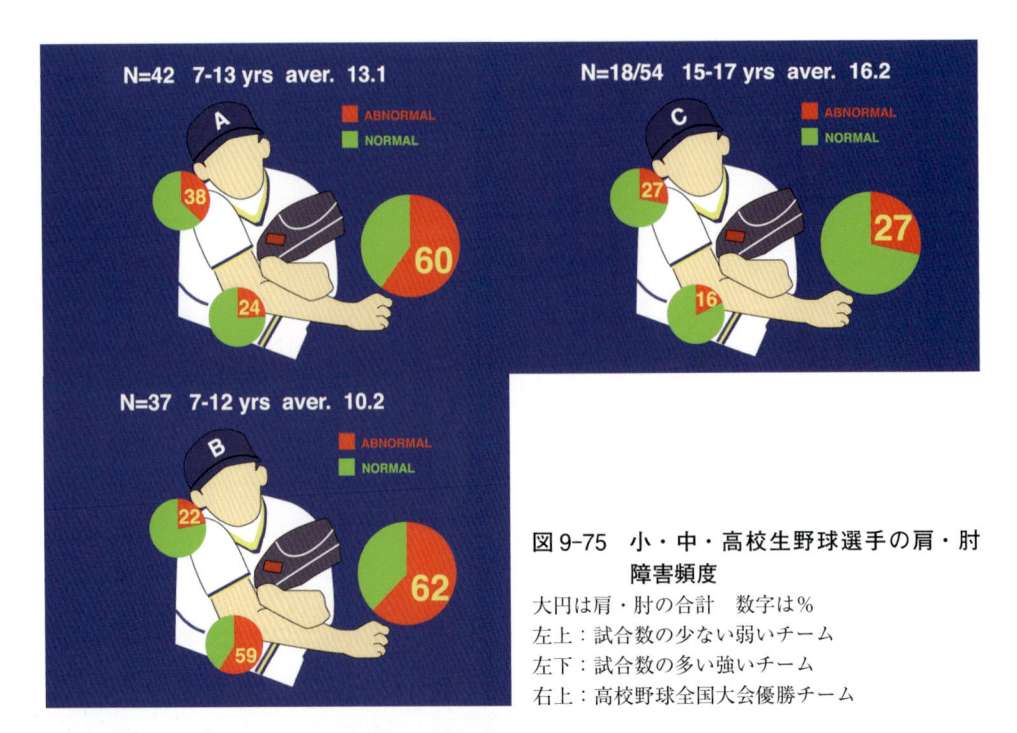

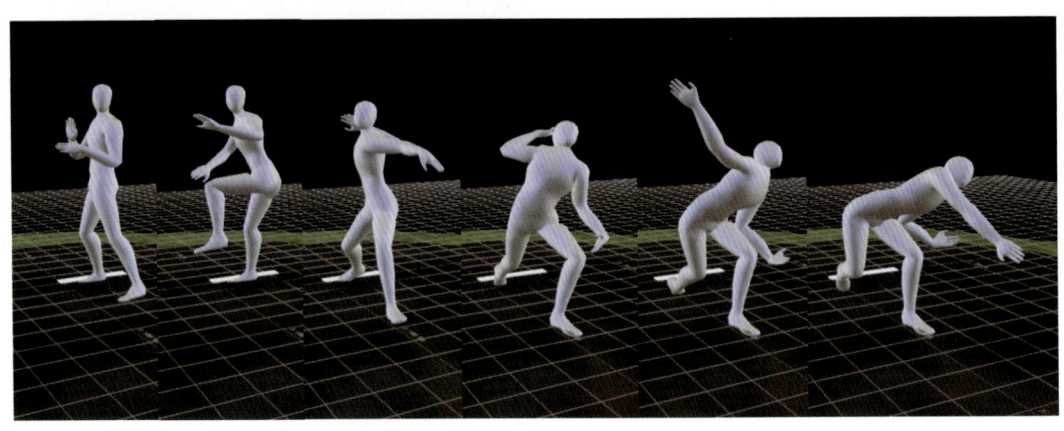

図9-75 小・中・高校生野球選手の肩・肘障害頻度
大円は肩・肘の合計　数字は％
左上：試合数の少ない弱いチーム
左下：試合数の多い強いチーム
右上：高校野球全国大会優勝チーム

図9-76 リトルリーグの投手の投球動作図

が発生しやすい。腱板疎部損傷や棘下筋腱損傷，さらにAPITがその典型的なものであろう。疼痛は第Ⅳ相で発現することが多い。

2) 中学生

身体の急速な成長と技術面の向上がみられる時期である。スポーツ歴が2～10年（平均4.3年）あることから，経験を過信してオーバーユースする時期でもあり，周囲の十分なケアが求められる。疾患としては腱板疎部損傷36.8％，動揺性肩関節症26.3％，APIT 31.6％などが発症している。疼痛の発現は第Ⅲ相，次いで第Ⅳ相となっている。他の関節障害としては肘が多く，腰，膝，足がこれに続いている。

3) 高校生（図9-77）

スポーツ歴も2～13年（平均6.4年）と十分で，かつ身体も成長しているため，身体的には比較的安定している時期である。しかし，レクリエーションレベルから急速により高度な技術の習得を求めて激しく厳しい競技へ参加するため，オーバーユースによる障害が多発している。疾患としては前二者と同様，腱板疎部損傷38.5％，APIT 41.9％などが多く，それに動揺性肩関節症6.4％や関節唇損傷5.5％，棘下筋腱損傷4.7％などが続いている。疼痛の発現は第Ⅲ相，特にTOP，MER，BRなど全域に及び，次いで第Ⅳ相，第Ⅱ相の順となっている。他の障害は33％に存在しており，部位別では腰と肘をはじめとして足，膝，股などとなっている。肩凝りのあるものは30％，障害が手術適応となったものは9.6％である。

障害防止の意味合いから，高校野球投手の4連投が社会的問題となっているが，菅本ら（2004）はこれについて調査し，スタンスの減少，腰の回旋の減少，第Ⅲ相で

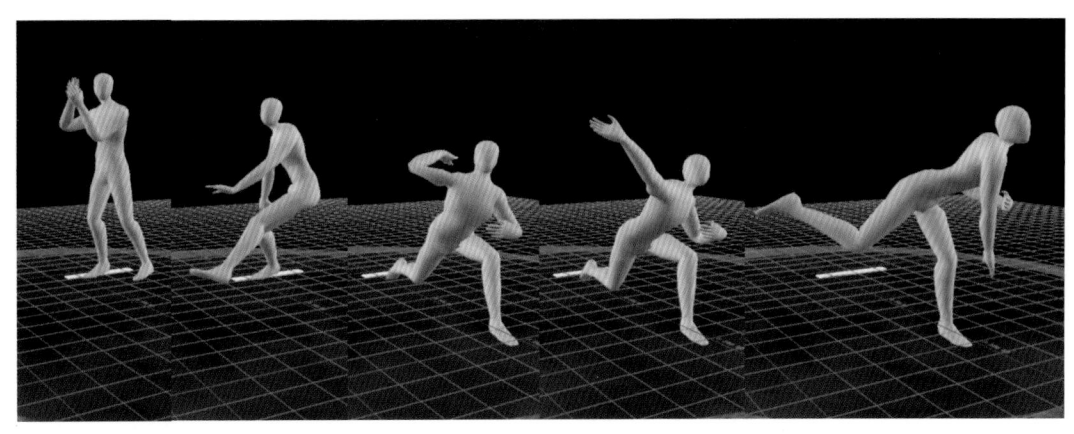

図9-77 高校生投手の投球動作図

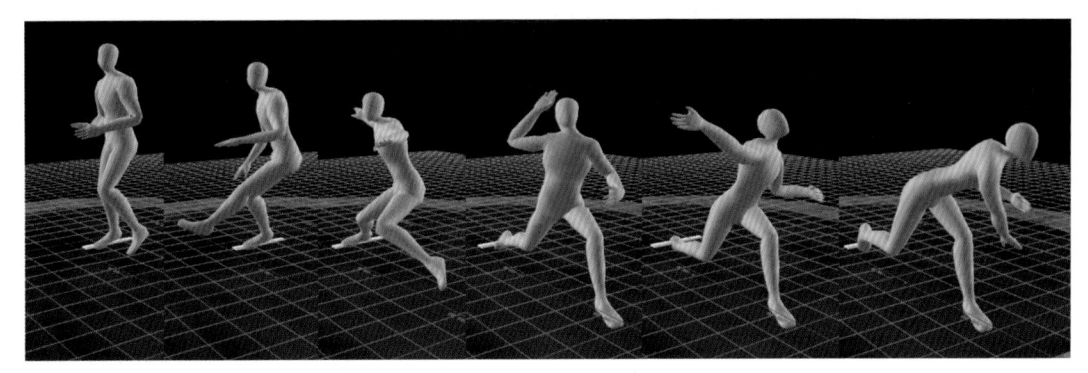

図9-78 プロ野球投手の投球動作図

の肩水平伸展角度の増加，最大外旋時での外旋角度の減少，肘の高さの低下，BRの高さの低下などを観察して報告している．寒冷の影響について，KAPLANら（2011）は，高校生投手は寒さと温かさが影響すると述べている．高校バレー選手について，TALJANOVICら（2011）は，繰り返される小外傷が下方関節包の弛緩と関節包靱帯（IGHL）腋窩ポーチの骨頭側損傷を起こすと報告している．

4）大学生
 豊富なスポーツ経験のあるものから入学後に始めたものなど多様で，その歴年はばらつき2～14年に分布，平均8.5年である．この世代の疾患は，腱板疎部損傷40.4％，APIT 34.6％，関節唇損傷11.5％，腱板断裂7.7％や棘下筋腱損傷2.9％などである．痛みの発現は前者と同じで第Ⅲ相に多く75.5％，次いで第Ⅳ相，第Ⅱ相の順となっている．他の関節障害は高校生群と同様だが，発生頻度は15.9％と減少している．肩凝りのあるものも16.6％とやや減，手術を受けたものは12.7％とやや増加している．

5）社会人
 スポーツ歴年にはばらつきがあり1～29年と広範に分布，平均13.3年となっている．発症疾患は，腱板疎部損傷37.6％，APIT 37.1％が主なもので，あとは棘下筋腱損傷9.7％，腱板断裂7.6％，関節唇損傷5.7％などとなっている．痛みの発現はやはり第Ⅲ相に多いがやや減少して66.5％，次いで第Ⅳ相は16.5％，第Ⅱ相は14.2％となっている．前群で減少した他の関節障害は31.2％と再び増加し，腰，肘，足，膝の順である．肩凝りのあるものも24.6％とやや増加，手術を受けたものは9.4％と著減している．

6）プロの選手（図9-78）
 プロ選手の傾向をみると，男女比は10：1で前者が多く，左右比は1：5.7で右側，利き腕に多い．スポーツ歴年にはばらつきがあり5～27年，平均14.0年で意外と社会人とその経験は変わらない．発症している疾患は，複合的な病態APIT 52.3％が突出しており，次いで腱板疎部損傷15.7％，棘下筋腱損傷13.7％，関節唇損傷5.9％，動揺性肩関節症2.0％などである．痛みの発現は第Ⅲ相に多く73.3％，次いで第Ⅳ相の10.0％，第Ⅱ相の13.3％となっている．他の関節障害は50.7％と増え，肘，腰，膝，足となっている．肩凝りのあるものは23.9％，手術を要したものは16.4％と他の群に比して最も頻度が高く，"手術で選手生命が断たれる"という言い伝えはもはや存在しない．

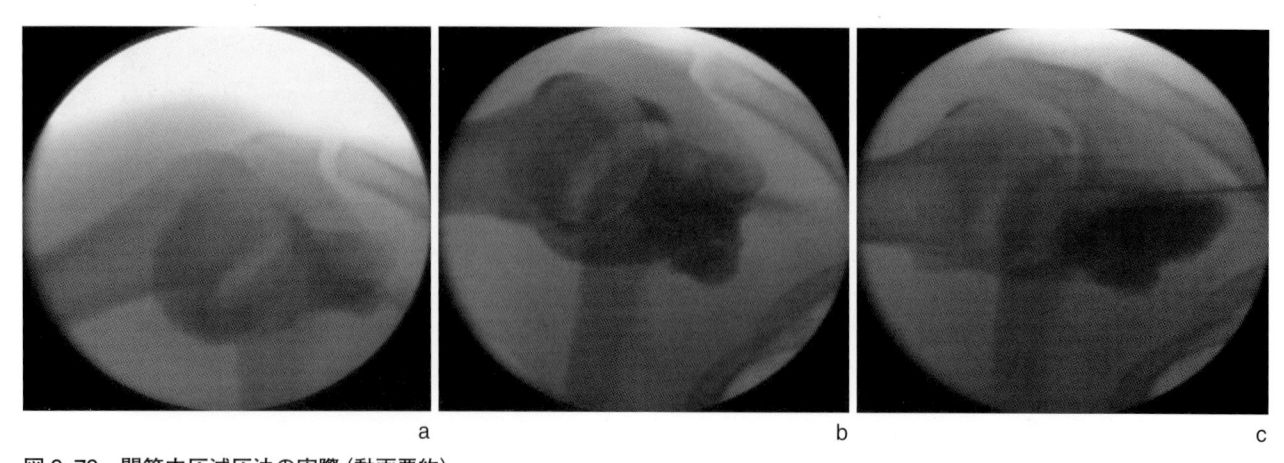

図9-79　関節内圧減圧法の実際（動画要約）
a：肩甲下滑液包の閉塞　b：distension寸前　c：distension後

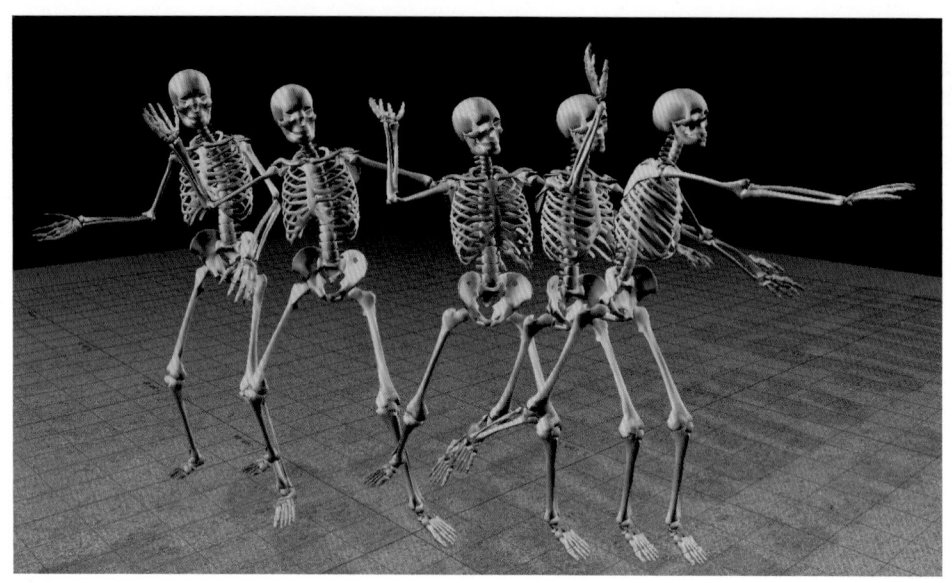

図9-80　未熟な投法
手投げの様子の実際を動画から要約。腰（骨盤）がほとんど回旋していないことに注目

j．関節内圧の関与

体の中で圧力がかかると痛みが生じることはよく知られている。例えば，飛行機に搭乗しているとき気圧の急激な変化で激しい頭痛が起きることや，関節に水腫が貯留すると耐えがたい痛みが起きることは，日常よくあることである。しかし，投球動作中に肩の痛みが訴えられたとき，関節内圧がそれに大きく関与していることに関係者たちは気づいていない（図9-79）。

当院の関節造影の資料をみると，肩に痛みのある患者の34.3％に肩甲下滑液包の閉塞が存在している事実がある。そして造影剤の注入液圧あるいは動作を加えることでその閉塞を開放，ディステンション joint distensionすると，大多数の患者の肩の痛みが劇的に消失する事実が判明している。

肩関節の関節内圧が最高に達する肢位は最大挙上位あるいは内転内旋位だが，これは投球動作のTOP，MER，あるいはBRを意味している。この原理を利用して肩甲下滑液包の閉塞による関節内の高圧をディステンションすることで，スポーツ選手を痛みから解放しよう。

k．投げ方の問題

1）未熟な投げ方 immature throwing

これは投球技術が劣っているためと考えられているが，実は骨盤の回旋不足から生じる投げ方である。すなわち肩の問題ではなく，下肢，骨盤，腰の回旋を充分使っていないいわゆる"手投げの動作"によっていることを理解しておこう。全く投球動作をしたことのないもの，他のスポーツをしているもの，投げる動作の得意なもの，オリンピックソフトボールの投手，など4名の女性の協力で得た画像の一部を供覧しておく（図9-80）。最近，男子に劣らない女子選手が出現しているのは，全

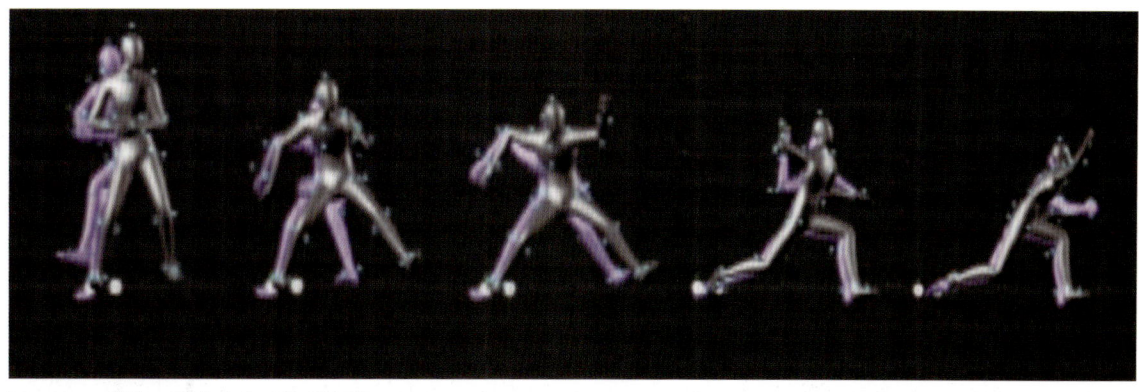

図 9-81　投法の改良（プロ野球投手）　腰痛のため side arm delivery から three quarter delivery へ

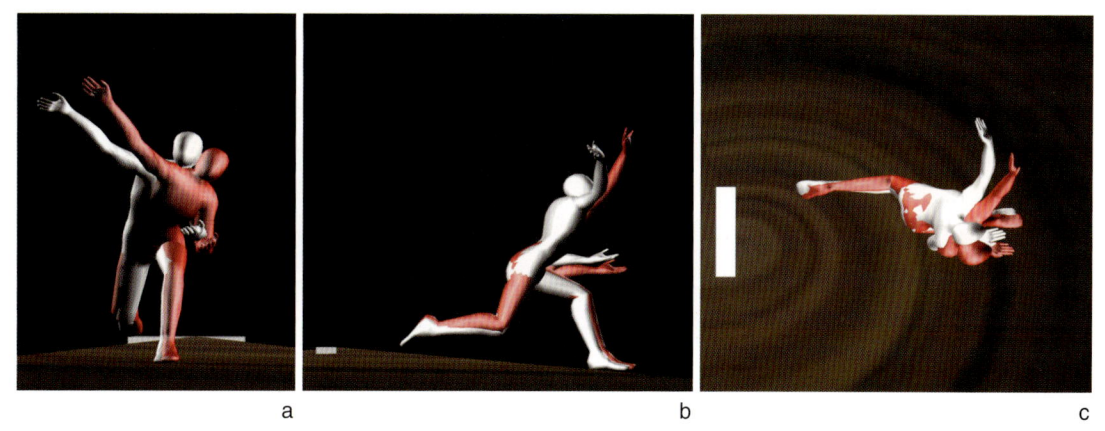

図 9-82　投法の比較　白がコーチに指導された投法　赤が自分本来の投法
a：前面　b：側面　c：上面からの観察

身で行う投球動作をクリアーしているためである。

2) 投法の改良 improvement of throwing manner

腰痛のため投法を sidearm delivery から three quarter-hand delivery に改良したプロ野球投手の症例を紹介する（図 9-81）。優れた成績をあげていた彼は，激腰痛のため戦列から外れたが，腰痛を避けるために運動分析が行われその資料を基に投法を変更して完全復帰できたものである。

3) 誤った指導

腰痛を避けるためコーチによって投法の変更を指導されたが，それを納得できない独立リーグ投手の症例を紹介しよう。彼の主張の正否を判定するために，彼の投法について実際の運動分析が行われた（図 9-82）。図は指導前・後の投法を比較したもので，赤は自分本来の投げ方，白は指導によって変えられた投法を示している。コーチの指導によって投球動作はバランスがとれ良くなっているが，画像を見ると非投球側の下肢の挙上は低下，重心は高くなり，BR 時に上肢の肢位が低くなっていることに注目しよう。これは投球フォームというのは姿，形を美しくする踊りのような動作ではなく，力強い律動的なものであるということを示している。誤った指導によって投球能力が減退した症例は案外多発している。実際に運動分析を行って，正しく判断することが大切である。

B. 投球動作による肩の疾患
shoulder disorders caused by throwing

投球障害の主な訴えは肩の痛みと不安定性だが，これらは漠然としていてなかなか把握しにくい。しかも現在，スポーツ医は従来の生理的諸検査，精密機器から得た諸画像の所見をもとに診察，責任病巣特に器質的病変の探索に執着しすぎて，機能的な評価に基づく病態の観察やその分析に眼を向けない傾向がある。また仮に障害部位を見つけたとしても，それが原因なのか結果なのかわからないことがよくある。投球動作は全身のダイナミックな運動で行われるものなので，下肢や脊椎の痛みが肘や肩に障害をもたらしていることが多く，したがってスポーツ分野ではバイオメカニクスを用いた運動分析が不可欠である。

野球肩というのは症状がたまたま肩に発現したにすぎない。すなわち原因となった器質的病変の修復だけでなく、その発生メカニズムを解明して対応しないと、選手達を現場に復帰させることはできない。後療法やリハビリテーションプログラムは重要だが、あくまで機能解剖と運動分析の知識に基づいたものでなければならない。

投球障害肩とは投球動作によって生じる肩のスポーツ障害の総称で、一般的には野球肩といわれているが、その定義は甚だ曖昧である。一般的に障害という概念は、オーバーユース over use あるいはその集積によるものを指し、外傷性のものは含まないが、過去の経緯で上腕骨の骨頭骨端線に生じる損傷 little leaguer's shoulder や上腕骨中枢部と末梢部にかかる回旋力の差によって生じる投球骨折 ball thrower's fracture などの骨傷を包括することがある。

1. 上腕二頭筋長頭腱炎およびスラップ障害
tendinitis of the long head of biceps tendon and SLAP lesion

上腕二頭筋長頭腱は結節間溝にあってロープウェイのロープのように骨頭の微妙な動きを制御しているが、投球動作では急激な回旋力が加わると結節間溝で摩擦が、付着している臼蓋上結節には強い牽引力が加わる。また、外転・外旋位ではこの腱は骨頭を押さえ込み、骨頭の支持機構として機能しているので、前後の不安定性がある肩では特に強い負荷を強いられている。

上腕二頭筋長頭腱腱炎は上肢に力を入れすぎると起きるもので、どちらかといえば無理な投球動作をしがちなアマチュア選手に発生しやすい疾患である。また、プロ選手でも加速期に体の重心が前方に移り、体幹が回旋するときに長頭腱に負担がかかって起きることがある。時に短頭腱の激しい緊張を伴うため、痛みの部位を同定しにくいことがある。KERLAN ら (1975) は、本症は肩の前方の障害の約 80% にあると報告したが、現在では同意するものは少ない。また、BASSETT ら (1990) は三角筋前枝と上腕二頭筋の長頭腱と短頭腱、棘上筋はともに内転筋として作用していると報告している。

スラップ障害 (superior labrum anterior and posterior injury : SLAP lesion) は、1990 年、SNYDER らによって発見され命名された病態で、長期にわたるストレスが二頭筋長頭腱を含む上方関節唇の損傷を引き起こすというものである。この考えは以前から欧州にあったが、1985 年に ANDREWS らが投手 73 名の関節唇の断裂を鏡視下で認めて、この病態が二頭筋長頭腱にかかる強い力で発生すると推論した報告と、不安定性に関する点で同じである。前者は臼蓋上方の損傷形状に焦点を当て、後者は機能的な不安定性が引き起こす病態としたが、いずれも卓見である。

しかし、これはあくまでストレスによる結果であって、投球障害の原因ではないことを銘記しておこう。GLASGOW (1992) は安定性のある肩に関節唇を鏡視下切除した場合、91% 好成績をあげるが、不安定肩な肩では逆に 75% 成績不良であると報告している。鏡視下で臼蓋上方の形態的な損傷を認めても、炎症所見がないときに投球障害の原因と結びつけ、スラップ損傷と診断することは短絡である。他の部位に痛みの原因があるかどうかを慎重に精査し、機能的な評価を補充して慎重に診断する必要がある。

類似した病態として、NEVIASER (1993) は外転・外旋位から内転強制動作で前方の上下関節唇の損傷が発生するとして、これを GLAD lesion (glenolabral articular disruption lesion) と名付け発表している。BURNS ら (2011) は上部関節唇損傷について、当初は debridement で対処していたがそれでは不十分で、最近では二頭筋長頭腱の固定を行っていると報告している。

2. 腱板炎（肩峰下滑液包炎）および棘上筋腱断裂
tendinitis, tear of the rotator cuff and subacromial bursitis

腱板 rotator cuff が過度の投球動作によって摩擦を受け炎症を起こす、あるいは急激な加速や無理な姿勢からの投げの動作で、腱線維方向に異常な力がかかり棘上筋腱・棘下筋腱の小穿孔、部分断裂などを起こすことはよくあるが、発生頻度は高いものの、投球動作に特異的なものとはいえない。しかし、診断が確定するまでの説明としては便利なものである。外傷による腱板断裂は低年齢のアスリートにみられるが、障害による腱板断裂は比較的少ないものである。

鈴木ら (2005) はスポーツ選手の腱板断裂について、ほとんどが関節包内の不全断裂で、診断には MRI 造影が不可欠とし、運動療法か手術療法で選手の 83.3% は満足しており、復帰までに要した期間は平均 8.4 カ月と述べている。REYNOLDS ら (2008) は、エリート投手の小さな部分断裂をデブライドメントすることで 67/82 (82%) が復帰したと報告、さらに 3 年後の調査では 51 (76%) が現場に復帰していたものの、残りはだめであったと述べている。一方、MAZOUEÈ ら (2006) はプロ選手の腱板断裂の修復で元のレベルに復帰することは困難であると

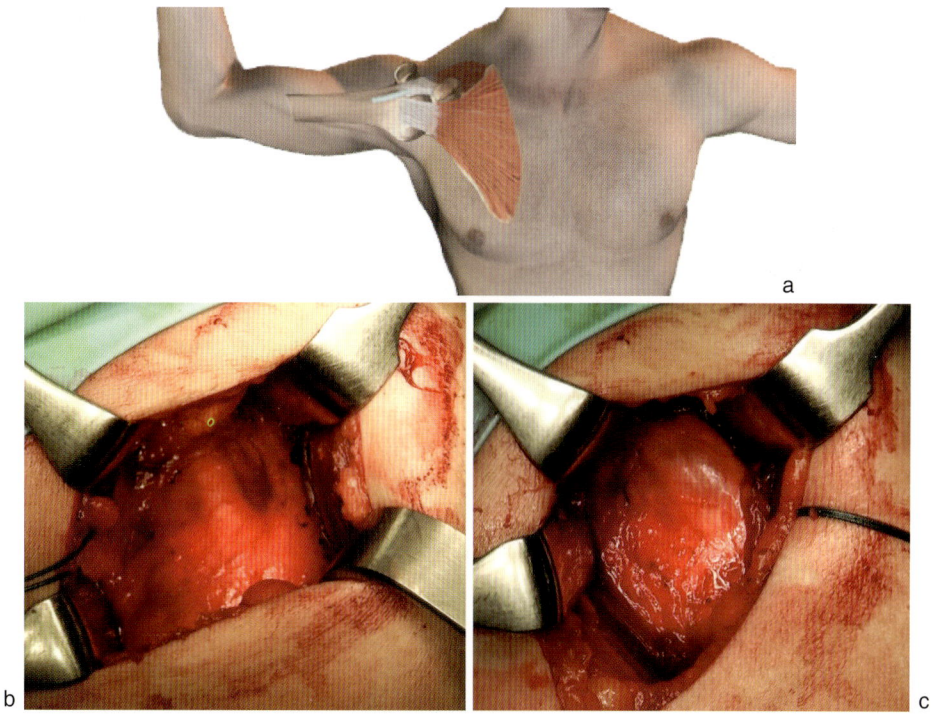

図9-83 腱板疎部損傷の実際（画像，二宮（裕）による，動画要約，田中（洋）による）
a：MER肢位で発生　b：腱板疎部は陥凹　c：突出して疼痛発現

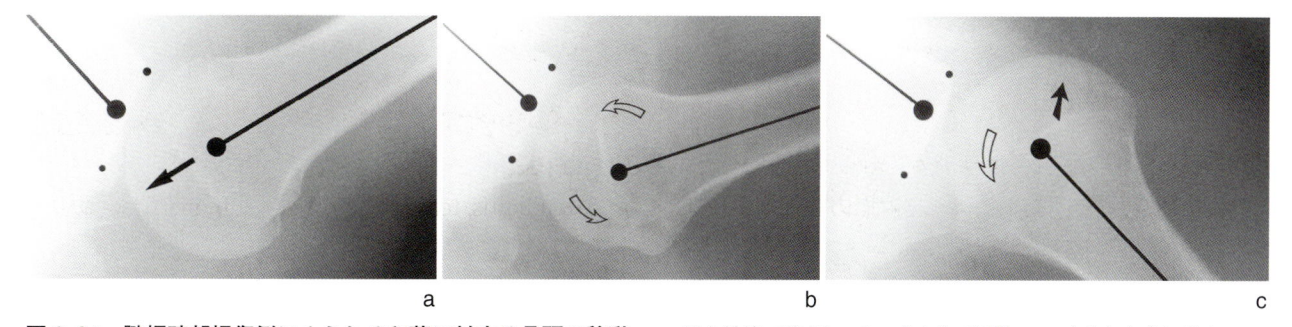

図9-84 腱板疎部損傷例にみられる臼蓋に対する骨頭の移動　a：最大外旋で前方に　b：求心位で回旋　c：内旋とともに後方へ

報告している．SCHICKENDANTZら（2009）は10例の大リーグ選手の腱板断裂に対して広背筋と大円筋移行を行い，MRIで調べて3カ月で治癒したと報告している．

3. 腱板疎部損傷　rotator interval lesion

腱板疎部は第Ⅲ相（加速期）の初期に骨頭の前方移動で強いストレスを繰り返し受ける部位である．MERから内旋位に移行する急激な回旋運動で，肩甲下筋腱と棘上筋腱と線維の走行および作用の違いによって緊張が生じ，関節にかかる強力な牽引力によって，抵抗減弱部である当部に関節内への吸引力が作用して損傷が生じる．また，外旋位では烏口上腕靱帯の緊張で安定し，内旋位では前下方への動揺性を呈するが，腱板疎部はこれらを総括して緩衝する役目を司っている．したがって，当部の損傷は無理あるいは過度の投球動作によって発症する

ことが多く，臨床症状としては挙上時痛，運動痛，倦怠感，前下方の不安定性などが訴えられる（図9-83, 84）．

発生頻度の高い腱板疎部損傷について述べておこう．本症は挙上時での運動痛と前方不安定性を主徴とし，若年者特に，アスリートに多発するスポーツ障害の代表的なものである．しかし，今まで，その多くはimpingement症候群あるいは関節唇損傷による亜脱臼障害などと診断され治療を受けてきている．臨床所見としては烏口突起外側の腱板疎部に圧痛があり，上肢に負荷をかけると肩前面がえくぼのように陥凹 dimple sign，前後方向への不安定性，挙上位をとると骨頭が臼蓋から滑り落ちる現象 slipping phenomenon などが認められる．

画像では，関節造影時に挙上位で造影剤が腱板疎部への突出する所見や（図9-85），MRIで当部にボール状の所見 ball signが認められる．挙上位やBR時での痛みが強いが，この肢位をとると肩甲下滑液包が閉塞してい

図 9-85 腱板疎部損傷の画像と手術所見
a：関節造影所見（挙上位）　b：MRI で見るボールサイン（T_2 weighted）　c：手術所見

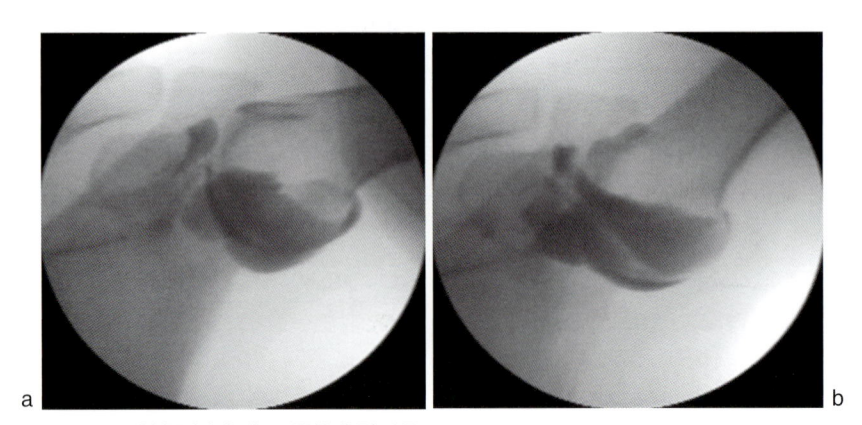

図 9-86 腱板疎部損傷の関節造影所見
a：挙上動作で造影剤が突出　b：肩甲下滑液包へ突出して痛みが減少して最大挙上位が可能

るとき関節内圧はさらに上昇して，痛みはより増幅される。肩甲下滑液包の閉塞はゼロポジションテスト Zero Position test 陽性で判定できる（図 9-86）。

　臨床上，腱板疎部損傷を肩の捻挫あるいは軟部組織損傷として取り扱ってもまったく問題はない。その多くが休養と保存的加療で治癒するからである。問題は加療が行われて 3 週間以上経過した後も，本症を疑うことなく漫然と治療を続けることである。局麻剤とステロイドの注射を数回，および joint distention を行っても症状が寛解せず，あらゆる保存的治療が無効で，受傷後 3 カ月たっても症状が続くものに手術的修復の方法が勧められる。

　術後の成績は，遠隔成績で疼痛 72.0％，筋力 76.2％，可動域 90.0％，安定性 69.8％，日常生活 91.6％と良好で，約 71.4％が現場に完全復帰している。当院の赤星（正）ら（1999）は疎部損傷修復後に完全にスポーツに復帰したものは 71％と報告，名越ら（2005）も腱板疎部損傷の修復で投球肩の症状を改善できたと述べている。中川ら（2009）は投球障害肩で関節のゆるみがあるとき，当部だけでなく肩甲下筋腱や二頭筋長頭腱の損傷，さらに上部臼蓋上腕靱帯の損傷を伴うことが多いとしている。

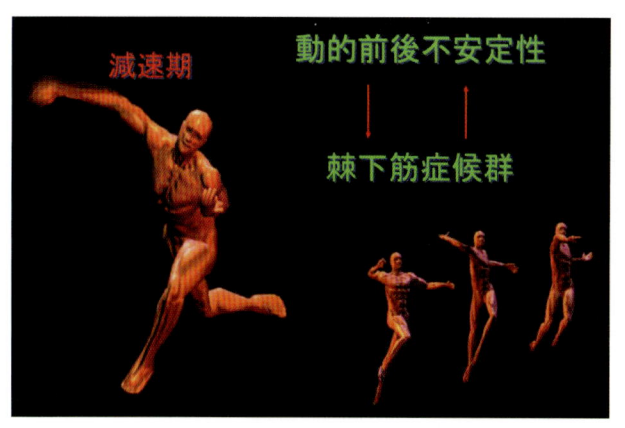

図9-87 棘下筋症候群と肩の前後不安定はリンクしている

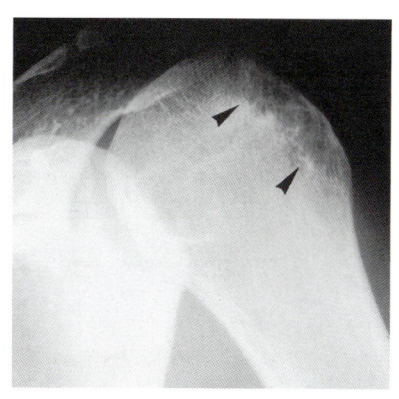

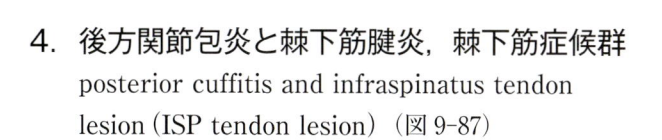

図9-88 長期の投球動作による骨頭の変形
骨頭後上方の骨欠損(矢印)

4. 後方関節包炎と棘下筋腱炎,棘下筋症候群
posterior cuffitis and infraspinatus tendon lesion (ISP tendon lesion) (図9-87)

BR後の減速期で棘下筋は遠心性収縮を行うが,ここに強いストレスが加わるため,後方の関節包および棘下筋腱の炎症・断裂は第Ⅳ相で起きることが多い。これは棘下筋腱と関節包がブレーキとしての作用に耐えられず発生するもので,KERLANら(1975)はposterolateral cuffitis, capsulitis, bursitis, teres minor capsular strain, teres minor or infraspinatus syndromeなどの名称を与えている(図9-88)。

野球やバレーボールの選手にみられる棘下筋萎縮は,多くの場合,肩甲上神経のentrapment neuropathyと診断されている。TENGANら(1993)はトップレベルのバレーボール選手の棘下筋萎縮を筋電図で精査して,棘下筋神経に変性があることから,真のentrapment neuropathyとは考えられず病因は肩甲上神経枝の牽引によるものと推論,MONTAGNAら(1993)も同じ見解を示し圧迫の部位はspino-glenoid notchとしている。青木ら(2010)はバレーボール選手の肩甲上神経不全麻痺について,棘下筋萎縮の原因はフォロースルー期の肩甲骨の下制と,外転・最大内旋位での肩甲棘での肩甲上神経の過度の牽引であると推論している。

しかし,筆者はこれらの症状をもつ症例に関節造影を施行,腱板からの造影剤の漏出を観察して,実際には棘下筋の過疲労による不全断裂ではないかと考えている。骨頭の後方は滑膜の増殖しやすいところで,腱板後部の炎症が容易に波及して投球時の腱板緊張のため締め付けられて自発痛,運動痛,圧痛などを呈するものである(図9-89, 90)。吉川(玄)ら(1992)は肩関節後方亜脱臼例にみられた棘下筋による動的支持機能の障害を報告している。また,照屋ら(1997)は投球肩における棘下筋付着部損傷と機能的前後不安定症を検討して,投球障害肩にみられる骨頭後外側侵食像の多くは,棘下筋炎から徐々に波及したものと結論している。また,石田ら(2009)は筋電図で検査して腱板断裂後の棘下筋萎縮に肩甲上神経麻痺は関与していないとした。LAJTAIら(2009)は,プロビーチバレー選手の30%に棘下筋腱の萎縮があり,外旋筋力の減少や不明瞭な痛みなどがあると報告している。これは腱断裂を示唆するものである。

5. 肩関節内インピンジメントと肩後方の緊張
internal impingement and posterior shoulder tightness

関節鏡の普及とMRIの進歩によって,次々と新しい病変が見つけられてきている。その代表的なものの一つとしてAPOIL(1992), WALCHら(1992)が報告した関節内インピンジメントが挙げられる。WALCHらは,腱板関節面と臼蓋後上方部とがインピンジメントすることで腱板深層の不全断裂を呈した若年投球者の存在を観察して,外転・後方突出・外旋強制で発生する関節内インピンジメント, posterosuperior glenoid impingementという病態を報告,これはのちにinternal impingementと命名されている。これは,照屋ら(1997)が行った研究,肩関節の前後不安定性translation of the humeral headと腱板不全が原因とする結果と同じである。HARRYMANら(1990)は受動運動での臼蓋に対する骨頭の移動を調べ,挙上時の後方関節包の緊張が骨頭を前方・上方へ移動させている報告している。GARTHら(1987)は,亜脱臼は実は痛みで表現されており,その多くは動揺性が確認されておらず,理学所見も乏しいのでentrapment neurop-

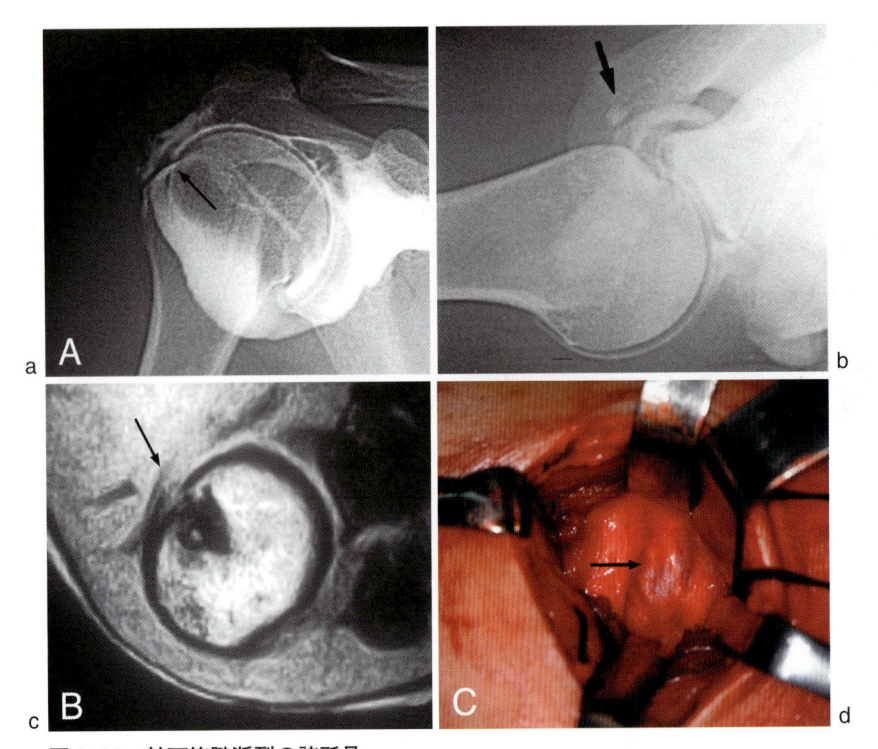

図9-89　棘下筋腱断裂の諸所見
A：関節造影前後像（矢印）　B：軸射位像（矢印）　C：MRI画像　D：手術所見

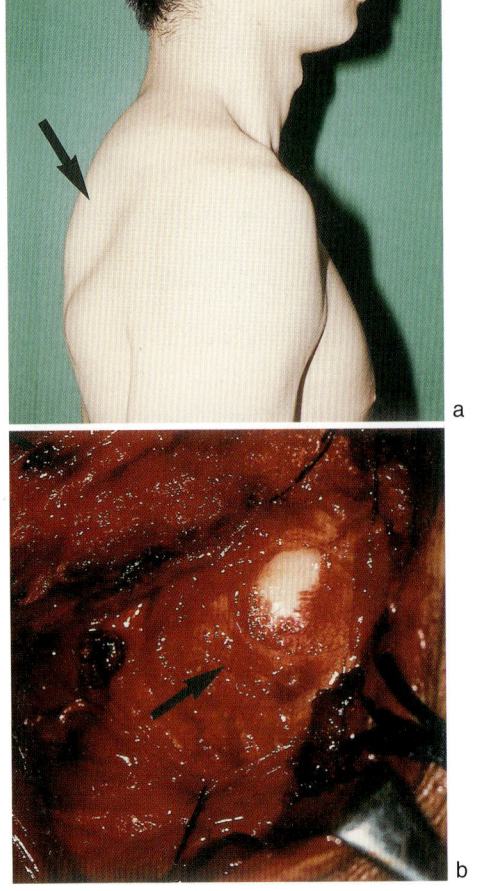

図9-90　プロバレーボール選手にみられた棘下筋所見
a：著明な棘下筋萎縮　b：手術時所見　断裂した棘下筋腱（矢印）　骨頭は露呈

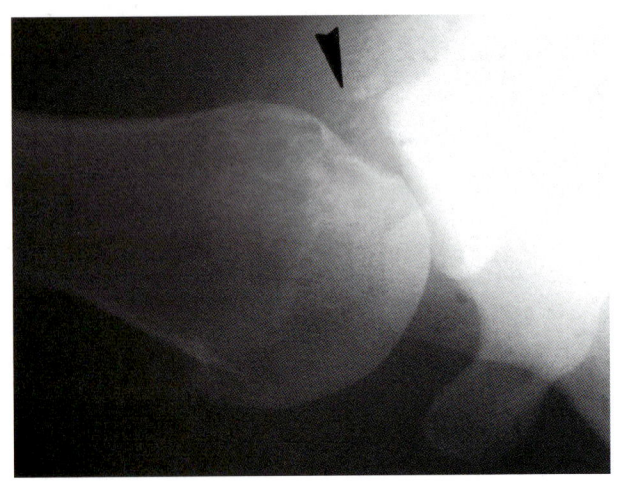

図9-91　大リーガー打者にみた骨頭後上方の骨欠損

athyとか，後方関節包の問題と間違われていると述べている。

だが一方では，鏡視下で見つけた意義ある病変を，病理学的あるいはバイオメカニクスによって検証することなく，安易に生理機能テストと関連させて診断・治療に供する短絡傾向があることは残念なことである。

筆者は1985年に在阪プロ球団にいた大リーガーを診たとき，骨頭後上方の欠損を認め，それが打撃時に骨頭が後方から前方へ移動する際に腱板関節面と衝突する状態を透視下で確認したことがある（図9-91）。彼は"数億稼いだ肩だから，仕方がない"と一笑したが，この病態が打者にも起きていることは驚きであった。さらに筆者

は，臼蓋骨切り術のときに外旋位で緩んだ後方関節包が，関節内に嵌頓していて切開しようとしても容易に開けない状態を数多く経験している。このように不安定性に起因する病態は非常に複雑なものである。KIM ら（2004）は，376 例を対象として調べ，挙上で internal impingement があるものが 74％に認められるが，26％にはないと報告している。

最近，百家争鳴となっている肩後方の緊張 posterior shoulder tightness という病態を考えてみよう。肩後方の緊張を調べるテストは，PAPPAS, WARNER ら（1990），HARRYMAN ら（1990），GERBER ら（2000），TYLER ら（2000），によって報告されているが，彼らは投手がより広い外旋可動域をもち内旋可動域が減少しているのは，肩後方の緊張が強いためと考えたようである。特に HARRYMAN らは屍体検索で骨頭の偏位は不安定性によるものではなく後方関節包の緊張によるものだと報告，GERBER らも関節包を縫縮して同様の結論を導いている。しかし，筆者はただでさえ拘縮している屍体が，不安定性を語れるかどうか疑問と考えている。

その後，このテストを根拠にして投球障害肩を語ろうとするスポーツ医の報告が続出した。まず，EDELSON ら（2000）は，1,232 屍体で骨頭と臼蓋間の衝突を観察したが，これが実際の投球動作と関係があるのかどうかは不明であるとした。SONNERY-COTTET ら（2002）は，保存的治療が無効であったテニス選手 28 名の臼蓋後上部を修復して追跡調査（平均 26.9 歳，術後 45.7 カ月）を行い，22 例が復帰したが 22％のものの痛みは寛解していないと報告している。これはこの病態が病因であったかどうかに疑問を投げかけものである。

鈴木ら（2003）は，外転外旋位で上方関節唇と関節包側の腱板断裂部が衝突することを鏡視下で観察して，治療はデブリドメントと不安定性に対する処置であるとした。しかし，後者が何を指すのかは不明である。小山ら（2003）は棘下筋の厚みと肩 90°外転位と内・外旋可動域の関係を調べ，それが少ないとき内旋可動域が有意に低下していると報告した。これは萎縮が肩後方の硬さと関連があることを想定している。

中川ら（2004）は，高校生投手 154 名の可動域変化を調べ，ハイレベル選手ですでに内旋制限が認められていると報告している。原ら（2004）は，投球時に大結節の腱板付着部が臼蓋上部に近づいたとき，slipping 現象により関節唇と腱板関節面の両者が衝突するメカニズムを 33 例に観察，これを鏡視下手術で治療している。

RADAS ら（2004）は肩甲下筋腱と烏口突起の impingement を知るために屍体 124 肩で小結節と烏口突起間の距離を測定，impingement は肩甲下筋腱の断裂と関連がないと結論している。GIAROLI ら（2005）は，頭上での運動で MER 肢位がとられたとき，棘上筋腱後部線維と棘下筋腱前部線維が臼蓋後方部分とインピンジすると報告，6 例の患者を検査して棘上・棘下筋腱下面の損傷，後方関節包の変化，関節唇後上部分の損傷などをあったと述べている。岩堀ら（2005）は肩後方の拘縮がある 5 例の投球者に対して，鏡視下後方関節包解離術（6〜9 時までを切離）を施行して有効としているが，責任病巣についての見解は示していない。村ら（2005）は，高校生野球選手の投球時痛と可動域，緩さおよび筋力との関係を調べ，投球側の外旋可動域の低下が疼痛発生と関連しているとした。林田ら（2005）は，肩内外旋筋力が試合中の投球速度に与える影響を調べ，投球速度の低下と外旋筋力は比例すると報告している。THOMAS ら（2010）は内旋障害 GIRD と肩甲骨の機能不全がある 43 例の投球動作への影響を調べ，肩甲骨上方回旋と前方突出は関係があると結論している。

PAPPAS ら（2006）は 8 人のアスリートについて，NEER と HAWKINS のインピンジメントテストの肢位を 3D MRI で調べ，両者とも肩峰と臼蓋後方部と肩甲下筋腱の距離，臼蓋前方部と肩甲下筋腱の距離が減少していることを確認した。後者では肩峰下空間の狭小化があり棘上・棘下筋と肩峰の接触があったが，前者ではこれはみられていない。彼らは関節内での臼蓋後上部と棘上筋腱の接触は全例にあり internal impingement は常時起きているのだと結論している。HUFFMAN ら（2006）は，体で肩後方の硬さを計測，硬さによって骨頭の位置が late-cocking と follow through phases で変わるとした。三原ら（2006）は，少年野球選手では内旋制限が早く発現していることを見つけ，軟部組織の拘縮と考え理学療法で改善するとしている。

MYERS ら（2006）は関節内インピンジメントのある投手には肩後方の関節包や腱板に緊張が認められ内旋可動域の制限もあるとして，ストレッチが効果をあげると報告している。となると肩後方の硬さは単なる疲労によるものなのだろうか。谷ら（2009）は内旋位で外転運動を制限しているのは関節内インピンジメントではなく軟部組織であるとしている。POULIART ら（2006）は肩不安定性について臼蓋上腕靭帯の骨頭側損傷 humeral avulsion of the glenohumeral ligaments（HAGL）のモデルを作成して断裂を再現，これが大きく関与すると結論している。KILBLER（2009）は腱板関節包面と後上方の関節唇が衝突して発生する痛みは，90°外転，水平外転・外旋の肢位と肩甲骨の突出が原因であるとして，投球時 late cocking, acceleration phase で上腕骨頭の前方亜脱臼で後上方の関節唇に腱板が挟まれて発生すると考えた。ま

た，HEYWORTH ら(2009)は，関節内インピンジメントは上肢を外転・外旋したときに大結節と臼蓋後上部分が当たって起きる病態とし，挙上位をとる選手に起きやすく腱板関節包面の断裂と後上関節唇損傷を引き起こすのが特徴で，関節不安定，後方関節包の拘縮，肩甲骨の動きなどが関与すると述べている。

TYLER ら(2010)は投手の内旋可動域減少 glenohumeral internal rotation deficit (GIRD) の原因を肩後方の緊張に求めて，関節内インピンジメントのある選手にも内旋可動域減少があることから，両者はリンクしていると考えている。LAUDNER ら(2010)も肩後方の硬さと肩甲骨の前方位は関連があると考え，投手にはより肩甲骨の前方位置 more forward scapular posture が要求されるとした。肩後方の硬さと肩内転可動域の減少が肩甲骨の前方位置を求めるのだと主張している。一方，POITRAS ら(2010)は，後方関節包の硬さが肩峰下圧の増加と外転時の上方関節唇への圧に結びつくかどうかを調べ，肩甲骨面では関係がないと結論している。

村木ら(2010)は，屍体で後下方関節包の拘縮が関節内インピンジメントを起こすかどうかを調べ，投球動作第Ⅳ相で拘縮が肩峰下接触圧を高める可能性があると報告した。また彼は，後下方関節包の硬さが内旋減少の投手にみられることと，後方関節唇と肩峰下のインピンジメントとの間の関係などは認められるが，投球動作との関連はわからないとしている。THOMAS ら(2011)も，後方関節包の硬さは利き腕に多いが，内旋と肩甲骨上方回旋とは関係がないとして，後方関節包の硬さは肩と肩甲骨の動きにはリンクするが，必ずしも野球選手には発生

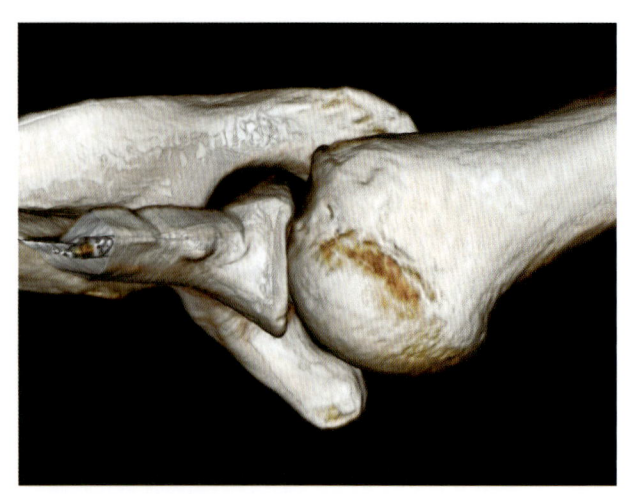

図9-92 110°外転位・最大外旋位でみた CT 画像

しないとしている。WILK ら(2011)は，プロ選手で内旋制限のあるものは障害への高いリスクがあると報告，藤井ら(2011)はストレッチで，胸郭の柔軟性が得られて肩甲骨や腱板の機能は改善されるが，肩後方の硬さは改善されないと報告している。

田中(洋)ら(2011)は，関節内インピンジメントはFPから最大外旋 MER までの late cocking で，後上方関節唇と臼蓋の間に腱板が挟み込まれて起きる現象と考えて，late cocking で上腕を引く角度が大きいと両肩を結んだラインより後方で最大外旋を迎えて発症，あるいは動作の変換点で骨頭が安定した支点を得ていないとき発症すると述べている(図9-92)。

図9-93は MER から BR の間の肩甲骨の位置・姿勢をみたものだが，グラフをみると，外内側，前後，上下

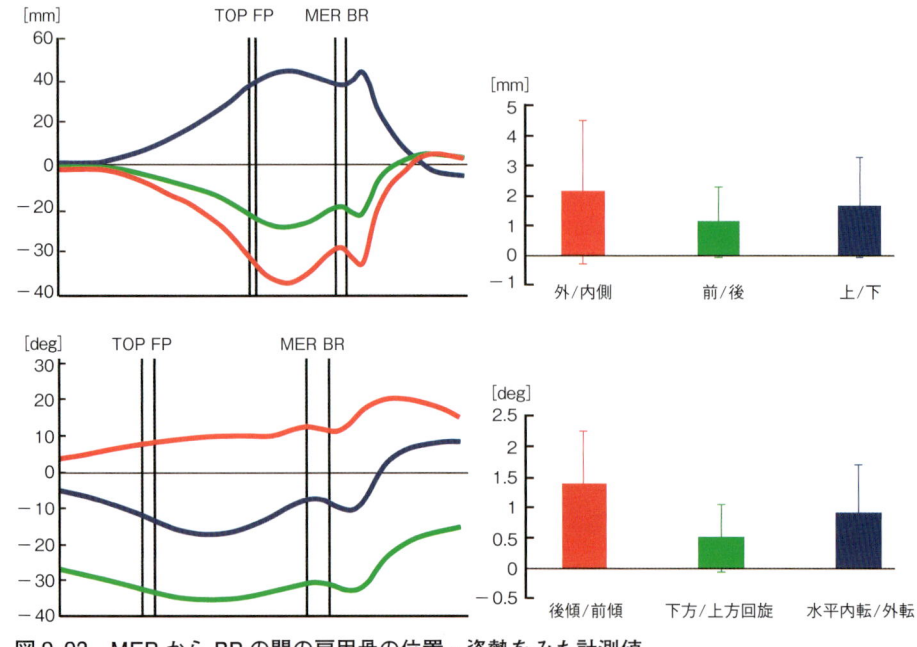

図9-93 MER から BR の間の肩甲骨の位置・姿勢をみた計測値

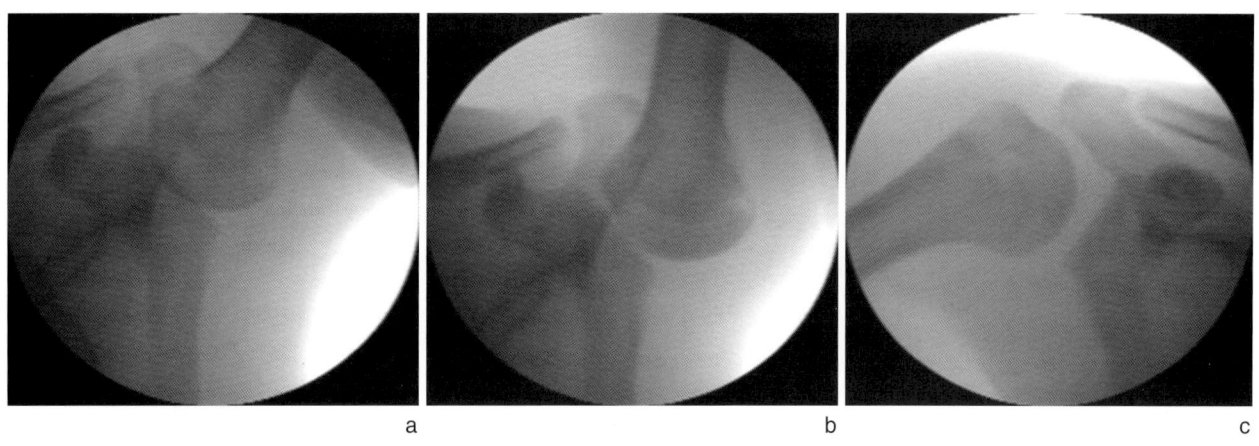

図9-94 不安定肩関節症の動的透視画像（動画の要約）　a：挙上位　b：挙上位で骨頭は外方へ逸脱　c：下垂位で後方へ逸脱

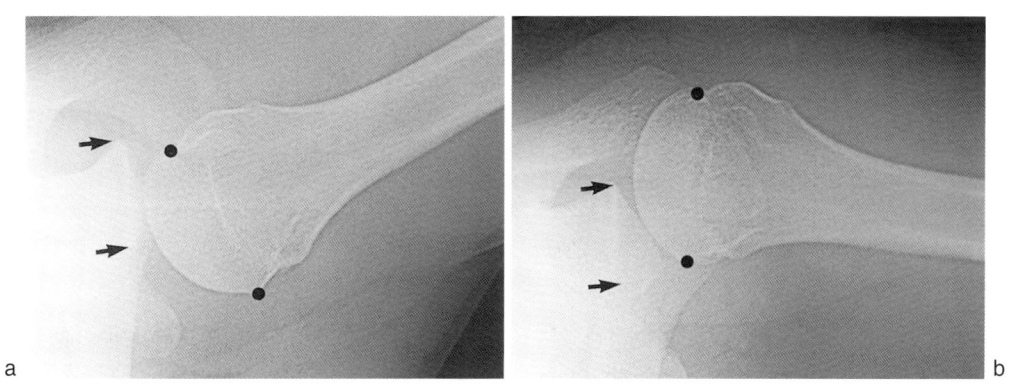

図9-95 不安定肩関節症にみられる骨頭の前後移動（translation）
a：前方へ偏位　b：後方へ偏位

という並進の動きは5mm以内の小さな変化である。前後傾，水平外転・内転，上下方の動きでも3°以内と非常に小さい変化量である。肩甲骨の動きはそれほど大きくはない。

こうして肩後方の緊張という病態は本邦で急速に普及し，それが投球障害の主因でもあるかのような拡大解釈がなされている．2006年，McFarlandは，肩後方の硬さを計測するテストには何の科学的な根拠はないとしており，Kendalら（1971）も肩後方の緊張には脊椎の運動が加わっていることを指摘，広背筋，大胸筋，大円筋などの短縮が影響していると述べている．

筆者はそれが肩の後方関節包の縮小あるいは棘下筋腱自体の短縮を指すのか，広背筋・上腕三頭筋長頭腱などlong rotatorの過緊張をいうのかわからない．責任部位が同定できないのである．具体的には肩後方の緊張を評価するとき，回転椅子を用いて実際の投球動作のように脊柱のしなりや骨盤の回旋を加えると，第IV相follow through phaseでそれは消失する．現在言えることは，簡易なテストでダイナミックな投球動作で起きる障害を判定することはできないということである．それは肩峰下インピンジメントと同じである．

6. 不安定肩関節症　unstable shoulder arthrosis

不安定性を主徴とする疾患は肩関節脱臼，亜脱臼障害，動揺性肩関節などである．スポーツとの関連でみると，前方不安定性のため骨頭が臼蓋に対して求心位がとれず，骨頭が矢状方向に偏位する病態，いわゆる不安定肩がある．いわゆる動揺性肩関節症が下方負荷あるいは挙上位で明瞭な動揺性を示すのに対して，不安定肩では診察時に前後の不安定性があり，骨頭圧迫で異常な弾発性spring sensationを触れ，強い痛みが訴えられることから，中部臼蓋上腕靱帯の弛緩や損傷，前下方の関節唇の剝離などが推測されている．また，正常なscapulohumeral rhythmが消失しているなどの特徴的所見がある（図9-94）．

本症は亜脱臼あるいは脱臼準備状態ともいえるもので，投球加速期に前方に位置する骨頭が，減速期に後方に移動するため発現して強い痛みを起こすことから，後述するAPITと同じような症状を呈するため混同されやすい．Kerlanは4例の前方亜脱臼を報告しているが，本症との関連は不明である（図9-95, 96）．

404　第9章　肩とスポーツ

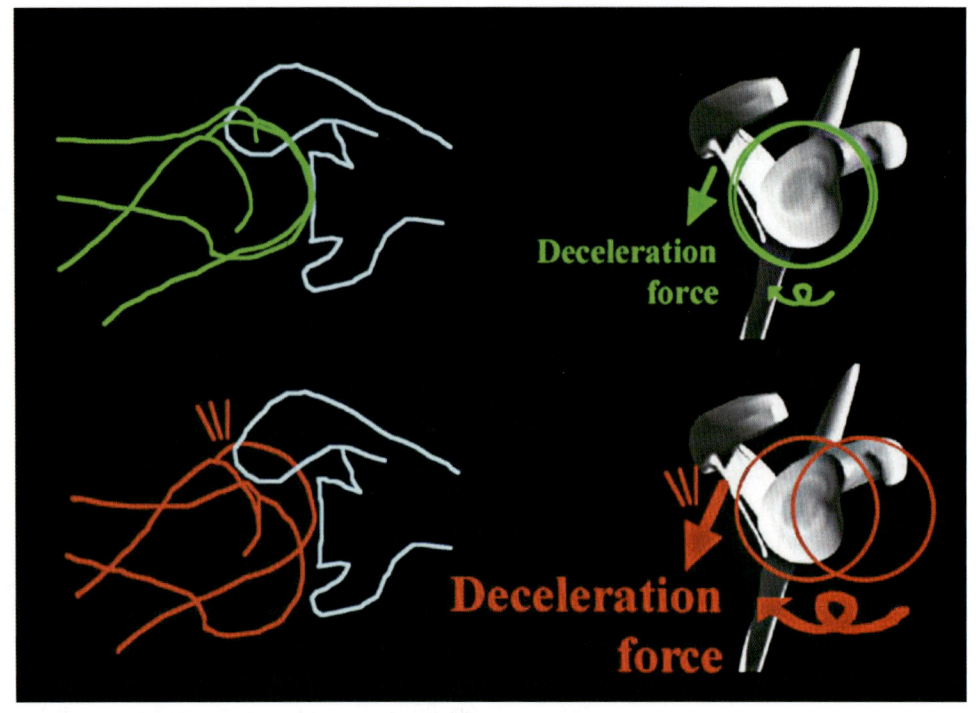

図9-96　骨頭の前後移動（translation）で減速力は増大　骨頭の肩峰への衝突が発生

　Rossiら（1991）は骨性因子の関与を重視して，瞬間に起きる亜脱臼のために痛みが持続する29例について，軸射位のレントゲン写真と断層写真で検討，臼蓋損傷が86.6％にあり，そのうち前方の骨折は69.2％に，後方の骨折は7.6％に，局所の変化が23.7％に認められたとしている。また，Glousman（1993）は前方動揺性のある15名の投手を筋電図で検索，内旋筋群（肩甲下筋・大胸筋・広背筋）と前鋸筋などの著しい抑制，言い換えるとlong rotatorの関与があるとしている。田中（直）ら（1996）は上肢運動時の力源として，肩甲胸郭関節に付着する筋腱の関与の可能性を強調している。

7. ベネット障害　Bennett lesion

　ベネット障害というのはBennett（1941）によって記載された臼蓋後下方の骨棘形成 posterior osteophyte or bony spur of the glenoid をいう。投球選手にみられる特有な肩の変化とされ，彼らのレントゲン写真所見を検索したDiveleyら（1959）によって追認されている。所見は，その年齢ではとても想像できないほどの骨変化を呈するものがある（図9-97）。

　発生のメカニズムとしては，腕の過度使用で関節包後方部分と上腕三頭筋腱が引っ張られ，付着部に変形性関節症様の変化 osteoarthritic change が起きると考えられている。Bennettによると，この骨棘は時に上腕回旋神経を刺激して，局所の違和感と痛み，さらに三角筋へ

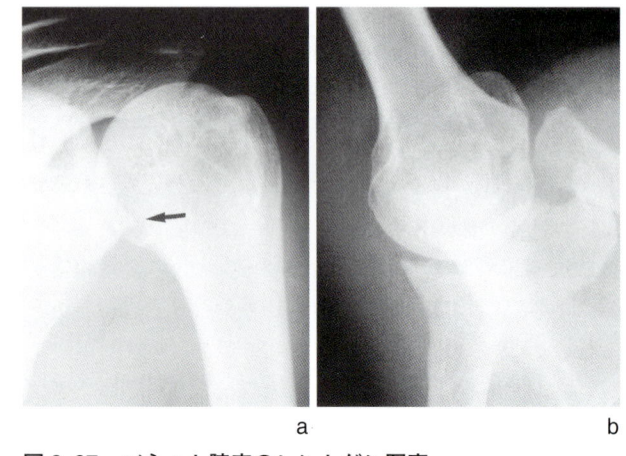

図9-97　ベネット障害のレントゲン写真
a：前後像　b：挙上位で明瞭に描出できる骨棘

の放散痛を起こすことがあり，この症状はウォーミングアップの後，捕手に向け投球すると腕伸展で動揺性を感じるようになり，ゆるく投げるときには問題ないが1～2イニング投げると痛み始め，強く投球すると耐えられなくなるようになるという。また，投げの動作は体を斜めに横切る運動なので，臼蓋の後斜下方に骨棘が起きやすいとされている。骨棘が長く投球を続けた投手に限らず，若い投手にすでに発現しているという興味深い事実がある。

　前後のレントゲン写真で骨棘を描出できることは少ないが，肩を外旋・挙上して管球は5°下方から入射撮影するMitchellの方法ではっきり現れる。筆者は外旋・

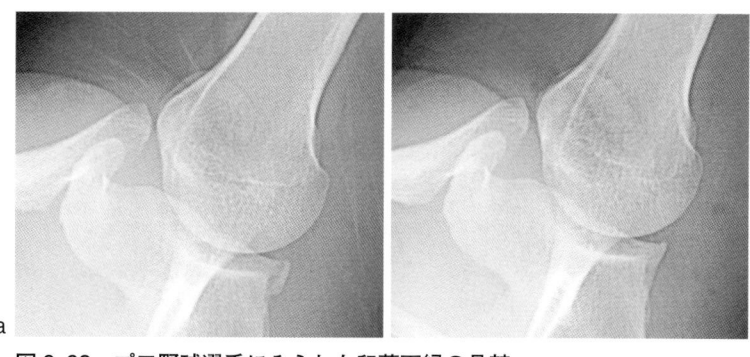

図9-98 プロ野球選手にみられた臼蓋下縁の骨棘
a：ドラフト時の所見（無症状）　b：1年後完全にリモデリング

内旋・挙上の3葉のレントゲン写真で骨棘と骨頭外方の変化を，さらに軸射像で骨棘を確認している。

橋本（淳）ら（1996）は，10年以上の野球歴をもつ選手131名，アマ67名，プロ64名を資料として，ベネット障害が投球障害肩においてどのような意味をもつのかを検討している。報告によるとベネット障害が認められたものは29.8％，年齢は11～31歳（平均約23歳）に分布しており，臨床的にはそれらの92％が腱板疎部損傷，棘下筋腱・棘上筋腱損傷などと診断されていた。また，骨棘は発生部位と形態の違いにより，①臼蓋端に位置し骨膜様の骨棘を形成，あるいは縁全体が肥厚する臼蓋縁タイプ（glenoid edge type，82％），②臼蓋より少し離れた上腕三頭筋付着部に三角形状の骨棘が形成されるタイプ（triceps type，18％），の二群に分類できる。

臼蓋縁タイプではslipping現象がみられず機能が安定しており，他の関節に認められる骨棘と同様，投球動作の繰り返しによる生体反応であろう。筆者は本質的には肩不安定性を持つ選手が，投球動作で関節包への牽引，骨頭の剪断力，関節間力などが関与して，ベネット障害と呼ばれる骨棘を形成したものと考えている。すなわち，これは不安定性に対応して発生した反応，dynamic stabilityを獲得するための生理的骨棘形成であると推論している（図9-98, 99）。一方，三頭筋タイプではslipping現象や異常可動性hypermobilityが認められている。吉川ら（1994）はベネット障害のある野球選手の投球動作を解析して，加速期の急激な内旋運動時の骨頭の上昇や第IV相での過度の前方振り出し速度が成因に関与している可能性があるとしている。

中川ら（2003）は，過度の内旋を抑制するため形成された骨棘が，急性のエピソードで骨折し不安定な骨片となって有痛となると主張，また臼蓋後方の骨増殖は後方関節唇の剥離を転機として発症したとはいえないとしている。杉本ら（2005）は，関節包は臼蓋縁のみに付着，三頭筋長頭腱の後方線維は臼蓋の8～9時に付着してい

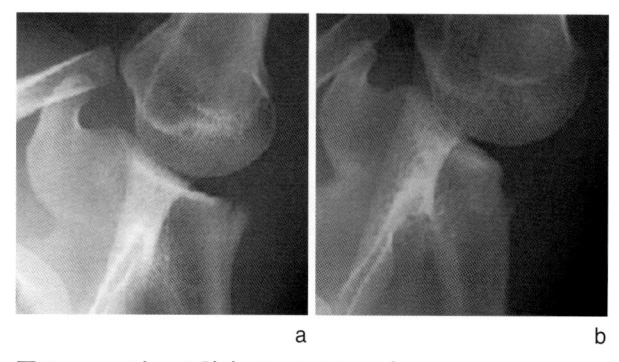

図9-99 ベネット障害の二つのタイプ
a：臼蓋後下縁に骨棘のあるタイプ　b：上腕三頭筋長頭腱付着部に骨棘をみるタイプ

るとして，骨棘の発生機序は長頭腱の牽引力で生じた骨膜剥離や剥離骨折であるとした。また，彼は2006年に超音波でこの病変を調べ，骨棘には上腕三頭筋長頭腱の後部線維が存在しており，成因の重要な要素であると述べている。

山崎ら（2005）はブロックテストをして有効な症例には，骨棘切除が効果を挙げるとし，合併病変がある時にはそれに対する手術も必要と述べている。NAKAGAWAら（2006）は，投球者51例に起きたベネット障害を鏡視下で調べ，24例に骨棘，11例に無症状の骨棘があったと報告し，臨床症状として関節後方の緩みがあるが，内旋制限はなく痛みの原因は不明としている。彼はCTで剥離骨折の像があるものをpainful BENNETT lesionと名付けている。

骨棘は投球動作をする投手により多くみられるが，あくまでレントゲン写真上での所見である。筆者は，不安定性に対応して形成された骨棘を投球障害肩の原因の一つと考えて，手術適応とすることには同意していない。読者は膝関節に見られる骨棘，肩峰下にみられる骨棘などをみて，積極的に手術を勧めるだろうか。骨棘を切除することは同時に不安定性を助長，筋力の減退を招く可能性があることを再認識しておこう。治療は炎症を消退

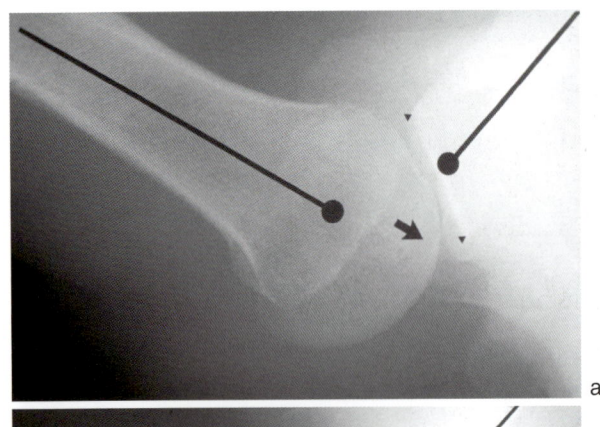

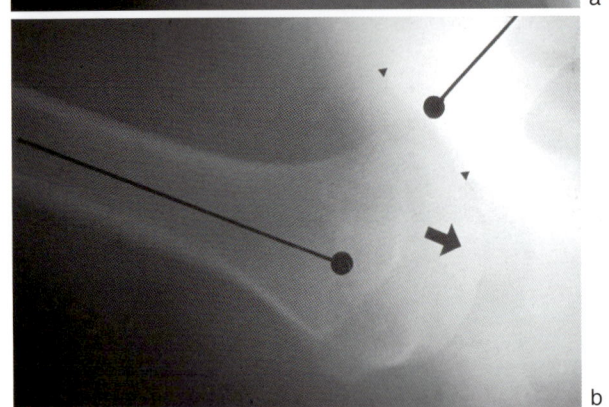

図9-100　APIT にみられる骨頭の偏位（軸射位像）
a：遠心力が働いているとき　b：求心力が働いたとき前方に偏位
▲：臼蓋縁　矢印：上腕軸の力の方向

8. 投球面における前後不安定症
（腱板疎部損傷・棘下筋腱障害合併症候群）
antero-posterior instability in throwing plane；APIT

　投球中に骨頭が前後に偏位する選手が多く診察室に訪れている。1987年当時，筆者らは腱板疎部損傷のなかに棘下筋腱付着部の痛みがあり，前後不安定性を呈する病態があることを経験して，この病態を解析して早急に対応する必要に迫られていた。投球面における臼蓋に対する骨頭の偏位 translation（図9-100）が単なる正常範囲のものか，肩関節自体のもつ laxity, hypermobility なのか，あるいは translation なのかすべて霧の中である。そのなかでそれぞれ異なる投球方法の分析，各相での動作解析は複雑でほとんど不可能なものであった。
　さまざまな投球方法の違いを同じ土俵，共通の面で解析できる方法はないのだろうか。この問題を解決できるものとして，誕生したのが既述の投球面 throwing plane という概念である。この面は"弧をなすボール，肩関節，腕関節，肘関節などの軌跡"で構成され，同時

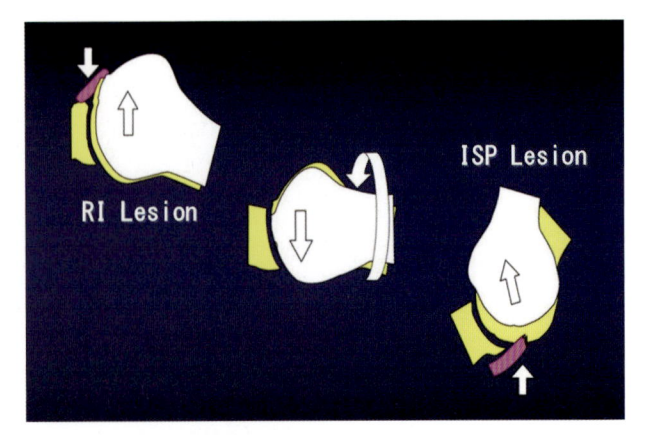

図9-101　APIT の発生機序
RI Lesion：腱板疎部損傷
ISP Lesion：棘下筋症候群

に肩関節の状態を投球のなかの一瞬の位置だけでなく，連続する運動 motion の一部のなかで立体的に表現するという考えに立脚している。事実，投球動作のほとんどはこの面を使って行われており，これを利用することで異なった投球方法，例えば overhand delivery, side-arm delivery, underhand delivery などの違いを，互いに投影し合って分析することが可能となる。

a. APIT の発生機序
　棘下筋腱の炎症あるいは断裂はほとんど減速期に起きるが，これは後方の関節包や棘下筋腱が骨頭の前方移動を防止しきれないため発生し，結果としてブレーキとしての機能を失う。一方，腱板疎部は烏口上腕靱帯および上腕二頭筋長頭腱と密接な関連があり，投球動作の外転外旋位では緊張して前方の制動因子として働くが，同時にボクシングのロープのように急激な内旋運動時に腱板に生じる捻じれを緩衝する作用をもっている。腱板疎部は関節内圧の変化の影響を受けやすい部位なので，損傷を受けたときに正常でも関節内圧が最高に達する挙上位での動作で，痛みが生じるのは当然のことである。
　関節内圧の上昇は関節包を圧迫し，腱板疎部ひいては腱板をも押し上げて第2肩関節での摩擦の原因となり得る。繰り返す過度の投球動作で，腱板疎部の癒着・再損傷を繰り返していると運動時に前方・前後方向への不安定性が増大し，完治は期待できず，むしろ棘下筋腱の付着部障害に結びつく。当然，棘下筋腱損傷による不安定性は腱板疎部損傷の発症にもつながり逆の現象も起き得る（図9-101）。
　加速期に上肢は最大伸展位にあり，長いアームレバーが肩の前方部分に強いストレスをかけるため，損傷があると不安定性はさらに増強される。さらに，投球動作中に長く伸びた上肢が急激に短くなるとき，あるいは内旋

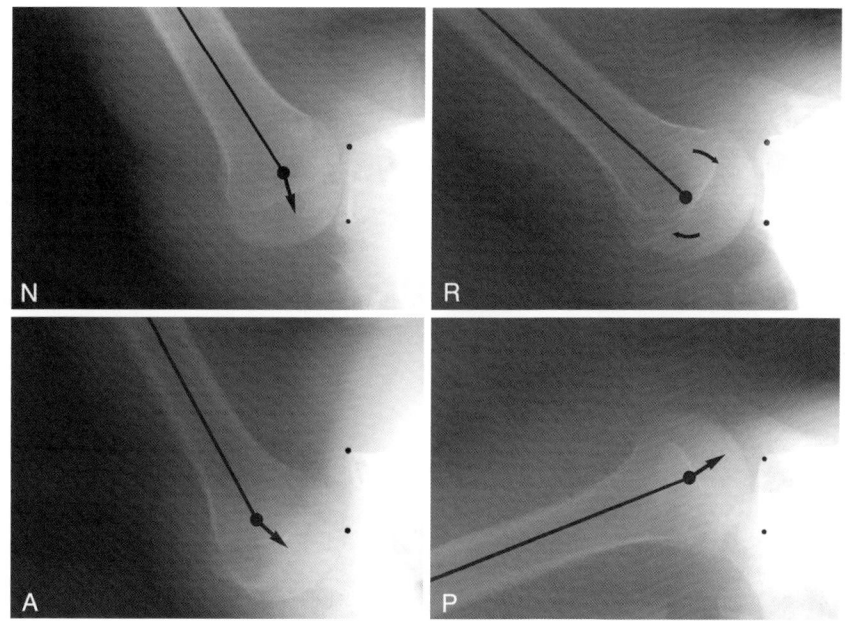

図 9-102 疑似投球動作で撮影された軸射位連続写真（APIT Lesion のあるプロ選手）
N：第Ⅱ相での正常像　A：内旋位での骨頭の前方移動（最大挙上位）　R：第Ⅲ相での骨頭の外旋　P：BR 内旋位での骨頭の後方移動
矢印：上腕骨軸の方向を示す　曲矢印：骨頭の回旋を示す　●：骨頭中心と臼蓋前後縁を示す

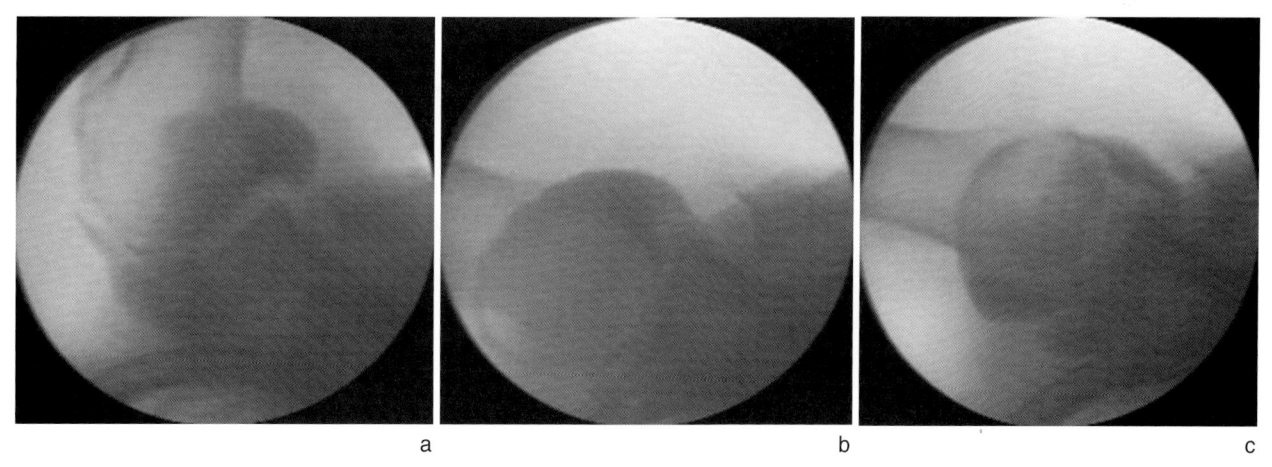

図 9-103 APIT の関節造影所見　a：take back 時　b：骨頭が滑る直前　c：骨頭が前方に滑った直後

から外旋するとき，力エネルギーが遠心性から求心性に移行するとき，さらに強いストレスが肩の前後方向にかかることは当然である．投球動作中の臼蓋に対する骨頭の偏位を観察すると，初めは前方に，半ばでは棘下筋腱の収縮で後方に，終わり頃には再び前方へと移動しているように見える．この微細な動きはわずか 0.12 秒間に行われているのである（図 9-102）．

b．APIT の解析

1987 年以来，当院は投球面での動態解析に関する研究を行ってきた．辻（正）ら（1995）は TOP から BR までの水平面での動作を透視下で観察して（図 9-103，104），障害のある肩では骨頭中心が臼蓋に対して偏位し求心位が得られていないことを観察，また照屋ら（1997）も投球面での投球運動の解析，特に棘下筋付着部損傷と肩関節の機能的前後不安定性に焦点を当て解析を行った．

後者の研究では，検者が被検者の手に軽い抵抗を加えながら投球動作を 3 秒間でさせながら，軸写方向から臼蓋と骨頭間の動的な動きを透視下で観察，ビデオに記録してコンピュータで解析する方法がとられた．計測の方法は，まず PIAS コンピュータで骨頭の中心を決定し，次いで臼蓋の前後を結ぶ線とそれに平行で骨頭中心を通る線を設定，TOP（平行線とのなす角度，60°）から BR（同，140°）までの間で 10°ごとに骨頭の偏位が計測された．なお，骨頭の幅を 100 として前方向を（−），後方向を（＋）として表示されている（図 9-105，106）．対象

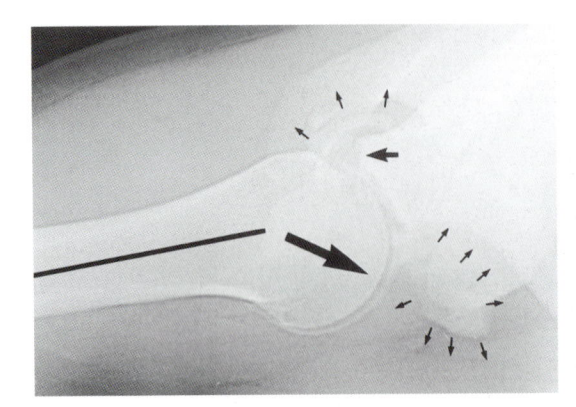

図9-104　APIT症例の関節造影所見
大矢印：骨頭の方向
小矢印：膨隆した腱板疎部（前）と棘下筋腱部への造影剤の漏出

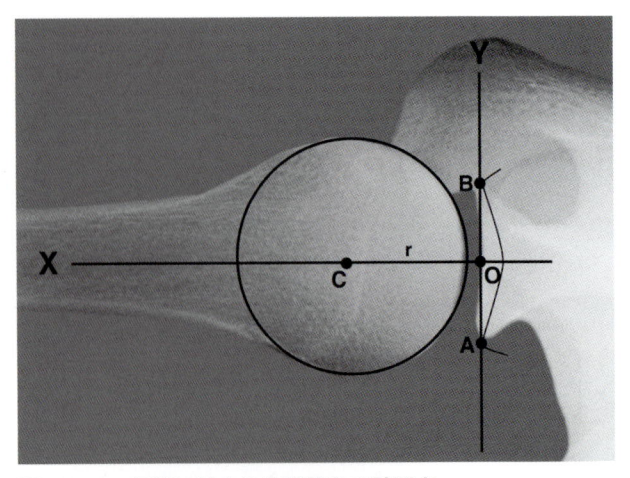

図9-105　臼蓋に対する骨頭移動の計測点
A：臼蓋前縁　B：臼蓋後縁　Y：AとBとを繋ぐ直線　O：AとBの中間点　C：骨頭の中心　X：YとOを繋ぐ直線　r：Cを中心とする円の半径

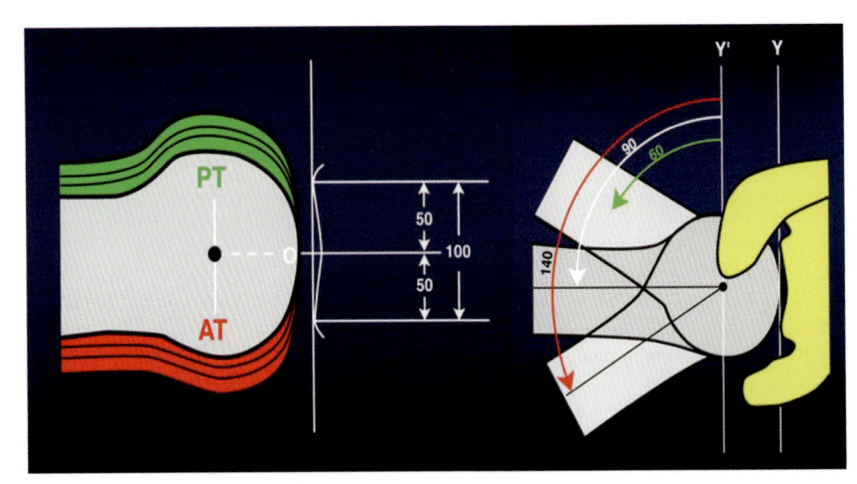

図9-106　骨頭移動の計測方法
a：骨頭の前後方向偏位を示す　b：TOPからBRまで10°ごとで測定

として、腱板疎部損傷のある45肩，APITのある151肩，対照として正常肩が20肩，採用されている。

　臼蓋に対する骨頭の偏位は興味ある結果を示した。正常肩では中心は主として後方にとどまり求心性の動きをしているが，第Ⅳ相では前方に移動している。一方，腱板疎部損傷群では強いストレスに耐えきれず骨頭は前方に偏位，第Ⅲ相の後期で再び後方に移動する。APITでは骨頭は激しく前方から後方に偏位，そして第Ⅳ相で再び前方に回帰している。正常肩では骨頭は求心力をもって臼蓋に安定性を求めているが，APITでは不安定性が大きい腱板疎部損傷と比べても，投球動作中の骨頭前後移動（偏位）量が異常に大きいことがわかる（図9-107）。

c．APITの臨床（表9-4〜6）

　1987年から12年間に，痛みのため"投げの動作"ができなくなったスポーツ選手のなかで，APITと考えられたものは238例である。競技種目は，野球選手187名（プロ15，社会人82，大学生17，高校生62，中学生10，小学生1），バレーボール選手19名（プロ8，社会人8，大学生1，高校生2），ソフトボール選手14名（プロ1，社会人10，大学生1，高校生1，中学生1），その他の種目18名（ハンドボール6，テニス4，バドミントン3，他5）などである。年齢分布は11〜39歳（平均20.4年），スポーツ歴は2〜29年（平均9.7年）である。男女比は11.5：1で圧倒的に男性が多く，非利き腕との比は6.4：1で利き腕に多発している。

　臨床症状は，①肩関節の前後，腱板疎部と棘下筋腱付着部に強い圧痛があり，水平位および挙上位で発現する運動痛のため投球動作ができない，②関節造影の挙上位，軸射位で両部位に造影剤の突出・逸脱・漏出・弛緩像などが認められる，③筋力および可動域はほとんど正常，④上肢下垂位での動きや受動的（遠心性）の挙上位

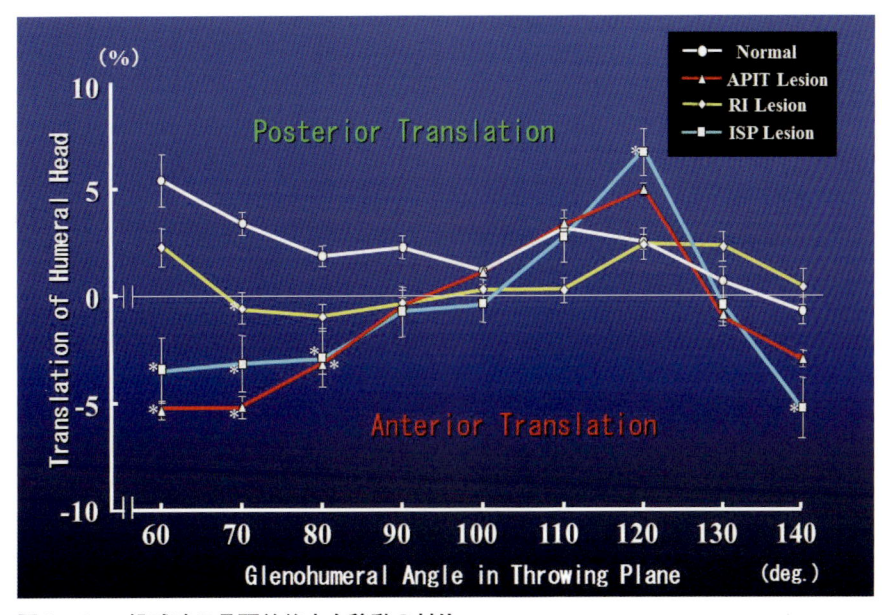

図 9-107　投球時の骨頭前後方向移動の対比
健常者，腱板疎部損傷症例，APIT 症例について比較

表 9-4　APIT 障害，腱板疎部損傷，棘下筋症候群　症例の資料と対比

Variable	APIT Lesion N＝343	RI Lesion N＝388	ISP Lesion N＝92
Sex (male : female)	316 : 27	348 : 40	83 : 9
Age distribution	11-39	11-40	11-40
(average)	(21.3 yrs)	(21.2 yrs)	(23.1 yrs)
Side (right : left : bil.)	294 : 49	332 : 55 : 1	85 : 7
Period engaged in sports	2-29 yrs	1-26 yrs	3-28 yrs
(average)	(10.2 yrs)	(10.0 yrs)	(11.9 yrs)
Predisposing factor			
Laxity of the shoulder	12 (3.5%)	37 (9.5%)	11 (12.0%)
Tightening of the latissimus dorsi	105 (30.6%)	58 (14.9%)	21 (22.8%)

では痛みが少ない，⑤理学所見としては内旋位での下方不安定性，前後不安定性があり，ゼロポジションテスト陽性，⑥痛みのため機能を十分発揮できない病態である，などである。

挙上位で発生する疼痛が，インピンジメントテスト陽性としてとらえられていることは前述したが，APIT 症例ではほとんどの場合，肩甲下滑液包が閉塞して関節内圧が上昇しているため，それを関節減圧法やマニプレーションで減弱させ，病態を過大に評価しないように留意する。

治療としては，休養，投球中止，外固定，joint distention，マニプレーション，全身のトレーニングなどが勧められる。ほとんどの症例が 3 カ月以内に回復に向かっている。保存的治療に抵抗し疼痛と機能障害が続き，あるいは再発を繰り返し手術に至ったのは 13 例である。2 例を除いて元の競技に復帰している。

表 9-5　APIT 障害，腱板疎部損傷，棘下筋症候群　痛みの発現する相

Phase	APIT Lesion N＝343	RI Lesion N＝388	ISP Lesion N＝92
Wind up	3 (0.9%)	3 (0.7%)	
Cocking	61 (17.8%)	67 (17.3%)	9 (9.8%)
Acceleration	233 (67.9%)	301 (77.6%)	64 (69.6%)
Fellow Through	46 (13.4%)	17 (4.4%)	19 (20.7%)

d．まとめ

筆者らの研究と投球面での分析方法は将来，臨床に結びつく可能性を示唆している。MOCHIZUKI ら (2005) は，投球者の軟骨下の骨密度の分布 (DMSB) は，臼蓋にかかるストレス計測の基準になると考え，投手 28 人で興味ある調査を行っている。バイオメカニクスの手法が敷衍しつつある現在でも，医師は器質的病変の発見に固執しすぎている傾向がある。腱板疎部損傷が棘下筋腱損傷

表9-6 APIT障害, 腱板疎部損傷, 棘下筋症候群　投球面での臼蓋に対する骨頭の移動

Glenohumeral Angle in the Throwing Plane (degree)	Group			
	Normal N = 20	APIT Lesion N = 96	RI Lesion N = 45	ISP Lesion N = 36
60	5.4 ± 0.45 *	− 5.3 ± 0.45 *	2.1 ± 0.87	− 3.4 ± 1.51 *
70	3.3 ± 0.53	− 5.2 ± 0.51 *	− 0.6 ± 0.71 *	− 3.2 ± 1.32 *
80	1.8 ± 0.48	− 3.2 ± 0.43 *	− 0.9 ± 0.61	− 2.9 ± 1.35 *
90	2.2 ± 0.53	− 0.4 ± 0.28	− 0.3 ± 0.59	− 0.8 ± 1.17
100	1.1 ± 0.17	1.1 ± 0.15	0.3 ± 0.48	− 0.4 ± 0.86
110	3.1 ± 0.43	3.3 ± 0.25	0.2 ± 0.57	2.7 ± 1.21
120	2.5 ± 0.36	4.9 ± 0.30	2.3 ± 0.72	6.6 ± 1.08 *
130	0.6 ± 0.71	− 0.9 ± 0.33	2.2 ± 0.70	− 0.4 ± 0.99
140	− 0.7 ± 0.63	− 3.0 ± 0.38	0.4 ± 0.86	− 5.3 ± 1.40 *
Range of Translation	8.1 ± 1.24	13.2 ± 0.66 *	12.0 ± 0.97	21.5 ± 1.34 *

＊ Test employed versus Normal Group, $P < 0.05$　　＋：Posterior Translation　　−：Anterior Translation

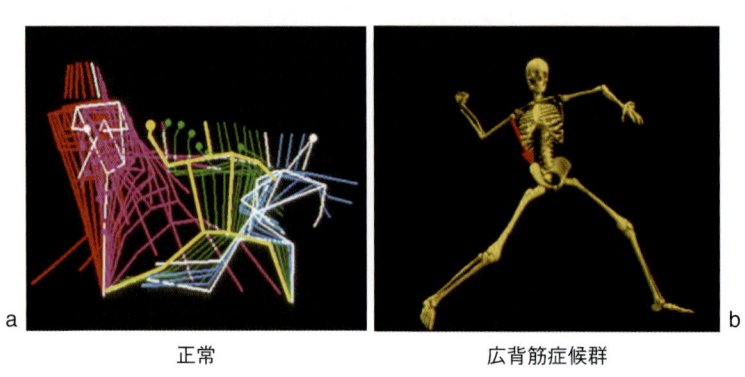

図9-108　広背筋症候群の運動分析　正常 (a) との対比 (b)

を誘発, あるいはその逆の現象があることに注目する必要がある.

9. 疲労による投球障害
throwing disorder caused by fatigue

投球動作は全身で行うものなので, アスリートにオーバーユースや疲労の影響がでることは当然である. そこで生じているさまざまな症候について触れておこう.

a. 広背筋症候群　latissimus dorsi syndrome (LDS)

広背筋は第6〜12胸椎, 第1〜5腰椎, 仙椎および腸骨稜から起始し, 肩甲骨下角を通り上腕骨の小結節稜に停止する筋である. その作用は上肢を内転し, さらに後内方に引くことで内旋運動にも関与している. 投球動作のような外転外旋位をとる姿勢では, 広背筋は伸張しバネのように強い内旋力を発揮する. JOBEら (1983) の筋電図による研究によると, late cockingや加速期で広背筋や上腕三頭筋の強い収縮がみられている.

当院での研究結果が示しているように, 広背筋は腰と上肢を連結する筋として, 投球動作で下肢の捻じりのエネルギーを上肢に伝える重要な働きをもっている. オーバーユースで疲れてくると選手の動作は緩慢となるが, 臨床上ではっきり現れる症状は広背筋の過緊張であろう. 1995年, 筆者は肩関節の障害を訴えて来院する投手の多くが, 腰痛や股・膝・足など下肢の障害を基盤として発症していることに気づき, これを広背筋症候群という概念で把握し, 注意深く診察するようにしている (図9-108).

広背筋が過緊張すると肩甲骨の外転や肩関節の外転・外旋運動が制限され, 投球動作に支障をきたすようになる. だが関係者の多くはこの筋が上腕骨小結節稜に付着して重要な機能を果たしていることを知らず, わずかに"肘下がり現象"があるということで認識しているにすぎない. 当研究所の研究で, そこに960 newtonの負荷がかかっていることが計測されている. 投球障害の理由が広背筋の過緊張にあり, 正しいZero Positionがとれないため効率的な投球がしにくくなっているという事実は, 案外知られていない. 筆者はこれを広背筋症候群 fatigue-induced latissimus dorsi syndrome with arm-sagging phenomenon と命名したが，投球障害のあるスポーツ選手にあまりにも多い症状である．臨床医はこの症候群が長く続くと，腱板疎部損傷，棘下筋腱断裂，impingement など，二次的な障害を惹起する可能性があることに留意すべきであろう．

亀田ら (2008) は，120 球連続投球後に起きる投球フォームの変化を観察している．彼は，①股関節外転角度が増加することで土台としての役目を果たせなくなり，②体幹側屈角度・回旋角度が左方向に強まり，③水平内転角度が増加して MER から BR まで腕を振ることが困難となり，④内旋角度が減少する，ことなどを経験して，これを回避するために広背筋の障害が起きていると結論している．MULLANEY ら (2005) は投球後の上・下肢の疲労について触れ，投球腕の 12% は疲労していると述べ，それが内旋筋群に多いのは言い換えるとそれが投球動作に重要である証拠と述べている．また，中溝ら (2006) は，肩凝りや広背筋の過緊張などによる肩甲骨周囲の疼痛は，投球動作と関連があるとしている．

一方，ESCAMILLA ら (2007) は，投手は投球数 105〜135，7〜9 回投げても同じ状態のものが多く，投球による疲労で肩と肘にかかるトルクが増えるとは思えないとしている．大須賀ら (2008) も，小学生投手の 80 球全力投球後の肩関節可動域の変化をみて，投球前後の比に有意な変化はないと楽観的な報告をしている．

b．肩凝り fibrositis・上腕三頭筋長頭腱・小円筋の過緊張

繰り返し投球動作を続けていると僧帽筋，肩甲挙筋，大・小菱形筋，前鋸筋など肩周囲筋群が疲労・緊張して肩凝り状態となり，これらの筋腱群に係留されている肩甲骨の滑動が制限され，投球フォームが非律動的なものになることはよく経験されている．また，肩凝りは肩甲骨の運動を制限するだけでなく上腕三頭筋長頭腱を緊張させ，これによる上腕骨軸の回旋が制限されて，エネルギーの伝達機構に支障をきたし，その結果として内上顆炎を惹起させる原因となっている．関係者は精査を求める前に選手達に肩凝りが生じていないかどうかを，よく観察しておく必要がある．

臼蓋の上・下結節につく上腕三頭筋長頭腱と上腕二頭筋長頭腱は，弛緩と緊張を繰り返しながら，投球動作中のあらゆる肢位で肩関節の安定性に関与している．後者については報告が多いが，前者の問題に触れた論文は渉猟しても得られない．肩凝りと同様，オーバーユースによる上腕三頭筋長頭腱の疲労は投球フォーム変調や尺骨神経障害の原因となるので注意を要する．

c．四角腔症候群　quadrilateral space syndrome

四角腔 (quadrilateral space) とは肩甲骨外縁，肩関節下方，上腕三頭筋長頭腱，大円筋とで囲まれた空隙のことで，その中に腋窩神経，橈骨神経上枝，後上腕回旋動脈が通過する重要な部分である．この空隙は外転時に大円筋と上腕三頭筋長頭腱が，関節の底につくと消失する構造を持っている．

投球障害肩における四角腔症候群は，腋窩神経の障害によるものと，後上腕回旋動脈の障害によるものが報告されている．尾崎 (1996) によると前者の発生は，投球動作のように肩を挙上していくと四角腔が狭小化し，腋窩神経は絞扼されるためと考えられる．これが四角腔症候群である．合併損傷としてベネット障害や腱板断裂，肩甲上神経障害などがあり，とくにベネット障害があると加速期からフォロースルー期に腋窩神経はこの骨棘により絞扼と刺激を受けるとしている．一方，後上腕回旋動脈の障害は外転，伸展，外旋などの肢位で起きるもので，この肢位を 1 分間以上保持したときに症状の再現性がみられるものをいう．腋窩動脈から後上腕回旋動脈が枝分かれしている部分で動脈瘤がみられることがある．MCADAMS ら (2008)，MCCLELLAND ら (2008) は，挙上位で運動するアスリートでは，肩後方に痛みのある四角腔症候群は見逃しやすく，保存的療法が無効なものには手術の適応があると述べている．

d．神経の障害

1) 尺骨神経障害

投球による尺骨神経障害は，肘部管での絞扼性神経症とは異なり tinel sign が肘部管より約 7〜8 cm 近位側に現れる．これは，尺骨神経が同部の STRUTHERS 腱弓と呼ばれる上腕三頭筋内側頭の浅層筋線維からなるアーケードの下をくぐり，内側筋間中隔の前方より後方へと走行するためで，圧迫，伸張，摩擦などの機械的因子が直接加わって起きる障害である．

2) 肩甲上神経障害

林原 (1958)，鞆田ら (1964) は，利き腕にみられた投球障害による棘上・棘下筋の萎縮症例を報告している．彼らによると本症は overhand delivery の投手に多発する傾向があり，投球時に肩甲上神経が緊張するため肩甲切痕部で小外傷を繰り返し受けて発症するという．しかし，後方関節包あるいは棘下筋腱の断裂によって同症状を呈するものもあるので，鑑別を必要とする．現在は，上記のようなメカニズムで肩甲上神経が緊張して，肩甲切痕部で上肩甲骨横靭帯による絞扼を受け，あるいは棘窩切痕部で下肩甲骨横靭帯やガングリオンによる圧迫に

よって，本症が発生するという考えが常識となっている。

これを防止するために当院では，TBで肘を引き過ぎて肩の水平外転と外旋を過度に強制しないこと，加速期の開始時で肩が前に行き過ぎないようにすること，BRでは正しいZero Positionをとり骨頭が求心位をとりやすいようにすることなど，フォームの矯正を指導しているが，なかなか指導通りには実践できない。時に手術的治療の適応となることがあるが，神経剥離術をしなくてもガングリオンの摘出のみで十分という意見や，鏡視下でガングリオン穿刺による除圧のみで改善がみられたとの報告もある。

10. 特異的な骨傷　unique bone injury

強い外力によって生じる骨傷はスポーツ外傷の範疇である。ここではスポーツ障害の特異的な骨傷について記しておこう。

a. 上腕骨骨端線の障害

少年達(10～15歳)の上腕骨近位側骨端部に，投球動作による回旋力が加わって起きる骨折を最初に報告したのはDOTTER(1953)である。この疲労骨折はlittle leaguer's shoulderと名付けられ，その後，ADAMS(1965)，CAHILL(1974)，林ら(1979)によって次々と論文が発表されている。なかでもADAMSはlittle leaguerに属する子供達にみられる骨傷(全外傷の19%の頻度)を詳細に観察し，肩については近位骨端部の拡大，脱灰化，細骨片の形成，臼蓋後下縁の骨棘，大結節の外骨腫様変化など，骨折に至らないまでもかなりの病変がみられるとしている。

レントゲン写真では上腕骨近位骨端線の拡大や内反がみられ，SALTER-HARRIS分類のtype 1に近い像を示している。所見は左右差を比較することで判断できるが，10日ほど後に再度レントゲン写真を撮影して，薄い仮骨形成像を確認できればより確実である。日常生活に支障はないが，上腕骨頸部に圧痛があり，上肢を振る動作で痛みが誘発される。治療は安静とslingによる固定，1～2カ月程度の投球動作を禁ずることで十分である。

治療後，2～3週間後に仮骨形成があれば，負荷のかからない軽い動作を許可する。復帰後は重い球(硬球)の使用を控えさせ，投球回数を制限して投球動作の指導を行う。肩関節に加わる回旋モーメントを減少させることが肝要である。

b. 上腕骨投球骨折

体の中に電気が入ると，どこか短絡部を作って抜けることはよく知られている。同じような現象が，投球動作で繰り返されるストレスのため上腕骨に起きていることを，ASHHURST(1906)は記載している。1969年，上腕骨らせん状骨折6例を経験したWESELEYは，この骨折は従来考えられているような疲労によるものではなく，上腕骨近位側と遠位側にかかる回旋力(トルクtorque)の差というメカニカルな原因で発生するとの見解を述べている。高木(1960)も投球骨折の原因となる筋群を筋電図で調べ，上腕骨遠位端の回外と後方屈曲，近位端の内旋，両者のトルクの不協和が体の横を上腕が通ったときに起こって発生すると結論している。要するに，両者とも投球時に前腕の回外から上腕の内旋に至るまでのトルクの速さに原因を求めているわけだが，運動学的には捻じれた(回外した)locked chainがwhip-like motionでopen chainへと展開するときに起きる過度の捻じれ(過内旋)現象によるものと解釈できよう。本邦では武藤ら(1980)の7例報告がある。

C. 投球障害の治療　treatment of throwing injury

1. はじめに　introduction

高沢(1978)は，肩関節の障害は全スポーツ外傷のうちの約53%とかなり高い頻度を報告している。諸家の報告はそれほど高くはないが，いずれにせよスポーツ選手の治療は，いろんな問題が絡み合って容易ではない。外傷そのものは，通常の外傷学を基盤とする治療で十分で，慎重に運動再開の時期を決めれば症状は寛解してゆくが，過度の使用や積み重なる酷使で発症した障害は，当初のメディカルチェックの資料がないため，対症的な加療に終始する場合が多い。すなわち，安静を指示して症状が軽減，運動を許可して症状が再発という経過を反復して，手の施しようがなくなる場合も多い。次善の策として，投球を一時断念させるという消極的な治療法も選択の余地があるが，小・中学生ではヒーローになるための道を断たれることに失意が大きく，プロの選手では評価値の低下という経済的な問題から手術に対する拒絶反応が示され，時には治療そのものが受け入れられないことがある。

KERLANら(1975)によると，スポーツ現場では主として保存的治療法が行われる傾向があり，その内容は理学療法，局所注射，温・冷療法，内服剤投与，安静などである。また，彼らは17.1%の症例に手術を施行したが，プロ投手・捕手で術後に復帰したものはなく，結果は悲観的なものであったと述べている。しかし，TIBONEら

表 9-7 スポーツ障害—競技種目と発生頻度 (1,122 関節) 単位%

野球	(63.7)	2%＞		1%＞
投手	29.6	スノーボード		レスリング
捕手	7.1	ハンドボール		バドミントン
内野手	11.9	ラグビー		ゴルフ
外野手	13.1	柔道		剣道
不定	2.0	バスケットボール		槍投げ・体操
バレーボール	7.7	アメフト		競輪・乗馬・空手
ソフトボール	4.5	水泳		モトクロス・カヌー
スキー	4.5	サッカー		卓球
テニス	3.1			

(1986) は 45 例の運動選手に腱板修復と肩峰切除を行って 87% に症状の改善を，そして以前の競技に復帰したものが 56% あったと楽観的な報告をしている。一方，OGILVIE-HARRIS ら (1990) は肩峰切除を行った 65 症例 (67 関節) を調査したところ，27 関節に診断の誤り，28 関節に不手際な手術手技などがあり成功したものは 46% にすぎないと述べており，手術については診断・手術技術が検討されることなく賛否両論が錯綜している。一般論として，石川ら (2005) は水泳者の治療は安静とトレーニング量の減少，物理療法，薬物療法，手術などにあると述べている。鈴木ら (2005) は thermal capsular shrinkage を採用，25 例に施行して結果は有効としている。穿孔には注意としているが，焼灼の範囲・深さ・程度に関しては触れていない。

　正しい治療を阻害している傾向は，現場における当事者達の医学知識への無関心，医療側の適切な指示の欠如などによるものであろう。手術を受けると元のスポーツ活動に復帰できないという選手や関係者の考えは，心臓・肝臓・腎臓移植が実践されている現代の医学・医療からいえば杞憂というより，むしろシャーマンの時代の思考である。医師が高度な検査技術を駆使して責任病巣を確定し，運動解析によるその発症の原因を同定，病態の経時的な推移を観察して，厳密に適応を選べば彼らを復帰させることが可能である。手術療法については正確な病態把握のもとで適応と判断すれば躊躇すべきでない。

　しかし，それにもまして重要なことは，医療スタッフが選手達から信頼されることであろう。医療の原則として患者，トレーナー，コーチおよび家族に，病態・診断・治療方針などの十分な情報を渡して，正しい判断と理解を得ることが肝要である (表 9-7)。

2. 治療方針　therapeutic plan

　保存的療法あるいは術後の後療法については下記のものがある。

　第 I 期：保存的治療あるいは術後の後療法の時期。日常生活に復帰するまでの期間で，通常の理学療法が行われる。

　第 II 期：日常生活復帰からスポーツ復帰 (練習に参加) までのウエイトトレーニングの期間。これは基礎体力作りの時期で，競技によって異なるが，術後 3〜6 カ月までは主に筋力の増強，筋持久力，筋瞬発力の向上を図るよう指導する。実際には痛みを引き起こさないこと，もし出ればプログラムを前段階に戻すことを原則とする。オーバーワークにならないようにトレーニングは間隔をおいて実施すること。ウォーミングアップ，ストレッチ，クーリングダウンなどを怠らないように指導する。野田ら (2008) は，投球障害にタオルを用いた投球矯正法を推奨している。これは，体が開く，倒れる，突っ込む，肘が下がる，手が遅れると表現されるフォームの矯正に役立つ。

　第 III 期：この期は練習参加から完全復帰までのスポーツ復帰の期間である。個人差はあるが選手各自に適した練習メニューを設定し，どこまで参加できるのか，どの程度まで実施してよいのか，次のメニューに無理なく進めるかなど，確実な状態を把握してプログラムの改編と指導を行う。

　第 IV 期：ここは現場復帰後に，修復された部位の状態を定期的にメディカルチェックする時期である。選手，トレーナー，コーチ，医療スタッフが，緊密に連絡をとって情報を交換して十分な管理を行えば，障害の再発防止は必ずしも困難ではない。

3. 投球による肩の障害の予防的訓練

　JOBE の勧める方法を紹介しておこう。

　①投球に先だち肩のマッサージとあらゆる運動方向への関節包の伸展を行わせる。②投球の前に 15 分間ウォーミングアップと，各方向への運動をしておく。③その後 5 分間休憩をとる。④運動後はウォーミングアップジャ

ケットを着ながら5〜10分ほど歩行してクールダウンする。そして約30分，投球側の肩の上にはアイスパックを，上肢は氷水中に入れて冷やすようにする。その後シャワーを浴び着衣する。

4. 治療上の留意点
valuable points to note in treatment

投球動作をする多くの選手には，ゆるい肩 loosening, hyperlaxity, あるいはその状態 translation, hypermobility などが認められるが，投球メカニズムからみると，微妙な捻じれや撓りなどの特性は巧緻性につながっており，必ずしも負の状態ではなくむしろ優れた点といえよう。しかし，一方ではその特性（素因）は投球障害につながりやすく，いったん発症すると回復し難いという面をもっていることを認識しておこう。痛みのあるゆるい肩の治療にあたっては，そのゆるさが痛みの原因なのか，あるいは損傷を受けたための痛みなのかを見極めることが大切である。

肩甲下滑液包の閉塞で関節内圧が高くなっていると，それが投球動作の肢位でさらに上昇して痛みの原因となることは既述したが，高くなった関節内圧が腱板疎部損傷，棘下筋腱損傷，腱板損傷などの症状をさらに増幅させていることを知っておこう。言い換えると joint distension による関節内圧の減弱で疼痛の寛解や機能障害の改善が得られ，時には手術適応を含め治療方針を大きく左右するからである。

投球フォームを改善することは病態発現の防止に役立つとも考えられるが，医師の守備範囲ではなく関与すべき問題ではない。しかし，障害のある選手に対して，確実な TOP の獲得，体幹，特に腰部と下肢の安定性の獲得，スタンス幅にこだわり重心が下がりすぎていないかなどについて，バイオメカニクスによる解析データを基に助言することは医療側の責務である。

菅谷ら（2010）は，肩のスポーツ障害とメディカルチェックのポイントについて述べている。それによると投球障害はオーバーヘッドの動作によるものがほとんどで，体幹と肩甲胸郭の機能低下が肩に負担をかけていると指摘している。

基準となるメディカルチェックが最良の医療提供を可能とする。

D. 投球障害の予防
prevention of throwing injury

1. その基本　the principle

投球障害を予防するためにはチームに所属する際のメディカルチェック，定期的な検診，自覚症状チェックリスト，性向，上肢の機能，視・聴力，その他など，他覚的検査を行う必要がある。個人差があり一律に選手の許容限界の設定することはできないが，苦痛に耐えて我慢しながら投球を続けさせないこと，自覚症状があれば気楽に報告できる態勢をとっておくことが重要である。もし，機能低下や心理的不安定状態を認めたとき，直ちに対応できるようにする。

社会的要請に応えてスポーツ医が多く輩出していることは良い傾向だが，一方では，障害の原因を解明することなく，ただ損傷部位を見つけて直す修繕屋が跋扈している現状がある。この解決には監督者，選手，コーチ，医師，理学療法士，運動分析の技術者たちが，情報を交換して行うグループ医療しかないであろう。

2. 予防対策　preventive measures

予防対策として，関係者による綿密な選手の観察と雰囲気の把握，健康指導や相談は欠かせない。一方では，投球障害の正しい知識を身につけさせ，それらの情報を先渡ししておく。疲労の回復方法として，休養や適度な全身運動を勧める。凝りや圧痛のある筋群に対しては，伸展と収縮の交互運動をすると，血流が回復し蓄積した代謝産物の排除に効果がある。愛護的な温湿布，ホットパック，熱気浴，超音波なども有効な方法である。気分転換のためレクリエーションも取り入れておこう。

3. 管理体制　management system

管理体制は初期障害の早期把握と原因となった要因の改善を図ることに尽きる。選手からの自己報告，管理者からスポーツ医への報告，さらに必要に応じた専門医，理学療法士，エンジニアによるメディカルチェック（図9-109）で管理体制は万全となる。既往のある選手では，軽度な投球でも症状が増幅されることがあるので，早期発見・初期治療に徹しよう。発症の原因となった要因を検討して，改善することも大切である。一定時間ごとの休養を決めて細かく指示しておく。症状の軽減あるいは

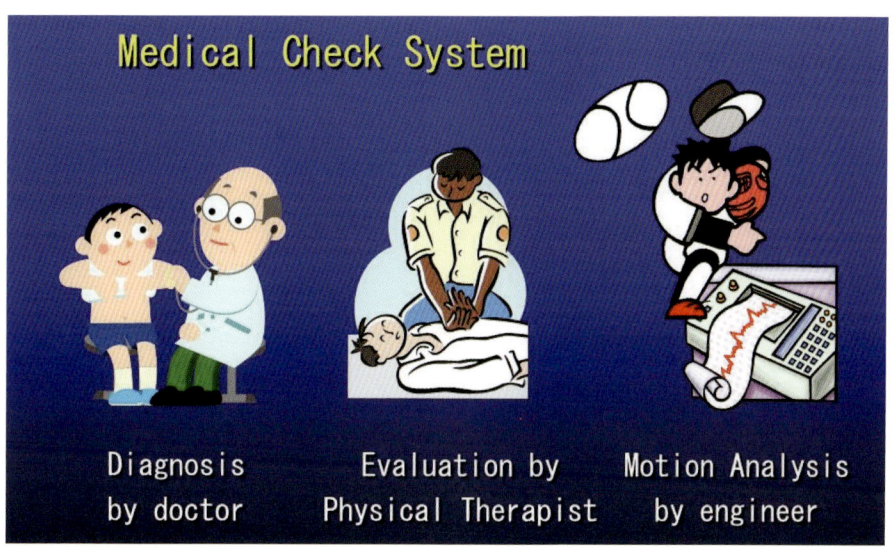

図9-109　重要なメディカルチェックシステム

回復した選手に対しては1日でも早い段階的復帰を図るなど，選手が安心して競技に参加できるチームを作りあげることが関係者の務めである。予防の要件をまとめておく。

米国リトルリーグの規則ではコーチやトレーナーらが選手の疲労を発見したとき，必ず休養をとらせている。また，4イニング以上投げたら3日間休息させ，1週に6イニングしか投げさせないなど，具体的に投球数を制限してスケジュールを守らせている。高校生のシーズンオフでの野球競技禁止なども，厳しいようだが管理体制の一環である。

4. まとめ

①情報の先渡しをする：監督・選手・関係者に技術への理解・障害について教育する。

②メディカルチェックを実施する：障害が発生したときに役立つ基本資料の作成を義務づける。

③試合日程の強行を禁止する：主催者の都合による試合日程，投手の3連投を禁止する。

④気楽に報告できる態勢を作る：監督と選手の間に，コーチ・トレーナー・医療関係者など客観的な立場からより詳細に選手の技術・体力・病変を観察できるマンパワーを配置する。

⑤早期報告を義務づける：校長・スポーツ医への症状の報告を義務づけ，初期治療の開始，記録の保存をする。

⑥専門医による専門的精査を行う：障害の強さ，反復発生などで精査・意見具申を要請する。

⑦社会的影響に配慮する：選手の非回復性障害は，訴訟・野球人口の激減につながることに留意する。

第 10 章　肩の治療

A. 局所注射のしかた
methods of injection and block

1. 肩峰下滑液包　subacromial bursa

　肩峰下滑液包への注射の方法としては，結節間溝，肩峰下腔，関節内に注入する MOSELEY (1969) の三点注射法がよく知られているが，結節間溝は易出血性，肩峰下腔は不確実，関節内注入には多量の薬剤が必要，などそれぞれ問題がある。筆者は烏口突起の1横指外側から内側に向けて針を刺入，まず烏口肩峰靭帯に当ててそれをつらぬき，抵抗が抜けたところで注射筒を引き，血管内に入っていないことを確認して注入する方法を行っている（図10-1）。

2. 肩甲骨内上角
　　medial superior angle of the scapula

　第7章「I．肩結合織炎」の項（248頁）を参照。

3. 肩甲上神経　suprascapular nerve

　肩甲上神経ブロックは肩峰下滑液包炎や腱板炎，あるいは原因不明の肩関節痛に対して診断の目的でも行われる。本法は1%キシロカイン10～20 ml を，肩甲切痕内を通過する肩甲上神経に注射する方法だが，ときにステロイドを混和することもある。持続時間は1～2時間で，当部に炎症のあるものでは数回の注射で症状が軽減する。
　手技は，①患者は坐位で背骨を伸ばし姿勢を正しくさせ腹部の前で指を組ませておく，②肩甲棘に消毒液で線を引き，その中央のところで垂線を上下に下ろす，③四つの区分の上外方の部を等分するように交点から線を引く，④交点から2.5 cm のところから斜前内方に向け針を刺入，⑤肩甲切痕に達したところでその部に薬剤を注入する（図10-2）。

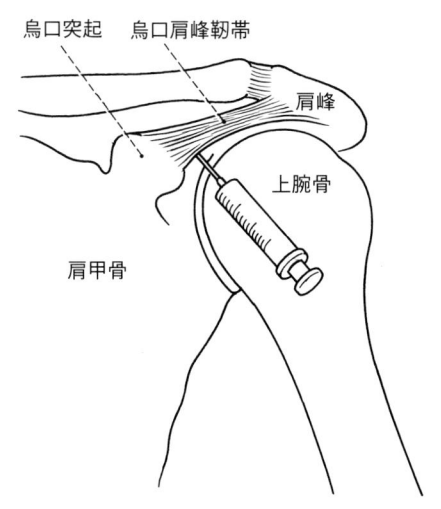

図 10-1　肩峰下滑液包への注射の方法

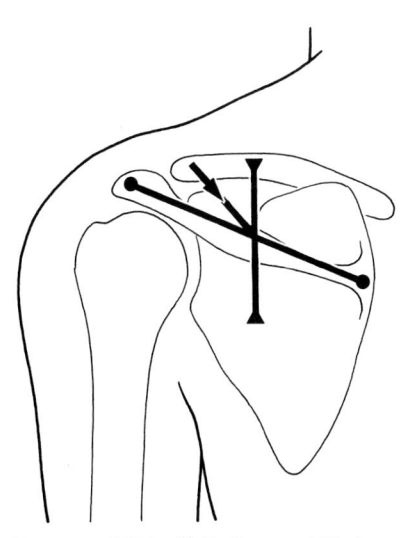

図 10-2　肩甲上神経ブロック刺入点

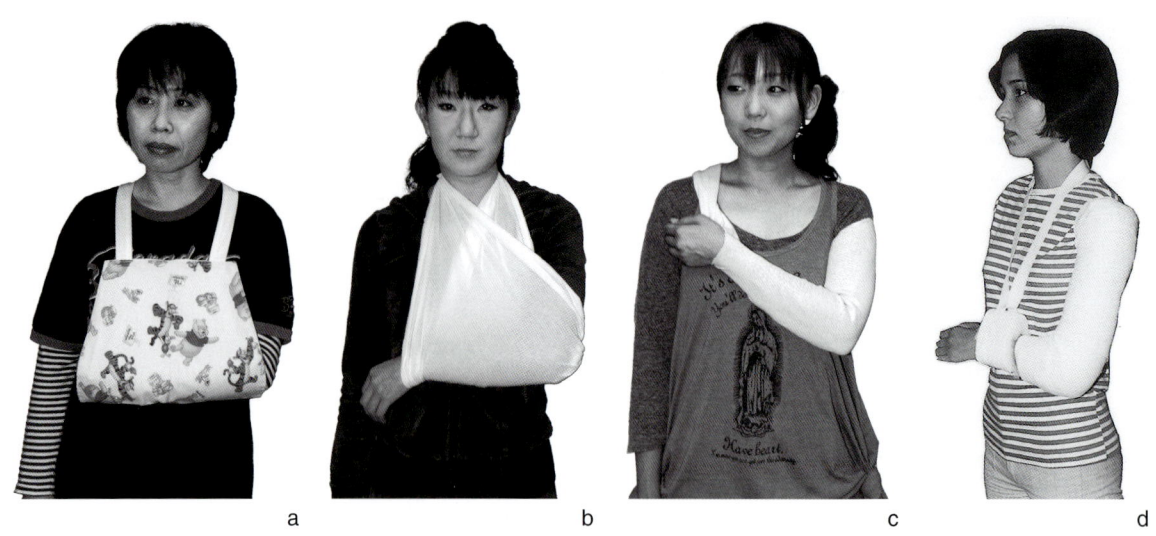

図10-3 いろいろな上肢固定法　a：手提包　b：三角巾　c：ストッキネット　d：coaptation splint

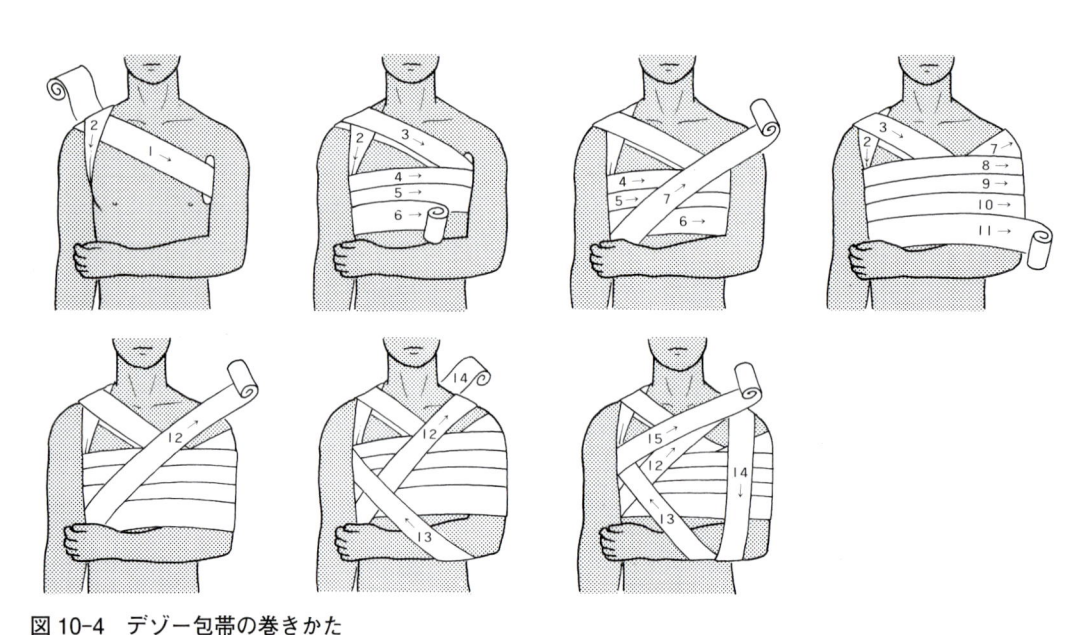

図10-4 デゾー包帯の巻きかた

B. 外固定のしかた
methods of immobilization

1. 布・包帯固定（図10-3）
immobilization with cloth/bandage

肩を支持し固定する三角巾 mitella triangularis による提肘は古くから知られている。なかでもフランスの外科医デゾー DESSAULT（1744-1795）とヴェルポー VELPEAU（1795-1867）の名を冠した包帯による胸壁固定法はあまりにも有名である（図10-4, 5）。ジュール包帯，セイア SAYRE 絆創膏固定，8字包帯固定などもよく使われている（図10-6, 7）。筆者は従来の三角巾の装用方法では外旋防止ができないので，逆に巻く方法を考案して使用している（図10-8）。

2. ギプス固定　immobilization with plaster cast

ギプスによる固定法は，鎖骨ギプス包帯，外転位ギプス包帯，Zero Position ギプス包帯などがあるが，各項で記載しているので図示にとどめる（図10-9）。

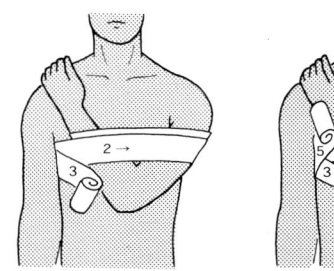

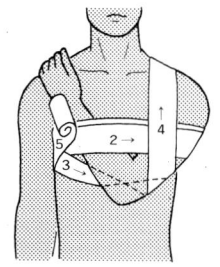

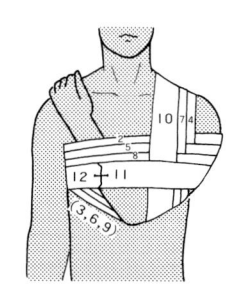

図 10-5　ヴェルポー包帯の巻きかた

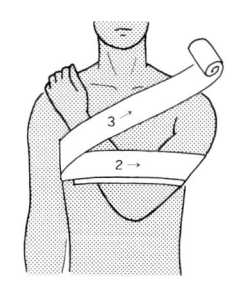

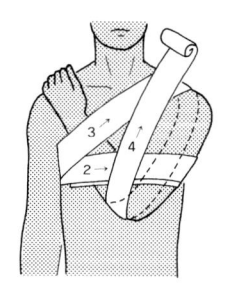

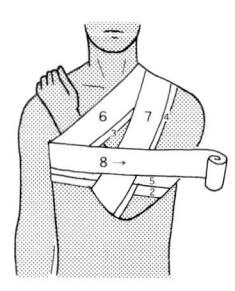

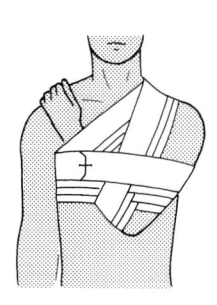

図 10-6　ジュール包帯の巻きかた（石山俊次ほか，『図説包帯法』による）

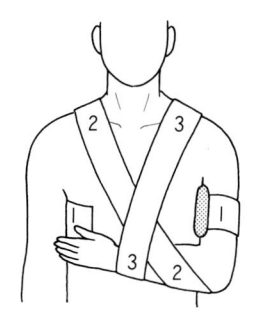

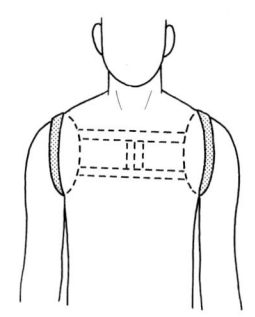

図 10-7　セイア絆創膏固定と 8 字包帯固定

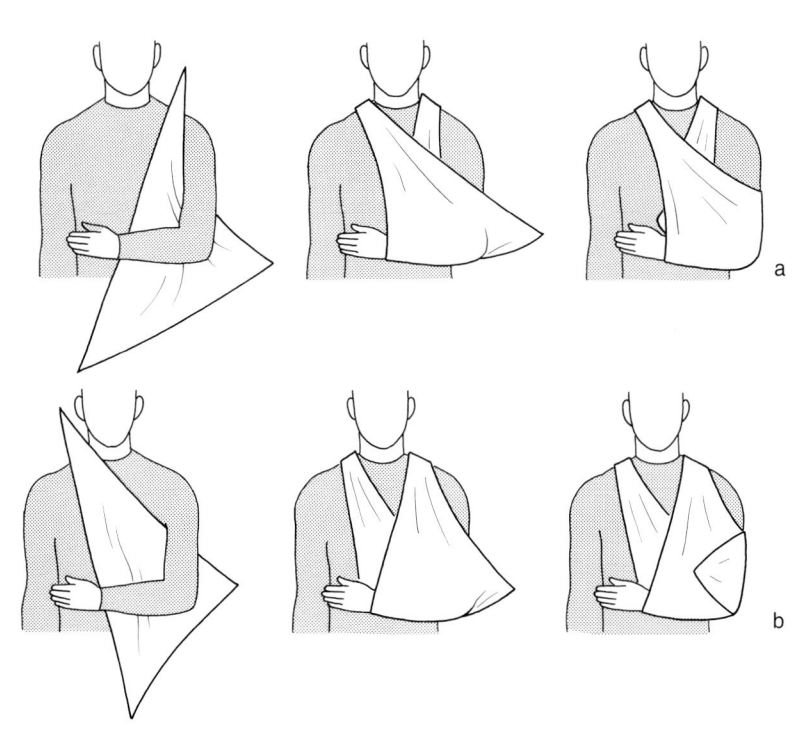

図 10-8　三角巾の巻きかた
　a：外旋制限ができる筆者の巻きかた　b：成書にある慣用法

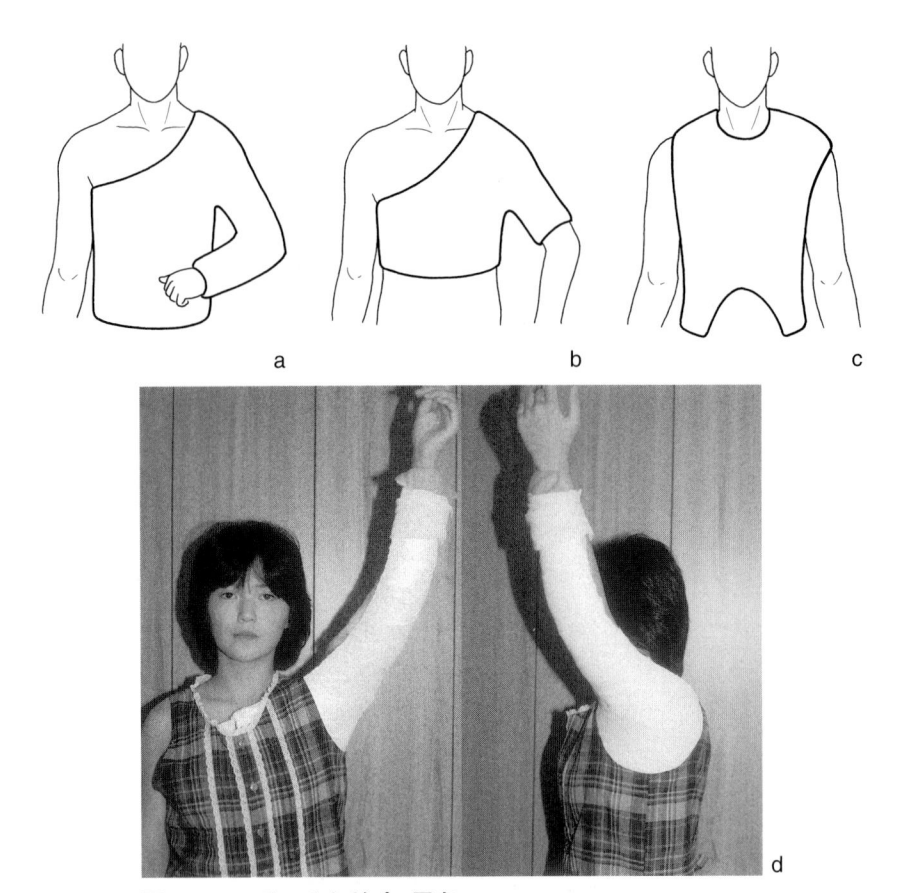

図 10-9 いろいろなギプス固定
a：外転位ギプス　b：肩鎖関節ギプス　c：鎖骨ギプス　d：Zero Position ギプス

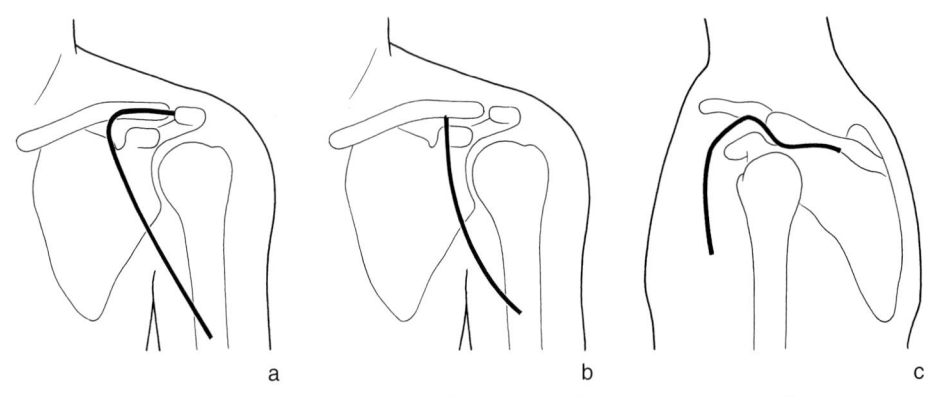

図 10-10 前方侵入　a：Thompson と Henry 法　b：Ollier 法　c：Cubbins の皮切法

C. 関節への侵入方法
surgical approach to the shoulder joint

肩関節に侵入する方法には前方・上方・側方・後方，腋窩などがあるが，それに肩甲骨へのものを加えて記載する．

1. 前方侵入　anterior approach

これは前方内側部から侵入するもので，鉤状に切る Thompson と Henry の方法，弧状に切る Ollier の方法，側方に切開を展開できる Cubbins の方法，それに筆者の愛用する前外側切開がある．前二者は anteromedial approach と呼ばれており，筆者は後二者を anterolateral approach として区別している（図 10-10）．

鉤状切開はわが国では Lexer の切開，Robert 切開と

も呼ばれ古くから採用されてきたものである．肩関節の前方から鎖骨真上を内方に向かい，鎖骨外1/3のところで下方に転じ，三角筋前部線維の内側縁に沿って下方の付着部に向かう切開である．三角筋は少し縫いしろを残してはずし，橈側皮静脈は避けるか結紮して，三角筋と大胸筋は下方で鈍的にはずして展開を拡げる．本切開は烏口突起を中心に広範な視野が得られるので，あらゆる手術の基本的なもの，肩の外科はこの切開で始まったといってもよい．

弧状切開は烏口突起尖端の内側あたりの鎖骨下に始まり，三角筋前部線維の内縁と平行に橈側皮静脈より少し外側を外斜方へ向かうもので，烏口突起，肩甲下筋，二頭筋長頭腱の展開に役立つ．

CUBBINSら（1934）の切開は，LEXERの切開を側方，後方に延長することができるものである．肩峰の外縁に沿って後方にまわり，三角筋の前枝・中枝・後枝をはずすので側後方部分が広く観察でき，広範囲断裂の修復が容易となる有用な侵入法といえる．前方切開では，肩甲下筋腱の下縁の前上腕回旋動脈を損傷しないこと，烏口腕筋腱を引きすぎて筋皮神経を麻痺させないようにすること，などに注意する．

しかし，これらの大きな侵入法が肩の外科を志す医師に，「肩関節手術は難しく厄介なもの」との印象を与えてきたことは否定できない．事実，筆者は「ここまで展開しないと肩関節は見えないのか」という疑念をいつももっていたことを覚えている．

1970年，当院開設を機会に，筆者は従来の方法を放棄して前外側切開 anterolateral approach を始めた．それは，烏口突起外側から約1横指のところで腋窩に向け縦に走る5～7cmの小切開で入り，三角筋線維を筋鉤で鈍的に分け，直下の滑液包に縫合糸をかけて切開，烏口突起，烏口肩峰靱帯，肩峰下部，烏口上腕靱帯，腱板など関節全域を視野に入れ，さらに関節内に達することができる至便なものである（図10-11）．橈側皮静脈に触れることはなく烏口突起もよく見え，LEXERの切開に比

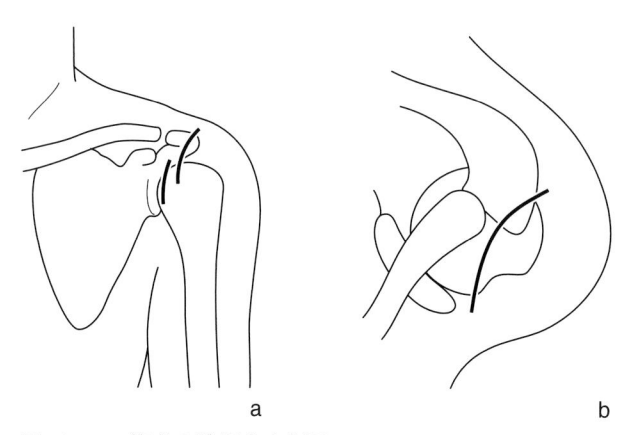

図10-11 筆者の愛好する皮切
a：経肩峰切開と前外方切開　b：経肩峰切開（上からみたところ）

べて約30分以上も時間を短縮することができる．さらに，必要に応じて切開を上・下方に延長することで，上腕骨近位骨折や人工骨頭置換などにも対応できる有用なものである．

2. 上方侵入　superior approach

これにはCODMANが記載したサーベルカット法 saber-cut incision と，経肩峰侵入法 transacromial approach がある（図10-12）．

Saber-cut法は騎兵の軍刀サーベルによって切られた創に似ているところからの命名であろう．三角筋前枝・中枝線維の境界上を4cm皮切して肩鎖関節直上を通り，さらに後方に5cm背側に下行する逆U型の切開で，視野を拡大したいときは肩甲棘と肩峰の間を切断して目的を達することができる．肩峰から三角筋線維をはずすときには再縫着のことを考えておく．

経肩峰侵入法はMcLAUGHLIN（1944）とDARRACH（1945）によって行われた方法で，肩鎖関節の外側に切開があることがサーベルカット法と異なっている．本法は必要に応じて肩峰の骨切り術を行い，視野を広げることができるし，肩峰切除術が同時に行える一石二鳥の方法である．

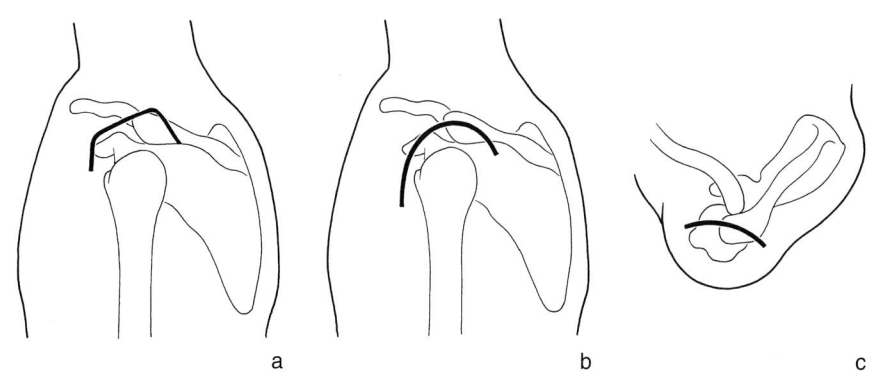

図10-12 上方侵入　a：saber-cut法　b：経肩峰侵入法　c：上からみたところ

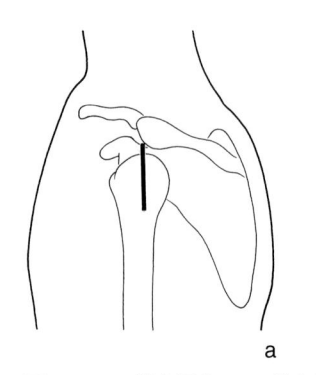

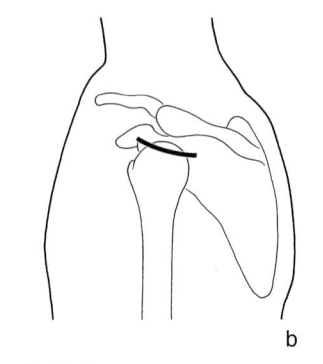

図 10-13 側方侵入　a：縦皮切法　b：横皮切法

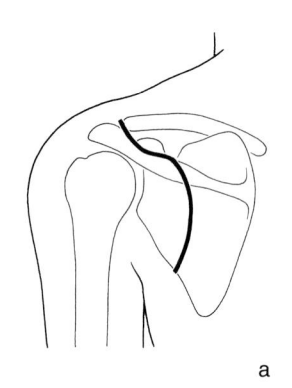

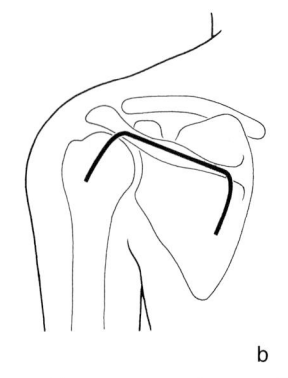

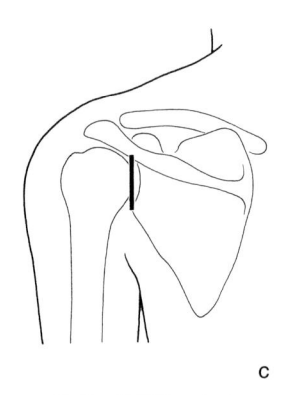

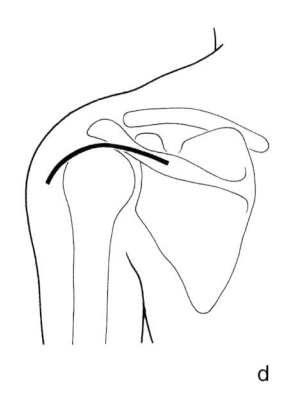

図 10-14 後方侵入　a：Kocher 法　b：Abbott と Lucas 法　c：筆者の慣用法　d：Bennett 法

筆者は高齢者の腱板広範囲断裂の修復にはこの侵入方法を愛好している。

3. 側方侵入　lateral approach（図 10-13）

側方からの侵入は下方に横たわる腋窩神経のため，必然的に切開の長さが限られる。縦切開は外側から三角筋を縦に分けて入る侵入法 deltoid-splitting approach で，肩峰先端から下方に 5 cm ほど切開するもので，大結節の損傷や石灰沈着摘出のとき有用である。関節固定術や Bateman 法，多数腱の移行術のような侵襲の大きい形成術をするときは，肩峰のところで前後に開排できる T 字型切開，あるいは前方が展開できる逆 L 字型切開が採用される。

横切開は肩峰下 2.5 cm の外側で，約 5 cm 横切するもの。Gardner ら（2005）は屍体で前方側方切開について調べ，大結節から 35 mm 内は安全としている。

4. 後方侵入　posterior approach（図 10-14）

諸家の好みによっていろいろな後方切開が選ばれている。Kocher（1911）の方法，Abbott ら（1952）の方法，Bennett（1941）の方法，筆者（1974）の方法などがある。

Kocher の後方 S 状切開は，肩鎖関節から肩峰の上縁を通り肩甲棘に沿って内方に向かい中央のところで下行するものである。三角筋の後部線維をはずして後方を広く展開し，棘下筋または小円筋の間を分けて関節に侵入することができる。

後方逆 U 字型切開は Abbott らによって始められたもので，肩甲棘に沿う切開を中心に，内側は内縁に沿って外側は三角筋の中・後部線維の分界線に沿ってそれぞれ切開を延長する方法，一方，Bennett の切開は肩甲棘の外側半分を棘に沿って切開し外方に向かうものである。

筆者の方法は肩峰直角から腋窩に向かって 5 cm の縦切開をするもので，三角筋と棘下筋の線維を鈍的に分けて直ちに関節包に達することができる。太った人では深い筋鉤を必要とするが，侵襲が少なくてすむ有用な方法で，臼蓋の骨切り術 glenoid osteotomy や臼蓋形成術 glenoplasty に最適である。Wirth ら（1993）も過去 11 年間にこの切開を 35 例，42 肩に採用してその至便性を報告している。Gauger ら（2011）も，後方からの小さいアプローチを推奨している。

5. 腋窩侵入　axillary approach

手術創が見えないようにという美容上の問題から普及した方法で，臼蓋前下縁の修復には前方腋窩からの侵入法が採用されている。大胸筋と三角筋の間を分けて入

図 10-15　肩甲骨侵入

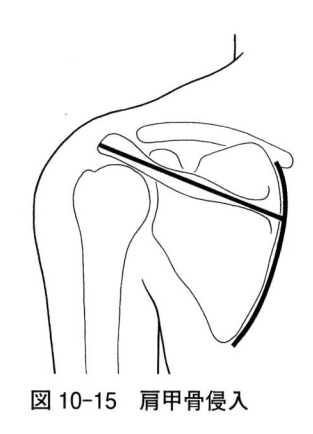

り，必要があれば烏口突起に付着する筋を切離して視野を拡大する．

6. 肩甲骨侵入　scapular approach（図 10-15）

肩甲骨の内縁に沿って皮切し，あとは僧帽筋の線維に沿って展開し肩甲棘の部分ははずしてゆく方法．全背面をみるときはさらに肩甲棘上の切開を加え，僧帽筋上部線維と三角筋後部線維を切離し，次いで棘上・棘下筋を貝の身をはずすように付着部からはずす．

D. 手術時の肢位
surgical position

手術の目的によってさまざまな体位が選択される．通常の手術では仰臥位でのビーチチェアポジション beach chair position，鏡視下手術では側臥位，臼蓋形成術では伏臥位というのが一般的である．

ビーチチェアポジションについて，丹下ら（2009）はこの肢位では脳が心臓より高位にあるため脳灌流圧が低下するのではないかと危惧して調査を行ったが，結果から健常者では本肢位での脳血流の低下はないと結論している．また，鏡視下手術で本肢位を採用した梶田ら（2009）は脳血流と脳波の変化を調べて，合併症はないが regional cerebral oxygen saturation の有意な低下があったことを指摘している．小林ら（2008）は，横臥位鏡視下手術で突発性気胸をきたした 1 例を報告している．一方，Lyman ら（2006）は術後の深部静脈血栓と肺栓塞について調べ，前者は肩が 5.0％，股と膝では 15.7％，後者は肩が 2.3％，股が 4.2％，膝が 4.4％で，肩での発生は低いとした．

E. 手術術式
surgical techniques

肩の疾患に対する手術術式は，それぞれの項で記述しているので参照されたい．

1. 腱板断裂形成術　arthroplasty of the shoulder

腱板損傷の項，176 頁参照．

2. 腱板疎部形成術　arthroplasty of rotator interval

腱板疎部損傷の項，217 頁参照．

3. 臼蓋骨切り術　glenoid osteotomy

動揺性肩関節の項，228 頁参照．

4. 第 2 肩関節形成術，三角筋切除術，大胸筋移行術，肩甲骨頚部骨切り術，上腕骨頚部骨切り術，大結節形成術　arthroplasty of the second joint of the shoulder

肩関節拘縮の項，169 頁参照．

5. 肩甲骨内上角切除術　resection of the superior angle of scapula

肩結合織炎の項，248 頁参照．

6. 反復性肩関節脱臼形成術　arthroplasty of shoulder dislocation

反復性肩関節脱臼の項，281 頁参照．

7. 肩鎖関節脱臼形成術，鎖骨端切除術　arthroplasty of the AC dislocation and resection of the end of clavicle

肩鎖関節脱臼の項，311 頁参照．

8. 鎖骨骨折に対する術式
osteosynthesis of fracture of the clavicle

鎖骨骨折の項，337頁参照。

9. 肩関節滑膜切除術
synovectomy of the shoulder joint

肩関節内の炎症が強く，滑膜の肥厚・増殖，関節骨軟骨の破壊などのため機能が障害されるとき滑膜切除術の適応がある。以前は陳旧性の結核に対して行われていたが，現在では関節リウマチの外科的療法の主幹となっている。

術式は肩甲下筋腱をはずして関節内を展開，腱板の付着部，特に大結節，骨頭後上方欠損部 posterolateral notch，下部関節包，臼蓋周辺に増殖している滑膜の切除を可及的に行う。陳旧性の症例では増殖した滑膜が腱板を穿孔して第2肩関節に及んでいることが多いので，搔爬だけでなく肩峰部の骨棘摘出，肩峰下・烏口突起下・三角筋滑液包などの郭清，などへの侵襲も必要である。五十嵐(1974)は腋窩侵入のうち後下方からの滑膜切除術が有用と報告しているが，彼自身が触れているように主たる病変が存在する上方部が視野に入らない欠点をもつ。

10. 上腕骨回旋骨切り術
rotation osteotomy of the humerus

上腕骨骨軸を変えることで肩関節の痛みを減弱させ，機能を改善しようとする試みは1960年頃から始まっている。WEBERら(1967)は本法を習慣性肩関節脱臼の防止に用いたが，一般的にはリウマチに侵された膝関節や中手骨に対するものが主流である。BENJAMIN(1974)は軟骨下の充血や骨髄内圧上昇に対処するために本法を採用したが，それは転位させない程度の骨切りを上腕骨頚部と臼蓋の2カ所に行うもので，二重骨切り術 double osteotomyと呼ばれている。16例のリウマチ患者に本法を実施した彼は，関節固定術や全関節置換術のものより優れていると結論している。

11. 筋腱移行による機能再建術
functional reconstruction by tendon transfer

神経麻痺が原因で起きた肩の障害に対して，残された筋腱を活用してその機能を再建する方法は古くから行われているが，津山ら(1968)は12歳以下の小児や日常生活上で固定術が施行できないような女性などで，不全麻痺で上腕の回旋能力が残存している場合，効果がある方法として積極的に実践している。

筋腱移行術は，一つの腱に行うものと複数の腱を利用する多重的な方法とがある。移行に際しては，バイオメカニクスから考えて術後に十分な機能が果たせるような筋腱を，選択する必要がある。SAHAら(1967)はこれらを，①外転機能をもつ prime mover(三角筋前・中・後枝，大胸筋鎖骨部)，②glidingやrollingなどを司る安定筋群，すなわち短回旋筋の役目をする steering muscles，③機能を遠隔操作する長回旋筋の役目をもつ depressor muscles(大胸筋胸骨部，広背筋，大円筋，小円筋)などに分類している。

今までに発表されている手術法を紹介しておこう。挙上と外転機能を獲得する方法としては，切採した筋膜片を僧帽筋に足して長さを確保し，三角筋付着部に縫着するMAYER(1954)の方法が知られているが，最近は僧帽筋を肩峰片とともに上腕骨に移行・移植するBATEMAN(1955)の手技が普及している。1990年，AZIZらによる27例の経験が報告されている。津山(1971)はMAYER手技を改良して，筋膜片の代わりに三角筋をロールにして僧帽筋尖端に連結し，"おさえ"として二頭筋と烏口腕筋を肩峰に移行する方法を考案して効果をあげている。伊藤(信)ら(1995)は腕神経叢損傷全型に対して，BATEMAN法と肩甲挙筋移行術を併用して良好な結果を得たと報告している。

しかし，BATEMANの方法だけでは，挙上動作につれて上腕軸が内旋して実効性がないので，それを防止するため広背筋腱を棘下筋腱の後方に移行しておく必要がある。HARMON(1950)は三角筋後枝を前方に移行する術式を発表している。

1967年，SAHAらは筋腱移行の多種多様な利用法をまとめて報告した。挙上の補助手技として胸鎖乳突筋の外側への移行，短回旋筋として肩甲挙筋の大・小結節への移行，肩甲下筋の機能保持のため小胸筋あるいは前鋸筋上部二枝を移行連結，肩甲下筋機能と対抗させるため広背筋を棘下筋後方へ移行，などがそれである。筆者は肩甲下筋腱の機能代償として大胸筋鎖骨枝の小結節への移行を行っている。

僧帽筋麻痺に対する方法としては，肩甲挙筋を肩峰に移行し同時に回旋防止のため広筋膜を用いて肩甲骨上部と脊椎を固定するDEWAR-HARRIS(1950)法，三角筋麻痺に対するものとしてHOUら(1991)の大胸筋の移行法，前鋸筋麻痺に対する方法としては，広筋膜を使って肩甲骨を脊椎に固定するWHITMAN(1932)法，小胸筋を肩甲

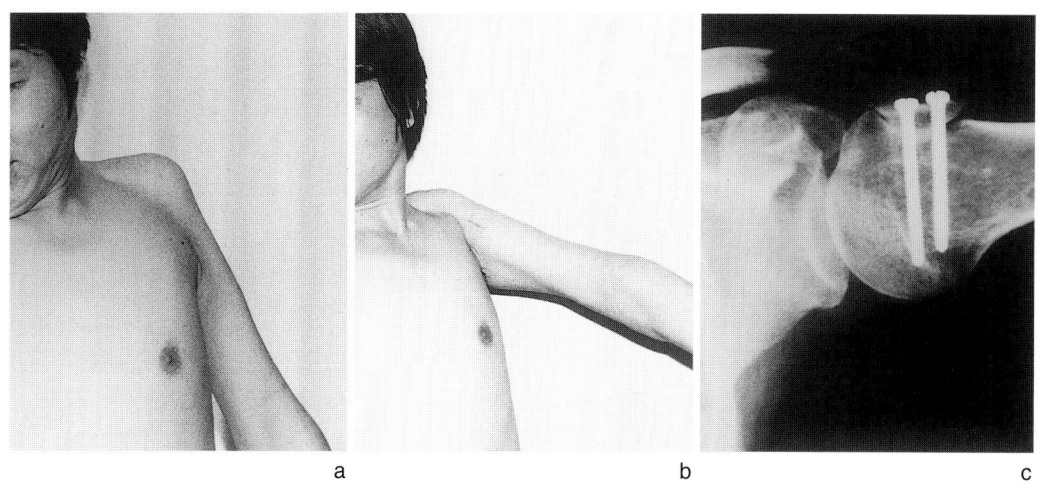

図 10-16　BATEMAN 法＋広背筋腱移行による機能再建法　関節形成手術
a：術前挙上不能　b：前挙 70°まで挙上獲得　c：挙上時レントゲン写真

骨外縁に移行する方法，前二者に大円筋と前鋸筋下部枝との固定を加える方法などがある．

分娩麻痺では内旋位の拘縮を取り除くことで，かなりの機能が改善されるものがある．したがって，程度の強いものには，肩甲下筋と大胸筋の切離および烏口突起を含めての腱切離（SEVER, 1918）の方法がとられている．FAIRBANK (1948) は上記手技のほかに関節包の切開とそれに伴う不安定性に対して骨頭を鋼線で錨着したが，L'EPISCOPO (1939) は固定の代わりに広背筋と大円筋を上腕骨に移行して安定性を得ようと試みている．一方，DEPALMA (1950) は，SEVER の方法に上腕骨の骨切り術を加えて回旋域を確保している．本邦では，井上（紀）ら（1976）の"挙上は可能だが，回旋のできない症例に骨切り術が有効であった"との報告がある．

12. 筆者の行っている方法（BATEMAN 法と広背筋腱移行術の併施）
the author's preferred method for reconstruction by tendon transfer

筆者は麻痺肩には第一選択として BATEMAN の方法を愛用している．しかし，前述のようにこの方法だけでは挙上に際して前腕の重みのため上腕軸が内旋して，挙上動作の実効性が全くなくなってしまうので，それを防止するために広背筋腱を棘下筋腱の後方に移行する手技を行っている．適応は手指・肘関節の機能が存在している症例にあるが，全型でもまず肩関節の機能回復を得た後に，手指・肘関節に対する再建が計画されているものには，順序を問わずに行っている．

1970 年から 42 年間に当院で行った手術症例について述べておこう．総数は 25 例（27 関節）と少ないが，男女比は 16：9，左右比は 21：6，年齢は 8〜62 歳に分布し，手術時年齢平均は 30.9 歳である．主訴は，上肢の動揺性による日常生活の支障である．特に困難な動作は整容動作，ことに衣服の脱着で，女性では患側肩周辺の筋萎縮が強く，衣服で外観を整えても左右不均衡が隠せないことを悩んでいるものが多い．発症機転は労働中あるいは単車での転倒事故による上腕神経叢の損傷によるものが 20 例，分娩麻痺によるもの 4 例（女性 3，男性 1），ポリオによるもの 2 例，筋肉注射によると思われる三角筋萎縮の 1 例などである．上位型は 9 関節，全型は 18 関節で，このうち 8 例が STEINDLER 変法，4 例が肋間神経移行術を受け，かなりの手指・肘関節機能の回復を得ているものである．病態からみて BATEMAN 法を行ったもの 10 関節，広背筋を併施したものは 17 関節である（図 10-16, 17）．

手術手技について述べる．①全麻下で，側臥位上肢外旋位をとる，②肩峰から 5 cm ほど近位のところから，遠位に向けて 10〜15 cm の縦切開で侵入，③用廃で弛緩しきっている腱板をできるだけ縫縮して，ある程度の安定性を肩関節に与えておく，④僧帽筋腱をつけたまま肩峰を骨切りしてはずし，僧帽筋の中枢部分を用手および鋏で丁寧に剥離する（このとき僧帽筋付着部が骨片からはがれないように注意），⑤鎖骨を 3 cm ほど切除して僧帽筋の前方部分の剥離を容易にする，⑥肩峰下の滑液包を切離しながら，肩峰骨片を外下方に可及的引き出し，弾性を保ちながら大結節部を越えるかどうかを確認する，⑦肩峰骨片を 2×2 cm に形成する，⑧上腕骨の大結節下後方に骨片を埋め込むための骨溝（四角形で骨片と同寸法のもの）を作製する，⑨最後に上肢を外転して僧帽筋有茎の肩峰骨片を溝に打ち込み 2 本の釘で固定，さらに骨片と軟部組織を縫合して補強する，⑩ゆる

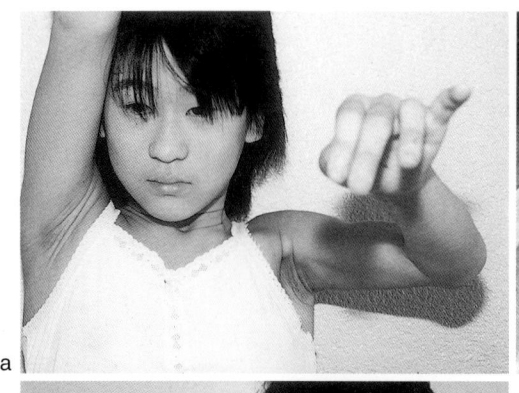

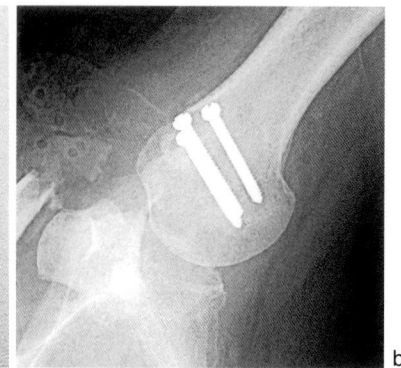

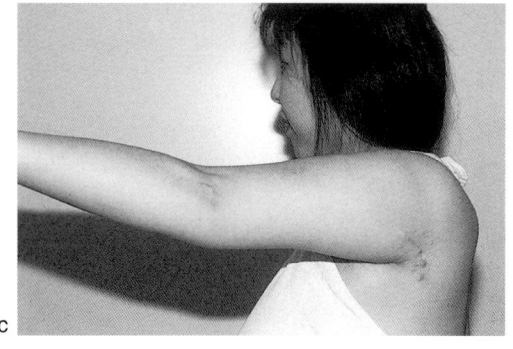

図10-17 BATEMAN法＋広背筋腱移行による機能再建法 関節形成手術
a：術後90°まで挙上獲得
b：同レントゲン写真
c：別の症例

んだ軟部組織を縫縮して手術を終了する。

後療法は外転100〜120°，水平内転30°肢位のギプスを約6週間装用させるが，創治癒を待ってギプス上半分を切割して，肩甲骨係留筋群の自動での筋収縮運動を始める。また，120°以上の受動的挙上を行って躯幹イメージ body image を覚えさせる。4週目からギプスによる上肢支持のなかで自動挙上運動を指導，除去後はアームレスト arm rest で60°側挙位を保持させながら本格的なリハビリテーション・プログラムを処方する。早期のギプス除去は移行した腱の伸長を助長するので，できるだけ長く固定しておくほうがよい。

術後の経過は1〜28年に分布しており，平均19年である。追跡調査の結果は，腕神経叢損傷では自動可動域は30〜90°に分布（平均53.3°），自動外転域は30〜80°（平均58.9°）で，術前と比較して著しく改善されたものから，あまり回復せず肩関節の安定性と肩甲骨の setting phase を確実に取り込んだだけのもの，など多様である。分娩麻痺では自動運動は60〜100°に分布（平均83°），自動外転域は60〜90°（平均68.5°）で，この群は術前と比較して著しい改善をみている。

日常生活動作群の評価では，前挙または外転が50°以上可能な症例は手を口にもってゆくことができるもので満足度が高い。満足度の高い症例（68％）をみると，前挙が平均80°，外転が平均64°可能なもので，不満足な症例ではそれぞれ30°以下の可動域しか得られていない症例である。腕神経叢損傷で手指・肘の機能のあるものは比較的満足度が高いが，当然なこととして全型に不満足なものが多い。しかし，これは手指・肘機能の再建で改善される可能性があり，専門医による早期の再建が望まれる。また，経時的に機能が減弱しているものには，抜釘時に軟部組織を再縫縮して機能再建を図ることができるので利用しよう。

本法は，麻痺肩の症例で手指・肘機能のあるものには絶対的適応がある。もし，可動域の回復が期待以下であっても，安定性の獲得による日常生活動作群の改善で患者の満足度は高い（図10-18）。

13. 肩関節固定術　arthrodesis of the shoulder

腕神経叢麻痺やポリオで肩甲骨周囲筋が温存されているにもかかわらず，三角筋麻痺のため上肢機能が著減しているとき，肩関節固定術の適応がある。これは肩を強直させて肩甲骨の運動を上肢に介達して少しでも代償運動を得ようとするもので，肘および腕関節の自動運動のできないものでは効果がない。

骨頭と臼蓋の骨適合面は少なく，いつも上肢の重力がかかって圧迫力が働かないこともあって，両者の骨性癒合を得ることは困難である。手術方法として，①直接関節内に侵襲するものと，②関節外で上腕骨と肩甲骨間を架橋状に骨移植する方法があるが，結核の激減した現在ではほとんど前者が採用されている。年代順に行われた術式を紹介しておこう（図10-19, 20）。

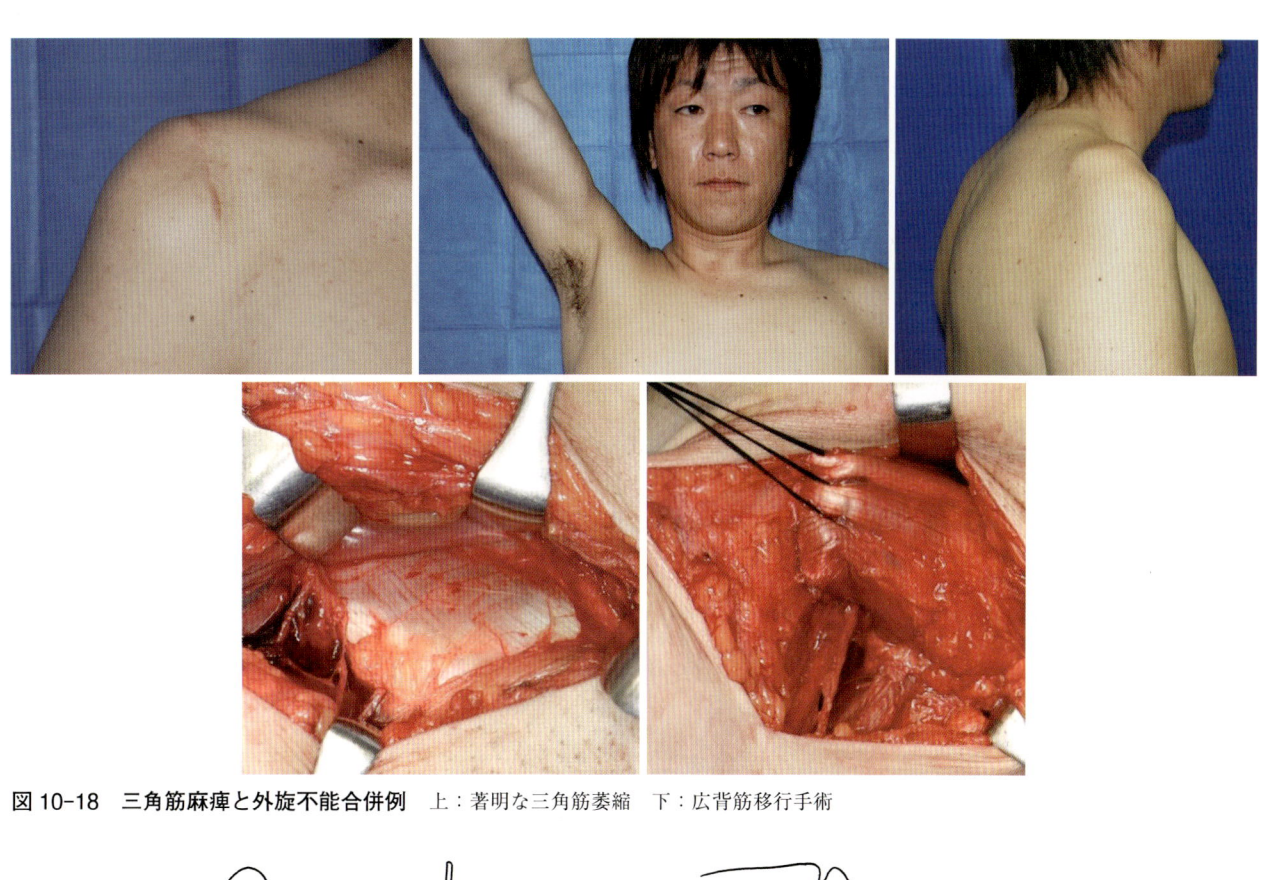

図10-18 三角筋麻痺と外旋不能合併例　上：著明な三角筋萎縮　下：広背筋移行手術

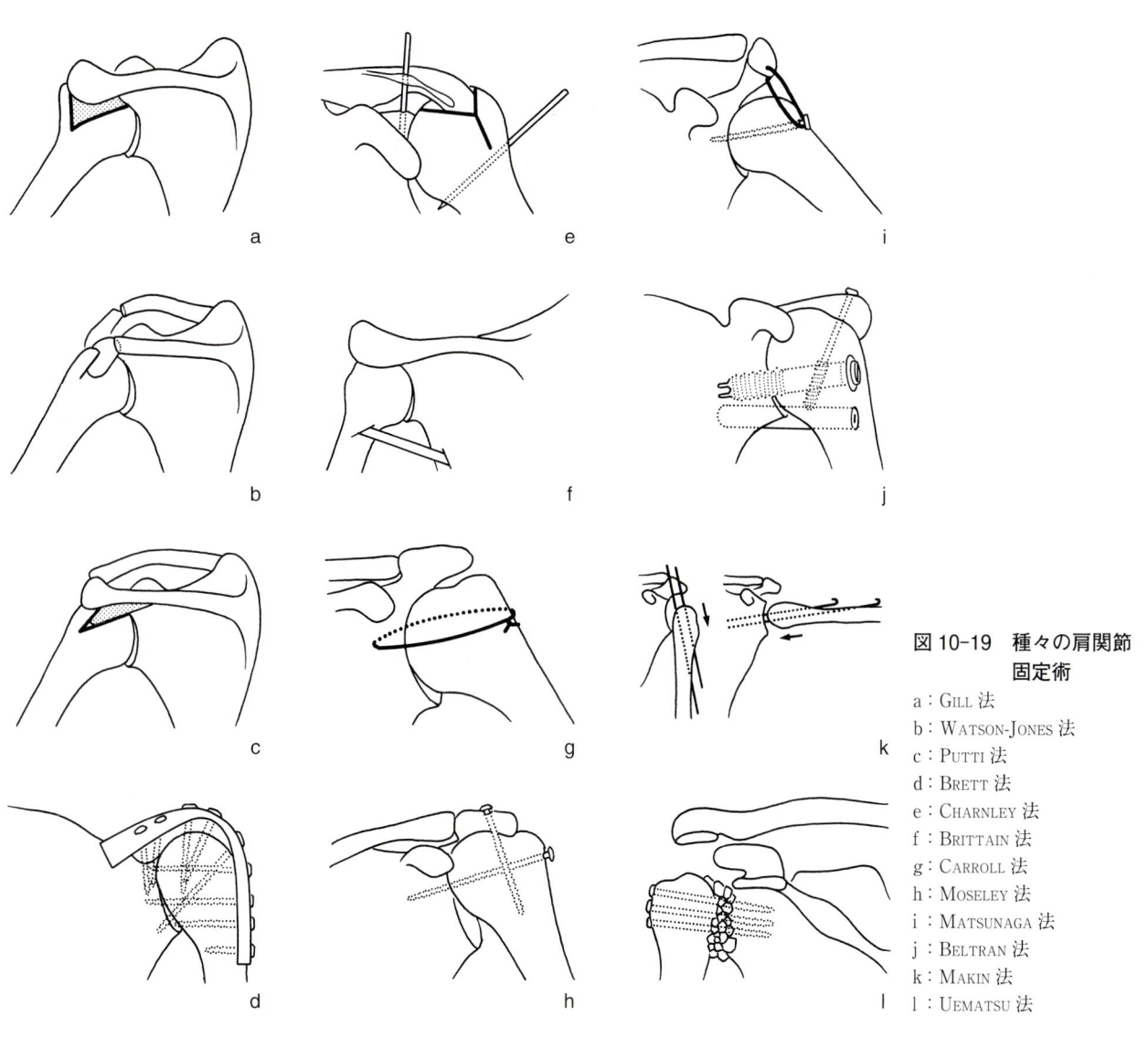

図10-19 種々の肩関節固定術

a：Gill法
b：Watson-Jones法
c：Putti法
d：Brett法
e：Charnley法
f：Brittain法
g：Carroll法
h：Moseley法
i：Matsunaga法
j：Beltran法
k：Makin法
l：Uematsu法

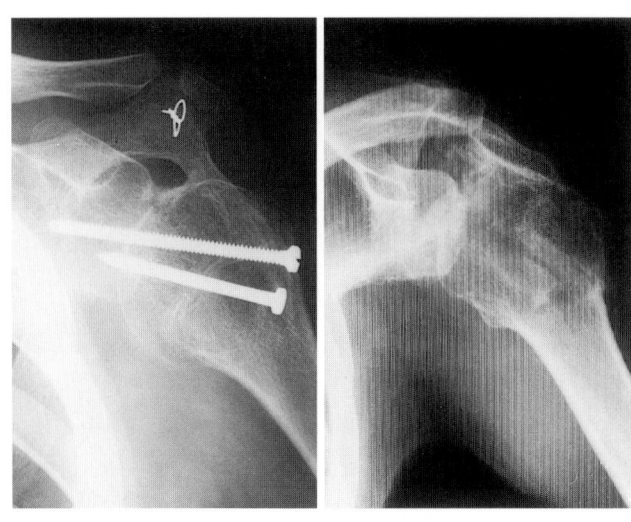

図 10-20　肩関節固定術　自験例

a) 骨頭を肩峰に適合させるように刻みこみ，形成固定する GILL 法 (1931)。b) 骨頭を割って口をあけたように形成し，これに骨折させた肩峰と鎖骨を食べさせるようにして固定する WATSON-JONES 法 (GOCHT 法，1933)。c) 肩峰と肩甲棘を骨切りし上記のように骨頭内にはめ込む PUTTI 法 (1933)。d) 巨大なプレートと多数のスクリューを用いて骨頭と肩峰，肩甲棘を広汎に固定する BRETT 法 (1933)。e) 骨頭と肩峰を適合させておき上方と側斜方から2本のピンで止める CHARNEY 法 (1951)。f) 関節内に病巣がある場合，それを避けて関節外に移植骨を架橋する BRITTAIN 法 (1952)。g) 骨頭と臼蓋に鋼線を通して固定する CARROLL 法 (1957)。h) 骨頭を完全にリーミングして上方と側方からスクリューで固定する MOSELEY 法 (1961)。i) 肩峰を有茎のまま骨頭と臼蓋に骨移植する DAVIS 法 (1962)。j) 骨頭と臼蓋の中心にスクリューを入れ固着し，さらに肩峰と挿入釘を縫合糸4本で結び安定化を図る MATSUNAGA 法 (1972)。k) 特殊な太い釘で骨頭と臼蓋を固定し，別のスクリューで肩峰と骨頭を固定，別に下臼蓋結節に向け移植骨を打ち込む BELTRAN 法 (1975)。l) 側挙 80～90°の固定肢位を要する小児の麻痺肩に適合がある MAKIN 法 (1977)。軟骨が多いので，まず肩峰から骨頭へ2本の鋼線を刺入して上腕骨に出し，次に外転して臼蓋にそれを刺入し直し固定する方法。m) 後方から肩峰と肩甲骨棘を切採し移植し，3本のスクリューの圧迫で固定する UEMATSU 法 (1979)。

固定肢位については，患者によってまた症例によって固定角度に違いがあり，諸家の見解が異なっておりその是非は論じがたい。一番高い側挙を勧める LANCE (1925) は 70～90°，低いものは ROWE (1983) の 20～25°である。前挙に関しては 15～25°あるいは 30°あたりが適当と考えられている。回旋については明確な指針はなく全く不定である。

術後の固定はギプスと装具の期間をあわせて BELTRAN の報告が4週と最短，平均3～5カ月で，最長8カ月の記録がある。年齢の下限は10歳前後とされている。

わが国では伊藤（秀）(1969) の25例，原（徹）ら (1979) の136例，田中（攸）ら (1978) の30例など，優れた業績が報告されている。術後の成績不良と社会的要請が減じた現在，筆者は本法を放棄している。

F. 肩の人工関節
replacement arthroplasty of the shoulder

失われたものを人工のもので補い満たそうとする努力は古くから行われ，現在では体外では義肢，体内では義歯というように，日常化さえしている。一方，組織内への挿入は生物特異反応の壁に阻まれて困難，失敗が繰り返されてきたが，最近では材質の開発と生体工学の進歩で，ことに整形外科の領域では予想以上の機能回復が期待できる人工関節が出現している。

しかし，この傾向は股・膝関節のものにとどまり，肩関節のそれは臨床の場で使われることはまだ少ないようである。これはこの分野の技術やインプラントの発達が遅れているのではなく，必要とする症例が少ないためであろう。経験の不足がひいてはその適応を狭くして，私達自身が病態の改善に積極的に応じていないのも事実であろう。

1. その歴史と現況　history and the present state

1973年，Clinical Orthopaedics に古典論文の紹介として Pean のものが掲載されたが，それによると仏で1893年，すでに彼の手によって人工関節が30歳の肩関節・上腕骨結核患者に挿入されたことが記されている（図10-21）。前世紀の末にこうした試みがなされていたこと自体驚きだが，さらに興味あることはその人工関節が1978年に，米国で Lugli によって発見されたということである。

この医学史探訪ともいうべき事実は，Lugli がたまたま Smithsonian Institution に展示されていた古い人工肩関節をみたことに始まる。それは上腕骨からのプラチナ鋼線二本で接続されていたが，Pean の論文を読んでいた Lugli は，すぐこれが彼のものだと直感してその由来の調査にかかった。それによると，これは仏の歯科医 Michaels が Pean の要請でデザインし作製，その当時在仏していた米国の歯科医 Bogue がこれを入手，帰国後（1961）米国陸軍病理研究所に寄付，さらにそこから Smithsonian Institution に移されたというのである。

歴史的興味は別として，当然のことながらその結果は惨憺たるものであったことが推測される。以後，肩関節の解剖学的な再建方法として，腓骨を上腕骨の代わりに置換・移植した Albee（1921）の試みがあるが成績は悪く，その後は Jones（1933）の勧めた骨頭切除かあるいは関節固定が施行されるのが常であった。前者は機能回復の可能性はあるが動揺性 frail は避けられず，後者は当然起きる上肢全体の不自由さは避けがたいものがある。

この傾向はしばらく続いたが股関節に遅れること30余年，Krueger（1951）や Neer（1955）の手によってバイタリウムを素材とした金属性の人工骨頭が出現して，肩

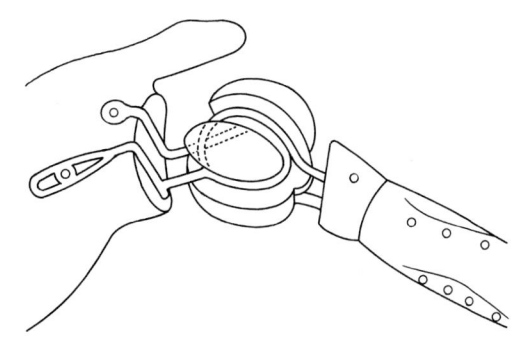

図10-21　Pean の作製した人工関節

関節形成術の分野は一変した（図10-22）。彼らは外傷のために破壊された骨頭に人工骨頭 endoprosthesis を挿入して置換し，この世界の新しい扉を開いたわけである。同じ頃 Laduron（1949），Edelmann（1951），Ghinst（1951），Gilfillan ら（1956）が，合成樹脂を用いて Judet 型骨頭の肩関節版ともいうべきものを作製し治験していたが，形状と腱板の処理という点からみて臨床的には前者のものに分があったようである。

もともと人工骨頭は破壊された骨・関節の置換を目的としているため，その形状はできるだけ元と同じものを考えるのが普通で，実際には上腕骨を塑型として個人差を考慮したものを用意することが最善と考えられる。しかし，骨性因子の置換でかなりの効果があがる膝・股関節と違って，肩関節では腱板の機能が確保されていないと，再建は単なる解剖的修復に終わってしまうことが多い。

2. 人工肩関節の種類
types of artificial shoulder joint

人工肩関節には，①上腕骨を含む置換 replacement of the humerus，②人工骨頭による置換 hemi-arthroplasty，

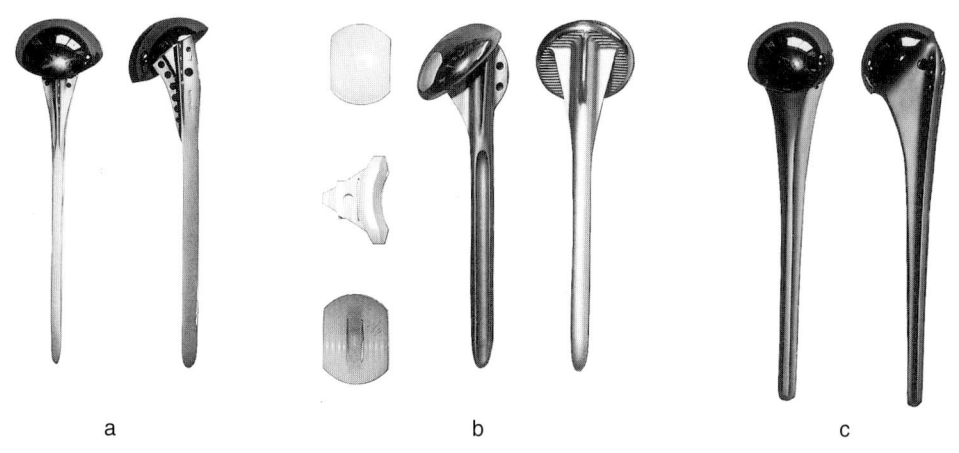

図10-22　Neer の人工骨頭と臼蓋コンポーネント
a：type I，b：臼蓋コンポーネント，c：type II，Zimaloy type

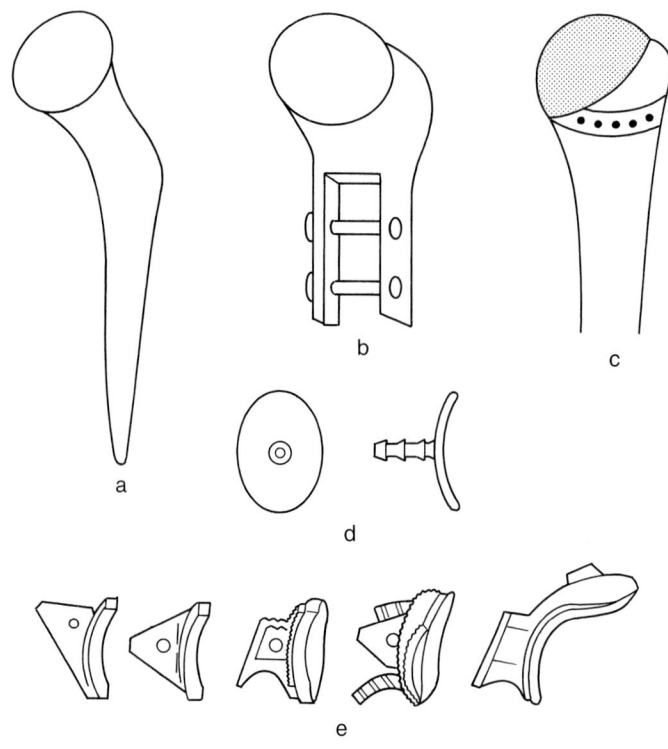

図 10-23 種々の人工関節
a：Kruger's type　b：Venable's type　c：Bateman's cup type
d：Kenmore's glenoid component　e：Neer's glenoid components

endoprosthesis，③臼蓋を含む全置換 total shoulder arthroplasty の三種類がある．歴史的にはこの順序を踏んで発展し進歩してきたわけだが，ここで実際に使用されているもの，文献上に現れている独自のアイデアなどを紹介しておこう．

a．人工骨頭　endoprosthesis（図 10-23）

これには Burrow（1954），Neer，Krueger，Kirschner，Zimmer など解剖学的骨頭形状のもの，Venable（1952）の考案した解剖頸まで置換する双脚のもの，Burrow の骨頭をモデルにした Wheble ら（1977）の骨頭などがある．開発された当初は Neer の人工骨頭のように，骨頭と脚 stem が一体型だったが，最近はさまざまな形状とサイズの骨頭を選択できるモジュール型 modular type が普及している．Pearl（2005）は今までは骨頭に 3〜4 mm の offset（段壁）があったものを改良，それを内蔵した構造のもので対応している．また，Bateman（1972）は骨頭修復に骨皮質固定脚付のカップ型のものを発表，後に Copeland ら（2007）が，栓付きの骨頭用カップ shoulder humeral resurfacing head（CSRA）を作成している（図 10-24）．いずれも，本邦では利用できないが，諸外国では Copeland 型の骨頭が汎用されている．Thomas ら（2005）は 56 例の CSRA を経験して，幾何学的分析で良好であると述べている．

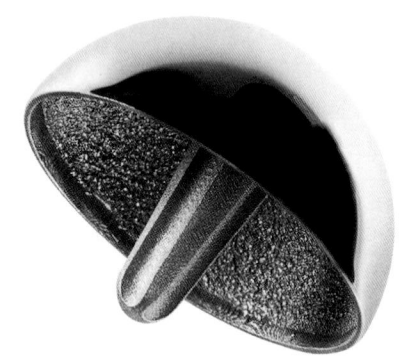

図 10-24　Copeland の骨頭用カップ

b．人工関節　total shoulder（図 10-25）

人工関節（全置換）は構造上から，拘束型 constrained type，非拘束型 non-constrained type・non-blocked type，およびその中間の半拘束型 semi-constrained type の三つに分けられる．

1）非拘束型 non-constrained type

非拘束型は人工骨頭とそれに対応する人工臼蓋という組み合わせで開発されてきたもので，当初は Neer の人工骨頭と Kenmore ら（1974）の人工臼蓋との組み合わせ

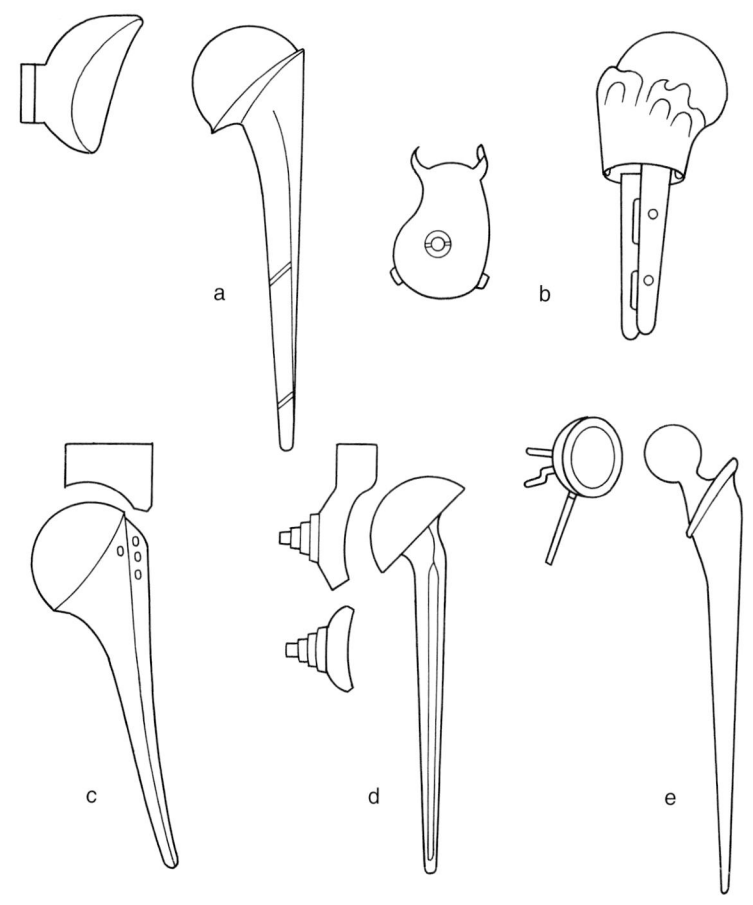

図 10-25 種々の人工関節
a：The non-blocked Shoulder Model "St. Georg"　b：Saha's Total Shoulder
c：Clayton's subacromial spacer　d：UCLA Total Shoulder　e：Stanmore's Total Shoulder

が用いられていた．1973年，Neer は硬質ポリエチレン HDP で自家製の臼蓋 glenoid component を使って，破壊された臼蓋の修復や人工骨頭挿入後に起き得る肩関節の弛緩や脱臼を防止した．後に彼はこれを改良して HDP 臼蓋を固定するための金属枠 metal tray を作製，より強固な錨着を試みている．1982年，273例の人工関節置換を経験した彼らの報告によると，成績は良好とされているが，X線像で人工臼蓋挿入部に30％の頻度で透過像があり，ここに今後の問題があるようである．現在は9種類の人工骨頭と Codsi ら (2008) による5種類の人工臼蓋が用意されている．臼蓋形状に関しては Szabo ら (2005) は平坦なもの flat-back より，カーブのあるもの convex-back のほうが良いとしている．臼蓋に関しては突起の形状，固定する螺子，骨セメントなど，その錨着の方法が主に論じられているが，実際には骨頭が求心位を得られるような形状の臼蓋が必要である．

同じ頃，独では Engelbrecht ら (1976)，Siegel ら (1977) の手によって Model St. Georg という人工関節が開発されている．これは少し内反した半球形の骨頭と，やや上方にかぶさった椀状の臼蓋との組み合わせで，かつ両者の曲率は一致しており Neer のものに比し半連結型に近いものである．

1976年，Saha もまた独自の人工関節を作ったようだが，その実際は寡聞にして知らない．これは Venable 型に似た骨頭とモリブデン鋼を材料とした四本の爪をもつ人工臼蓋からなると記載されている．Bechtol (1980) もまた，同年に Neer のタイプに酷似した大・小のセットを発表している．しかし，いずれも追試報告はない．本邦では石橋，三笠ら (1985) が開発した Physio-shoulder system (Kyosera 社)，Neer 人工関節の改良型，肩峰下に HDP 製の spacer を挿入して側挙時の骨頭の上昇を防止する Clayton ら (1975) のもの，「軒つき」の人工臼蓋を作製して正常に近い運動域が得られるよう考案した Amstutz ら (1981) のもの，などの報告があり，後者は UCLA anatomic total shoulder と呼ばれて四つのサイズが用意されている．また，Roper ら (1990) は ROPER-DAY Total Shoulder という簡単な人工関節を製作，22例に施行している．

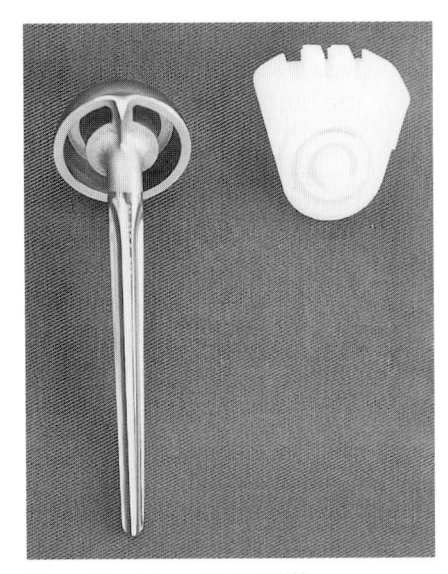

図 10-26　MAZAS 型人工関節

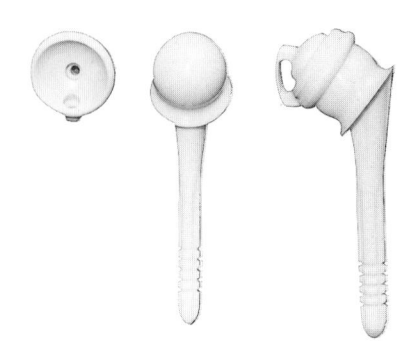

図 10-27　ROBERT MATHYS 型人工関節

　同じようなアイデアから，臼蓋と肩峰下までを一つのユニットにした MAZAS ら (1977) の人工関節が仏で開発されている (図 10-26)。それは腱板機能の確保・回復が期待できないリウマチ患者に，臼蓋から肩峰までを受皿とした人工臼蓋を作製，それに球状の人工骨頭を適合させたものである。これは第 2 肩関節を包括した独特のもので，機能の改善は期待できないが，疼痛の減退が得られ安定性も抜群である。
　IANNOTTI ら (2010) は，人工関節の使用に際して基準 criteria が必要であるとした。VERBORGT ら (2011) は，手技より精密機器による computer navigation で正確な位置を決定する必要があるとしている。

2) 拘束型 constrained type
　英国で誕生した拘束型は，LETTIN ら (1972) によって半拘束という形状で考案された。この人工関節は STANMORE shoulder と名付けられ，1961 年から 16 年間に彼らの手で 50 例に使用され 80% の成功率を収めたことが報告されている。素材は合成樹脂 POM だが，同じ頃に同じような形態で，かつ上腕骨の置換にも使用できる MATHYS (1973) の人工関節が独で開発されている。これは成形が容易で，腫瘍摘出後の代用上腕骨としても役立つことから，適応の範囲が広くある (図 10-27)。
　一方，米国では独特な構造をもつ拘束型のものが，BICKEL (1972) によって考案され使用されていた。だがこれは努力とは裏腹に成績が良くなく，1975 年初頭に行われた 12 例のみで中断されている。その後，POST (1978) は BICKEL が放棄したものを再検討し，改良を加えて活用し始めた。MICHAEL REESE total shoulder と呼ばれるこの関節は，臼蓋に円筒状金属を錨着，その内部に骨頭と臼蓋に適応，二分できる HDP のソケット，それを固定できるリング，人工骨頭から構成されており，破損を防止するために頚部は 4〜8 mm に改良されている (図 10-28)。彼は数百例の症例を重ねてその成績を誇っていたが，POST の没後いつとはなく使用されなくなった。現在は EQUINOXE shoulder system となって再復活している。
　1970 年以来，独では BME (Biomechanic Eppendorf の略) 骨頭が使用されていたようだが，その後の経過は知らない。ZIPPEL (1975) は人工関節として MICHAEL REESE 型に似た骨頭側に HDP の枠のついたものを発表している。

3) 逆関節型 reverse prosthesis
　人工関節の世界は，解剖的なものから機能的なものになりつつある。LETTIN が STANMORE 型に没頭している頃，英国の REEVES (1972) は解剖上の構造とは全く逆の，臼蓋側に球型，骨頭側にソケットという常識を打ち破った連結型球形人工肩関節 captive ball prosthesis を考案した。LEEDS total shoulder と名付けられたこの関節は，この分野での嚆矢である。複雑な肩関節の運動が解析されるに従って，その原理を応用したものが続々と発表されてきている (図 10-29)。
　それらを紹介しておこう。KESSEL ら (1979) の人工関節は，深いネジをもつ骨頭球を臼蓋側に HDP のソケットを骨頭側に挿入する簡単なもので，手術手技が容易なことから支持者が多い。WHEBLE-SKORECKI Prosthesis はその構造はごく普通のものだが，長い特徴的な脚をもっている。KÖLBEL (1975) は，支点を強化するために臼蓋上部にフックをまわし，上方と臼蓋中央の 2 方向から人工臼蓋を錨着する工夫を講じている。FENLIN (1975) は，小さい球では支点が肩甲骨内にあるため可動域が狭ま

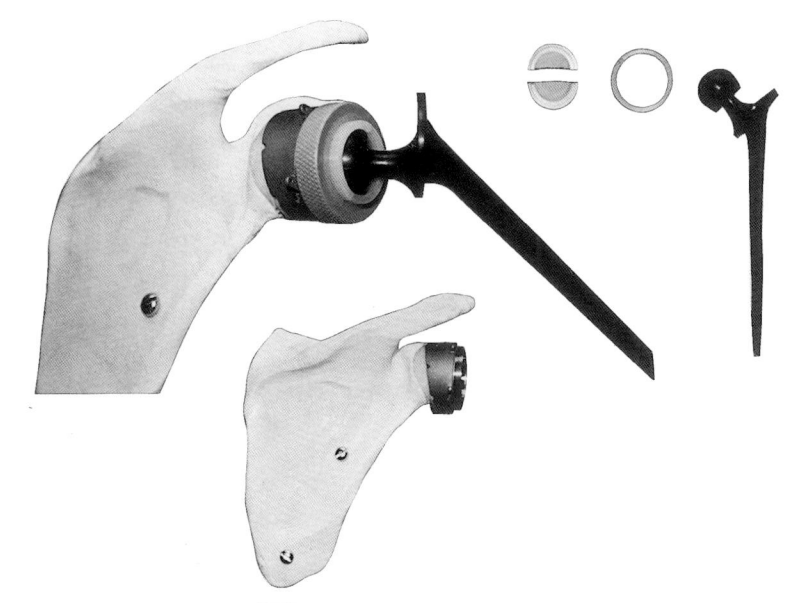

図 10-28 Post の人工関節

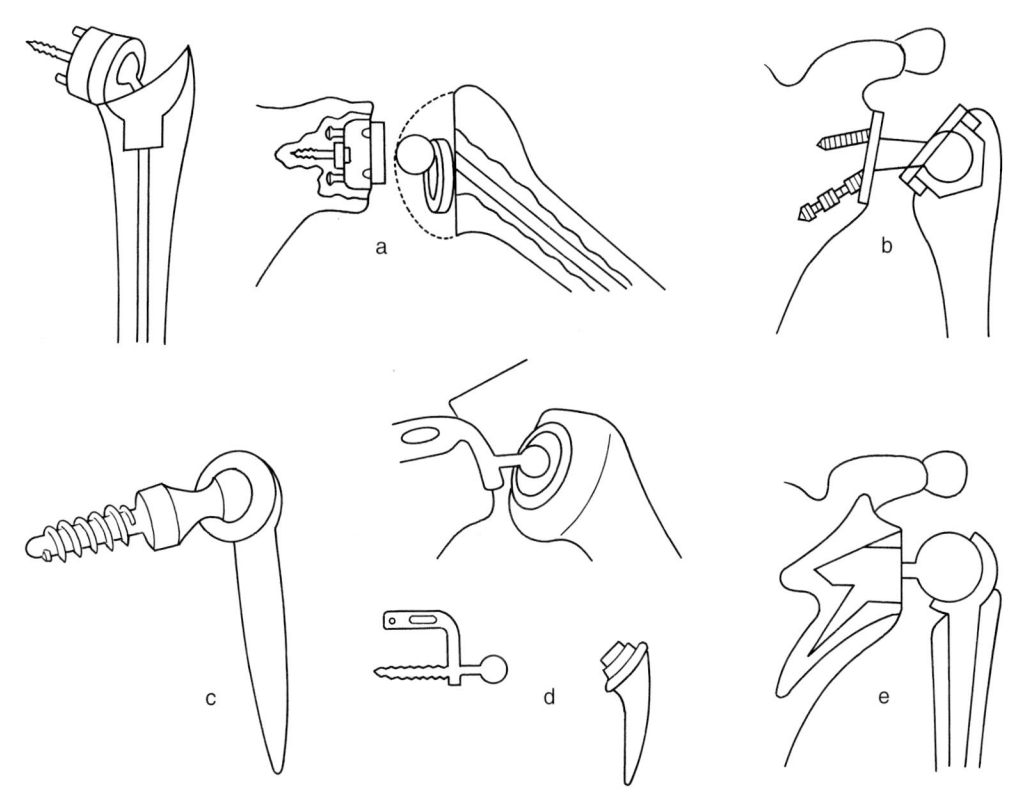

図 10-29 種々の人工関節
a：Zippel's type　b：Leed's type　c：Kessel's type　d：Kölbel's type　e：Fenlin's type

り，逆に大きくすると肩甲骨外縁に強固な支点を作製せねばならない．球はできるだけ大きいものが三角筋の緊張を強めかつ可動域が得られるとして，小さい合金属性ソケットを上腕骨側に，大きな HDP 球を臼蓋側に取り付け，二つの部品を組み合わせて肩甲骨への強固な固着を図っている．これによって支点の安定性 fixed fulcrum と運動性の獲得の問題は，さらに一歩前進している．

Beddow ら (1977) は同じ考えで，臼蓋から突き出た小金属球に大きな HDP の球をかぶせ，それを上腕骨に錨着する Liverpool total shoulder を考案して可動域の拡大を図っている．前者の長所を取り入れたのは Buechel ら (1978) で，彼は臼蓋と骨頭間の支点が肢位によって移動していることに注目し HDP の球を自由に回旋させることで加わる力を緩衝しようとした．"Floating-Socket" total shoulder と名付けられたこの人工関節は，臨床例

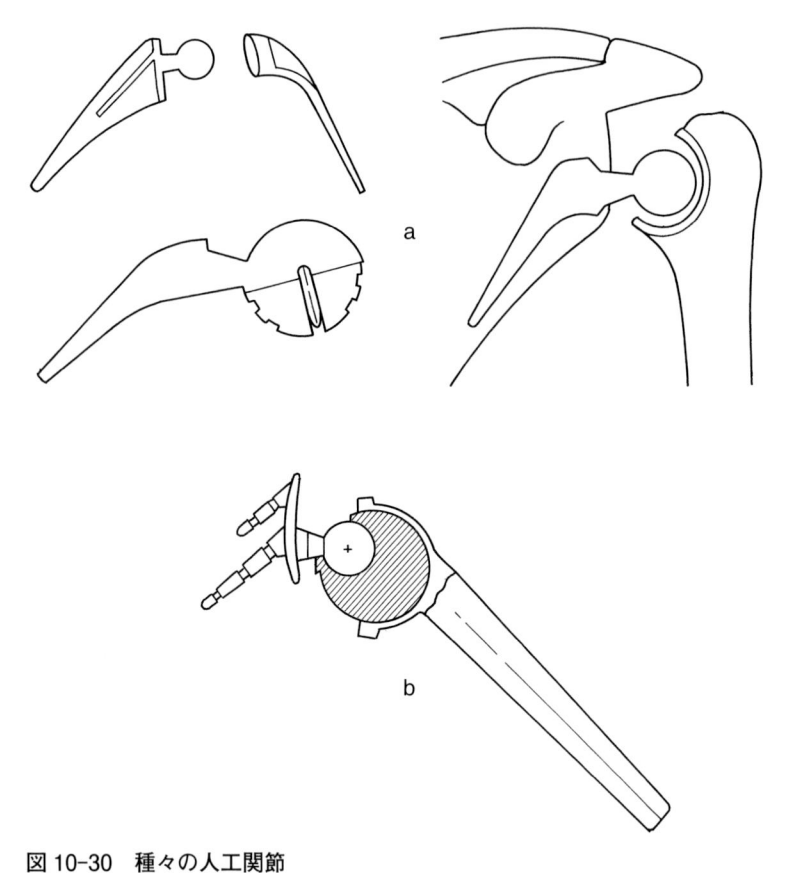

図 10-30　種々の人工関節
a：Liverpool total shoulder　b："Floating-Socket" total shoulder (BUECHEL)

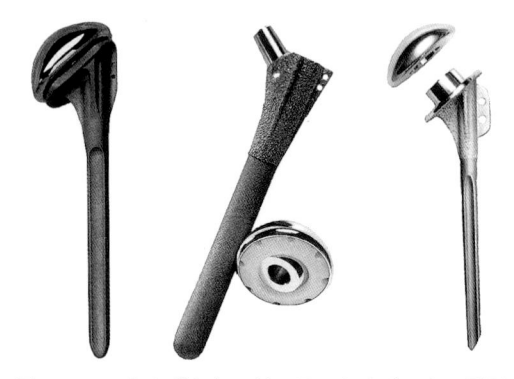

図 10-31　さまざまなモジュラータイプの人工骨頭

は少ないが画期的なアイデアをもつものである（図 10-30）。

　GRISTINA（1985）は，新しい着想に基づく三球面型人工関節 Trispherical total shoulder prosthesis を開発した。これは肩甲骨および上腕骨に二個のバイタリウム球を，第三の HDP に包まれたバイタリウム球に嵌めこみ，多方向の運動を可能にするというものである。1981 年に発表されたロシアの RODICHKIN の主張は奇しくも前二者の発想が正しいことを立証している。彼は one-hinge model は理論上も不十分で，two-hinge，ことに dumb-bell model がよいとしている。

　これらの風潮とは別に，従来のものを改良していかに実用的な人工関節を提供するかという努力も続けられている。現在利用可能なものは，
①Global total shoulder arthroplasty system,
②Bio-Modular total shoulder system,
③Modular shoulder system（図 10-31），
④NEER shoulder system,
⑤Aequalis shoulder prosthesis,
⑥KIRSCHNER integrated shoulder system
（図 10-32）などである。

　逆関節型の人工関節は GRAMMONT（1987）の発表をもって嚆矢とする。NYFFELER ら（2005）は GRAMMONT の Delta Ⅲ total shoulder prosthesis について詳しく報告している（図 10-33）。BOILEAU ら（2006）は，このタイプは広い半球状で頸部がなく，小さいメタル骨頭で 155°の解剖的傾きを持つ構造で，小円筋が機能していると成績が良いが，再手術率が高いのが問題としている。KARELSE ら（2008）は 27 例の経験から内・外旋の制限は残ると報告，BOILEAU ら（2007）は関節置換後に広背筋と大円筋の移行 L'EPISCO procedure を行うと，より挙上と外旋域が得られるとしている。また，FAVRE ら（2008）も大結節の直下に広背筋を移行することで良い外旋域を獲得できるとしている。

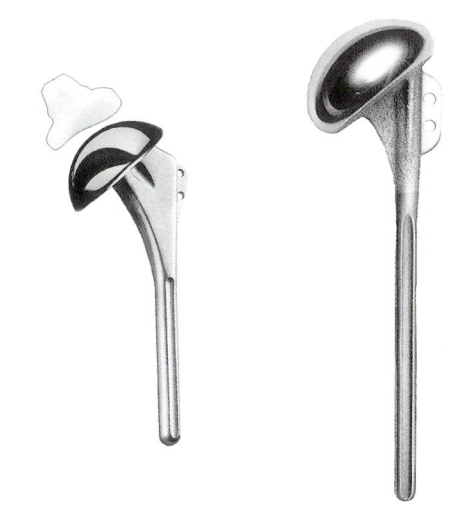

図 10-32 The Aequalis shoulder prosthesis と Physio-shoulder system の人工骨頭

腱板断裂で肩の機能を失った症例に対して，HARMAN ら（2005）は，Delta Ⅲ関節置換で効果があるが，緩みが多いと述べている．BOILEAU ら（2009）は腱板断裂の修復失敗例に Delta Ⅲ関節置換を施行して，機能は改善されるが結果は良くないとしている．大泉ら（2009）はリウマチに対しては第三世代人工肩関節置換と，機能があるうちの腱板修復，早期の運動療法を勧めている．

人工関節では臼蓋の緩みが大きな問題である．SEVERT ら（1993）は，その原因は骨頭が臼蓋上を滑る力とトルク時の摩擦によるものと考え，GUPTA ら（2005）は臼蓋後方の摩耗に注目，その因子は上腕胸郭筋群にあり非対称性の動きと挙上が原因とした．筆者は臼蓋の形状をしたものをいかに強固に固定しても問題の解決にはならないと考えて，腫瘍の症例以外での臼蓋 component の使用は原則として行っていない．その理由はすでに実証したように，バイメカニクスからみると骨頭が臼蓋に求める支点の範囲はごく小さいものであるからである．

諸家の報告をみてみる．竹内ら（2003）は人工臼蓋の透過像 radiolucent を 9/11 に，PARSONS ら（2004）は臼蓋の変化が 8 例に 2 mm ほどみられたとし，PFAHLER ら（2006）は 68％に，WEBER ら（2007）は 50％に認めたと報告している．WILLIAMS ら（2005）は NEER の関節置換では透過像 30％で，ほかの関節置換では 90％と，前者が優れているとした．BUCKINGHAM ら（2005）は，8 年間で人工臼蓋の入れ替えが 11/115 例（9.5％）であったと述べている．DEUTSCH ら（2007）は入れ替えが 32 例あり，肩の不安定性，腱板断裂，大結節の変形治癒などがその危険因子 risk factors であるとした．CHEUNG ら（2008）は入れ替えが 68 関節もあったが，症状がとれるので良い方法としている．YOUNG ら（2010）は，透過像は 30～90％に，弛緩は 0～44％，入れ替えは 8～10％に分布していたと述べている．SAJADI ら（2010）は，18 年間に行った 35 例の再手術例を調査（平均 27.6 カ月）して，人工臼蓋の摩耗と弛緩は多いと報告している．

NEYTON ら（2006）は 9 例の人工臼蓋の緩みに対して腸骨を移植して補強し，5 例は満足できたが 4 例は不満足であったとしている．TERRIER ら（2006）は，臼蓋は後捻 0°で少し影響，15°で 200％影響されるとして，10 mm のミスマッチを指摘している．FARRON ら（2006）は，人工臼蓋を後捻で挿入すると臼蓋後方の疲労を起こすとして，手術で 10°までの限度を許容している．SCALISE ら（2008）は臼蓋の実質 5 mm より大きい欠損は問題とした．MIDDERNACHT ら（2008）は平均 28.6 カ月の調査をして人工臼蓋の 3.2％が不良と述べている．TERRIER ら（2009）は，棘上筋腱の不足が臼蓋コンポーネントの傾きを助長させているとし，NHO ら（2009）は骨頭の端が臼蓋にインピンジして，二次的に骨頭の求心力が臼蓋にかかり過ぎるとした．NAM ら（2010）もまた，臼蓋外側

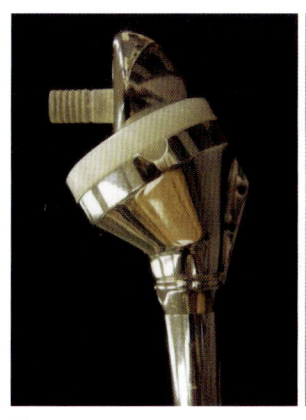

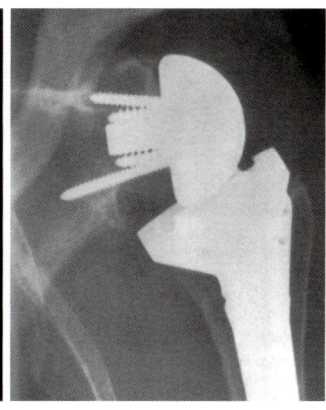

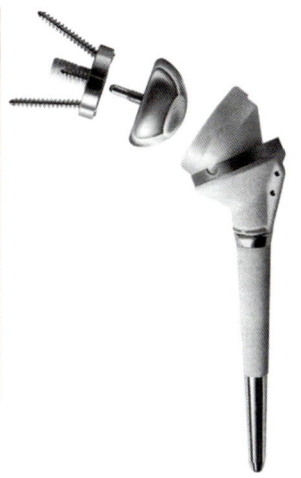

図 10-33 Delta Ⅲ total shoulder prosthesis

端でのインピンジが下四分円の摩耗につながると述べている。

　WIERKS ら（2009）は 20 例の経験で，平均 9 カ月追跡して合併症を調べたところ肩甲骨のノッチング scapular notching があり，合併症が多くて結果はよくないとしている。このように科学的な分析を加えているといえばそうだが，人工関節の再置換，臼蓋の緩みについてはまるで自動車の部品を交換するかのように鷹揚である。

　変形性関節症に関して，HABERMEYER ら（2006）は臼蓋後方の摩耗があるとき，置換後にセンターが外れて臼蓋の損傷を起こすとし，骨移植で矯正することでバランスは良くなるとしている。RADNAY ら（2007）は当疾患の人工臼蓋再置換はわずか 1.7％で，疼痛の減少と可動域の改善があるとその低さを誇っている。RICE ら（2008）も無症状であっても臼蓋後方の骨欠損・摩耗は手術の支障となることを指摘し，KEEL type のポリエチレン臼蓋を 13 例使って追跡調査している。それによると，挙上は平均 160°（120〜180°），外旋は 56°（平均 30〜90°）と改善され痛みは減少，機能は良く 50％は満足できるが，失敗も 14％あり，この臼蓋では続けて使用できないとした。ELHASSAN ら（2008）は臼蓋骨欠損のある 21 例に骨移植を加えたが，8 例にやり直している。しかし，入れ替えたあとの成績は良いとしている。

　MATSEN ら（2007）は，メタルバックがこれを解決するが，同時に患者と術者は人工臼蓋による関節炎とポリエチレンの両者に立ち向かわなければならないとしている。SZABO ら（2005）は，72 例に flat back のポリエチレン臼蓋を使用して，通常のセメント固定を 37 例に，専用器具でセメントを詰めた固定を 35 例に行い，前者のゆるみが 38％あるのに対して，後者は 11％と少ないと述べている。KLEPPS ら（2005）も不適切な技術による臼蓋の緩みは，セメント圧迫注入で改良されると同調している。CHURCHILL ら（2004）は，骨セメントの熱は 48.2〜76.8°で平均 64.7°と高く，これによる臼蓋の壊死が合併症の一つとしている。

　CLINTON ら（2007）は発想を転換して，臼蓋コンポーネントを使わないで，元の臼蓋をリーマーで形成 ream and run して，関節置換と同じ機能回復ができるとした。MIDDERNACHT ら（2008）は骨頭と臼蓋のインピンジメントが問題で，これに対応した convex base plate が優れているとした。彼は大結節の棘下筋が付いている一部を切除する方法も提案している。BOILEAU ら（2008）は，逆人工関節に広背筋と大円筋腱移行を加えた術式を 11 例に実施して，挙上不能でしかも棘下筋腱と小円筋腱の萎縮があったが，挙上は 70〜148°まで，外旋は −18°から 18°まで改善したと報告している。一方，BERGMANN ら（2008）は，もともと筋力のない症例に使用しても可動域の改善がないと切り捨てている。

　LÉVIGNE ら（2011）は，肩甲骨ノッチングは内転動作で起きる受け皿と臼蓋内側下縁の衝突であると考えている。それは GRAMMONT 人工関節を使用した 461 肩の 24〜206 カ月（平均 51 カ月）の調査で，実に 68％に発生していると報告して，術前に評価しておくべきと述べている。NICHOLSON ら（2011）も 24 の論文を集約して同じ結論を出している。EKELUND ら（2011）は，リウマチによる腱板大断裂のために肩峰骨頭間腔が狭くなっている 412 症例の中，33 例を逆関節型で置換し，3 例に再置換を要し，動揺性はないものの 52 例に肩甲骨ノッチングがみられたという。NOLAN ら（2011）は，平均 74 歳（54〜92 歳に分布）の 67 例に使用して平均 2 年の追跡調査を行い，挙上は 61〜121°，49％に肩甲骨ノッチングがあったが，再手術例はなく 1 例のみ脱臼と報告している。

　DE WILDE ら（2011）は逆関節型人工関節の手術での死亡率が低く，機能も外転 157°まで回復しているので選択すべきオプションとしている。しかし，KEMPTON ら（2011）は，置換による合併症は 0〜75％にわたっており，しかも当初の関節形成術よりはるかに高いとしている。しかも一人の外科医の手になる 200 例の結果を調査して，40 例に問題があると言い切っている。RAPPAY ら（2011）は，不安定性は 5％，再置置で 8％，感染は 1％あり，患者にこの現実を充分伝えるべきであるとした。AUSTIN ら（2011）は，逆関節型は再置換に適当なのか 28 例で調べ，正常に比べて 50％の機能しかないと結論している。CROSBY ら（2011）は，400 例に使用し 4.5 年以上の調査をして，肩峰前方の骨折，肩峰後方の骨折，肩甲棘の骨折など 22 例（5.5％）に合併症が発生していると報告している。BOILEAU ら（2011）は，上記の肩甲骨ノッチング，人工関節の不安定性，制限された可動域などに対応するため，臼蓋に骨を移植する方法を考案している。

　BAULOT ら（2011）は GRAMMONT を 20 年にわたって行ってきたが飽き足らず，Acropole prosthesis, MAZAS type に似た Ovoide prosthesis, Trompette reverse prosthesis などをつぎつぎ開発している。WALKER ら（2011）はこの分野での新しい用語を使用している。Compressive Load（CL），Glenoid center line on scapula，Rocking，Displacing Forse（DF），Balance stability angle などがそれらである（図 10-34）。

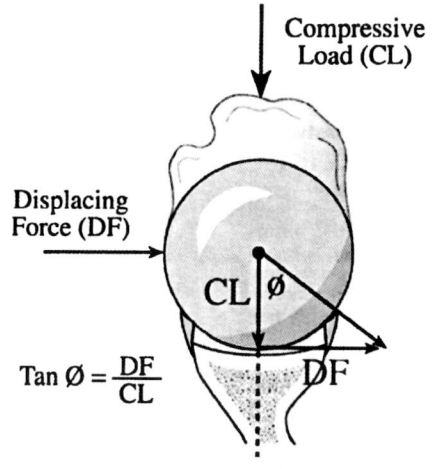

図 10-34　Walker のアイデアによる用語

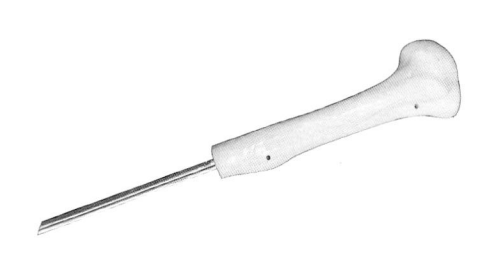

図 10-35　戸祭の作った人工上腕骨

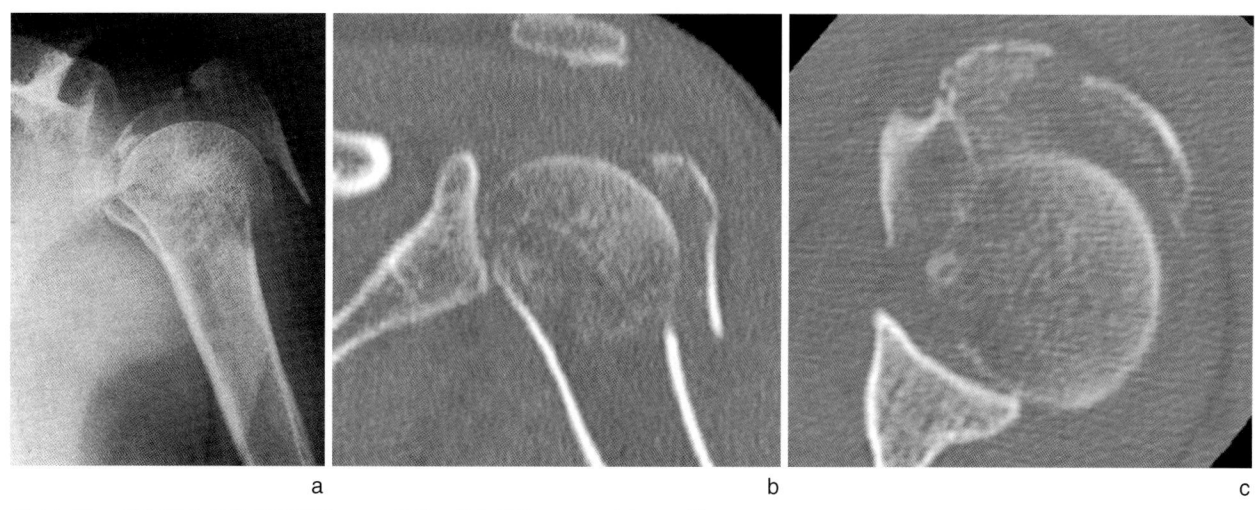

図 10-36　外傷による骨頭の転位　a：新鮮4部分骨折　b, c：同 CT 画像

3. 人工肩関節の臨床　total shoulder in clinic

外国に比してわが国では誇るべきオリジナルの人工関節がないのが残念だが，ただ拱手していたわけではなく，必要な症例に出会ったときに合成樹脂製の人工肩関節を作製して使用していた．それらは関（巌）ら（1953），橋倉ら（1954）の報告をはじめとして，平川（寛）（1953），安藤（1958），伊丹ら（1960），片山（1961），赤星（義）ら（1965），古賀ら（1968），武智ら（1974），大谷（俊）ら（1983）と続き，主として結核および腫瘍の病巣郭清後に用いられてきた．しかし，これらは上腕骨骨頭の形状は保ったが，腱板の縫着を解決するに至らず，症例も散発的でわずかに系統だった研究は慈恵医大のもののにみるのみであった．

これまでのもので印象深いものは，戸祭（1967）の作製したキュンチュア釘を芯にした上腕骨で強固な固定性を期待したものと（図 10-35），吉本・金曽ら（1973）の全上腕骨置換である．前者は 64 歳男性の再発を繰り返す上腕骨腫瘍に用いて double pin で遠位を固定，Nicola 法を併施して動揺性を防止したもの，後者は汎上腕骨骨髄炎で切断の適応がなされた 42 歳男性に肩・肘関節まで人工上腕骨で置換したもので，結果は別としてそのアイデアと積極性は見るべきものがある．三井（1984）は Neer の人工骨頭が日本人の体型に合わないとして，セラミックで Neer のものに酷似した骨頭を作製してリウマチ患者に使用している．まとまった報告としては三笠（1979）の論述がある．

a. 適応

失われた機能が再建でき，疼痛を軽減できる可能性のある症例すべてに手術の適応がある．患者自身が人工関節について理解すること，術前に二次的に発生している病態，特に拘縮に対処すること，術後に十分な機能回復訓練を受けられること，などが治療の基本である．

日常遭遇する症例として，骨片間の血行が途絶した 3 あるいは 4 部分骨折（図 10-36），50％以上の骨欠損がある脱臼骨折，痛みと機能障害の強い変形性関節症，骨軟

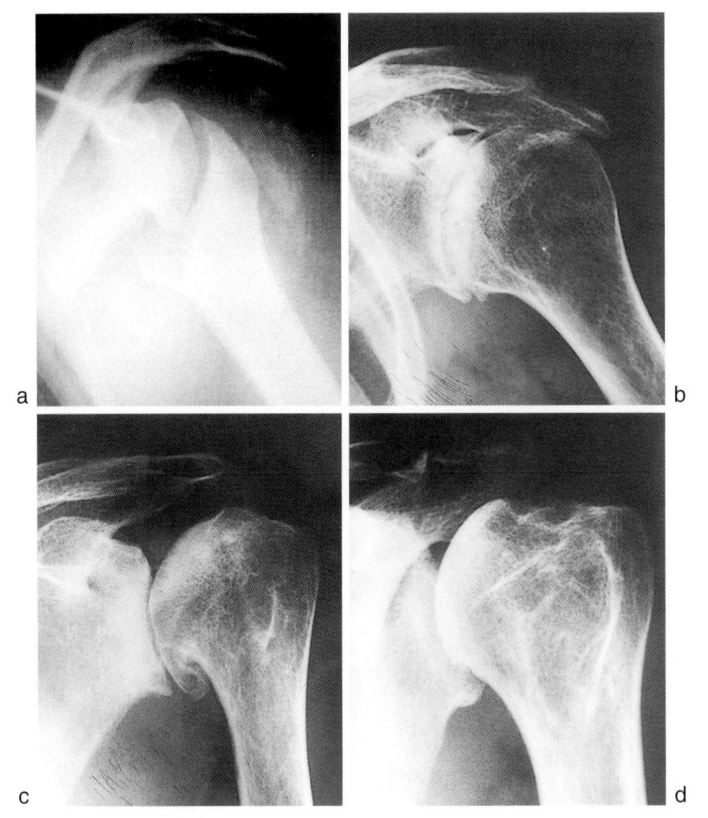

図 10-37　骨頭変形例
a：左から骨頭骨欠損がある脱臼骨折　b：強度の変形性関節症　c：軽度の変形性関節症　d：左から関節リウマチによる骨頭変形

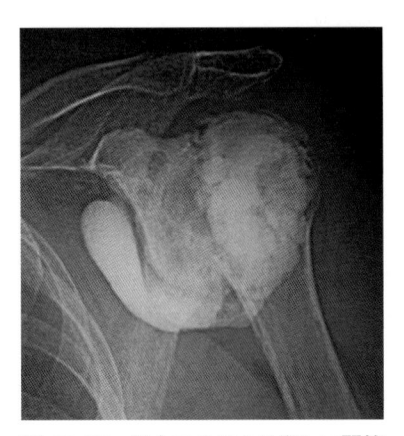

図 10-38　リウマチによる激しい関節破壊像

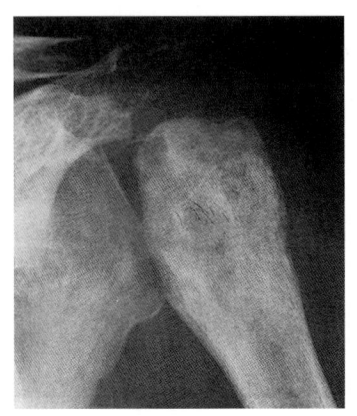

図 10-39　化膿性肩関節炎による骨頭破壊像

骨の壊死による骨頭変形，形状による機能的な疼痛が持続するもの（図 10-37），などがある．機能障害があっても痛みのない症例には絶対的適応はない．疼痛と関節破壊のひどいリウマチ肩への対症的な関節置換には（図 10-38），本症が全身性の疾患であること，健常な腱板が期待できないなどの理由で賛否両論がある．

個々の症例を観察・評価して，使用する人工関節を選択する．すなわち，骨頭が変形している骨折，変形性関節症，リウマチなどで，腱板機能が残存しているものには解剖的な形状の人工骨頭，広範囲の腱板断裂があり，かつ変性が強く，術後の機能を長回旋筋群に頼らなければならないものには非拘束型の人工関節，腫瘍や鎮静化した骨髄炎，結核などに対しては上腕骨を含むタイプのものを自家製作 custom order しておく．

従来，禁忌とされていた疾患，例えば神経原性疾患，骨髄炎（図 10-39），腱板広範囲断裂（DePalma）などは，人工関節の発達とともに解除されて比較的適応となり，現在は麻痺肩に対するものが唯一禁忌となっている．

人工骨頭の置換では，腱板機能の確保が絶対条件である．視・触診での病態，筋力テスト・可動域などの評価，関節造影やMRIの画像，運動解析などを根拠として的確な判断をしておこう．腱板機能は理学療法である程度まで回復するが，甘い認識や過度の期待は禁物である．Cofieldら（2007）は，Neerの人工骨頭を評価して，満足と不満足が同じで，高い頻度で良くないと述べている．

本邦では人工骨頭置換術の技術が骨頭を挿入するだけの手技と解されて，重要な腱板の修復の手技を全く無視した不当な評価を受けている．

これは将来，是正されるべきであろう．

b．当院資料

1975年から37年間に，当院で行われた人工骨頭・人工関節置換術は230例（236関節）である．これは，膝関節，股関節などすべての人工骨頭・関節置換術の34%を占めている．男性は63例（66関節），女性は167例（170関節）で女性は男性の約3倍である．そのうち人工関節置換術はわずか3例（男性は2，女性は1関節）である．年齢は23〜93歳に分布，平均年齢は65.9歳，45歳以下のものが7%，左右別は104関節：132関節で，両側のもの6関節（男3，女3，同側に再置換したもの1関節）がある．

原疾患をみると，骨折が最も多く142関節（新鮮117，陳旧25），次いでリウマチ34関節，変形性関節症27関節，腱板断裂21関節，その他6関節（Charcot 2，強直1，壊死1，骨髄炎後1，先天性1），となっている．

主訴はほとんどが疼痛75.1%で，機能障害は33.7%と案外少ない．職業をみると，主婦が35%，無職が31%と両者で66%を超えており，人工骨頭・人工関節置換が中高年の女性や高齢退職者に多く行われていることがわかる．肉体労働者23%，事務員7%，その他（管理職，アスリートなど）3%などを併せても1/3にすぎない．

骨頭の形状をみると，変形のないもの12%，軽度の変形37%，強度の変形52%で，変形のひどいものが半数を超えている．これに比べて臼蓋の形状は，変形のないもの58%，軽度の変形31%，強度の変形12%で，形状が侵されているのは半数以下である．骨頭の位置は，正常のもの31%，転位しているもの41%，脱臼位にあるもの29%で，置換の適応となった症例の7割が，転位あるいは脱臼位にあることが理解できる．腱板に関しては，正常なもの21%，断裂しているもの57%，断裂して変性の強いもの23%となっている．手術にあたってはこれらに対応する必要がある．

人工骨頭・人工関節置換のタイプと使用数をみると，Neer Ⅰ 87件，Neer Ⅱ 14件，Kyosera 20件，Kirshner 45件，Biomet 11件，Zimmer 56件，Michael Reese 1件，Mazas 2件となっている．筆者は人工骨頭の置換では骨頭が曲楕円形の構造をもつNeer Ⅰを愛用してきたが，最近の人工関節対応の半球形のNeer Ⅱとなっており，バイオメカニクスを無視した構造に不満をもっている．Neer氏には，"上肢下垂位では問題はないが，挙上位では球形の骨頭が臼蓋に対して滑りやすく不安定である"と指摘してきたが，それは改良されないままである．

c．手術手技

手術術式はそれぞれの人工関節によって異なるため，代表的な人工骨頭置換術について述べておこう．ひどい転位がある外傷例や広背筋や大円筋などの短縮による拘縮があるとき，術前に1週間ほどZero Positionでの牽引をしておくのがよい．

全麻下で，手術側の上肢が自由に動かせるように上半身を30°ほど起こし，膝をやや屈曲して広背筋と腸腰筋に負担のかからない半坐位 beach chair positionをとらせる．切開について筆者は視野を内・外方に展開できる前外方切開（烏口突起から1横指外側で5 cmの縦切開）を，リウマチや変形性関節症などの症例では経肩峰切開を採用している．

新鮮な4部分骨折や脱臼骨折の場合，ばらばらになった大結節・小結節・腱板と上腕骨骨頭との位置関係を知ることが重要で，まず大・小結節それぞれの腱板付着部に縫合糸を留置して下方に引き寄せ，上腕骨骨軸の回旋にうまく適合できるかどうかを確認する．

リウマチや変形性関節症に対する手技は，前外方切開で侵入，筋鈎で三角筋を線維方向に鈍的に分け，肩峰下滑液包に達する．これに2〜3本の縫合糸を留置して切開し肩甲下筋腱に達する．小結節の内方，肩甲下筋腱付着部を触れ，これに3本の縫合糸をかけておき腱を切離する．ここで上腕を外旋・後挙すれば，骨頭は容易に脱臼位をとり露呈される．リウマチでは関節内部で増殖した滑膜が，腱板を破って肩峰下に広がっていることがある．これを十分郭清しておく．ただし，変形性関節症では強い変形と関節包の癒着で，骨頭を露呈させにくいことがある．

上腕二頭筋長頭腱はあれば温存しておく．あるいは腱板に縫着するか，視野にないときは断端を引き出し腱板か短頭腱に縫着する．

ここであらかじめ計測しておいた人工骨頭を肩関節に沿わせ，オステオトームで傾斜をみながら骨頭を切除する．関節内の増殖した滑膜や遊離体は同時に郭清する．やすりraspで髄腔を掘りステムのサイズを選んで，約

20～30°の後捻をつけて人工骨頭を打ち込む。初心者は専用手術器具とトライアルを用いて実際に置換した状態を行って状態を確認するが，慣れれば煩雑な器具の使用は不要である。打ち込みに際して，術者側の助手は上腕を外旋位のまま後挙させ，反対側の助手は人工骨頭が軟部組織を挟み込まないように筋鉤で保護しておく。手術時間を短縮するため，人工骨頭の翼にあらかじめ縫合糸をつけておくと骨片を固定する際に便利である（図10-40～42）。

固定性を調べ人工骨頭が回旋しないことを確認してから，それぞれの骨片を骨頭のフィンに縫着固定する。通常，骨セメントは使わないが，骨萎縮が34.5%以上あるリウマチと変形性関節症，ことに高齢者では人工骨頭が緩みやすいので，使用しておいたほうが無難である。

次に肩甲下筋を元の位置に縫着する。ここで上肢を挙上・回旋してみて円滑な運動性が得られているかどうかを調べる。もし，肩峰下 rotational glide で円滑な動きがみられないとき，烏口上腕靭帯の切除を行っておく。肩峰前下部の切除は必要に応じて施行する。一体型では肘を屈曲した上肢の肢位から，容易に後捻角を知ることができるが，モジュール型では専用器具を使わないと正確な挿入角度がわからないという欠点がある。

MICHAEL REESE 人工関節は，銃弾による軟部組織を含んだひどい骨傷に用意されたもので，さらに拡大した展開と臼蓋コンポーネント錨着のための手技が必要だが割愛する（図10-43）。

MAZAS の人工関節を置換する場合は，臼蓋から肩峰までを広く展開する。症例が少ないので手技は省略する（図10-44）。

手術時間と出血量については，熟練した手術スタッフの総力が発揮できれば，手術時間の短縮が可能である。当院での手術所要時間は60分以内（33～65分），出血量は平均160ml（120～300ml）で，術中に輸血を必要とした症例はない。

d．手術のコツと合併症

手術のコツは大きい前方切開 deltopectoral incision を放棄し，必要のない Cephalic vein の結紮や烏口突起切離などの手技を省くことである。小さい5cmほどの前方縦切開で侵入することで，手術時間の短縮，出血量の減少，後療法が容易になる，など患者に福音をもたらすことができる。

術中の問題点はまず腱板修復の可否である。とくにリウマチでは滑膜増殖による腱板の疲憊・穿孔などで，修復不可能なことも予期しなければならないことがある。これに対して筆者は充分被覆することが大切と考えて，

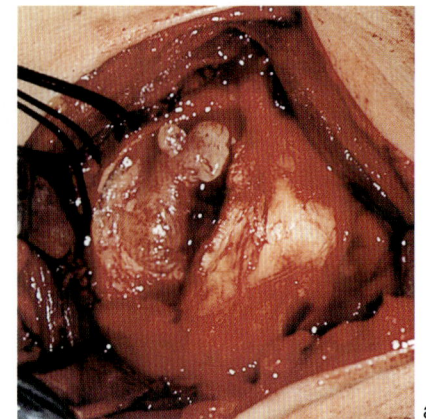

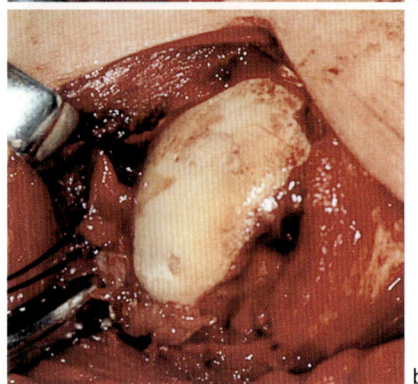

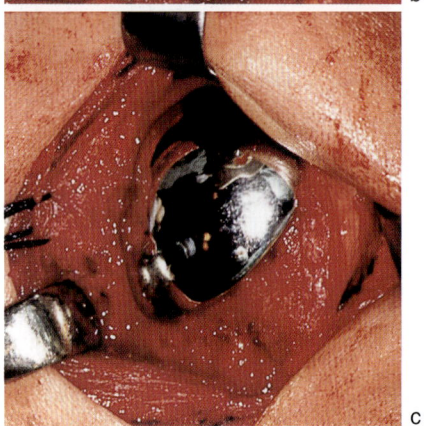

図10-40　手術時所見
a：増殖した滑膜（リウマチ症例）
b：ひどく侵食され変形した骨頭
c：人工骨頭の挿入後

できるだけ小さい骨頭を選択して腱板に緊張を与えない方法を行っている。ARNTZ ら（1993）も後方の関節包への過緊張 excessive tightness を避けるため，小さな骨頭を使用すべきと主張している。

次の問題は，骨頭・大結節・小結節・頚部などが転位して瘢痕組織で置換・修復されている変形治癒の症例である。ほとんどの症例で腱板の位置関係が狂っており，これを元に戻す必要がある。また，大結節は棘上筋腱に引かれて上・後方に転位しているが，これを下・前方に引き下げ整復しておかなければならない。このとき大結節の内部をしっかり掻爬して，削りとっておかないと，

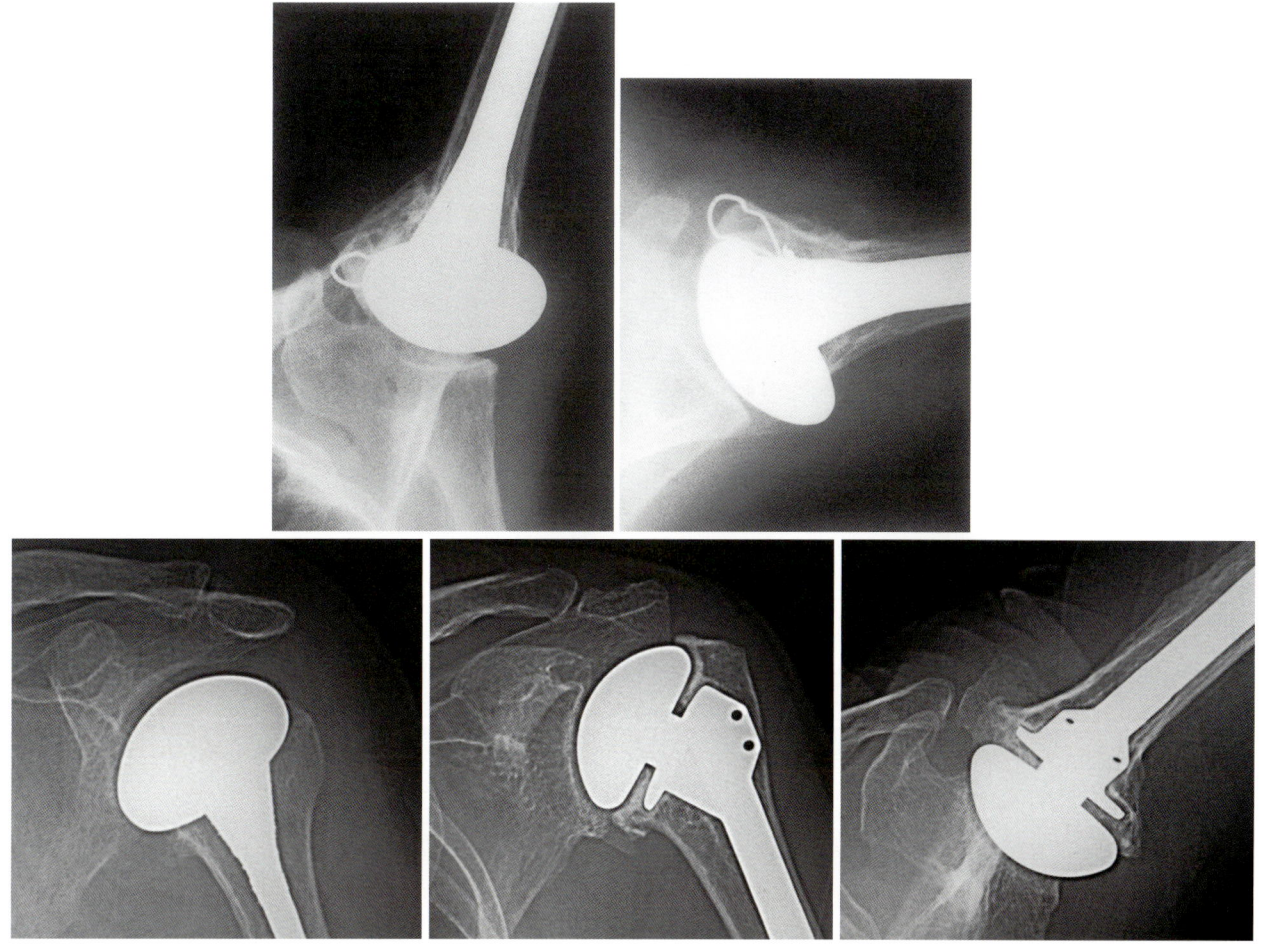

図 10-41　人工骨頭置換術　術後のレントゲン写真　上：Neer の type I　下：モジュール型

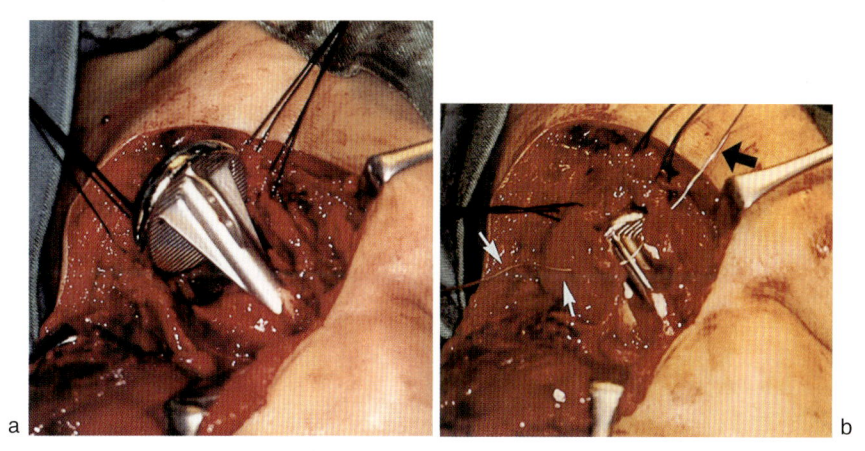

図 10-42　Neer の type II 使用例
a：人工骨頭の挿入　b：ワイヤー（矢印）で大・小結節を縫着

人工骨頭の求心性を妨害するので注意する。

その他，骨折線が下方に及び人工骨頭と頸部の間に骨欠損ができることがあるが，これは骨セメントや移植骨片（図 10-45）で対応する。既述したが，上腕二頭筋長頭腱も損傷を受けていることが多いが，できるだけ温存することを心がけよう（図 10-46）。烏口上腕靭帯切除と肩峰切除も機能を回復させる大切な手技である。

合併症としては，人工骨頭に対して臼蓋面が反応し不規則化した症例，術後に腱板が石灰化して可動域が減少していった症例（図 10-47），受傷時に肩甲下筋腱がひどく損傷され，関節前壁の欠損で不安定性を残した症例，予期以上に縮小し弾性のない関節包のため人工骨頭が大きすぎた症例，初期に行っていた術後の挙上位ギプス固定中に脱臼した2症例，などがある。また，三角筋の弛

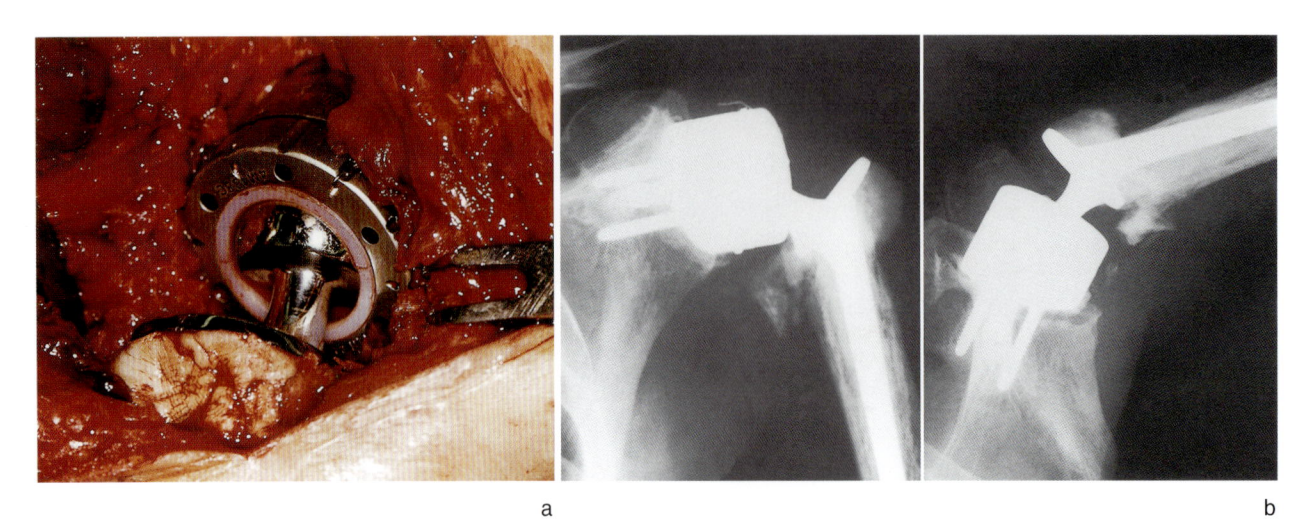

図 10-43　Post の人工関節　自験例　a：術中所見　b：下垂位と挙上位のレントゲン写真

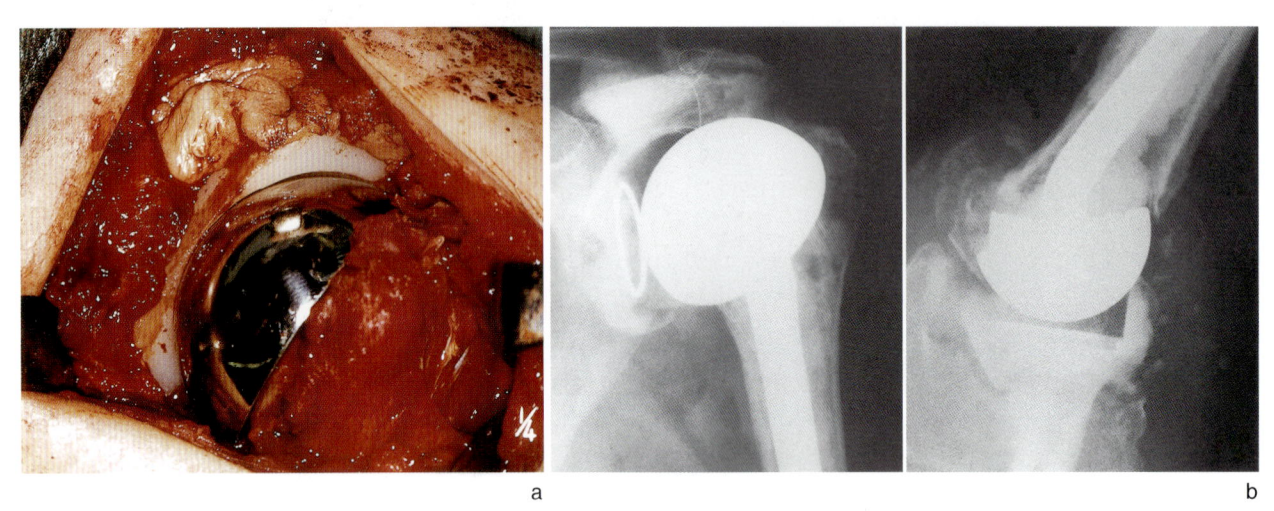

図 10-44　Mazas の人工関節　自験例　a：術中所見　b：下垂位と挙上位のレントゲン写真

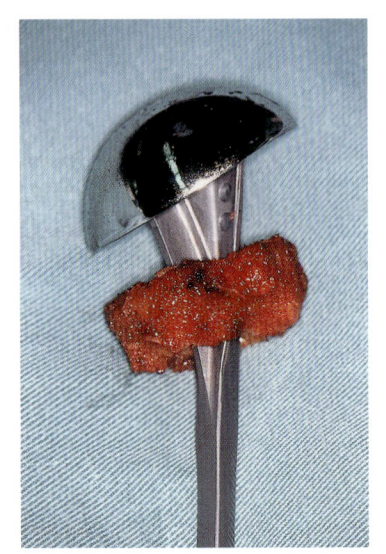

図 10-45　欠損部にドーナツ状に形成した腸骨を移植

緩・伸展がみられる場合は，必ず付着部からはずして再縫着しておこう．

e．後療法

術後はデゾー包帯による固定を1週間，創治癒を待って三角巾に代え，これを装用させたまま自動的な振り子運動 pendulum exercise を開始する．このときリラクゼーションが得られているか，固定用の布がゆるんでいないかなどに注意しておく．2週間後には介助による挙上運動，自動前挙運動 stooping exercise などを行うが，必ず90°以下の範囲にとどめておく．同時に肩甲骨の動きもよく観察しておく．肩甲下筋腱再縫着という侵襲を考えると，強固な固定は必要ないが，術後3週間の後挙と外旋を制限するのが常識であろう．

その後は水中機能訓練で自動・介助運動を開始，前挙は suspension，pulley などで獲得してゆくが，ここで烏口上腕靱帯の切除が効果をあげる．痛みがある場合は物理療法を併施して反射性の拘縮が起きないように心が

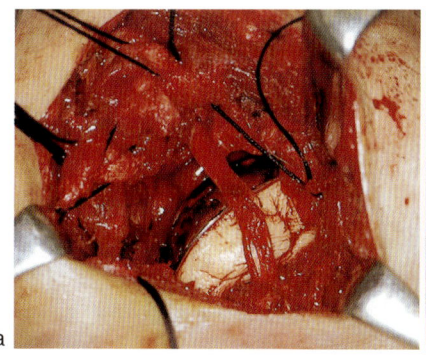

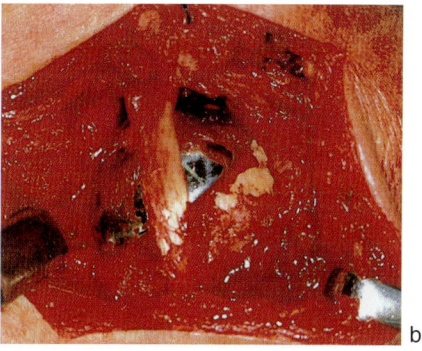

図10-46　上腕二頭筋長頭腱の所見
a：ほとんど切れかかっている状態　b：正常に近いものでも人工骨頭との摩擦は避けられない

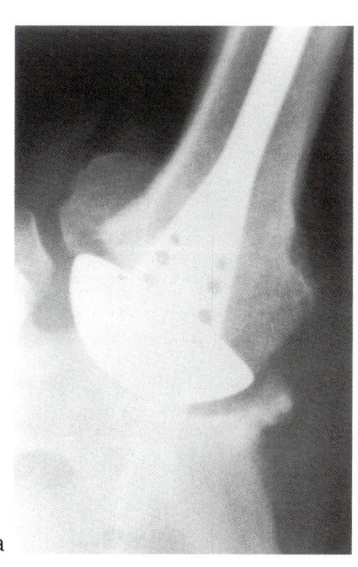

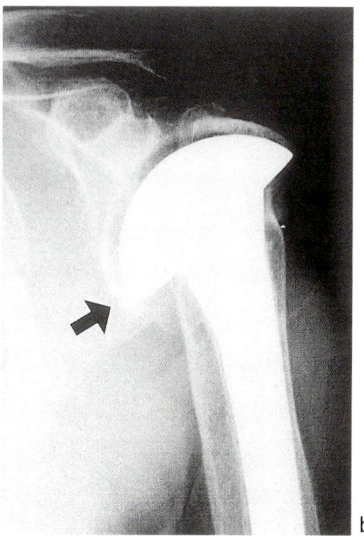

図10-47　人工骨頭挿入後の反応
a：臼蓋の反応　b：腱板の石灰化と臼蓋との引っかかり（矢印）

ける．外旋運動は3週間後から関節可動域訓練に取り入れるが，まず腕下垂位での自動運動から始め，4週後から他動運動に移ってゆく．中間位からやや外旋位がとれるようになれば，前方路anterior pathでの挙上運動のなかで上腕骨軸を回旋しながら矯正する方法を加える．

筋力増強訓練は4週後から開始するが，軽い負荷を加えた等尺性運動から始め，外旋では肩甲下筋に強い負荷がかからないように注意する（図10-48）．これ以外の筋には適時負荷を増加させ，5週後より伸長運動stretchに移行する．同時に結髪・結帯・衣服の脱着・整容動作などの日常生活動作群の訓練も行っておく．

疾患，病状の推移，年齢，利き腕，患者の意欲，運動・労働経験などで予後は異なるが，社会復帰まで2〜3カ月，リハビリテーションのゴール設定は術後約6カ月である．

f．当院の成績と諸家の報告

当院で最初に人工骨頭が行われたのは，1975年のことである．第一例目は，上腕骨骨髄炎で数回の病巣掻爬

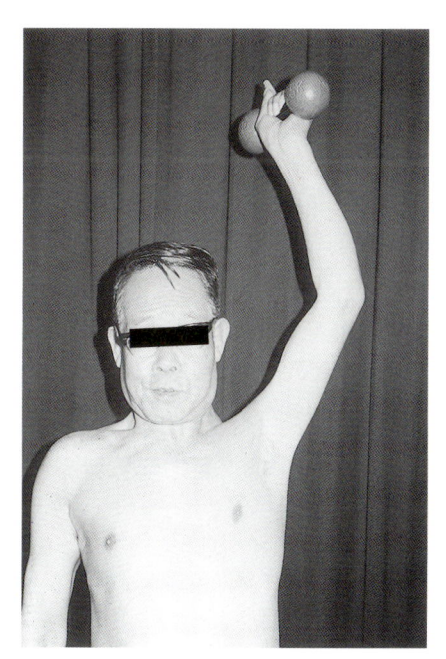

図10-48　筋力の回復で鉄亜鈴も挙上可能

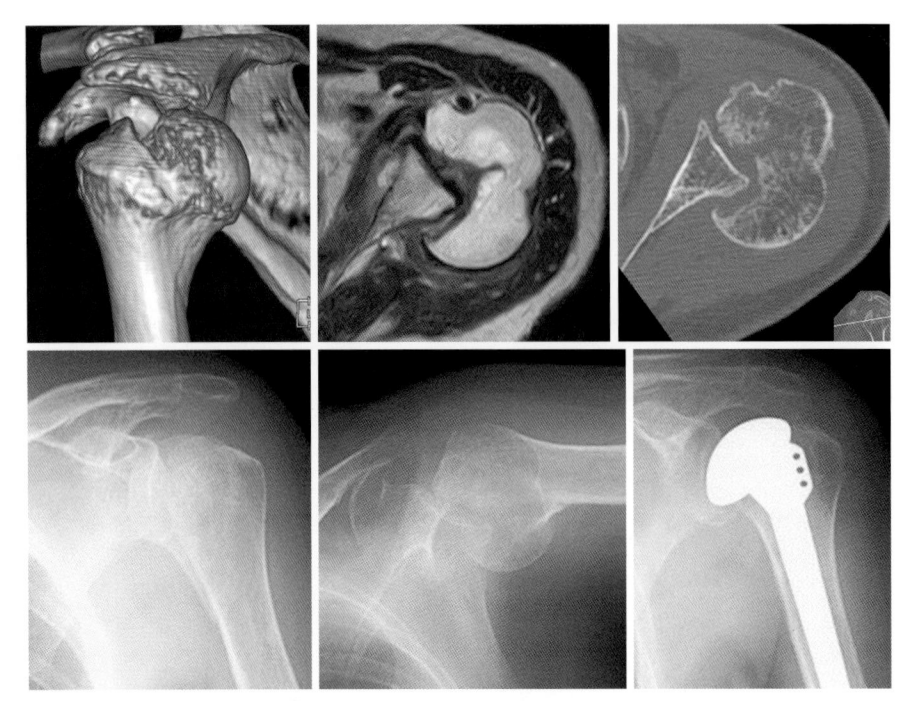

図10-49 陳旧性肩関節後方脱臼に対する人工骨頭置換例
上：CT像　下：レントゲン写真と置換後

術を繰り返しやっと鎮静化した症例に，残存筋力のあることから思い切って試みた症例であった．この症例の結果を知ったNeerが後に，従来禁忌としていた適応条件を変更したことも思い出の一つである．以来，当院では数年ごとの追跡調査を続けている．

今回，追跡調査できたものは，人工骨頭・関節で治療した230例のうち，術後1年以上を経過した205例である．直接診察できないものはアンケートあるいは最終診察時の資料を，死亡症例では最終診察時の評価を採用した．調査項目は，臨床症状，関節可動域，筋力，日常生活動作群，腱板の状態，術後固定期間などで，それらを総合して判定した．術後経過期間は1～36年に分布，平均15年3カ月である．諸家の報告とともに考えてみよう．

1）新鮮骨傷

新鮮骨傷群で調査できたのは113例である．70％に存在していた腱板断裂は同時に修復されている．画像では関節適合性が不良のものは1例あったが，後捻角と固定性は良好である．16％に存在した頚部の骨欠損は移植骨で補填され，4部分骨折の7例に骨セメントが使用されている．結果は，問題のないものは92％で，すこぶる良好な結果である．だが機能障害を遺残している8％は無視できない．

Noyesら（2011）は上腕骨骨折に対する骨頭置換の2～5年の追跡調査を行って，肩峰下腔の消失，ステム挿入部位の骨融解など合併症が多く，臨床的に可動域の改善もなく機能回復も不良と述べている．しかし彼の報告を分析してみると，多くの症例で肩峰下腔が消失しており，これは取りも直さず腱板断裂による機能消失を意味している．したがって筆者は彼の症例の成績不良の主因は，腱板修復への不充分な手技によるものと解釈している．Antuñnaら（2008）は，新鮮骨折に対して骨頭置換を57例に施行，痛みは消失したが可動域に問題ありとした．Bonnevialleら（2011）は骨頭置換で良好な成績をあげたと報告している．

2）陳旧性骨傷

陳旧性の骨傷群で調査できたものは20例である．Michael Reeseを使用した1例以外は，すべて人工骨頭で置換されている（図10-49）．術前の状態をみると，長期の不適切な治療で拘縮や機能障害が強く骨頭の変形が70％に，骨頭の転位が88％に，さらに臼蓋の損傷が60％にあり，腱板の状態も不良で筋力が低下した絶対的手術適応があった群である．術後の画像をみると，関節適合性が正常に復したものが86％と改善されているが，満足できないものが14％存在している．骨セメントを使わなかった高齢者に術後人工骨頭が過度に後捻した1例があるが，後捻角，固定性，頚部の骨欠損などには問題はない．総合的にみると経過が良いもの14例（70％），軽度の機能障害が遺残しているもの4例（20％），不良のものが2例（10％）で，新鮮例に比べると成績はかなり劣っている．

3）リウマチ

リウマチの症例では34例中28例が調査できた。主訴は疼痛が55％，機能障害が45％で，痛みが機能の不自由さを増幅させていることがうかがえる。術前の状態をみると，全例に骨頭と臼蓋の変形があり，前者では軽度なものが60％，強度なものが40％，後者では変形のないものが30％，あるものが70％であった。骨頭の位置は正常が70％，転位しているものが30％で，多くが正常に近い形状を保っていた。90％の症例に腱板断裂があり筋力はひどく低下していた。

腱板機能が保たれていたものにはNEER Ⅰの人工骨頭が，全くない2例にMAZASの人工関節が使用された。術後の画像をみると，関節適合性，後捻度，固定性は90％と良好だが，不良なものが2例あった。骨セメントを使用したものは5例で，骨移植を必要としたものはない。総合的にみると，問題のないもの22例（79％），軽度の機能障害のあるもの6例（21％）でまずまずの成績を収めている。しかし，リウマチの病状推移（再燃）による疼痛のため，肩関節機能はときに低下，時に回復を繰り返し，正確な判定をすることは不可能である。

4）変形性関節症

変形性関節症では27例中22例が調査可能であった。内訳は1次性のもの17例，2次性のもの5例（外傷後，感染後など）である。術後の所見は，関節適合性の良いもの19例（86％），不良なものは3例（14％）で，後捻度および固定性は良好で，骨セメントの使用例はない。頚部骨欠損のあった2例にも骨移植は不要であった。総合的にみると，問題のないものは16例（73％），機能障害のあるもの6例（27％）で，筆者は必ずしも満足していない。EDWARDSら（2004）は，変形性関節症15例に人工骨頭置換術を行い，好成績をあげたと報告している。

5）腱板断裂

腱板広範囲断裂によるcuff tear arthropathyで，強度の骨頭変形あるいは骨頭壊死，強度の拘縮があった症例21例のうち16例の調査が可能であった。長い臨床経過を辿った症例群なので，骨頭の確実な被覆を得ることと腱板の緊張を避けるため，多くの症例にやや小さめの人工骨頭が使用されている。術後の画像で，関節適合性，後捻角，固定性は良好である。総合的にみると，問題のないものは14例（87％）で，満足できないもの2例（13％）という結果である。HATTRUPら（2006）は骨頭置換後に起きた腱板断裂20例を追跡調査（平均9.1年）して，成績は良くないとしている。幸いなことに筆者にはまだ経験がない。

6）その他

CHARCOT関節，強直，骨頭壊死，骨髄炎後，先天性などの6関節については全例追跡調査ができている。術後の画像で形態上の問題はないが，骨髄炎後の症例以外はすべて不良で，総合的にみると手術の適応に問題があったと考えられる群である。SMITHら（2008）は骨頭壊死32例に骨頭置換を行い，手術結果は良かったが，かなりの数で臼蓋軟骨の摩耗があり不満足としている。

g．骨セメントの使用

骨セメントは5.6％の症例に使用されている。その内訳は，四部分骨折に7件，陳旧性の骨折に3件，リウマチに5件である。骨粗鬆症や骨萎縮などの症例，骨欠損のある症例などへの使用はやむを得ないが，懸垂関節への使用は原則不要と考えられる。

h．成績が良くない症例の検討

成績が良くないものは，新鮮外傷で9関節，陳旧外傷で5関節，リウマチで6関節，変形性関節症で6関節，合計26関節（11.3％）である。判定の根拠は運動痛と可動域制限の遺残だが，その多くは術前から用廃に近い機能障害があったもので，ある程度の可動域制限は止むを得ないのかもしれない。だが，判定とは別に彼らの日常生活動作群の改善はみるべきものがあり，患者の満足度は高い。

不良症例の代表的なものを挙げると，①陳旧性の4部分骨折例：59歳の男性，腱板の広範囲断裂と肩全域のひどい挫滅によって，筋力の低下といつも骨頭が亜脱臼位にあり，挙上時痛みを訴えているもの，②上腕骨変形治癒骨折例：60歳の男性作業員，筋力が3以下レベルで術後も回復せず，大結節の変形で求心位が得られず骨頭が前方に移動，不安定のため挙上が困難なもの（図10-50），③骨頭のサイズが大きすぎて疼痛と機能障害が続いているもの，④術前の2レベルの筋力が回復しないもの，⑤術後に人工骨頭の後捻がひどくなり，痛みはないが可動域制限があるもの，⑥先天性の症例で骨頭と臼蓋の強度変形があり，骨頭置換後も機能が改善しなかったもの，⑦骨頭の強度変形による機能障害があり紹介されて来院した60歳の男性作業員，両側の脱臼位のため人工骨頭を挿入したが，術後にCHARCOTと確定診断され経時的に増悪したもの，⑧動かすと常時痛みがあるもの，などである。

i．人工骨頭と関節置換の対比

欧米の報告には人工骨頭より人工関節が優れているとする論文が多くみられる。わずか3例の人工関節の経験

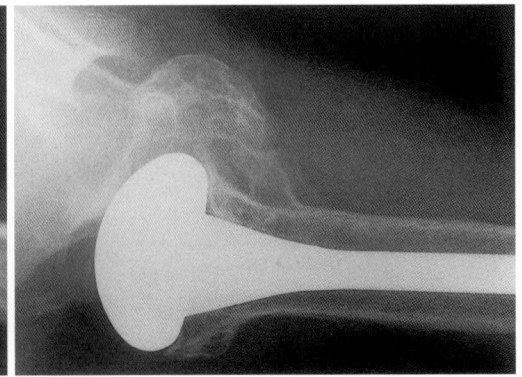

図10-50　大結節の遺残により支点獲得のない不良例　a：術前　b：術後の人工骨頭の前方転位

しかない筆者には，両者の良否を論じることはできないが，諸家の報告を収集して考えてみよう．

佐藤（克）ら（2003）は23例33肩に人工関節置換を行い，5年の追跡調査から可動域の改善は良くなく，置換した臼蓋の10例に透過像があり1例に脱転があったと報告，濱田ら（2003）は慢性疾患22例に人工骨頭・関節置換を行って，成績が良く可動域も増加したと述べている．末永ら（2003）は両者の術後成績を比較して，結果は同じだが緩みの多い臼蓋の置換は限定すべきとした．LEVYら（2004）は，42例の関節置換，37例の骨頭置換など17年間の経験から，人工骨頭置換では骨セメントは不要としている．

JAINら（2005）は多施設での人工骨頭置換4,998例と人工関節置換8,743例を調査して，後者を使用する施設が増えつつある傾向を報告している．BISHOPら（2005）は，人工関節置換は痛みの軽減と安定性を得るには良いが臼蓋の緩みが問題とし，PFAHLERら（2006）も705例中236例に人工関節置換を行い，成績は良いものの臼蓋の68%に透過像を認めたと述べている．一方，WEBERら（2007）は，人工関節の置換では臼蓋の緩みが50%も発生するとして，そのリスクのない人工骨頭の使用を勧めている．

リウマチに人工関節置換をした竹内ら（2003）は，好成績を強調している．SPERLINGら（2007）もリウマチ195例に人工関節置換，108例に人工骨頭置換を行ったが，結果からみて前者を勧めている．彼はまた，20例に再手術を行って，上腕に窓 humeral window を作製することで抜去することができた経験を述べている．DESHMUKHら（2005）は267名（320関節）に人工関節置換を施行して，良い結果と高い満足度を得たと報告している．

一方，FRANTAら（2007）は人工関節を使用した353例のうち，満足できなかった症例を既往歴，生理的検査，画像，臨床症状などで検討し，241肩に痛みが，2.6%に機能不全が，85/136例（62%）に臼蓋の破損が，51/80例（63%）に炎症があったことを明らかにしている．HAT-TRUP（2009）は，骨頭挿入後に発生した臼蓋変形を経験して人工関節置換で対応したが，手術は複雑で不満足なことが多いと述べている．CHINら（2006）は10年間に431例に使用して53例に合併症があり，その多くは人工骨頭周辺の骨折であると報告，FEELEYら（2008）は無腐性壊死64肩に対して使用，合併症が多く，動きも悪く変形性関節症のstage V以上と同じ状態と評価した．

人工関節置換後のスポーツ能力について，SCHUMANNら（2010）は，選手のレベルによるが制限なく復帰できていると楽観的である．またMCCARTYら（2008）は，人工関節で置換したスポーツ選手75例の復帰状況について追跡調査（平均3.7年）して，71%が3.6カ月後に復帰し5.8カ月後で完全復帰を果たしていたと述べている．CUOMOら（2005）の主張どおり，人工関節は術後にその受容性は良くなるのだろうか．

j．考察

結果から判定すると，腱板の状態が良いものの可動域は著しく改善されるが，陳旧性の骨折やリウマチ例ではやや良いか不変である．具体的には腕下垂位での回旋は良くなるが，水平伸展（外分回し）はやや減じ，体幹前方の内転が制限されている傾向がある．人工骨頭置換で上肢の支点が確実に得られたとき，リウマチの半数を含め約85%の症例の筋力は，経時的に回復する傾向がある（図10-51，52）．

痛みの種類と責任病巣はなかなか把握しがたい．腱板に変性がある高齢者の夜間痛・自発痛，陳旧性骨傷例の運動時痛，リウマチ再燃時の自発痛，機能回復のための矯正時に起きる疼痛など，人工骨頭置換に起因しない疼痛がかなりの頻度で混在している．因みにこれらを排除するための局所麻酔剤を浸潤すると，疼痛の寛解もしくは軽減は90%と高率である．リウマチでは機能回復よりむしろ疼痛軽減で満足度が高い．

術後の画像では，腕下垂位で骨頭の上昇，軸射位で骨

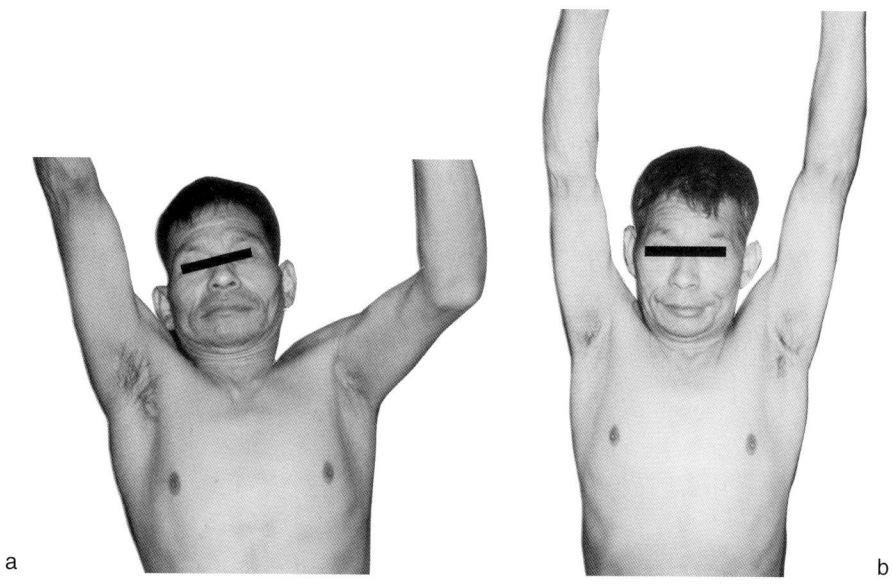

図10-51　リウマチ症例　a：術前の挙上困難　b：術後の機能改善

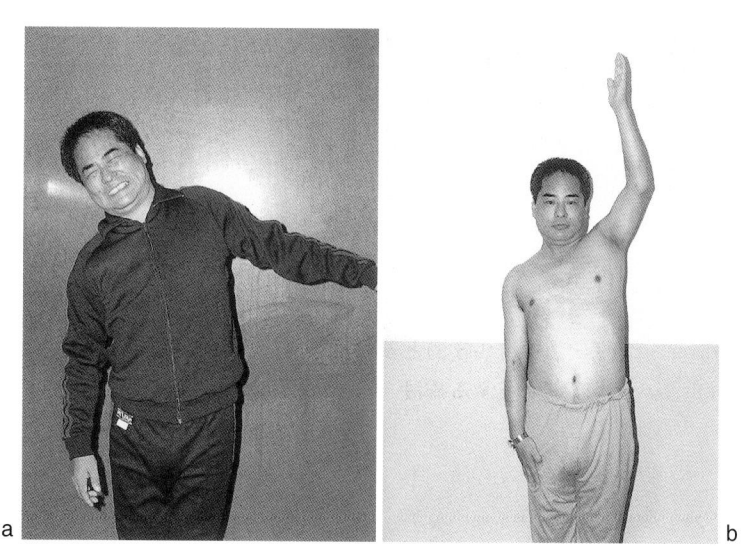

図10-52　外傷症例　a：術前の挙上困難　b：術後の機能改善

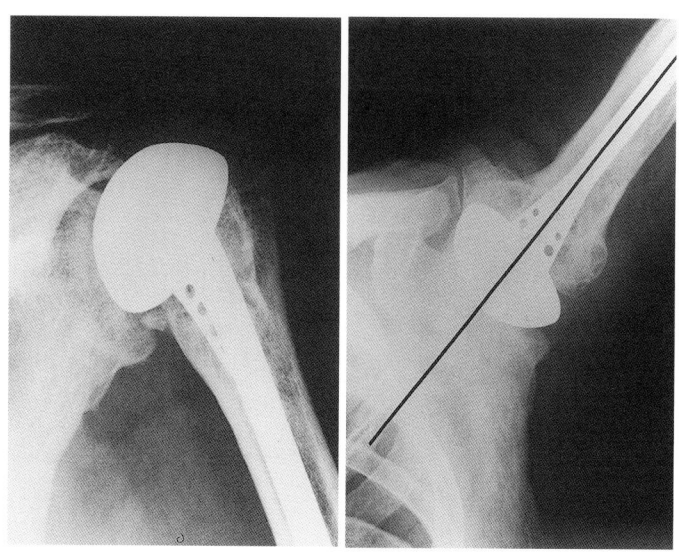

図10-53　十分な筋力と機能軸と臼蓋支点の獲得があれば結果は良好

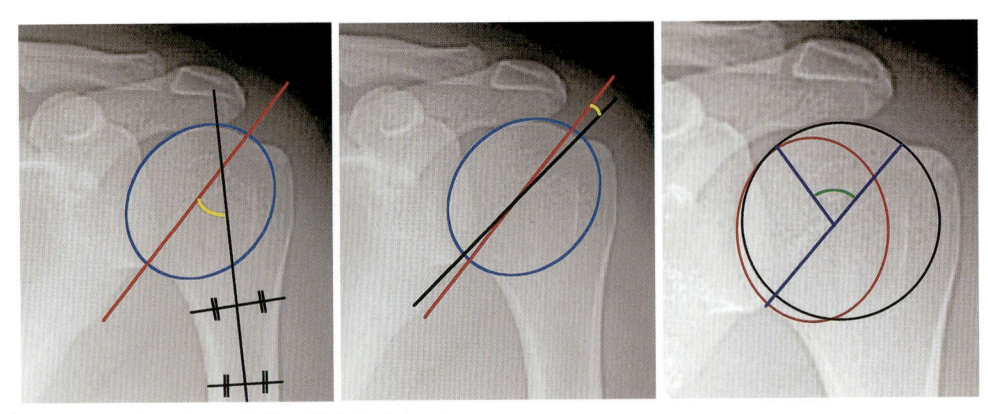

図 10-54　機能的人工骨頭の研究（本文参照）

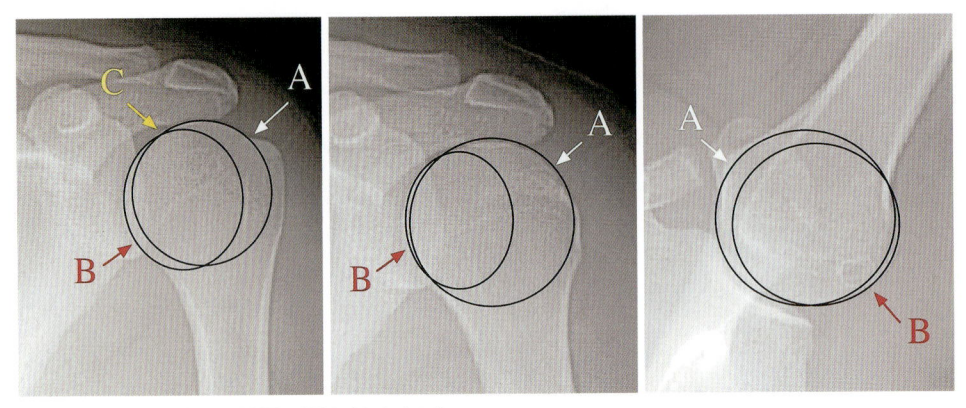

図 10-55　機能的人工骨頭の研究（本文参照）

頭がやや前方に移動する，などの所見がみられるが，人工骨頭置換の成否を示す鍵は，挙上位で上腕骨軸が肩甲棘に一致して機能軸の安定（Zero Position）が得られていることである（図 10-53）。

術後 6 カ月，リハビリテーションプログラムの終了時には，訴えられていた自発痛・運動痛は著減する。赤松（1977）も 20 年経過した慈恵医大人工骨頭 3 例について同様の報告を行っている。

人工骨頭・関節置換について論旨を進めたが，①外傷では転位した骨頭の骨癒合の可能性が少ないものへの止むを得ない選択，②変形性関節症では変形した骨頭の骨・軟骨壊死への対応と機能改善のため，③リウマチでは滑膜切除と破壊された関節の再建と，ステロイド離脱のための貢献など，それぞれ異なった目的をもっている。

繰り返すが，人工骨頭の形状については人工関節の部品として開発された分厚い球形の骨頭より，楕円形の形状をしたオリジナルのもののほうが挙上時に骨性支持が得やすく安定性があることを強調しておく。臨床的にも筋力の弱い症例には最適である。

MAZAS ら（1990）は，人工関節の最良の適応は変形性関節症であると報告している。CROSBY（2007）は人工関節の失敗例への救済策として自家骨移植での関節固定術を勧めている。

k．機能的人工関節の展望

肩関節は懸垂関節と要支持関節の二つの機能的関節で構成されているという考えと，骨頭は回転楕円体であるという研究結果を踏まえ，当院では機能的な人工関節の研究に取り組んでいる。1999 年，橋本（淳）らは健常者 60 名の三葉のレントゲン写真（内旋位，外旋位，挙上位前後像）を資料として，検索を開始した。

方法はコンピュータを用いて画像を作成し解析するもので，①骨頭を一つの楕円と近似させ，その長軸と上腕軸のなす角を骨頭傾斜角として計測（図 10-54），この場合の楕円は長軸に角度がついており，楕円の長軸と骨頭関節面の上下端を結ぶ線との角を△角とする。②次に長軸に角度のついていない，すなわち回転のない鉛直方向の楕円で骨頭を下端から近似させ，関節面と適合しなくなった時点で新たに楕円を作成して，それより近位の骨頭を近似させる。③骨頭関節面の上下端を結ぶ線を二等分して，中央から円の移行した部位（二つの楕円の交わる点）に直線を引き，その角度を近位の骨頭軟骨から測定（図 10-55）する。④最後に外旋位，内旋位，挙上位での大円，小円の大きさを長軸と短軸の比率から計測，などの手順をとっている。

結果は，骨頭傾斜角は NEER 人工骨頭の 50°に比して 61°とゆるやか，△角は平均 7°である。肢位との関係で

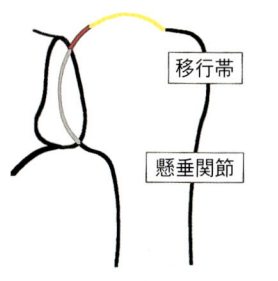

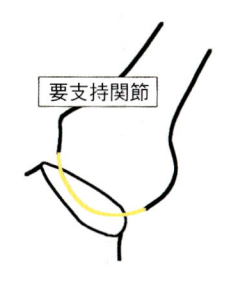

図10-56　肢位により異なる骨頭と臼蓋の接触面
灰色部分は懸垂関節，赤色部分は移行帯，黄色部分は要支持関節部分

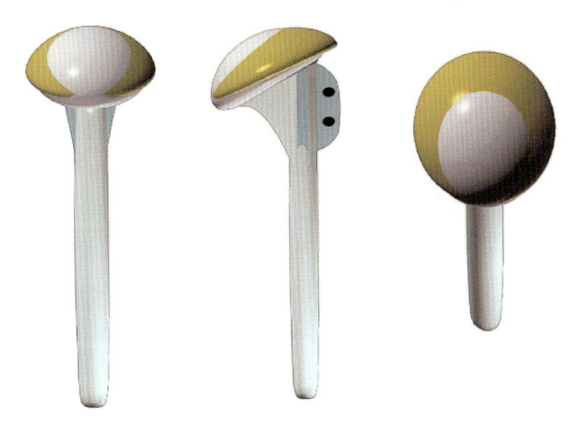

図10-57　機能的人工骨頭のモデル

みると，外旋位では内下方の小さな楕円と外上方の大きな楕円，内旋位では半数が大きな楕円，挙上位では大きな楕円が臼蓋面と適合し，その形状は外旋位での外上方の楕円と一致している（図10-56）．外旋位での二つの楕円は関節面のほぼ中央で交わっている．

臨床的には懸垂関節と移行帯では臼蓋に適合する小円，挙上位では大円で骨頭が安定性を得ていることが理解できる．従来の人工関節は一つの円あるいは回転楕円体でデザインされているが，機能的には運動性と安定性を満たした二つの楕円の合成による楕円形状のものが最良であると推論できる（図10-57）．

G. 鏡視下手術
arthroscopic surgery

1918年，高木によって開発された関節鏡検査が欧米で手術手技として開花し，里帰りして肩の分野で関心をもたれるようになったのは，1980年の頃である．すでに膝関節の領域では，優れた方法として実績をあげているが，肩では少し様子が異なっている．球形の構造と三次元機能をもつために，他に比してより巧みな操作が求められているからであろうか，あるいはあまり手術経験のないものが，欧米で流行っている最新の治療方法と誤信して飛びついたせいであろうか．

肩の手術経験の少ない医師が，"直視化より内部がよく見える"として，鏡視下手術に挑戦する様子はほほえましくもある．しかし，あくまで"狭い部屋の中で周りを眺めていて，建物全体を外から観察していないという認識をもつべきである．例えば，彼らが烏口突起下・三角筋・肩峰下滑液包のひどい癒着が，腱板断裂の病態を大きく変えていることに関心を示さないことは驚きである．また巷間，彼らは修復しえない症例に遭遇したとき，ただちに開いて対応できないとの話をよく聞く．さらに鏡視下で手術したにもかかわらず，再手術を要するものはすべて直視下で行われているという事実もある．

1. 本邦での鏡視下手術

本邦で最初にこの分野に取り組んだのは筒井ら（1981）であろう．彼らは可視範囲を肩関節だけでなくその周辺，第2肩関節にまで広げて詳細に観察し，さらに1982年には病変に関連する所見をとらえている．一方，福田（公）らは（1982）腱板損傷について行った鏡視下の手技を，安楽ら（1984）は肩峰下滑液包の病態検索を，それぞれ報告している．その後，ROJVANIT（1984），近藤（憲）（1984），中島（勲）ら（1984）の知見報告が続き，米田ら（1988，1989）は脱臼，インピンジメント症候群など，不安定症に対する鏡視下手術29例の短期術後成績（平均8カ月）について発表している．原ら（1991）は鏡視下での肩峰下面のための器具を考案，森澤（佳）ら（1991）は，上腕二頭筋長頭腱の病態を知るためにSPEED testと鏡視下所見との関連を検討している．一時期，関節包を焼灼shrinkageすることで不安定性を解決しようとする試みがあったが，その範囲，深さ，部位などの検索が科学的に行われないまま，流行病のように話題から消え去っている．

その頃，外国では鏡視下手術は医療制度のもとで飛躍的な発展を遂げ，その集大成がJOHNSON（1993），SNYDER（1994）らの著書となって現れた．菅谷ら（1999）は鏡視下手術の有用性を報告，次いで2006，2007年に腱板断裂に対する縫着法について，single rowとdual rowの比較で後者が優れていることを発表して，この分野を前進させている．また最近，黒田（2011）らはアンカー使用の問題を解消するため新しく開発した手技，鏡視下骨孔腱板修復術 Arthroscopic Trans Osseous Suture（ATOS）を発表して，その成果をあげている．

2. 肩関節学会での鏡視下手術

筆者の思い出は，1987年に開催された肩関節学会（三

笠会長）の依頼を受けて SNYDER を招聘，彼が特別講演で熱っぽく関節鏡視下の所見について語ったことである。これを契機に多くの会員が鏡視下手術に関心をもったと思われる。その後，鏡視下手術が普及し学会発表の半数にその時間が割かれる傾向が続いたが，昨年の肩関節学会では演題300余のうち鏡視下に関するものは100題とやや沈静化してきている。

　高い技術と卓見をもつ専門家の育成が急務のなかで，一方では手術の経験のない連中の参加で，話題は本質ではなく手技に終始しているきらいがある。いまだに欧米の知見を追試している印象が拭えないのは，残念なことである。近い将来，長期成績の結果で論じられる時が来ることを期待しよう。

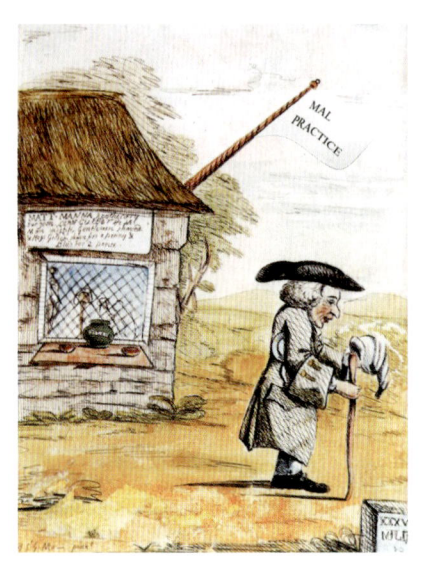

図10-58　alternative medicine

3. 当院での鏡視下手術

　当院では1975年から，STORZ社製の関節鏡システムを使用してきたが，たびたびの器具と機器，それにシステムの問題で，1988年にオリンパス社製のものに変更している。従来のものに比べて画像が鮮明となり，水圧調節機器10Kイリゲーションシステム，手術用潅流液アルスロマチックなどの併用によって時間も短縮され，さまざまな知見と手術成果をあげつつある。症例の大半は膝関節だが，鏡視下による肩関節手技の改良と知見も増えつつある。

　本法の利点は，直視下で視野に入らない部位の観察ができること，潅流液を使用することで関節内圧の減圧distensionが期待できること，などである。一方，欠点は病変を巨大視することで判断を誤ること，鏡視下で対応しきれない病態への判断，準備と時間がかかり過ぎること，などであろう。

4. 最近の報告

　最近の報告には，鏡視下手術について反省するものが散見し始めている。McNICKLEら（2009）は，若年者にアンカーとポンプが関与する重篤な関節炎が発生していると警告，田崎篤ら（2011）は異物反応による大結節の広範囲な骨溶解を経験して，アンカーそのものの異物反応は少ないが，ビスの構造でないものは強い力がかかると引き抜かれることがあり，負荷と微小運動が重なって骨融解を誘発していると述べている。また，RHEEら（2006）は，吸収されない縫合糸の結び目knotが修復を阻害し痛みを引き起こしているとしている。

　しかし，欧米では，day surgeryの風潮に便乗して，侵襲が少ないこと，患者への負担が軽いことなどをセールスポイントにして，合併症への配慮は少ないようである。社会的な問題は孕んでいるが，mal practiceの範疇なのであろうか（図10-58）。

5. 考察

　生理的な組織修復から考えると，骨溝を作成してその中に腱板端を埋没する方法が常識だが，アンカーを使用して糸で腱端を留置する方法は，一種の押しピン療法である。最近は皮質骨下に打ち込む種々のアンカーシステム（Mitek anchor system；rotator cuff, GLS, Panalok, Fastin RC anchorなど）が汎用されているが，果たして腱端を骨溝に埋没しないでそこに生理的な修復過程が起きるのかどうか疑問である。筆者の助言に対して"骨溝を作製すると固定性が脆弱となる"との回答がある。

　鏡視下手術の普及につれてその恩恵と同時に，拙劣な手技による成績不良症例は当然増加する。被害を受けた患者の病態は悲惨で，この医原性の問題への対応が迫られている。拙劣な手技に対しては術者に猛省が促されるべきだが，医師にはその原因を解明して今後の発生を防止する責任があり，学会は成績不良例の報告を受けてそれに対処する義務がある（図10-59）。

　不良例が発生した場合，医療過誤を防ぐために患者に病状をよく説明し，専門医の対診を仰いで早期の対応を図り，再手術による機能回復を行うことが肝要である。具体的には関節鏡学会が，技術習得のための修練・実践課程を用意して術者の階層化を図り，安易に裾野が拡がらないようにすることであろう。

　技術を習熟すれば，どの方法でも小侵襲で確実な形成術を実践できる。世界的視野に立つと短い手術時間，高

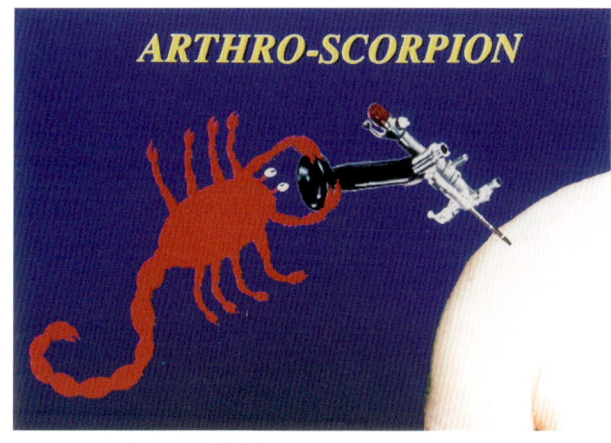

図 10-59　横行する関節鏡サソリ

価な医療材料の不使用など，患者の負担が少ない医療が行われるべきである．医学は CODMAN の end result system で完成する．「やった，効いた，治った」のサンタの論理は学問とはなり得ない．鏡視下手術は豊富な手術経験をもつ専門医が，最小の侵襲を目指して試みる優れた手技であることを再確認しよう．

6. 不良例の供覧

鏡視下手術を受けたが経過が良くなく，当院で加療した代表的な症例を供覧しておく．患者は全国全域に及んでいる．

症例 1：53 歳，男性．転倒して挙上困難となり A 整形外科病院を受診．MRI 画像で腱板断裂を指摘され，1 カ月後に鏡視下修復手術を受ける．術後 3 週間は外転位で固定，その後リハビリテーションを行ったが，強い疼痛と運動制限が続き，受傷後 3 カ月後に当院を紹介されて受診．挙上・外旋制限と筋力低下が強く，関節造影で広範囲断裂を確認し，受傷後 6 カ月目で関節形成手術が施行される．肩峰下滑液包は広範囲に癒着しておりこれを廓清し，同時にアンカーと破断された縫合糸を除去する．肩峰下骨切術後に骨頭の奥に引き込まれた腱端を確認し，それらを引き寄せ作製した骨溝に錨着，長頭腱を肩甲下筋腱に縫合する．骨頭の被覆・緊張度は良好である．術後 3 カ月で可動域制限なく筋力も回復．日常生活動作に支障もない．軽度の運動痛のみ残っている（図 10-60）．

症例 2：36 歳，女性．21 歳の頃に投げて肩を受傷．B 医大で関節唇損傷と診断され鏡視下手術を受ける．支障なく経過したが，8 年後に右肩の痛みを自覚して C 医院を受診．ひどい運動制限と運動痛，白血球増加があり炎症性疾患と診断される．3 週間の安静と抗生物質の投与を行ったが症状は変わらず，当院を紹介される．診察では前方不安定性，腱板疎部の圧痛と挙上時の運動痛があるが熱感はない．MRI 所見で腱板疎部損傷を疑える

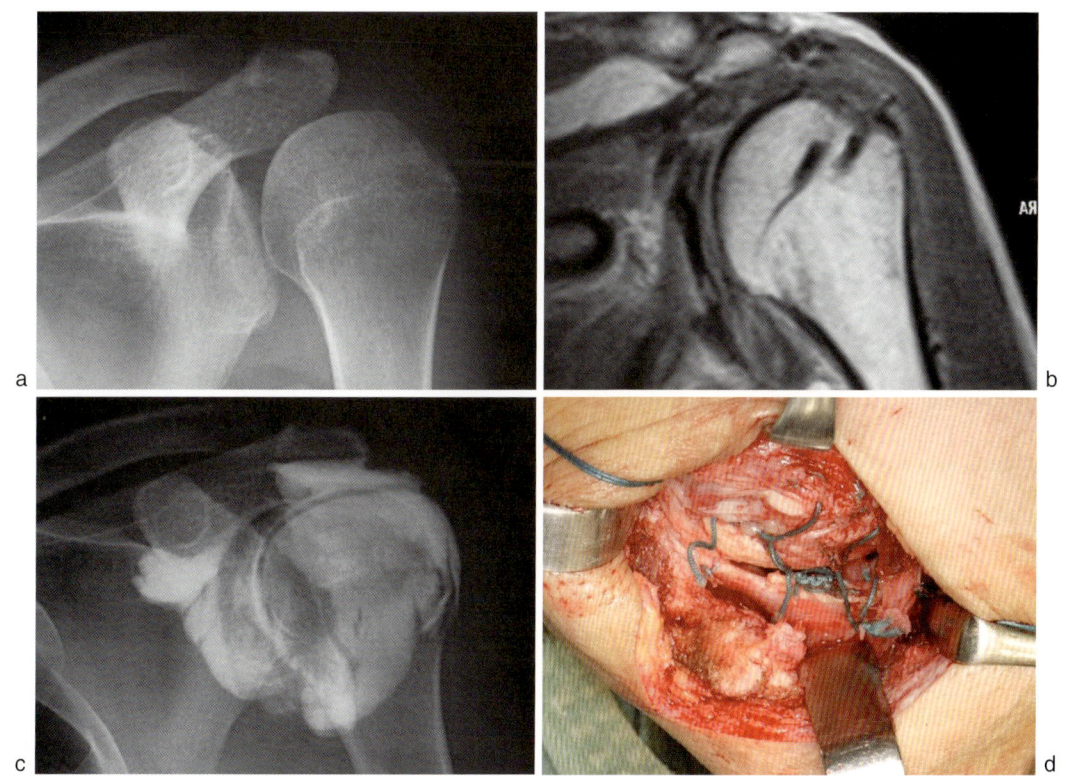

図 10-60　症例 1　a：レントゲン写真　b：MRI 画像　c：関節造影写真　d：術中所見

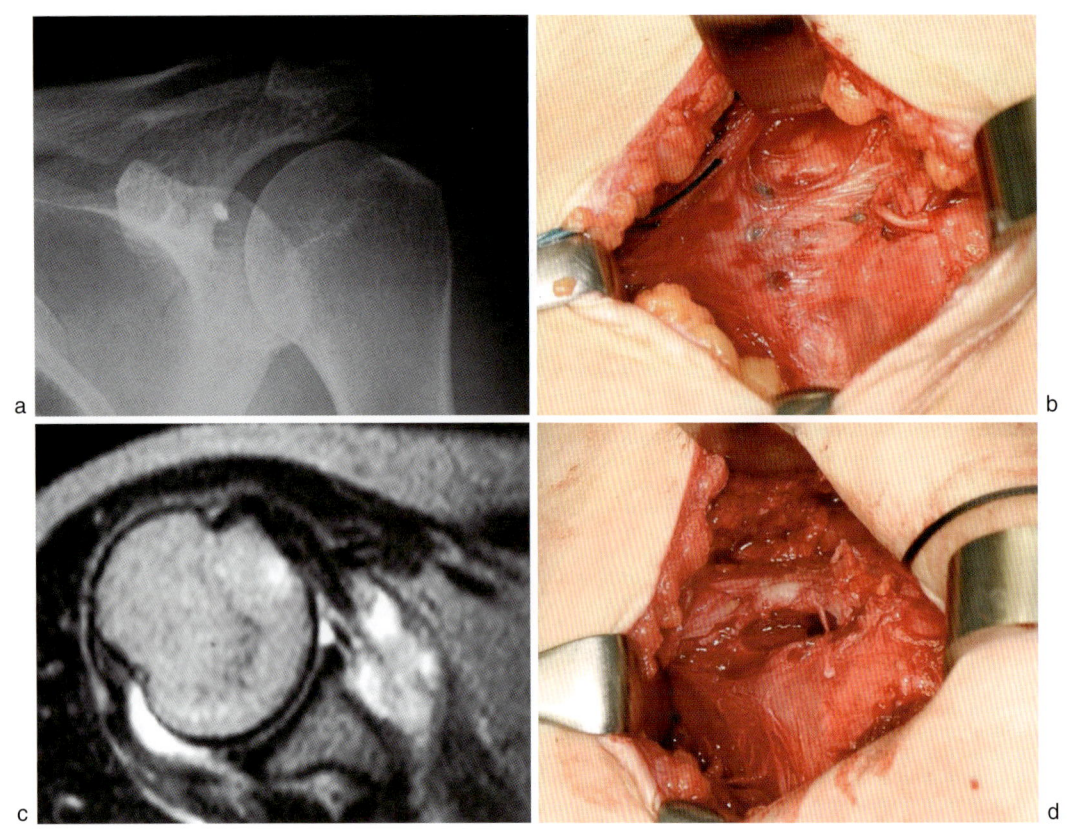

図 10-61　症例 2　a：レントゲン写真　b：術中所見　c：MRI 画像　d：術中所見

ball sign と棘上筋腱の腱内断裂を確認し手術に踏み切る。術中所見で関節液の貯留，肩峰下滑液包の広範な癒着，炎症性肉芽に覆われた腱板疎部，上腕二頭筋長頭腱の弛緩，棘上筋腱の縦方向断裂と棘下筋腱の腱内断裂などが確認できた。棘上筋・棘下筋腱腱端を互いに引き寄せ作製した骨溝に錨着した。腱板の被覆・緊張度は良好である。術後5カ月で疼痛は軽減，可動域は正常に復し日常生活動作の支障もなく経過は良い（図 10-61）。

症例3：24歳，男性。野球でスライディングして右肩を脱臼，D市民病院で全麻下に整復された。その後，E市民病院，F病院に転院して，鏡視下手術を受けた。術後に運動痛が続き，7カ月後に再度鏡視下手術が行われたが，疼痛が増強し運動制限が改善されないので当院を受診。関節造影と MRI 所見で，棘上・棘下筋腱の断裂と腱板疎部損傷，二頭筋長頭腱脱臼などが確認され，受傷後1年後に再建手術が施行されている。肩峰下滑液包の広範な癒着があり，それを剥離，烏口肩峰靱帯を切除して外旋制限を解除，瘢痕によって置換された棘上・棘下筋腱は伸長しており，糸をかけ末梢に引く牽引テストで陽性である。深層断裂を疑って腱板を切開して所見を確認，棘上・棘下筋部に遺残した anchor と縫合糸を除去して，最後に腱板腱端を骨溝に錨着した。術後は三角巾固定。リハビリテーションにより術後2カ月で可動域と日常生活動作は著しく改善されている（図 10-62）。

症例4：43歳，男性。転落して左肩を受傷。G病院を受診。直ちに三角巾固定を受け，早期の自動・他動運動を始めた。しかし，痛みがとれず動きが悪くなり検査を受けた。その結果，手術適応と言われ受傷後2カ月半後にH大学病院で鏡視下での腱板断裂修復術を受けている。手術創は5カ所あり，4cm のもの1カ所，1cm のもの4カ所である。術後2週間，三角巾固定を受け，リハビリテーションを開始。術後2カ月半で，前方挙上は80°，強い外旋制限があり左上肢に力が入らないと訴える。日常生活動作は不自由である。紹介してきたI医師の，"世にも奇怪な治療が行われているので，意見を求めたい"とのコメントに拱手している（図 10-63）。

症例5：31歳，男性。25歳のときスノーボードをしていて転倒して脱臼する。J病院でスポーツ医による関節鏡視下手術を受け，3週間の固定がなされていた。しかし，その後も脱臼を繰り返し，起床時に脱臼してK病院受診。そこの専門医から紹介され当院に来院。直ちに N-H 法を行った。三角筋と肩峰下滑液包の激しい癒着あり，それを剥離して肩甲下筋腱の切離で侵入。関節唇は2時から7時にわたって形をとどめないほど損傷し，3～4時あたりに遺残している縫合糸を抜去して，過度に伸展していた前下方の関節包を修復した。術後は

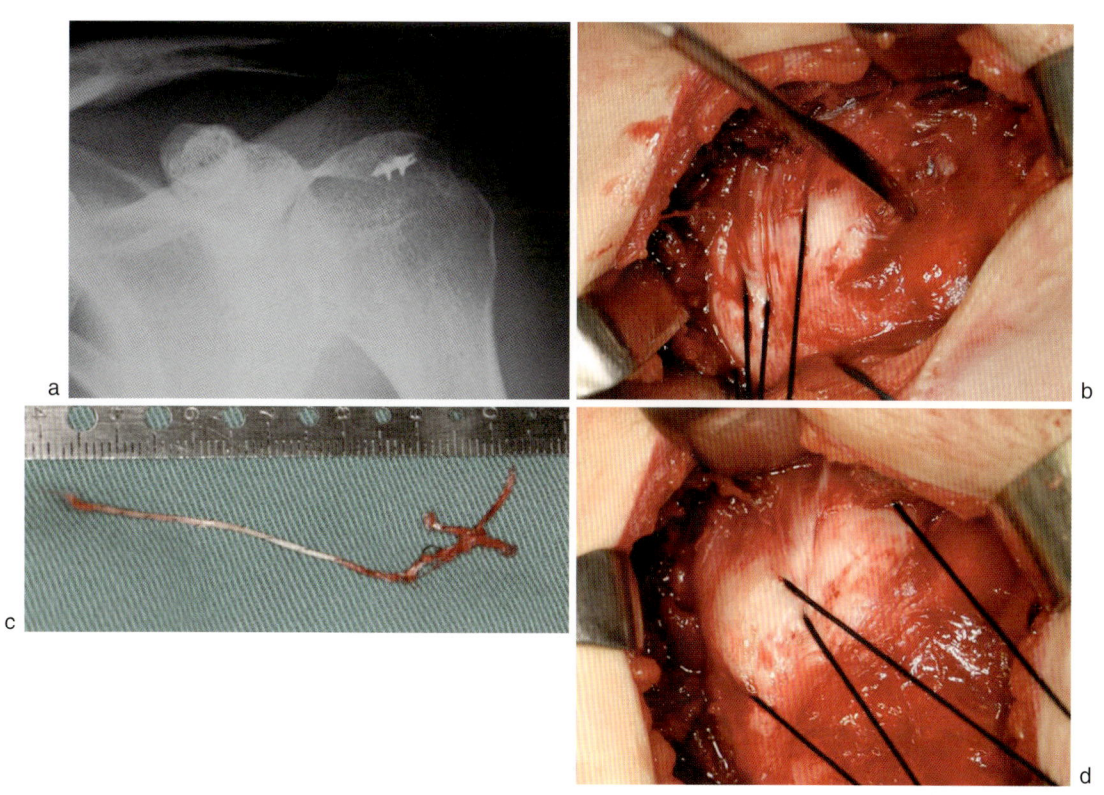

図10-62　症例3　a：レントゲン写真　b：術中所見　c：逸脱したアンカーと切れた糸　d：術中所見

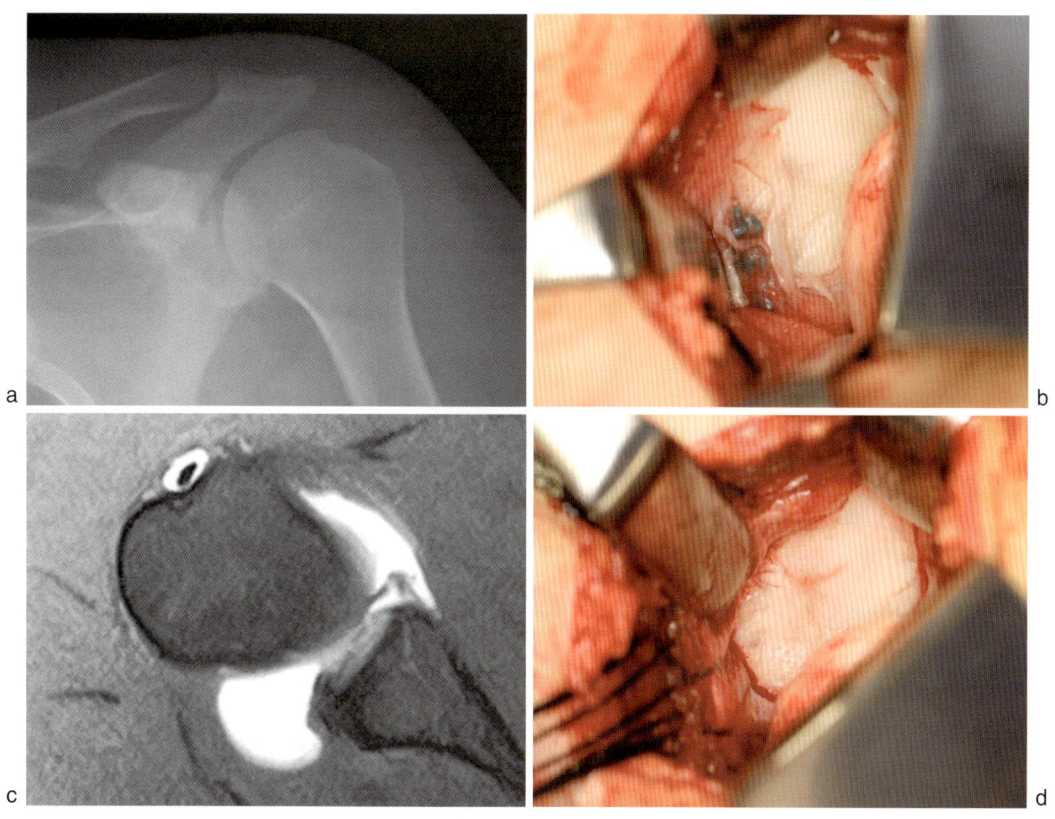

図10-63　症例4　a：レントゲン写真　b：術中所見　c：造影MRI画像　d：術中所見

順調な経過を辿っている（図10-64）。

症例6：68歳，男性。転落して右肩を強打。L病院で肩甲下筋腱断裂と診断され鏡視下手術を受けた。早期の自動・他動運動にもかかわらず内・外旋運動での痛みがとれない。7カ月後に当院を受診，腱板広範囲断裂と診断され手術適応となる。手術所見をみると三角筋と肩峰

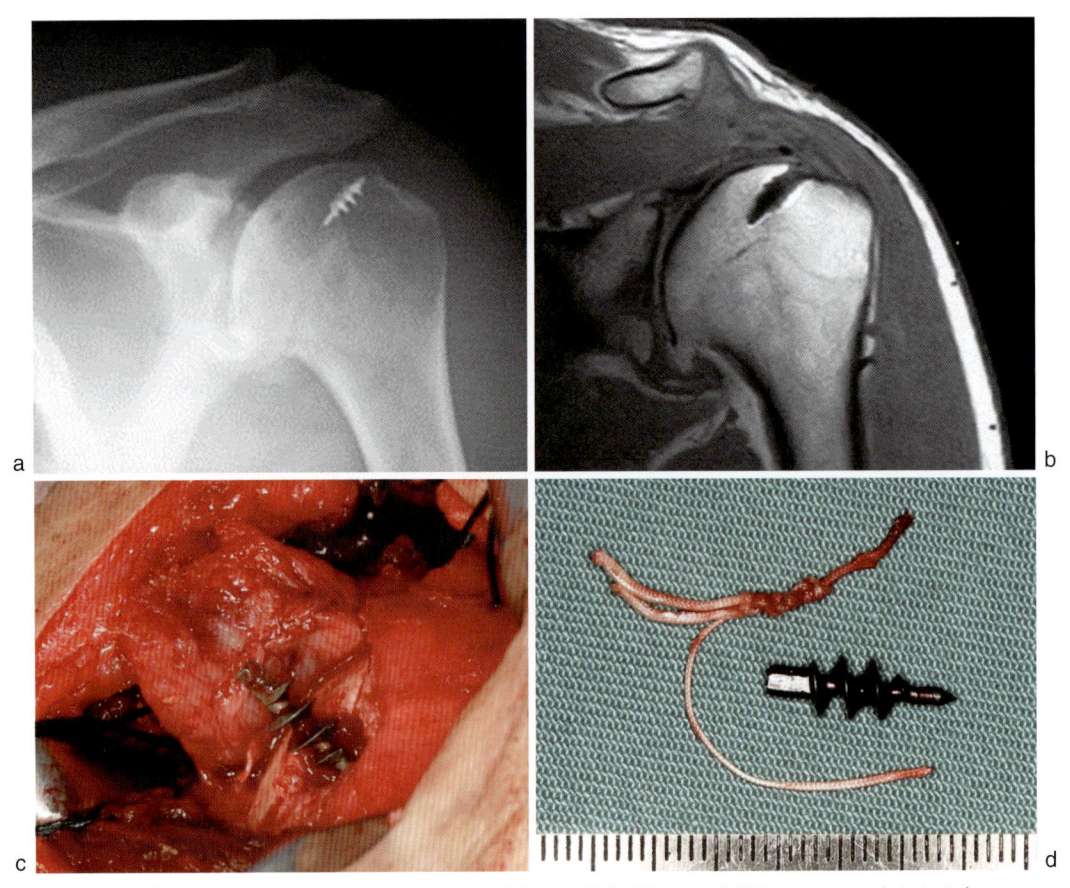

図10-64 症例5　a：レントゲン写真　b：MRI画像　c：術中所見　d：逸脱したアンカーと切れた糸

下滑液包の癒着は軽度だが，修復された肩甲下筋腱の上方部分は綻び，外旋・下方への牽引で腱板疎部は大きく開口する。腱板表面（大結節部）の糜爛がひどく牽引テスト陽性で，棘上・棘下筋腱の弛緩があり，腱端を切開して両腱の広範な深層断裂を確認。骨溝を作製して腱端を強固に錨着し，肩峰下滑液包で表面を覆って手術を終了。経過は良好である。

症例7：45歳，男性。子供を抱いていて右肩の痛みが出現，肩峰下インピンジメントと診断されM医療センターで手術を受けたが，痛みが続きN大学病院で再度，形成術を受ける。しかし，その後も改善がなく精査を求めて当院を受診，腱板断裂で手術的修復を勧められる。所見は肩峰と肩峰下滑液包にひどい癒着があり，烏口肩峰靱帯切離を含めて徹底的な剥離が行われた。棘上筋腱は前方・内側に固着されており，棘下筋腱との間に間隙が生じ瘢痕で補填されていた。そのため coupling force が効かなかったと考えられる。アンカーを抜去して，棘上筋腱を大結節部に作製した骨溝に錨着，ゆるんだ三角筋を持ち上げて筋力回復を期待した。経過は日常生活に支障なく良好である。

7. まとめと独り言

まとめ：①患者を長時間，全身麻酔下に置くことは小侵襲ではない。②ただ創が小さいことを小侵襲とは言わない。③Day surgery は入院期間を短縮する医療経済上の方便で，生理的な回復とは異なる。④高価な医療材料を多用することは，医療費の浪費につながる。⑤若年者に対して異物を使用することは問題である。⑥直視下手術の経験のない医師が「優れた方法」と誤信して行う傾向がある。⑦腱板断端をアンカーと糸で留置する「押しピン療法」では生理的な組織修復は得られない。⑧鏡視下で腱板広範囲断裂を機能的に修復することは技術的に不可能である。⑨Mini open と称して小切開を加えることは，当院で行われている方法そのものである。

独り言：麻酔医：腹腔鏡の場合，失敗は生命にかかわるが，関節鏡では生命につながらないので，無頓着な対応をする傾向がある。看護師：経験のない拙劣な手技で，患者を長時間取り扱うことは一種の犯罪行為である。患者：時間がかかりすぎる。筆者：手術ができるということと治るということはまったく別。小侵襲・短時間で関節形成手術を施行することは可能。高額な医療材料も不要。

第11章　肩の理学療法

肩は多くの関節の複合体で構成されており，かつ多くの筋群に取り囲まれて可動範囲が広く，その理学療法は複雑で容易ではない。肩の理学療法の目的は，筋力の回復と正常可動域の獲得，それに協調性のある律動的な運動の習得にあるが，具体的には症状に応じた処方が必要で，スポーツ医と理学療法士，それに看護師，バイオエンジニアとコンピュータ技師など co-medical staffs の綿密な連携医療を必要とする。特に理学療法士は患者との意思疎通が大切で，彼らのリラクゼーションを得なければ効果を上げることができない。個々の疾患や病態に対する理学療法プログラムについては，各項で述べているので，ここでは基本的な手技それに運動療法とその効果を上げるための物理療法について述べてみよう。

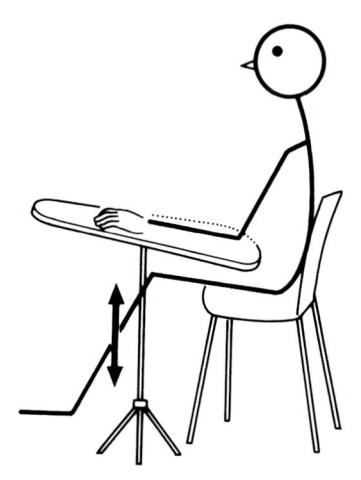

図 11-1　マッサージ手技のための患者基本体姿

A. 基本的手技　basic techniques

目まぐるしく変化する医療技術のなかで，古典的なものとされているマッサージ massage とリラクゼーション relaxation について触れておこう。前者は理学療法の基本手技というべきもので，目的とする筋の緊張を触知・観察しながら血行改善を行うと同時に，病態を把握するという重要な意義をもっている。この触れながら病態を知る技は，どのような最新の機器をもってしても取って代われないものである。一方，常識とされがちなリラクゼーション会得は，筋の再教育 muscle re-education のために不可欠で，患者と術者の両者が認識して獲得する必要がある。基本的な事項を記載しておこう。

1. マッサージ　massage

マッサージの目的は筋収縮をとり，痛みを軽減させ，かつ筋刺激による血行促進を図ることにあるが，多種多様な手技を習得しておくと，患者の所見に応じて効果的な治療効果ができるものである。SOHIER (1967) の文献を参考にして述べておく。

a．準備

患者の肢位はリラックス relax できれば，仰臥，腹臥位，坐位など自由に選択してよいが，通常は背もたれのある楽な椅子を用いるのが有用である（図 11-1）。患者には肩に力を入れないように指示，setting phase を越えた側挙位で 30°外旋させ，肘を 90°屈曲して，適当な高さに調節した台の上に前腕を載せるようにする。この状態で，術者は肩関節および肩甲帯の諸筋にアプローチしてゆく。

b．手技

肩のマッサージとして，①古典的なもの，②圧痛点に行うもの，③腱・靱帯に行うもの，などの三つの手技がある。

古典的マッサージ classic massage には，筋収縮（緊張）をとる手技と筋に刺激を与える手技があり，前者には表層・深部をなでる撫摩法 superficial, deep effleurage, 震動で効果を狙うバイブレーション法 vibration と伸展法 stretching, 後者には揉捏法 superficial, deep petris-

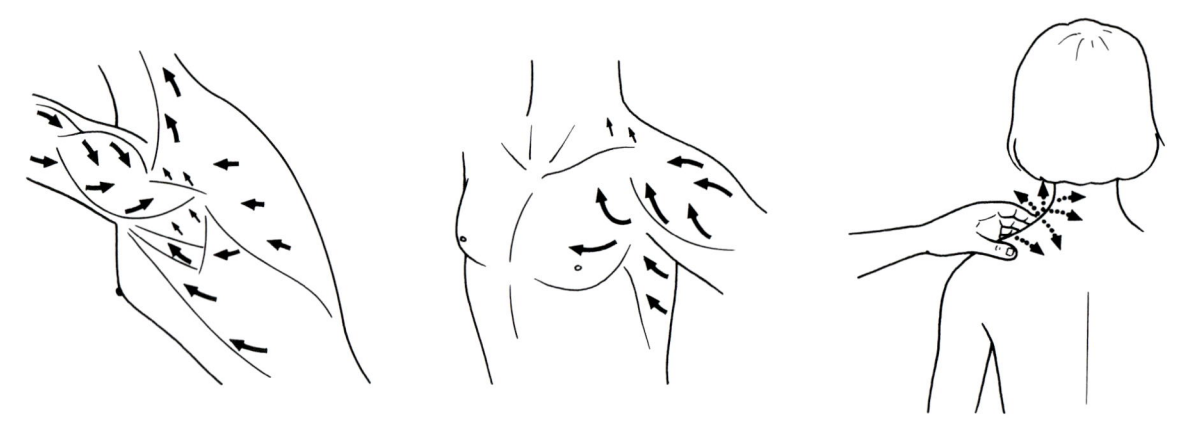

図 11-2　筋マッサージの方向と stretching
(SOHIER, R : Kinesiotherapy of the Shoulder. John Wright & Sons, Bristol, 1967 より)

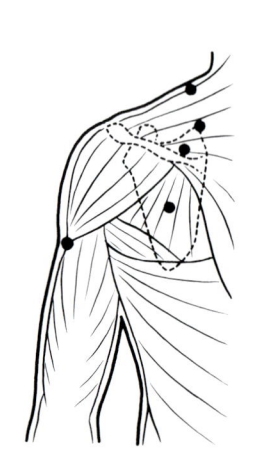

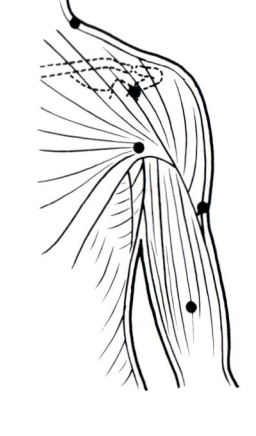

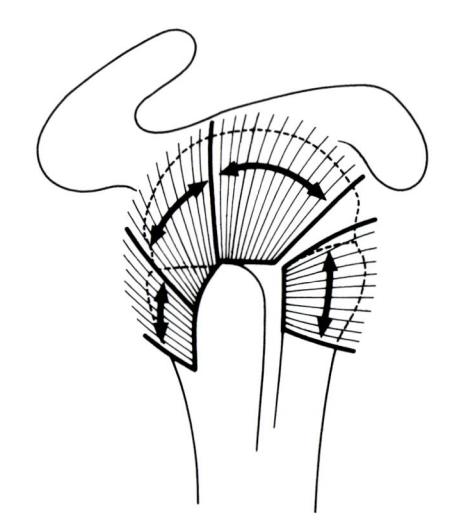

図 11-3　KNAAP の圧痛点

図 11-4　Dr. CYRIAX の手技

sage，打担法 tapotements，叩打法 clapping などがある。伸展法は母指と他指で筋線維を握り横から横へと grip, stretch, relax を繰り返す手技で，私達が「肩凝り」に対して行うものと似ている。僧帽筋上部線維，広背筋，大胸筋，上腕二頭筋長頭腱，上腕三頭筋長頭腱に効果がある (図 11-2)。

　圧痛点のマッサージ massage of pressure-points は，KNAAP の圧痛点を母指尖あるいは屈曲した示指末節の背側で，軽くそして次第に強く深く圧迫する方法で世間でいう「指圧」そのものである (図 11-3)。僧帽筋上部線維，棘上筋，広背筋，上腕二頭筋長頭腱などでは筋腹に，烏口突起，肩甲骨内上角，三角筋などでは腱付着部に行うのがよい。SOHIER は小胸筋への施行を強調しているが，筆者は上腕三頭筋長頭腱への実施を勧めている。とくにアスリート・スポーツ選手には効果がある。

　腱・靱帯へのマッサージ transverse friction of Dr. CYRIAX は損傷や変性のない腱板に行うもので，付着部を触れやすくするため肩甲下筋腱では外旋，棘上・棘下・小円筋腱では内旋位をとらせ，母指尖で腱線維と直角方向に圧迫する手技である (図 11-4)。

2. リラクゼーション　relaxation

　マッサージの後は，筋の再教育を行うためのリラクゼーションを患者が習得できるよう指導しよう。患者はリラクゼーションについて全く知らないことが多いので，まずその実際を示し，鏡の前で患者自身が自分の意思でリラックスできるように実践させることから始めるのがよい。丁寧かつ確実に，そして段階的に反復実施する必要がある。その指導方法を表に示しておく (表 11-1)。

B. 運動療法　therapeutic exercise

　運動療法には可動域訓練と，筋力を強化するための筋力増強訓練の二つがあるが，これらは可動域計測と筋力テストの評価に従って，通常同時に，かつ段階的に行わ

表11-1 リラクゼーションのしかた

1. 理学療法士が自分の前腕の弛緩，収縮を行ってその状態を患者に示す
2. 患者が自分自身の上腕二頭筋で弛緩，収縮を試みてみる
3. 健と患，両側の僧帽筋上部線維の弛緩，収縮を行って比較してみる
4. 注意：腕関節が伸展していると，手はリラックスしていない。マッサージ台に前腕を載せていてもリラックスしているとは限らない。立位のとき肘が曲がっていてはリラックスしていない。肩をいからしていると頸周囲筋が緊張している
5. 前腕を台の上に置き手指の収縮，弛緩を行い，次いで腕関節を伸展してリラックスさせる
6. 腕下垂で手指をリラックスさせ手を振る動作 dead hand をする
7. 患者の一方の手を上腕に，片方の手を前腕に置かせ，理学療法士が少し上腕を外転，肘を曲げたところで急に支えをはずし，ここで腕関節の伸筋がリラックスする
8. 腕下垂位で上腕二頭筋を少し緊張させ，肘が屈曲したところで急にリラックスさせる。前腕が少しスイングしながら停止するのが普通
9. 8と同様に上腕三頭筋を少し緊張させ肘伸展したところでリラックスさせる
10. 上肢を前後にスイングさせ徐々に止めるようにする
11. 理学療法士が上記を他動的に行う
12. 理学療法士が患者の手を振り dead hand をさせる
13. 鏡の前に立って僧帽筋上部線維を収縮させる
14. 鏡の前に立って僧帽筋上部線維を弛緩させる
15. 13, 14の動作をしながら肩甲骨を固定してゆく
16. 枕をして仰臥位をとらせ，頸周囲筋の緊張をとる
17. 同様の肢位から頸を台の外に出し理学療法士が各方向に運動させながら，リラックスさせる
18. 躯幹を前屈して上肢をスイング，頸をリラックスさせた状態で，躯幹を左右に振り，熊のような動作をさせる

れるものである。

運動療法を実施する際の原則を記すと，①まず患者の動機づけをする，何のためにどうするかなどの情報を先渡ししておく，②粗大で単純な動作から複雑で巧緻的な運動へと移ってゆく，すなわち対角線的，らせん的運動の入り交じった集団動作から，個々の確実な動作へと移してゆく，③運動中は安定した肢位をとらせ，支点を要する部位は確実に固定する，④動きは可能な運動域の範囲から始める，⑤痛みのある場合は愛護的な物理療法を優先させ，ゆっくり訓練に移ってゆく，⑥老人および幼若な者への配慮をする，⑦可動域訓練は1日1〜3回，それぞれ15〜20分するなど，効果をあげるため回数・時間に配慮する，⑧処方は評価に基づいて段階的，漸増的に変えてゆく，⑨経過が良くないときは医師と相談する，などである。

これらの原則をもとに訓練が行われるわけだが，それは理学療法士の徒手手技による方法と，患者自身が行う方法の二つに大別される。具体的に述べてみよう。

1. 患者自身が行う方法（図11-5, 6）
exercises, by patients themselves

仰臥位で行える簡単なものとして，①健肢で患肢を介助して頭上にもってゆく前挙運動，②短い棒を持たせて健肢を動かせて受動的に患肢を動かすか，あるいは頭上に両手を組ませて肘を外側に開く回旋運動，③また患側を肘屈曲・回旋中間位にしておいて，健肢でこれを内外から圧迫する等尺性運動 isometric movement，などがある。これらの自動介助運動は患者自身が行うため，比較的前挙はしやすいが，どうしても他の運動は限られる。

床上で四つ這いになり体を後退（あとずさり）すれば必然的に前挙が行われ，側方に移動すれば水平位での分回しが行える。この便利な方法も勧めておこう。坐位でテーブルを使って布で拭く要領で上肢を動かす方法 table sanding も便利で，各方向に躯幹を動かすことでそれぞれ前挙，回旋，側挙の運動を行うことができる。ただしテーブルの高さに留意すること。

立位での運動は，前述の仰臥位のときの方法のほかに次のようなものがある。壁面に患肢を当てて躯幹を前方または下方に移動させる方法や，指梯子を使って一段ずつ前挙させる方法，また肋木・平行棒などの固定器具を使って患者自身が体重をかける（すなわち坐る動作をすると自然に挙上をしていることになる）方法などである。後挙運動は短い棒をもって健肢による自己介助や，テーブルの前に立ち，手を後ろにまわして体を支え，膝を屈伸すると行うことができる。回旋運動は，躯幹をやや前傾して上肢をぶらさげ腕を回内・外させる方法，結帯肢位をとらせて健肢で患肢を上下させる方法，またスプリングの効いているドアを利用して肘屈曲位で行う方法，などがある。

要は実際に患者がいつでも，どこでも簡単に持続してできるような訓練の仕方を指導することが大切であろう。伊藤ら（2004）は可動域改善を図るには，上腕・前腕にある制限因子を除去することが重要とした。

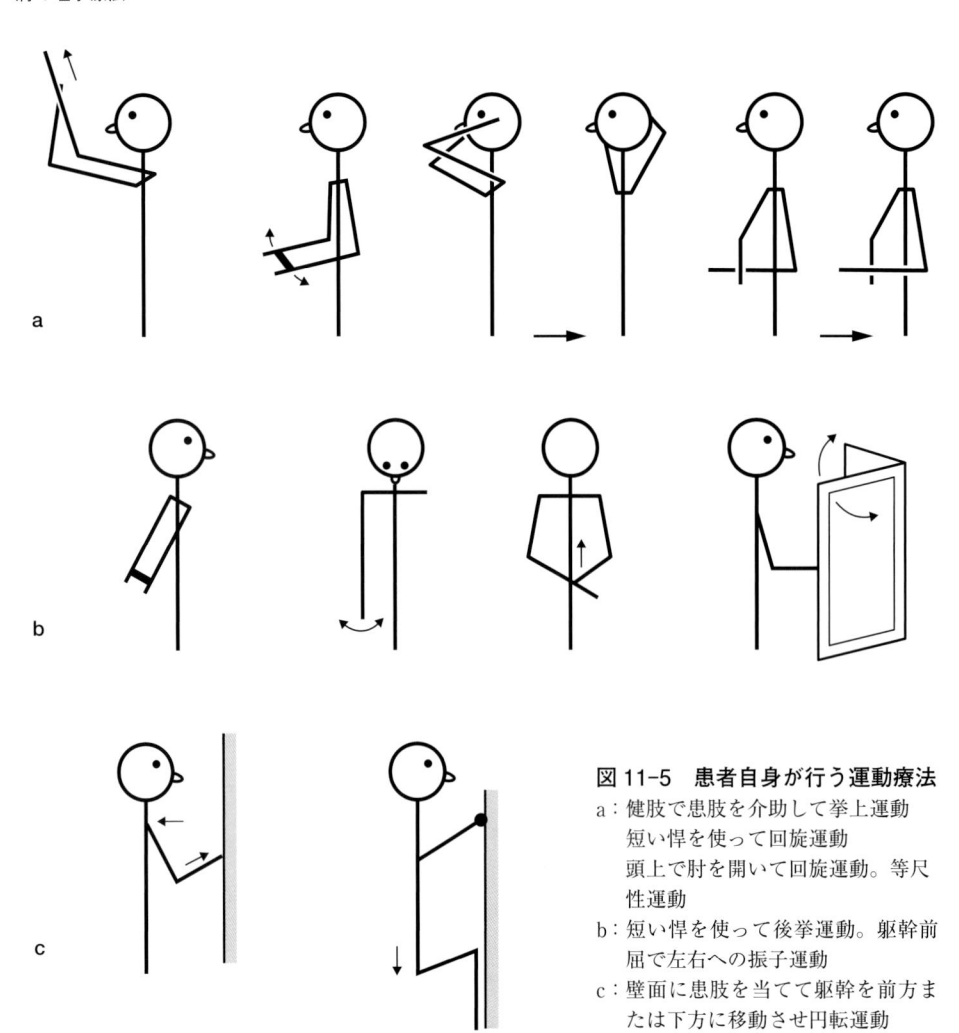

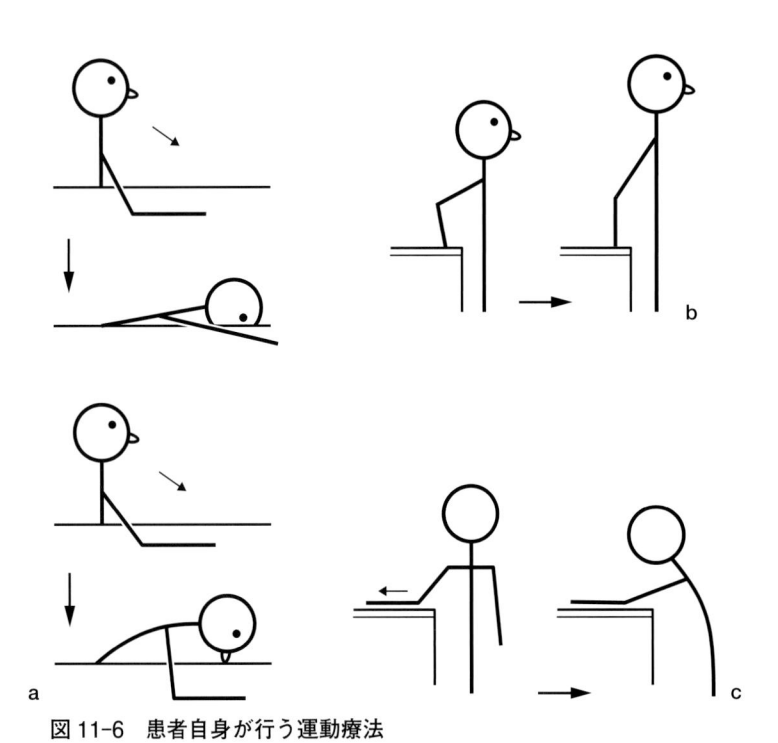

図11-5 患者自身が行う運動療法
a：健肢で患肢を介助して挙上運動
短い悍を使って回旋運動
頭上で肘を開いて回旋運動。等尺性運動
b：短い悍を使って後挙運動。躯幹前屈で左右への振子運動
c：壁面に患肢を当てて躯幹を前方または下方に移動させ円転運動

図11-6 患者自身が行う運動療法
a：机を使って躯幹を前屈・側方させるテーブルサンディング法　b：同，躯幹を上下運動させ後挙させる方法　c：同，躯幹を傾けて外転をさせる方法

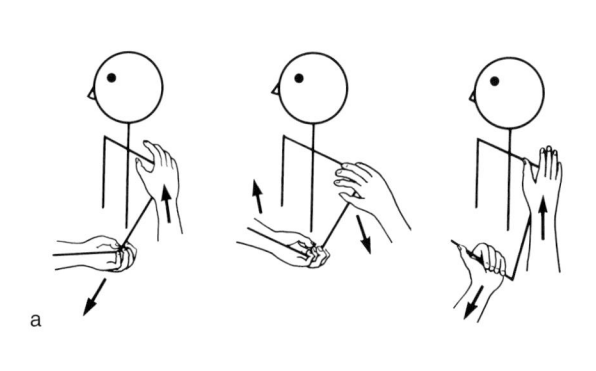

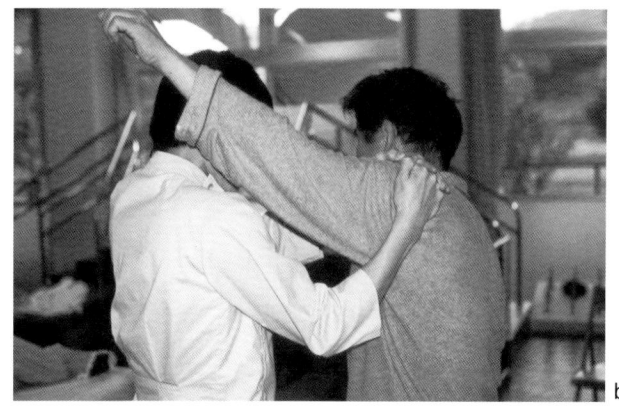

図 11-7　矯正手技　下垂位と行う方法と挙上位で肩甲骨を固定して行う方法

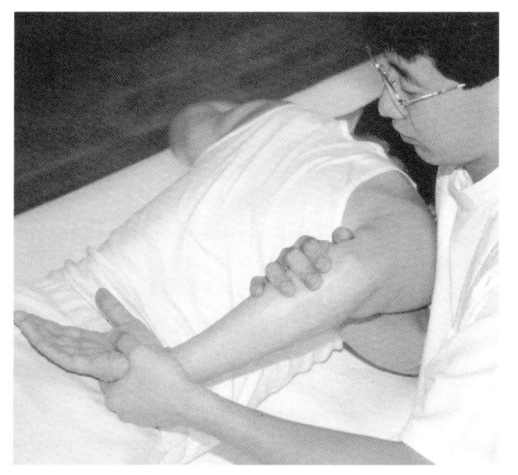

図 11-8　可動域制限に対する徒手矯正

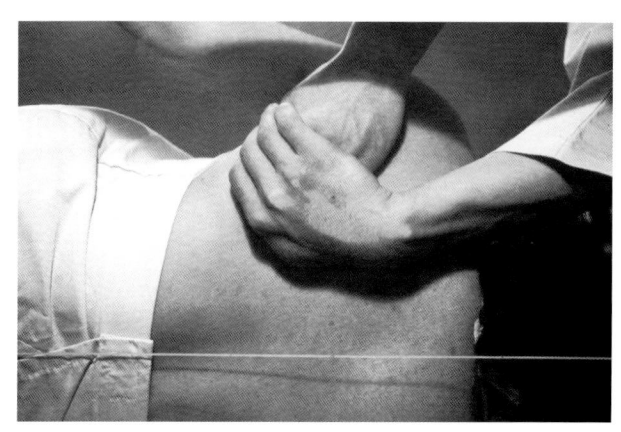

図 11-9　肩甲骨を固定して行う運動療法

2. 徒手手技による方法
manual methods

徒手手技による方法には多くのものがあるが，基本となるのは他動運動，等尺性収縮，リズミックスタビリゼーション rhythmic stabilization，矯正の四つである。

a．全面介助による方法（他動運動）

これは訓練初期に患者の状態を把握しながら愛護的に行うもので，肩関節のあらゆる方向の運動を，可動全域にわたって痛みのない程度にゆっくりと行う方法である。必要があれば撫摩によるマッサージや，筋腱の線維に対して直角方向のマッサージ transverse friction of Dr. Cyriax なども併施してこの運動の効果をあげる。

b．相反する動きを反復させる方法

肩に痛みのあるとき，防御反応として肩関節の内旋・内転位がとられがちだが，このような場合に内旋あるいは内転方向へ患者自身に力を入れさせ，術者はこれに対して強い抵抗を与えて筋の等尺性収縮を行わせる方法である。強力な収縮のあとにくる筋の弛緩を得ることを目的とするわけで，収縮→弛緩→収縮の動作を繰り返すことで，循環の促進や代謝増大を図る。この反復動作により，実際に可動域の改善がみられることが多い。

c．Rhythmic stabilization

可動制限があるとき，術者が対立する方向に徒手で抵抗を加えて可動域の拡大を図る方法である。例えば，側挙 90°で運動制限があるとき，その肢位で挙上・降下の両方向の抵抗を繰り返して徐々に挙上方向へと可動域を広げてゆくもので，患者自身が力を入れていることから，不安感や筋の異常緊張がなく，即効性があるため最もよく用いられている。

d．矯正による方法（図 11-7）

運動制限に対して，術者がその改善を目的として徒手で行うもので，単に制限方向に矯正を加える方法と機能的な矯正方法がある。前者は従来から行われている通常の矯正で，熟練した術者はこの方法で手術治療に近い効

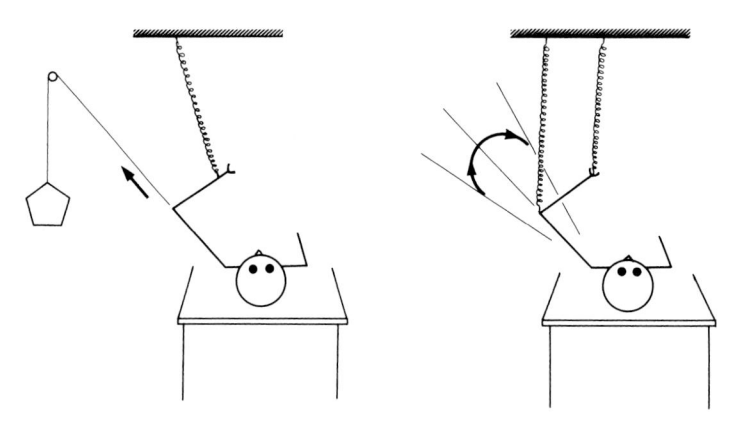

図11-10　滑車と重錘およびスプリングを用いる運動療法

果をあげることができるが（図11-8,9），一方では機能解剖と生理を理解していないと暴力矯正につながるおそれがある。この場合，患者は痛みに耐えられず反射性の筋緊張を起こして，施行後に症状が増悪する場合があるので，処方には十分慎重でなければならない。

機能的な矯正とは，第2肩関節での大結節の動きを考慮した方法で，術者が両方の手で肩と肘を保持し患者に筋のリラクゼーションを勧め，上腕を下方に引く，または肩峰を押さえて肘を引くことで上腕骨骨頭を引き下げ，肩峰と腱板の間に十分な腔間を作ることで大結節の運動を円滑にしようというものである。これで術者は肩峰下 rotational glide での矯正が可能となる。すなわち，大結節と肩峰あるいは烏口肩峰靱帯での摩擦が少なく，挙上がしやすくなるわけである。ここで，大結節の前方路 anterior path と後外路 posterolateral path を使って矯正を試みるが，大切なことは二つの複合軸である上腕骨軸 humeral axis を利用すること，矯正している間は絶えずこの軸を回旋させて，可動域を拡大するのがコツである。

立花（2006）は，肩関節可動域制限に対する解剖頸軸回旋を用いたアプローチを試みている。解剖頸軸とは上腕骨解剖頸の面に直角に交わる軸をいい，この軸を用いた回旋運動を解剖頸軸回旋と命名した。この運度では大結節は烏口肩峰アーチをくぐることなく，アーチに平行に移動する。この回旋運動の可動域は scaption での挙上45°，肩甲骨固定の状態で外旋方向へ約75°，内旋方向へ約55°である。

3. 器械・器具を用いる方法
methods using equipment

患者自身が行う運動，術者が徒手矯正をする場合，そのいずれにも可動域改善と筋力増強のための手段として，種々の用具が用いられる。それらの特性を利用して訓練に応用するわけだが，実際に使用されているものを挙げてその運動内容を説明してみよう。

a．スリング sling による懸垂訓練
suspension exercise

主に訓練の初期，筋力が弱くレベル3以下の場合によく処方される方法で，抗重力位で自動運動が行えるため筋の廃用性萎縮の予防，可動域の保持，訓練に対する不安を取り除く，などの利点がある。しかし可動域の改善としてはあまり期待できない。

b．スプリング spring による懸垂訓練（図11-10）

この方法はスプリングの弾性を利用して，肩関節に多方向の動揺を与えることで，筋緊張をとりリラクゼーションを得させる効果を期待するものである。患者は仰臥位でそれぞれ腕・肘関節部に2本のスプリングをとりつけ天井からぶらさげて運動させ上腕骨軸の円転を図る方法と，同肢位で腕関節にのみスプリングをつけ，上腕骨軸方向は1～2kgの重垂で牽引し自動運転をさせ，分回し運動と間欠的牽引による関節包の弛緩を図る方法がある（図11-11,12）。

c．滑車による訓練　pulley exercise

滑車 pulley の利用範囲は広くその組み合わせを工夫することでいろいろな運動が行える。簡単な方法は健肢を使って1～2の滑車を介して患肢を引き，前挙・側挙や後挙・内旋などを行うものだが，できれば仰臥位で2個以上の滑車を利用した訓練が，重力を避けた負担の軽い方法として患者に好まれ，かつ支点が安定するためより効果的である（図11-13）。

方法を述べておこう（図11-14）。①大結節が pre-rotational glide にあるときは，患肢を前挙60°・内転方向

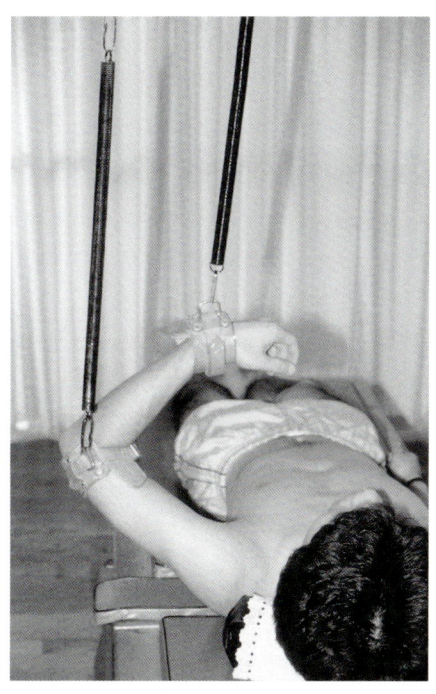

図 11-11 スプリングを用いて行う効果的な運動療法

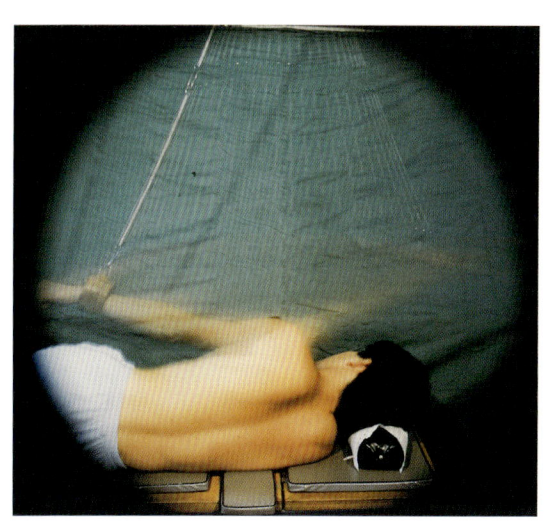

図 11-12 スプリングによる懸垂運動

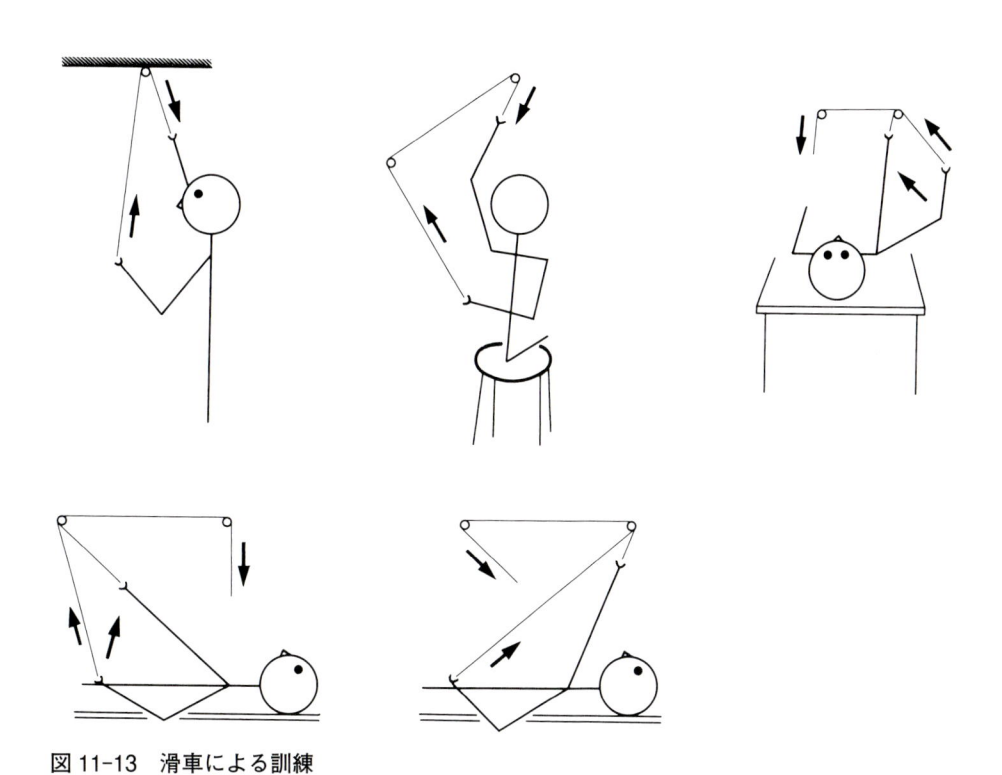

図 11-13 滑車による訓練

30°あたりで引っ張れるように滑車の位置を決める。②健肢側の滑車は前挙120°・内転方向45°あたりに付けておき，ロープで患肢が十分引けるようにする。③また，大結節が rotational glide, post rotational glide にあるときは，患肢と健肢の関係は逆に，滑車の関係が左右逆になるようにする。④側挙・分回し・回旋などは滑車の位置を変え，数を増やすことで実行できる。

滑車による運動は少なくとも 15〜20 分行ったほうが効果あり，そのリズムは 1 分間 15〜20 回の割合が良いようである。

d．振り子運動訓練　pendulum exercise

これは CODMAN の stooping exercise（前かがみ訓練）の原理を応用する方法で，躯幹を上肢の挙上できる角度

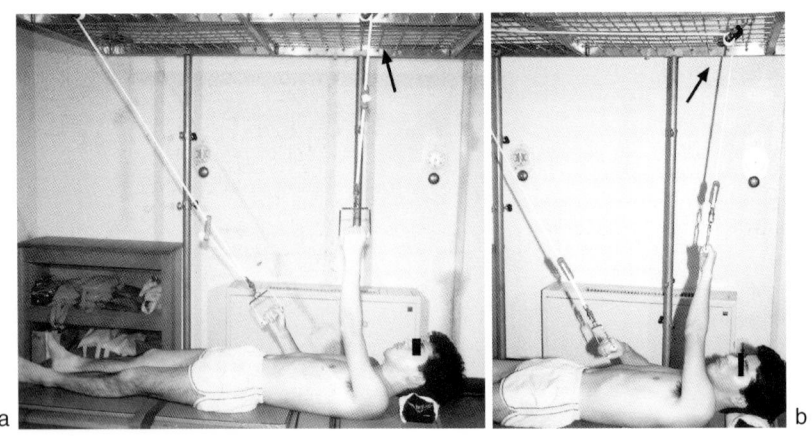

図11-14 滑車による運動療法
a：可動域が90°以下のとき，支点の滑車を目の高さより下方におく
b：可動域が90°を超えるとき，支点の滑車は目の高さより上方におく

に応じて前傾させ，上肢は床に対して下垂位，力をできるだけ抜かせて躯幹を前後・左右・回旋などの方向に動かすことで，肩関節の訓練を行わせるものである。

この際，患肢に重錘を持たせておくと重力およびその加速が加わり，同時に骨頭への下方牽引も働くことで第2肩関節での大結節の動きが容易になる利点がある。重錘は患者とその症状によって異なるが0.5～3kg，ビールビン1本，アイロン1器程度の重さでよい。

e．棒・桿体操
gymnastic exercise using stick or bar

簡単に行える古典的な方法で，1本の棒で健肢を介助させていろいろな肩関節の動きを導き出すことができる便利なものだが，両手で棒を握らなくてはならないため自然な動き，ことに回旋が妨げられることが多い。自動介助運動に入ると考えられている。

f．指梯子訓練　finger ladder exercise

立位での壁面運動と同じ訓練だが，指梯子という器具を使って指を交互に引き上げ，同時に肩関節の挙上を図ろうとするもの。挙上の程度を患者自身が客観的に知り得ることで動機づけ，意欲をわかせることができるが，トリック動作が多くあまり役に立たない。

g．肩輪転器による訓練

肩輪転器 shoulder wheel は円運動ができるように作られている。輪の軸に肩関節が相応するように位置して，躯幹の向きを変えることで各方向の訓練が行える。本器には抵抗調節ネジがついているので抵抗運動も処方できるが，訓練の初段階，筋力の弱い場合は使用できず，かつ半径の決まった幾何学的円運動が肩関節の円転

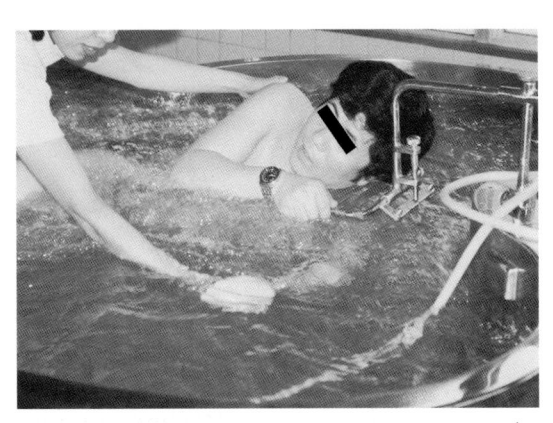

図11-15 水中機能訓練（ハイドロキネートタンク）

circumduction とは必ずしも一致せず，粗大な回転運動の訓練にとどまるようである。

h．水中機能訓練　hydrotherapy（図11-15）

水中で浮力を利用して筋緊張をとり円滑な動きを期待する自動運動訓練で，温水を使うことで同時に温熱効果もあげることができる。また筋力の増加にしたがって運動のスピードおよびリズムを速めると，水の粘性のため抵抗運動として処方できる。普通プールやハバードタンクを用いて行っている。

i．サイベックス-Ⅱによる訓練

総合筋力のいろいろな解析を行い，評価・測定しながらアイソカイネティックな訓練 isokinetic exercise を行う方法。

j．その他の訓練

その他よく用いられる器具として，鉄亜鈴やゴムバンドなどがある。

関ら(2005)は日常生活動作に要する可動域を調査して，それは水平内転116°，水平外転35°，挙上138°であるとしている。

4. 筋力増強訓練 (図11-16)
exercises for enhancement of muscle strength

筋力増強訓練は可動域訓練とともに，段階的に行われるものであることは前述したが，訓練前と一定期間訓練後の筋力評価の対比は，病態の変化を知り処方を変更するうえで，極めて重要な意義をもつ。それは，評価によってどの筋をどの程度強化するかの方針を示し，訓練内容の変更の正当性を教示してくれるからである。例えば，筋力がレベル3と評価されたとき，選択的にその筋力に応じた肢位，方法で訓練に臨む必要がある。その意味で，緩慢な動作の中で具体的に筋力とバランスを養う中国の伝統的運動方法，たとえば太極拳は非常に有用なものである。中国ではその技術がリハビリテーション医療のなかに取り入れられている。

長尾ら(2006)は，健側の筋力訓練が患側の肩筋力に与える影響を調べ，crossoverで術後筋力は3カ月で回復し，健側訓練で術後6週での内旋筋力の増加があったと述べている。蒲田ら(2003)は，不安定性を有するスポーツ選手の運動療法についてその指針を述べている。

最大挙上位から下垂位まで，あるいは逆の下垂位から最大挙上位までの運動にはそれぞれ異なったリズムがあり，それを習得させるための筋の再教育 muscle re-education，瞬発力と耐久力などを獲得するための筋力強化を，いかに運動療法の中に織り込んでゆくかが理学療法のポイントといえる。

a. カフエクササイズ　cuff exercise

カフエクササイズは，腱板の筋力強化のために行われる方法である。

言い換えると通常の筋力強化ではなく，肩関節機能への腱板の参加率を高める方法と活用できる方法である。村木ら(2003)は下垂位でのテストは棘上筋腱にストレスがかかる可能性があるので，その手技は挙上30°で行うべきとしている。

立花は，これが処方されたとき，理学療法士は"ゴムチューブをただ引っ張らせるだけでなく，個々の患者のもつ特有の動かし方，つまり痛みを引き起こした根本的原因である異常な動かし方を見つけて，矯正してゆくこと"が肝要と述べている。

棘上筋に対するカフエクササイズは，側臥位で0.5～1kgの重錘を持たせ，約30°の側方挙上を30～50回，1

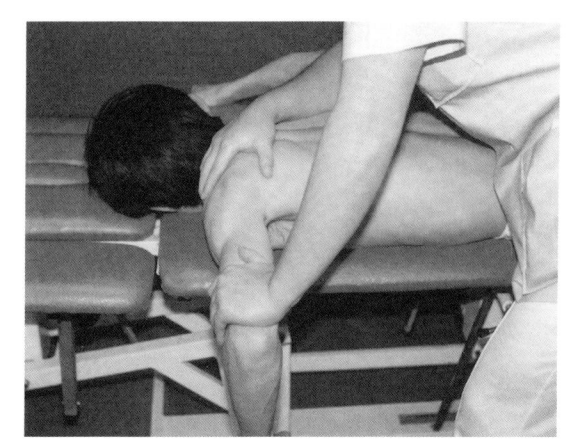

図11-16　抵抗を与えて行う筋力増強訓練

日数セット行う。棘下筋・小円筋に対しては，側臥位で0.5～1kgの重錘を持たせ，上肢体幹側方位 the arm at side of the body で，肘90°屈曲のまま外旋運動を30～50回，1日数セット行う。肩甲下筋に対しては前屈位で0.5～1kgの重錘を持たせ，上肢躯幹側方で，肘90°屈曲のまま内旋運動を30～50回，1日数セット行う。これらは漫然と決められた処方を実行するだけでは疲労を招き，かえって逆効果となることがあるので注意しよう。

b. ストレッチ　stretch

1) 広背筋のストレッチ

オーバーユースで疲れると選手の動作は緩慢となり，広背筋症候群が現れてくることは既述した。特に腰痛による広背筋の過緊張(短縮)は，スポーツ動作で挙上動作を妨げる大きい因子である。これに対するストレッチやマッサージは有用である。骨盤を固定した肢位で頚の後ろで両手を組み，脊柱を背屈させて胸を張り，体幹を側屈あるいは回旋させて広背筋のストレッチを行う。介助する場合は，立膝をした上に患者を側屈させて行う。

2) 上腕三頭筋長頭腱のストレッチ

手掌を後頭部に当てて肘を屈曲したまま肩を最大挙上する方法。

3) 大・小胸筋のストレッチ

正座して脊筋を伸ばし両手を後頭部で組んで，胸を張りながら肩を外転，挙上・伸展させる方法。または，仰臥位で肋骨を固定して上肢を前方挙上する方法。

4) 後方関節包のストレッチ

健側の手で肘を持ち，それを顎の下に入れるようにして，肩関節の内旋を行う方法(図11-17)。

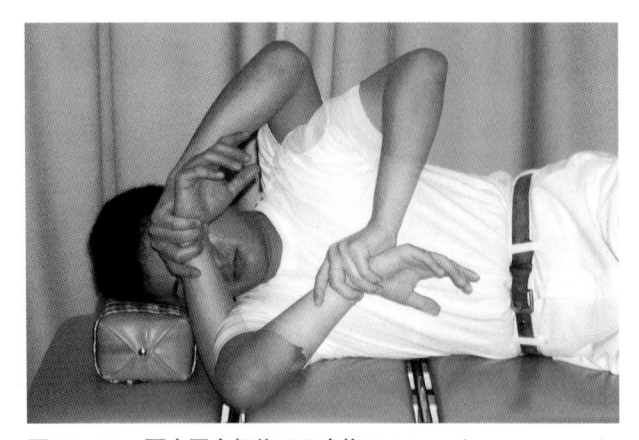

図11-17 肩水平内転位での内旋ストレッチ
肩前方の緊張が低い肢位で内旋を行うことで肩甲下滑液包へ関節液を送り，再閉塞を予防する。

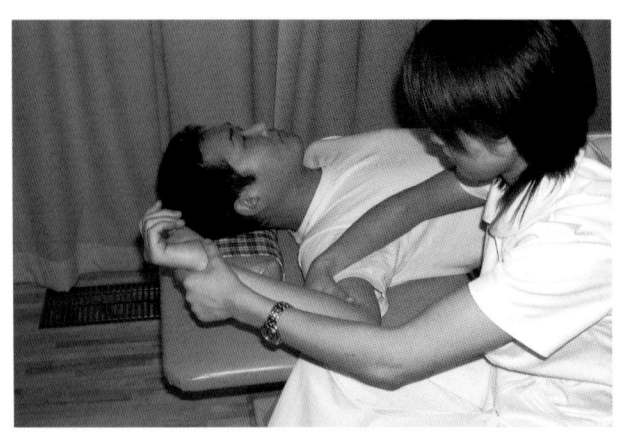

図11-19 上腕外旋位での外旋で下方～後方の関節包のストレッチ

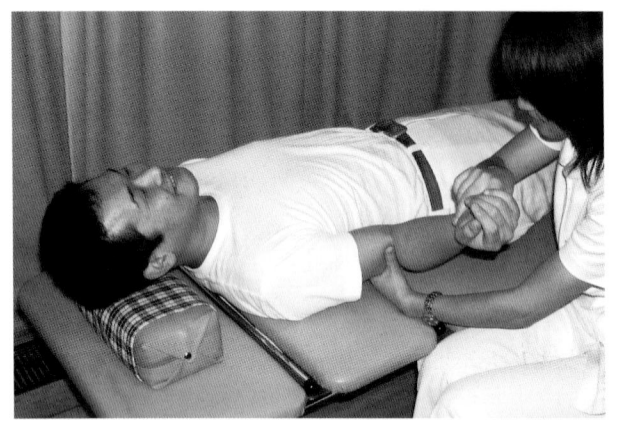

図11-18 上腕体側位での外旋で前方の関節包と烏口上腕靱帯のストレッチ

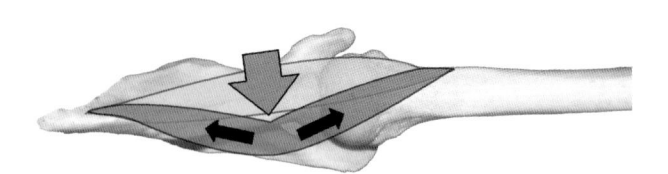

図11-20 大円筋に対するプレスアウトストレッチ
弦を押し伸ばすようにストレッチする（立花の方法）

5）前方関節包との烏口上腕靱帯のストレッチ

上肢体側方位で外旋を行う方法（図11-18）。

6）下・後方の関節包のストレッチ

上肢外転位，肘90°屈曲位での外旋を行う方法（図11-19）。

7）プレスアウトストレッチ（図11-20）

プレスアウトストレッチというのは筋肉がまだ伸展しきっていないとき，弓の弦を垂直方向から押さえることで，十分なストレッチを行うことを期待する手技の名称である。肩の周囲筋群の緊張，短縮があるとき効果がある。

c．関節モビライゼイション

手技には牽引tractionと滑動glidingがある。まず肩周辺の緊張をマッサージやストレッチで緩めたあと，上肢を仰臥位で牽引して関節面を引き離し筋肉を伸展するtraction方法，挙上・外旋方向への訓練では外転外旋位での水平運動に合わせて骨頭を前方にglidingさせる方法がある。

d．肩甲骨の訓練

鶴田ら（2006）はうちわを扇ぐ動作は無意識の動作で，肩甲骨を安定させた状態で腱板と肩周囲筋群に対して同時にアプローチできる方法なので，両者の協同運動を導くことができるとした。また，宮下ら（2007）は，肩甲骨を固定して屈曲筋を鍛えると筋力が増加すると述べている。いずれも良い発想である。鈴木（加）ら（2007）は，120～150°での体幹の動きの変化が，最大挙上位での肩甲骨後傾と臼蓋骨頭間角度に変化をもたらすとした。また田村ら（2008）は，肩甲胸郭関節を良い状態に保つためには，下肢柔軟性，体幹安定性が重要としている。

C. 物理療法
physiotherapy

　運動療法と物理療法は理学療法の両輪である．両者が効果をあげないと患者の機能は改善に向かって進まない．従来，ややもすれば愛護的で受身で済む物理療法が優先して，患者がそのなかから脱け出さない傾向があったことは否めない．以前に車椅子上の患者が筆者に，"訓練せずに，歩きたい"と訴えた笑い話がある．運動療法は時に患者自身の苦痛を惹起するが，それは社会復帰というゴールを目指すための道程で，自分自身のためであるという認識を患者自身にもたせたうえで，物理療法を開始する．安易に処方してはならない．一般的に用いられているものを挙げておこう．

a．ホットパックによる温熱療法

　温熱法 hot pack は布製の袋の中にシリカゲルを入れ，それを温めておいて患部にあて伝導加熱する温熱療法の代表的なもので，局所の充血，浮腫の消退，筋のスパスムを寛解する目的で使用される．簡単で温熱の有効な鎮静作用があるため，臨床上，最も普及している．使用時間は10～15分，タオルで包み熱傷を起こさないように注意して患部に置いておく．薬浴療法は本邦でも明治時代まで用いられてきたが，現在は医療というより"癒し療法"として民間で汎用されている（図11-21）．

b．極超短波ジアテルミー

　これは電磁エネルギーを用いるジアテルミーで，周波数300～3,000 M極超短波を作り出す装置を使用して深部加熱する温熱療法である．使用法が簡単なためよく使われている．患者との距離は5～10 cmあけ，治療部位に金属がないかどうかを確認して，15～30分ぐらい照射する．ジアテルミー diathermy とは，"熱の中を通って"の意である．

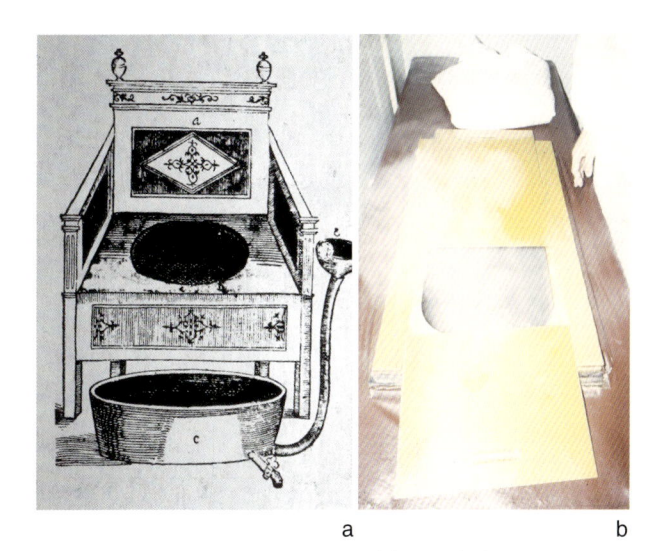

図11-21　パレの考案した局所浴(a)と現在中国で用いられている薬浴装置(b)

c．超音波ジアテルミー

　超音波 ultrasonic wave のうち，0.8～1.5 Mのものを用いて深部加熱する方法だが，患者ははっきりした温感を感じない．1～2 W/cm^{2}で5～10分間施行する．

d．赤外線 infrared ray 照射法

　発光性赤外線発生装置から作り出される波長およそ0.35～4 μの電磁波エネルギーを輻射して，温熱治療する古典的な方法である．最近は家庭でも手軽に行われている．一般に使われているものは500 Wで，20～30 cmの距離から10～15分間照射する．

e．寒冷療法　cryotherapy

　外傷直後に局所を冷やす方法は Hippocrates の時代から行われているが，臨床的には氷冷法 ice therapy がよく処方されている．実際には，氷をタオルで包み込み，直接患部にあてて5～10分マッサージを行い，クリッカの中に氷を入れ使用する．血管収縮と拡張，筋スパスムの抑制，寒冷鎮痛効果，炎症および浮腫の抑制などの効果が期待できる．

文献

1) Aamoth GM, et al：Recurrent anterior dislocation of the shoulder；A review of 40 athletes treated by subscapularis transfer (modified MAGNUSON-STACK procedure). Am J Sports Med 5(5)：188-190, 1977.
2) Abbott LC, Saunders JBM：Acute traumatic dislocation of the tendon of the long head of the biceps brachii. Surgery 6：817-840, 1939.
3) Abbott LC, Lucas DB：The tripartite deltoid and its surgical significance in exposure of the scapulohumeral joint. Ann Surg 136：392-403, 1952.
4) Abbott LC, Lucas DB：The function of the clavicle. Ann Surg 140：583-599, 1954.
5) Abboud JA：Current Concepts in Rotator Cuff Disease and Treatment：Editorial Comment. CORR 468：1467-1468, 2010.
6) Abboud JA, Kim JS：The Effect of Hypercholesterolemia on Rotator Cuff Disease. CORR 468：1493-1497, 2010.
7) 阿部秀一ほか：Stability ratio と関節窩の深さとの関係. 肩関節 31：233-235, 2007.
8) 安部国雄：Articulatio Coraco-clavicularis とその頻度について. 解剖学雑誌 33：227-231, 1964.
9) 阿部宗昭ほか：習慣性肩関節脱臼に対する du Toit 法. 肩関節 12：1-6, 1988.
10) 阿部靖ほか：習慣性肩関節前方脱臼に対する我々の手術成績. 整形外科 12：567-573, 1961.
11) 安達長夫ほか：習慣性肩関節前方脱臼に対する Bankart 手術の治療経験. 日整会誌 42：1167, 1968.
12) 安達長夫ほか：上腕二頭筋長頭腱腱鞘炎に対する治療経験. 日整会誌 42：127, 1968.
13) 安達長夫：いわゆる五十肩について. 整形外科 22：410-422, 1971.
14) 安達長夫：腕神経叢麻痺の肩関節機能の再建について. 災害医学 20：1025-1031, 1977.
15) 安達長夫：肩関節造影について. 整形外科 MOOK No3：74-85, 1978.
16) 安達長夫ほか：Boytchev 手術変法. 整・災外 26(8)：997-1002, 1983.
17) 安達長夫：五十肩の病態について. 整・災外 30：3-9, 1987.
18) Adams JC：Recurrent dislocation of the shoulder. JBJS 30-B：26-38, 1948.
19) Adams JC：The humeral head defect in recurrent anterior dislocations of the shoulder. Br J Radiol 23：151-156, 1950.
20) Adams JE：Injury to the throwing. Arm Calif Med 102：127, 1965.
21) Adams JE：Little league shoulder-osteochondrosis of the proximal humeral epiphysis in boy baseball pitchers. Calif Med 105：22-25, 1966.
22) Adren L, Lunberg BJ：Treatment of rigid shoulders by joint distension during arthrography. Acta Orthop Scand 53：36-45, 1965.
23) Adson AW, Coffey JR：Cervical rib-A method of anterior approach for relief of symptoms by division of the scalenus anticus. Ann Surg 85：839-857, 1927.
24) Ahlgren SA, et al：Idiopathic posterior instability of the shoulder joint. Results of operation with posterior bone graft. Acta Orthop Scand 49：600-603, 1978.
25) Ahmad CS, Louis U. Bigliani, et al：Biomechanics of shoulder capsulorrhaphy procedures. JSES 14：S12-S18, 2005.
26) 相澤利武ほか：肩腱板広範囲断裂に対する手術成績とくに fascia lata graft 法を中心として. 整形外科 40(10)：1447-1456, 1989.
27) 相澤利武ほか：烏口肩峰靭帯に骨棘を有する腱板断裂について. 肩関節 13：178-182, 1989.
28) 相澤利武ほか：肩腱板修復術の再手術後の再手術例の検討. 肩関節 22(2)：311-314, 1998.
29) 相澤利武：五十肩に対するマニプレーション. 整・災外 47：251-260, 2004.
30) 赤星正二郎ほか：スポーツ選手における Rotator Interval Lesion の術後成績. 肩関節 23(2)：159-162, 1999.
31) 赤星義彦ほか：上腕骨悪性腫瘍剔出術と欠損補填―特に人工骨頭置換術について. 日本外科宝函 34：739-746, 1965.
32) 赤松功也ほか：肩関節人工骨頭の遠隔成績―術後20年を経過した3例を中心に―. 整形外科 28(8)：787-791, 1977.
33) 赤坂俊樹ほか：肩甲骨棘・頚部骨折を伴う肩甲骨関節窩骨折の1例. 整形外科 59：1215-1218, 2008.
34) 秋田恵一ほか：腱板の解剖. 第4回 肩の運動機能研究会 抄録集：25, 2007.
35) 秋吉隆夫ほか：習慣性肩関節後方脱臼に対する Speed-Noordenbos 変法による手術経験. 中部整災誌 17(1)：272-275, 1974.
36) Albee FH：Restoration of shoulder function in cases of loss of head and upper portion of humerus. Surgery. Gynecology and Obstetrics 32(1)：1-19, 1921.
37) Albert E：Arthodese bei einer Habituellen Luxation der Schultergelenkes. Klin Rundschau 2：281-283, 1898.
38) Aldridge III JM, et al：Combined pectoralis and latissimus dorsi tendon transfer for massive rotator cuff deficiency. JSES 13：621-634, 2004.
39) Allman FL JR：Fractures and ligamentous injuries of the clavicle and its articulation. JBJS 49-A：774-784, 1967.
40) Allman FL JR：Old complicated or symptomatic untreated acromioclavicular sprains. JBJS 47-A：780-784, 1967.
41) Altchec DW, et al：T-plasty modification of the Bankart procedure for multidirectional instability of the anterior and inferior type. JBJS 73-A：105-112, 1991.
42) 尼子雅敏ほか：Bankart Bristow 変法術後の経時的肩関節内外旋筋力の検討. 肩関節 30：403-407, 2006.
43) Amstutz HC, et al：UCLA Anatomic total shoulder arthroplasty. Clin Orthop 155：7-20, 1981.
44) Amstutz HC, et al：The Dana Total Shoulder Arthroplasty. JBJS 70-A(8)：1174-1182, 1988.
45) Anderson D, et al：Scapular manipulation for reduction of anterior shoulder dislocations. Clin Orthop 164：181-183, 1982.

46) ANDERSON WJ, GUILFORD WB：Osteochondritis dissecans of the humeral head；An unusual cause of shoulder pain. Clin Orthop 173：166-168, 1983.
47) ANDERTON JM, et al：Multiple joint osteonecrosis following short-term steroid therapy. JBJS 64-A：139-141, 1982.
48) 安藤光彦ほか：鎖骨骨折10年間の治療成績について．日整会誌 44：648, 1970.
49) 安藤直人：関節結核病巣切除術におけるアクリル樹脂製人工骨頭の応用．日整会誌 31：1193-1216, 1958.
50) ANDREWS JR, et al：Glenoid labrum tears related to the long head of biceps. Am J Sports Med 13：337-341, 1985.
51) ANDREWS JR, et al：Labral tears in throwing and racquet sports. Clin Sports Med 10(4)：901-911, 1991.
52) 安楽岩嗣ほか：肩峰下滑液包鏡視―術中および病理所見との対比―．日整会誌 58(11)：S73-74, 1984.
53) 安里英樹ほか：一次修復不可能な広範囲腱板断裂に対する棘下筋移行術の治療成績．肩関節 34：445-449, 2010.
54) ANTUNA SA, et al：Shoulder hemiarthroplasty for acute fractures of the proximal humerus：A minimum five-year follow-up. JSES 17：202-209, 2008.
55) ANZEL SH, STREITZ WL：Acute acromioclavicular injuries；A report of nineteen cases treated non-operatively employing dynamic splint immobilization. Clin Orthop 103：143-149, 1974.
56) 青木光広ほか：バレーボール選手の肩甲上神経不全麻痺：肩甲骨胸郭標本による観察．肩関節 34：47, 2010.
57) 青木光広ほか：棘下筋萎縮の病態―胸郭上肢標本による観察．整形外科 58：984-990, 2007.
58) APOIL A, et al：Periarthritis of the shoulder. The acromiocoracoid arch. Rev Chir Orthop 74：269-272, 1988.
59) APOIL A：Antero-internal impingement of the shoulder. Ann Radiol Paris 35：161-166, 1992.
60) APOIL A：Antero-internal impingement of the shoulder. Ann Radiol (Paris) 35：161-166, 1992.
61) 新井実ほか：成人の三角筋拘縮症．中部整災誌 25(5)：1628, 1982.
62) 荒牧健一ほか：動揺性肩関節に対する小胸筋移行術の経験．肩関節 7：92-95, 1983.
63) 有田親史：鎖骨骨折の保存的治療について．災害医学 21：913-927, 1978.
64) 有沢修ほか：習慣性肩関節後方脱臼の1例．日整会誌 45：290, 1971.
65) ARMSTRONG JR：Excision of the acromion in treatment of the supraspinatus syndrome；report of ninety-five excisions. JBJS 31-B：436, 1949.
66) ARNTZ CT, et al：Prosthetic replacement of the shoulder for the treatment of defects in the rotator cuff and the surface of the glenohumeral joint. JBJS 75-A：485-491, 1993.
67) ARTZ T, HUFFER JM：A major complication of the modified Bristow procedure for recurrent dislocation of the shoulder；A case report. JBJS 54-A：1293-1296, 1972.
68) 浅野尚文ほか：肩関節部に発生した樹枝状脂肪腫の1例．臨整外 45：371-374, 2010.
69) ASKEY JM：The syndrome of painful disability of the shoulder and hand complicating coronary occlusion. Am Heart J 22：1, 1941.
70) ATHWAL GS, et al：Osteolysis and arthropathy of the shoulder after use of bioabsorbable knotless suture anchors. JBJS 88-A：1840-1845, 2006.
71) ATWATER AE：Biomechanics of overarm throwing injuries. Exerc Sport Sci Rev 7：43-85, 1979.
72) AUGEREAU B：Repair of unstable cuffs with a deltoid flap. Chirurgie 116(2)：190-193, 1990.
73) AUSTIN L, et al：Is Reverse Shoulder Arthroplasty a Reasonable Alternative for Revision Arthroplasty?. CORR 469：2531-2537, 2011.
74) AXEN O：Uber den wert der arthrographie des schultergelenkes. Bei der red Am 15(15)：268-276, 1941.
75) AZIZ W, et al：Transfer of the trapezius for flail shoulder after brachial plexus injury. JBJS 72-B(4)：701-704, 1990.
76) 馬場敬直ほか：新生児鎖骨骨折61例の臨床的観察．小児科臨床 29(3)：51-58, 1978.
77) BAER WS：Johns Hopkins Hosp Bull 18：286-284, 1907.
78) BAILEY RW, et al：A dynamic repair for acute and chronic injuries of the acromioclavicular area. JBJS 54-A：1802, 1972.
79) BALYK R, et al：Do Outcomes Differ after Rotator Cuff Repair for Patients Receiving Workers' Compensation?. CORR 466：3025-3033, 2008.
80) BANAS MP, et al：Long-term followup of the modified Bristow procedure. Am J Sports Med 21：666-671, 1993.
81) BANKART ASB：Recurrent or habitual dislocation of the shoulder joint. Br Med J Surg 2：1132-1133, 1923.
82) BANKART ASB：The pathology and treatment of recurrent dislocation of the shoulder joint. Br J Surg 26：23-29, 1938.
83) BARDENHEUER BA：Die Verletzung der Oberen Extremitaten. Dtsch chir 63：268-418, 1886.
84) BARGREN JH, et al：Biomechanics and comparison of two operative methods of treatment of complete acromioclavicular separation. Clin Orthop 130：267-272, 1978.
85) BARTL C, et al：Open Repair of Isolated Traumatic Subscapularis Tendon Tears. Am J Sports Med 39：490-496, 2011.
86) BASMAJIAN JV, et al：Factors preventing downward dislocation of the adducted shoulder joint. JBJS 41-A：1182-1186, 1959.
87) BASON WC, et al：Dual grafts for non-union of the clavicle. South Med J 40：898-899, 1947.
88) BASSETT RW, COFIELD RH：Acute tears of the rotator cuff. Clin Orthop 175：18-24, 1983.
89) BASSETT RW, et al：Glenohumeral muscle force and moment mechanics in a position of shoulder instability. J Biomech 23(5)：405-415, 1990.
90) BATEMAN JE：The Shoulder and Environs. CV Mosby. St Louis. 1955.
91) BATEMAN JE：Athletic injuries about the shoulder in throwing and body-contact sports. Clin Orthop 23：75-83, 1962.
92) BATEMAN JE：Gallie technique for repair of recurrent dislocation of the shoulder. Surg Clin North Am 43：1655-1662, 1963.
93) BATEMAN JE：The Shoulder and Neck. WB Saunders. Philadelphia. 1972.
94) BATEMAN JE：The Shoulder and Neck, 2nd ed. WB Saunders. Philadelphia. 1978.
95) BATEMAN JE, WELSH RP (eds)：Surgery of the Shoulder. BC Decker. Philadelphia. 1984.
96) BAULOT E, et al：Grammont's Idea：The Story of Paul Grammont's Functional Surgery Concept and the Development of the Reverse Principle. CORR 469：2425-2431, 2011.
97) BAYLEY I, KESSEL L (eds)：Shoulder Surgery. Springer-Verlag. Berlin. 1982.
98) BEARN JG：An electromyographic study of the trapezius, deltoid, pectoralis major, biceps and triceps muscles, during static loading of the upper limb. Anat Rec 140：103-107, 1961.
99) BECHTOL CO：Biomechanics of the shoulder. Clin Orthop 146：37-41, 1980.
100) BEDDOW FH：Shoulder replacement. Proc R Soc Med 3：69, 1970.
101) BEDDOW FH, ELLOY MA：The Liverpool total replacement for the glenohumeral joint. Joint replacement in the upper limb (I MECH E Conference Publication)：21-25, 1977.
102) BELL RH, NOBEL JS：An appreciation of posterior instability of the shoulder. Clin Sports Med 10(4)：887-899, 1991.

103) Beltran JE, et al : A simplified compression arthrodesis of the shoulder. JBJS 57-A : 538-541, 1975.
104) Benegas E, et al : Surgical treatment of varus malunion of the proximal humerus with valgus osteotomy. JSES 16 : 55-59, 2007.
105) Benjamin A : Double osteotomy of the shoulder. Scand J Rheumatol 3 : 65, 1974.
106) Bennett GE : Shoulder and elbow lesions of the professional baseball pitcher. JAMA 117 : 510-514, 1941.
107) Bennett GE : Shoulder and elbow lesions distinctive of baseball players. Ann Surg 107 : 110, 1947.
108) Bennett WF, et al : Operative treatment of the rheumatoid shoulder. Curr Opin Rheumatol 6 : 177-182, 1994.
109) Benton J, Nelson C : Avulsion of the coracoid process in an athlete. JBJS 53-A : 356, 1971.
110) Bera A : Syndrome commun, rupture, elongation, luxation du tendon du long biceps. Theses, Paris, 1910-1911.
111) Bergfeld JA, et al : Evaluation of the acromioclavicular joint following first-and second-degree sprains. Am J Sports Med 6(4) : 153-159, 1978.
112) Bergmann JH, et al : Contribution of the Reverse Endoprosthesis to Glenohumeral Kinematics. CORR 466 : 594-598, 2008.
113) Bernard JR TN, et al : Fractured coracoid process in acromioclavicular dislocations. Clin Orthop 175 : 227-232, 1983.
114) Bigliani LU, et al : The morphology of the acromion and its relationship to rotator cuff tears. Orthop Trans 10 : 228, 1986.
115) Bigliani LU, et al : Operative treatment of failed repairs of the rotator cuff. JBJS 74-A : 1505-1515, 1992.
116) Bigliani LU, et al : Tensile properties of the inferior glenohumeral ligament. J Orthop Res 10 : 187-197, 1992.
117) Bigliani LU (ed) : Complications of Shoulder Surgery. Williams & Wilkins. Baltimore. 1993.
118) Birmingham PM, Neviaser RJ : Outcome of latissimus dorsi transfer as a salvage procedure for failed rotator cuff repair with loss of elevation. JSES 17 : 871-874, 2008.
119) Bishop JY, Flatow EL : Humeral head replacement versus total shoulder arthroplasty : Clinical outcomes-a review. JSES 14 : S141-S146, 2005.
120) Black KP, et al : Suprascapular nerve injuries with isolated paralysis of the infraspinatus. Am J Sports Med 18(3) : 225-228, 1990.
121) Blauth W, Gartner J : Postoperative results of arthrography following suturing of ruptured rotator cuff. Orthopedics 20 : 262-265, 1991.
122) Blazina ME, Satzman JS : Recurrent anterior subluxation of the shoulder in athletics. JBJS 51-A : 1037-1038, 1969.
123) Bloch J : Le traitement chirurgical de la périarthrite scapulo-humérale. Med et Hyg 12 : 451, 1954.
124) Bloch J : Probleme der Schultersteife. Documente Geigy, Basle, 1961.
125) Bloom FA : Wire fixation in acromioclavicular dislocation. JBJS 27-A : 273-276, 1945.
126) Bloom RA : The active abduction view ; A new manoeuvre in the diagnosis of rotator cuff tear. Skeletal Radiol 20 : 255-258, 1991.
127) Blumensaat C : Die Lageabweichungen und Verrenkungen der Kniescheibe. Ergeb Chir Orhtop 31 : 149, 1938.
128) Boileau P, et al : Reverse total shoulder arthroplasty after failed rotator cuff surgery. JSES 18 : 600-606, 2009.
129) Boileau P, et al : Grammont reverse prosthesis : Design, rationale, and biomechanics. JSES 14 : S147-S161, 2005.
130) Boileau P, et al : Neer Award 2005 : The Grammont reverse shoulder prosthesis : Results in cuff tear arthritis, fracture sequelae, and revision arthroplasty. JSES 15 : 527-540, 2006.
131) Boileau P, et al : Modified latissimus dorsi and teres major transfer through a single delto-pectoral approach for external rotation deficit of the shoulder : As an isolated procedure or with a reverse arthroplasty. JSES 16 : 671-682, 2007.
132) Boileau P, et al : Reverse Shoulder Arthroplasty Combined with a Modified Latissimus Dorsi and Teres Major Tendon Transfer for Shoulder Pseudoparalysis Associated with Dropping Arm. CORR 466 : 584-593, 2008.
133) Boileau P, et al : CT Scan Method Accurately Assesses Humeral Head Retroversion. CORR 466 : 661-669, 2008.
134) Boileau P, et al : Bony Increased-offset Reversed Shoulder Arthroplasty : Minimizing Scapular Impingement While Maximizing Glenoid Fixation. CORR 469 : 2558-2567, 2011.
135) Bokor DJ, Fritsch BA : Posterior shoulder instability secondary to reverse humeral avulsion of the glenohumeral ligament. JSES 19 : 853-858, 2010.
136) Bonica JJ : The management of pain. 350. Lea & Febiger. Philadelphia. 1954.
137) Bonnevialle N, et al : Hemiarthroplasty for osteoarthritis in shoulder with? dysplastic morphology. JSES 20 : 378-384, 2011.
138) Borenstein ZC, et al : Case report 655 ; Congenital glenoid dysplasia (congenital hypoplasia of the glenoid neck and fossa of the scapula, with accompanied deformity of humeral head, coracoid process, and acromion). Skeletal Radiol 20 (2) : 134-136, 1991.
139) Bost FC, Inman VT : The pathological changes in recurrent dislocation of the shoulder. The pathological changes in recurrent dislocation of the shoulder. JBJS 24-A : 595-613, 1942.
140) Bosworth DM : Acromioclavicular separation ; New method of repair. Surg Gynecol Obstet 73 : 866-871, 1941.
141) Bosworth DM : The supraspinatus syndrome ; Symptomatology, pathology and repair. J Am Med Assoc Ga 11 : 422-428, 1941.
142) Bourne DA, et al : Three-dimensional rotation of the scapula during functional movements : An in vivo study in healthy volunteers. JSES 16 : 150-162, 2007.
143) Boyd HB, Hunt HL : Recurrent dislocation of the shoulder. JBJS 47-A : 1514-1520, 1965.
144) Boyd HB, Sisk TD : Recurrent posterior dislocation of the shoulder. JBJS 54-A : 779, 1972.
145) Boytchev B : Treatment of recurrent shoulder instability. Minerva Orthop 2 : 377-379, 1951.
146) Boytchev B, et al : Operatiunaya Orthopediya y Travatologiya. Meditsina y Fizkultura, 2nd ed. Sofia. 1962.
147) Brailsford JF : The Radiology of Bone and Joints. 457. Williams & Wilkins. London. 1948.
148) Brand RA, et al : Editorial from Journal Editors : Patient Care, Professionalism and Relations with Industry. CORR 466 : 517-519, 2008.
149) Braune W, Fischer O : Über den Schwerpunkt des menschlichen Koerpers mit Rucksicht auf die Ausrustung des deutschen Infanteristen. Abh. d. Kgl. Saechs. Ges. d. Wissensch., Math. Phys. Klasse 26 : 562, 1989.
150) Braunstein EM, O'Connor G : Double-contrast arthrotomography of the shoulder. JBJS 64-A(2) : 192-195, 1982.
151) Braunstein V, et al : The fulcrum axis : A new method for determining glenoid version. JSES 17 : 819-824, 2008.
152) Brav EA : An evaluation of the Putti-Platt reconstruction procedure for recurrent dislocation of the shoulder. JBJS 37-A : 731-741, 1955.
153) Brav EA : Ten years' experience with Putti-Platt reconstruction procedure. Am J Surg 100 : 423-430, 1960.
154) Brett AL : A new method of arthrodesis of the shoulder

155) BREWER BJ : Aging of the rotator cuff. Am J Sports Med 7 (2) : 102-110, 1979. [preceding entry continues: joint, incorporating the control of the scapula. JBJS 15-A : 969-977, 1933.]

156) BRITTAIN HA : Architectural principles in arthrodesis, 2nd ed. E & S Livingstone, Edinburgh, 1952.

157) BROCA A, HARTMANN H : Contribution a l'etude des luxations de l'epaule. Bull Soc Anat Paris, 5me Serie 4 : 312-336, 1890.

158) BROGDOM RG, CROW NE : Little leaguer's elbow. Am J Roentgenol 83 : 671-675, 1960.

159) BRONNER H, et al : Die Erkrankungen des subacromialen Nebengelenkes unter besonderer Berucksichtigung der Discuserkrankungen. Ein Beitrag zur Periarthritis humero scapularis. Dtsch Zeitschr f Chirurgie 251 : 363, 1938.

160) BROOME HL, BASMAJIAN JV : The function of the teres major muscle ; An electromyographic study. Anat Rec 170 : 309-310, 1971.

161) BROWN LP, et al : Upper extremity range of motion and isokinetic strength of the internal and external shoulder rotators in major league baseball. Am J Sports Med 16 (6) : 577-585, 1988.

162) BROWNE JE, et al : Acromioclavicular joint dislocation (Comparative results following operative treatment with and without primary distal clavisectomy). Am J Sports Med 5 (6) : 258-263, 1997.

163) BRUMBACK RJ, et al : Functional evaluation of the shoulder after transfer of the vascularized latissimus dorsi muscle. JBJS 74-A : 377-382, 1992.

164) BRUNELLI MP, GILL TJ : Fractures and tendon injuries of the athletic shoulder. Orthop Clin North Am. 33 (3) : 497-508, 2002.

165) BRUNELLI MP, GILL TJ : Fractures and tendon injuries of the athletic shoulder. Orthop Clin North Am 33 : 497-508, 2002.

166) BRUNNSTROM S : Muscle testing around the shoulder girdle. JBJS 23-A : 263-272, 1941.

167) BRUNNSTROM S : Clinical Kinesiology. FA Davis. Philadelphia. 1962.

168) BRYCE CD, et al : A biomechanical study of posterior glenoid bone loss and humeral head translation. JSES 19 : 994-1002, 2010.

169) BUCKINGHAM BP, et al : Patient functional self-assessment in late glenoid component failure at three to eleven years after total shoulder arthroplasty. JSES 14 : 368-374, 2005.

170) BUECHEL FF, et al : Floating-socket total shoulder replacement ; anatomical, biomechanical, and surgical rationale. J Biomed Mater Res 12 (1) : 89-114, 1978.

171) BUESS E, FRIEDRICH B : Synovial chondromatosis of the glenohumeral joint ; A rare condition. Arch Orthop Trauma Surg 121 (1-2) : 109-111, 2001.

172) BUESS E, FRIEDRICH B : Synovial chondromatosis of the glenohumeral joint ; A rare condition. Arch Orthop Trauma Surg 121 : 109-111, 2001.

173) BURKHART SS : Case report by Drs. Glueck, Wilson, and Johnson entitled extensive osteolysis after rotator cuff repair with a bioabsorbable suture anchor. Am J Sports Med 33 : 1768, 2005.

174) BURKHART SS, et al : Traumatic glenohumeral bone defects and their relationship to failure of arthroscopic Bankart repairs : Significance of the inverted-pear glenoid and the humeral engaging Hill-Sachs lesion. Arthroscopy 7 : 677-694, 2000.

175) BURKHEAD JR WZ (ed) : Rotator Cuff Disorders. Williams & Wilkins. Baltimore. 1996.

176) BURNS JP, et al : Superior labral tears : repair versus biceps tenodesis. JSES 20 : S2-S8, 2011.

177) BURRI C, et al : Endoprostheses and alternatives for the arm-shoulder joint. Hans Hubers, Bern, 1977.

178) BURROWS HJ : Replacement of bone by internal prostheses. JBJS 36-B : 694, 1954.

179) BUSH LF : The torn shoulder capsule. JBJS 57-A : 256-259, 1975.

180) CADANAT FN : The treatment of dislocations and fractures of the outer end of the clavicle. Int Clin 1 : 145-169, 1917.

181) CADILHAC C, et al : Congenital pseudarthrosis of the clavicle : 25 childhood cases. Rev Chir Orthop Reparatrice Appar Mot 86 (6) : 575-580, 2000.

182) CADILHAC C, et al : Congenital pseudarthrosis of the clavicle : 25 childhood cases. Rev Chir Orthop Reparatrice Appar Mot 86 : 575-580, 2000.

183) CAHILL BR : Little league shoulder-lesion of the proximal humeral epiphyseal plate. J Sports Med 2 : 150-152, 1974.

184) CAHILL BR : Osteolysis of the distal part of the clavicle in male athletes. JBJS 64-A (7) : 1053-1058, 1982.

185) CAILLIET R : Shoulder Pain. FA Davis, Philadelphia, 1966.

186) CAIRD FM : The shoulder joint in relation to certain dislocations and fractures. Edinb Med J 32 : 708-714, 1887.

187) CALANDRIELLO B : The Pathology of Recurrent Dislocation of the Shoulder. Clin Orthop 20 : 33-39, 1961.

188) CALDWELL JA : Treatment of fractures in the Cincinnati General Hospital. Ann Surg 97 : 174-177, 1933.

189) CARLIN EJ : Mechanics of the shoulder girdle. Am J Occup Ther 17 : 49-52, 1963.

190) CARRET JP, et al : Position de l'axe du mouvement d'abduction dans la scapulohumerale. Bull Accoc Anat 58 (163) : 805-811, 1974.

191) CARROLL RE : Wire loop in arthrodesis of the shoulder. Clin Orthop 9 : 185, 1957.

192) CARSON WG, et al : Congenital elevation of the scapula. JBJS 63-A (8) : 1199-1207, 1981.

193) CATTON WT, GRAY JE : Electromyographic study of the action of the serratus anterior muscle in respiration. J Anat 85 : 412, 1951.

194) CAUTILLI RA, et al : Posterior dislocations of the shoulder. Am J Sports Med 6 : 397-399, 1978.

195) CAVE EF, ROWE ER : A method of measuring and recording joint function. JBJS 18-A : 455-465, 1936.

196) CELLI L (ed) : The Shoulder. Aulo Gaggi Editore. Bologna. 1990.

197) CHACO J, WOLF E : Subluxation of the glenohumeral joint in hemiplegia. Am J Phys Med Rehabil 50 : 139-143, 1971.

198) CHAKRAVARTY K, Webley M : Shoulder joint movement and its relationship to disability in the elderly. J Rheumatol 20 : 1359-1361, 1993.

199) CHAMBLER AFW, et al : Acromial spur formation in patients with rotator cuff tears. JSES 12 : 314-321, 2003.

200) CHANSKY HA, IANNOTTI JP : The vascularity of the rotator cuff. Clin Sports Med 10 (4) : 807-822, 1991.

201) CHAO EYS, IVINS JC : Tumor Prosthesis for Bone and Joint Reconstruction : The Design and Application. Thieme-Stratton Inc. New York. 1983.

202) CHAO EYS, SIM FH : Modular prosthetic system for segmental bone and joint replacement after tumor resection. Orthopedics 8 : 641, 1985.

203) CHARCOT JM : Sur quelques arthropathies qui paraissant dependre d'une lesion du cerveau on de la moelle epiniere. Arch Physio Norm Pathol 1 : 161, 1868.

204) CHARNLEY J : Compression arthrodesis of the ankle and shoulder. JBJS 33-B : 180, 1951.

205) CHAUMET B : Die Periarthritis humero scapularis. J Radiol Electr 18 : 457, 1934.

206) CHAVEZ JP : Pectoralis minor transplanted for paralysis of the serratus anterior. JBJS 33-B : 2128, 1951.

207) CHECHIK O, et al：Arthroscopic rotator interval closure in shoulder instability repair：A retrospective study. JSES 19：1056-1062, 2010.
208) CHEN S, et al：The Effects of Thermal Capsular Shrinkage on the Outcomes of Arthroscopic Stabilization for Primary Anterior Shoulder Instability. Am J Sports Med 33：705-711, 2005.
209) CHEUNG EV, et al：Long-term outcome of anterior stabilization of the shoulder. JSES 17：265-270, 2008.
210) CHEUNG EV, et al：Revision shoulder arthroplasty for glenoid component loosening. JSES 17：371-375, 2008.
211) CHEUNG EV, et al：Strategies in Biologic Augmentation of Rotator Cuff Repair：A Review. CORR 468：1476-1484, 2010.
212) 千葉慎一ほか：腱板断裂に対する保存療法としての理学療法．整・災外 50：1069-1075, 2007.
213) CHIN PYK, et al：Anterior acromioplasty for the shoulder impingement syndrome：Long-term outcome. JSES 16：697-700, 2007.
214) CHIN PYK, et al：Complications of total shoulder arthroplasty：Are they fewer or different?. JSES 15：19-22, 2006.
215) CHOPP JN, et al：Superior humeral head migration occurs after a protocol designed to fatigue the rotator cuff：A radiographic analysis. JSES 19：1137-1144, 2010.
216) CHUNG SMK, RALSTON EL：Necrosis of the humeral head associated with sickle cell anemia and its genetic variants. Clin Orthop 80：105-117, 1971.
217) CHUNG SMK, NISSENBAUM MM：Congenital and developmental defects of the shoulder. Orthop Clin North Am 6(2)：381-392, 1975.
218) CHURCHILL RS, et al：Glenoid Cementing May Generate Sufficient Heat to Endanger the Surrounding Bone. CORR 419：76-79, 2004.
219) CICORIA AD, MCCUE FC III：Throwing injuries of the shoulder. Virginia Medical 115(7)：327-330, 1988.
220) CIOCHON RL, CORRUCCINI RS：The coraco-acromial ligament and projection index in man and other anthropoid primate. J Anat 124(3)：627-632, 1977.
221) CISTERNINO SJ, et al：The trough line；Radiographic sign of posterior shoulder dislocation. Am J Roentgenol 130：951-954, 1978.
222) CLAGGETT OT：Presidential address；Research and prosearch. J Thorac Cardiovasc Surg 44：153, 1962.
223) CLAIRMONT P, EHRLICH H：Ein Neues Operations-Verfahren zur Behandlung der Habituellen Schulterluxation Mittels Muskelplastik. Verh Dtsch Ges Chir 38：79-103, 1909.
224) CLANCY WG, et al：Symposium；Shoulder problems in overhead-overuse sports. Am J Sports Med 7(2)：138-144, 1979.
225) CLAVERT P, et al：Pitfalls and complications with locking plate for proximal humerus fracture. JSES 19：489-494, 2010.
226) CLAYTON ML, FERLIC DC：Surgery of the shoulder in rheumatoid arthritis. Clin Orthop 106：166-174, 1975.
227) CLAYTON ML, et al：Prosthetic arthroplasties of the shoulder. Clin Orthop 164：184-191, 1982.
228) CLINTON J, et al：Nonprosthetic glenoid arthroplasty with humeral hemiarthroplasty and total shoulder arthroplasty yield similar self-assessed outcomes in the management of comparable patients with glenohumeral arthritis. JSES 16：534-538, 2007.
229) CLOWARD RB：Lesions of the intervertebral disks and their treatment by interbody fusion methods：The painful disk. CORR 27：51, 1963.
230) COCKX E, et al：The isoelastic prosthesis for the shoulder joint. Acta Orthop Belg 49(1-2)：275-286, 1983.
231) CODMAN EA：Complete rupture of the supraspinatus tendon；Operative treatment with report of two successful cases. Boston Med Surg J 164：708-710, 1911.
232) CODMAN EA, AKERSON IB：The pathology associated with rupture of the supraspinatus tendon. Ann Surg 93：348-359, 1931.
233) CODMAN EA：The Shoulder. Thomas Todd. Boston. 1934.
234) CODMAN EA：Rupture of the supraspinatus-1834 to 1934. JBJS 19-A：643-652, 1937.
235) CODSI MJ, et al：Normal glenoid vault anatomy and validation of a novel glenoid implant shape. JSES 17：471-478, 2008.
236) COFIELD RH, STAUFFER RN：The Bickel glenohumeral arthroplasty. In Conference on Joint replacement in the upper limb (I Mech E Conference Publication), 15-25, 1977.
237) COFIELD RH, BRIGGS BT：Glenohumeral arthrodesis. JBJS 61-A：668-677, 1979.
238) COFIELD RH：Unconstrained total shoulder prostheses. Clin Orthop 173：97-108, 1983.
239) COFIELD RH, et al：10：Humeral head replacement for treatment of osteoarthritis. JSES 16：e25, 2007.
240) COLACHIS SC, STROHM BR：Effect of suprascapular and axillary nerve blocks on muscle force in upper extremity. Arch Phys Med Rehabil 52：22-29, 1971.
241) COLEMAN SG, et al：Three dimensional cinematographical analysis of the volleyball spike. J Sports Sci 11：295-302, 1993.
242) COLLINS HR, WILDE AH：Shoulder instability in athletes. Orthop Clin North Am 4：759-773, 1973.
243) COMFORT TH, ARAFILES RP：Barbotage of the shoulder with image-intensified fluoroscopic control of needle placement for calcific tendinitis. Clin Orthop 135：171-178, 1978.
244) COMTET JJ, AUFFRAY Y：Physiologie des muscles elevateurs de l'epaule. Rev Chir Orthop 56：105-117, 1970.
245) CONFORTY B：Boytchev's procedure for recurrent dislocation of the shoulder. JBJS 56-B：386-387, 1974.
246) CONFORTY B：The results of the Boytchev procedure for treatment of recurrent dislocation of the shoulder. Int Orhtop 4：127-132, 1980.
247) CONNOLLY J：X-ray defects in recurrent shoulder dislocations. JBJS 51-A：1235-1236, 1969.
248) CONWELL HE, RAYNOLDS FC：Key and Conwell's management of fractures, dislocation and sprain. CV Mosby. St Louis. 432, 1961.
249) COOPER A：A Treatise on Dislocations and Fractures of the Joints. 407, Lilly, Wait, Carter & Hendee, Boston, 1832.
250) COOPER A：On the dislocation of the os humeri upon the dorsum scapula, and upon fractures near the shoulder joint. Guy's Hosp Rep 4：265-284, 1839.
251) COOPER DE, et al：Supporting layers of the glenohumeral joint；A anatomic study. Clin Orthop 289：144-155, 1993.
252) COOPER RA, BREMS JJ：The inferior capsular-shift procedure for multidirectional instability of the shoulder. JBJS 74-A：1516-1521, 1992.
253) COPELAND S (ed)：Operative Shoulder Surgery. Churchill Livingstone, New York, 1995.
254) COPEMAN WSC, ACKERMAN WL：Fibrositis back. Q J Med 13：50, 1944.
255) CORBEIL V, et al：Adhesive capsulitis of the shoulder；A comparative study of arthrography with intra-articular corticotherapy and with or without capsular distension. Can Assoc Radiol J 43：127-130, 1992.
256) CORTEEN DP, TEITGE RA：Stabilization of the Clavicle After Distal Resection：A Biomechanical Study. Am J Sports Med 33：61-67, 2005.
257) COSTOUROS JG, et al：Teres minor integrity predicts outcome of latissimus dorsi tendon transfer for irreparable ro-

tator cuff tears. JSES 16：727-734, 2007.
258) Cotton RE, Rideout DF：Tears of the humeral rotator cuff. JBJS 46-B：314-328, 1964.
259) Coughlin MJ, et al：The semiconstrained total shoulder arthroplasty. JBJS 61-A：574-581, 1979.
260) Court-Brown CM：Sporting injuries of the shoulder. The Practice of Shoulder Surgery (ed：Kelly I and Ian G). 310-313, Butterworth-Heinemann, Oxford, 1993.
261) Coventry MB：Problem of painful shoulder. JAMA 151：177-185, 1953.
262) Coventry MB, Laurnen EL：Ununited fracture of the middle and upper humerus. Clin Orthop 69：192-198, 1970.
263) Cowan DJ, Shaw PC：Two cases of the anterior subluxation of the shoulder locking in abduction. JBJS 46-B：108-109, 1964.
264) Craig EV (ed)：The Shoulder. Raven Press. New York. 1995.
265) Crenshaw AH：Campbell's operative orthopaedics. CV Mosby, St Louis, 1963.
266) Crosby LA：7：Shoulder arthrodesis after failed shoulder arthroplasty. JSES 16：e24, 2007.
267) Crosby LA, et al：Scapula Fractures After Reverse Total Shoulder Arthroplasty：Classification and Treatment. CORR 469：2544-4549, 2011.
268) Cubbins WR, et al：The reduction of old or irreducible dislocations of the shoulder joint. Surg Gynecol Obstet 58：129-135, 1934.
269) Cuomo F, et al：The effect of degenerative arthritis and prosthetic arthroplasty on shoulder proprioception. JSES 14：345-348, 2005.
270) Curran JF, et al：Rheumatologic aspects of painful conditions affecting the shoulder. Clin Orthop 173：27-37, 1983.
271) Curtis AS, Snyder SJ：Evaluation and treatment of biceps tendon pathology. Orthop Clin North Am 24：33-43, 1993.
272) Cyriax J：Textbook of orthopaedic medicine；Diagnosis of soft tissue lesion. Williams & Wilkins, Baltimore, 1969.
273) Danzig LA, et al：The Hill-Sachs lesion；An experimental study. Am J Sports Med 8 (5)：328-332, 1980.
274) Darrach W：Surgical approaches for surgery of the extremities. Am J Surg 67：237-262, 1945.
275) Das SP, et al：Observations on the tilt of the glenoid cavity of scapula. J Anat Soc India 15：114-118, 1966.
276) Daubenspeck K：Die Verletzungen der Weichteile im Bereich des Glenohumeralgelenkes. Ungefahr (nicht fruher), 231 (wenigstens bis) -249, 1957.
277) Davidson PA, et al：Rotator cuff and posterior-superior glenoid labrum injury associated with increased glenohumeral motion；A new site of impingement. JSES 4：384-390, 1995.
278) Davis JB, Cottrell GW：A technique for shoulder arthrodesis. JBJS 44-A：657, 1962.
279) Dawbarn RHM：Subdeltoid Bursitis；A pathognomonic sign for its recognition. Boston Med Surg J Cliv 691, 1906.
280) De Anquin CE：Bone lesions in the recurrent dislocation of the shoulder；How to repair them. SICOT 625-636, 1959.
281) De Anquin CE：Recurrent dislocation of the shoulder；Roentgenographic study of the anatomical lesion；Their integral repair. Scientific Exhibit, Am Acad Orthop Surg, New York, 1965.
282) De Belder KRJ：Osteomyelitis of the clavicle. JBJS 37-B：733, 1955.
283) De Bellis U, et al：Glenoid hypoplasia. Description of a clinical case and analysis of the literature. Chir Organi Mov 86 (4)：305-309, 2001.
284) De Bellis U, et al：Glenoid hypoplasia. Description of a clinical case and analysis of the literature. Chir Organi Mov 86：305-309, 2001.
285) De Groof E, Boghemans J：New constrained type of shoulder prostheses. Acta Orthop Belg 51 (4)：632-364, 1985.
286) De Seze S, et al：Sem Hop Paris 23：241, 1947.
287) De Seze S, et al：Etudes sur l'epaule douloureuse (periarthrite scapulo-humerale). Les lesions anatomiques
288) De Seze S, et al：Studies of the painful shoulder (scapulohumeral periarthritis)；IV Arthrography of the blocked shoulder. Rev Rhumatol 28：279-285, 1961.
289) De Wilde L, et al：Does Reverse Shoulder Arthroplasty for Tumors of the Proximal Humerus Reduce Impairment?. CORR 469：2489-2495, 2011.
290) Debeyre J, et al：Repair of ruptures of the rotator cuff of shoulder. JBJS 47-B：36-42, 1965.
291) Dehne E, Hall RM：Active shoulder motion in complete deltoid paralysis. JBJS 41-A：745-748, 1959.
292) Delitala F：Il fondamento anatomo-patologico e la cura della lussazione abituale di spalla. Chir Org Mov 31：299, 1947.
293) Delitala F：Lussazione abituale e recidivante della spalla trattato di technica orthopedica e traumatologica case editice dottor Francesco Vallardi. Milano 70：81, 1950.
294) Deluca CJ, Forrest WJ：Force analysis of individual muscles action simultaneously on the shoulder joint during isometric abduction. J Biomech 6：385-393, 1973.
295) Delude JA, et al：An anthropometric study of the bilateral anatomy of the humerus. JSES 16：477-483, 2007
296) Dempster WT：Mechanisms of shoulder movement. Arch Phys Med Rehabil 46：49-70, 1965.
297) Dennis SW：Superior migration of the humeral head. JBJS 52-B (3)：524-527, 1970.
298) DePalma AF：Surgery of the Shoulder. JB Lippincott, Philadelphia, 1950.
299) DePalma AF：Surgery of the Shoulder, 2nd ed. JB Lippincott, Philadelphia, 1973.
300) DePalma AF：Surgery of the Shoulder, 3rd ed. JB Lippincott, Philadelphia, 1983.
301) DePalma AF：The Classic：Recurrent Dislocation of the Shoulder Joint. CORR 466：520-530, 2008.
302) DePalma AF：The Classic：Origin and Comparative Anatomy of the Pectoral Limb. CORR 466：531-542, 2008.
303) DePalma AF：The Classic：Surgical Anatomy of the Rotator Cuff and the Natural History of Degenerative Periarthritis. CORR 466：543-551, 2008.
304) DePalma AF：The Classic：Loss of Scapulohumeral Motion (Frozen Shoulder). CORR 466：552-560, 2008.
305) Deshmukh AV, et al：Total shoulder arthroplasty；Long-term survivorship, functional outcome, and quality of life. JSES 14：471-479, 2005.
306) Desmet AA, et al：Recurrent anterior dislocation of the glenohumeral joint. Acta Orthop Belg 41 (2)：215-226, 1975.
307) Desmet AA, Ting YM：Diagnosis of rotator cuff tear on routine radiographs. Journal De L'association Canad Des Radiol 28 (1)：54-57, 1977.
308) Desmet AA：Anterior oblique projection in radiography of the traumatized shoulder. Am J Roentg 134：515-518, 1980.
309) Desmet AA：Axillary projection in radiography of the nontraumatic shoulder. Am J Roentg 134：511-514, 1980.
310) Desousa OM, et al：Electromyographic study of the pectoralis major and latissimus dorsi muscles during medial rotation of the arm. Electromyography 9：407-416, 1969.
311) Desplats H：J d sc med Little 1：265-271, 1891.
312) Deutsch A, et al：Clinical results of revision shoulder arthroplasty for glenoid component loosening. JSES 16：706-716, 2007.
313) Dewar EP, Harris RI：Restoration of the function of the shoulder following paralysis of the trapezius by fascial

sling and transplantation of the levator scapulae. Ann Surg 132：1111, 1950.
314) DEWAR FP, BARRINGTON TW：The treatment of chronic acromioclavicular dislocation. JBJS　47-B：32-35, 1965.
315) DIAS JJ, et al：Recurrent anterior glenohumeral joint dislocation and torsion of the humerus. Injury　24：329-332, 1993.
316) DIDIEE J：Le radiodiagnostic dans la luxation recidivante de lepaule. J Radiol Electrol　14：209-218, 1930.
317) DILLMAN CJ, et al：Biomechanics of pitching with emphasis upon shoulder kinematics. J Orthop Sports Phys Ther　18：402-408, 1993.
318) DINES JS, et al：Tissue engineering and rotator cuff tendon healing. JSES　16：S204-S207, 2007.
319) DIVELEY RL, MEYER PW：Baseball shoulder. JAMA　171：1659-1661, 1959.
320) DIXON D：ディクソンの大恐竜図鑑（日本語版監修小畠郁生）. 集英社．東京．1993.
321) DOBBIE RP：Avulsion of the lower biceps brachii tendon；Analysis of fifty-one previously unreported cases. Am J Surg　51：662, 1941.
322) DODSON CC, et al：The Long-Term Outcome of Recurrent Defects After Rotator Cuff Repair. Am J Sports Med　38：35-39, 2010.
323) 土居宗算ほか：反復性肩関節前方脱臼に対する du Toit 法の治療成績．肩関節　17：150-154, 1993.
324) DOODY SG, et al：Shoulder movements during abduction in the scapular plane. Arch Phys Med Rehabil　51：595-604, 1970.
325) DOTTER WE：Little leaguer shoulder. Guthrie Clin Bulletin 23：68-72, 1953.
326) DOURSOUNIAN L, DEBET-MEJEAN A：L'INTERVENTION DU LATAJET AVEC UNE INSTRUMENTATION SPECIFIQUE. Maitrise Orthopedique n° 182, 2009.
327) DOWDY PA, et al：Shoulder instability. An analysis of family history. JBJS　75-B：782-784, 1993.
328) DUMONTIER C, et al：Rotator interval lesions and their relation to coracoid impingement syndrome. JSES　8：130-135, 1999.
329) DUN S, et al：A Biomechanical Comparison of Youth Baseball Pitches：Is the Curveball Potentially Harmful?. Am J Sports Med　36：686-692, 2008.
330) DUPAY ES：De la periarthrite scapulo-humerale. et des radeurs de lepaule qui en sont le consequence, Rev Frat Trav Med　20：513-542, 1972.
331) DUPLAY ES：Uber die Periarthritis humero scapularis. Semaine med Bordeaux, 325, 1867.
332) DUPUS J, et al.：Aspects radiologiques d'une osteolyse essentielle progressive de la main gauche. J Radiol　20：383-387, 1936.
333) DURALDE XA, BAIR B：Massive rotator cuff tears；The result of partial rotator cuff repair. JSES　14：121-127, 2005.
334) DURALDE XA, LEDDY LR：The results of ORIF of displaced unstable proximal humeral fractures using a locking plate. JSES　19：480-488, 2010.
335) DUTOIT GT, Roux D：Recurrent dislocation of the shoulder；A twenty-four year study of the Johannesburg stapling operation. JBJS　38-A：1-12, 1956.
336) DVIR Z, BERME N：The shoulder complex in elevation of the arm；A mechanism approach. J Biomech　11（5）：219-225, 1978.
337) EARWAKER J：Isolated avulsion fracture of the lesser tuberosity of the humerus. Skeletal Radiol　19：121-125, 1990.
338) EDELMANN G：Immediate therapy of complex fractures of the upper end of the humerus by means of acrylic prosthesis. Presse Med　59：1777, 1951.
339) EDELSON G, TEITZ C：Internal impingement in the shoulder. JSES　9：308-315, 2000.
340) EDELSON JG, et al：Os acromiale anatomy implication. JBJS 75-B：551-555, 1993.
341) EDEN R：Zur Operation der habituellen Schulterluxation unter Mitteilung eines neuen Verfahrens bei Abriss am inneren Pfannenrande. Dtsch Z Chir　144：269-280, 1918.
342) EDWARDS TB, et al：The influence of rotator cuff disease on the results of shoulder arthroplasty for primary osteoarthritis；results of a multicenter study. JBJS　84-A（12）：2240-2248, 2002.
343) EDWARDS TB, et al：Shoulder arthroplasty in patients with osteoarthritis and dysplastic glenoid morphology. JSES　13：1-4, 2004.
344) EDWARDS TB, et al：The influence of rotator cuff disease on the results of shoulder arthroplasty for primary osteoarthritis；results of a multicenter study. JBJS　84-A：2240-2248, 2002.
345) 江川琢也ほか：広範囲腱板断裂に対する大欠節形成術の試み．整形外科　58：1465-1468, 2007.
346) 江原茂：骨・関節のX線診断．金原出版．東京．1995.
347) EISENHART-ROTHE R, et al：Simultaneous 3D Assessment of Glenohumeral Shape, Humeral Head Centering, and Scapular Positioning in Atraumatic Shoulder Instability；A Magnetic Resonance-Based In Vivo Analysis. Am J Sports Med　38：375-382, 2010.
348) EJESKAR A：Coracoclavicular wiring for acromioclavicular joint dislocation. Acta Orthop Scand　45（5）：652-661, 1974.
349) EK-ULAND AL, RYDELL N：Combination treatment for adhesive capsulitis of the shoulder. Clin Orthop　282：105-109, 1992.
350) EKELUND A, NYBERG R：Can Reverse Shoulder Arthroplasty be Used with Few Complications in Rheumatoid Arthritis?. CORR　469：2483-2488, 2011.
351) EL-KHOURY GY, et al：Arthrotomography of the glenoid labrum. Radiology　131：333-337, 1979.
352) ELHASSAN B, et al：Glenoid Reconstruction in Revision Shoulder Arthroplasty. CORR　466：599-607, 2008.
353) ELLIMAN H, HANKER G, et al：Repair of the rotator cuff. JBJS　68-A（8）：1136-1144, 1986.
354) 遠藤和博ほか：前鋸筋および長胸神経の機能解剖学的調査．第6回 肩の運動機能研究会 抄録集：40, 2009.
355) 遠藤寿男ほか：Sog. Schulterschlottergelenk の診断と治療法の経験．中部整災誌　14：630-631, 1971.
356) 遠藤寿男ほか：動揺性肩関節の病態論と筋腱移行による肩関節機能の再建．災害医学　20：1033-1042, 1977.
357) 遠藤寿男ほか：Loose shoulder の疫学と筋動力学的研究．日整会誌　54（9）：895-897, 1980.
358) 遠藤寿男ほか：肩関節骨折の保存的療法．日整会誌　54（9）：960-961, 1980.
359) ENGELBRECHT E, Stellbrink G：Totale schulterendoprothese modell. St. Georg Chirurg　47（10）：525-530, 1976.
360) ENGELHARDT MB：Posterior dislocation of the shoulder；Report of Six Cases. South Med J　71：425-427, 1978.
361) ENGIN AE：On The Biomechanics of the Shoulder Complex. J Biomech　13（7）：575-590, 1980.
362) ENGIN AE, et al：Three-dimensional kinematic modelling of the human shoulder complex-Part I；Physical model and determination of joint sinus cones. J Biomech Eng　111（2）：107-112, 1989.
363) ENGLISH E, MACNAB I：Recurrent posterior dislocation of the shoulder. Can J Surg　17：147-151, 1974.
364) ENNEVAARA K：Painful shoulder joint in rheumatoid arthritis. Acta Rheumatolog Scandi Suppl　11, 1967.
365) EPPS JR CH：Painful hematologic conditions affecting the shoulder. Clin Orthop　173：38-43, 1983.
366) ESCAMILLA RF, et al：Pitching Biomechanics as a Pitcher Approaches Muscular Fatigue During a Simulated Baseball

Game. Am J Sports Med 35:23-33, 2007.
367) Esposito S, et al: Arthrography in the diagnosis and treatment of idiopathic adhesive capsulitis. Radiol Med Torino 85:583-587, 1993.
368) 衛藤正雄ほか:肩関節周囲炎における scapulo-humeral rhythm. 肩関節 12:138-142, 1988.
369) 衛藤正雄ほか:肩関節下方不安定症に対する大胸筋移行術の長期治療成績. 肩関節 18(2):425-429, 1994.
370) 衛藤正雄ほか:腱板断裂の手術治療成績. 肩関節 22(2):301-305, 1998.
371) Eulenburg M: Casuistische Mitteilungen aus dem Begiete der Orthopaedie. Ach Klin Chir 4:301, 1863.
372) Eve FS: A case of subcoracoid dislocation of the humerus with the formation of an indentation on the posterior surface of the head. Medico-Chirurg Trans Soc Lond 63:317-321, 1880.
373) Ewald: Traumatic ruptures usually due to arthritis deformans or other diseases of shoulder. Munch Med Wchnschr 74:2214-2215, 1927.
374) Fabre T, et al: Long-term results with Bankart procedure: A 26-year follow-up study of 50 cases. JSES 19:318-323, 2010.
375) Fairbank TJ: Fracture-subluxations of the shoulder. JBJS 30-B:454-460, 1948.
376) Falcone G, et al: Il Distacco Epifisario Prossimale Dell' Omero. Arch Putti Chir Organi Mov 34:1984.
377) Falconer MA, Weddel G: Costoclavicular compression of the subclavian artery and vein; Relation to the scalenus anticus syndrome. Lancet II:539, 1943.
378) Farron A, et al: Risks of loosening of a prosthetic glenoid implanted in retroversion. JSES 15:521-526, 2006.
379) Fassbender HG: Konzept einer Pathosystematik der chronischen Polyarthritis. Z Rheumafarsch 31:129, 1972.
380) Fassbender HG, Wegner K: Morphologic and Pathogenese des Weichteirheumatismus. Z Rheumaforsch 32:355-374, 1973.
381) Fassbender HG: Morphologie und Pathogenese des Weichteilrheumatismus. Pathologie rheumatischer Erkrankungen. Springer, Berlin, 1975.
382) Favre P, et al: Latissimus dorsi transfer to restore external rotation with reverse shoulder arthroplasty: A biomechanical study. JSES 17:650-658, 2008.
383) Feeley BT, et al: Hemiarthroplasty and total shoulder arthroplasty for avascular necrosis of the humeral head. JSES 17:689-694, 2008.
384) 馮(Feng)傳漢, 郭世綘, 黄公怡, 信原克哉(編):肩関節外科学. 天津科学技術出版. 天津. 1996.
385) Fenlin JR JM: Total glenohumeral joint replacement. Orthop Clin North Am 6:565-583, 1975.
386) Ferrari DA: Capsular ligaments of the shoulder; Anatomical and functional study of the anterior superior capsule. Am J Sports Med 18(1):20-24, 1990.
387) Ferretti A, Cerullo G, et al: Suprascapular Neuropathy in Volleyball Players. JBJS 69-A(2):260-263, 1987.
388) Fick R: Handbuch der Anatomie und Mechanik der Gelenke unter Berucksichtigung der Bewegenden Muskeln. Fischer, Jena, 1904.
389) Fick R: Anatomie und Mechanik der Gelenke, Teil III, Spezielle Gelenk und Muskelmechanik, Fischer, Jena, 1911.
390) Field LLD, et al: Isolated closure of rotator interval defects for shoulder instability. Am J Sports Med 23:556-563, 1995.
391) Findlay RT: Fractures of the scapula and ribs. Am J Surg 38(47):489-494, 1937.
392) Finnan RP, Crosby LA: Partial-thickness rotator cuff tears. JSES 19:609-616, 2010.
393) Fischer WR: Fracture of the scapula requiring open reduction. JBJS 21:459-461, 1939.
394) Fischer WR, Shepanek LA: Avulsion of the insertion of the biceps brachii; Report of a case. JBJS 38-A:158-159, 1956.
395) Fisk C: Adaptation of the technique for radiography of the bicipital groove. Radiol Technol 37:47-50, 1965.
396) Fitzwilliams DCL: Hereditary cranio-cleido-dysostosis. Lancet ii:1466, 1910.
397) Fleisig GS, et al: Kinetic Comparison Among the Fastball, Curveball, Change-up, and Slider in Collegiate Baseball Pitchers. Am J Sports Med 34:423-430, 2006.
398) Fleisig GS, et al: Kinematics of baseball pitching with implications about injury mechanisms. Am J Sports Med 23:233-239, 1995.
399) Flower WH: On the pathological changes produced produced in the shoulder joint by traumatic dislocations as derived from an examination of all the specimens illustrating this injury in the museums of London. Trans path Soc Ond 12:179-201, 1861.
400) Flury MP, et al: Does Weber's rotation osteotomy induce degenerative joint disease at the shoulder in the long term?. JSES 16:735-741, 2007.
401) Fowler EB: Rupture of spinati tendons and capsule repaired by new operation. Illinois Med J 61:332-334, 1932.
402) Frank JB, et al: Repair Site Integrity After Arthroscopic Transosseous-Equivalent Suture-Bridge Rotator Cuff Repair. Am J Sports Med 36:1496-1503, 2008.
403) Franke D, Hennig K: Totalersatz des humerus einschlieblich schulter-und ellen-bogengelenk. Chirurg 47(10):531-533, 1976.
404) Franta A, et al: The complex characteristics of 282 unsatisfactory shoulder arthroplasties. JSES 16:555-562, 2007.
405) Freedman L, Mutro RR: Abduction of the arm in the scapular plane. JBJS 48-A:1503-1510, 1966.
406) Frigg A, et al: Intramedullary Nailing of Clavicular Midshaft Fractures With the Titanium Elastic Nail; Problems and Complications. Am J Sports Med 37:352-359, 2009.
407) Froimson AI: Fracture of the coracoid process of the scapula. JBJS 60-A:710-711, 1978.
408) 藤井幸治ほか:肩鎖関節脱臼に対する Dewar 変法の治療成績. 中部整災誌 32(2):769-770, 1989.
409) 藤井康成ほか:投球スポーツにおける体幹機能の特徴—Trunk rotation test の有用性—. 肩関節 29:663-666, 2005.
410) 藤井康成ほか:投球スポーツにおける体幹機能の特徴—年齢に伴う体幹のタイトネスの推移—. 肩関節 30:345-348, 2006.
411) 藤井康成ほか:腱板,肩甲骨機能および胸鎖関節の mobility に対する胸郭ストレッチの重要性. 肩関節 35:609-612, 2011.
412) 藤澤幸三ほか:鎖関節脱臼をともなった烏口突起骨折の4例. 日災医誌 27:595-601, 1979.
413) 藤下彰彦ほか:外傷性両肩関節同時脱臼の1例. 整形外科 39(10):1511-1513, 1988.
414) 藤田耕司ほか:関節包断裂を認めた外傷性肩関節前方不安定症の病態. 肩関節 29:511-514, 2005.
415) 藤原文夫:包帯の巻き方. 南江堂. 東京. 1975.
416) 藤原稔泰ほか:小児の胸鎖関節に発生した滑膜軟骨腫症の1例. 臨整外 24(6):739-741, 1989.
417) 深谷茂ほか:慢性関節リウマチの肩関節のX線学的変化. リウマチ 18(6):470-471, 1978.
418) 深谷泰士ほか:小児肩甲骨烏口突起骨端部単独骨折の1例. 整形外科 55:1315-1317, 2004.
419) 福田宏明ほか:胸鎖関節機能とその障害の吟味. 整形外科 24:971-983, 1973.
420) 福田宏明ほか:外傷性上腕骨近位骨端線離開にたいする挙上位整復法(Saha)について. 日災医誌 25:24-32, 1977.
421) 福田宏明ほか:腱板の Concealed Tear について. 日整会誌 54:954-956, 1980.

422) 福田宏明:関節亜脱臼の定義,命名および分類. 整・災外 27(12):1729-1734, 1984.

423) FUKUDA H, et al:Incomplete thickness rotator cuff tears diagnosed by subacromial bursography. Clin Orthop 223:51-58, 1987.

424) FUKUDA H, et al:The color test;An intraoperative staining test for joint-side rotator cuff tearing and its extension. J Shoulder Elbow Surg 1:86-90, 1992.

425) 福田公孝:五十肩の病態と治療—Manipulation の功罪. 日整会誌 61(8):S519, 1987.

426) FUKUDA K, et al:Biomechanical analysis of stability and fixation strength of total shoulder prostheses. Orthopedics 11(1):141-149, 1988.

427) 福田公孝ほか:腱板損傷に対する肩関節鏡検査. 肩関節 6, 102-006, 1982.

428) 福田登ほか:肩関節挙上位レントゲン像の解析—動揺性肩関節症手術症例の検討. 肩関節 28:441-444, 2004.

429) 福井圀彦:片麻痺の肩. 総合リハ 5:665-670, 1977.

430) 福岡実ほか:五十肩の治療成績. 整形外科 19:705-815, 1969.

431) 福島充也ほか:健常者における glenohumeral rhythm の解析. 肩関節 13:24-29, 1989.

432) 福島充也ほか:Loose Shoulder における glenohumeral rhythm の解析. 肩関節 14:253-257, 1990.

433) 船越正男ほか:結核性三角筋下滑液包炎と結核性橈側手根屈曲筋腱腱鞘炎の合併した1症例. 日整会誌 40:1029, 1966.

434) FUNAKOSHI T, et al:Distribution of Lubricin in the Ruptured Human Rotator Cuff and Biceps Tendon:A Pilot Study. CORR 468:1588-1599, 2010.

435) 船渡朋久ほか:肩鎖関節脱臼を伴う烏口突起骨折について. 臨整外 19(2):203-207, 1984.

436) FUNK L, et al:Subacromial plica as a cause of impingement in the shoulder. JSES 15:697-700, 2006.

437) FURLANI J:Electromyographic study of them;Biceps brachii in movements at the glenohumeral joint. Acta Anat 96:270-284, 1976.

438) 古澤清吉ほか:Neuralgic amyotrophy について. 整形外科 20:1286-1290, 1969.

439) GALATZ LM, et al:Pectoralis major transfer for anterior-superior subluxation in massive rotator cuff insufficiency. JSES 12:1-5, 2003

440) GALINAT BJ:Excessive retroversion of the glenoid cavity. JBJS 69-A(4):632-633, 1987.

441) GALLAY SH, et al:Development of a Regional Model of Care for Ambulatory Total Shoulder Arthroplasty:A Pilot Study. CORR 466:563-572, 2008.

442) GALLIE WE, LEMESURIER AB:An operation for the relief of recurring dislocations of the shoulder. Trans Am Surg Assoc 45:392-398, 1927.

443) 蒲田和芳ほか:スポーツ選手の肩関節不安定症に対する運動療法. 整・災外 46:1125-1137, 2003.

444) GARDNER MJ, et al:The Extended Anterolateral Acromial Approach Allows Minimally Invasive Access to the Proximal Humerus. CORR 434:123-129, 2005.

445) GARTH WP, et al:Occult anterior subluxations of the shoulder in noncontact sports. Am J Sports Med 15:579-585, 1987.

446) GARTH WP, et al:Roentgenographic demonstration of instability of the shoulder;the apical oblique projection-a technical note. JBJS 66-A:1450-1453, 1984.

447) GAUGER EM, Cole PA:Surgical Technique:A Minimally Invasive Approach to Scapula Neck and Body Fractures. CORR 469:3390-3399, 2011.

448) GEGENBOUR C:Elements of Comparative Anatomy. Macmillan, London, 1878.

449) GELBERMAN RH, et al:Pyogenic arthritis of the shoulder in adults. JBJS 62-A:550-553, 1980.

450) GERBER C, NYFFELER RW:Classification of glenohumeral joint instability. Clin Orthop 400:65-76, 2002.

451) GERBER C, GANZ R:Clinical assessment of instability of the shoulder with special reference to anterior and posterior drawer tests. JBJS 66-B(4):551-556, 1984.

452) GERBER C, et al:Glenoplasty for recurrent posterior shoulder instability. Clin Orthop 216:70-79, 1987.

453) GERBER C, et al:The Trillat procedure for recurrent anterior instability of the shoulder. JBJS 70-B(1):130-134, 1988.

454) GERBER C:Latissimus dorsi transfer for the treatment of irreparable tears of the rotator cuff. Clin Orthop 275:152-160, 1992.

455) GERBER C, et al:Isolated rupture of the subscapularis tendon. Results of operative repair. JBJS 78-A:1015-1023, 1996.

456) GERBER C, et al:Treatment options for massive rotator cuff tears. JSES 20:S20-S29, 2011.

457) GERBER C, NYFFELER RW:Classification of glenohumeral joint instability. Clin Orthop 400:65-76, 2002.

458) GERBER C, et al:Effect of selective capsulorrhaphy on the passive range of motion of the glenohumeral joint. JBJS 85-A:48-55, 2003.

459) GERBER C, et al:Impingement of the deep surface of the subscapularis tendon and the reflexion pully on the antero-superior glenoid rim;a preliminary report. JSES 9:483-490, 2000.

460) GERHARDT C, et al:Modified L'Episcopo Tendon Transfers for Irreparable Rotator Cuff Tears:5-year Followup. CORR 468:1572-1577, 2010.

461) GHELMAN B, GOLDMAN AB:The double contrast shoulder arthrogram;Evaluation of rotary cuff tears. Radiology 124:251-254, 1977.

462) GHORMLEY RK, et al:Ununited Fractures of the Clavicle. Am J Surg 51:343-349, 1941.

463) GIAROLI EL, et al:MRI of Internal Impingement of the Shoulder. American J Radiology 185:925-929, 2005.

464) GIBSON DA, CARROLL N:Congenital pseudarthrosis of the clavicle. JBJS 52-B:629-643, 1970.

465) GILCREEST EL:The Common syndrome of rupture, dislocation and elongation of long head of biceps brachii;Analysis of 100 cases. Surg Gynec Obstet 58:322, 1934.

466) GILCREEST EL:Dislocation and elongation of long head of the biceps brachii. Ann Surg 104:118-138, 1936.

467) GILL AB:A new operation for arthrodesis of the shoulder. JBJS 13-A:287-295, 1931.

468) GILMER B, et al:Normalization of the subscapularis belly-press test. JSES 16:403-407, 2007.

469) GLADSTONE JN, et al:Fatty Infiltration and Atrophy of the Rotator Cuff Do Not Improve After Rotator Cuff Repair and Correlate With Poor Functional Outcome. Am J Sports Med 35:719-728, 2007.

470) GLANZMANN MC, et al:Deltoid flap reconstruction for massive rotator cuff tears:Mid-and long-term functional and structural results. JSES 19:439-445, 2010.

471) GLASGOW SG, et al:Arthroscopic resection of glenoid labral tears in the athlete-A report of 29 cases. Arthroscopy 8:48-54, 1992.

472) GLICK JM, et al:Dislocated acromioclavicular joint;follow-up study of 35 unreduced acromioclavicular dislocations. Am J Sports Med 5(6):264-270, 1977.

473) GLOUSMAN RE, et al:Dynamic electromyographic analysis of the throwing shoulder with glenohumeral instability. JBJS 70-A(2):220-226, 1988.

474) GLOUSMAN RE:Instability versus impingement syndrome in throwing athlete. Orthop Clin North Am 24:89-99, 1993.

475) GLUECK D, et al:Extensive osteolysis after rotator cuff re-

pair with a bioabsorbable suture anchor ; a case report. Am J Sports Med 33 : 742-744, 2005.
476) GODSIL JR RD, LINSCHEID RL : Intratendinous defects of the rotator cuff. Clin Orthop 69 : 181-188, 1970.
477) GOLDING FC : The shoulder-The forgotten joint. Br J Radiol 35 : 149-157, 1962.
478) GOLDMAN AB : Shoulder Arthrography ; Technique, Diagnosis and Clinical Correlation. Little Brown and Co, Boston, 1982.
479) GOTIA DG, et al : Chronic scapulo-humeral instability in children. Rev Med Chir Soc Med Nat Iasi 104(4) : 79-82, 2000.
480) GOTIA DG, et al : Chronic scapulo-humeral instability in children. Rev Med Chir Soc Med Nat Iasi 104 : 79-82, 2000.
481) 五嶋和樹ほか：肩広範囲腱板断裂の長期治療成績．整形・災害外科 54 : 807-813, 2011.
482) 後藤康夫ほか：Cineradiography と画像処理システムを用いた肩関節動態の解析―坐位自動運動において―．中部整災誌 32(2) : 766-768, 1989.
483) 後藤康夫ほか：肩腱板断裂術後の握力の変化と手術成績との関係．肩関節 29 : 559-562, 2005.
484) GOWERS WR : Lumbago ; Its lessons and analogues. Br Med Bull 1-117, 1904.
485) GOWLAND WP : Preliminary note on a diarthrodial articulation between the clavicle and the coracoid. J Anat Lond 49 : 187-189, 1915.
486) GRADOYEVITCH B : Coraco-clavicular joint. JBJS 21-A : 918-920, 1939.
487) GRAMMONT PM, et al : Etude et realization d'une nouvelle prothese d'epaule. Rhumatologie 39 : 407-418. 1987.
488) GRANT JCB : A method of anatomy. Williams & Wilkins. Baltimore. 1958.
489) GRAUER JD, et al : Biceps tendon and superior labral injuries. Arthroscopy 8 : 488-497, 1992.
490) GREEN RA, et al : An evaluation of the anatomic basis of the O'Brien active compression test for superior labral anterior and posterior (SLAP) lesions. JSES 17 : 165-171, 2008.
491) GREENFIELD BH, et al : Isokinetic evaluation of shoulder rotational strength between the plane of scapula and the frontal plane. Am J Sports Med 18(2) : 124-128, 1990.
492) GREGOIRE R : Luxation recidivante de l'epaule, anatomie, pathologique et pathogenie. Rev Orthop (3s) 4 : 15-36, 1913.
493) GRISTINA AG, et al : The monospherical total shoulder. Orhtop Trans 9 : 54, 1985.
494) GRISTINA AG, ROMANO RL : Total Shoulder Replacement. Orthop Clin North Am 18(3) : 445-453, 1987.
495) GRONMARK T : Surgical treatment of acromioclavicular dislocation. Acta Orthop Scand 47 : 308-310, 1976.
496) GRUBER WL : Die Oberschultethakenschleimbeutel. Eine Monographie mit Volbemerkungen enthaltend Mem. Acad Imp d Se de St Petersbourg, 7, Serie, Tome 3(11), 1861.
497) GSCHWEND N, et al : Long-term results of surgical management of rotator cuff rupture. Orthopade 20 : 255-261, 1991.
498) GUNSEL E : Fortschr. Geb. Rontgenstrahlen 74 : 741, 1952.
499) GUPTA R, LEE TQ : Positional-dependent changes in glenohumeral joint contact pressure and force ; Possible biomechanical etiology of posterior glenoid wear. JSES 14 : S105-S110, 2005.
500) GURD FB : The treatment of complete dislocation of the outer end of the clavicle ; A hitherto undescribed operation. Ann Surg 113 : 1094-1098, 1941.
501) HA'ERI GB, WILEY AM : Advancement of the supraspinatus muscle in the repair of ruptures of the rotator cuff. JBJS 63-A : 232-238, 1981.
502) HA'ERI GB : Boytchev procedure for the treatment of anterior shoulder instability. Clin Orthop 206 : 196-201, 1986.
503) HAAS K : Displaced proximal humeral fractures operated by Rush pin technique. Opuscula Medica 23 : 100-102, 1978.
504) HABERMEYER P, et al : Zur funktionellen Anatomie und Biomechanik der langen Bizepssehne (Functional anatomy and biomechanica of the long biceps tendon). Unfallchirurg 90(7) : 319-329, 1987.
505) HABERMEYER P, SCHULLER U : Significance of the glenoid labrum for stability of the glenohumeral joint. Unfallchirur 93(1) : 19-26, 1990.
506) HABERMEYER P, et al : The intra-articular pressure of the shoulder ; An experimental study on the role of the glenoid labrum in stabilizing the joint. Arthroscopy 8 : 166-172, 1992.
507) HABERMEYER P, et al : Recentering the Humeral Head for Glenoid Deficiency in Total Shoulder Arthroplasty. CORR 457 : 124-132, 2006.
508) 蜂谷將史ほか：鎖骨骨折の保存的治療―機能的鎖骨バンド(functional clavicle fixation band)について．整・災外 33(4) : 497-503, 1990.
509) HADLEY LA : Certain observations from abduction studies of the shoulder. Clin Orthop 11 : 230-231, 1958.
510) HAGERT CG, et al : Hyperpressure in the trapezius muscle associated with fibrosis. Acta Orthop Scand 61 : 263-265, 1990.
511) 萩原健二ほか：鎖骨骨折における神経血管障害．整・災外 22(5) : 471-477, 1979.
512) HALDER AM, et al : Effects of the glenoid labrum and glenohumeral abduction on stability of the shoulder joint through concavity-compression ; an in vitro study. JBJS 83-A : 1062-1069, 2001.
513) HALL FJS : Coracoclavicular joint ; A rare condition treated successfully by operation. BMJ 1 : 766-768, 1950.
514) HALL RH, et al : Dislocations of the shoulder with special reference to accompanying small fractures. JBJS 41-A : 489-494, 1959.
515) HALLEY DK, EYRING EJ : Congenital elevation of the scapula in a family. Clin Orthop 97 : 31-33, 1973.
516) HALLEY DK, OLIX ML : A review of the Bristow operation for recurrent anterior shoulder dislocation in athletes. Clin Orthop 106 : 175-179, 1975.
517) HALVERSON PB, et al : Milwaukee Shoulder-association of microspheroids containing hydroxyapatite crystal, active collagenase, and neutral protease with rotator cuff defects ; II Synovial fluid studies. Arthritis Rheum 24 : 474-483, 1981.
518) HALVERSON PB, et al : Milwaukee shoulder syndrome. Fifteen additional cases and a description of contributing factors. Arch Intern Med 150(3) : 677-682, 1990.
519) 濱弘道：肩甲上神経の屍体解剖所見．中部整災誌 29(2) : 1038-1040, 1986.
520) 濱弘道：球技者の棘下筋萎縮に関する考察．中部整災誌 31(2) : 533-535, 1988.
521) 浜田彰ほか：遠位上腕二頭筋腱皮下断裂の1経験．整形外科 28(12) : 1210-1213, 1977.
522) 浜田純一郎ほか：前鋸筋の機能解剖学的研究．肩関節 31 : 60, 2007.
523) 浜田一寿ほか：裂棘上筋におけるⅠ型 procollagen MRNA の局在．肩関節 18(1) : 36-40, 1994.
524) 濱田一壽ほか：慢性肩疾患に対する全人工肩関節・人工骨頭置換術の術後成績―歴史を中心に．臨整外 38 : 1153-1158, 2003.
525) HAMADA K, et al : A Radiographic Classification of Massive Rotator Cuff Tear Arthritis. CORR 469 : 2452-5460, 2011.
526) HAMMOND G, et al : The painful shoulder. Instructional Course Lecture 20 : 83-90, 1971.
527) HAN SH, et al : Accuracy of Measuring Tape and Vertebral-level Methods to Determine Shoulder Internal Rotation. CORR 470 : 562-566, 2012.

528) 花村浩克ほか：肩アルトログラフィーの臨床的意義．日整会誌　46：285, 1972.
529) 花村浩克ほか：腱板断裂の診断と関節造影所見．整形外科MOOK No3：86, 1978.
530) Hand C, et al：Long-term outcome of frozen shoulder. JSES　17：231-236, 2008.
531) 羽根田貞郎：Dysostosis generalisata に就て．日整会誌　11：382-393, 1933.
532) 原文吉：肩胛関節周囲組織の年齢的変化に就いて．所謂五十肩の病理に関する研究．日整会誌　16：833-876, 1941.
533) 原寛徳ほか：肩甲骨関節窩における関節唇と関節包の強度．肩関節　18(1)：82-87, 1994.
534) 原正文ほか：関節鏡検査？肩関節．整・災外　27(10)：1507-1516, 1984.
535) 原正文ほか：投球障害における腱板関節面損傷の発症メカニズム．肩関節　28：607-610, 2004.
536) 原正文ほか：鏡視下 Subacromial Decompression における New Instrument．肩関節　15：52-56, 1991.
537) 原徹也ほか：肩関節固定術による上肢挙上機能再建について．肩関節　3：88-90, 1979.
538) 原徹也ほか：肩関節固定術．臨整外　21(9)：1027-1036, 1986.
539) 原靖隆ほか：肩鎖関節損傷の治療経験．整・災外　27(3)：349-354, 1984.
540) 原好延ほか：肩関節接触応力分布と変位量の検討．中部整災誌　31(2)：612-615, 1988.
541) 原田幹生ほか：腱板断裂の大腿筋膜パッチ法術後 MRI における修復腱の経時的変化．肩関節　33：747-749, 2009.
542) Harman M, et al：Initial glenoid component fixation in reverse total shoulder arthroplasty：A biomechanical evaluation. JSES　14：162S-167S, 2005.
543) Harmon PH：Surgical reconstruction of the paralytic shoulder by multiple muscle transplantation. JBJS　32-A：583, 1950.
544) Harrin RM, Chapman WE：Effects of changes in segmental values and timing of both torque and torque reversal in simulated throws. J Biomech　25：1173-1184, 1992.
545) Harryman II DT, et al：Translation of the humeral head on the glenoid with passive glenohumeral motion. JBJS　72-A(9)：1334-1343, 1990.
546) Harryman II DT, et al：The role of the rotator interval capsule in passive motion and stability of the shoulder. JBJS　74-A：53-66, 1992.
547) 長谷川幸治ほか：肩鎖関節脱臼に対する Dewar 法について．整形外科　33(9)：1048-1050, 1982.
548) 橋口宏ほか：Impingement 徴候陽性患者における X 線学的因子の検討．肩関節　28：275-278, 2004.
549) 橋口宏ほか：スポーツにより発症した上腕骨近位骨端線離開．肩関節　34：741-744, 2010.
550) 橋口淳一ほか：モーション・キャプチャシステムを用いたゴルフスイングの動作解析．日本臨床バイオメカニクス学会誌　27：325-330, 2006.
551) 橋倉一裕ほか：人工関節置換術について．日整会誌　28：403, 1954.
552) 橋本淳ほか：Cybex II による正常肩の筋力学的検討．中部整災誌　32(2)：764-766, 1989.
553) 橋本淳ほか：投球肩における Bennett lesion と slipping 現象との関係について．肩関節　20(2)：435-440, 1996.
554) 橋本淳ほか：上腕骨骨頭の機能的形態（X 線像による解析）．肩関節　24：245-248, 2000.
555) 橋本淳ほか：動揺性肩関節症と Impingement lesions．肩関節　21(2)：335-338, 1997.
556) 橋本淳ほか：投球障害肩のバイオメカニクス．Monthly Book Orthopaedic　11(3)：1-9, 1998.
557) 橋本淳ほか：腱板不全断裂に対する術中腱板牽引試験．肩関節　23(2)：231-234, 1999.
558) 橋本淳ほか：ボールリリース直後の運動分析．肩関節　29：56, 2005.

559) 橋本淳ほか：パンピングによる joint distension．整・災外　47：261-266, 2004.
560) 橋本淳, 信原克哉：腱板疎部損傷の病態・診断・治療．Monthly Book Orthopaedics　16：119-126, 2003.
561) 橋本淳, 信原克哉：診断・治療に必要な機能解剖―肩のスポーツ障害．関節外科　22：17-25, 2003.
562) 橋本淳, 信原克哉：動態関節造影による肩関節の評価．関節外科　23：38-45, 2004.
563) 橋本淳, 信原克哉：投球動作の動作解析と治療への応用．関節外科　23：87-93, 2004.
564) 橋本淳, 信原克哉：肩関節不安定症の病態と glenoid osteotomy について．日整スポーツ医誌　24：89, 2004.
565) 橋本淳, 信原克哉：肩診療マニュアル（第3版）．2004.
566) 橋本淳, 信原克哉：肩関節造影の意義と応用．Monthly Book Orthopaedics　18：74-80, 2005.
567) 橋本淳, 信原克哉：当院での腱板広範囲断裂の治療．日整会誌　80：9-13, 2006.
568) 橋本卓ほか：肩関節腱板断裂における関節内圧の変化．中部整災誌　33(1)：388-390, 1990.
569) 橋本卓ほか：肩関節内圧について―不安定性肩関節症を中心に．肩関節　14：245-248, 1990.
570) Hashimoto T, et al：Immunohistochemical approach for the investigation of nerve distribution in the shoulder joint capsule. Clin Orthop　305：273-282, 1994.
571) Hashimoto T, et al：Dynamic analysis of intraarticular pressure in the glenohumeral joint. J Shoulder Elbow Surg　4(3)：209-218, 1995.
572) 橋本卓ほか：腱板断裂における腱骨結合部の臨床病理学的検討．肩関節　28：291-295, 2004.
573) 橋本卓ほか：腱板不全断裂における MRI 画像と組織像の比較検討．肩関節　30：273-276, 2006.
574) 橋本卓ほか：腱組織内に CPPD 沈着を認めた腱板断裂症例の検討．肩関節　32：429-432, 2008.
575) 橋本卓ほか：腱板疎部領域の病理組織所見と肩の病態との関連．肩関節　29：491-495, 2005.
576) 橋本卓ほか：結核性肩峰下滑液包炎の1例．肩関節　35：649-652, 2011.
577) 橋本卓ほか：腱板断裂修復における肩峰下滑液包の重要性―臨床病理学的検討―．肩関節　27：197-201, 2003.
578) 橋本卓ほか：肩峰下骨棘及び大結節の変化と断裂腱板の組織学的変性との関連．肩関節　31：593-596, 2007.
579) 橋本卓ほか：腱板断裂手術における合併症―直視下手術―．肩関節　34：797-801, 2010.
580) 橋本卓ほか：腱板断裂に対する肩関節形成術のクリティカルパス．整・災外　47：453-460, 2004.
581) Hashimoto T, et al：Pathologic Evidence of Degeneration as a Primary Cause of Rotator Cuff Tear. Clinical Orthopaedics and Related Research　415：111-120, 2003.
582) 橋本卓, 信原克哉：腱板断裂に対する肩関節形成術のクリティカルパス．整形・災害外科　47：453-460, 2004.
583) 橋本卓ほか：臼蓋形成術（self operation）の長期成績．整形外科　55：1637-1644, 2004.
584) 橋本卓, 信原克哉：断裂腱板の組織像と修復術におけるその意義．整形・災害外科　48：121-128, 2005.
585) 橋本卓ほか：肩腱板断裂の観血的再建法．中部整災誌　49：945-946, 2006.
586) 橋本卓：病理組織学的検査．図説新肩の臨床：48-51, 2006.
587) 橋本卓：五十肩に対するジョイント・ディステンション．CLINICIAN 5, 6月合併号：461-471, 2006.
588) 橋本卓, 信原克哉：腱板損傷の手術療法―大断裂および広範断裂に対する工夫―．関節外科　25：78-83, 2006.
589) 橋本卓, 信原克哉：肩と頸の疼痛とその対策．クリニカ　34：22-26, 2007.
590) 橋本卓, 信原克哉：肩腱板断裂手術 Open 手術．Arthritis　5：28-34, 2007.
591) 橋本卓：肩関節造影―動態関節造影―．日独医報　53：108-112, 2008.

592) 橋本卓, 信原克哉：凍結肩の保存療法. Monthly Book Orthopaedics 21：45-50, 2008.
593) 橋本卓, 信原克哉：肩関節疾患に伴う肩甲帯部痛：五十肩（肩関節周囲炎）. Monthly Book Orthopaedics 23：23-29, 2010.
594) 橋本祐之ほか：投球動作における骨盤と肩の捻れについて（3次元解析による検討）. 肩関節 20(2)：411-414, 1996.
595) 畑正樹：野球肘の原因, 予防に関するバイオメカニクス的研究. 中部整災誌 31：335-346, 1988.
596) 畑幸彦ほか：肩関節唇の解剖学的検討. 肩関節 16：195-199, 1992.
597) 畑幸彦ほか：動態関節造影における臼蓋前下縁損傷像の検討. 肩関節 17：116-120, 1993.
598) 畑幸彦ほか：肩甲下筋腱断裂例に対する長頭腱パッチ法（信原法）の併用. 肩関節 28：297-300, 2004.
599) 畑幸彦ほか：腱板断裂例のMRIによる棘上筋筋腹の評価. 肩関節 29：373-376, 2005.
600) 畑幸彦ほか：一次修復不能な広範囲腱板断裂に対するpartial repair法. 肩関節 34：771-774, 2010.
601) 畑幸彦ほか：われわれが行っているPhemister変法. 整・災外 48：923-927, 2005.
602) 畠山雄二ほか：修復不能な肩甲下筋腱断裂に対する大胸筋移行術の手術成績. 肩関節 34：479-482, 2010.
603) 畠山雄二ほか：上腕近位端骨折の術後成績と内反変形の検討. 肩関節 32：337-339, 2008.
604) 畠山雄二ほか：肩関節脱臼整復後の保存療法. 整・災外 51：1139-1142, 2008.
605) Hattrup SJ, et al：Rotator cuff repair after shoulder replacement. JSES 15：78-83, 2006.
606) Hattrup SJ：Revision total shoulder arthroplasty for painful humeral head replacement with glenoid arthrosis. JSES 18：220-224, 2009.
607) Hawkins RH, Hawkins RJ：Failed anterior reconstruction for shoulder instability. JBJS 69-B(3)：502, 1987.
608) Hawkins RJ, Kennedy JC：Impingement syndrome in athletes. Am J Sports Med 8(3)：151-158, 1980.
609) Hawkins RJ, Abrams JS：Impingement syndrome in the absence of rotator cuff tear. Orthop Clin North Am 18(3)：373-382, 1987.
610) Hawkins RJ, Brock RM, et al：Acromioplasty for Impingement with an Intact Rotator Cuff. JBJS 70-B(5)：795-797, 1988.
611) Hawkins RJ, et al：Posterior shoulder instability. Orthopedics 11(1)：101-107, 1988.
612) Hawkins RJ, Angelo RL：Glenohumeral osteoarthrosis；a late complication of the Putti-Platt repair. JBJS 72-A(8)：1193-1197, 1990.
613) Hawkins RJ, Mohtadi NGH：Controversy in anterior shoulder instability. Clin Orhtop 272：152-161, 1991.
614) 葉山泉ほか：肩腱板損傷のCT診断. 整・災外 26(6)：725-736, 1983.
615) 林弘道ほか：鎖骨骨折における保存治療の限界と手術治療のpitfall. 整・災外 49：435-441, 2006.
616) 林正樹：Little league shoulder. 診療手帖62. 1978.
617) 林正樹ほか：少年野球による上腕骨近位骨端線離開の2症例の検討. 整・災外 22(4)：361-365, 1979.
618) 林原明郎：野球選手の利腕側棘上筋萎縮に関する研究. 大阪大学医学雑誌 10：83-89, 1958.
619) 林田賢治ほか：肩内外旋筋力が試合中の投球速度に与える影響. 肩関節 29：651-654, 2005.
620) Heatley MD, Breck LW：Bilateral fracture of the scapula. Am J Surg LXXI：256-259, 1946.
621) Heikel HV：Rupture of the rotator cuff of the shoulder. Acta Orthop Scand 39：477-492, 1963.
622) Heineke：Die Anatomie und Pathologie der Schleimbeutel und Sehnenscheiden. Erlangen, 1868.
623) Heleft AJ：Coracoid transplantation for recurring dislocation of the shoulder. JBJS 40-B：198-202, 1958.
624) Helmy N, Hintermann B：New Trends in the Treatment of Proximal Humerus Fractures. CORR 442：100-108, 2006.
625) Henderson MS：Tenosuspension operation for recurrent or habitual dislocation of the shoulder. Surg Clin North Am 5：997-1007, 1949.
626) Henry MD：Acromioclavicular dislocations. Minn Med 12：431-433, 1929.
627) Heppenstall RB：Fractures of the Proximal Humerus. Orthop Clin North Am 6(2)：467-475, 1975.
628) Herman S：Congenital bilateral pseudarthrosis of the clavicle. Clin Orthop 91：162-163, 1973.
629) Hermann GW：An electromyographic study of selected muscles involved in the shot put. Res Quart Am Assoc Health Phys Educ 33：85-93, 1962.
630) Hermodsson I：Rontgenologische Studein uber die Traumatischen und Habituellen Schultergelenk-Verrenkungen Nach Vorn und Nach Unten. Acta Radiol Suppl 20：1-173, 1934.
631) Hermodsson I：Roentgenological studies of traumatic and recurrent anterior and inferior dislocations of the shoulder joint. McGill University Press, Montreal, 1963.
632) Heyworth BE, Williams III RJ：Clinical Sports Medicine Update：Internal Impingement of the Shoulder. Am J Sports Med 37：1024-1037, 2009.
633) 日高滋紀ほか：肩鎖関節脱臼に対する鎖骨骨切り術. 肩関節 5：64-65, 1981.
634) 日野高睦ほか：肩関節疾患に対するjoint distensionの有用性. 肩関節 18(2)：399-404, 1994.
635) 日野高睦ほか：関節造影における腱板疎部の突出像と関節可動性との関係について. 肩関節 20(1)：31-36, 1996.
636) 東敦ほか：腱板修復術後に生じた肩関節症の2例. 肩関節 20(1)：197-200, 1996.
637) 樋口三郎ほか：外傷性肩関節前方不安定症に対するBristow変法の治療成績. 肩関節 30：152, 2006.
638) Hildebrand：Zur operativen behandlung der habituellen schuterluxation. Arch Klin Chir 66：360-364, 1902.
639) Hill HA, Sachs MD：The grooved defect of the humeral head；A frequently unrecognized complication of dislocations of the shoulder joint. Radiology 35：690-700, 1940.
640) Hill JM, Norris TR：Long-term results of total shoulder arthroplasty following bone-grafting of the glenoid. JBJS 83-A(6)：877-883, 2001.
641) Hill JM, Norris TR：Long-term results of total shoulder arthroplasty following bone-grafting of the glenoid. JBJS 83-A：877-883, 2001.
642) Hindenach JCR：Anterior bone graft for recurrent shoulder dislocation. Lancet 1：369-370, 1947.
643) 平井啓ほか：肩鎖関節脱臼に対するBosworth変法の適応. 臨整外 9(12)：1034-1040, 1974.
644) 平川寛：アクリル樹脂による人工骨頭の製作について. 整形外科 4：136-139, 1953.
645) 平川誠ほか：Loose shoulderの関節包におけるコラーゲンの生化学的分析. 肩関節 12：78-89, 1988.
646) 平野真子ほか：腱板断裂に対する肩修復術のクリティカルパス. 整・災外 47：461-472, 2004.
647) 平澤泰介ほか：肩関節機能障害をきたす種々の原因（腋窩神経損傷31例の臨床検討を中心に）. 整・災外 23(9)：989-999, 1980.
648) 平山隆三ほか：腱板広範囲断裂に対する僧帽筋移行術. 肩関節 10：187-190, 1986.
649) 廣岡孝彦ほか：鎖骨骨幹部粉砕骨折に対するプレートと小骨用スクリューを用いての観血的整復内固定術の治療経験. 整形外科 58：1303-1307, 2007.
650) 廣瀬隼ほか：鎖骨骨折に合併した鎖骨下動脈瘤の1例. 整形外科 55：1318-1321, 2004.
651) 広瀬和彦ほか：Neuralgic amyotrophy―最近数年間の経験

例について―. 臨床神経学 8：668, 1968.
652) 広瀬宣夫：肩関節に発生せる Jaffe 等の所謂色素性絨毛結節性滑液膜炎の1例. 中部整災誌 1：136-140, 1958.
653) 広瀬宣夫ほか：人工骨関節置換術に関する知見. 中部整災誌 2：362, 1959.
654) 廣瀬聰明ほか：棘窩切痕に発生したガングリオン（paralabral cyst）に対する鏡視下手術の有用性. 肩関節 30：111, 2006.
655) Hislop ほか（訳者：津山直一）：DANIELS & WORTHINGHAM 新徒手筋力検査法. 協同医書出版社. 1995.
656) Hitchcock HH, Bechtol CO：Painful shoulder. JBJS 30-A：263-273, 1948.
657) Hockman DE, et al：Role of the Coracoacromial Ligament as Restraint after Shoulder Hemiarthroplasty. CORR 419：80-82, 2004.
658) Hoellrich RG, et al：Electromyographic evaluation after primary repair of massive rotator cuff tears. JSES 14：269-272, 2005.
659) Hoffer MM, et al：Brachial plexus birth palsies. JBJS 60-A：691-695, 1978.
660) Hoffmeyer P：Biomechanics of the shoulder-kinematics and intraarticular vacuum. Orthopade 21：71-74, 1992.
661) Hohmann G：Handbuch der Orthopadie. Georg Thieme, Stuttgart, 1959.
662) 保刈成ほか：Cineradiography による不安定肩の動作解析. 肩関節 15：33-36, 1991.
663) Holland C：Beitrag zur Dysplasie des Schultergelenkes (Unter besonderer Berocksichtigung des Humerus varus). Z Orthop 100：31-38, 1965.
664) Hollinshead RM, et al：Two 6-year follow-up studies of large and massive rotator cuff tears：comparison of outcome measures. J Shoulder Elbow Surg 9 (5)：373-381, 2000.
665) Hollinshead RM, et al：Two 6-year follow-up studies of large and massive rotator cuff tears：comparison of outcome measures. JSES 9：373-381, 2000.
666) Hollinshead WH：Textbook of anatomy. Harper & Row, New York, 1967.
667) 本間光正ほか：肩関節造影と手術所見. 日整会誌 42：151, 1968.
668) 本清憲一ほか：小児化膿性肩関節炎の3例. 肩関節 29：723-726, 2005.
669) 洞口敬ほか：肩関節前方不安定症に対する3D-CT shoulder virtual arthroscopy. 整・災外 50：57-61, 2007.
670) 堀井基行ほか：肩関節に対する MRI の応用. 整・災外 32 (9)：1075-1080, 1989.
671) 堀川哲男ほか：肩鎖関節脱臼に対する Weaver 法の経験. 関東整災誌 8 (6)：521-522, 1977.
672) Horn JS：The traumatic anatomy and treatment of acute acromioclavicular dislocation. JBJS 36-B：194-201, 1954.
673) Horowitz MT：Lesions of the supraspinatus tendon and associated structures. Investigation of comparable lesions in the hip joint. Arch Surg 38：990-1003, 1939.
674) Hou CL, et al：Transfer of upper pectoralis major flap for functional reconstruction of deltoid muscle. Clin Med J Engle 104：753-757, 1991.
675) Hovelius L, et al：Recurrent anterior dislocation of the shoulder；Results after the Bankart and Putti-Platt operations. JBJS 61-A：566-569, 1979.
676) Hovelius L, et al：Bristow-Latarjet procedure for recurrent anterior dislocation of the shoulder. Acta Orthop Scand 54：284-290, 1983.
677) Hovelius L, et al：Recurrences after initial dislocation of the shoulder. JBJS 65-A (3)：343-349, 1983.
678) Hovelius L, et al：The coracoid transfer for recurrent dislocation of the shoulder. JBJS 65-A (7)：926-934, 1983.
679) Hovelius L, Uhlin B：Recurrent anterior shoulder dislocation and subluxation；2 year results of 122 cases treated with transfer of the coracoid process. Acta Orthop Scand 60 (Suppl 231)：37, 1989.
680) Hovelius L, et al：One hundred eighteen Bristow-Latarjet repairs for recurrent anterior dislocation of the shoulder prospectively followed for fifteen years：Study II-the evolution of dislocation arthropathy. JSES 15：279-289, 2006.
681) Hovelius L, Saeboe M：Neer Award 2008：Arthropathy after primary anterior shoulder dislocation-223 shoulders prospectively followed up for twenty-five years. JSES 18：339-347, 2009.
682) Howorth MB：General relaxation of the ligaments；with special reference to the knee and the shoulder. Clin Orthop 30：133-143, 1963.
683) 黄 (Huang) 公怡：肩関節における slipping 現象の X 線学的検討. 整形外科 36：867-870, 1985.
684) Huber CE：The form and size of the glenoid cavity. Anat Anz 172 (2)：137-142, 1991.
685) Huffman GR, et al：Path of Glenohumeral Articulation Throughout the Rotational Range of Motion in a Thrower's Shoulder Model. Am J Sports Med 34：1662-1669, 2006.
686) Hughes M, Neer II HS：Glenohumeral joint replacement and postoperative rehabilitation. Phys Ther 55：850-858, 1975.
687) Hurd MM, et al：Shoulder sling for hemiplegia friend of foe? Arch Phys Med Rehabil 55：519-523, 1974.
688) Huston KA, et al：Shoulder swelling in rheumatoid arthritis secondary to subacromial bursitis. Arthritis Rheum 21：145-147, 1978.
689) Hybbinette S：De la transplantation d'un fragment osseux pour remedier aux luxations recidivantes de l'epaule；constatations et resultats operatioires. Acta Chir Scand 71：411-455, 1932.
690) Iannotti JP, et al：Agreement study of radiographic classification of rotator cuff tear arthropathy. JSES 19：1243-1249, 2010.
691) 市川宣恭ほか：少年野球による肩・肘の障害について―とくに上腕骨近位骨端線離解の2症例を中心として―. 大阪中体育館体育医事年報 16：16-25, 1978.
692) 市川徳和ほか：五十肩の関節鏡所見. 整・災外 47：229-235. 2004.
693) 市瀬武彦ほか：鎖骨骨髄炎の2例. 関東整災誌 8 (1)：5-9, 1977.
694) 井手淳二：腱板の再建法―完全・不全断裂に対する鏡視下修復術の利点と限界―. 整・災外 48：135-144, 2005.
695) Idelberger K：Die Bedectung der zervikalen Osteochondrose und ihre Folgezustande. Tagung der Dtsch Orthop Ges 41, 1953.
696) 五十嵐三都男：肩関節の滑膜切除術. 整形外科 25：469-471, 1974.
697) 井形高明：発育期スポーツ障害の治療と予防. 日整会誌 63 (2)：S408, 1989.
698) 井口理ほか：肩関節の関節内圧変化. 肩関節 20 (1)：87-90, 1996.
699) 飯野三郎, 宮崎敦弘：肩鎖関節脱臼. 整形外科 20：583-585, 1969.
700) 池田均ほか：肩関節腱板損傷における運動解析. 中部整災誌 25 (4)：1380-1383, 1982.
701) 池田均ほか：特発性動揺性肩関節症における運動解析. 中部整災誌 25 (3)：1040-1044, 1982.
702) 池田均ほか：Scapular plane における肩関節（健常人）の運動解析. 中部整災誌 25 (1)：283-285, 1982.
703) 池田均ほか：肩関節拘縮について. 肩関節 7：133-137, 1983.
704) 池田均ほか：肩関節不安定症, 臼蓋形成不全との関連について. 整・災外 27 (12)：1757-1765, 1984.
705) 池田均ほか：Rotator interval lesion について. 日関外誌 5：5-10, 1986.

706) 池田均, 信原克哉:肩診療マニュアル. 第2版. 医歯薬出版. 東京. 1987.
707) 池田均:石灰沈着性腱板炎における肩関節機能障害. 関節外科 8(10):1499-1506, 1989.
708) 池田亀夫ほか:習慣性肩関節後方脱臼に対する新手術法. 手術 17:300, 1973.
709) 池田亀夫ほか:小児の肩甲帯骨折および脱臼. 災害医学 16:701-708, 1973.
710) 池永稔ほか:肩鎖関節脱臼の治療経験. 中部整災誌 32:1107-1109, 1989.
711) 池内宏:肩関節の関節鏡視. 関節鏡 3:1-5, 1991.
712) 生田宗博:中枢性疾患における上肢筋能力テスト法の提案. 理・作療法 5:363-367, 1971.
713) 今田光一:反復性肩関節脱臼修復術のクリティカルパス. 整・災外 47:489-496, 2004.
714) 今田直紀ほか:腱板不全断裂に対する動態関節造影所見の検討. 肩関節 21(2):199-201, 1997.
715) 今井至ほか:指椎間距離. 理・作療法 10:541-544, 1976.
716) 今泉君義ほか:胸鎖関節とその周辺の骨シンチグラム所見. 中部整災誌 27(2):826-827, 1984.
717) IMATANI RJ, et al:Acute, complete acromioclavicular separation. JBJS 57-A:328-332, 1975.
718) IMHOFF AB, et al:Superior labrum pathology in the athlete. Orthopade 29(10):917-927, 2000.
719) 稲垣稔ほか:肩関節周囲炎における臨床的検討. 理・作療法 13:485-494, 1979.
720) 稲用博史ほか:Glenohumeral joint における接触面の動的解析. 中部整災誌 25(3):1039-1040, 1982.
721) INDECK W:Keeping the cold shoulder from freezing. Postgrad Med 43:163-168, 1963
722) INMAN VT, et al:Observations on the function of the shoulder joint. JBJS 26-A:1-30, 1944.
723) 射延みどりほか:腱板断裂術後の疼痛調査〜ヘッドギア装着患者に焦点を当てて〜. 第5回 肩の運動機能研究会 抄録集:65, 2008.
724) 射延みどりほか:術後ゼロポジション保持のためのN-Hトラックについて. 第3回 肩の運動機能研究会 抄録集:37, 2006.
725) 井上紀彦ほか:肩関節回旋障碍に対する上腕骨骨切り術の経験. 中部整災誌 19(1):222-224, 1976.
726) 井上紀彦ほか:Weaver 法による肩鎖関節再建術. 中部整災誌 22(2):553-554, 1979.
727) 井上尚美ほか:上腕骨近位端骨折に対する髄内釘骨接合術—Polarus humeral nail を用いた手術手技—. 整・災外 50:309-317, 2007.
728) 井上善次郎:井上小内科書. 杏林書院. 東京. 1908.
729) 乾浩明ほか:肩関節の三次元運動解析—挙上と回旋の関係—. 肩関節 31:229-231, 2007.
730) 乾浩明ほか:肩関節の回旋運動. 肩関節 32:505-508, 2008.
731) 乾浩明ほか:肩関節の運動解析—ポジションと機能の関係—. 肩関節 34:96, 2010.
732) 乾浩明ほか:動揺性肩関節症の臼蓋の特徴と病態. 日整会誌 78:951, 2004.
733) 乾浩明, 信原克哉:各部位の力学特性と病態 肩甲骨・肩関節. 最新整形外科学大系『運動器の生物学と生体力学』1:262-266, 2008.
734) 乾浩明ほか:モーションキャプチャーシステムを用いた肩関節の三次元運動解析. 関節外科 28:10-14, 2009.
735) INUI H, et al:External rotation during elevation of the arm. Acta Orthopeadica 80:451-455, 2009.
736) IRLENBUSCH U, et al:Electromyographic analysis of muscle function after latissimus dorsi tendon transfer. JSES 17:492-499, 2008.
737) IRLENBUSCH U, et al:Latissimus dorsi transfer for irreparable rotator cuff tears:A longitudinal study. JSES 17:527-534, 2008.
738) 石井壮郎ほか:投球姿勢における肩関節の応用分布シュミレーション—有限要素法解析とMRIとの相関—. 日本臨床スポーツ医学会誌 18:280-288, 2010.
739) 石橋徹ほか:日本人に適した上腕骨人工骨頭の試作. 肩関節 9:138-144, 1985.
740) 石田肇:所謂肩凝りの治療. 外科治療 11:379-386, 1964.
741) 石田肇:五十肩の治療. 外科 19:837-843, 1967.
742) 石田康行ほか:腱板断裂後の棘下筋筋萎縮に対する筋電図による検討. 肩関節 33:463-465, 2009.
743) 石垣眞ほか:習慣性肩関節後方脱臼の手術治験例. 東北整災紀要 6:1-5, 1962.
744) 石垣範雄ほか:肩腱板断裂に伴う痛みが臨床所見に及ぼす影響. 肩関節 32:645-647, 2008.
745) 石上宮子ほか:上腕骨小結節骨折の1例. 東京女子医科大学雑誌 49(2):171-173, 1979.
746) 石上宮子:最近2年間に経験した烏口突起骨折の7例について. 東京女子医科大学雑誌 49(3):77-83, 1979.
747) 石毛徳之ほか:修復不能な腱板断裂に対する棘下筋腱・小円筋腱移行術. 肩関節 34:779-782, 2010.
748) 石黒隆:術前診断に難渋した肩甲骨肩峰骨髄炎の1治療. 関東整災誌 5(5):311-314, 1974.
749) 石黒隆ほか:上腕骨近位端骨折に対する保存療法—下垂位での早期運動療法—. 整・災外 50:325-332, 2007.
750) 石原佑:五十肩の臨床的検討. 外科 11:550-558, 1949.
751) 石井喜八ほか:強靭でしなやかな投げ. J J SPORTS SCI 1(2):79-84, 1982.
752) 石井清一:Putti-Platt 法. 整・災外 26(8):981-984, 1983.
753) 石川知志ほか:水泳における肩の動き. 整・災外 48:487-494, 2005.
754) 石突正文ほか:肩鎖関節脱臼, 鎖骨骨折に伴う肩甲骨剥離骨折の4例. 整形外科 33(13):1830-1834, 1982.
755) 石山俊次, 石山功:図説包帯法. 第4版. 医学書院. 東京. 1960.
756) 伊丹康人ほか:人工骨頭を使用した127例の経験. 整形外科 11:594-603, 1960.
757) 伊藤吾希夫, 鶴海寛治:いわゆる五十肩に対する Joint Distension の効果. 整形外科 MOOK No28:97-102, 1983.
758) 伊東元ほか:広背筋の筋動作学的研究. 臨床理学療法 3:23-36, 1976.
759) 伊藤秀芳:肩関節固定術の経験. 日整会誌 43:578-579, 1969.
760) 伊藤博元ほか:烏口鎖骨靭帯再建法による肩鎖関節脱臼の治療経験. 日整会誌 63(2):S146, 1989.
761) 伊藤博一ほか:年代別肩・肘有痛部位と真下投げVAS評価の詳細. 日本臨床スポーツ医学会誌 17:362-371, 2009.
762) 伊藤啓子ほか:当院における投球障害肩の理学療法について. 肩フォーラム in 群馬 抄録集:23, 2003.
763) 伊藤信之ほか:肩関節運動の筋電図学的検索. 日整会誌 54(9):945-946, 1980.
764) 伊藤信之:特に随意性(亜)脱臼について. 日整会誌 58(11):S31, 1984.
765) 伊藤信之ほか:Loose shoulder の長期観察例—大胸筋移行術の結果. 肩関節 12:114-119, 1988.
766) 伊藤信之:肩関節不安定症とその安定化対策. 関節外科 9(5):655-662, 1990.
767) 伊藤信之ほか:肩関節前方脱臼のメカニズム. 肩関節 15:200-204, 1991.
768) 伊藤直栄:老人の関節可動域の研究. 理・作療法 8:440-446, 1974.
769) 伊藤信之ほか:肩関節運動の分析. 日整会誌 52(9):1241-1243, 1978.
770) 伊藤沙織ほか:肩腱板断裂例における夜間痛群の検討. 第4回 肩の運動機能研究会 抄録集:49, 2007.
771) 伊藤茂彦ほか:掌蹠膿疱症を伴った鎖骨部骨関節炎の2例. 整形外科 35(4):453-456, 1984.
772) 伊藤忠厚ほか:肩のいたみの実験的研究. 日整会誌 40:666-667, 1966.
773) 井樋栄二ほか:五十肩に対する関節パンピングの効果. 肩

関節 14：41-45, 1990.
774) Itoi E, et al：Intraarticular pressure of the shoulder. Arthroscopy 9：406-413, 1993.
775) Itoi E, et al：Stabilising function of the biceps in stable and unstable shoulders. JBJS 75-B：546-550, 1993.
776) Itoi E, et al：Superior-inferior stability of the shoulder；Role of the coracohumeral ligament and the rotator interval capsule. Mayo Clin Proc 73(6)：508-515, 1998.
777) 井樋栄二ほか：肩関節前方脱臼に対する外旋位固定法の有用性．肩関節 28：55, 2004.
778) 伊坪敏郎ほか：腱板断裂術後のMRIにおける腱板高輝度変化の臨床的意味．肩関節 31：409-407, 2007.
779) 岩原寅猪ほか：肩こりの一つの病態．日整会誌 41：45-53, 1967.
780) 岩堀裕介ほか：肩関節後方拘縮を有する投球肩障害症例に対する鏡視下後方関節包解離術の小経験．肩関節 29：435-439, 2005.
781) 岩森洋ほか：関節造影所見よりみた五十肩の病態とその予後．中部整災誌 25(1)：152-154, 1982.
782) 岩森洋ほか：肩関節に発生したsynovial osteochondromatosisの3例．整形外科 33(8)：939-943, 1982.
783) 岩田玲ほか：Teflon Patchを用いた広範囲腱板断裂手術後に著明な関節破壊をきたした1例．肩関節 33：827-830, 2009.
784) 岩田清二ほか：肩鎖関節造影法について．臨整外 6：77-81, 1971.
785) 岩田清二：Dewar変法．関節外科 11(10)：1321-1327, 1992.
786) 井澤一隆：結核性肩関節炎の臨床像—12例の検討—．肩関節 33：801-804, 2009.
787) 泉恭博：肩鎖関節脱臼に対する私の手術？Bosworth改良法．整・災外 27(3)：323-330, 1984.
788) Jacobs B, et al：Acromioclavicular joint injury；An end result study. JBJS 48-A：475-486, 1966.
789) Jacobs LG, et al：Intra-articular distension and steroids in the management of capsulitis of the shoulder. BMJ 302 (6791)：1498-1501, 1991.
790) Jacobs SR：Treatment of trapezius paralysis. JBJS 68-A (6)：951, 1986.
791) Jaffe R：Benjamin double osteotomy for arthritis of the gleno-humeral joint. JBJS 70-B(3)：500, 1988.
792) Jain NB, et al：Total arthroplasty versus hemiarthroplasty for glenohumeral osteoarthritis；Role of provider volume. JSES 14：361-367, 2005.
793) Jalovaara P, et al：Coracoid tendon transposition a.m. Bristow-Latarjet. Acta Orthop Scand 59：603, 1988.
794) Jalovaara P, et al：Boytchev's operation for anterior instability of the shoulder. Acta Orthop Scand 60(Supple) 231：24-25, 1989.
795) Jalovaara P, et al：Autotraction stress roentgenography for demonstration anterior and inferior instability of the shoulder joint. Clin Orthop 284：136-143, 1992.
796) Janecki CJ, Barnett DC：Fracture-dislocation of the shoulder with biceps tendon interposition. JBJS 61-A：142-143, 1979.
797) Jarjavay JF：Uber die Luxation der langen Bicepssehne. Gaz sci med Bordeaux 325, 1867.
798) Jeannopoulos CL：Observations on congenital elevation of the scapula. Clin Orthop 20：132-138, 1961.
799) Jennings GJ, et al：Transfer of segmentally split pectoralis major for the treatment of irreparable rupture of the subscapularis tendon. JSES 16：837-842, 2007.
800) Jerosch J, et al：An unfused acromial epiphysis. A reason for chronic shoulder pain. Acta Orthop Belg 57：309-312, 1991.
801) Jia X, et al：Dose a Positive Neer Impingement Sign Reflect Rotator Cuff Contact with the Acromion?. CORR 469：813-818, 2011.
802) 神中正一：背痛と肩痛に関する臨床一夕話．九大医報 11：1-7, 1937.
803) 神中正一：神中整形外科学．南山堂．東京．1940.
804) 神中正一（天児民和編）：神中整形外科手術書．南山堂．東京．1977.
805) Jobe FW, et al：An EMG analysis of the shoulder in throwing and pitching；A preliminary report. Am J Sports Med 11(1)：3-5, 1983.
806) Jobe FW, Moynes DR：Rehabilitation of shoulder joint instabilities. Orthop Clin North Am 18(3)：473-482, 1987.
807) Jobe FW, et al：The anterior capsulo-labral reconstruction skilled throwers with anterior shoulder instability. Presented at the 5th Open Meeting of the ASES, 1989.
808) Jobe FW, et al：Anterior capsulolabral reconstruction of the shoulder in athletes in overhead sports. Am J Sports Med 19：428-434, 1991.
809) Jobe FW, et al：Rotator cuff injuries in baseball prevention and rehabilitation. Sports Med 6(6)：378-387, 1988.
810) Jobe FW, et al：An EMG analysis of the shoulder in pitching；a second report. Am J Sports Med 12：218-220. 1984.
811) Joessel D：Ueber die Recidive der Humerusluxationen. Dt Z Chir 13：167-184, 1880.
812) Johnson JTH, Kendall HO：Isolated paralysis of the serratus anterior muscle. JBJS 37-A：567-574, 1955.
813) Johnson LL：Diagnostic and Surgical Arthroscopy of the Shoulder. Mosby, St Louis, 1993.
814) Johnson LL：Diagnostic and Surgical Arthroscopy of the Shoulder. Mosby, St Louis, 1993.
815) Johnston TB：The movement of the shoulder-joint；A plea for the use of the plane of the scapula as the plane of reference for movements occurring at the humero-scapular joint. Br J Surg 25：252-260, 1937.
816) Jones L：Reconstructive operation for nonreducible fractures of the head of the humerus. Ann Surg 97：217, 1933.
817) Jones L：The shoulder joint-observations on the anatomy and physiology；With an analysis of a reconstructive operation following extensive injury. Surg Gynecol Obstet 75：433-444, 1942.
818) Jonsson B, et al：Function of the teres major, latissimus dorsi and pectoralis major muscles；A preliminary study. Acta Morphol Neerl-Scand 9：275-280, 1972.
819) Jonsson E, et al：Cup arthroplasty of the rheumatoid shoulder. Acta Orthop Scand 57：542-546, 1986.
820) Jost B, et al：MRI Findings in Throwing Shoulders：Abnormalities in Professional Handball Players. CORR 434：130-137, 2005.
821) Julliard CH：Die Coracoiditis. Rev path et physiol travail 381, 1933.
822) 城勝哉：Rotator cuffの断裂—周辺の形態．整形外科MOOK No3：15-27, 1978.
823) 梶田幸宏ほか：Beach chair positionによる肩関節鏡視下手術中の脳血流，脳波の変化．肩関節 33：547-549, 2009.
824) Kaltsas DS：Comparative study of the properties of the shoulder joint capsule with those of other joint capsules. Clin Orthop 173：20-26, 1983.
825) 鎌倉矩子：ADL評価について．理・作療法 6：349-355, 1972.
826) 亀田淳ほか：120球連続投球による投球フォームの変化．第5回 肩の運動機能研究会 抄録集：56, 2008.
827) 上平用ほか：五十肩について．日整会誌 38：649-650, 1964.
828) 神平雅司ほか：外傷性肩関節前方不安定症に対するBristow変法の検討．肩関節 20(2)：303-306, 1996.
829) 金谷整亮ほか：麻痺肩に対する筋移行術による再建．中部整災誌 41(6)：1545-1546, 1998.
830) 金谷整亮ほか：肩凝りの症例における頚椎単純X線像の検討．日整会誌 73(2)：S21, 1999.
831) 蒲原宏ほか：習慣性肩関節前方脱臼に対するWhilmoth-Camera変法による手術経験．整形外科 9：224-229, 1958.

832) 金子康司ほか：鎖骨骨折の変形治癒によって生じたと思われる鎖骨遠位端 post-traumatic osteolysis の1例．肩関節 20(2)：397-400, 1996.
833) KAPANDJI IA：The physiology of the joints. E & S Livingstone, Edinburgh, 1970.
834) KAPLAN KM, et al：Comparison of Shoulder Range of Motion, Strength, and Playing Time in Uninjured High School Baseball Pitchers Who Reside in Warm-and Cold-Weather Climates. Am J Sports Med 39：320-328, 2011.
835) KAPPAKAS GS, MCMASTER JH：Repair of acromioclavicular separation using a Dacron prosthesis graft. Clin Orthop 131：247-251, 1978.
836) KAPPE T, et al：Reliability of radiologic classification for cuff tear arthropathy. JSES 20：543-547, 2011.
837) KAPPIS M：Schnappende Schulter und willkurliche Schulterverrenkung. Arch Orthop Chir 20：555, 1922.
838) KARADIMAS CJ, et al：Repair of recurrent anterior dislocation of the shoulder using transfer of the subscapularis tendon. JBJS 62-A(7)：1147-1149, 1980.
839) KARAS SE, GIACHELLO TA：Subscapularis transfer for reconstruction of massive tears of the rotator cuff. JBJS 78-A：239-245, 1996.
840) KARELSE ATJA, et al：Prosthetic component relationship of the reverse Delta III total shoulder prosthesis in the transverse plane of the body. JSES 17：602-607, 2008.
841) KARLSSON D, et al：Towards a model for force predictions in the human shoulder. J Biomech 25：189-199, 1992.
842) KASK K, et al：Anatomy of the superior glenohumeral ligament. JSES 19：908-916, 2010.
843) 霞秀夫ほか：肩鎖関節脱臼および鎖骨外端骨折に対する鎖骨外端切除術の経験．日整会誌 40：122, 1966.
844) 片桐知雄ほか：習慣性肩関節前方脱臼の成因について．整・災外 26(8)：959-970, 1983.
845) 片山良亮：人工材料による関節形成術．手術 15：7-16, 1961.
846) 片山良亮：五十肩と変形性関節症．金原出版．東京．1965.
847) 片山良亮：片山整形外科学．中外医学社．東京．1970.
848) 加藤文雄：スポーツと肩関節脱臼．整・災外 25(12)：1677-1681, 1982.
849) 加藤文雄：前下方不安定肩．関節外科 8(10)：1451-1454, 1989.
850) 加藤広久ほか：小児に発生した外傷性肩関節前方脱臼の1例．整・災外 47：911-914, 2004.
851) 加藤幹雄：野球のスポーツ医学．現代医学 35(3)：619-627, 1988.
852) 加藤貞利ほか：Weaver 変法による肩鎖関節脱臼の治療．関節外科 11(10)：1309-1313, 1992.
853) KATZNELSON A, NERUBAY J：Dynamic repair of acromioclavicular dislocation. Acta Orthop Scand 46(2)：199-204, 1975.
854) KAVANAGH BF, et al：Open reduction and internal fixation of displaced intra-articular fractures of the glenoid fossa. JBJS 75-A：479-484, 1993.
855) 川端秀彦ほか：肩先天異常の機能障害とその治療．臨整外 45：1077-1082, 2010.
856) 川部直己ほか：肩鎖関節脱臼の治療—特に烏口肩峰靭帯移行法と成績評価について—．臨整外 11(10)：917-924, 1976.
857) 川岸尚子ほか：肩甲下筋皮下断裂の1例．北海道整災誌 32(1)：233-234, 1988.
858) 川原群大：図説人体局所解剖学．医歯薬出版．東京．1986.
859) 河井弘次：若年性の肩凝り．日本医事新報 2712：129, 1976.
860) 河上淳一ほか：少年野球選手のボール把持と上肢帯可動域の関係．第6回 肩の運動機能研究会 抄録集：45, 2009.
861) 河邨文一郎ほか：所謂肩凝りの成因に関する臨床的研究（第1報）．日整会誌 22：234-236, 1950.
862) 川島明ほか：上腕骨近位骨端線の形状に関するX線三次元解析について．肩関節 15：22-27, 1991.
863) 川島明ほか：上腕骨近位骨端線の形状について．肩関節 16：84-88, 1992.
864) KAY SP, AMSTUTZ HC：Shoulder hemiarthroplasty at UCLA. Clin Orthop 228：42-48, 1988.
865) KEENER JD, et al：Asymptomatic rotator cuff tears：Patient demographics and baseline shoulder function. JSES 19：1191-1198, 2010.
866) KEISER RP, WILSON CL：Bilateral recurrent dislocation of the shoulder (atraumatic) in a thirteen-year-old girl. JBJS 43-A：553-554, 1961.
867) KELLY BT, et al：The manual muscle examination for rotator cuff strength：an electromyographic investigation. Am J Sports Med 24：581-588, 1996.
868) KELLY IG (ed)：The Practice of Shoulder Surgery. Butterworth-Heinemann. Oxford. 1993.
869) KELLY II J, HOBGOOD R：Positive Culture Rate in Revision Shoulder Arthroplasty. CORR 467：2343-2348, 2009.
870) KEMPTON LB, et al：A Complication-based Learning Curve From 200 Reverse Shoulder Arthroplasties. CORR 469：2496-2504, 2011.
871) KENMORE PI, et al：A simple shoulder replacement. J Biomed Mater Res Symposium 5(2)：329-330, 1974.
872) KENNEDY JC, CAMERON H：Complete dislocation of the acromioclavicular joint. JBJS 36-B：202-208, 1954.
873) KENT BE：Functional anatomy of the shoulder complex. Phys Ther 51：867-887, 1971.
874) KERLAN RK, et al：Throwing injuries of the shoulder and elbow in adults. Current Practice in Orthop Surg 6：41-48, 1975.
875) KERNWEIN GA, et al：Arthrographic studies of the shoulder joint. JBJS 39-A：1267-1279, 1957.
876) KERNWEIN GA, et al：Aids in the differential diagnosis of the painful shoulder syndrome. Clin Orthop 20：11-20, 1961.
877) KERNWEIN GA：Roentgenographic diagnosis of shoulder dysfunction. JAMA 194：179-183, 1965.
878) KESSEL L, WATSON M：The painful arc syndrome. Clinical classification as a guide to management. JBJS 59-B：166-172, 1977.
879) KESSEL L, BAYLEY I：Prosthetic replacement of shoulder joint；Preliminary communication. J R Soc Med 72：748-752, 1979.
880) KESSEL L：Clinical Disorders of the Shoulder. Churchill Livingstone, Edinburgh, 1982.
881) 城戸正喜ほか：全人工肩関節（連結型）の開発における実験的研究．日整会誌 58(11)：S121-122, 1984.
882) 吉川暢一：Rotator cuff の断裂—原因と病理．整形外科 MOOK No3：37-52, 1978.
883) 菊地一馬ほか：関節窩関節面の傾きと肩甲上腕関節の安定化性について．肩関節 31：79, 2007.
884) 菊川憲志ほか：肩鎖関節症における MRI と関節軟骨の関連性．肩関節 30：103, 2006.
885) 菊川憲志ほか：肩鎖関節症の関節軟骨所見．肩関節 29：625-628, 2005.
886) 菊川和彦ほか：肩鎖関節完全脱臼に対する Bosworth 変法の長期治療成績．整・災外 48：929-935, 2005.
887) KILBLER WB, et al：Clinical Utility of Traditional and New Tests in the Diagnosis of Biceps Tendon Injuries and Superior Labrum Anterior and Posterior Lesions in the shoulder. Am J Sports Med 37：1840-1847, 2009.
888) KIM KC, et al：Adhesive capsulitis of the shoulder：Dimensions of the rotator interval measured with magnetic resonance Arthrography. JSES 18：437-442, 2009.
889) KIM TK, MCFARLAND EG：Internal Impingement of the Shoulder in Flexion. CORR 421：112-119, 2004.
890) 木村記行ほか：習慣性肩関節前方脱臼に対する Boytchev 法．別冊整形外科 9：100-102, 1986.
891) KING JM JR, HOLMES GW：Diagnosis and treatment of four

hundred and fifty painful shoulders. JAMA 89:1956-1961, 1927.
892) KING JW, et al:Analysis of the pitching arm of the professional baseball pitcher. Clin Orthop 67:116-123, 1969.
893) KINNETT JG, et al:Recurrent dislocation of the shoulder after age fifty. Clin Orthop 149:164-168, 1980.
894) 木下博ほか:両側習慣性肩関節後方脱臼の1例. 整形外科と災害外科 11:184, 1962.
895) 木下博ほか:肩甲軋音症の1手術例. 日整会誌 40:250, 1966.
896) 衣笠清人, 鄭明守:上腕骨近位端骨折に対するPHILOSを用いたplate固定術. 整・災外 51:1335-1342, 2008.
897) 岸陽二ほか:外傷性両肩関節同時脱臼の1例. 中部整災誌 20(1):25-26, 1977.
898) 木島泰明ほか:腱板断裂肩における烏口肩峰靱帯の弾性. 肩関節 32:353-356, 2008.
899) KITAGAWA M, et al:Postoperative treatment program for the shoulder utilizing the zero-position. Phys Ther 54:490-494, 1974.
900) 北村将英:肩甲帯諸筋にみるSynergismの動態について. 日大医誌 38(1):71-86, 1979.
901) 北村歳男:10歳代の関節唇損傷における外旋位固定の治療法. 整・災外 51:1143-1150, 2008.
902) 北尾淳ほか:人工靱帯を用いた肩鎖関節脱臼の治療. 臨整外 28:1397-1400, 1993.
903) KIVILUOTO O:Immobilization after primary dislocation of the shoulder. Acta Orthop Scand 51:915-919, 1980.
904) KIVIMAKI J, et al:Manipulation under anesthesia with home exercises versus home exercises alone in the treatment of frozen shoulder:A randomized, controlled trial with 125 patients. JSES 16:722-726, 2007.
905) KLAPP R:Die operative Erweiterung der Schultergelenkkapsel. Eine Methode zur blutigen Mobilisierung von Schultersteifigkeiten. Zbl Chir 43:137, 1916.
906) KLEPPS S, et al:Incidence of Early Radiolucent Glenoid Lines in Patients Having Total Shoulder Replacement. CORR 435:118-125, 2005.
907) KNESE KH:Die Bewegungen auf einer Fuhrungsflache als Grundlage der Gelenkbewegungen, dargestellt am Schultergelenk. Gelenkstudien I. Ztschft F Anat U Entwick 115:115-116, 1950.
908) 小林昭ほか:肩鎖関節脱臼に対するDewar変法の手術成績. 整形外科 28(5):385-393, 1977.
909) 小林博一ほか:肩腱板断裂に上腕二頭筋長頭腱の形態変化を伴った症例の検討. 肩関節 30:293-295, 2006.
910) 小林博一ほか:上腕二頭筋長頭腱の形態変化および断裂について. 肩関節 31:621-623, 2007.
911) 小林雅彦ほか:臼蓋の骨軟骨欠損による仮性反復性肩関節脱臼について. 中部整災誌 32(3):1093-1095, 1989.
912) 小林雅彦ほか:横臥位肩関節鏡手術で気胸をきたした1例. 肩関節 32:147, 2008.
913) 小林靖幸ほか:肩関節疾患のリハビリテイションについて. 中部整災誌 17:856-857, 1974.
914) KOCHER T:Eine neue reductions methode fur schulterverrenkung. Berl Klin 7:101-105, 1870.
915) KOCHER T:Textbook of operative surgery, 3ed. Adam & Charles Black, 1911.
916) KOEHLER A, ZIMMER EA:Borderlands of the normal & early pathologic in skeletal roentgenology. Grune & Stratton, New York, 1961.
917) KOELBEL R, FRIEDEBOLD G:Schultergelenkersatz. Z Orhtop Ihre Grenzgeb 113:452-454, 1975.
918) KOELBEL R, et al:Shoulder Replacement. Springer-Verlag. Berlin. 1987.
919) 古賀順一ほか:上腕骨巨細胞腫に対する人工骨頭使用の経験. 整形外科と災害外科 18:21-25, 1968.
920) 小亀正春ほか:関節炎による肩関節変化. 中部整災誌 25(2):485-487, 1982.
921) 小平博之ほか:肩腱板断裂に対するスクリーニングテストとしてのインピンジメントテストと棘上筋テストの診断的有用性. 整形外科 54:1235-1238, 2003.
922) 小泉正明ほか:片麻痺患者の肩部痛について—1219例の調査およびその手術的治療. 整形外科 30(10):1140-1146, 1979.
923) 小島修ほか:Salmonella菌による化膿性肩関節炎の1例. 整形外科 31(2):159-162, 1980.
924) 小島利協ほか:上腕骨近位端4-part骨折に対する観血的整復固定術. 整形外科 54:775-779, 2003.
925) 小久保勝弘ほか:野球選手の利き腕側棘上・棘下筋萎縮について. 日整会誌 43:87-88, 1969.
926) 駒井正彦ほか:非外傷性不安定肩の肩甲骨動態解析. 肩関節 18(2):410-414, 1994.
927) 駒井正彦ほか:Putti-Platt変法(NH法). 新OS NOW:28-33, 2003.
928) 駒井正彦ほか:投球動作における上肢のバイオメカニクス. 整形・災害外科 48:455-462, 2005.
929) 駒井正彦, 橋本淳:随意性肩関節脱臼. 整形外科学大系 13:184-187, 2006.
930) 駒井正彦ほか:モーションキャプチャーシステムを用いた投球動作解析. 関節外科 27:88-93, 2008.
931) 駒井正彦:術式選択に必要な肩のバイオメカニクス. 整形外科 Knack & Pitfalls:8-12, 2008.
932) 小松田辰郎ほか:外傷性肩関節前方不安定症における肩関節容量の定量的評価. 肩関節 29:497-502, 2005.
933) 小松田辰郎:人工材料による烏口鎖骨靱帯再建. 整・災外 48:937-943, 2005.
934) KOMI PV:The stretch-shortening cycle and human power output. Human Muscle Power, Champaign (eds:JONES NL, MCCARTNEY N, MCCOMAS AJ), Human Kinetics Publishers Inc, Illinois, 1986.
935) 小見渕伸正:いわゆる五十肩(とくにfrozen type)に対するパンピング療法. 整形外科 34(3):332, 1983.
936) 小宮山喜充ほか:肩鎖関節脱臼の治療について. 中部整災誌 12:917-918, 1969.
937) 近良明ほか:無症状性肩における腱板完全断裂の頻度—肩関節造影による検討—. 肩関節 28:67, 2004.
938) 近良明ほか:少年野球選手における股関節機能と肩関節水平外転との関連. 肩関節 29:54, 2005.
939) 近藤憲二ほか:肩関節鏡検査の診断的意義について. 日整会誌 58(11):S74-75, 1984.
940) 近藤稔ほか:肩鎖関節脱臼. 災害外科 21:619-627, 1978.
941) 近藤正行:腱板広範囲断裂に対する大腿筋膜patch法の検討. 肩関節 19(2):377-382, 1995.
942) 建道壽教:動揺性肩関節症における肩峰の形態的特徴と形成不全について. 肩関節 21(3):453-456, 1997.
943) 建道寿教ほか:動揺性肩関節症における肩甲上腕関節と肩甲骨の動作解析—Open MRIとレントゲン計測を用いた解析—. 肩関節 30:383-388, 2006.
944) 建道寿教ほか:腱板断裂における肩甲骨・肩甲上腕関節の動態解析—Open MRIを用いた検討—. 肩関節 27:425-429, 2003.
945) 建道寿教ほか:上肢挙上時の臼蓋上腕関節での接触域の推移—Open MRIを用いた健常人での解析. 肩関節 28:427-431, 2004.
946) KONDO T, et al:Radiographic analysis of the acromion in the loose shoulder. JSES 13:404-409, 2004.
947) 建道寿教, 信原克哉:Open MRIを用いたダイナミック撮影と今後の展望. Monthly Book Orthopaedics 18:39-49, 2005.
948) 建道寿教ほか:Slipping現象の3次元画像解析(Open MRIを用いた3次元画像再構築モデルによる解析). 日本臨床バイオメカニクス学会誌 26:169-174, 2005.
949) 今野則和ほか:腱板断裂肩における肩甲関節窩骨棘のX線学的検討. 肩関節 20(1):131-134, 1996.

950) KOPELL HP：Peripheral entrapment neuropathie. William & Wilkins Co, Baltimore, 1963.
951) 小菅眞一：先天性肩甲関節脱臼の1例. 日整会誌 35：831, 1934.
952) KOTZEN LM：Roentogen diagnosis of rotator cuff tear. Am J Roentg 112：507-511, 1971.
953) 河本定尚ほか：肩腱板断裂症例の筋電図学的研究. 日整会誌 58(11)：S70-71, 1984.
954) 河野光信ほか：左肩関節脱臼と誤診された新生児上腕骨骨端線離解の1例. 臨整外 13(12)：1177-1178, 1978.
955) KOVACEVIC D, RODEO SA：Biological Augmentation of Rotator Cuff Tendon Repair. CORR 466：622-633, 2008.
956) 小山泰宏ほか：棘下筋厚と肩関節90度外転位内・外旋可動域の関係. 肩の運動機能研究会 抄録集：37, 2004.
957) KOZLOWSKI K, SCOUGALL J：Congenital bilateral glenoid hypoplasia a report of four cases. Br J Radiol 60：705-706, 1987.
958) KRAHL VE, EVANS FG：Humeral torsion in man. Am J Phys Anthrop 3：229-253, 1945.
959) KRAULIS J, HUNTER G：The results of prosthetic replacement in fracture-dislocations of the upper end of the humerus. Injury 8(2)：129-131, 1976.
960) KRETZLER HH：Posterior Glenoid Osteotomy. Am Acad Orthop Surg Metting, Dallas, TX, 1944.
961) KRONBERG M, et al：Retroversion of the humeral head in the normal shoulder and its relationship to the normal range of motion. Clin Orthop 253：113-117, 1990.
962) KRONBERG M, et al：Differences in shoulder muscle activity between patients with generalized joint laxity and normal controls. Clin Orthop 269：181-192, 1991.
963) KRUEGER FJ：Vitallium replica arthroplasty on the shoulder；A case report of aseptic necrosis of the proximal end of the humerus. Surgery 30：1005-1011, 1951.
964) 工藤洋：RAの手術法―肩・肘関節. リウマチ 18(6)：389-390, 1978.
965) KUESTER E：Ueber Habituelle Schulter Luxation. Verc Drsch Ges Chir 11：112-114, 1882.
966) KUESTER E：Verhandl d dtsch Gesell f Chir, Berl, xxxi：364-372, 1902.
967) KUHN JE, et al：External rotation of the glenohumeral joint：Ligament restraints and muscle effects in the neutral and abducted positions. JSES 14：S39-S48, 2005.
968) 熊谷英夫ほか：肩関節腱板断裂のMRI. 日本磁気共鳴医学会雑誌 9(Suppl 1)：182, 1989.
969) 熊谷英夫ほか：肩甲骨臼蓋関節唇損傷のMRI. 日本磁気共鳴医学会雑誌 11：449-454, 1991.
970) 熊谷英夫ほか：腱板断裂の診断における肩関節腔内Gd-DTPA注入後のMRI. 臨床放射線 36：455-460, 1991.
971) 熊谷純ほか：肩関節軟骨の加齢による変化. 肩関節 14：156-160, 1990.
972) 熊谷純ほか：腱板修復機転における肩峰下滑液包の役割. 肩関節 18(1)：30-35, 1994.
973) 熊谷純ほか：40〜50歳代の外傷性断裂腱板の組織像. 肩関節 29：369-372, 2005.
974) 熊谷純ほか：腱板疎部損傷に対する外旋位下方牽引テスト. 肩関節 30：321-324, 2006.
975) 熊谷純ほか：いわゆる五十肩の回復期における肩関節可動域の変化. 肩関節 28：573-578, 2004.
976) 熊谷純ほか：一次性肩関節拘縮の病態（関節鏡と滑膜生検所見からの考察）. 第5回 肩の運動機能研究会 抄録集：33, 2008.
977) KUMAR VP, et al：The role of the long head of biceps brachii in the stabilization of the head of the humerus. Clin Orthop 244：172-175, 1989.
978) 久米田秀光ほか：肩鎖関節脱臼に対するDewar法（改良法）. 肩関節 5：61-63, 1981.
979) KUMMEL BM：Fractures of the glenoid causing chronic dislocation of the shoulder. Clin Orthop 69：189-191, 1970.
980) 黒田重史ほか：動揺性肩関節CT後の解析. 臨整外 20：241-247, 1985.
981) 黒田重史ほか：非外傷性肩関節不安定症の自然経過. 肩関節 17：81-85, 1993.
982) 黒田重史ほか：腱板断裂の自然経過. 整・災外 48：115-120, 2005.
983) 久津間智允ほか：肩腱板断裂に対する手術療法の成績. 日整会誌 56(9)：1001-1002, 1982.
984) 久津間智允ほか：腱板広範囲断裂の手術成績. 日整会誌 60(9)：S177-178, 1986.
985) KUUR E：Two cases of Charcot's shoulder arthropathy. Acta Orthop Scand 58：581-583, 1987.
986) 桑原弘治ほか：動揺性肩関節に対する動作筋電図学的検討. 日整会誌 54(9)：946-947, 1980.
987) KVITNE RS, JOBE FW：The diagnosis and treatment of anterior instability in the throwing athletes. Clin Orthop 291：107-123, 1993.
988) KWON YW, et al：Use of three-dimensional computed tomography for the analysis of the glenoid anatomy. JSES 14：85-90, 2005.
989) L'EPISCOPO JF：Restoration of muscle balance in the treatment of obstetrical paralysis. NY State J Med 39：357, 1939.
990) LABRIOLA JE, et al：Stability and instability of the glenohumeral joint：The role of shoulder muscles. JSES 14：S32-S38, 2005.
991) LAHTEENMAKI HE, et al：Results of early operative treatment of rotator cuff tears with acute symptoms. JSES 15：148-153, 2006.
992) LAJTAI G, et al：The Shoulders of Professional Beach Volleyball Players：High Prevalence of Infraspinatus Muscle Atrophy. Am J Sports Med 37：1375-1383, 2009.
993) LAMOTHE, quoted by Anger B, 1865.
994) LANGE M：Die Wichtigkeit der Myogelosenbehandlung bei der Behandlung von Schulterversteifung. Verhand d Orthop Gesel, 164, 1930.
995) LANGE M：Die Operative Behandlung der Gewohnheitsmabigen Verrenkung an Schulter. Knie und Fub Z Orthop 75：162, 1944.
996) LANZ TV, Wachsmuth W：Praktische Anatomie, Vol I (3), Julius Springer, Berlin, 1935.
997) LANZ TV, Wachsmuth W：Praktische Anatomie, Vol I (3), Springer-Verlag, Berlin, 1959.
998) LASDA NA, MURRAY DG：Fracture separation of the coracoid process association with acromioclavicular dislocation. Clin Orthop 134：222-224, 1978.
999) LATAJET M：Technique de la butee coracoidienne preplenoidienne dans le traitement des luxations recidivantes de l'epaule. Lyon Chir 54：604-607, 1958.
1000) LATARJET M：Apropos du traitement des luxations recidivantes de l'epaule. Lyon chir 495：994-997, 1954.
1001) LATARJET M：Technique de la butee coracoidienne pre-glenoidienne dans le traitement des luxations recidivantes de l'epaule. Lyon Chir 54：604-607, 1958.
1002) LAUDNER KG, et al：The Relationship Between Forward Scapular Posture and Posterior Shoulder Tightness Among Baseball Players. Am J Sports Med 38：2106-2112, 2010.
1003) LAUDNER KG, et al：Differences in Scapular Upward Rotation Between Baseball Pitchers and Position Players. Am J Sports Med 35：2091-2095, 2007.
1004) LAUMANN U, HERTEL E：Biomechanical problems in acromioplasty of the shoulder joint. Arch Orthop Trauma Surg 93：49-56, 1978.
1005) LAUMANN U：The so-called Periarthritis humeroscapularis-Possibilities of an operative treatment. Acta Orthop Traumat Surg 97(1)：27-37, 1980.

1006) LAVIK K : Habitual shoulder luxation. Acta Orthop Scand 30 : 251-264, 1961.
1007) LAWRENCE WS : New position in radiographing the shoulder joint. AJR 2 : 728-730, 1915.
1008) LE HUEC JC, et al : Traumatic tear of the rotator interval. JSES 5 : 41-46, 1996.
1009) LEACH RE, GREGG TP : Preoperative evaluation of the painful shoulder. Surg Clin North Am 50 : 603-610, 1970.
1010) LEACH RE, et al : Results of a modified Putti-Platt operation for recurrent shoulder dislocations and subluxations. Clin Orthop 164 : 20-25, 1982.
1011) LEBAR RD, ALEXANDER AH : Multidirectional shoulder instability. Clinical results of inferior capsular shift in an active-duty population. Am J Sports Med 20 : 193-198, 1992.
1012) LEBORGNE J, et al : Les l'esions de l'artere axillaire et de ses branches consecutives a un traumatisme ferme de l'epaule. Ann Chir 27 : 587-594, 1973.
1013) LECLERC J : Chronic subluxation of the shoulder. JBJS 51-B (4) : 778, 1969.
1014) LECLERCQ-CHALVET F : Luxation recidivante de l'epaule. These medicine. Lyon. 1970.
1015) LEE WKC, MAGUIRE MG : Evaluation of cineradiography as a diagnostic tool in shoulder conditions. JBJS 71-B (5) : 880, 1989.
1016) LEE YHU-HSIUNG, KERSTEIN MD : Osteomyelitis and septic arthritis ; A complication of subclavian venous catheterization. N Engl J Med 285 : 1179, 1971.
1017) LEHTINEN JT, et al : The Painful Scapulothoracic Articulation ; Surgical Management. CORR 423 : 99-105, 2004.
1018) LETTIN AWF, et al : The Stanmore total shoulder replacement. JBJS 64-B (1) : 47-51, 1982.
1019) LEUNG PC, HUNG LK : Bone reconstruction after giant-cell tumor resection at the proximal end of the humerus with vascularized Iliac crest graft. Clin Orthop 247 : 101-105, 1989.
1020) LEVIGNE C, et al : Scapular Notching in Reverse Shoulder Arthroplasty ; Is It Important to Avoid It and How?. CORR 469 : 2512-2520, 2011.
1021) LEVINE WN, et al : Nonoperative management of idiopathic adhesive capsulitis. JSES 16 : 569-573, 2007.
1022) LEVINE WN, et al : Shoulder adaptive changes in youth baseball players. JSES 15 : 562-566, 2006.
1023) LEVINSOHN EM, et al : Bicipital groove dysplasia and medial dislocation of the biceps brachii tendon. Skeletal Radiol 20 : 419-423, 1991.
1024) LEVY O, et al : The role of anterior deltoid reeducation in patients with massive irreparable degenerative rotator cuff tears. JSES 17 : 863-870, 2008.
1025) LEVY O, COPELAND SA : Cementless surface replacement arthroplasty (Copeland CSRA) for osteoarthritis of the shoulder. JSES 13 : 266-271, 2004.
1026) LEWIS GS, ARMSTRONG AD : Glenoid spherical orientation and version. JSES 20 : 3-11, 2011.
1027) LEWIS JS, et al : Subacromial impingement syndrome ; The role of posture and muscle imbalance. JSES 14 : 385-392, 2005.
1028) LEWIS OJ : The Coraco-clavicular joint. J Anat 93 : 296-302, 1959.
1029) LIBERSON F : Os acromiale ; A contested anomaly. JBJS 19-A : 683-689, 1937.
1030) LIEBOLT FL : Frozen shoulder. Passive exercises for treatment. NY State J Med 70 : 2085, 1970.
1031) LIMB D, MCMURRAY D : Dislocation of the glenoid fossa. JSES 14 : 338-339, 2005.
1032) LIMPISVASTI O, et al : The Effect of Glenohumeral Position on the Shoulder After Traumatic Anterior Dislocation. Am J Sports Med 36 : 775-780, 2008.
1033) LIND T, et al : Pressure-position relation in the glenohumeral joint. Acta Orthop Belg 58 : 81-83, 1992.
1034) LINDBLOM K : Arthrography and roentgenography in ruptures of the tendons of the shoulder joint. Acta Radiol 20 : 548-562, 1939.
1035) LINDHOLM TS : Results of treatment for anterior recurrent dislocation of the shoulder joint with the Eden-Hybbinette operation. Acta Orthop Scand 45 (4) : 508-517, 1974.
1036) LINGE BV, MULDER JD : Function of the supraspinatus muscle and its relation to the supraspinatus syndrome. JBJS 45-B : 750-754, 1963.
1037) LINSCHEID RL, COFIELD RH : Total shoulder arthroplasty ; Experimental but promising. Geriatrics 31 (4) : 64-69, 1976.
1038) LINSON MA : Axillary artery thrombosis after fracture of the humerus. A case report. JBJS 62-A (7) : 1214-1215, 1980.
1039) LINTNER DM, et al : Glenoid dysplasia ; A case report and review of the literature. Clin Orthop 282 : 145-148, 1992.
1040) LIPPERT FG : A modification of the gravity method of reducing anterior shoulder dislocations. Clin Orthop 165 : 259-260, 1982.
1041) LIPPMANN RK : Frozen shoulder ; periarthritis ; bicipital tenosynovitis. Arch Surg 47 : 283-296, 1943.
1042) LIRETTE R, et al : The difficulties in assessment of results of anterior acromioplasty. Clin Orthop 278 : 14-16, 1992.
1043) LOCKHART RD : Movement of the normal shoulder joint and of a case with trapezius paralysis studied by radiogram and experiment in the living. J Anat 64 : 288-302, 1930.
1044) LOESCHKE H : Uber Wesen und Entstehung der senilen und prasenilen deformierenden Erkrankung der Schulter. Zentralbl Allg Pathol Suppl 25 : 435, 1914.
1045) LOEW M, et al : Intraarticular lesions in primary frozen shoulder after manipulation under general anesthesia. JSES 14 : 16-21, 2005.
1046) LOHR JF, UHTHOFF HK : The microvascular pattern of the supraspinatus tendon. Clin Orthop 254 : 35-38, 1990.
1047) LONG BW, RAFERT JA : Orthopaedic Radiography. WB Saunders Co, Philadelphia, 1995.
1048) LONG L : Bilateral, Independent rupture of the long head division of the biceps brachii. Am J Surg 51 : 684-688, 1941.
1049) LORBACH O, et al : Nonoperative management of adhesive capsulitis of the shoulder ; Oral cortisone application versus intra-articular cortisone injections. JSES 19 : 172-179, 2010.
1050) LU XW, et al : Long-term outcomes after deltoid muscular flap transfer for irreparable rotator cuff tears. JSES 17 : 732-737, 2008.
1051) LUCAS DB : Biomechanics of the shoulder joint. Arch Surg 107 : 425-432, 1973.
1052) LUCAS LS, GILL JH : Humerus varus following birth injury to the proximal humeral epiphysis. JBJS 29-A : 367-369, 1947.
1053) LUGLI T : Artficial shoulder joint by Péan (1893). Clin Orthop 133 : 215-218, 1978
1054) LUNDBERG BJ : Arthrography and manipulation in rigidity of the shoulder joint. Acta Orthop Scand 36 : 35-44, 1965.
1055) LUNDBERG BJ : The frozen shoulder. Acta Orthop Scand Suppl 119 : 1969.
1056) LUSARDI DA, et al : Loss of external rotation following anterior capsulorrhaphy of the shoulder. JBJS 75-A : 1185-1192, 1993.
1057) LYMAN S, et al : Prevalence and Risk Factors for Symptomatic Thromboembolic Events after Shoulder Arthroplasty. CORR 448 : 152-156, 2006.
1058) LYONS AS, PETRUCELLI RJ : Medicine-An Illustrated History.

Gakken. Tokyo. 1980.
1059) MACHAN FG, et al：Der intraartikulare Druck in den groben Gelenken-Ein biomechanisches Wechseldruck-Pumpsystem. Beitr Orthop Traumatol 36(6)：241-248, 1989.
1060) MACNAB I, MCCULLOCH J：Neck Ache and Shoulder Pain. Williams & Wilkins, Baltimore, 1994.
1061) 前田智ほか：腱板付着部に関する解剖学的検討. 肩関節 28：205-207, 2004.
1062) 前田利治：習慣性肩関節後方脱臼の1例. 整形外科と災害外科 10：179-180, 1961.
1063) MAGNUSON PB, STACK JK：Recurrent dislocation of the shoulder. JAMA 123：889-892, 1943.
1064) MAITLAND GD：Treatment of the glenohumeral joint by passive movement. Physiotherapy 57：261-267, 1971.
1065) 真島暉明ほか：両側鎖骨骨髄炎と思われる3例. 関東整災誌 9(5)：441-442, 1978.
1066) MAKELA J, et al：Brachial Plexus Lesions after Backpack Carriage in Young Adults. CORR 452：205-209, 2006.
1067) MAKIN M：Early arthrodesis for a flail shoulder in young children. JBJS 59-A：317-321, 1977.
1068) MAKIN M：Translocation of the biceps humeri for flail shoulder. JBJS 59-A：490-491, 1977.
1069) 牧浦正之ほか：肩関節拘縮について. 中部整災誌 33(1)：382-385, 1990.
1070) MALKANI AL, et al：Transfer of the Long Head of the Triceps Tendon for Irreparable Rotator Cuff Tears. CORR 428：228-236, 2004.
1071) MALLON WJ, SPEER KP：Multidirectional instability；Current concepts. J Shoulder Elbow Surg 4(1 Pt1)：54-64, 1995.
1072) MALONE TR(ed)：Shoulder Injuries, 1(2), Williams & Wilkins, Baltimore, 1988.
1073) MALONE TR(ed)：Throwing Injuries, 2(4), Williams & Wilkins, Baltimore, 1989.
1074) MANES HR：A new method of shoulder reduction in the Elderly. Clin Orthop 147：200-202, 1979.
1075) 万納寺毅智ほか：肩鎖関節脱臼の治療成績. 神奈川医学雑誌 2(2)：165, 1975.
1076) MANNY J, et al：Osteomyelitis of the clavicle following subclavian venous catheterization. Arch Surg 106：342, 1973.
1077) MARCHAIS J, et al：The etiology of chronic impingement syndrome reevaluated. The Shoulder. Professional Postgraduate Service. Tokyo. 1987.
1078) MARIANI EM, et al.：Rupture of the tendon of the long head of the biceps brachii. Clin Orthop 228：233-239, 1988.
1079) MARIE P, SAINTON P：On hereditary cleido-cranial dysostosis. Clin Orthop 58：5-7, 1968.
1080) MARMOR L：Hemiarthroplasty for the rheumatoid shoulder joint. Clin Orthop 122：201-203, 1977.
1081) MARONE PJ：Shoulder Injuries in Sports. Martin Dunitz, London, 1992.
1082) MARONE PJ：Anthony Frederick DePalma, MD：Educator, Researcher and Clinical Care Doctor. CORR 466：561, 2008.
1083) MARTIN CP：The movement of the shoulder joint. Am J Anat 66：213-234, 1940.
1084) MARX RG, et al：Indications for Surgery in Clinical Outcome Studies of Rotator Cuff repair. CORR 467：450-456, 2009.
1085) MARX RG：New Approaches to Shoulder Surgery：Editorial Comment. CORR 466：562, 2008.
1086) MASTER R, et al：Septic arthritis of the glenohumeral joint；Unique clinical and radiographic features and a favorable outcome. Arthritis Rheum 20：1500-1506, 1977.
1087) MATSEN FA, et al：Shoulder arthroplasty：The socket perspective. JSES 16：S241-S247, 2007.
1088) MATSEN FA Ⅲ, THOMAS SC：Glenohumeral instability. Surgery of the Musculoskeletal System (ed：EVARTS CMC) 3：1439-1469, Churchill Livingstone, New York, 1990.
1089) MATSEN FA Ⅲ, et al (eds)：The Shoulder：A Balance of Mobility and Stability. American Academy of Orthopaedic Surgeons. Rosemont, 1992
1090) 松葉健ほか：鎖骨肩峰端にみた Posttraumatische Osteolyse の1例. 日整会誌 40：1269, 1966.
1091) 松原統：習慣性肩関節前方脱臼. 肩関節 2：53-57, 1978.
1092) 松原統：類似疾患との関連性；動揺性肩関節の病態と治療. 日整会誌 54(9)：905-906, 1980.
1093) 松田昌美ほか：入浴用アームレストの試作. 肩フォーラム in 群馬 抄録集：17, 2003.
1094) 松橋智弥ほか：修復不能な肩甲下筋腱断裂に対する大胸筋移行術の3例. 肩関節 29：195, 2005.
1095) 松井健郎ほか：肩峰の骨棘形成と腱板の変化(第1報). 肩関節 14：130-135, 1990.
1096) 松井健郎ほか：肩峰の骨棘形成と腱板の変化(第2報). 肩関節 15：57-61, 1991.
1097) 松井健郎ほか：肩峰の骨棘形成と腱板の変化. 肩関節 17：241-245, 1993.
1098) 松本圭介ほか：腱板完全断裂における delamination の頻度と特徴. 肩関節 29：603-606, 2005.
1099) 松本真一ほか：投球動作による肩障害. PTジャーナル 24：728-735, 1990.
1100) 松村昇ほか：鎖骨短縮が肩甲胸郭関節に及ぼす影響—屍体肩を用いた研究—. 肩関節 34：100, 2010.
1101) MATSUMURA N, et al：Effect of Shortening Deformity of the Clavicle on Scapular Kinematics. Am J Sports Med 38：1000-1006, 2010.
1102) 松永仁ほか：肩関節固定術の新法. 日整会誌 43：855-857, 1969.
1103) MATSUNAGA M：A new method for arthrodesis of the shoulder. Acta Orthop Scand 43：343, 1972.
1104) 松野誠夫ほか：所謂五十肩の治療の問題 Manipulation 及び Hydrocorton 関節内注入について. 日整会誌 31：567-568, 1957.
1105) 松野誠夫ほか：習慣性肩関節脱臼に対する Putti-Platt 手術について. 日整会誌 37：875, 1962.
1106) 松野誠夫ほか：習慣性肩関節脱臼—各手術法の比較(Putti-Platt 法を中心として). 災害医学 16(5)：359, 1973.
1107) 松野誠夫ほか：習慣性肩関節脱臼(Putti-Platt 法). 別冊整形外科 9：92-93, 1986.
1108) 松岡俊哉ほか：投球動作の分析—高校野球選手の投球分析. 臨床スポーツ医学 8(12)：1410-1414, 1991.
1109) 松浦恒明ほか：腱板断端の強度・可動域と断裂サイズ・筋萎縮との関連. 肩関節 31：66, 2007.
1110) 松崎昭夫：肩関節不安定症. Rotator interval との関連について. 整災外科 27(12)：1751-1756, 1984.
1111) MAY VR：A modified Bristow operation for anterior recurrent dislocation of the shoulder. JBJS 52-A：1010-1016, 1970.
1112) MAY VR：Posterior dislocation of the shoulder habitual, traumatic, and obstetrical. Orthop Clin North Am 11(2)：271-285, 1980.
1113) MAYER L：Rupture of the supraspinatus tendon. JBJS 19-A：640-642, 1937.
1114) MAYER L：Transplantation of the trapezius for paralysis of the abductors of the arm. JBJS 36-A：775, 1954.
1115) MAYNOU C, et al：Function of the subscapularis after surgical treatment for recurrent instability of the shoulder using a bone-block procedure. JBJS 87-B：1096-1101, 2005.
1116) MAZAS F, et al：Une nouvelle prothese totale d'epaule. Rev Chir Orthop 63：113-115, 1977.
1117) MAZAS F, et al：Une prothese totale d'epaule non retentive. A propos de 38 cas. Rev Chir Orthop 68：161-170, 1982.
1118) MAZAS F, GAGEY O：The total shoulder prosthesis. Rev Prat 40(11)：1021-1025, 1990.

1119) Mazoue CG, Andrews JR : Repair of Full-Thickness Rotator Cuff Tears in Professional Baseball Players. Am J Sports Med 34 : 182-189, 2006.
1120) McAdams TR, Dillingham MF : Surgical Decompression of the Quadrilateral Space in Overhead Athletes. Am J Sports Med 36 : 528-532, 2008.
1121) McAuliffe TB, Dowd GS : Avulsion of the subscapularis tendon. JBJS 69-A (9) : 1454-1455, 1987.
1122) McCarty DJ, et al : Milwaukee shoulder-Association of microspheroids containing hydroxyapatite crystals, active collagenase, and neutral protease with rotator cuff defects ; 1 Clinical Aspects. Arthritis Rheum 24 : 464-473, 1981.
1123) McCarty EC, et al : Sports Participation After Shoulder Replacement Surgery. Am J Sports Med 36 : 1577-1581, 2008.
1124) McClelland D, Paxinos A : The anatomy of the quadrilateral space with reference to? quadrilateral space syndrome. JSES 17 : 162-164, 2008.
1125) McCully SP, et al : Internal and external rotation of the shoulder : Effects of plane, end-range determination, and scapular motion. JSES 14 : 602-610, 2005.
1126) McFarland E, et al : Internal impingement of the shoulder : a clinical and arthroscopic analysis. JSES 8 : 458-460, 2000.
1127) McFarland E : Examination of the shoulder. Thieme Medical Pub. New York. 2006.
1128) McGlynn FJ, et al : Arthrotomography of the glenoid labrum in shoulder instability. JBJS 64-A (4) : 506-518, 1982.
1129) McGovney RB : Scapulocostal syndrome. Clin Orthop 8 : 191-196, 1956.
1130) McGregor L : Rotation at the shoulder ; A critical inquiry. Br J Surg 24 : 425-438, 1937.
1131) McIntyre DI : Subcoracoid neurovascular entrapment. Clin Orthop 108 : 27-30, 1975.
1132) McKeever DC : Thawing the frozen shoulder. Clin Orthop 11 : 168-176, 1958.
1133) McKenna DE : Rupture of the long head of the biceps cubiti. Surg Clin North Am 7 : 979, 1927.
1134) McLaughlin HL : Lesions of the musculo-tendinous cuff of the shoulder. JBJS 26-B : 31-51, 1944.
1135) McLaughlin HL, Asherman EG : Lesions of the musculo-tendinous cuff of the shoulder. Ⅳ. Some observations based upon the results of surgical repair. JBJS 33-A : 76-86, 1951.
1136) McLaughlin HL : Posterior dislocation of the shoulder. JBJS 34-A : 584, 1952.
1137) McLaughlin HL : The frozen shoulder. Clin Orthop 20 : 126-131, 1961.
1138) McLeod WD : The pitching mechanism. In Zarins B, Andrews JR, Carson WG (eds) ; Injuries to the Throwing Arm. WB Saunders Co, Philadelphia, 1985.
1139) McMater WC : Anterior glenoid labrum damage ; A painful lesion in swimmers. Am J Sports Med 14 (5) : 383-387, 1986.
1140) McMurray TB : Recurrent dislocation of the shoulder (Proceeding). JBJS 43-B : 402, 1961.
1141) McNickle AG, et al : Postsurgical Glenohumeral Arthritis in Young Adults. Am J Sports Med 37 : 1784-1791, 2009.
1142) McQuillan WM, Nolan B : Ischemia complicating injury ; A report of thirty-seven cases. JBJS 50-B : 482-492, 1968.
1143) Mead NC : An operation for recurrent dislocation of the shoulder. Spectator Letter, Evanston, Illinois, 1964.
1144) Meehan RE, Petersen SA : Results and factors affecting outcome of revision surgery for shoulder instability. JSES 14 : 31-37, 2005.
1145) Meherin JM, Kilgore ES : The treatment of ruptures of the distal biceps brachii tendon. Am J Surg 99 : 636-640, 1960.
1146) Meis RC, et al : Operative treatment of the painful sternoclavicular joint : A new technique using interpositional arthroplasty. JSES 15 : 60-66, 2006.
1147) Meister K : Internal impingement in the shoulder of the overhand athlete ; pathophysiology, diagnosis, and treatment. Am J Orthop 29 (6) : 433-438, 2000.
1148) Meister K, et al : Rotational Motion Changes in the Glenohumeral Joint of the Adolescent/Little League Baseball Player. Am J Sports Med 33 : 693-698, 2005.
1149) Meister K : Internal impingement in the shoulder of the overhand athlete ; pathophysiology, diagnosis, and treatment. Am J Orthop 29 : 433-438, 2000.
1150) Melis B, et al : Natural History of Fatty Infiltration and Atrophy of the Supraspinatus Muscle in Rotator Cuff Tears. CORR 468 : 1498-1505, 2010.
1151) Menachem A, et al. : Levator scapulae syndrome ; An anatomic-clinical study. Bull Hosp Jt Dis 53 : 21-24, 1993.
1152) Mencke JB : The frequency and significance of injuries to the acromion process. Ann Surg 59 : 233-238, 1914.
1153) Mercer D, et al : A reproducible and practical method for documenting the? position of the humeral head center relative to? the? scapula on standardized plain radiographs. JSES 20 : 363-371, 2011.
1154) Meyer AW : Unrecognized occupational destruction of the tendon of the long head of the biceps brachii. Arch Surg 2 : 130, 1921.
1155) Meyer AW : Spontaneous dislocation and destruction of tendon of long head of biceps brachii. Arch Surg 17 : 493-506, 1928.
1156) Meyer AW : The minute anatomy of attrition lesions. JBJS 13-A : 341, 1931.
1157) Meyer AW : Chronic functional lesions of the shoulder. Arch Surg 35 : 646, 1937.
1158) Michele AA, et al : Scapulocostal syndrome (fatigue-postural paradox). NY State J Med 1 : 1353-1356, 1950.
1159) Michelsson JE, Bakalim G : Resection of the acromion in the treatment of persistent rotator cuff syndrome of the shoulder. Acta Orthop Scand 48 : 607-611, 1977.
1160) Middernacht B, et al : Glenosphere Disengagement : A Potentially Serious Default in Reverse Shoulder Surgery. CORR 466 : 892-898, 2008.
1161) Middernacht B, et al : Consequences of Scapular Anatomy for Reversed Total Shoulder Arthroplasty. CORR 466 : 1410-1418, 2008.
1162) Miehlke K : Die Rheumafibel. Springer-Verlag, Berlin, 1961.
1163) Miehlke K : Documenta geigy ; folia rheumatologica. Aetiology and pathogenesis of rheumatic diseases. 1-16, 1976.
1164) Miehlke K, et al : Klinische und experimentelle Untersuchungen zum Fibrositis syndrom. Z Rheumaforsch 19 : 310, 1960.
1165) 三原研一ほか：少年野球選手の肩関節可動域に関する検討. 肩関節 30：341-344, 2006.
1166) 三幡輝久ほか：Internal impingementに対する水平外転と外旋の影響―屍体肩を用いた研究―. 肩関節 31：433-436, 2007.
1167) 三上真弘ほか：肩鎖関節完全脱臼放置例の検討. 整・災外 25 (5)：647-650, 1982.
1168) 三上容司ほか：腋窩・肩甲上神経合併損傷に対する神経移植術の術後成績. 肩関節 34：48, 2010.
1169) 三笠元彦ほか：広範囲断裂の治療. 整形外科MOOK No3：124-139, 1978.
1170) 三笠元彦：人工骨頭・人工関節置換術. 手術 33：887-897, 1979.
1171) 三笠元彦：Subacromial bursography (肩峰下滑液包造影). 日整会誌 53 (2)：225-231, 1979.

1172) 三笠元彦：五十肩―私の考え方と治療．整・災外　23(1)：21-28, 1980.
1173) 三笠元彦：Bankart 法．整・災外　26(8)：991-996, 1983.
1174) 三笠元彦ほか：五十肩における肩峰下滑液包の役割．日整会誌　61(8)：S511-512, 1987.
1175) 三笠元彦：腱板大断裂手術例の検討―僧帽筋移行術を中心に．臨整外　24(1)：38-45, 1989.
1176) 三笠元彦：五十肩の注射療法．整・災外　47：243-249, 2004.
1177) 三木威勇治ほか：所謂五十肩のレ線学的考察．日整会誌　15：46-49, 1940.
1178) 三木威勇治：老人屍肩関節周囲組織の病理学的所見．日整会誌　16：178, 1941.
1179) 三木威勇治：所謂五十肩の成因論．日整会誌　18：671-673, 1943.
1180) 三木威勇治：所謂五十肩．日整会誌　21：18-20, 1946.
1181) 三木威勇治：五十肩．日本医書出版．東京．1949.
1182) 三木威勇治：五十肩．日本医書出版．東京．1947.
1183) Milch H：Treatment of dislocations and fracture; Dislocations of the Shoulder. JBJS 31-A：173, 1949.
1184) Milch H：Partial scapulectomy for snapping in the scapula. JBJS 32-A：561-566, 1950.
1185) Milch H：Snapping scapula. Clin Orthop 20：139-150, 1961.
1186) Miller BS, et al：Should acute anterior dislocations of the shoulder be immobilized in external rotation? A cadaveric study. JSES 13：589-592, 2004.
1187) Miller LS, et al：The Magnuson-Stack procedure for treatment of recurrent glenohumeral dislocations. Am J Sports Med 12(2)：133-137, 1984.
1188) Millett PJ, et al：Complications of clavicle fractures treated with intramedullary fixation. JSES 20：86-91, 2011.
1189) Millett PJ, et al：Propionobacter acnes Infection as an Occult Cause of Postoperative Shoulder Pain：A Case Series. CORR 469：2824-2830, 2011.
1190) 見目智紀ほか：胸椎の可動性不良と原発性肩こりの関連性についての検討．肩関節　35：593-596, 2011.
1191) Mimori K, et al：A New Pain Provocation Test for Superior Labral Tears of the Shoulder：Am J Sports Med 27：137-142, 1999.
1192) Mimori K, et al：Operative Treatment of Recurrent Anterior Dislocation of the Shoulder：the Nobuhara-Hospital Method-a Mini Incision Anterior Approach. Operative Orthopadie und Traumatologie (Germany) 16：225-237, 2004.
1193) 三森岐栄：腱板の断裂形態に対する検討．肩関節　22(2)：221-224, 1998.
1194) 三森岐栄：腱板断裂再手術症例の検討．肩関節　23(2)：217-220, 1999.
1195) 三森岐栄：肩鎖関節脱臼に被覆された腱板損傷の検討．肩関節　24(1)：72, 1999.
1196) 三森甲宇ほか：肩関節の三次元的動態解析．肩関節　19(1)：32-39, 1995.
1197) 三森甲宇ほか：注射による肩腱板断裂の保存的治療．整形外科　54：1239-1242, 2003.
1198) 三森甲宇ほか：肩外旋時の前方関節包にかかる引っ張り張力の測定．肩関節　20(1)：81-86, 1996.
1199) 三森甲宇ほか：肩関節脱臼に伴う関節窩骨折の検討．埼玉県医学会雑誌　31(4)：744-747, 1996.
1200) Mimori K, et al：A new pain provocation test for superior labral tears of the shoulder. Am J Sports Med 27(2)：137-142, 1999.
1201) 皆川洋至ほか：腱板断裂に伴う層間？離 lamination の解剖学的特徴について．肩関節　30：70, 2006.
1202) 皆川洋至ほか：不安定性肩疾患における関節包の広がりの特徴について．肩関節　28：54, 2004.
1203) 皆川洋至ほか：肩関節疾患の超音波診断法．整・災外　52：837-844, 2009.
1204) 皆川洋至ほか：スポーツ選手への脱臼予防装具．整・災外　51：1159-1164, 2008.
1205) 三浪三千男ほか：三角筋拘縮症について．臨整外　11(6)：493-501, 1976.
1206) 峯貴文ほか：腱板損傷の理学療法プログラム．理学療法　25：135-139, 2008.
1207) Mink JH, et al：Evaluation of glenoid labrum by double-contrast shoulder arthrography. Am J Roentg 133：883-887, 1979.
1208) Misamore GW, et al：A longitudinal study of patients with multidirectional instability of the shoulder with seven-to ten-year follow-up. JSES 14：466-470, 2005.
1209) 三澤典子ほか：肩関節疾患に潜む「うつ状態」．第3回 肩の運動機能研究会 抄録集：33, 2006.
1210) 三谷晋一ほか：肩鎖関節周辺損傷に対する stockinet-Velpeau (Gilchrist) 法の変法．整形外科　34(4)：409-414, 1983.
1211) 三谷晋一ほか：上腕二頭筋長頭腱腱鞘炎の病態と治療．整形外科　41(6)：867-876, 1990.
1212) 三井弘ほか：慢性関節リウマチに於ける肩関節滑膜切除術について．リウマチ　13：429, 1973.
1213) 三井弘ほか：人工肩関節全置換術について．日整会誌　58(11)：S120-121, 1984.
1214) 三浦信義ほか：Bosworth 変法．関節外科　11(10)：1299-1303, 1992.
1215) 宮城成圭：上腕骨外科頸骨折および脱臼骨折の治療．災害医学　16(5)：379-387, 1973.
1216) 宮前珠子ほか：関節可動域テストの信頼性．理・作療法　12：139-144, 1978.
1217) 宮本梓ほか：肩関節挙上初期における棘上筋の先行収縮と肩甲骨下方回旋．第6回 肩の運動機能研究会 抄録集：35, 2009.
1218) 宮本隆司ほか：当科における人工肩関節置換術の成績―関節リウマチ肩の機能評価を中心に．臨整外　38：1137-1142, 2003.
1219) 宮尾益克ほか：習慣性肩関節脱臼の病態に関する検討．日整会誌　40：595-597, 1966.
1220) 宮岡英世ほか：当科における肩鎖関節脱臼の治療成績．整・災外　27(3)：341-347, 1984.
1221) 宮下浩二：運動連鎖の視点で捉える投球障害．第5回 肩の運動機能研究会 抄録集：29, 2008.
1222) 宮下浩二ほか：肩甲骨の固定による肩関節屈曲筋力の変化．第4回 肩の運動機能研究会 抄録集：36, 2007.
1223) 宮田博夫ほか：Cleidocranial dysostosis の家系内発生．中部整災誌　20：888, 1977.
1224) 宮田康史ほか：反復性肩関節脱臼に対する Putti-Platt 法の長期成績．北海道整災誌　35(2)：114-115, 1991.
1225) 宮崎淳弘：陳旧性肩甲関節脱臼観血的整復の遠隔成績．日整会誌　16：181-184, 1941.
1226) 宮崎貞二ほか：肩鎖関節脱臼後のスポーツ機能回復について．肩関節　5：57-59, 1981.
1227) 宮崎誠一ほか：いわゆる五十肩における肩可動性と関節造影所見．整形外科　30：853-861, 1987.
1228) 宮沢知修ほか：肩峰，烏口突起基部，肩甲骨上縁の骨折と肩鎖関節亜脱臼とが合併した1例―受傷機転に関する考察を中心として．整形外科　40(6)：939-943, 1989.
1229) 宮沢知修ほか：肩峰骨頭間距離の臨床的意義．肩関節　13：247-251, 1989.
1230) 水野耕作：肩関節造影とタンジェント撮影 (posterior tangential view) について．整形外科　31(2)：113-122, 1980.
1231) Mizuno K, Hirohata K：Diagnosis of recurrent traumatic anterior subluxation of the shoulder. Clin Orthop 179：160-167, 1983.
1232) 水野耕作：肩関節亜脱臼障害障害の分類とその病態ならびに診断―特に外傷性亜脱臼と非外傷性亜脱臼の鑑別について．整災外　27(12)：1721-1728, 1984.
1233) 水野直門ほか：上腕骨近位骨端線離開の分類と治療．整・災外　27(3)：379-384, 1984.
1234) 水野祥太郎ほか：五十肩．臨床と研究　38：509-512, 1961.

1235) 水谷仁一ほか：ボールの握り方の変化が投球動作に及ぼす影響—小学生を対象に—. 第6回 肩の運動機能研究会 抄録集：53, 2009.
1236) 望月智之ほか：棘上筋と棘下筋の上腕骨停止部について—組織学的検討—. 肩関節 32：493-496, 2008.
1237) 望月智之ほか：腱板断裂における delamination の解剖学的組織学的検討. 肩関節 33：66, 2009.
1238) 望月由ほか：肩腱板損傷に対する鏡視下 transosseous with bone trough suture 法の治療成績. 肩関節 33：427-430, 2009.
1239) 望月由ほか：肩腱板不全断裂の治療成績. 肩関節 33：447-450, 2009.
1240) 望月由ほか：反復性肩関節脱臼における肩甲骨関節窩骨欠損に関する研究. 肩関節 33：142, 2009.
1241) 望月智之ほか：腱板停止部の新しい解剖知見. 整・災外 50：1061-1068, 2007.
1242) Mochizuki Y, et al：Changes of the mineralization pattern in the subchondral bone plate of the glenoid cavity in the shoulder joints of the throwing athletes. JSES 14：616-619, 2005.
1243) Moeckel BH, et al：Instability of the shoulder after arthroplasty. JBJS 75-A：492-497, 1993.
1244) Mologne TS, et al：The Addition of Rotator Interval Closure After Arthroscopic Repair of Either Anterior or Posterior Shoulder Instability：Effect on Glenohumeral Translation and Range of Motion. Am J Sports Med 36：1123-1131, 2008.
1245) Monro A：A Description of All the Bursae Mucosae of the Human Body. Ellitoo Kay, Edinburgh, 1788.
1246) Montagana P, et al：Suprascapular neuropathy restricted to the infraspinatus muscle in volleyball players. Acta Neurol Scand 87：248-250, 1993.
1247) Montgomery SP, Loyd RD：Avulsion fracture of the coracoid epiphysis with acromioclavicular separation. JBJS 59-A：963-979, 1977.
1248) Moore DC：Regional block. Charles C Thomas, Springfield, 1969.
1249) Moore DR, et al：Allograft Reconstruction for Massive, Irreparable Rotator Cuff Tears. Am J Sports Med 34：392-396, 2006.
1250) Moore RD, Renner RR：Coracoclavicular joint. Am J Roentg 78：86-88, 1957.
1251) Morehouse LE, Cooper JM：Kinesiology. CV Mosby, 1950.
1252) Morelli M, et al：Latissimus dorsi tendon transfer for massive irreparable cuff tears：An anatomic study. JSES 17：139-143, 2008.
1253) 森愛樹ほか：骨性要素による神経の圧迫刺激が原因と思われる頸肩腕痛をきたした2症例（肩こりの発現機序に関する1仮説）. 別冊整形外科 6（肩関節）：204-209, 1984.
1254) 森愛樹：肩こり、頸肩腕痛に対する肩甲骨上角部神経ブロックの治療効果. 整形外科 38（1）：43-49, 1987.
1255) 森雅文ほか：肩鎖関節脱臼に対する私の手術—Neviaser 改良法. 整災外科 27（3）：307-312, 1984.
1256) 森康ほか：肩甲骨高位症に対する Chigot 法の経験. 整形外科 27（12）：1147-1150, 1976.
1257) 森岡健ほか：いわゆる五十肩の造影像. 日整会誌 45：906-908, 1971.
1258) 森岡健ほか：Bristow 変法. 整・災外 26（8）：1003-1008, 1983.
1259) 森岡健ほか：習慣性肩関節前方脱臼（Bristow 変法）. 別冊整形外科 9：103-105, 1986.
1260) 森澤佳三ほか：棘下筋萎縮に対する超音波検査による定量的評価法. 日整会誌 61（9）：S1142, 1987.
1261) 森澤佳三ほか：腱板広範囲断裂に続発する変形性関節症について. 肩関節 20（1）：201-204, 1996.
1262) 森澤佳三ほか：肩関節鏡視所見より見た SPEED TEST の臨床的意義について. 肩関節 15：71-73, 1991.

1263) 森澤和美ほか：肩関節術後のヘッドギア固定について. 第4回 肩の運動機能研究会 抄録集：42, 2007.
1264) 森澤豊ほか：烏口肩峰靭帯における神経終末の観察. 肩関節 14：161-165, 1990.
1265) 森澤豊ほか：肩腱板断裂を伴う肩鎖関節脱臼の経験. 中部整災誌 41：1337-1338, 1998.
1266) 森澤豊ほか：麻痺肩に対する機能再建術の経験. 中部整災誌 33（1）：396-398, 1990.
1267) Morrey BF, Janes JM：Recurrent anterior dislocation of the shoulder. JBJS 58-A：252-256, 1976.
1268) Morrey BF, Bianco AJ：Hematogenous osteomyelitis of the clavicle in children. Clin Orthop 125：24-28, 1977.
1269) Morton KS：The unstable shoulder-Recurrent subluxation. JBJS 59-B（4）：508, 1977.
1270) Moseley FA：Shoulder Lesions. E & S Livingstone, Edinburgh, 1969.
1271) Moseley HF：Rupture of the supraspinatus tendon. Can Med Assoc J 41：280-282, 1939.
1272) Moseley HF：Athletic injuries to the shoulder region. Am J Surg 98：401-422, 1959.
1273) Moseley HF：Recurrent Dislocation of the Shoulder. McGill Univ Press, Montreal, 1961.
1274) Moseley HF：Arthrodesis of the shoulder in the adult. Clin Orthop 20：156, 1961.
1275) Moseley HF, Overgaard B：Hermodsson's Roentgenological Studies of Traumatic and Recurrent Anterior and Inferior Dislocations of the Shoulder Joint. McGill Univ Press, Montreal, 1963.
1276) Moseley HF：The basic lesions of recurrent anterior dislocation. Surg Clin North Am 43：1631-1634, 1963.
1277) 茂手木三男ほか：肩こり；頚骨痛の病因. 日整会誌 38：648-649, 1964.
1278) 松木圭介ほか：Delamination を伴う断裂腱板の病理組織学的検討. 肩関節 30：461-464, 2006.
1279) Mullaney MJ, et al：Upper and Lower Extremity Muscle Fatigue After a Baseball Pitching Performance. Am J Sports Med 33：108-113, 2005.
1280) Mullett H, et al：Copeland Surface Replacement of the Shoulder Results of an Hydroxyapatite-Coated Cementless Implant in Patients over 80 years of age. JBJS 89-B：1466-1469, 2007.
1281) Mumford EB, Martin FJ：Calcified deposits in subdeltoid bursitis. JAMA 97（5）：690-694, 1931.
1282) Mumford EB：Acromioclavicular dislocation. JBJS 23-A：799-802, 1941.
1283) 村成幸ほか：高校野球選手における投球時痛と肩関節の可動域、ゆるみ及び筋力との関係. 肩関節 29：655-658, 2005.
1284) 村上宝久ほか：三角筋拘縮症の手術についての考察. 日整会誌 58（2）：S567, 1984.
1285) 村上元庸ほか：肩関節における動的支持機構についての生体力学的研究—後方ストレスに対する棘下筋の作用. 日整会誌 63（7）：S1089, 1989.
1286) 村上豊：科学する野球—投手編. ベースボール・マガジン社. 東京. 1984.
1287) 村上成道ほか：外傷性前方不安定症の要因に関する検討—整復パターンとの関連—. 肩関節 29：277-280, 2005.
1288) 村木孝行ほか：後下方関節包拘縮が投球動作時の肩峰下触動態に与える影響. 肩関節 34：99, 2010.
1289) 村木孝行ほか：上腕骨頭への translational force と棘上筋腱の伸張—挙上角度と translation 方向に伴う変化—. 肩の運動機能研究会 抄録集：43, 2004.
1290) Muraki T, et al：Effect of Posteroinferior Capsule Tightness on Contact Pressure and Area Beneath the Coracoacromial Arch During Pitching Motion. Am J Sports Med 38：600-607, 2010.
1291) 室捷之：炎症性疾患と腱板断裂. 整形外科 MOOK No3：140-157, 1978.

1292) 武藤芳照ほか：上腕骨投球骨折のスポーツ医学的検討．整形外科 31(3)：255-260, 1980.
1293) MYERS JB, et al：Glenohumeral Range of Motion Deficits and Posterior Shoulder Tightness in Throwers With Pathologic Internal Impingement. Am J Sports Med 34：385-391, 2006.
1294) MYERS JB, et al：Reliability, Precision, Accuracy, and Validity of Posterior Shoulder Tightness Assessment in Overhead Athletes. Am J Sports Med 35：1922-1930, 2007.
1295) MYERS JB, et al：Scapular Position and Orientation in Throwing Athletes. Am J Sports Med 33：263-271, 2005.
1296) 永井琢己：三角筋機能回復の筋電図学的検索—腱板断裂術前後を比較して．肩関節 21(2)：229-231, 1997.
1297) 長倉栄ほか：結核性肩関節炎—2例報告—．肩関節 31：657-660, 2007.
1298) NAGANO A, et al：Shoulder arthrodesis by external fixation. Clin Orthop 247：97-100, 1989.
1299) 長尾秋彦ほか：肩関節における健側筋力訓練が患側肩筋力に与える影響—crossover効果の実証—．肩関節 30：55, 2006.
1300) 長雄英正ほか：側鎖骨に発生したPrimary Chronic Symmetric Osteomyelitisについて．中部整災誌 19(5)：1071-1072, 1976.
1301) NAGERL H, et al：Biomechanical principle in diarthroses and synarthroses. Z Orthop Ihre Grenzgeb 131：293-301, 1993.
1302) 名越充ほか：腱板断裂における肩峰下滑液包の病理所見．肩関節 18(2)：364-366, 1994.
1303) 名越充ほか：投球障害における腱板疎部損傷の治療経験．肩関節 29：643-646, 2005.
1304) 中垣公男ほか：腱板断裂にともなう肩関節臼蓋関節唇変化の解剖学的検討．中部整災誌 31(3)：1077-1079, 1988.
1305) 仲川喜之ほか：肩甲関節窩粉砕骨折（IdebergV型）に対する観血的治療．肩関節 29：333-336, 2005.
1306) 中川信ほか：陳旧性肩甲下筋腱断裂の1治験例．中部整災誌 28：1184, 1985.
1307) 中川滋人ほか：高校野球児における肩可動域変化．肩関節 28：333-336, 2004.
1308) 中川滋人ほか：投球障害肩において関節のゆるみが腱板疎部損傷発生に及ぼす影響．肩関節 33：56, 2009.
1309) 中川滋人ほか：投球障害肩におけるBennett骨棘の意義．整・災外 46：1155-1162, 2003.
1310) NAKAGAWA S, et al：Posterior shoulder pain in throwing athletes with a Bennett lesion：Factors that influence throwing pain. JSES 15：72-77, 2006.
1311) 中川照彦ほか：肩関節の3次元運動の分析．日整会誌 63(7)：S1091, 1989.
1312) 中川照彦ほか：腱板断裂の電顕像による検討—組織所見と膠原細線維の定量的分析．肩関節 20(1)：171-176, 1996.
1313) 中川照彦ほか：鏡視下腱板修復術後のrevision surgeryの手術成績．肩関節 35：109, 2011.
1314) 中川照彦ほか：Bennett病変における骨増殖形態と後方関節唇剥離の関連性．肩関節 28：367-370, 2004.
1315) 仲川嘉之ほか：肩甲骨臼蓋関節の解剖学的研究．中部整災誌 31(3)：1074-1077, 1988.
1316) 仲川嘉之ほか：烏口突起骨折をともなった肩鎖関節脱臼の治療経験．中部整災誌 31(4)：1527-1530, 1988.
1317) 仲川嘉之：上腕二頭筋長頭腱の機能解剖学的研究—腱板断裂，加齢変化との関連において．日整会誌 63(1)：75-90, 1989.
1318) 仲川喜之ほか：関節不安定性を伴う肩甲骨関節窩前方骨折．肩関節 28：257-261, 2004.
1319) 仲川喜之：Ender髄内釘法．整・災外 50：289-298, 2007.
1320) 中島大輔ほか：無症候性腱板断裂の疫学．肩関節 32：365-367, 2008.
1321) 中嶋寛之ほか：習慣性肩関節前方脱臼について．整形外科 16：677-682, 1965.
1322) 中嶋寛之ほか：習慣性胸鎖関節脱臼．整形外科 21：715-719, 1970.
1323) 中島勲：腱板断裂の関節鏡視．整形外科 35(6)：751-755, 1984.
1324) 中溝寛之ほか：子供の投球動作の特徴．肩関節 28：355-358, 2004.
1325) 中溝寛之ほか：投球動作におけるボールリリース時の上腕の姿勢に影響を及ぼす因子．肩関節 29：413-416, 2005.
1326) 中溝寛之ほか：肩甲骨周囲の疼痛と投球動作には関連があるのか？．肩関節 30：499-504, 2006.
1327) 中溝寛之ほか：肩関節内旋制限を有する少年野球投手の投球動作解析．肩関節 31：51, 2007.
1328) NAKAMIZO H, et al：Loss of glenohumeral internal rotation in little league pitchers：A biomechanical study. JSES 17：795-801, 2008.
1329) NAKAMIZO H, et al：Loss of glenohumeral internal rotation in little league pitchers. JSES 17：795-801, 2008.
1330) 中村恒一ほか：関節包側腱板不全断裂に対する保存的治療の検討．肩関節 30：277-280, 2006.
1331) 中村恒一ほか：腱板不全断裂の回復に対する拘縮の影響．肩関節 31：94, 2007.
1332) 中村恒一ほか：腱板修復術でDeltoid detachによる展開が三角筋に及ぼす影響．肩関節 35：457-460, 2011.
1333) 中村真里ほか：投球動作解析システムによるTOPポジションの運動学的解析．バイオメカニズム 16：13-24, 2002.
1334) 中村信之ほか：ミニオープン法による腱板縫合術々後の再鏡視評価—腱板修復状態評価と臨床評価との関連—．肩関節 30：136, 2006.
1335) 中村隆二郎ほか：MRIによる外傷性肩関節不安定症の診断．肩関節 16(2)：262-266, 1992.
1336) 中村宅雄ほか：僧帽筋血管支配の特徴．臨整外 42：397-401, 2007.
1337) 中村康雄ほか：ボールリリース時の投球姿勢と肩関節負荷との関係．肩関節 28：329-332, 2004.
1338) 中村康雄ほか：投球フォームとボール・リリース時の肩関節負荷．バイオメカニズム 17：123-131, 2004.
1339) 中根康博ほか：化膿性肩関節炎の治療経験．肩関節 29：397-402, 2005.
1340) 中野謙吾ほか：急性化膿性肩関節炎の初期治療．整形外科 32(8)：903-911, 1981.
1341) 中尾佳裕ほか：腱板断裂端組織における増殖能力評価．肩関節 29：591-594, 2005.
1342) 中田勝ほか：肩峰鎖骨関節脱臼の固定法．日整会誌 15：447-452, 1940.
1343) 中澤明尋ほか：ステロイド性上腕骨頭の発症．臨床及びX線経過．肩関節 28：144, 2004.
1344) 中島清隆ほか：棘上筋腱の石灰化に関して．肩関節 14：31-36, 1990.
1345) 名倉弓雄ほか：習慣性肩関節後方脱臼の1例とその手術法．日整会誌 37：157, 1963.
1346) NAM D, et al：Observations on retrieved humeral polyethylene components from reverse total shoulder arthroplasty. JSES 19：1003-1012, 2010.
1347) 南武彦ほか：腱板広範囲断裂における上腕骨頭上方化と断裂腱板の検討．肩関節 32：605-608, 2008.
1348) NASCA RJ：The Use of freeze-dried allografts in the management of global rotator cuff tears. Clin Orthop 228：218-226, 1988.
1349) 那須久代ほか：広背筋の肩甲骨下角の起始筋束における胸背神経の分布．第6回 肩の運動機能研究会 抄録集：40, 2009.
1350) 那須亨二ほか：肩鎖関節脱臼の治療法の検討と新手術法の紹介．中部整災誌 17(1)：271-272, 1974.
1351) 那須亨二ほか：経皮的鎖骨髄内ピン固定法の経験．整・災外 25(1)：77-84, 1982.
1352) 夏恒治ほか：投球障害肩における関節窩にかかる応力分布の解析—DMSB（Distribution of Mineralization of Subchon-

dral Bone plate) 測定を用いて. 肩関節 28：453-457, 2004.
1353) 夏　恒治ほか：投球障害肩における関節窩にかかる応力分布の解析. 関節外科 28：73-79, 2009.
1354) Neer CS Ⅱ：Articular replacement for the humeral head. JBJS 37-A：215-228, 1955.
1355) Neer CS Ⅱ：Displaced proximal humeral fractures. JBJS 52-A：1077-1089, 1970.
1356) Neer CS Ⅱ：Anterior acromioplasty for the chronic impingement syndrome in the shoulder. JBJS 54-A：41-50, 1972.
1357) Neer CS Ⅱ：Replacement arthroplasty for glenohumeral osteoarthritis. JBJS 56-A：1-13, 1974.
1358) Neer CS Ⅱ, Foster CR：Inferior capsular shift for involuntary inferior and multidirectional instability of the shoulder；A preliminary report. JBJS 62-A：897-908, 1980.
1359) Neer CS Ⅱ：Impingement lesions. Clin Orthop 173：70-77, 1983.
1360) Neer CS Ⅱ：Shoulder Reconstruction. WB Saunders, Philadelphia, 1990.
1361) Nelson RM, Davis RW：Thoracic outlet compression syndrome. Ann Thoracic Surg 8：437, 1969.
1362) Neviaser JS：Acromioclavicular dislocation treated by transference of the coracoacromial ligament. A long-term follow-up in a series of 112 cases. Clin Orthop 58：57-68, 1968.
1363) Neviaser JS：Adhesive capsulitis of the shoulder. JBJS 27-A：211-222, 1945.
1364) Neviaser JS：Rupture of the rotator cuff. Clin Orthop 3：92-98, 1954.
1365) Neviaser JS：Arthrography of the shoulder joint. JBJS 44-A：1321-1330, 1962.
1366) Neviaser JS：Arthrography of the Shoulder. Charles C Thomas, Springfield, Illinois, 1975.
1367) Neviaser JS, et al：The repair of chronic massive ruptures of the rotator cuff of the shoulder by use of a freeze-dried rotator cuff. JBJS 60-A：681-684, 1978.
1368) Neviaser RJ：Lesions of the biceps and tendinitis of the shoulder. Orthop Clin North Am 11(2)：343-348, 1980.
1369) Neviaser RJ：Tears of the rotator cuff. Orthop Clin North Am 11(2)：295-306, 1980.
1370) Neviaser RJ：Radiologic assessment of the shoulder. Orthop Clin North Am 18(3)：343-349, 1987.
1371) Neviaser RJ, Neviaser TJ：The frozen shoulder diagnosis and management. Clin Orthop 223：59-64, 1987.
1372) Neviaser TJ：The GLAD lesion；Another cause of anterior shoulder pain. Arthroscopy 9：22-23, 1993.
1373) Neyton L, et al：Glenoid corticocancellous bone grafting after glenoid component removal in the treatment of glenoid loosening. JSES 15：173-179, 2006.
1374) Nho SJ, et al：Observations on retrieved glenoid components from total shoulder arthroplasty. JSES 18：371-378. 2009.
1375) Nich C, et al：Long-term Clinical and MRI Results of Open Repair of the Supraspinatus Tendon. CORR 467：2613-2622, 2009.
1376) Nicholson GP, et al：Scapular Notching：Recognition and Strategies to Minimize Clinical Impact. CORR 469：2521-2530, 2011.
1377) Nicola T：Recurrent anterior dislocation of the shoulder. JBJS 11-A：128-132, 1929.
1378) Nielsen AB, Nielsen K：The modified Bristow procedure for recurrent anterior dislocation of the shoulder. Acta Orthop Scand 53：229-232, 1982.
1379) 二井数馬ほか：肩腱板断裂の断裂サイズおよび形態評価に対するMRIの信頼性. 肩関節 35：110, 2011.
1380) 二村昭元ほか：棘上筋と棘下筋の上腕骨停止部について―Footprintの計測―. 肩関節 32：229-232, 2008.
1381) 二宮裕樹ほか：肩広範囲腱板断裂に対する戦略. 肩関節 34：115, 2010.
1382) 二宮裕樹ほか：肩鎖関節脱臼の術後成績の検討. 肩関節 29：503-506, 2005.
1383) 二宮裕樹ほか：投球動作. Monthly Book Orthopaedics 20：19-27, 2007.
1384) 二宮裕樹ほか：肩のスポーツ障害. 小児内科 41：1136-1143, 2009.
1385) 二宮俊憲ほか：Cineradiographyと画像処理を用いた肩関節動態の解析. 中部整災誌 31(4)：1521-1523, 1988.
1386) 西田圭一郎ほか：関節リウマチでの人工肩関節置換術の適応. 整形外科 59：995-1001, 2008.
1387) 西嶋脩嘉ほか：棘上筋腱周囲石灰化症について. 肩関節 2：7-10, 1978.
1388) 西川仁史ほか：投球動作の分析―プロ野球投手の投球解析. 臨床スポーツ医学 9(1)：33-37, 1992.
1389) 西川仁史ほか：野球肩の保存療法. 運動・物理療法 15：208-217, 2004.
1390) 西川仁史, 田中洋：投球動作の運動学的特徴. 投球障害のリハビリテーションとリコンディショニング：120-137, 2010.
1391) 西村哲ほか：慢性関節リウマチ・肩関節のレ線学的検討. リウマチ 18(6)：492, 1978.
1392) 仁科秀雄ほか：肩鎖関節脱臼例の検討. 肩関節 5：71-73, 1981.
1393) 西中直也ほか：X線透視画像による生体内肩甲上腕関節コンタクトポイントの検討. 肩関節 31：112, 2007.
1394) 西中直也ほか：上腕骨頭偏位と関節窩 bare spot の成因：3次元動態解析による考察. 肩関節 32：509-512, 2008.
1395) 西中直也ほか：外傷性肩関節不安定症におけるHAGL lesion および関節包断裂の術前MR関節造影評価. 肩関節 29：296-300, 2005.
1396) 西須孝ほか：自然治癒した症に鎖骨遠位端骨溶解症の1症例. 肩関節 30：104, 2006.
1397) 西須孝ほか：スプレンゲル変形に対する肩甲骨骨切り術―至適手術年齢の検討―. 肩関節 31：269-272, 2007.
1398) Niskanen RO, et al：Alvik's glenoplasty for humeroscapular dislocation. 6-years follow-up of 52 shoulders. Acta Orthop Scand 62：279-283, 1991.
1399) Nisllon S, Svartholm F：Fractures of the proximal humeral epiphyseal plate. Acta Chir Scand 130：433-439, 1965.
1400) Nissenbaum M：Neurotrophic arthropathy of the shoulder secondary to tuberculous arachnoiditis. CORR 118：169-172, 1976.
1401) Nitz AJ：Physical therapy management of the shoulder. Phy Ther 66：1912-1919, 1986.
1402) 丹羽権平ほか：肩凝りの臨床像について. 北野病院紀要 20(3-4)：186-187, 1975.
1403) Nixon JE, Distefano V：Ruptures of the rotator cuff. Orthop Clin North Am 6：423-447, 1975.
1404) 信原克哉：肩　その機能と臨床　第3版, 医学書院, 東京, 2001.
1405) 信原克哉ほか：習慣性肩関節脱臼について. 日整会誌 40：897, 1966.
1406) 信原克哉ほか：習慣性肩関節脱臼について. 整形外科 17：896-908, 1966.
1407) 信原克哉ほか：肩関節とリウマチ. 整形外科 18：1017-1022, 1967.
1408) 信原克哉ほか：肩鎖関節脱臼について. 整形外科 18：921, 1967.
1409) 信原克哉ほか：肩関節腱板損傷について. 整形外科 19：453-465, 1968.
1410) 信原克哉ほか：肩鎖関節脱臼に対する鎖骨端切除について. 日災医誌 16：145-149, 1968.
1411) 信原克哉：Rotator Cuff の損傷. 日整会誌 44：161-175, 1970.
1412) 信原克哉：烏口鎖骨靭帯について. 整形外科 21：89-94, 1970.

1413) 信原克哉：上腕二頭筋長頭腱損傷について．整形外科　23：111-120, 1972.
1414) 信原克哉ほか：Rotator Cuff 断裂．災害医学　16：372-378, 1973.
1415) 信原克哉：肩周辺軟部組織の損傷．整形外科と災害外科　23：514-517, 1974.
1416) 信原克哉ほか：第2肩関節について．整形外科　25：269-275, 1974.
1417) 信原克哉ほか：肩関節拘縮について．整形外科　27：1543-1551, 1976.
1418) 信原克哉：Neer's prosthetic arthroplasty. 整形外科　28：319-320, 1977.
1419) 信原克哉：骨関節侵襲による肩関節機能再建について．災害医学　20：1043-1050, 1977.
1420) 信原克哉：上腕骨骨折に対する hanging cast 法および挙上位整復法(Saha)．日災医誌　26(4)：319-324, 1977.
1421) 信原克哉ほか：肩のバイオメカニクス．整形外科　28：829-835, 1977.
1422) 信原克哉ほか：Loose Shoulder について．臨整外　13：642-652, 1978.
1423) 信原克哉：肩関節周囲炎について．整形外科　29：1005-1013, 1978.
1424) 信原克哉ほか：腱板周辺の解剖と機能．整形外科 Mook No3：28-36, 1978.
1425) 信原克哉ほか：腱板断裂，修復後の予後．整形外科 MOOK No3：117-123, 1978.
1426) 信原克哉：投球による肩の障害．整形外科　30(6)：605-610, 1979.
1427) 信原克哉：肩—その機能と臨床．医学書院，東京，1979.
1428) 信原克哉：臼蓋骨切り術について．日整会誌　54(9)：900-902, 1980.
1429) 信原克哉：肩関節の運動分析—臨床的事項との関連．日整会誌　54(2)：203-211, 1980.
1430) 信原克哉ほか：肩の障害とリハビリテーション—Zero position を中心として．整災外科　24：1391-1396, 1981.
1431) 信原克哉ほか：機能解剖と診察法．図説臨整外講座　4：2-31, 1982.
1432) 信原克哉ほか：肩関節臼蓋骨切り術．関節外科　1(2)：195-204, 1982.
1433) NOBUHARA K, et al：Analysis of shoulder motion and related forces. Tumor prostheses for bone and joint reconstruction. Thieme-Stratton Inc. New York. 451-456, 1983.
1434) 信原克哉：肩こり．治療　65(2)：201-205, 1983.
1435) 信原克哉：五十肩の研究の歴史．整形外科 MOOK No28：1-7, 1983.
1436) NOBUHARA K, et al：Glenoid osteotomy for loose shoulder. Surgery of the Shoulder. 100-103, BC Decker, Philadelphia, 1984.
1437) 信原克哉ほか：五十肩の病態生理．理・作療法　18：603-608, 1984.
1438) 信原克哉：Rotator Interval lesion．肩関節　9：64-69, 1985.
1439) 信原克哉ほか：肩関節不安定症に対する手術．臨整外　21：77-82, 1986.
1440) NOBUHARA K, IKEDA H：Rotator Interval Lesion. Clin Orthop　223：44-50, 1987.
1441) 信原克哉：肩—その機能と臨床，第2版．医学書院，東京，1987.
1442) NOBUHARA K, et al：Contracture of the shoulder. Clin Orthop　254：105-110, 1990.
1443) NOBUHARA K, et al：Analysis of pitching motion. Clin Sports Med (Japan)　8：1159-1169, 1991.
1444) NOBUHARA K, et al：Glenoid osteotomy for loose shoulder. Surgical Disorders of the Shoulder (ed：WATSON MS). 425-431, Churchill Livingstone, Edinburgh, 1991.
1445) 信原克哉ほか：投球動作の分析—バイオメカニクスからのアプローチ．臨床スポーツ医学　8：1159-1166, 1991.
1446) 信原克哉ほか：肩関節人工骨頭置換術の合併症と対策．OS NOW　9：14-23, 1993.
1447) 信原克哉：肩の外科の歴史—日本と世界．整災外科　37：859-861, 1994.
1448) NOBUHARA K, et al：Effects of joint distension in shoulder diseases. Clin Orhtop　304：25-29, 1994.
1449) NOBUHARA K, et al：Surgical procedure and results of repair of massive tears of the rotator cuff. Clin Orthop　304：54-59, 1994.
1450) NOBUHARA K：The Rotator Interval Lesion. Rotator Cuff Disorders (ed：Burkhead JR WZ). 182-192, William & Wilkins. Baltimore. 1996.
1451) 信原克哉ほか：上腕骨頚部骨折に対する Rush rod による固定．関節外科　17(10)：16-21, 1998.
1452) NOBUHARA K：THE SHOULDER—Its Function and Clinical Aspects—. World Scientific Pub. Co. Singapore. 2003.
1453) NOBUHARA K：Clinical Approaches for Shoulder Injuries in Sports. Japan Medical Association Journal　28：6-10, 2005.
1454) 信原克哉：金秋送温暖，桃李天下行—亞洲肩関節学会基金会主席信原克哉先生．中国骨科 (China orthopaedics)：46-47, 2005.
1455) 信原克哉：肩疾患の診かた．日本臨床整形外科医会会誌　31：8-14, 2006.
1456) 信原克哉：がんこな肩こり【初版第1刷】．小学館．東京．2006.
1457) 信原克哉：有感于亞洲肩関節学会 2005 年北京学術会議．中国骨科 (China orthopaedics)：17, 2006.
1458) 信原克哉：「うなずき体操」「オーマイガッ体操」「開けゴマ体操」．壮快　34：204-206, 2007.
1459) 信原克哉ほか：反復性肩関節脱臼その病態・病因と手術療法．Sportsmedicine　19：5-15, 2007.
1460) 信原克哉：肩こり—整形外科の立場から—．医道の日本　67：24-28, 2008.
1461) 信原克哉：五十肩の治療—病気の進行と適切な治療—．NHK テレビテキストきょうの健康　10：2009.
1462) 信原克哉：野球肩．リウマチ病セミナー　XX：83-91, 2009.
1463) 野田剛ほか：投球障害におけるタオルを用いた投球矯正法の有用性．第5回肩の運動機能研究会 抄録集：51, 2008.
1464) 野口康男ほか：Sprengel 変形の治療．臨整外　19(11)：1227-1236, 1984.
1465) 野島晃ほか：投球動作の分析—少年野球選手の投球分析．臨床スポーツ医学　8(11)：1293-1297, 1991.
1466) NOLAN BM, et al：Reverse Total Shoulder Arthroplasty Improves Function in Cuff Tear Arthropathy. CORR　469：2476-2482, 2011.
1467) 野間慎朗：肩鎖関節脱臼に対する鎖骨骨切術．中部整災誌　16：591, 1973.
1468) 野本栄ほか：上肢の三次元運動解析．日整会誌　61(3)：S164, 1987.
1469) NOVE-JOSSERAND L, et al：The Acromiohumeral and Coracohumeral Intervals Are Abnormal in Rotator Cuff Tears with Muscular Fatty Degeneration. CORR　433：90-96, 2005.
1470) NOYES MP, et al：Functional and radiographic long-term outcomes of hemiarthroplasty for proximal humeral fractures. JSES　20：372-377, 2011.
1471) 野坂健次郎ほか：診断が困難であった両側鎖骨骨髄炎の1例．中部整災誌　22(3)：638, 1979.
1472) 野末洋ほか：習慣性肩関節前方脱臼の比較検討と長期予後．肩関節　2：97-99, 1978.
1473) 沼尻雅之ほか：肩峰下滑液包に発生した osteochondromatosis の2例．整形外科　31(8)：912-916, 1980.
1474) NUTTER PD：Coracoclavicular articulation. JBJS　23-A：177-179, 1941.
1475) NYFFELER RW, et al：Biomechanical relevance of glenoid component positioning in the reverse Delta Ⅲ total shoulder prosthesis. JSES　14：524-528, 2005.
1476) NYGAARD O, REIKERAS O：Acromioplasty for chronic shoul-

der pain. Acta Orthop Scand 58：339, 1987.
1477) O'BRIEN SJ, WARREN RF：Anterior shoulder instability. Orthop Clin North Am 18(3)：395-408, 1987.
1478) O'BRIEN SJ, et al：The Active Compression Test：A New and Effective Test for Diagnosing Labral Tears and Acromioclavicular Joint Abnormality. Am J Sports Med 26：610-613, 1998.
1479) O'DONOGHUE DH：Subluxing biceps tendon in the athlete. Clin Orthop 164：26-29, 1982.
1480) O'DRISCOLL SW：Atraumatic instability；Pathology and pathogenesis. The Shoulder；A Balance of Mobility and Stability(eds：Matsen FA Ⅲ, et al.). Am Aca Orthop Surg. Resemont. 305-318, 1993.
1481) OBELHOLZER J：Die Arthro-pneumoradiographie. Beilr z Klin Chir 158：113-156, 1933.
1482) 落合信靖ほか：肩甲上腕関節及び肩峰下滑液包の感覚神経支配についての検討．肩関節 33：591-594, 2009.
1483) 小田一：肩甲関節周囲炎の臨床的研究．中部整災誌 9：767-782, 1966.
1484) 小川清久ほか：肩関節腱板損傷を疑わせた結核性肩峰下滑液包炎の1例．臨整外 9(5)：442-445, 1974.
1485) 小川清久ほか：Anterior capsular mechanism とスポーツ外傷について．整・災外 22(4)：339-349, 1979.
1486) 小川清久ほか：肩関節人工骨頭置換術 Neer 型について．日整会誌 54(9)：961-962, 1981.
1487) 小川清久ほか：肩甲下筋腱単独断裂の2例．第54回中部整災外科学会(抄録なし), 1980.
1488) 小川清久ほか：肩関節二重造影法．日整会誌 58(8)：745-759, 1984.
1489) 小川清久ほか：上腕骨近位端骨折の保存療法―エビデンスはあるのか―．整・災外 49：451-458, 2006.
1490) OGAWA K, et al：Acromial spur：Relationship to aging and morphologic changes in the rotator cuff. JSES 14：591-598, 2005.
1491) OGAWA K, et al：Outcome of the Open Bankart Procedure for Shoulder Instability and Development of Osteoarthritis：A 5-to 20-Year Follow-up Study. Am J Sports Med 38：1549-1557, 2010.
1492) 小川剛司ほか：肩関節疾患に対する MRI．関東整災誌 22：703-704, 1991.
1493) 小川剛司ほか：Cadenat 法による肩鎖関節完全脱臼の長期治療成績．東日本臨整形会誌 4(4)：787, 1992.
1494) OGDEN JA, et al：Developmental humerus varus. Clin Orthop 116：158-166, 1976.
1495) OGILVIE-HARRIS DJ, WILEY AM：Failed acromioplasty for impingement syndrome. JBJS 72-B(6)：1070-1072, 1990.
1496) 荻野幹生ほか：肩関節にみられた Charcot like arthropathy (Chandler) の一例―その発生機序と内因性関節外傷の提唱．臨整外 11(6)：502-509, 1976.
1497) 荻原健二ほか：鎖骨骨折による神経血管障害．整形・災害外科 22：471-477, 1979.
1498) OH JH, et al：Isokinetic Muscle Performance Test Can Predict the Status of Rotator Cuff Muscle. CORR 468：1506-1513, 2010.
1499) OH JH, et al：Classification and Clinical Significance of Acromial Spur in Rotator Cuff Tear：Heel-type Spur and Rotator Cuff Tear. CORR 468：1542-1550, 2010.
1500) 岡田陽生ほか：慢性関節リウマチにみられた上腕二頭筋長頭腱断裂の1例．臨整外 18(10)：981-983, 1983.
1501) 岡本勉ほか：上肢の挙上動作の筋電図学的研究．体力科学 15：192, 1966.
1502) 岡本勉ほか：上肢の伸展動作の筋電図的研究．体力医学 15：37-42, 1966.
1503) OKAMOTO T, et al：Electromyographic study of elevation of the arm. Res J Phys Educ 11：127-136, 1967.
1504) 岡村健司ほか：不安定肩に対する鏡視下 Shrinkage 手術の中期術後成績．肩関節 31：124, 2007.
1505) 岡崎敦ほか：鎖骨遠位端骨折フックプレート後の抜釘時肩峰下滑液包鏡視下所見．肩関節 32：135, 2008.
1506) 岡崎清二ほか：いわゆるリュックサック麻痺について．臨整外 1(6)：608-614, 1966.
1507) 沖住省吾ほか：肩関節の動態解析―肩関節の動きと加速度の関係について．理学療法 16(1)：45-50, 1989.
1508) 奥平信義ほか：腱板断裂にみられる上腕骨骨頭の上方移動について．中部整災誌 18(4)：870-872, 1975.
1509) 奥平信義ほか：五十肩における上腕骨結節間溝像について．中部整災誌 18(1)：269-275, 1975.
1510) 奥山繁夫ほか：肩関節造影像の検討．日整会誌 40：1374, 1966.
1511) 奥山繁夫：上腕二頭筋長頭腱皮下断裂．災害医学 16(5)：388-396, 1973.
1512) OLOFSSON Y, et al：Shoulder joint involvement in patients with newly diagnosed rheumatoid arthritis；prevalence and associations. Scand J Rheumatol 32：25-32, 2003.
1513) OMARI A, BUNKER TD：Open surgical release for frozen shoulder：surgical findings and results of the release. J Shoulder Elbow Surg 10(4)：353-357, 2001.
1514) OMARI A, BUNKER TD：Open surgical release for frozen shoulder：surgical findings and results of the release. JSES 10：353-357, 2001.
1515) 大江健次郎ほか：三角筋下に発生した巨大脂肪腫．肩関節 33：167, 2009.
1516) 大垣晶子ほか：肩関節手術後ヘッドギア装着時の疼痛緩和―上肢支持台の考案―．第6回 肩の運動機能研究会 抄録集：63, 2009.
1517) 大垣治雄：両側肩関節随意性後方脱臼の1手術例．日整会誌 26：420, 1952.
1518) 大原稔盛ほか：肩鎖関節後方脱臼の1例について．久留米医学会雑誌 47：385, 1984.
1519) 大橋義一ほか：肩に発生した非外傷性骨化性筋炎の1例．臨整外 17(9)：917-922, 1982.
1520) 大井雄紀ほか：関節窩骨折を伴った肩関節脱臼に対する N-H 法の経験．肩関節 35：1005-1007, 2011.
1521) 大泉尚美ほか：腱板断裂術後 MRI における修復腱の経時的変化．肩関節 31：261-264, 2007.
1522) 大泉尚美ほか：関節リウマチに対する第3世代全人工肩関節置換術と早期運動療法．肩関節 33：555-558, 2009.
1523) OIZUMI N, et al：Massive rotator cuff tears repaired on top of humeral head by McLaughlin's procedure. JSES 16：321-326, 2007.
1524) 大木田勝子ほか：棘下筋単独麻痺の2例．関東整災誌 5(3)：256-257, 1974.
1525) 大前博路ほか：反復性肩関節前方脱臼での肩甲下筋の菲薄化についての検討―両側 MRI を用いて―．肩関節 29：109, 2005.
1526) 大前博路ほか：外傷性肩関節前方不安定症における関節窩骨欠損と前方軟部組織損傷の定量化とその相関性について．肩関節 30：229-231, 2006.
1527) 大西信樹ほか：肩関節前方要素の障害を伴ういわゆる野球肩について．整形外科 34(11)：1331-1336, 1983.
1528) 大沢敏久ほか：腱板断裂に対する肩腱板修復術のクリティカルパス．整・災外 47：473-480, 2004.
1529) 大須賀友晃ほか：小学生投手の80球全力投球による肩関節可動域の変化―投球前後・翌日での検討．肩関節 32：453-455, 2008.
1530) 大谷道倫ほか：肩鎖関節脱臼手術の成績．肩関節 5：73-76, 1981.
1531) 大谷俊郎ほか：多結晶アルミナセラミックを用いた肩人工骨頭10例の経験．Orthopedics Ceramic Implants 3：117-121, 1983.
1532) 大塚訓喜ほか：上腕骨骨頭壊死を伴った特発性両側性大腿骨骨頭壊死の1例．日整会誌 45：225, 1971.
1533) OSMOND-CLARK H：Habitual dislocation of the shoulder. JBJS 30-B：19, 1948.

1534) OTTE P : Verkalkungs-und Entkalkungs-prozeses im Schulterbereich ; Anmerkungen zu Reischauers Neuraler Theorie. Z Orthop Ihre Grenzgeb 98 : 405-419, 1964.

1535) OUDARD P : La luxation recidivante de l'epaule (variete anterointerne) procede operatoire. J Chir 23 : 13, 1924.

1536) OUTLAND T, SHERK HH : Cleidocranial dysostosis. Clin Orthop 26 : 241-244, 1961.

1537) OWEN CA : The painful shoulder. J Occup Environ Med 11 : 85-90, 1969.

1538) OWEN R : Congenital pseudarthrosis of the clavicle. JBJS 52-B : 644-652, 1970.

1539) OWENS BD, et al : Long-term Follow-up of Acute Arthroscopic Bankart Repair for Initial Anterior Shoulder Dislocations in Young Athletes. Am J Sports Med 37 : 669-673, 2009.

1540) OWENS S, ITAMURA JM : Differential diagnosis of shoulder injuries in sports. Orthop Clin North Am 32 (3) : 393-398, 2001.

1541) OWENS S, ITAMURA JM : Differential diagnosis of shoulder injuries in sports. Orthop Clin North Am 32 : 393-398, 2001.

1542) OXNARD CE : The functional morphology of the primate shoulder as revealed by comparative anatomical, osteometric and discriminant function techniques. Am J Phys Anthropol 26 : 219-240, 1967.

1543) OXNARD CE : The architecture of the shoulder in some mammals. J Morphol 126 : 249-290, 1968.

1544) OXNARD CE : Evolution of the human shoulder. Am J Phys Anthrop 30 : 319-332, 1969.

1545) OXNARD CE : Morphometric affinities of the human shoulder. Am J Phys Anthropol 46 (2) : 367-374, 1977.

1546) 尾崎厚志ほか：腱板大断裂に対し Leeds-Keio 人工靭帯と大腿筋膜による複合組織移植を行った症例の術後 motion MRI. 肩関節 29：563-567, 2005.

1547) 尾崎二郎ほか：肩甲骨骨折について．整形外科 30 (11)：1245-1254, 1979.

1548) 尾崎二郎：いわゆる動揺性肩関節の病態について．日整会誌 54 (9)：906-908, 1980.

1549) 尾崎二郎：Cineradiography と挙上位 X 線像からみた肩関節の動態学的研究．日整会誌 54：1679-1692, 1980.

1550) 尾崎二郎ほか：腱板損傷における肩峰下面の臨床的研究．中部整災誌 24 (5)：1309-1311, 1981.

1551) 尾崎二郎ほか：肩鎖関節脱臼に対する Dewar 法 60 例の検討．肩関節 5：59-61, 1981.

1552) 尾崎二郎ほか：人工生体材料による肩関節（腱板）機能再建術の臨床的研究．日整会誌 57 (10)：1558-1559, 1983.

1553) 尾崎二郎：烏口上腕靭帯と rotator interval の機能と臨床について．臨整外 21 (9)：993-999, 1986.

1554) 尾崎二郎：肩の臨床．メジカルビュー．東京．1986.

1555) OZAKI J, FUJIMOTO S, et al : Tears of the shoulder associated with pathological changes in the acromion. JBJS 70-A (8) : 1224-1230, 1988.

1556) 尾崎二郎ほか：肩甲下筋腱断裂の病態．肩関節 12：211-213, 1988.

1557) OZAKI J : Glenohumeral movements of the involuntary inferior and multidirectional instability. Clin Orthop 238 : 107-111, 1989.

1558) 尾崎二郎：人工腱板による広範腱板断裂の再建．臨整外 24 (1)：55-63, 1989.

1559) 尾崎二郎ほか：陳旧性広範囲断裂に対する人工腱板による再建術の適応と限界．肩関節 19 (2)：417-420, 1995.

1560) 尾崎二郎：肩—The Shoulder. ありす，奈良，1996.

1561) OZSOY MH, et al : Rotator interval dimensions in different shoulder arthroscopy positions : A cadaveric study. JSES 17 : 624-630, 2008.

1562) PAAVOLAINEN P, BJORKENHEIM JM, et al. : Operative treatment of severe proximal humeral fractures. Acta orthop Scand 54 : 374-379, 1983.

1563) PACE AM, et al : Outcome of glenoid neck fractures. JSES 14 : 585-590, 2005.

1564) PACKARD JR AG : Prosthetic replacement of the proximal half of the humerus. Clin Orthop 93 : 250-252, 1973.

1565) PACKER NP, et al : Operative treatment of chronic ruptures of the rotator cuff of the shoulder. JBJS 65-B (2) : 171-175, 1983.

1566) PAGNANI MJ, et al : Painful os acromiale (or unfused acromial apophysis) in athletes. JSES 15 : 432-435, 2006.

1567) PAHLE JA : The shoulder joint in rheumatoid arthritis ; Synovectomy. Reconstr Surg Traumatol 18 : 33-47, 1981.

1568) PAINTER CF : Subdeltoid bursitis. Boston Med Surg J 156 : 345-349, 1907.

1569) PAL GP, et al : Relationship between the tendon of the long head of biceps brachii and the glenoid labrum in humans. Anat Rec 229 : 278-280, 1991.

1570) PALMER I, WIDEN A : The bone block method for recurrent dislocation of the shoulder-joint. JBJS 30-B : 53, 1948.

1571) PAPPAS AM, et al : Symptomatic shoulder instability due to lesions of the glenoid labrum. Am J Sports Med 11 (5) : 279-288, 1983.

1572) PAPPAS AM, et al. : Biomechanics of baseball pitching. Am J Sports Med 13 (4) : 216-222, 1985.

1573) PAPPAS AM, et al. : Rehabilitation of the pitching shoulder. Am J Sports Med 13 : 223-235, 1985.

1574) PAPPAS GP, et al : In vivo anatomy of the Neer and Hawkins sign positions for shoulder impingement. JSES 15 : 40-49, 2006.

1575) PAPPAS M : Upper Extremity Injuries in the Athlete. Churchill Livingstone. New York. 1995.

1576) PARSONAGE MJ, TURNER JWA : Neuralgic amyotrophy. Lancet I : 973-978, 1948.

1577) PARSONS IM, et al : Glenoid Wear after Shoulder Hemiarthroplasty : Quantitative Radiographic Analysis. CORR 421 : 120-125, 2004.

1578) PARSONS JL, et al : DMSO as an adjuvant to physical therapy in the chronic frozen shoulder. Ann New York Acad Sci 141 : 569-571, 1967.

1579) PASILA M : Periarthritis glenohumeralis. Duodecim, Helsinki, Suppl 44, 1965.

1580) PASILA M : Early complications of primary shoulder dislocations. Acta Orthop Scand 49 : 260-263, 1978.

1581) PASTEUR F : Les algies de l'epaule et la physiotherapie. La tenobursite bicipitale. J Radiol Electrol 16 : 419-429, 1932.

1582) PATERSON JMH, et al : The Roper-Day total shoulder replacement. JBJS 71-B (5) : 870, 1989.

1583) PATON DF : Posterior dislocation of the shoulder ; A diagnostic pitfall for physicians. Practitioner 223 : 111-112, 1979.

1584) PATTE D, et al : Epaules douloureuses et instables. Rev Chir Orthop 66 (3) : 157-165, 1980.

1585) PATTE D, et al : Ruptur der Rotatorenmanschette. Ergebn und Perspektiven der Retrostruktur. Orthopade 10 : 206, 1981.

1586) PATTE D : Periarthritis of the shoulder ; The sub-acromiocoracoid space. Rev Chir Orthop 74 : 274-277, 1988.

1587) PATTE D, GOUTLLIER D : Extensive anterior release in the painful shoulder caused by anterior impingement. Rev Chir Orthop 74 : 306-311, 1988.

1588) PAULOS LE, TIBONE JE (eds) : Operative Techniques in Shoulder Surgery. Aspen, Gaitherburg, 1991.

1589) PAULSON MM, et al : Coracoid impingement syndrome, rotator interval reconstruction, and biceps tenodesis in the overhead athlete. Orthop Clin North Am 32 (3) : 485-493, 2001.

1590) PAULSON MM, et al : Coracoid impingement syndrome, rota-

1590) tor interval reconstruction, and biceps tenodesis in the overhead athlete. Orthop Clin North Am 32：485-493, 2001.
1591) PAYR E：Gelenk Sperren und Ankylosen Uber die Schultersteifen verschiedener Ursache und die sogenannte Periarthrities humero-scapularis, Ihre Behandlung. Zentralbl Chir 58：2993-3003, 1931.
1592) PEAN JE：On prosthetic methods intended to repair bone fragments. Clin Orthop 94：4-7, 1973.
1593) PEARL ML：22：Minimally invasive latissimus dorsi transfer for rotator cuff deficiency. JSES 16：e29, 2007.
1594) PEARL ML：Proximal humeral anatomy in shoulder arthroplasty：Implications for prosthetic design and surgical technique. JESE 14：S99-S104, 2005.
1595) PEINDL RD, et al：On the biomechanics of human shoulder complex II；Passive resistive properties beyond the shoulder complex sinus. J Biomech 20(2)：119-134, 1987.
1596) PELET S, et al：Bankart repair for recurrent anterior glenohumeral instability：Results at twenty-nine years' follow-up. JSES 15：203-207, 2006.
1597) PERRON AD, JONES RL：Posterior shoulder dislocation；Avoiding a missed diagnosis. Am J Emerg Med 18(2)：189-191, 2000.
1598) PERRON AD, JONES RL：Posterior shoulder dislocation；Avoiding a missed diagnosis. Am J Emerg Med 18：189-191, 2000.
1599) PERRY J：Normal upper extremity kinesiology. Phys Ther 58：265-269, 1978.
1600) PERTHES G：Uber Operationen bei habitueller Schulterluxation. Dt Z Chir 85：199-227, 1906.
1601) PETERSON CJ, GENTZ CF：Ruptures of the supraspinatus tendon. Clin Orthop 174：143-148, 1983.
1602) PETERSON CJ：Degeneration of the acromioclavicular joint. Acta Orhtop Scand 54：434-438, 1983.
1603) PETERSON CJ, GENTZ CF：The significance of distally pointing acromioclavicular osteophytes in ruptures of the supraspinatus tendon. Acta Orthop Scand 54：490-491, 1983.
1604) PETERSON CJ：Resection of the lateral end of the clavicle：A 3 to 30-year follow-up. Acta Orthop Scand 54：904-907, 1983.
1605) PETERSON CJ, INGA RJ：The subacromial space in normal shoulder radiographs. Acta Orthop Scand 55：57-58, 1984.
1606) PETTRONE FA, NIRSCHL RP：Acromioclavicular dislocation. Am J Sports Med 6(4)：160-164, 1978.
1607) PETTRONE FA (ed)：Athletic Injuries of the Shoulder. McGraw-Hill, New York, 1995.
1608) PFAHLER M, et al：Hemiarthroplasty versus total shoulder prosthesis：Results of cemented glenoid components. JSES 15：154-163, 2006.
1609) PFUHL W：Das subacromiale Nebengelenk. d. Schultergelenks. Morph Jb, 1934.
1610) PFUHL W：In Gegenbauer's Jahrbuch 73：300, 1937.
1611) PHEMISTER DB：The treatment of dislocation of the acromioclavicular joint by the open reduction and threaded-wire fixation. JBJS 24-A：166-168, 1942.
1612) PHILLIPS WC, KATTA PURAM SV：Osteoarthritis；with emphasis on primary osteoarthritis of the shoulder. Del Med J 63：609-613, 1991.
1613) PIEPER HG：Shoulder and elbow injuries in ball sports：etiology is often repetitive strain or erroneous load bearing. Sportverletz Sportschaden 16(4)：142-143, 2002.
1614) PIEPER HG：Shoulder and elbow injuries in ball sports：Etiology is often repetitive strain or erroneous load bearing. Sportverletz Sportschaden 16：142-143, 2002.
1615) PIERRE P-A：Dela dysostose cleido-cranienne herediataire. Theses de Paris, 1896.
1616) PILLAY VK：The coraco-clavicular joint. Singapore Med J 8：207-213, 1967.
1617) PILZ W：Zur Rontgenuntersuchung der habituellen Schulterverrenkung. Arch klin Chir 135：1-22, 1925.
1618) PLANCHER KD, et al：The dimensions of the rotator interval. JSES 14：620-625, 2005.
1619) POIRER P：La Clavicle et ses articulations；Bourses sereuses des ligaments costo-claviculaire. J Anat Physiol 26：81-103, 1890.
1620) POITRAS P, et al：The effect of posterior capsular tightening on peak subacromial contact pressure during simulated active abduction in the scapular plane. JSES 19：406-413, 2010.
1621) POPPEN NK, WALKER PS：Normal and abnormal motion of the shoulder. JBJS 58-A：195-201, 1976.
1622) POPPEN NK, WALKER PS：Forces at the glenohumeral joint in abduction. Clin Orthop 135：165-170, 1978.
1623) POSCH E, et al：Clinical and radiographic findings in patients operated on for shoulder dislocations. Acta Orthop Scand 59：617, 1988.
1624) POST M (ed)：The Shoulder. Lea & Febiger. Philadelphia. 1978.
1625) POST M, et al：Total shoulder replacement with a constrained prosthesis. JBJS 62-A：327-335, 1980.
1626) POST M, COHEN J：Impingement syndrome；A review of late stage II and early stage III lesions. Clin Orthop 207：126-132, 1986.
1627) POST M：Physical Examination of the Musculoskeletal System. Year Book Medical Publishers, Chicago, 1987.
1628) POST M, MAYER J：Suprascapular nerve entrapment diagnosis and treatment. Clin Ortop 223：126-136, 1987.
1629) POST M (ed)：The Shoulder, 2nd ed. Lea & Febiger, Philadelphia, 1988.
1630) POST M：Complications of rotator cuff surgery. Clin Orthop 254：97-104, 1990.
1631) POST M, et al (ed)：Surgery of the Shoulder. Mosby Year Book, St Louis, 1990.
1632) POST M, GRINBLAT E：Congenital anteroinferior instability treated by Bankart repair. Clin Orthop 291：97-102, 1993.
1633) POST M：The Shoulder；Operative Technique. Williams & Wilkins, Baltimore, 1998.
1634) POUGET G：Recurrent posterior dislocation of the shoulder treated by glenoid osteotomy. JBJS 66-B(1)：140, 1984.
1635) POULIART N, GAGEY O：Simulated humeral avulsion of the glenohumeral ligaments：A new instability model. JSES 15：728-735, 2006.
1636) POWERS JA, BACH PJ：Acromioclavicular separation, Closed or open treatment? Clin Orthop 104：213-223, 1974.
1637) PRATO H, et al：The Leclercq test in diagnosis of tear in the rotator cuff. Clin Organi Mov 76(1)：73-76, 1991.
1638) PRESTON BJ, JACKSON JP：Investigation of shoulder disability by arthrography. Clin Radiol 28：259-266, 1977.
1639) PRITCHETT JW：Ossification of the coracoclavicular ligaments in ankylosing spondylitis. JBJS 65-A(7)：1017-1018, 1983.
1640) PRITSCH M, et al：Recurrent dislocation of the shoulder and the Putti Platt operation. Arch Orthop Trauma Surg 101：133-135, 1983.
1641) PRODROMOS CC, et al：Histological studies of the glenoid labrum from fetal life to old age. JBJS 72-A(9)：1344-1348, 1990.
1642) PROTASS JJ, et al：Coracoid process fracture diagnosis in acromioclavicular separation. Radiology 116：61-64, 1975.
1643) PROZMAN RR：Anterior instability of the shoulder. JBJS 62-A(6)：909-918, 1980.
1644) PUTNAM JJ：The treatment of a form of the shoulder. Boston Med Surg J 107：536-539, 1982.

1645) Putti V : Arthrodesis for tuberculosis of the knee and of the shoulder. Chir Organi Mov 18 : 217, 1933.
1646) Quigley TB, Freedman PA : Recurrent dislocation of the shoulder ; A preliminary report of personal experience with seven bankart and ninety-two Putti-Platt operations in ninety-nine cases over twenty-five years. Am J Surg 128 : 595-599, 1974.
1647) Quinlan WR, et al : Congenital pseudarthrosis of the clavicle. Acta orthop Scand 51 : 489-492, 1980.
1648) Quiring DP : The functional anatomy of the shoulder girdle. Arch Phys Med Rehabili 27 : 90-96, 1946.
1649) Radas CB, Pieper HG : The coracoid impingement of the subscapularis tendon : A cadaver study. JSES 13 : 154-159, 2004.
1650) Radnay CS, et al : Total shoulder replacement compared with humeral head replacement for the treatment of primary glenohumeral osteoarthritis : A systematic review. JSES 16 : 396-402, 2007.
1651) Raebrox AV, et al : The association of subacromial dimples with recurrent posterior dislocation of the shoulder. JSES 15 : 591-593, 2006.
1652) Rafii M, et al : Variations of normal glenoid labrum. AJR Am J Roentgenol 152 (1) : 201-202, 1989.
1653) Rahme H, et al : The subacromial bursa and the impingement syndrome ; A clinical and histological study of 30 cases. Acta Orthop Scand 64 : 485-488, 1993.
1654) Rahme H, et al : Long-term clinical and radiologic results after Eden-Hybbinette operation for anterior instability of the shoulder. JSES 12 : 15-193, 2003.
1655) Ranawat CS, et al : Total shoulder replacement arthroplasty. Orthop Clin North Am 11 (2) : 367-373, 1980.
1656) Randelli M, Gambrioli PL : Glenohumeral osteometry by computed tomography in normal and unstable shoulders. Clin Orthop 208 : 151-156, 1986.
1657) Rankin JO : Rupture of the long head of the biceps brachii. JBJS 15-A : 1003-1006, 1933.
1658) Rao JP, et al : Treatment of recurrent anterior dislocation of the shoulder by du Toit staple capsulorrhaphy. Clin Orthop 204 : 169-176, 1986.
1659) Rask MR : Suprascapular nerve entrapment ; A report of two cases treated with suprascapular notch resection. Clin Orthop 123 : 73-75, 1977.
1660) Rask MR : Suprascapular axonotmesis and rheumatoid disease. Clin Orthop 134 : 266-267, 1978.
1661) Raunio P : Arthrodesis of the shoulder joint in rheumatoid arthritis. Reconstr Surg Traumatol 18 : 48-54, 1981.
1662) Ray LJ : Bilateral coracoclavicular articulations in the Australian Aboriginal. JBJS 41-B : 180-184, 1959.
1663) Redler MR, et al : Quadrilateral space syndrome in a throwing athlete. Am J Sports Med 14 (6) : 511-513, 1986.
1664) Reeder T : Electromyographic study of the latissimus dorsi muscle. J Am Phys Ther Assoc 43 : 165-172, 1963.
1665) Reeves B : Arthrographic changes in frozen and post-traumatic stiff shoulders. Proc R Soc Med 59 : 827-830, 1966.
1666) Reeves B, et al : A total shoulder endo-prosthesis. Engineering in Medicine 1 (3) : 64-67, 1972.
1667) Rehn J, Decker S : Ergebnisse der Rotationsosteotomie bei habitueller Schulterluxation. Aktuel Probl Chir Orthop 20 : 85-90, 1981.
1668) Reich RS, Rosenberg NJ : Aseptic necrosis of bone in Caucasians with chronic hemolytic anemia due to combined sickling and thalassemia traits. JBJS 35-A : 894-904, 1953.
1669) Reichel VF, Anders P : Unsere Erfahrungen mit der Operation nach Saegesser bei der rezidivierenden Schulterluxation. Beitr Orthop U Traumatol 26 (9) : 510-513, 1979.
1670) Reid D : The shoulder girdle ; Its function as a unit in abduction. Physiotherapy 55 : 57-59, 1969.
1671) Reynolds SB, et al : Debridement of Small Partial-thickness Rotator Cuff Tears in Elite Overhead Throwers. CORR 466 : 614-621, 2008.
1672) Rhee YG, Cho NS : Anterior shoulder instability with humeral avulsion of the glenohumeral ligament lesion. JSES 16 : 188-192, 2007
1673) Rhee YG, Ha JH : Knot-induced glenoid erosion after arthroscopic fixation for unstable superior labrum anterior-posterior lesion : Case report. JSES 15 : 391-393, 2006.
1674) Rice RS, et al : Augmented Glenoid Component for Bone Deficiency in Shoulder Arthroplasty. CORR 466 : 579-583, 2008.
1675) Richards DJ : Glenoid osteotomy for the painful arc syndrome. Pro Repo Coun Associ 51-B : 179, 1969.
1676) Richards RR, et al : Bilateral nontraumatic anterior acromioclavicular joint dislocation. Clin Orthop 209 : 255-258, 1986.
1677) Richards RR, McKee MD : Treatment of painful scapulothoracic crepitus by resection of the superomedial angle of the scapula. Clin Orthop 247 : 111-116, 1989.
1678) Riedel R : Die Versteifung des Schultergelenks durch Hangelassen des Armes. Much med Wschr 63 : 1397, 1916.
1679) Riggins RS : Shoulder fusion without external fixation. JBJS 58-A : 1007-1008, 1976.
1680) Rill BK, et al : Predictors of Outcome After Nonoperative and Operative Treatment of Adhesive Capsulitis. Am J Sports Med 39 : 567-574, 2011.
1681) Rios CG, et al : Anatomy of the Clavicle and Coracoid Process for Reconstruction of the Coracoclavicular Ligaments. Am J Sports Med 35 : 811-817, 2007.
1682) Rispoli DM, et al : Projection of the Glenoid Center Point Within the Glenoid Vault. CORR 466 : 573-578, 2008.
1683) Robert SNJ, et al : The geometry of the humeral head and the design of prosthesis. JBJS 73-B : 647-650, 1991.
1684) Rockwood CA Jr., Green DP : Fractures. J B Lippincott, Philadelphia, 1975.
1685) Rockwood CA Jr. : Acromioclavicular dislocation. Fractures. 1 : 721-756, JB Lippincott, Philadelphia, 1975.
1686) Rockwood CA Jr. : Subluxation of the shoulder ; The classification, diagnosis, and treatment. Orthop Trans 4 : 306, 1979.
1687) Rockwood CA Jr., et al. : Subluxation for the Glenohumeral Joint ; Response to Rehabilitative Exercise in Traumatic vs Atraumatic Instability. Presented at the American Shoulder and Elbow Surgeons 2nd Open Meeting, New Orleans, 1986.
1688) Rockwood CA Jr., Odor JM : Spontaneous atraumatic anterior subluxation of the sternoclavicular joint. JBJS 71-A (9) : 1280-1288, 1989.
1689) Rockwood CA Jr., Matsen FA III (eds) : The Shoulder. WB Saunders Co, Philadelphia, 1990.
1690) Rockwood CA Jr. : The shoulder ; Facts, confusions and myths. Int Orthop 15 : 401-405, 1991.
1691) Rockwood CA Jr., Lyons FR : Shoulder impingement syndrome ; Diagnosis, radiographic evaluation, and treatment with a modified Neer acromioplasty. JBJS 75-A (3) : 409-424, 1993.
1692) Rockwood CA Jr., Matsen FA III (eds) : The Shoulder, 2nd ed. WB Saunders Co, Philadelphia, 1998.
1693) Rodeo SA : Biologic augmentation of rotator cuff tendon repair. JSES 16 : S191-S197, 2007.
1694) Rodichkin VA, Pozhidaev VF : Biomechanical criteria for construction of endoprosthesis of the shoulder joint. Orthop Traumatol Protez 5 : 19-23, 1981
1695) Rojvanit V : Arthroscopy of the Shoulder Joint—A Cadaver and Clinical Study—Part 1 ; Cadaver Study. 日整会誌 58 (10) : 1035-1046, 1984.

1696) Rojvanit V : Arthroscopy of the Shoulder Joint—A Cadaver and Clinical Study—Part 2 ; Clinical Study. 日整会誌 58(10) : 1047-1057, 1984.
1697) Rokous JR, et al : Modified axillary roentgenogram. A useful adjunct in the diagnosis of recurrent instability of the shoulder. Clin Orthop 82 : 84-86, 1972.
1698) Roos DB : Transaxillary approach for first rib resection to relieve thoracic outlet syndrome. Ann Surg 163 : 354, 1966.
1699) Roper BA, Levack B : The surgical treatment of acromioclavicular dislocations. JBJS 64-B(5) : 597-599, 1982.
1700) Roper BA, et al : The Roper-Day total shoulder replacement. JBJS 72-B(4) : 694-697, 1990.
1701) Rosenorn M, Pedersen EB : A comparison between conservative and operative treatment of acute acromioclavicular dislocation. Acta Orthop Scand 45(1) : 50-59, 1974.
1702) Ross AC, et al : Endoprosthetic replacement of the proximal humerus. JBJS 69-B(4) : 656-661, 1987.
1703) Rossi F, et al : Painful gleno-humeral joint instability in athletes. Radiol Med Torino 81(6) : 813-817, 1991.
1704) Rothman RH, Parke W : The vascular anatomy of the rotator cuff. Clin Orthop 41 : 176, 1965.
1705) Rothman RH : Anatomic considerations in the glenohumeral joint. Orthop Clin North Am 6(2) : 341-352, 1975.
1706) Rowe CR : Prognosis in dislocation of the shoulder. JBJS 38-A : 957-977, 1956.
1707) Rowe CR, Sakellarides HT : Factors related to recurrences of anterior dislocations of the shoulder. Clin Orthop 20 : 40-48, 1961.
1708) Rowe CR : Acute and recurrent dislocation of the shoulder. JBJS 44-A : 998, 1962.
1709) Rowe CR, et al : Voluntary dislocation of the shoulder. JBJS 55-A : 445-459, 1973.
1710) Rowe CR : Instabilities of the glenohumeral joint. Bull Hosp Jt Dis 39(2) : 180-186, 1978.
1711) Rowe CR, Patel D : The Bankart procedure. JBJS 60-A : 1-16, 1978.
1712) Rowe CR, Zarins B : Recurrent transient subluxation of the shoulder. JBJS 63-A(6) : 863-872, 1981.
1713) Rowe CR, Zarins B : Chronic unreduced dislocations of the shoulder. JBJS 64-A(4) : 494-505, 1982.
1714) Rowe CR : Arthrodesis of the shoulder used in treating painful conditions. Clin Orthop 173 : 92-96, 1983.
1715) Rowe CR : Recurrent transient anterior subluxation of the shoulder ; The dead arm syndrome. Clin Orthop 223 : 11-19, 1987.
1716) Rowe CR (ed) : The Shoulder. Churchill Livingstone, New York, 1988.
1717) Rozing PM : Vervngingsartroplastiek van de schouder. Ned T Geneesk 124(39) : 1640-1642, 1980.
1718) Rugtveit A, et al : Recurrent posterior shoulder dislocation treated by transposition of the pectoralis minor tendon to the lesser tubercle of the humeral head. Acta Orthop Scand 59 (Suppl 227) : 73, 1988.
1719) Rush LV : Atlas of Rush Pin Techniques. Beviron Co, Meridian, MI, 1959.
1720) Russo R, Togo F : The subcoracoid impingement syndrome. Ital J Orthop Traumatol 17 : 351-358, 1991.
1721) Ruter A, Burri C : Zusatzliche Massnahmen bei der subkapitalen Rotation-sosteotomie zur Behandlung habitueller Schulterluxationen. Aktuel Probl Chir Orthop 20 : 81-84, 1981.
1722) Rybka V, et al : Arthrodesis of the shoulder in rheumatoid arthritis. JBJS 61-B : 155-158, 1979.
1723) Ryckewaert A, et al : Studies of the painful shoulder (scapulohumeral periarthritis) ; VA systematic medical therapy study. Rev Rhumatol 30 : 1-14, 1963.
1724) Saegesser M : Spez chir Therapie. Huber-Verlag, Bern, Stuttgart, Wien, 1976.
1725) Saha AK, et al : Studies on electromyographic changes of muscles acting on the shoulder joint complex. Calcutta Med J 53 : 409-413, 1956.
1726) Saha AK, et al : Anatomical and mechanical observations on the glenohumeral joint. Calcutta Med J 54 : 48-53, 1957.
1727) Saha AK : Zero position of the glenohumeral joint ; Its recognition and clinical importance. Ann R Coll Surg Engl 22 : 223-236, 1958.
1728) Saha AK : Theory of Shoulder Mechanism. Charles C Thomas, Springfield, Illinois, 1961.
1729) Saha AK : Surgery of the paralysed and flail shoulder. Acta Orthop Scand Suppl 97, 1967.
1730) Saha AK : Dynamic stability of the glenohumeral joint. Acta Orthop Scand 42 : 491-505, 1971.
1731) Saha AK : Mechanics of elevation of glenohumeral joint ; Its application in rehabilitation of flail shoulder in upper brachial plexus injuries and poliomyelitis and in replacement of the upper humerus by prosthesis. Acta Orthop Scand 44 : 668-678, 1973.
1732) Saha AK : Mechanism of shoulder movements and a plea for the recognition of Zero Position of glenohumeral joint. Clin Orthop 173 : 3-10, 1983.
1733) Saha AK, et al : Latissimus dorsi transfer for recurrent dislocation of the shoulder. Acta Orthop Scand 57 : 539-541, 1986.
1734) 佐原亮ほか：上肢挙上・下垂位における肩甲骨運動の分析. 第6回 肩の運動機能研究会 抄録集：29, 2009.
1735) Saint-Pierre L : Pseudarthrose Congenitale de la Clavicule droite. Annales d'anatomie pathologique et d'anatomie normale medico-chirurgicale 7 : 625, 1930.
1736) 斎藤宏ほか：脳性麻痺の肩関節前方後方脱臼. 日整会誌 46：301-302, 1972.
1737) 齊藤英知ほか：反復性肩関節脱臼肩における上腕骨頭の骨欠損部位とその特長について. 肩関節 29：82, 2005.
1738) Sajadi KR, et al : Revision shoulder arthroplasty ; An analysis of indications and outcomes. JSES 19 : 308-313, 2010.
1739) 坂巻豊教ほか：肩鎖関節脱臼における Neviaser 法について. 中部整災誌 17(3)：700-702, 1974.
1740) 崎原宏ほか：肩関節にみられた色素性絨毛結節性滑膜炎の1例. 整形外科 35(4)：460-464, 1984.
1741) 佐久間俊行ほか：化膿性肩鎖関節炎の1例. 整形外科 62：995-997, 2011.
1742) 桜田允也ほか：肩鎖関節脱臼に対する Dewar 手術の経験. 日整会誌 44：648, 1970.
1743) 桜井悟良ほか：Little league shoulder の検討. 中部整災誌 32(4)：1813-1815, 1989.
1744) Samilson RL, et al : Arthrography of the shoulder joint. Clin Orthop 20 : 21-32, 1961.
1745) Samilson RL, Binder WF : Symptomatic full thickness tears of the rotator cuff ; An analysis of 292 shoulders in 276 patients. Orthop Clin North Am 6(2) : 449-466, 1975.
1746) Samilson RL, Prieto V : Dislocation arthropathy of the shoulder. JBJS 65-A : 456-460, 1983.
1747) 佐野博高ほか：棘上筋腱不全断裂における応力分布：2次元有限要素モデルを用いた解析. 肩関節 29：221, 2005.
1748) 佐野実ほか：鎖骨骨髄炎の3例. 中部整災誌 18(6)：1231, 1975.
1749) 佐野精司：成人三角筋拘縮症の病態と治療. 臨整外 18(6)：584-590, 1983.
1750) 三省堂編集所：広辞林. 三省堂. 東京. 1973.
1751) Santavirta S, et al : Inflammation of the subacromial bursa on chronic shoulder pain. Arch Orthop Trauma Surg 111 : 336-340, 1992.
1752) Sartori E, et al : The long-term results of the Putti-Platt

intervention. Arch Putti Chir Organi Mov 38(2): 259-265, 1990.
1753) SARTORIS DJ (ed): Principles of Shoulder Imaging. McGraw-Hill, New York, 1995.
1754) 佐々木誠人ほか: 電子聴診器を用いた肩関節疾患関節音の検討. 肩関節 34: 97, 2010.
1755) 佐志隆士ほか: 肩3D-MR関節造影の治療経験. 肩関節 29: 147, 2005.
1756) 佐志隆士: 肩関節—腱板—. 整・災外 54: 575-581, 2011.
1757) 佐志隆士ほか(編): 肩関節のMRI. メジカルビュー社. 東京. 2011.
1758) 佐志隆士: 肩関節のMRI読影ポイントのすべて(第二版). メジカルビュー. 2010
1759) 佐藤克巳ほか: 上腕骨近位端骨折に対する髄内釘固定の成績. 肩関節 31: 531-534, 2007.
1760) 佐藤克己ほか: 全人工肩関節置換術の術後成績. 臨整外 38: 1145-1150, 2003.
1761) 澤田研司ほか: 習慣性肩関節脱臼におけるBristow手術変法の経験. 北海道整災誌 22(1-2): 146-148, 1977.
1762) SBARBARO JL: The rheumatoid shoulder. Orthop Clin North Am 6(2): 593-596, 1975.
1763) SCAGLIETTI O, CALANDRIELLO B: Ueber die habituelle Schulterverrenkung. Wiederherstellungschirurgie und Traumatologie 4: 6-31, 1957.
1764) SCALISE JJ, IANNOTTI JP: Bone Grafting Severe Glenoid Defects in Revision Shoulder Arthroplasty. CORR 466: 139-145, 2008.
1765) SCHADE H: Untersuchungen in der Erkaltungsfrage Ⅲ. Ueber den Rheumatismus, insbesondere den Muskelrheumatismus (Myogelose). Muench med Wschr 68: 95, 1921.
1766) SCHAER H: Die Duplay'sche Krankheit. Med Klin 1: 413, 1939.
1767) SCHAI P, et al: Aspects and results of operative treatment in displaced three-part fractures of the proximal humerus. J Shoulder Elbow Surg 2(1-2): S11, 1993.
1768) SCHECK M: Surgical treatment of non-unions of the surgical neck of the humerus. Clin Orthop 167: 255-259, 1982.
1769) SCHEIBEL M, et al: How Long Should Acute Anterior Dislocations of the Shoulder Be Immobilized in External Rotation?. Am J Sports Med 37: 1309-1316, 2009.
1770) SCHEVING LE, PAULY JE: An electromyographic study of some muscles acting on the upper extremity of man. Anat Rec 135: 239-245, 1959.
1771) SCHICKENDANTZ MS, et al: Latissimus Dorsi and Teres Major Tears in Professional Baseball Pitchers: A Case Series. Am J Sports Med 37: 2016-2020, 2009.
1772) SCHINZ HR, et al: Lehrbuch der Rontgendiagnostik (translated into English by James TC, MD, et al). Grune & Stratton, New York, 1952-1954.
1773) SCHLYVITCH B: Uber den Articulus Coracoclavicularis. Anat Anz 85: 89-93, 1937.
1774) SCHMELZEISEN H: Evaluating histologic findings of the rotator cuff of the shoulder. Akutul Traumatol 20: 148-151, 1990.
1775) SCHNEEBERGER AG, et al: Rotator cuff tears treated with a modified deltoid flap repair technique. JSES 21: 310-318, 2012.
1776) SCHRAGER VL: Tenosynovitis of the long head of the biceps humeri. Surg Gynecol Obstet 66: 785-790, 1938.
1777) SCHRODER DT, et al: The Modified Bristow Procedure for Anterior Shoulder Instability: 26-Year Outcomes in Naval Academy Midshipmen. Am J Sports Med 34: 778-786, 2006.
1778) SCHULTZE EOP: Die habituellen Schulterluxationen; Klinischer und experimenteller Beitrag. Arch Klin Chir 104: 138-173, 1914.
1779) SCHUMANN K, et al: Sports Activity After Anatomical Total Shoulder Arthroplasty. Am J Sports Med 38: 2097-2105, 2010.
1780) SCOTT DJ: Treatment of recurrent posterior dislocations of the shoulder by glenoplasty. JBJS 49-A: 471-476, 1967.
1781) SEEGER LL (ed): Diagnostic Imaging of the Shoulder. Williams & Wilkins, Baltimore, 1992.
1782) 瀬川昌耆: 痃癖特殊肩痛 Scapulalgia specifica. 中外医誌 381, 1896.
1783) 瀬川昌耆: 痃ぺき—特殊肩痛. Scapulalgia specifica. 中外医事新報 229-250, 1896.
1784) 関展寿ほか: 三次元有限要素法を用いた棘上筋腱における力学的環境の検討. 肩関節 30: 75, 2006.
1785) 関英正ほか: 外傷性肩関節前方脱臼—脱臼時の関節造影について. 肩関節 2: 49-53, 1978.
1786) 関宏ほか: 柔道選手にみられた外傷性鎖骨遠位端骨溶解症の1例. 肩関節 20(2): 393-396, 1996.
1787) 関巌ほか: 肩関節人工骨頭の経験. 整形外科 4: 201, 1953.
1788) 関展寿ほか: 日常生活動作に要する肩可動域について. 肩関節 29: 159, 2005.
1789) SELECKY MT, et al: Glenohumeral joint translation after arthroscopic thermal capsuloplasty of the posterior capsule. JSES 12: 242-246, 2003.
1790) SELECKY MT, et al: Glenohumeral joint translation after arthroscopic thermal capsuloplasty of the rotator interval. JSES 12: 139-143, 2003.
1791) SELTZER SE, et al: Arthrosonography; Gray-scale ultrasound evaluation of the shoulder. Radiology 132: 467-468, 1979.
1792) 仙石裕美ほか: 肩腱板断裂(肩甲帯骨傷との関係). 整災外科 23(10): 1153-1160, 1980.
1793) 仙石裕美ほか: 特発性動揺性肩関節症について. 整災外科 26(3): 425-429, 1983.
1794) SEVERT R, et al: The influence of conformity and constraint on translational forces and frictional torque in total shoulder arthroplasty. Clin Orthop 292: 151-158, 1993.
1795) SHANLEY DJ, MULLIGAN ME: Osteochondrosis dissecans of the glenoid. Skeletal Radiol 19(6): 419-421, 1990.
1796) SHAPIRO J, ZUCKERMAN JD: Glenohumeral arthroplasty; indications and preoperative considerations. Instr Course Lect 51: 3-10, 2002.
1797) SHAPIRO J, ZUCKERMAN JD: Glenohumeral arthroplasty; indications and preoperative considerations. Instr Course Lect 51: 3-10, 2002.
1798) SHELDON PJH: A retrospective survey of 102 cases of shoulder pain. Rheum Phys Med 11: 422-427, 1972.
1799) SHEVLIN MG, et al: Electromyographic study of the function of some muscles crossing the glenohumeral joint. Arch Phys Med Rehabil 50: 264-270, 1969.
1800) 柴田陽三ほか: 肩関節における関節内圧的研究. 医学研究 57(4): 177-201, 1987.
1801) 柴田陽三ほか: スポーツ選手の肩甲骨骨棘障害. 肩関節 20(2): 457-462, 1996.
1802) SHIBUYA S, OGAWA K: Isolated avulsion fracture of the lesser tuberosity of the humerus. Clin Orthop 211: 215-218, 1986.
1803) 嶋田智明: 肩のROM測定の問題点に関する一考察. 理・作療法 14: 571-580, 1980.
1804) 島村宗夫ほか: 肩関節脱臼の問題点. 運動の神経機能とその障害 167, 1975.
1805) 清水和也ほか: テフロンテープによる肩鎖関節脱臼の手術療法. 中部整災誌 25(4): 1383-1386, 1982.
1806) 下崎真吾ほか: 肩関節に発生した急速破壊型関節症の1例. 臨整外 45: 737-741, 2010.
1807) 白川静: 字統. 平凡社. 東京. 1994.
1808) 白川静: 字統. 平凡社. 東京. 1994.
1809) SHOJI H, et al: Bone block transfer of coracoacromial ligament in acromioclavicular Injury. Clin Orthop 208: 272-

1810) Shuman WP, et al : Double-contrast computed tomography of the glenoid labrum. AJR Am J Roentgenol 141 : 581-584, 1983.
1811) Siegel A, et al : The non-blocked shoulder endo-prosthesis. Joint replacement in the upper limb (I Mech E Conference Publication), 27-32, 1977.
1812) Sievers R : Dtsch Zf Chir 129 : 583-653, 1914.
1813) Sigholm G, et al : Pressure recording in the subacromial bursa. Acta Orthop Scand 57 : 258, 1986.
1814) Simmonds FA : Shoulder pain ; With particular reference to the frozen shoulder. JBJS 31-B : 426-432, 1949.
1815) Simonian C : Fundamentals of sports biomechanics. Prentice-Hall, New Jersey, 1981.
1816) Singleton MC : Functional anatomy of the shoulder ; A review. J Am Phys Ther Assoc 46 : 1043-1051, 1966.
1817) Sisk TD, Boyd HB : Management of recurrent anterior dislocation of the shoulder. Clin Orthop 103 : 150-156, 1974.
1818) Skedros JG, Pitts TC : Temporal Variations in a Modified Neer Impingement Test Can Confound Clinical Interpretation. CORR 460 : 130-136, 2007.
1819) Skinner HA : Anatomical considerations relative to rupture of the supraspinatus tendon. JBJS 19-A : 137-151, 1937.
1820) Sledge CB : Ersatz-arthroplastik der schulter. Orthopade 9 (2) : 177-184, 1980.
1821) Smith DM : Coracoid fracture associated with acromioclavicular dislocation. Clin Orthop 108 : 165-167, 1975.
1822) Smith F : Fracture-separation of the proximal humeral epiphysis. Am J Surg 87 : 211, 1954.
1823) Smith JG : Pathological appearances of seven cases of injury of the shoulder joint with remarks. Am J Med Sci 16 : 219-224, 1835.
1824) Smith RG, et al : Shoulder hemiarthroplasty for steroid-associated osteonecrosis. JSES 17 : 685-688, 2008.
1825) Smith-Petersen MN, et al : Useful surgical procedures for rheumatoid arthritis involving joints of the upper extremity. Arch Surg 46 : 764, 1943.
1826) Smyth EHJ : Major arterial injury in closed fracture of the neck of the humerus. Report of a Case. JBJS 51-B : 508-510, 1969.
1827) Snedecor ST : Rupture of tendons of the biceps brachii. Clin Orthop 11 : 56, 1958.
1828) Snyder SJ, et al : SLAP lesions of the shoulder. Arthroscopy 6 : 274-279, 1990.
1829) Snyder SJ : Shoulder Arthroscopy. McGraw-Hill, New York, 1994.
1830) Sohier R : Kinesiotherapy of the shoulder. John Wright & Sons, Bristol, 1967.
1831) Soholoff NA : Die Erkrankungen Gelenke bei Gliomatose des Ruchenmark (Syringomyelia). Dtsch Z Chir 34 : 505-548, 1892.
1832) Solarino GB, et al : Il Metodo di Delitala Nella Terapia Chirurgica Della Lussazione Abituale Della Spalla. Chir Organi Mov 64 (3) : 331-335, 1978.
1833) Solem BE, et al : The influence of scapular retraction and protraction on the width of the subacromial space. Clin Orthop 296 : 99-103, 1993.
1834) Sonnabend DH, Faithfull DK : Computerised arthrotomography at the glenohumeral joint. JBJS 69-B (1) : 163, 1987.
1835) Sonnery-Cottet B, et al : Results of Arthroscopic Treatment of Posterosuperior Glenoid Impingement in Tennis Players. Am J Sports Med 30 : 227-232, 2002.
1836) Soslowsly LJ, et al : Sphericity of glenohumeral joint articulation surfaces. Trans Orthop Res Soc 14 : 288, 1989.
1837) Soto-Hall R, Haldeman KO : Muscles and tendon injuries in the shoulder region. Calif Western Med 41 (5) : 318-321, 1934.
1838) Sperling JW, Cofield RH : Humeral windows in revision shoulder arthroplasty. JSES 14 : 258-263, 2005.
1839) Sperling JW, et al : Total shoulder arthroplasty versus hemiarthroplasty for rheumatoid arthritis of the shoulder ; Results of 303 consecutive cases. JSES 16 : 683-690, 2007.
1840) Spilane JD : Neuralgic amiotrophy. Lancet 2 : 532, 1943.
1841) Spoor AB, Makefijt WJ : Long-term results and arthropathy following the modified Bristow-Latarjet procedure. Int Orthop 29 : 265-267, 2005.
1842) Sprengel : Die angeborene Verschiebung des Schulterblattes nach Oben. Arch Klin Chir 42 : 545, 1891.
1843) Stamm TT, Grabbe WA : Paraglenoid osteotomy of the scapula. Clin Orthop 88 : 39-45, 1972.
1844) Stanley D, et al : The Mechanism of clavicular fracture. JBJS 70-B (3) : 461-464, 1988.
1845) Stanley MK, Edger LR : Necrosis of the humeral head associated with sickle cell anemia and its genetic variants. Clin Orthop 80 : 105-117, 1971.
1846) Steida A : Zur Pathologie der Schultergelenkschleimbeutel. Arch Klin Chir 85 : 910-924, 1908.
1847) Steinbrocker O : The shoulder-hand syndrome ; associated painful homolateral disability of the shoulder and hand with swelling and atrophy of the hand. Am J Med 3 : 402-407, 1947.
1848) Steinbrocker O, Argyros TG : Frozen shoulder ; Treatment by local injections of depot corticosteroids. Arch Phys Med Rehabil 55 : 209-213, 1974.
1849) Steindler A : Kinesiology. Charles C Tohmas, Springfield, 1955.
1850) Steinhausen : Beitrage zur Lehre von dem Mechanismus der Bewegungen des Schultergurtels. Arch Anat Phys, Phys Abt Suppl, 1899.
1851) Stenlund B : Shoulder tendinitis and OA of ACJ and their relation to sports. Br J Sports Med 27 : 125-130, 1993.
1852) Stern PJ, et al : Functional reconstruction of an extremity by free tissue transfer of the latissimus dorsi. JBJS 65-A (6) : 729-737, 1983.
1853) Stilli S : Spontaneous anterior and posterior subluxation of the shoulder. Ital J Orthop Trauma 21 : 293-294, 1981.
1854) Stimson LA : Easy method of reducing dislocations of the shoulder and hip. Med Rec 57 : 356-357, 1900.
1855) Stimson LA : A Practical Treatise on Fractures and Dislocations, 7th ed. Lea & Febiger, Philadelphia, 1912.
1856) Strizak AM, et al : Subacromial bursography. JBJS 64-A (2) : 196-201, 1982.
1857) Strohm BR, Colachis SC : Shoulder joint dysfunction following injury to the suprascapular nerve. J Am Phys Ther Assoc 45 : 106-111, 1965.
1858) Stubbins SG, McGraw WH : Suspension cast for acromioclavicular separations and clavicular fractures. JAMA 169 : 672-675, 1959.
1859) 末永直樹：全人工肩関節置換術と人工骨頭置換術の術後成績の比較．臨整外 38：1159-1163, 2003.
1860) 菅正隆ほか：鎖骨近位端に特異な骨硬化像をみた1例．神奈川医学会雑誌 3 (2)：114-115, 1976.
1861) 菅原正信, 岸陽一：稀有なる肩甲骨上縁骨折の2例．日整会雑 30：675, 1956.
1862) 菅原黎明ほか：Electromyographic studies on shoulder movements. リハ医学 11 (4)：269-270, 1974.
1863) Sugalski MT, et al : An anatomic study of the humeral insertion of the inferior glenohumeral capsule. JESE 14 : 91-95, 2005.
1864) 菅本一臣ほか：肩人工関節術後の動態解析（解析システムの開発）．肩関節 29：157, 2005.
1865) 菅本一臣ほか：連投の影響より見た投球障害肩の成因の考察．肩関節 28：199, 2004.

1866) 菅谷啓之ほか：腱板修復術の適応と限界—残存腱板の筋萎縮からみた検討—. 肩関節 31：136, 2007.
1867) 菅谷啓之ほか：肩関節のスポーツ障害とメディカルチェックのポイント. 整・災外 53：1575-1582, 2010.
1868) 菅谷啓之ほか：腱板修復術における関節鏡の有用性. 肩関節 23：203-207, 1999.
1869) Sugaya H, et al：Functional and structural outcome after arthroscopic full-thickness rotator cuff repair：single-row versus dual-row fixation. Arthroscopy 21：1307-1316, 2005.
1870) Sugaya H, et al：Repair integrity and functional outcome after arthroscopic double-row rotator cuff repair. A prospective outcome study. JBJS 89-A：953-960, 2007.
1871) 菅谷啓之ほか：一次修復不能な腱板広範囲断裂に対するテフロンフェルトを用いた鏡視下パッチ法の中長期成績. 肩関節 34：459-462, 2010.
1872) 杉基嗣ほか：成人鎖骨骨折の治療—鎖骨バンド療法を中心に. 整形外科 34(4)：447-452, 1983.
1873) 杉原隆之ほか：診断に難渋する肩関節疾患—画像診断のpitfall. 整・災外 49：1163-1169, 2006.
1874) 杉森一仁ほか：関節リウマチ患者の肩関節における生物的製剤の影響. 肩関節 35：174, 2011.
1875) 杉本勝正ほか：Subacromial impingementの解剖学的検討—肩峰前下縁部の3次元的位置関係を中心に. 日整会誌 63(7)：S1092, 1989.
1876) 杉本勝正ほか：Bennett病変の超音波像. 肩関節 30：211-214, 2006.
1877) 杉本勝正ほか：Bennett骨棘の成因について—関節窩後下方mp解剖学的研究—. 肩関節 29：243-246, 2005.
1878) 杉本良洋ほか：習慣性肩関節前方脱臼に対するBoytchev法. 別冊整形外科 9：97-99, 1986.
1879) 杉村功ほか：Dewar法による肩鎖関節脱臼の治療経験. 中部整災誌 23(1)：228-231, 1980.
1880) 住吉修逸ほか：乳幼児肩甲骨骨髄炎の2例. 中部整災害誌 26(59)：665-666, 1966.
1881) 角倉義文ほか：Case of bilateral primary posterior dislocation of the shoulder（両肩関節外傷性後方脱臼の一症例）. 日整会誌 53(6)：61-67, 1979.
1882) Surace A, et al：Il trattamento chirurgico della lussazione abituale di spalla secondo la tecnica di Bankard Delitala modificata pietrogrande. Chir Organi Mov 65(5)：549-554, 1979.
1883) Surin Y, et al：Rotational osteotomy of the humerus for posterior instability of the shoulder. JBJS 72-A：181-186, 1990.
1884) 佐々木淳也ほか：成長期の野球選手の上腕骨頭後捻角の計測. 肩関節 28：148, 2004.
1885) 鈴木博之ほか：神経病性肩関節症の3例. 整形外科 32(8)：947-951, 1981.
1886) 鈴木一秀ほか：Thermal capsular shrinkageと施行した投球障害肩の手術治療成績. 肩関節 29：647-649, 2005.
1887) 鈴木加奈子ほか：体幹伸展運動が上肢前方挙上動作に及ぼす影響について. 第4回肩の運動機能研究会 抄録集：54, 2007.
1888) 鈴木一秀ほか：投球障害肩におけるinternal impingementの診断と治療成績. 整形外科 54：1243-1246, 2003.
1889) 鈴木一秀：スポーツ選手の腱板断裂に対するリハビリテーションと手術法. 整・災外 48：151-159, 2005.
1890) 鈴木良平ほか：動揺性肩関節に対する大胸筋移行術. 日整会誌 52(9)：1245-1247, 1978.
1891) 鈴木良平ほか：動揺性肩関節と大胸筋移行術. 臨整外 16(12)：1172-1183, 1981.
1892) Svend-Hansen H：Total skulderalloplastik a.m. zippel. Ugeskr Laeger 141(41)：2818-2820, 1979.
1893) Svirsky FS, et al：Neonatal osteomyelitis caused by Candida tropicalis. JBJS 61-A：455-459, 1979.
1894) Swanson AB, et al：Bipolar implant shoulder arthroplasty. Clin Orthop 248：227-247, 1989.
1895) Symeoneides PP：The significance of the subscapularis muscle in the pathogenesis of recurrent anterior dislocation. JBJS 54-B：476-483, 1972.
1896) Symeoneides PP：Reconsideration of the Putti-Platt procedure and its mode of action in recurrent traumatic anterior dislocation of the shoulder. Clin Orthop 246：8-15, 1989.
1897) Szabo I, et al：Radiographic comparison of flat-back and convex-back glenoid components in total shoulder arthroplasty. JSES 14：636-642, 2005.
1898) Szabo I, et al：Radiographic Comparison of Two Glenoid Preparation Techniques in Total Shoulder Arthroplasty. CORR 431：104-110, 2005.
1899) Szyszkowitz R, et al：Proximal humeral fractures. Management techniques and expected results. Clin Orthop 292：13-25, 1993.
1900) 田畑四郎ほか：肩腱板不全断裂の病態と治療. 整・災外 26(9)：1199-1206, 1983.
1901) 田畑四郎ほか：手術所見による肩腱板損傷の病態と術後成績. 日整会誌 58(11)：S126-S128, 1984.
1902) 田畑四郎ほか：肩腱板断裂の経時的造影所見と術中所見の対比. 日整会誌 61(8)：S707, 1987.
1903) 田畑四郎：広範囲腱板断裂のFascia Patchによる再建. 臨整外 24(1)：47-53, 1989.
1904) 田畑四郎ほか：腱板不全断裂とrotator interval損傷の手術方法と術後成績. 日整会誌 63(2)：S150, 1989.
1905) Tachdjian MO：Paediatric Orthopaedics. WB Saunders, Philadelphia, 1972, pp II：1955.
1906) 立花孝ほか：外傷による肩の痛みと理学療法. 理学療法 5(6)：437-445, 1988.
1907) 立花孝ほか：関節の運動学と運動療法 5；肩関節. PTジャーナル 24(11)：761-767, 1990.
1908) 立花孝：術後の理学療法. Journal of Joint Surgery 10(4)：425-431, 1991.
1909) 立花孝ほか：投球動作の分析—体幹の捻れと投球腕の鞭打ち様運動. 臨床スポーツ医学 9(2)：219-224, 1992.
1910) 立花孝：肩関節の拘縮に対する関節可動域訓練. PTジャーナル 26(10)：695-701, 1992.
1911) 立花孝：肩関節可動域制限に対する解剖頸軸回旋を用いたアプローチ. 第3回肩の運動機能研究会 抄録集：22, 2006.
1912) 立花孝：運動療法, 物理療法, その他の保存療法. 整・災外 47：237-242, 2004.
1913) 立花孝：肩関節疾患の理学療法. PTジャーナル 40：1202-1203, 2006.
1914) 立原久義ほか：健常者における肩挙上に伴う肩甲骨の運動. 肩関節 35：83, 2011.
1915) 立花孝：理学療法関連用語—正しい意味がわかりますか？インピンジメント. PTジャーナル 42：683, 2008.
1916) 多田秀穂ほか：骨棘を有する肩峰の解剖学的研究. 日整会誌 62(7)：S812, 1988.
1917) 多田浩一ほか：老人における肩関節周辺の問題. 中部整災誌 17(3)：678-680, 1974.
1918) Taga I, et al：Epiphyseal separation of the coracoid process associated with acromioclavicular sprain. Clin Orthop 207：138-141, 1986.
1919) 田島宝ほか：外傷性肩鎖関節脱臼の手術的療法（第2報）. 中部整災誌 17(3)：703-704, 1974.
1920) 高木公三郎：四肢筋の機能の筋電図的研究. 三重医学 4：999-1018, 1960.
1921) 高木公三郎：筋電図解釈の一考察；上肢伸屈動作の筋電図から. 体育の科学 16：473-478, 1966.
1922) 高木公三郎ほか：上肢のhorizontal adductionの筋電図的研究. 体育学研究 15：117, 1971.
1923) 髙木陽平ほか：上腕骨小結節単独骨折の1例. 中部整災誌 52：1151-1152, 2009.
1924) 高岸憲二ほか：肩鎖関節脱臼に対する鎖骨骨切り術. 日整会誌 57：1082-1083, 1983.

1925) 高岸憲二ほか：肩鎖関節脱臼に対する私の手術―西尾式鎖骨骨切り術．整・災外　27(3)：331-334, 1984.
1926) 高岸憲二：五十肩．整形外科　38(8)：1267-1272, 1987.
1927) TAKAGISHI K, SHINOHARA N：Prosthetic replacement due to giant-cell tumor in the proximal humerus. Clin Orthop 247：106-110, 1989.
1928) 高岸憲二ほか：肩疾患に対するMRI．関節外科　9(1)：81-84, 1990.
1929) 高岸直人ほか：Rupture of the Rotator cuff．日整会誌　37：216, 1963.
1930) 高岸直人ほか：Supraspinatus syndrome．整形外科　17：253-262, 1966.
1931) 高岸直人：Conservative treatment of the ruptures of the rotator cuff（肩腱板断裂の保存的療法）．日整会誌　52(6)：29-35, 1978.
1932) 高岸直人：The new operation for the massive rotator cuff rupture（広範囲肩腱板断裂に対する新しい手術療法）．日整会誌　52(6)：23-28, 1978.
1933) 高岸直人：Rotator Cuff の断裂―研究の歴史．整形外科 Mook No3：1-14, 1978.
1934) 高岸直人ほか：肩関節機能の評価と臨床的意義．整・災外　22(13)：1413-1417, 1979.
1935) 高岸直人：五十肩の病態と治療．関節外科　1(3)：287-294, 1982.
1936) 高岸直人（ed）：The Shoulder．Professional Postgraduate Services, Tokyo, 1987.
1937) 高浜照ほか：肩の動き―屈曲について．総合リハ　16(11)：885-889, 1988.
1938) 高橋輝一ほか：肩腱板広範囲断裂に対する広背筋，大円筋移行術の経験．肩関節　17：35-40, 1993.
1939) 高原啓子ほか：肩関節術後ゼロポジション肢位の保持について看護の工夫．第6回 肩の運動機能研究会 抄録集：63, 2009.
1940) 高原政利ほか：副神経損傷の治療成績．肩関節　34：49, 2010.
1941) 高橋成夫ほか：先天性肩甲骨高位症における治療の検討．整形外科　35(4)：423-429, 1984.
1942) 高桑巧ほか：肩こり患者の僧帽筋組織循環．臨整外　42：403-408, 2007.
1943) 高瀬勝己ほか：肩鎖関節（亜）脱臼におけるMRIによる烏口鎖骨靭帯損傷の検討．肩関節　33：285-288, 2009.
1944) 高瀬勝己ほか：保存治療例より検討した上腕骨近位端骨折における観血的治療選択の是非．肩関節　30：247-251, 2006.
1945) 高田裕光ほか：肩鎖関節脱臼に対するBosworth法の工夫―中空式screwを使用して．整形外科　43：1801-1806, 1992.
1946) 高田裕康ほか：肩の手術および猿の肩の解剖からみた烏口肩峰靭帯の意義について．肩関節　13：165-171, 1989.
1947) 高田正三ほか：スポーツによる肩関節亜脱臼障害についての検討．中部整災誌　29(4)：1822-1824, 1986.
1948) 高槻先歩ほか：小学生の野球による肩関節障害．関東整災誌　8(6)：522-523, 1977.
1949) 高沢晴夫ほか：棘下筋萎縮の2症例．日整会誌　40：362-363, 1966.
1950) 高沢晴夫：肩関節およびその周辺のスポーツ外傷．災害医学　16(5)：397, 1973.
1951) 高沢晴夫：スポーツとrotator cuff の断裂．整形外科 MOOK No3：53-63, 1978.
1952) 高澤祐治ほか：コンタクトスポーツにおける肩鎖関節完全脱臼―保存療法からの競技復帰．整・災外　48：945-950, 2005.
1953) 高澤祐治ほか：肩鎖関節脱臼の治療―保存療法と観血的治療の比較―．整・災外　49：443-450, 2006.
1954) 武智秀夫ほか：上腕骨人工骨頭の経験．岡山医学会雑誌　86：173, 1974.
1955) 武田芳嗣：野球選手の上腕骨後捻角増大はいつ生じるか．肩関節　28：325-328, 2004.
1956) 武田躬行：肩鎖関節脱臼修復のためのBosworth screw について．整形外科　25：1484-1485, 1974.
1957) 竹田宜弘ほか：習慣性肩関節後方脱臼（右）の2例．日整会誌　42：923, 1968.
1958) 武田修一ほか：習慣性肩関節脱臼に対するBristow 変法とBoytchev法の治療成績．日整会誌　56(10)：1505-1506, 1982.
1959) 竹村達弥ほか：RA肩関節の手術．整・災外　47：751-758, 2004.
1960) 竹下満：種目（投げる，打つ，泳ぐなどの動作）からみた肩のスポーツ障害．臨床スポーツ医学　7：10, 1990.
1961) 武富由雄：肩関節周囲炎の処方と治療の調査．理・作療法　9：321-325, 1975.
1962) 武富由雄：五十肩の理学療法．整・災外　30：33-39, 1987.
1963) 竹内公彦ほか：人工肩関節置換術の術後成績―ADLの改善を中心として．臨整外　38：1165-1169, 2003.
1964) 滝川昊ほか：動揺性肩関節の疫学的研究．中部整災誌　15：544-546, 1972.
1965) 滝川昊ほか：動揺性肩関節について．日整会誌　49(9)：699-701, 1975.
1966) 滝川昊ほか：動揺性肩関節と肩関節脱臼―その病態と治療．災害医学　19(1)：39-44, 1976.
1967) 滝川一美：肩胛帯のレ線学的研究．日整会誌　15：851-904, 1940.
1968) 瀧内敏朗ほか：外傷性肩関節前方不安定症に対する鏡視下Bankart法の手術成績―腱板疎部縫縮による補強を加えて．肩関節　29：90, 2005.
1969) 瀧澤勉ほか：肩峰下面の骨棘形成を伴った腱板断裂例の検討．中部整災誌　31(3)：1079-1081, 1988.
1970) 瀧澤勉ほか：MRIによる腱板断裂部の大きさの評価―T2強調画像と高速T2強調画像の比較．肩関節　23(2)：175-177, 1999.
1971) 田久保興徳ほか：肩甲下筋腱単独断裂の臨床的検討．肩関節　19(2)：300-304, 1995.
1972) TALJANOVIC MS, et al：Humeral Avulsion of the Inferior Glenohumeral Ligament in College Female Volleyball Players Caused by Repetitive Microtrauma. Am J Sports Med 39：1067-1076, 2011.
1973) 玉井和哉ほか：All-in-One Nailによる上腕骨近位端骨折の治療．整・災外　50：283-287, 2007.
1974) 田村清ほか：分娩麻痺の肩関節機能障害．整・災外　25(13)：1885-1892, 1982.
1975) 田村耕一郎ほか：メディカルチェックからみた肩甲胸郭関節・上肢・体幹機能の関連．第5回 肩の運動機能研究会 抄録集：50, 2008.
1976) 田村正吾：肩甲下筋腱単独損傷の2治験例．肩関節　15：67-70, 1991.
1977) 田中千晶ほか：鎖骨遠位端骨折に合併した肩甲骨上縁の剥離骨折の1例．中部整災誌　26：1507-1508, 1983.
1978) 田中洋ほか：最大外旋位に注目した投球動作の運動学的・動力学的解析．第4回 肩の運動機能研究会 抄録集：55, 2007.
1979) 田中洋：3次元動作分析と捉えた投球動作の肩への負担．第5回 肩の運動機能研究会 抄録集：28, 2008.
1980) 田中洋ほか：投球動作における肩甲骨6自由度運動推定．第5回 肩の運動機能研究会 抄録集：55, 2008.
1981) 田中洋ほか：整形外科領域におけるモーションキャプチャ技術の臨床応用．映像情報 Medical　42：728-733, 2010.
1982) 田中洋：肩の動きと機能に対するバイオメカニクスからのアプローチ．Sportsmedicine　129：13-30, 2011.
1983) 田中偉生ほか：習慣性肩関節脱臼の2症例について．中部整災誌　2：1144-1145, 1959.
1984) 田中直史ほか：肩回旋に伴う肩甲骨の動きについての検討．肩関節　20(1)：91-96, 1996.
1985) 田中繁ほか：上肢動作の3次元分析．バイオメカニズム　98-105, 1978.

1986) 田中攸一良ほか：肩関節固定術の術後調査. 肩関節 3：90-93, 1979.
1987) 田中祥貴ほか：若年者の肩関節前方脱臼・亜脱臼症例に対する外旋位固定法の予後と前方関節包付着部との関連性. 肩関節 35：317-319, 2011.
1988) 田中祥貴ほか：若年者初回外傷性肩関節前方脱臼症例に対する外旋位固定の経験—MRIまたは関節鏡所見の検討. 臨整外 43：1073-1077, 2008.
1989) 丹下和晃ほか：ビーチチェアポジションが脳酸素化に及ぼす影響. 肩関節 33：51, 2009.
1990) 谷祐輔ほか：肩関節内旋位での外転運動を制限する因子について. 第6回肩の運動機能研究会抄録集：31, 2009.
1991) Tanner MW, Cofield RH：Prosthetic arthroplasty for fractures and fracture-dislocations of the proximal humerus. Clin Orthop 179：116-128, 1983.
1992) Tarsy JM：Bicipital syndromes and their treatment. NY State J Med 46：996, 1946.
1993) 田崎篤ほか：関節鏡視下腱板修復術後に異物反応による広範囲骨溶解を大結節に生じた1例. 整形外科 62：349-353, 2011.
1994) Tavernier：The recurrent luxation of the shoulder. JBJS 12：458-461, 1930.
1995) Taylor GJ, et al：An investigation of acute primary dislocations of the shoulder by computerised arthrotomography. JBJS 71-B (2)：336, 1989.
1996) 田副司郎：肩甲骨の傾きに関する研究. 日整会誌 57 (8)：767-778, 1983.
1997) Tegner Y, Fredriksson AS：Long-term results after the Putti-Platt operation for recurrent anterior shoulder dislocation. Acta Orthop Scand 59 (Suppl 227)：74, 1988.
1998) 鄭国柱ほか：RAに於けるglenohumeral jointのレ線変化の自然経過. 中部整災誌 28：247-249, 1985.
1999) Tengan CH, et al：Isolated and painless infraspinatus atrophy in top-level volleyball players；Report of two cases and review of the literature. Arq Neuropsiquiatr 51：125-129, 1993.
2000) 寺師宏之ほか：肩不安定症に対するglenoid osteotomyの追跡調査. 肩関節 20 (2)：371-374, 1996.
2001) 寺谷威ほか：肩甲骨関節窩骨折の治療成績. 肩関節 30：261-264, 2006.
2002) Terrier A, et al：Influence of glenohumeral conformity on glenoid stresses after total shoulder arthroplasty. JSES 15：515-520, 2006.
2003) Terrier A, et al：Total shoulder arthroplasty：Downward inclination of the glenoid component to balance supraspinatus deficiency. JSES 18：360-365, 2009.
2004) Terry S (ed)：Campbell's operative orthopaedics 9th ed. Mosby Year Book, St. Louis, 1998.
2005) 照屋均ほか：投球肩における棘下筋付着部損傷と機能的前後不安定性. 肩関節 21 (3)：419-422, 1997.
2006) Thelen E, Rehn J：Acromioclavicularsprengungen-Ergebnisse nach operativer und konservativer versorgung in 162 fallen. Unfallheikunde 79 (10)：417-422, 1976.
2007) Thomas D, et al：The frozen shoulder；A review of manipulative treatment. Rheumatology and Rehabilitation 19 (3)：173-179, 1980.
2008) Thomas SC, Matsen FA III：An approach to the repair of avulsion of the glenohumeral ligaments in the management of traumatic anterior glenohumeral instabiliyt. JBJS 71-A (4)：506-513, 1989.
2009) Thomas SJ, et al：A bilateral comparison of posterior capsule thickness and its correlation with glenohumeral range of motion and scapular upward rotation in collegiate baseball players. JSES 20：708-716, 2011.
2010) Thomas SJ, et al：Internal Rotation Deficits Affect Scapular Positioning in Baseball Players. CORR 468：1551-1557, 2010.

2011) Thomas SR, et al：Outcome of Copeland surface replacement shoulder arthroplasty. JSES 14：485-491, 2005.
2012) Thomas SR, et al：Geometrical analysis of Copeland surface replacement shoulder arthroplasty in relation to normal anatomy. JSES 14：186-192, 2005.
2013) Thompson JE：Anatomical method of approach in operations on the long bones of the extremities. Ann Surg 68：309, 1918.
2014) Thompson JR RC, et al：Entrapment neuropathy of the inferior branch of the suprascapular nerve by ganglia. Clin Orthop 166：185-187, 1982.
2015) Throckmorton T, Kuhn JE：Fractures of the medial end of the clavicle. JSES 16：49-54, 2007.
2016) Thur C, et al：Post-traumatic impingement syndrome caused by a displaced tuberculum majus fragment. Z Unfallchir Versicherungsmed 85：189-201, 1992.
2017) Tibone JE, et al：Staple capsulorrhaphy for recurrent posterior shoulder dislocation. Am J Sports Med 9 (3)：135-139, 1981.
2018) Tibone JE, et al：Shoulder impingement syndrome in athletes treated by an anterior acromioplasty. Clin Orthop 198：134-140, 1985.
2019) Tibone JE, et al：Surgical treatment of tears of the rotator cuff in athletes. JBJS 68-A (6)：887-891, 1986.
2020) Tibone JE, Bradley JP：The treatment of posterior subluxation in athletes. Clin Orthop 291：124-137, 1993.
2021) Tietjen B：Occult glenohumeral interposition of a torn rotator cuff. JBJS 64-A (3)：458-459, 1982.
2022) Tischer T, et al：Incidence of Associated Injuries With Acute Acromioclavicular Joint Dislocations Types III Through V. Am J Sports Med 37：136-139. 2009.
2023) Todd TW：The descent of the shoulder after birth. Anatomischer Anzeiger Centralblatt fur die gesamte wissenschaftlichje. Anatomie 14：41, 1912.
2024) 東村隆ほか：右肩石灰沈着性腱板炎により腕神経叢麻痺をきたした1例. 整形外科 61：227-230, 2010.
2025) 時吉聡介ほか：肩甲下筋の上腕骨付着部形態に関する解剖学的検討. 肩関節 31：197-200, 2007.
2026) 德永正夫ほか：投球骨折の8例. 東北整災外科紀要 21 (2)：172, 1978.
2027) 戸松泰介ほか：鎖骨の運動機能とその障害. 整形外科 21：787-794, 1970.
2028) 戸祭喜八ほか：巨大なる左上腕骨骨腫瘍に対して行なった合成樹脂人工骨置換術の経験. 中部整災誌 10：633-634, 1967.
2029) 戸祭喜八ほか：頚肩腕症候群の背景としての肉体的要素について. 整形外科 20：972-975, 1969.
2030) 冨田恭治ほか：揺肩を伴った投球障害に対するglenoid osteotomyの検討. 中部整災誌 29 (4)：1841-1842, 1986.
2031) 冨田恭治：一時修復困難な腱板断裂に対する手術法. 整・災外 48：145-150, 2005.
2032) 富田満夫ほか：肩腕障害患者にみられる動揺性肩関節について. 整・災外 24 (2)：285-287, 1981.
2033) 鞆田幸徳ほか：バレーボール選手にみた利腕側棘下筋萎縮症例について. 災害医学 7：624-632, 1964.
2034) 鞆田幸徳ほか：野球による棘上，棘下筋麻痺. 臨整外 7：79-83, 1972.
2035) 朝長匡ほか：反復性肩関節前方脱臼に対するBristow変法. 肩関節 20 (2)：307-312, 1996.
2036) Toolanen G, et al：The alvik glenoplasty for the unstable shoulder；Modification of Eden-Hybbinette operation in 66 cases. Acta Orthop Scand 61：111-115, 1990.
2037) Torg JS, et al：A modified Bristow-Helfet-May procedure for recurrent dislocation and subluxation of the shoulder. JBJS 69-A (6)：904-913, 1987.
2038) 鳥居良夫 (編)：日本整骨術全集. 梓川書房，東京，1981.
2039) 鳥巣岳彦ほか：烏口肩峰靭帯症候群について. 整形外科

23：213-216, 1972.
2040) 鳥巣岳彦ほか：慢性関節リウマチの肩関節レ線所見について．リウマチ　15(3)：231-243, 1975.
2041) 鳥巣岳彦ほか：完全肩峰切除術について．整形外科　26(3)：189-194, 1975.
2042) 鳥巣岳彦ほか：安静立位における肩甲骨面の傾きと上腕骨捻転角について．日整会誌　54(9)：949-950, 1980.
2043) 鳥巣岳彦ほか：化膿性肩関節炎の診断上の問題点．臨整外　19(6)：626-633, 1984.
2044) Tossy JD, et al：Acromioclavicular separations；Useful and practical classification for treatment. Clin Orthop　28：111-119, 1963.
2045) Townley CO：The capsular mechanism in recurrent dislocation of the shoulder. JBJS　32-A：370, 1950.
2046) 豊川成和ほか：上腕切断患者に発症した反復性肩関節脱臼の一症例．肩関節　35：175, 2011.
2047) 豊島弘道ほか：肩関節に発生した Osteochondromatosis の2例．関東整災誌　7(1)：28-32, 1976.
2048) Trappey Ⅳ GJ, et al：What Are the Instability and Infection Rates After Reverse Shoulder Arthroplasty?. CORR　469：2505-2511, 2011.
2049) Treasy SH, et al：Rotator interval closure；An arthroscopic technique. Arthroscopy　13：103-106, 1997.
2050) Trenerry K, et al：Prevention of Shoulder Stiffness after Rotator Cuff Repair. CORR　430：94-99, 2005.
2051) Trillat A, et al：Luxation recidivante de l'epaule et lesions du bourrelet glenoidien. Rev Chir Orthop Reparatrice Appar Mot　51：525-544, 1965.
2052) Tronzo RC：Reduction of dislocated shoulder using methocarbamol. J Am Med Assoc　184：110-112, 1963.
2053) 坪内俊二ほか：肩鎖関節後方脱臼の2例．整形外科　42：327-331, 1991.
2054) 土屋弘吉：習慣性肩関節脱臼に対する Bristow 手術とその変法．災害医学　16(5)：352-358, 1973.
2055) 土屋弘吉ほか：肩関節を語る．整形外科　20：402-420, 1978.
2056) 土谷允男ほか：肩鎖関節脱臼に対する Dewar 法の治療経験．北海道整災誌　19(1-2)：174-175, 1974.
2057) 辻公一郎：肩鎖関節脱臼の診断並びに治療について．整形外科　9：100-107, 1958.
2058) 辻正二ほか：投球障害における肩関節可動域について．中部整災誌　38(5)：1347-1348, 1995.
2059) 辻正二ほか：投球障害肩における水平面での動態解析．肩関節　19(2)：346-349, 1995.
2060) 塚越広ほか：Neuralgic amyotrophy (Parsonage-Turner 症候群) の3例．臨床神経　6：743, 1966.
2061) 塚西茂昭ほか：一流スポーツ選手の肩関節痛．整・災外　22(4)：439, 1979.
2062) 鶴海寛治ほか：剖検による肩関節老人性変化の観察．日整会誌　40：665-666, 1966.
2063) 鶴海寛治ほか：五十肩に対する局注療法の適応と限界．中部整災誌　9：717-719, 1966.
2064) 鶴田崇ほか：うちわを扇ぐ動作が肩関節へ及ぼす影響について．第3回肩の運動機能研究会抄録集：32, 2006.
2065) 筒井廣明ほか：肩腱板断裂の選択的動脈造影法．整・災外　26(6)：737-740, 1983.
2066) 筒井廣明ほか：関節鏡の肩関節疾患への応用．日整会誌　57(10)：1627-1628, 1983.
2067) 筒井廣明：肩関節の動脈分布の解剖学的検討ならびに選択的動脈造影術の臨床への応用．日整会誌　60：401-414, 1986.
2068) 筒井廣明ほか：肩関節の関節鏡視 (第1報)．肩関節　5：3-6, 1981.
2069) 筒井廣明ほか：肩関節の関節鏡視 (第2報)．肩関節　6：99-101, 1981.
2070) 津山直一ほか：外傷性腕神経叢麻痺に対する機能再建手術．臨整外　3：675-687, 1968.
2071) 津山直一ほか：上肢外転麻痺に対する我々の腱移行機能再建術．東北整災紀要　14：281, 1971.
2072) 津山直一：肩関節機能再建術．災害医学　16(5)：366-371, 1973.
2073) Tullos HS, King JW：Lesions of the pitching arm in adolescents. JAMA　220(2)：264-271, 1972.
2074) Tullos HS, et al：Throwing mechanism in sports. Orthop Clin North Am　4：709-720, 1973.
2075) Tumer ST, et al：Three-dimensional kinematic modelling of the human shoulder complex-Part Ⅱ；Mathematical modelling and solution via optimization. J Biomech Eng　111(2)：113-121, 1989.
2076) Turek SL：Orthopaedica. J B Lippincott, Philadelphia, 1959.
2077) Turkel SJ, et al：Stabilizing mechanisms preventing anterior dislocation of the glenohumeral joint. JBJS　63-A：1208-1217, 1981.
2078) Turner JWA, Parsonage MJ：Neuralgic amyotrophy (paralytic brachial neuritis). Lancet　3：209-212, 1957.
2079) Tyler JB, et al：Correction of posterior shoulder tightness is associated with symptom resolution in patients with internal impingement. Am J Sports Med　38：114-119, 2010.
2080) Tyler TF, et al：Correction of Posterior Shoulder Tightness Is Associated With Symptom Resolution in Patients With Internal Impingement. Am J Sports Med　38：114-119, 2010.
2081) Tyler TF, et al：Reliability and validity of a new method of measuring posterior shoulder tightness. J Orthop Sports Phys Ther：262-269, 1999.
2082) Tyler TF, et al：Quantification of posterior capsule tightness and motion loss in patients with shoulder impingement. Am J Sports Med　28：668-673, 2000.
2083) 上羽康夫ほか：Multiple muscle transfer (Saha 法) による肩関節挙上運動再建について．中部整災誌　18(1)：278-288, 1975.
2084) 上田万年, 栄田猛猪ほか (編)：大字典. 講談社. 東京. 1965.
2085) 上田万年ほか：大辞典. 講談社. 東京. 1986.
2086) 上田泰之ほか：若年健常者を対象とした肩甲骨位置測定方法．PT ジャーナル　44：119-1123, 2010.
2087) Uematsu A：Arthrodesis of the shoulder—Posterior approach. Clin Orthop　139：169-173, 1979.
2088) 上村正吉ほか：五十肩における肩関節造影像について．日整会誌　39：541-542, 1965.
2089) 上村正吉：Fascial patch 使用の経験．整形外科 MOOK　No3：185-188, 1978.
2090) 上尾豊二ほか：いわゆる五十肩に対する Ballooning 法の術前後の関節造影所見及関節内圧との関連について．中部整災誌　21(6)：1324-1326, 1978.
2091) 上尾豊二ほか：肩関節造影及び内圧測定よりみた五十肩の病態．日整会誌　53(9)：1283-1284, 1979.
2092) Uhtoff HK, et al：L'emploi des fils metalliques amovibles dans la reparation de la luxation recidivante de L'epaule. L'union Med Can　104(5)：751-754, 1975.
2093) Uhtoff HK, et al：Calcifying tendinitis；A new concept of its pathogenesis. Clin Orthop　118：164-168, 1976.
2094) Uhtoff HK, Sarkar K：Calcifying tendinitis；Its pathogenetic mechanism and a rational for its treatment. International Orthop (SICOT) 2：187, 1978.
2095) Uhtoff HK, et al：Proposal for a new classification of rotator cuff tendinopathies. Univers Pennsylvania Orhtop J　1：32-37, 1985.
2096) Uhtoff HK, et al：The role of the coracoacromial ligament in the impingement syndrome. International Orthop　12：97-104, 1988.
2097) Uhtoff HK, et al：Classification and definition of tendinopathie. Clin Sports Med　10：707-720, 1991.
2098) 梅原忠雄ほか：肩鎖関節脱臼の手術的治療 (Dewar 法)．OS NOW　1：46-55, 1991.
2099) 梅棹忠夫ほか：日本語大辞典, 第二版. 講談社. 東京. 1995.

2100) 浦川正人ほか：健常人上腕骨骨頭の形態について．肩関節 15：18-21, 1991.
2101) 浦川正人ほか：健常人肩甲骨臼蓋の形態について．肩関節 16：204-207, 1992.
2102) 浦野良明ほか：肩峰切除術の術式とその成績．日整会誌 52(9)：1244-1245, 1978.
2103) 浦野良明ほか：リウマチ肩に対する肩関節造影所見．リウマチ外科 6：17-21, 1978.
2104) 浦田節雄ほか：肩腱板断裂における肩峰下面の骨棘について．肩関節 13：188-193, 1989.
2105) 浦田節雄ほか：反復性前方脱臼，亜脱臼に対する Rotator interval 縫縮術の経験．肩関節 15：137-140, 1991.
2106) Urist MR：Complete dislocations of the acromioclavicular joint. JBJS 28-A：813-837, 1946.
2107) Van de Sande MAJ, Rozing PM：Proximal Migration Can Be Measured Accurately on Standardized Anteroposterior Shoulder Radiographs. CORR 433：260-265, 2006.
2108) Van de Sande MAJ, et al：Subacromial Space Measurement：A Reliable Method Indicating Fatty Infiltration in Patients with Rheumatoid Arthritis. CORR 451：73-79, 2006.
2109) Van Der Ghinst M, Houssa P：Prostheses acryliques et fractures de l'extremite superieure des membres. Acta Chir Belg 42：31-40, 1951.
2110) Vargas L：Repair of complete acromial clavicular dislocation utilizing the short head of the biceps. JBJS 24：772, 1942.
2111) Varriale PL, Adler ML：Occult fracture of the glenoid without dislocation. JBJS 65-A(5)：688-689, 1983.
2112) Vastamaki M, Jalovaara P(eds)：Surgery of the Shoulder. Elsevier, Amsterdam, 1995.
2113) Ven Able CS：Shoulder prosthesis. Am J Surg 83：271, 1952.
2114) Verborgt O, et al：Accuracy of placement of the glenoid component in? reversed shoulder arthroplasty with and without navigation. JSES 20：21-26, 2011.
2115) Vidal J, et al：The Bankart procedure；Its reliability among sportsman. JBJS 66-B(1)：140, 1984.
2116) von Eisenhart-Rothe R, et al：Pathomechanics in Atraumatic Shoulder Instability：Scapular Positioning Correlates with Humeral Head Centering. CORR 433：82-89, 2005.
2117) Von Neergaard K：Die Tendoperiostitis rheumatica. Z Rheumaforsch 1：461, 1988.
2118) Vosschulte K：Untersuchungen uber die bewegungsmechanik des Schultergelenkes und ihre Bedeutung fur die Pathologic der Periarthritis humero scapularis. Arch f Klin Chir 203：43, 1942.
2119) 和田尋二：肩鎖関節脱臼(Tossy Grade Ⅲ)の病態と治療．日整会誌 60：295-306, 1986.
2120) 若林育子ほか：水平断における腱板断裂の応力分布．断裂の拡大について．肩関節 28：99, 2004.
2121) Wakabayashi I, et al：Does reaching the back reflect the actual internal rotation of the shoulder?. JSES 15：306-310, 2006.
2122) 脇谷滋之ほか：慢性関節リウマチ肩関節破壊の CT 所見．肩関節 19(1)：54-57, 1995.
2123) Walch G, et al：Postero-superior glenoid impingement；Another shoulder impingement. Rev Chir Orthop Reparetrice Appar Mot 77：571-574, 1991.
2124) Walch G, et al：Impingement of the deep surface of the supraspinatus tendon on the posterosuperior glenoid rim：An arthroscopic study. JSES 1：238-245, 1992
2125) Walch G, et al：Tears of the supraspinatus tendon associated with hidden lesions of the rotator interval. JSES 3：353-360, 1994.
2126) Walch G, et al：Impingement of the deep surface of the supraspinatus tendon on the posterosuperior glenoid rim：An arthroscopic study. JSES 1：238-245, 1992.
2127) Waldburger M, et al：The frozen shoulder prospective study of 50 cases of adhesive capsulitis. Clin Rheumatol 11：346-348, 1992.
2128) Walker M, et al：How Reverse Shoulder Arthroplasty Works. CORR 469：2440-2451, 2011.
2129) Walker PS, Poppen NK：Biomechanics of the Shoulder Joint During Abduction in the Plane of the Scapula. Bull Hosp Joint Dis 38(2)：107-111, 1977.
2130) Walker SW, et al：Isokinetic strength of the shoulder after repair of a torn rotator cuff. JBJS 69-A(7)：1041-1044, 1987.
2131) Wall JJ：Congenital pseudarthrosis of the clavicle. JBJS 52-A：1003, 1970.
2132) Wallace WA：Detection and correction of geometrical dislocation in X-ray fluoroscopic Images. J Biomech 14(2)：123-125, 1981.
2133) Wallace WA：Assessment of the rotator cuff before shoulder arthroplasty. JBJS 71-B(2)：336, 1989.
2134) Wallace WA：The Nottingham dacron hood reinforcement for unconstrained shoulder replacement. Surgery of the Shoulder (eds：Post M, Morrey BF, Hawkins RJ). 277-281, Mosby Year Book, St Louis, 1990.
2135) Wang VM, Flatow EL：Pathomechanics of acquired shoulder instability：A basic science perspective. JSES 14：S2-S11, 2005.
2136) Warner JJ, et al：Patterns of flexibility Laxity, and strength in normal shoulders and shoulders with instability and impingement. Am J Sports Med 18：366-375, 1990.
2137) Warner JJP, et al：Static capsuloligamentous restrains to superior—inferior translation of the glenohumeral joint. Am J Sports Med 20：675-685, 1992.
2138) 渡辺元ほか：Putti-Platt 法を行った習慣性肩関節前方脱臼 52 例の成績．東北整災紀要 20(1)：38-40, 1977.
2139) 渡辺久照ほか：鎖骨遠位端にみた post-traumatic osteolysis の 1 例．整形外科 41(6)：939-942, 1990.
2140) 渡辺幹彦ほか：コンピュータ動作分析(APAS)を用いた投球動作Ⅱ．Sportsmedicine Quarterly Winter 2：39-44, 1990.
2141) 渡辺幹彦ほか：投球障害肩の関節内病変と病態について．肩関節 20(2)：441-444, 1996.
2142) 渡会公治ほか：少年野球におけるピッチングの問題．体育の科学 30(3)：161-166, 1980.
2143) 渡会公治：肩周辺の entrapment neuropathy．整・災外 25(12)：1689-1695, 1982.
2144) Waterland JC, Shambes GM：Head and shoulder girdle linkage. Am J Phys Med 49：279-289, 1970.
2145) Watkins JT：An operation for the relief of acromio-clavicular luxations. JBJS 7-A：790-791, 1925.
2146) Watson MS(ed)：Practical Shoulder Surgery. Grune & Stratton, London, 1985.
2147) Watson MS(ed)：Surgical Disorder of the Shoulder. Churchill Livingstone, Edinburgh, 1991.
2148) Watson-Jones R：Extra-articular arthrodesis of the shoulder. JBJS 15-A：862-871, 1933.
2149) Watson-Jones R：Fractures and Joint Injuries, 3rd ed. 460-461, Williams & Wilkins, Baltimore, 1943.
2150) Watson-Jones R：Fractures and Joint Injuries, 4th ed. 473-476, Williams & Wilkins, Baltimore, 1955.
2151) Weaver JK, Dunn HK：Treatment of acromioclavicular injuries, especially complete acromioclavicular separation. JBJS 54-A：1187-1197, 1972.
2152) Weber BG：Operative treatment for recurrent dislocation of the shoulder. Injury 1：107-109, 1969.
2153) Weber BG, et al：Rotational humeral osteotomy for recurrent anterior dislocation of the shoulder. Associated with a large Hill-Sachs lesion. JBJS 66-A(9)：1443-1450, 1984.

2154) Weber PC, et al : Fibrous replacement of the deltoid muscle. Clin Orhtop 127 : 164-169, 1977.
2155) Weber SC, et al : A biomechanical evaluation of the restraints to posterior shoulder dislocation. Arthroscopy 5 (2) : 115-121, 1989.
2156) Weber SC : 8 : Hemiarthroplasty of the shoulder for degenerative arthritis of the shoulder : Long-term follow-Up. JESE 16 : e24, 2007.
2157) Weiner DS, Macnab I : Rupture of the rotator cuff ; Follow-up evaluation of operative repairs. Can J Surg 13 : 219-227, 1970.
2158) Weiner DS, Macnab I : Superior migration of the humeral head ; A radiological aid in the diagnosis of tears of the rotator cuff. JBJS 52-B : 524-527, 1970.
2159) Weiser CL : Lesions of the supraspinatus tendon ; Degeneration, rupture and calcification. Arch Surg 46 : 307, 1943.
2160) Weiser CL, Duff GL : Pathologic study of degeneration and rupture of the supraspinatus tendon. Arch Surg 47 : 121-135, 1943.
2161) Weishaupt D, Zanetti M, Exner GU : Familial occurrence of glenoid dysplasia ; report of two cases in two consecutive generations. Arch Orthop Trauma Surg 120 (5-6) : 349-351, 2000.
2162) Weishaupt D, et al : Familial occurrence of glenoid dysplasia ; report of two cases in two consecutive generations. Arch Orthop Trauma Surg 120 : 349-351, 2000.
2163) Weisman JA, Matison JA : Zurorontgendiagnostik der habituellen luxation des oberarmgelenkes. Fortsihritte Rontgenstrahlen Nuklearmedizin 126 : 29-35, 1977.
2164) Weiss JJ, et al : Arthrography in the diagnosis of shoulder pain and immobility. Arch Phys Med Rehabil 55 : 205-209, 1974.
2165) Weiss JJ, Ting YM : Arthrography-Assisted intra-articular injection of steroids in treatment of adhesive capsulitis. Arch Phys Med Rehabil 59 (6) : 285-287, 1978.
2166) Wellmann M, et al : Open Shoulder Repair of Osseous Glenoid Defects : Biomechanical Effectiveness of the Latarjet Procedure Versus a Contoured Structural Bone Graft. Am J Sports Med 37 : 87-94, 2009.
2167) Weng PW, et al : Open Reconstruction of Large Bony Glenoid Erosion With Allogeneic Bone Graft for Recurrent Anterior Shoulder Dislocation. Am J Sports Med 37 : 1792-1797, 2009.
2168) Werder H : Posttraumatische Osteolyse des Schlusselbeinendes. Schweiz Med Wochenschr 80 : 912, 1950.
2169) Werner CML, et al : The biomechanical role of the subscapularis in latissimus dorsi transfer for the treatment of irreparable rotator cuff tears. JSES 15 : 736-742, 2006.
2170) Werner CML, et al : Influence of psychomotor skills and innervation patterns on? results of latissimus dorsi tendon transfer for irreparable rotator cuff tears. JSES 17 : S22-S28, 2008.
2171) Werner CML, et al : Subacromial pressures in vivo and effects of selective experimental suprascapular nerve block. JSES 15 : 319-323, 2006.
2172) Werner CML, et al : Subacromial pressures vary with simulated sleep positions. JSES 19 : 989-993, 2010.
2173) Werner SL, et al : Relationships between throwing mechanics and shoulder distraction in collegiate baseball pitchers. JSES 16 : 37-42, 2007.
2174) Werner SL, et al : Relationships between ball velocity and throwing mechanics in collegiate baseball pitchers. JSES 17 : 905-908, 2008.
2175) Werner SL, et al : Relationship between throwing mechanics and shoulder distraction in professional baseball pitchers. Am J Sports Med 29 : 354-358, 2001.
2176) Wertheimer LG : Coracoclavicular joint. Surgical treatment of a painful syndrome caused by an anomalous joint. JBJS 30-A : 570-578, 1948.
2177) Weseley MS, Barenfeld PA : Ball thrower's fracture of the humerus. Clin Orthop 64 : 153-156, 1969.
2178) Weston WJ : The enlarged subdeltoid bursa in rheumatoid arthritis. Br J Radiol 42 (499) : 481-486, 1969.
2179) Weston WJ, et al : Arthrography of the acromio-clavicular joint. Aust Radiol 18 (2) : 213-214, 1974.
2180) Wheble VH, et al : The design of a metal-to-metal total shoulder prosthesis. joint replacement in the upper limb (I Mech E Conference Publication). 1-7, 1977.
2181) White DN : Dislocated shoulder ; A simple method of reduction. Med J Aust 6 : 726-727, 1976.
2182) Whitman A : Congenital elevation of scapula and paralysis of serratus magnus muscle ; operation. JAMA 99 : 1332-1334, 1932.
2183) Wiedenbauer MM, Mortensen OA : An electromyographic study of the trapezius muscle. Am J Phys Med 31 : 369-372, 1952.
2184) Wierks C, et al : Reverse Total Shoulder Replacement : Intraoperative and Early Postoperative Complications. CORR 467 : 225-234, 2009.
2185) Wilber MC, Evans EB : Fractures of the scapula. JBJS 59-A : 358-362, 1977.
2186) Wildner M, et al : Results with Garth's modified roentgen exposures. Z Orthop Ihre Grenzgeb 131 : 344-348, 1993.
2187) Wiley AM, Older MWJ : Shoulder arthroscopy ; Investigations with a fibrooptic instrument. Am J Sports Med 8 (1) : 31-38, 1980.
2188) Wilk KE, Andrews JR, et al : The strength characteristics of internal and external rotator muscles in professional baseball pitchers. Am J Sports Med 21 : 61-66, 1993.
2189) Wilk KE, et al : Correlation of Glenohumeral Internal Rotation Deficit and Total Rotational Motion to Shoulder Injuries in Professional Baseball Pitchers. Am J Sports Med 39 : 329-335, 2011.
2190) Willet A, Walsham WJ : A second case of malformation of the left shoulder girdle, with remarks on the problem nature of the deformity. BMJ 1 : 413-514, 1883.
2191) William JM, Kevin PS : Multidirectional instability ; Current concepts. J Shoulder Elbow Surg 4 : 54-64, 1995.
2192) Williams DJ : The mechanisms producing fracture—separation of the proximal humeral epiphysis. JBJS 63-B (1) : 102-107, 1981.
2193) Williams GR, Abboud JA : Total shoulder arthroplasty : Glenoid component design. JESE 14 : S122-S128, 2005.
2194) Williams M : Action of the deltoid muscle. Phys Ther Rev 29 : 154-157, 1949.
2195) Wilson CL : Lesions of the supraspinatus tendon. Degeneration, rupture and calcification. Arch Surg 46 : 307, 1943.
2196) Wirth MA, et al : Hypoplasia of the glenoid ; A review of sixteen patients. JBJS 75-A : 1175-1184, 1993.
2197) Wirth MA, et al : The posterior deltoid-splitting approach to the shoulder. Clin Orthop 296 : 92-98, 1993.
2198) Wolfgang GL : Neurotrophic arthropathy of the shoulder. Clin Orthop 87 : 217-221, 1972.
2199) Wolfgang GL : Surgical repair of tears of the rotator cuff of the shoulder. JBJS 56-A : 14-26, 1974.
2200) Wrede L : Uber Kalkablagerungen in der Umgebung des Schultergelenkes und ihre Beziehungen zur Periarthritis humeroscapularis. Langenbecks Arch Chir 99 : 259-272, 1912.
2201) Wredmark T, et al : Long-term functional results after modified Bristow procedure for recurrent dislocation of the shoulder. Acta Orthop Scand 60 (Suppl 231) : 38, 1989.
2202) Wright IS : The neurovascular syndrome produced by hyperabduction of the arm. Am Heart J 29 : 1, 1945.

2203) Wright RW, et al：Radiographic Findings in the Shoulder and Elbow of Major League Baseball Pitchers. Am J Sports Med 35：1839-1843, 2007.
2204) Wright V, Haq AMMM：Periarthritis of the shoulder；I Aetiological considerations with particular reference to personality factors. Ann Rheum Dis 35：213-219, 1976.
2205) Wright V, Haq AMMM：Periarthritis of the shoulder；II Radiological features. Ann Rheum Dis 35：220-226, 1976.
2206) Wu JJ(ed)：Shoulder Surgery-The Asian Perspective. Veterans General Hospital, Taipei, 1995.
2207) Wulker N, et al：Passive stabilizers of the glenohumeral joint；A biomechanical study. Unfallchirurg 96：129-133, 1993.
2208) 矢吹省司ほか：肩こりの病態—第2報：青壮年者と高齢者の比較. 臨整外 38：31-35, 2003.
2209) 矢吹省司：肩こりの病態—対照群との比較を中心に. 臨整外 42：413-417, 2007.
2210) 屋宜公ほか：肩関節に発生した神経障害性関節症. 臨整外 13(12)：1128-1135, 1978.
2211) 山口拓嗣ほか：肩腱板断裂における上腕骨頭位置の解析. 肩関節 18(1)：95-98, 1994.
2212) 山口拓嗣ほか：肩腱板断裂における等尺性外転時正面像による肩峰骨頭間距離の計測. 肩関節 19(1)：40-44, 1995.
2213) Yamaguchi K, Flatow EL：Management of multidirectional instability. Clin Sports Med 14(4)：885-902, 1995.
2214) 山口久美子ほか：関節上腕靱帯の組織学的検討. 肩関節 33：253-256, 2009.
2215) 山口久美子ほか：烏口上腕靱帯の形態について. 肩関節 34：587-589, 2010.
2216) 山口鞆音ほか：ADLのパーセント評価. 理・作療法 9：181-188, 1975.
2217) 山本浩ほか：CP児に於ける肩の治療問題. 日整会誌 37：872, 1963.
2218) 山本宣幸ほか：腱板断裂患者の夜間痛について—術前・術後の肩峰下滑液包圧の変化—. 肩関節 28：279-282, 2004.
2219) 山本宣幸ほか：腱板断裂修復時に骨溝を内側に作成した場合の術後可動域について—屍体肩を用いた研究—. 肩関節 30：303-306, 2006.
2220) 山本宣幸ほか：治療対象となるHill-Sachs損傷は何か？—屍体肩を用いた関節窩と上腕骨頭の接触域に関する研究—. 肩関節 30：233-237, 2006.
2221) 山本宣幸ほか：3次元CT画像によるHill-Sachs損傷の手術適応の判断. 肩関節 31：80, 2007.
2222) 山本宣幸ほか：大きな関節窩骨欠損に対する骨移植適応とその安定化機序. 肩関節 34：96, 2010.
2223) Yamamoto N, et al：Effect of rotator interval closure on glenohumeral stability and motion：A cadaveric study. JSES 15：750-758, 2006.
2224) Yamamoto N, et al：Contact between the coracoacromial arch and the rotator cuff tendons in nonpathologic situations：A cadaveric study. JSES 19：681-687, 2010.
2225) Yamamoto N, et al：Contact between the glenoid and the humeral head in abduction, external rotation, and horizontal extension：A new concept of glenoid track. JSES 16：649-656, 2007.
2226) Yamamoto R：Anomalous coracoid process as a cause of recurrent dislocation of the shoulder joint. JWPOA 2(2)：1-10, 1974.
2227) 山本龍二：Debeyre法について. 整形外科 3：189-201, 1978.
2228) 山本龍二：最近の肩鎖関節脱臼の治療法について. 整形外科 32(6)：655-661, 1981.
2229) 山本龍二：肩腱板損傷. 関節外科 1(1)：93-101, 1982.
2230) 山本龍二ほか：肩関節拘縮に対する手術—とくに肩峰骨切り術について. 整・災外 25(1)：61-66, 1982.
2231) 山本龍二：習慣性肩関節脱臼に対するOudard—岩原変法. 別冊整形外科 9：89-91, 1986.
2232) 山本龍二：肩のリウマチ. 関節外科 8(10)：1445-1450, 1989.
2233) 山本龍二ほか(編)：肩関節の外科. 南江堂. 東京. 1989.
2234) 山本龍二(編)：図説肩関節Clinic. メジカルビュー社. 東京. 1996.
2235) 山本宣幸ほか：何故，動揺肩に対してinferior capsular shift法は有効か？—屍体肩を用いた実験—. 肩関節 29：107, 2005.
2236) 山中芳ほか：肩腱板の病理組織学的研究. 日整会誌 55：1319-1320, 1981.
2237) 山根慎太郎ほか：腱板滑液包面不全断裂に対するMRI診断—腱板肥厚像についての検討—. 肩関節 28：237-240, 2004.
2238) 山根慎太郎ほか：修復不能な腱板断裂を伴う肩関節症に対する人工骨頭置換と筋腱移行術の成績. 肩関節 32：465-468, 2008.
2239) 山根慎太郎ほか：一次修復不能な腱板広範囲断裂に対する上腕二頭筋長頭腱移植術. 肩関節 33：397-399, 2009.
2240) 山崎哲也ほか：投球障害肩におけるBennett病変の鏡視下切除術. 肩関節 29：59, 2005.
2241) 山崎雄一郎ほか：腱板断裂診断に対するMRI検査の有用性. 日赤医学 46(2)：160, 1994.
2242) 山下文治ほか：分娩麻痺に伴う肩関節前方脱臼の1例. 中部整災誌 18(6)：1225, 1975.
2243) 山内直人ほか：鎖骨骨折後亜急性に発症した腕神経叢麻痺の1例. 整・災外 52：217-219, 2009.
2244) 山口義養ほか：肩鎖関節脱臼の手術療法—ウォルター・クラビクル・プレートによる肩鎖関節脱臼の治療経験. 骨・関節・靱帯 9(10)：1131-1137, 1996.
2245) Yamshon LJ, Bierman W：Kinesiologic electromyography；II The trapezius. Arch Phys Med 29：647-651, 1948.
2246) Yamshon LJ, Bierman W：Kinesiologic electromyography；III The deltoid. Arch Phys Med 30：286-289, 1949.
2247) 柳田隆ほか：肩鎖関節脱臼の手術成績. 手術 12：152-155, 1958.
2248) 柳瀬孝徳ほか：純ヒョンドロマトーゼの1例. 外科の領域 5：1194-1196, 1957.
2249) 矢野英：身体標準値とその読み方. 理・作療法 9：849-859, 1975.
2250) 矢野元男ほか：外傷性肩鎖関節脱臼に対するDewar氏手術に関する検討. 中部整災誌 22(2)：551-552, 1979.
2251) 泰江輝雄：いわゆる「肩こり」と心理的要因の相関について. 整形外科 35(13)：1699-1702, 1984.
2252) 安永博ほか：鎖骨骨折に対する経皮的pinning法. 中部整災誌 26(4)：1509-1512, 1983.
2253) Yeh ML, et al：Stress Distribution in the Superior Labrum During Throwing Motion. Am J Sports Med 33：395-401, 2005.
2254) 横江清司ほか：バレーボールおよびやり投選手の肩関節障害. 整・災外 22(4)：351-359, 1979.
2255) 横倉誠次郎：骨のレ線診断指針. 南山堂, 東京, 1933.
2256) 横矢晋ほか：CT-osteoabsorptiometry法による軟骨下骨密度分布を指標とした肩関節窩応力分布の解析. 肩関節 29：156, 2005.
2257) 横矢晋ほか：CT-osteoabsorptiometry法による軟骨下骨密度分布を指標とした肩関節窩応力分布の解析. 肩関節 30：375-378, 2006.
2258) 横矢晋ほか：CT-osteoabsorptiometry法による軟骨下骨密度分布を指標とした肩関節窩応力分布の解析. 肩関節 30：375-378, 2006.
2259) 米田稔ほか：肩関節外傷性前方不安定症に対する鏡視下Bankart repair—staplinの効果と適応—. 日整会誌 63(2)：S153, 1989.
2260) 米田稔ほか：肩関節鏡視下手術の経験. 肩関節 12：157-162, 1988.
2261) 米田稔ほか：Impingement syndromeに対するSubacromial decompressionの治療成績. 肩関節 13：201-204, 1989.

2262) 米谷俊祐：鎖骨変形治癒骨折にともなう腕神経叢圧迫障害の1例. 災害医学 21(1)：129-131, 1978.
2263) 吉田篤ほか：棘上・棘下筋腱接合部に生じる腱内空隙について. 肩関節 14：166-169, 1990.
2264) 吉田篤ほか：鎖骨遠位端切除術の有用性の検討. 肩関節 20(1)：47-52, 1996.
2265) 吉田宗人ほか：ガングリオンによる suprascapular nerve entrapment の1例. 整形外科 35(4)：465-468, 1984.
2266) 吉田仁郎ほか：肩鎖関節脱臼における鎖骨遠位端切除術後の肩機能障害について―特にレ線検討による. 肩関節 10：144-147, 1986.
2267) 吉福康郎：投げる―物体にパワーを注入する. JJ SPORTS 1(2)：85-90, 1982.
2268) 吉川玄逸ほか：肩関節後方亜脱臼例にみられた棘下筋による動的支持機能の障害. 肩関節 16：208-213, 1992.
2269) 吉川玄逸ほか：Bennett lesion を認めた野球選手の投球動作解析. 肩関節 18(1)：60-67, 1994.
2270) 吉松俊一ほか：慢性関節リウマチにおける肩関節像について. 中部整災誌 14：621-622, 1971.
2271) 吉松俊一ほか：Neuralgic amiotrophy と思われる2症例. 整形外科 20：1001-1004, 1969.
2272) 吉松俊一ほか：筋力よりみた little league shoulder について. 整・災外 22(4)：438-439, 1979.
2273) Yoshimoto S, et al：Total prosthetic replacement of a humerus for chronic osteomyelitis with a pathological fracture. JBJS 59-B：360-362, 1977.
2274) 吉村英哉ほか：棘上筋から棘下筋に向かう表層線維が腱板断裂の拡大をくいとめる. 肩関節 32：64, 2008.
2275) Young AA, Walch G：Fixation of the glenoid component in total shoulder arthroplasty：What is modern cementing technique?. JSES 19：1129-1136, 2010.
2276) Young DC, Rockwood CA JR：Complication of a failed Bristow procedure and their management. JBJS 73-A(7)：969-981, 1991.
2277) Yu J, et al：Biomechanical effects of supraspinatus repair on the glenohumeral joint. JSES 14：S65-S71, 2005.
2278) 湯川泰紹ほか：肩鎖関節完全脱臼に対する烏口肩峰靭帯移行法. 中部整災誌 35：867, 1992.
2279) 湯川佳宣ほか：肩鎖関節脱臼の手術的治療における問題点. 整・災外 25(5)：663-671, 1982.
2280) Zancolli EA：Classification and management of the shoulder in birth palsy. Orthop Clin North Am 12(2)：433-457, 1981.
2281) Zaricznyj B：Late reconstruction of the ligaments following acromioclavicular separation. JBJS 58-A：792-795, 1976.
2282) Zdichavsky M, et al：Post-traumatic osteolysis of the distal clavicle. A case report and review of the literature. Unfallchirurg 103(12)：1121-1123, 2000.
2283) Zdichavsky M, et al：Post-traumatic osteolysis of the distal clavicle. A case report and review of the literature. Unfallchirurg 103：1121-1123, 2000.
2284) Zdravkovic D, Damholt VV：Comminuted and severely displaced fractures of the scapula. Acta Orthop Scand 45：60-65, 1974.
2285) Zenni JR EJ：An axillary approach for a Putti-Platt repair. Clin Orthop 136：157-159, 1978.
2286) Zhang YN, et al：Acromial bony spur in relation rotator cuff tear. Nobuhara Hospital Journal 1：55-67, 2000.
2287) Zhang YN, et al：Acromial bony spur in relation rotator cuff tear. Nobuhara Hospital Journal 1：55-67, 2000.
2288) Zilber S, et al：Infraspinatus Delamination Does Not Affect Suprapinatus Tear Repair. CORR 458：63-69, 2007.
2289) Zimmer DE：Borderlands of the normal and early pathologic in skeletal roentgenology. Grune & Stratton, New York, 1961.
2290) Zimmer EA：Das Brustbein und seine Gelenke. Leipzing, Georg Thieme, 1939.
2291) Zimmers T：Luxatio Erecta；An uncommon Shoulder Dislocation. Ann Emerg Med 12(11)：716-717, 1983.
2292) Zippel J：Vollstandiger Schullergelen Kersatz ans Kunstoff und Metall. Biomed Techink 17-87, 1972.
2293) Zippel J：Luxationssichere Schulterendoprothese Modell BME. Z Orthop Ihre Grenzgeb 113：454-457, 1975.
2294) Zlatkin MB (ed)：MRI of the Shoulder. Raven Press, New York, 1991.
2295) Zuckerman JD, Matsen III FA：Complications about the Ggenohumeral joint related to the use of screws and staples. JBJS 66-A(2)：175-180, 1984.
2296) Zuckerman JD, et al：Axillary artery injury as a complication of proximal humeral fractures. Two case reports and a review of the literature. Clin Orthop 189：234-237, 1984.

事項索引

和文

3・4部分骨折，上腕骨の 333
8字固定 418

あ

アーケード 36
アームレスト 212
アジア肩関節学会 12
アタック動作 56
アメフトによる肩障害 391
亜脱臼 277, 306
圧痛点 87
──，後方の 90
── のマッサージ 456
圧迫型，頚部骨折の 323
圧迫骨折 114

い

インディゴカルミン液 199
インピンジメントサイン 94
インピンジメント障害 95
インピンジメント症候群 163
インピンジメントテスト 95
医心法 9
医宗金鑑 278
異常可動性 229
異所化骨 263
移行帯 64
陰極線オッシロスコープ 144

う

ウイング 41
ウダール法 289
打ち込み動作，下方への 56
烏口肩峰間弓 36
烏口肩峰靱帯 17, 36, 41
── の切除 81, 198
烏口肩峰靱帯症候群 264
烏口鎖骨間関節 260
烏口鎖骨間の石灰化 109
烏口鎖骨靱帯 15, 22, 44, 88
── の異常 260
── の修復 316
烏口上腕靱帯 19, 40
烏口突起 17, 110
烏口突起インピンジメントサイン 95
烏口突起炎 88, 155
烏口突起下滑液包 24
烏口突起骨端骨折 110
烏口突起上滑液包 24

烏口腕筋 27
烏口腕筋腱 19
内分回し 49
運動開始筋 57
運動解析 220
運動解析システム 352
運動学 33
運動単位活動電位 144
運動リズム，肩関節内の 92
運動療法 456
──，患者自身が行う 457
──，器械・器具を用いる 460
──，徒手手技による 459

え

エントラップメント 265
盈気造影 114
腋窩 28
腋窩（外）縁 16
腋窩神経 28, 29
腋窩侵入 422
腋窩脱臼 231
腋窩動脈 32
襟の骨 15
円錐結節 22
円錐靱帯 22, 44
円転 49
円板 22
遠心性運動 359

お

オープンMRI 122
オステオパシィー 10
オッシロスコープ 144
横頚動脈 32
横靱帯 20
横断裂，腱板の 186, 188
温熱療法 465

か

カイロプラクティック 10
カヒガラボネ 16
カフ 176
カフエクササイズ 463
カラーテスト 199
下角 16
下降障害 170
下部白蓋上腕靱帯 23
下方（腋窩）脱臼 231
下方回旋 42
下方内転 127
火口状表層断裂 186

化骨性筋炎 263
化膿性肩関節炎 93, 271
可動域訓練 456
可動域測定 86
加速期 354
仮骨形成 7
仮性延長 278
過外転症候群 266
介達持続牽引 210
回旋 49
回旋運動 41, 457
解体新書 9
解剖位 49
解剖頚 20
解剖軸 71
外胸動脈 32
外骨腫 114
外固定 418
外傷性肩関節脱臼 278
外傷性鎖骨遠位端骨溶解症 110, 262
外旋 49, 53, 126
外旋位での撮りかた，レントゲン写真の 104
外旋障害 170
外転 42, 48, 125
外転位ギプス包帯 418
外転障害 170
外部神経束 29
外方四角腔 28, 90
肩
── とは 1
── の entrapment neuropathy 102
── の医史 7
── の運動機能研究会 12
── の滑液包 24
── の可動域チャート 131
── の関節鏡検査 142
── の筋群 24
── の空隙 28
── の骨傷 277
── の仕組み 33
── の神経 29
── の人工関節 428, 430
── の人工骨頭 430
── の診察 85
── のスポーツ能力の評価法 130
── のつくり 15
── の電気的検査法 143
── のバイオメカニクス 47
── の複合機構 33
── のブレーキ 54
── の骨 15
── の骨軟骨症（炎） 262
── の脈管 29
── のリウマチ 266

肩関節　21, 23, 34
　——の絶対可動角度　127
肩関節臼蓋　36
肩関節結核　270
肩関節腱板炎　101, 156
肩関節拘縮　93, 169
　——, 可動域制限の程度による　171
　——の病態　172
肩関節後方脱臼　92
肩関節滑膜切除術　424
肩関節固定術　426, 427
肩関節三角形　87
肩関節疾患治療成績判定基準　127
肩関節周囲炎　93, 101, 114, 118, 147-149
肩関節スライディング指標　286
肩関節造影　114
肩関節脱臼　9, 93, 119, 277
　——のスポーツへの復帰　303
　——の整復手技　8
　——の二重関節造影　287
肩関節内圧　77
肩関節内インピンジメント, 投球障害による　399
肩関節不安定評価法　127
肩結合織炎　248, 251, 254
肩結合織炎（肩凝り）　102
　——の刺入点　255
肩後方の緊張, 投球障害による　399
肩凝り　91, 102, 248, 253
　——による投球障害　411
肩凝り群の分類　253
肩手症候群　266
肩不安定症　229
肩複合体　33
活動動作電位　143
滑液　21
滑液包, 肩の　24
滑液包炎, 内上角の　91
滑液包造影　118
滑液包面断裂　186
滑車訓練　213, 460
干渉波形　144
完全断裂, 腱板の　186, 187
冠状面　48
乾性カリエス　114
乾性関節炎　268
桿運動　213
寒冷療法　465
関節　21
関節あそび部　64
関節窩　16, 21
関節外部分　45
関節鏡検査, 肩の　142
関節可動域測定法　125
関節間力　100, 380
関節強直　114
関節形成術　209
関節腔　21
関節症様変化　292
関節唇　23
　——の剥離　281
関節唇損傷　300
関節造影　115

関節置換　445
関節頭　21
関節内圧　57, 394
関節内圧減圧法　120
関節内圧測定システム　78
関節内インピンジメント　101
関節内部分　45
関節半月　21
関節包　21
　——の断裂　281
　——の剥離　281
関節包下部　116
関節包弛緩　301
関節包縫縮術　237, 308
関節面　21
関節面断裂, 腱板の　186
関節モビライゼイション　464
関節様構造　109
韓国肩肘学会　13

き

ギプス固定　418
木こりのスイング　56
起始, 筋肉の　24
機能位　50
機能解剖学　33
機能再建術, 筋腱移行による　424
機能軸　71
機能的三次元 MRI　123
機能的人工関節　448
偽外転筋　46
逆L字型切開　422
逆関節型　432
逆カンマ　17
臼蓋　16, 17, 66
臼蓋下結節　17
臼蓋下の関節腔　91
臼蓋形成術　237, 308
臼蓋後方開角　246
臼蓋骨切り術　226, 237, 238, 245
臼蓋骨折　346
臼蓋骨頭リズム　64
臼蓋上結節　17
臼蓋上腕靭帯　23, 301
求心性運動　359
穹窿弓　36
急性上腕神経炎　266
球関節　2, 23
挙上　42, 48
　——, 前方路による　39
挙上位牽引法　337
挙上位整復法　327
挙上位での撮りかた, レントゲン写真の　104
挙上回旋　42
杏陰流整骨術　9
胸郭　21
胸郭出口症候群　90, 266
胸肩峰動脈　32
胸骨　21
胸骨甲状筋　22
胸骨舌骨筋　22

胸鎖関節　22, 45
胸鎖関節亜脱臼　91
胸鎖関節脱臼　337
胸鎖靭帯　22
胸鎖乳突筋　15, 22
胸背神経　30
胸壁固定法　418
強転位型, 頚部骨折の　323
強度前弯　53
矯正, 徒手手技を用いた　459
矯正的外旋　39, 57
鏡視下骨孔腱板修復術　449
鏡視下手術　449
局所注射　417
棘下窩　16
棘下筋　27
棘下筋腱炎, 投球障害による　399
棘下筋腱障害合併症候群, 投球障害による　406
棘下筋腱損傷　91
棘下筋腱の断裂　208
棘下筋症候群, 投球障害による　399
棘下筋テスト　98
棘窩切痕　17
棘鎖角　42, 44
棘上窩　16
棘上筋　27, 177
棘上筋腱　35, 177
棘上筋腱石灰沈着　157
棘上筋腱断裂, 投球障害による　396
棘上筋症候群　156, 177
棘上筋断裂　177
棘上筋テスト　97
棘指長（指椎間距離）　100, 142
筋・筋膜炎　249
筋硬症　249
筋電計　144
筋電図　143
筋の再教育　455
筋の翼　26
筋肉の停止　24
筋肉の付着　24
筋力増強訓練　456, 463
　——の反復　237
筋力評価（テスト）　86, 132

く

クランクテスト　96
躯幹（胸部）　21
躯幹・肩甲骨間筋群　24
躯幹・上腕骨間筋群　24
俱生神　4
屈曲　48, 125

け

ゲロトリプシー法　256
外科頚　20
外科書　9
形態異常　108
係留筋　43
係留筋群　41

経肩峰侵入法　421
経肩峰切開　196
痙攣性疾患　306
頚部骨折　346
　——，上腕骨の　332
　——の圧迫型　323
　——の外転型　323
　——の強転位型　323
　——の内転型　323
結核性疾患　93
結合織炎　150, 249, 252
　——，前鋸筋の　91
結節間溝　20
　——の撮りかた，レントゲン写真の　105
結節間溝床　46
結節間溝内壁　46
結節状陰影欠損　269
結帯動作　100, 127, 226
結髪　141
結髪動作　127
肩外愈（けんがいゆ）　254, 255
肩甲軋音症　263
肩甲回旋動脈　32
肩甲下滑液包　116
肩甲下筋　27
　——の筋電図による動作分析　145
　——の断裂　208
肩甲下筋テスト（ベリープレステスト）　98
肩甲下骨　112
肩甲下神経　30
肩甲下動脈　32
肩甲胸郭（肋骨）関節　41
肩甲胸郭関節症候群　263
肩甲胸郭関節の撮りかた，レントゲン写真の　106
肩甲挙筋　25
肩甲挙筋移行術　424
肩甲棘　4, 16
肩甲棘骨折　346
肩甲骨　2, 16
　——の運動方向　42
　——の回旋　74
　——の可動域　42
　——の動態　72
肩甲骨・上腕骨間筋群　24
肩甲骨運動モデル　83
肩甲骨頚部骨切り術　175
肩甲骨骨髄炎　272
肩甲骨骨折　343
肩甲骨侵入　423
肩甲骨内上角　417
肩甲骨ノッチング　436
肩甲骨面　54, 59
肩甲上神経　30, 417
肩甲上神経障害，投球による　411
肩甲上靭帯　17
肩甲上動脈　32
肩甲上腕関節　1
肩甲上腕リズム　33, 61, 92
肩甲切痕　17
肩甲帯の計測　127
肩甲背神経　29
肩後方タイトネス　99

肩鎖関節　22, 44
　——の撮りかた，レントゲン写真の　106
肩鎖関節炎　102
肩鎖関節造影　119
肩鎖関節脱臼　119, 311
肩鎖関節脱臼評価法　127
肩手症候群　266
肩井（けんせい）　255
肩中愈（けんちゅうゆ）　255
肩峰　16, 17
肩峰下圧　79
肩峰下滑液包　24, 36, 155, 417
肩峰下滑液包炎　93, 101, 155
　——，投球障害による　396
肩峰角　17, 247
肩峰下腔　57
肩峰下空隙の狭小化　114
肩峰下副関節　37
肩峰骨　110
肩峰骨折　346
肩峰骨頭間距離　79, 181
肩峰上滑液包　24
肩峰上滑液包炎　263
肩峰切除術　41, 173, 202
肩峰端角　247
肩輪転器　462
腱筋症　249
腱内断裂，腱板の　186, 187
腱板　35, 57, 177
　——の横断裂　186, 188
　——の滑液包面断裂　186
　——の関節面断裂　186
　——の完全断裂　186, 187
　——の腱内断裂　186, 187
　——の広範囲断裂　93, 188, 189
　——の後方断裂　187
　——の骨溝　201
　——の三角形断裂　186
　——の縦断裂　186-188
　——の修復不能断裂　189
　——の小断裂　186
　——の深層断裂　186, 187
　——の全層断裂　186
　——の前方断裂　186, 188
　——の層間剥離　187
　——の大断裂　186, 188, 189
　——の軟部損傷　186
　——の引き込み断裂　186, 190
　——の疲憊断裂　190
　——の被覆断裂　187
　——の表層断裂　186
　——の不完全断裂　186
　——の部分断裂　186
　——の辺縁断裂　186
腱板炎　93, 156
　——，投球障害による　396
腱板牽引テスト　199
腱板疎部　35, 88, 116, 301
腱板疎部損傷　101, 117, 217, 219-221
　——，投球障害による　397, 406
腱板損傷　101, 114, 176
　——，肩鎖関節脱臼に被覆された　321
腱板断裂　10, 177, 281

　——に対する人工関節　445
　——の修復機転　178
　——の種類　186
　——の分類　185
腱板縫合法　201
腱板モデル　58
腱付着部炎　155
懸垂関節　64
懸垂訓練　460
限局性肩周辺神経炎　266
限局性疼痛性硬結　150
痃癖（げんぺき）　91, 248

こ

ゴルフスイング　56
古典的マッサージ　455
弧状切開　421
五十肩　101, 118, 147, 152
　——の歴史的考察　149
叩打法　456
広背筋　26
　——の筋電図による動作分析　145
広背筋腱移行術　425
広背筋症候群　410
広範囲断裂　204, 206
　——，腱板の　93, 188, 189
拘縮　169
拘束型，人工関節　430, 432
後外方欠損　282
後外路　39
後挙　48, 52
　——，過度の　53
後胸神経　29
後上方欠損，骨頭の　114
後上方切開　196
後上腕回旋動脈　28, 30, 32
後部腱板炎　91
後部神経束　29
後方S状切開　422
後方亜脱臼　307
後方アプリヘンションテスト　96
後方関節包炎，投球障害による　399
後方逆U字型切開　422
後方三角形　90
後方四角腔　28
後方侵入　422
後方脱臼　307
後方断裂，腱板の　187
後療法　210
　——，ギプス装着中の　211
紅夷外科宗伝　9
紅毛外科　9
降下　42
降下回旋　42
黄帝内経　9
鉤型肩峰　165
鉤状切開　420
膏肓（こうこう）　256
溝状サイン　94
国際肩外科学会　12
極超短波ジアテルミー　465
骨幹部骨折，上腕骨の　333

骨欠損，骨頭後外側部の 282
骨溝，腱板の 201
骨腫瘍 7
骨端線離開 113
――，小児の 329
骨頭後上方欠損 114, 301, 302
骨頭中心 76
骨頭のフード 36
骨頭部骨折，上腕部の 334
骨軟骨症 114
――，肩の 262
骨融解，鎖骨端の 109

さ

サーベルカット法 421
サイドスロー投手 371
サイベックス―II 60, 140, 462
鎖胸筋膜 28
鎖骨 15
鎖骨下筋 15, 26
鎖骨下動脈 32
鎖骨間靱帯 22
鎖骨ギプス包帯 418
鎖骨骨髄炎 272
鎖骨骨折 337
鎖骨上神経 22
鎖骨頭蓋骨異形成症 109
鎖骨端（部分）切除術 318
鎖骨端の骨融解 109
鎖骨二重輪郭 108
鎖骨フック 315
最大挙上位 52
最大挙上域 52
三角巾固定 418
三角筋 15, 27
―― の筋電図による動作分析 145
―― の再縫着 204
三角筋下滑液包 24
三角筋棘上筋間メカニズム 57
三角筋切除術 174
三角筋短縮症 93, 174
三角形断裂，腱板の 186
三角結節 27
三球面型人工関節 434
三次元解析システム，投球動作の 352
三大滑液包 24

し

ジアテルミー 465
ジュール包帯 418
四角腔 24, 411
四角腔症候群 411
矢状面 48
刺入電位 144
指椎間距離（棘指長） 100, 142
自動介助運動 213
自動前挙運動 442
時値 143
色素性絨毛結節性滑膜炎 273
軸射位での撮りかた，レントゲン写真の 105

下手投げ 385
尺骨神経障害，投球による 411
習慣性脱臼 305
修復不能断裂，腱板の 189
重心移動，投球中の 370
揉捏法 455
瞬間回旋中心 76
小円筋 27
―― の過緊張 411
―― の筋電図による動作分析 145
小外傷 87
小胸筋 26
―― の緊張 100
小胸筋腱 19
小結節 20
小結節骨折 104
――，上腕部の 334
小結節稜 20
小断裂，腱板の 186
小菱形筋 25
少年野球選手の障害 391
上縁 16, 17
上横靱帯の骨化 111
上角 16
上胸動脈 32
上肢帯 1
上肢駆幹メカニズム 33
上部白蓋上腕靱帯 23
上方回旋 42
上方侵入 421
上腕白蓋靱帯の断裂 281
上腕骨 19
―― の3・4部分骨折 333
―― の回旋 74
―― の頚部骨折 332
―― の後捻 21
―― の骨幹部骨折 333
―― の大結節骨折 331
上腕骨回旋骨切り術 424
上腕骨頚部骨切り術 176
上腕骨骨核 113
上腕骨骨髄炎 272
上腕骨骨折 93, 322, 323
―― の CODMAN の分類 325
―― の NEER の分類 326
―― の分類 324-326
上腕骨骨端線の障害 412
上腕骨骨頭 19, 66
―― の欠損 9
―― の離断性骨軟骨炎 262
上腕骨軸 55
上腕骨内反 113
上腕三頭筋 28
上腕三頭筋長頭腱の過緊張 411
上腕軸（縦軸） 49
上腕神経叢 29
上腕動脈 32
上腕二頭筋 27
上腕二頭筋長頭腱 45, 89
―― の処置 203
上腕二頭筋長頭腱炎 101, 158
――，投球障害による 396
上腕二頭筋長頭腱断裂 118

心霊手術 7
伸展 48, 125
伸展法 455, 456
神経，肩関節周辺の 30
神経主分枝 29
神経病性肩関節症 266
神経麻痺 93
神経脈管圧迫症候群 265
真の肩関節可動域の計測 127
真の側方像 106
深層断裂，腱板の 186, 187
診察 86
診察用エプロン 87
人工肩関節 428-430
人工関節
―― ，骨傷に対する 444
―― ，変形性関節症に対する 445
―― ，リウマチに対する 445
人工骨頭 445
――，肩の 430
人生（生活）の質 86

す

スイング 56
スキー帽状所見 235
ストレッチ 99, 463
スポーツへの復帰，肩関節脱臼の 303
スポーツ障害，競技別の 390, 391
スラップ障害，投球障害による 396
スリッピング現象 68, 92, 231
すだれ状表層断裂 186
頭上牽引整復法 258
水中機能訓練 213, 462
水平外転 49, 53
水平屈曲 49, 126
水平伸展 49, 126
水平内転 49, 53
水平分回し 49
水平面 48
垂直軸 49
随意性脱臼 305

せ

セイア絆創膏固定 418
ゼロポジション 50
ゼロポジションテスト 95
生活の質 86
正骨範 9, 279, 288
正常レントゲン写真の読影上の注意点 107
正中面 48
生体力学（バイオメカニクス） 33, 47
生理（機能）学 33
青洲華岡先生接骨図説 9
星状神経節ブロック 256
聖済総録・正骨科 9
整形外科 10
整骨揆乱 9
整骨術 10
石灰沈着性滑液包炎 149
石灰沈着性腱板炎 93, 101, 156
石灰沈着性三角筋下滑液包炎 157

石灰沈着像　149
石灰沈着の発生原因　157
赤外線照射法　465
脊髄空洞症　114
接骨術　10
舌状表層断裂　186
絶対可動角度，肩関節の　127
先天性肩関節脱臼　257
先天性偽関節　110
先天性臼蓋形成不全（症）　113, 258
先天性肩甲骨高位症　259
先天性鎖骨形成不全　259
先天性鎖骨欠損症　259
先天性梅毒　114
線維筋膜炎　249
潜函病　114
全層断裂，腱板の　186
前外方切開　162
前下方関節唇の損傷　119
前挙　48, 52, 170
前胸神経　29
前胸部三角腔　29
前挙運動　457
前鋸筋　26
　──の筋電図による動作分析　145
前屈位体操　155
前後軸　49
前後不安定症，投球面における　406
前斜角筋症候群　266
前上腕回旋動脈　32
前頭面　48
前部神経束　29
前方アプリヘンションテスト　96
前方烏口下脱臼　278
前方外側切開　196
前方三角筋・大胸筋間侵入　196
前方侵入　420
前方断裂，腱板の　186, 188
前方内側鉤状切開　196

そ

ソフトボールによる肩障害　390
僧帽筋　15, 25
　──の筋電図による動作分析　145
僧帽筋麻痺，副神経損傷による　91
僧帽靱帯　19, 22, 44
僧帽稜　22
層間剥離，腱板の　187
側挙　48, 52
側方侵入　422
外分回し　49

た

ダウバーンサイン　93
ダウバーン症候　64, 180
ダニエル筋力テスト法　132
他動運動　459
打担法　456
体幹の捻れ　368
大円筋　27
　──の筋電図による動作分析　145

大胸筋　15, 26
　──の筋電図による動作分析　145
大胸筋移行術　174
大結節　20
　──の可動域　39
　──の通路　38
大結節骨折，上腕骨の　331, 332
大結節整復術　176
大結節剥離骨折　93
大結節稜　20
大杼（だいじょ）　256
大断裂，腱板の　186, 188, 189
大菱形筋　25
第1肩関節　37
第2肩関節　36, 57
第2肩関節形成術　41, 173
脱臼　277, 284
　──の整復　278
脱臼骨折，上腕部の　335
縦軸　49, 71
縦断裂，腱板の　186-188
弾発肩　112, 263
断裂形状　192
断裂腱　191

ち

中間位での撮りかた，レントゲン写真の　104
中国肩関節センター　13
中部臼蓋上腕靱帯　23
肘後救卒方　9
長胸神経　29
長胸神経麻痺　91
長頭腱　45
　──の脱臼　163
　──の断裂　159
　──の涙痕像　118
長頭腱腱炎　158
長頭腱滑動メカニズム　45
超音波ジアテルミー　465
超音波診断　125
陳旧性肩関節脱臼　280
陳旧性肩鎖関節脱臼　315

つ

つぎあて法　205
椎間板性疼痛　250
椎骨（内）縁　16
筒状滑液包　24
　──，二頭筋長頭腱の　116
筒状部分　45

て

テーブルサンディング法　212
テニスによる肩障害　391
デゾー包帯　418
デュプレー病　149
低重心投法　374
天蓋　36
天神真楊流伝書　9

天柱（てんちゅう）　255

と

トップポジション　370
飛び込み動作　56
投球障害　349, 387
　──，疲労による　410
　──の治療　412
　──の予防　414
投球障害肩　378, 396, 401
投球動作　350, 354, 358
　──，子供の　377
　──の三次元解析システム　352
投球分析
　──，高校野球投手の　365
　──，少年野球投手の　366
　──，プロ野球投手の　364
投球面　385, 386, 406
投てき動作　56
等尺性運動　457
等尺性収縮　459
等尺性抵抗運動　212
橈骨神経　29
橈側皮静脈　32
同心型電極　144
洞窟痛風　7
動作筋電図　145
動作電流　144
動作分析　145
動的関節造影　115
動揺性の調べかた　93
動揺性肩関節　228-230, 234, 247
動揺性肩関節症　92, 94, 102, 119, 231
特殊肩痛　248
特発性肩関節周囲炎　151
特発性後方不安定症　233

な

投げの動作　349
内上角の滑液包炎　91
内旋　49, 53, 126
内旋位での撮りかた，レントゲン写真の　104
内旋可動域減少　100
内転　42, 49, 125
内転型，頚部骨折の　323
内反上腕骨　258
内部神経束　29
内方三角腔　28
軟骨島　114
難波骨継秘伝　288
軟部損傷，腱板の　186

に・の

二次的ソケット　37
二重関節造影，肩関節脱臼の　287
二重骨切り術　424
二頭筋短頭腱　19
二頭筋長頭腱　20
　──の筒状滑液包　116

事項索引

荷こぶ　263
日常生活動作群　86, 140
日本肩関節研究会　10
伸びたエプロン　298, 301

は

ハンドボールによる肩障害　391
ハンマー叩き動作　56
ハンモック肢位　50
バイオメカニクス　33, 47
バイブレーション法　455
バスケットボールによる肩障害　391
バドミントンによる肩障害　391
バネ肩　263
バレーボールによる肩障害　391
パルスジェネレーター　256
背部三角腔　29
背面　16
肺炎菌性肩関節　272
廃用性障害　150
梅毒性関節炎　272
発条性固定現象　278
鍼療法　255
反復性（肩関節）脱臼　119, 281
半拘束型，人工関節　430

ひ

ビーチチェアポジション　423
ピアノキー症状　90
ピオクタニン　199
引き込み断裂，腱板の　186, 190
比国肩関節学会　13
皮膚骨　15
非外傷性不随意性亜脱臼　233
非拘束型，人工関節　430
被覆断裂，腱板の　187
疲憊断裂，腱板の　190
微小管注入法　79
表層断裂，腱板の　186
表面電極　144
評価，肩の　125

ふ

フィブリレーション電位　144
フェイスヒーラー　7
フォロースルー期　354
プライマリーケア　85
不安定肩関節症　93, 403
不安定症　277
不完全断裂，腱板の　186
付着部炎　87
　——，肩甲骨内上角部の　91
振り子運動　213, 442
振り子運動訓練　461
武術整骨術　9
武備心流整骨伝　9
部分層断裂，腱板の　186

部分断裂，腱板の　186
撫摩法　455
風船状関節包　286
風池（ふうち）　255
副骨化　110
複合関節　64
複合機構，肩の　33
物理療法　465

へ

ヘッドギアー　210
ベネット障害，投球障害による　404
ベリープレステスト（肩甲下筋テスト）　98
ペインブロックテスト　102
ページェット病　114
平坦型肩峰　165
辺縁断裂，腱板の　186, 190
変形性肩関節症　93, 261
変形治癒骨折　322
変性性腱板炎　152, 156

ほ

ボイテフ法　291
ボールサイン　221
ほねつぎ　10
保存療法　10
包帯具師　9
砲丸投げ　349
棒・桿体操　462
骨継療治重宝記　9, 279

ま

マッサージ　455
　——，圧痛点の　456
　——，腱・靭帯への　456
マニピュレーション　10, 155
マルマ　8
麻痺性疾患　306

み

ミオゲローゼ　249
三森テスト　96
脈管，肩周辺の　32

む

無症候性腱板断裂　118
無腐性壊死　110, 114
鞭打ち様運動，投球腕の　368

め

メチレンブルー液　199
メディシン　7

も

モーションキャプチャ・システム　82
モビリゼーション　10

や・ゆ

野球肩　396
野球による肩障害　390
槍投げ　349
指梯子訓練　462

よ

予後，腱板修復後の　214
要支持関節　64
腰部三角腔　29
陽性関節造影　114
翼状肩甲骨　26, 91
横軸　49
横投げ　385

ら

ラグビーによる肩障害　391
ラッシュピン　335

り

リウマチ　266, 267
リウマチ性背痛　249
リズミックスタビリゼーション　459
リハビリテーション　213
リラクゼーション　455, 456
俚言集覧　147
離断性骨軟骨炎，上腕骨骨頭の　262
良肢位　50
稜　16
淋毒性関節炎　272

る・れ

涙痕像，長頭腱の　118
レントゲン写真検査　102
冷凍乾燥移植腱　205
連結型球形人工肩関節　432

ろ

ローテーター　177
肋鎖靭帯　22
肋骨烏口靭帯　261
肋骨の撮りかた，レントゲン写真の　106
肋骨面　16

わ

ワインドアップ期　354
弯曲型肩峰　165
腕神経叢　29

欧文索引

90-60-30 position　50

A

abduction　48, 125
abduction type　323
acceleration phase　354, 357, 358
accessory ossification　110
acromial angle　17, 247
acromioclavicular joint（ACJ）　22, 44
acromio-humeral interval（AHI）　79, 181
acromion　16, 17
acromion edge angle　247
acromionectomy　173
action current　144
action potential　143
active compression test　96
activity of daily living（ADL）　86, 140
acute brachial neuritis　266
adduction　49, 125
adduction type　323
adherent subacromial bursitis　156
anatomical axis　71
anatomical neck　20
anatomical position　49
ankylosis　114
anomaly of the coracoclavicular ligament　260
anterior apprehension test　96
anterior approach　420
anterior cord　29
anterior Deltopectoral approach　196
anterior humeral circumflex arteries　32
anterior path　39
anterior tear　188
anterior thoracic nerve　29
anterolateral approach　196, 420
anterolateral incision　162
anteromedial approach　196, 420
anteroposterior axis　49
apical oblique view　107
APIT　406, 407
apprehension test　96, 287
arm trunk mechanism　33, 61
arm-trunk angle　63
arthrochalasis multiplex congenita　230
arthrodesis of the shoulder　426
arthrography of the shoulder　114
arthroscopic surgery　449
arthroscopic trans osseous suture（ATOS）　449
arthroscopy of the shoulder　142
articular side tear　186, 187
aseptic necrosis　110, 114
Asian Shoulder Association　12
atraumatic involuntary subluxation　233
attack motion to ball　56
auto-assisted exercise　213
axillary approach　422
axillary nerve　28, 29
axillary or lateral border　16
axillary pouch of the capsule　116
axiohumeral muscles　24
axioscapular muscles　24

B

backward elevation in sagittal plane　48
backward extension　48
backward flexion　48
ball and socket　23
ball roll　64, 75
ball sign　221
ball thrower's fracture　396
bamboo blind shape　186
Bandagist　9
Bankart's lesion　90, 119
Bankart 法　236, 281, 288
bar for strength　17
bare spot　81
baseball elbow　349
baseball shoulder　349
Bateman 法　424, 425
beach chair position　423
bear hug test　98
belly press test　98
Beltran 法　428
Bennett lesion　112, 404
biceps　27
biceps gliding mechanism　45
bicipital groove　20
bicipital mechanism　151
bicipital or anterior tear　186
bicipital tenosynovitis　158
biomechanics　33
bones of the shoulder　15
Boytchev 法　291
brachial artery　32
brachial plexus　29
brake of the shoulder　54
branches　29
Branes 法　293
breast bone　21
breast stroke exercise　213
breast stroke movement　56
Brett 法　428
Bristow（変）法　291
Brittain 法　428
Broca の欠損　282
bursal side tear　186
bursas of shoulder region　24
bursitis　399
bursography　118

C

caisson disease　114
calcified deposits in suprapinatus tendon　157
calcified subdeltoid bursitis　157
calcified tendinitis　156
calcifying tendinitis　156
capsulitis　399
capsulorrhaphy　240
captive ball prosthesis　432
caries sicca　114
Carroll 法　428
center of the humeral head　76
centrifugal motion　359
centripetal motion　359
cephalic vein　29, 32
Charcot 関節　266
Charney 法　428
chiropractic　10
chronaxy　143
chronic and neglected dislocation of the shoulder　280
cineradioarthrography, dynamic arthrography　115
circling movement　41
circumduction　49
circumflex scapular artery　32
clapping　456
classic massage　455
clavicle　15
clavipectoral compression syndrome　90
clavipectoral fascia　28
cleidocranial dysostosis　109
cocking phase　81, 354, 355, 358
Codman's paradox　55
Codman の診察手技　90
Codman の分類，上腕骨骨折の　325
collar bone　15
color test　199
combined abduction test　99
combing hair　141
complete tear　186
compression fracture　114
computed radiography　103
concealed tear　186, 187
congenital dislocation of the shoulder joint　257
congenital glenoid dysplasia or hypoplasia　258
congenital lues　114
congenital pseudoarthosis　110
conoid ligament　22, 44
conoid tubercle　22
constrained type　430
contact analyzer　69
coracoacromial arch（C-A arch）　36, 168
coracoacromial ligament（C-A lig.）　17, 41
coracoantecubital distance test　98
coracobrachialis　27
coracoclavicular articulation　109
coracoclavicular joint or incomplete bar　260
coracoclavicular ligament（C-C lig.）　15, 22
coracoclavicular mechanism（C-C メカニズム）　44
coracohumeral ligament（C-H lig.）　19, 40
coracoid epiphysis fracture　110
coracoid impingement sign　95
coracoid process　17
coracoiditis　155
coronal plane　48

costal surface 16
costoclavicular ligament 22, 261
costocoracoid membrane 28
crank test 96
crater shape 186
crest 16
—— of greater tubercle 20
—— of lesser tubercle 21
crested epiphysis 111
critical area/zone 36
crossed-arm test 98
cryotherapy 465
cryptocrystalline hydroxyapatite 114
CT 124
Cubbins の皮切法 420
cuff exercise 463
Cybex-Ⅱ 60, 140
Cyriax の手技 456

D

D'Angelo 法 295
Daniels 筋力テスト法 132
Das subacromiale Nebengelenke 37
Davis 法 428
Dawbarn's sign 64, 93
dead arm syndrome 306
dead meridian plane 54
deep effleurage 455
deep petrissage 455
deep surface tear 186, 187
degenerated tear 190
degenerative tendinitis 152, 156
delamination 187
Delitala 法 291
Delta Ⅲ total shoulder prosthesis 434
deltoid 27
deltoid tuberosity 27
deltoid-splitting approach 422
deltoid-supraspinatus force couple mechanism 57
deltopectoral triangle 29
dependent pouch 116
dermal bone 15
Dewar 変法 317, 346
Dickson 法 295
dimple sign 94
discogenic pain 250
dislocation 277
—— of the acromioclavicular joint 311
—— of the shoulder 277
—— of the sternoclavicular joint 337
dislocation arthropathy 292
diving 56
dog's ear deformity 251
dorsal flexion 48
dorsal scapular nerve 29
dorsal surface 16
dorsal thoracic nerve 30
dorsal triangle 29
double arthrodial joint 22
double contour of the clavicle 108
double osteotomy 424

double-contrast arthrography 287
downward dislocation 231
drop arm sign 180
dry arthritis 268
Duplay 病 151
duplication 111
Dutoit 法 288, 292
dynamic muscle transfers 317
dysostosis cleidocranialis 259
dysostosis generalisata 259

E

Eden-Hybbinette 法 281, 288
electromyogram (EMG) 143
elevation 48
—— in coronal plane 48
—— in sagittal plane 48
elongated apro 298
elongated apron 301
empty can test 98
endoprosthesis 430
enthesopathy 87, 91, 155
entrapment neuropathy 102, 265
exaggerated external rotation axillary shoulder position 107
exaggeration of lumbar lordosis 53
examination of the shoulder using electrical methods 143
exercies for enhancement of muscle strength 463
exostosis 114
extension 48, 125
extensive tear 186, 189
external rotation 49, 126
extracapsular portion 45

F

faith healer 7
fascial patch replacement formassive cuff defect 205
fatigue-induced latissimus dorsi syndrome 410
fibrillation potential 144
fibroditis of the shoulder 249
fibrofascitis 249
fibrositis 411
—— of the shoulder 248
finger ladder exercis 462
flexion 48, 125
floating phenomenon 63
floating-socket total shoulder 433
floor of the bicipital groove 46
follow through phase 354, 358
Foramen Weitbrecht 34, 224
force couple mechanism 57
fornix humeri 36
forward elevation 48
forward flexion 48
fracture
—— of the humerus 322
—— of the scapla 343

—— of the clavicle 337
freeze-dried graft 205
frontal plane 48
frozen shoulder 118, 148, 150, 151, 156
fulcrum axis 23
fulcrum test 96
full can test 98
full thickness tear 186
functional anatomy 33
functional axis 71
functional evaluation 125
functional position 50
functional reconstruction by tendon transfer 424

G

Gallie & Henderson 法 290
Gelotripsie 256
gentle manipulation 173
geriatric type 323
Geyser sign 182
Gill 法 428
GLAD lesion 396
glenohumeral angle 63
glenohumeral internal rotation deficit (GIRD) 100
glenohumeral joint (GHJ) 1, 23
glenohumeral ligament (G-H lig.) 23
glenohumeral rhythm 64, 92
glenohumeral sliding index 286
glenoid 16, 66
glenoid labrum 23
glenoid osteotomy 227, 237
glenoid track 283
glenolabral articular distruption lesion 396
glenoplasty 237, 308
gliding 64, 75
gliding mechanism 90
global tear 188, 189, 204
golf swing 56
gonorrheal arthritis 272
good position 50
gravity test 132
greater tuberosity (GT) 20
GT'S PATH 38

H

half moon 188
hammock position 50
hanging cast 法 325, 326
hanging joint 64
Hawkins's impingement sign with arm forward-flexed 90 degree, forcible internal rotation 95
head gear 210
hereditary cleidocranial dysostosis 259
Henry 法 420
Heuter テスト 89
Highoumenaki's sign 114
Hill-Sachs defect 285
Hill-Sachs lesion 114, 282

Hitachi APERTO Eterna　123
Hitachi ECLOSS　124
horizontal abduction　49
horizontal extension　49, 126
horizontal flexion　49, 126
horizontal plane　48
Hueter's test　159
humeral avulsion of the glenohumeral 　ligaments（HAGL）　281
humeral axis　49
humeral defect　285
humeral head　19, 66
humerous varus　258
humerus　19
humerus varus　113
hydrotherapy　462
hyperabduction syndrome　266
hyperextension　48, 53
hypermobility　229
hyperostotic processes　114

I

idiopathic posterior instability　233
imcomplete tear　186
immobilization with plaster cast　418
impacted type　323
impingement　150, 163, 165
impingement lesions　95, 163
impingement sign　81, 167
impingement syndrome　163, 166
impingement test　95, 167
incomplete tear　156
inferior adduction　49, 127
inferior angle　16
inferior capsular shift 法　237, 295
inferior glenohumeral ligament（IGHL）　23
infraclavicular fossa　29
infracoracoid bone　110
infraglenoid tubercle　17
infrascapular bone　112
infraspinatus　27
infraspinatus tendon lesion　399
infraspinatus test　98
infraspinous fossa　16
injury of the rotator cuff　176
inner muscles　57
insertion　24
insertion voltage　144
instability　277
instant center of humeral head　76
interclavicular ligament　22
interference pattern　144
internal impingement　380, 399
internal rotation　49, 126
internal rotation posteriorly　127, 226
International Conference on Surgery of 　the Shoulder（ICSS）　12
intertendinous tear　187
intraarticular pressure　77
intracapsular portion　45
intratendinous defect　186
intratendinous tear　187

intratubular portion　45
inverted comma　17
inward rotation　49
irreparable tear　189
island of cartilage　114
isometric movement　457
ISP lesion　399
ISP test　98

J

Japanese Shoulder Association　10
javelin-throwing　349
joint distension　120, 154, 173
joint needing support　64
joint play　64
joints of the shoulder　21

K

kinesiology　33
Kirschner 鋼線　315
Kistler's force plate　71
Knaap の圧痛点　456
Kocher 法　279

L

Latarjet 法　291, 292
lateral approach　422
lateral border-shaft angle　132
lateral cord　29
lateral fin theory　1
lateral lip of bicipital groove　20
lateral thoracic artery　32
latissimus dorsi　26
latissimus dorsi syndrome（LDS）　410
Lawlence axillary shoulder position　107
LED　142
Leeds total shoulder　432
lesser tuberosity（LS）　20
levator scapulae　25
Lexer 切開　420
Lexer 法　196
little leaguer's shoulder　349, 396, 412
Liverpool total shoulder　433
load and shift test　88, 234, 287
long head of the biceps tendon　45
long rotators　57
long thoracic nerve　30
longitudinal　49
longitudinal axis　71
longitudinal rent　186, 188
longitudinal tear　186
loose shoulder　119, 228, 231, 233
loosening　93, 229
Ludington テスト　89, 159
lumbar triangle　29

M

Magnuson's vacuum phenomenon　112
Magnuson-Stack 法　290

Makin 法　428
maladie de Duplay　149
Malang の手技　100
manual muscle strength testing　132
manual muscle test（MMT）　86
massage　455
　──── of pressure-points　456
massive or extensive tear　188
massive tear　189
Matsunaga 法　428
Mazas 型人工関節　432
measurement of range of（joint）motion　125
medial border　16
medial cord　29
medial lip of bicipital groove　21
medial superiorangle of the scapla　417
medial wall of the bicipital groove　46
median plane　48
membrane bone　15
Michael Reese total shoulder　432
microcapillary infusion technique　79
middle glenohumeral ligament（MGHL）　23
minor trauma　87
mitella triangularis　418
modified Didiee view　286
mooring muscles　41, 43
Moseley 三点注射法　154, 417
Moseley 法　288, 293, 428
motion capture system　352
movement in horizontal plane　49
MRI　122
multiaxial universal joint　23
muscle re-education　455
muscles of the shoulder　24
myofascitis　249
myogelose　150, 249
myogenolosis　249
myositis ossificans, heterotopic bone 　formation　263

N

NAC Selgraph 2D System　142, 220, 364
Neer's impingement sign　94
Neer の分類，上腕骨骨折の　326
Neuralgic amyotrophy　266
neurotrophic arthropathy of the shoulder　266
neurovascular compression syndrome　265
neurovascular entrapment　266
N-H 法　296-298
Nicola 法　236, 237, 288, 290
nodular filling defects　269
non-blocked type　430
non-constrained type　430
normal motor unit action potential　144
notch（Stryker）view　286

O

O'Brien test　96
oblique lateral swing　56

observation and palpation of clinical features 86
Ollier 法 196, 420
omodynia rheumatica 249
open MRI 122
origin 24
os acromiale 110
osteoarthritis of the glenohumeral joint 261
osteochondrosis (osteochondritis) dissecans 114, 262
osteochondrosis (osteochondritis) of the shoulder 262
osteomyelitis of humerus 272
osteopathy 10
Oudard 法 289
Oudard-岩原-山本変法 289
Oudard-神中変法 289
outer muscles 57
outlet impingement 165, 166
outward rotation 49
oval tear 188
over arm delivery 127
over head traction 258
overhand delivery 385
overuse syndrome 349

P

Paget disease 114
pain and stiff shoulder 118
pain block test 102
pain provocation test 96
painful arc 92, 166
painful os acromiale 110
painful shoulder 156
Papyrus 古文書 8
Parsonage-Turner 症候群 266
partial thickness tear 186
pectoral region and axilla 28
pectoralis major 26
pectoralis minor 26
pectoralis minor tightness 100
pendulum exercise 442, 461
periarthrite scapulohumerale 149
periarthritis of the shoulder 147
physiology 33
physiotherapy 465
pigmented villonodular synovitis (PVS) 273
pin point method 86
pivotal area 52
pivotal paradox 55
pivotal position 52
platelocking compression plate 315
pneumoarthrography 114
position-position 142
Post の人工関節 433
post hammering 56
posterior apprehension test 96
posterior approach 422
posterior circumflex vessels 30
posterior cord 29

posterior cuffitis 91, 399
posterior dislocation and subluxation of the shoulder 307
posterior humeral circumflex artery 28, 32
posterior opening angle 246
posterior shoulder tightness 99, 100, 399, 401
posterior superior approach 196
posterior tear 187
posterior thoracic nerve 29
posterior triangle 90
posterolateral cuffitis 399
posterolateral notch 282, 285
posterolateral path 39
posterosuperior glenoid impingement 165, 399
post-rotational glide 40, 63
posttraumatic osteolysis 109
postural costoclavicular syndrome 266
pre-rotational glide 40, 63
pulley exercise 213, 460
putting hand behind neck 141
Putti-Platt 法 227, 289, 290, 296
Putti 法 428
pyogenic arthritis of shoulder 271

Q

quadrangular space 24, 28
quadrilateral space 28, 90, 411
quadrilateral space syndrome 411
Qualisys 三次元運動解析システム 375
quality of life (QOL) 86

R

radial nerve 29
radiolucent arthrography 114
radiolucent spot 112
radio-opaque arthrography 114
range of motion (ROM) 86
recurrent dislocation of the shoulder 281
recurrent transient subluxation 306
reflex dystrophy 266
relaxation 455, 456
relaxed position 51
relocation test 96
replacement arthroplasty of the shoulder 428
retracted tear 186, 190
reverse prosthesis 432
rhomboids 25
rhythmic stabilization 459
rhythmic stabilization manipulation 173
rim tear 186
RM 6000 Multi Channel EMG System 145
Robert Mathys 型人工関節 432
Robert 切開 420
rotation 49, 64
—— in abduction 49
—— with the arm at side of body 49
rotation osteotomy of the humerus 424
rotational glide 40, 63

rotator cuff 57, 176
rotator cuff defect 178
rotator cuff injury 321
rotator cuff traction test 199
rotator interval 35, 88, 116, 218, 301
rotator interval lesion (RIL) 217, 397
Rush pin 335

S

saber-cut incision 421
Saegesser 法 294
sagittal plane 48
Saha-deva 4
Saha 法 292, 293
Sayre 絆創膏固定 418
scalenus anticus syndrome 266
scaphoid scapula 112
scaption 54, 60
scapula 16
scapulalgia specifica 248
scapular approach 423
scapular notch 436
scapular plane 54, 59
scapular rotational angle 63
scapular spine 16
scapular wing 91
scapulocostal syndrome 251, 263
scapulohumeral joint 23
scapulohumeral muscles 24
scapulohumeral rhythm 33, 61, 92, 154
scapulothoracic (scapulocostal) joint 41
screw driver test 159
second joint of the shoulder 36
secondary socket 37
seeking a stable position 63
self-limiting disease 304
semi-constrained type 430
serratus anterior 26
setting phase 153
ship roll 64
short rotators 57
shot-put 349
shoulder 1
shoulder bump 263
shoulder center edge angle (SEC 角) 235
shoulder complex 33
shoulder girdle 1
shoulder hand syndrome 266
shoulder joint 1, 34
shoulder scaption 60
shoulder triangle landmark 87
shoulder wheel 462
sidearm delivery 385
single arthrodial joint 22
skid slip 64
skin movement artifact 82
SLAP lesion 101, 396
sling suspension exercise 213
slipping out and back in 306
slipping phenomenon 68, 92, 231
slipping 現象 234, 235
small tear 186

snapping scapula　112, 263
snapping shoulder　263
snow cap phenomenon　235
spaces of the shoulder　28
SPEED テスト　89, 159
spheroidal　23
spinoclavicular angle　42, 132
spinoglenoid notch　17
spino-shaft angle　127
spling sensation　234
SPRENGEL's deformity　112, 259
spring sensation　88
spring-resisted exercise　213
Srb's sternum-rib anomaly　108
SSP test　97
STANMORE shoulder　432
starter muscle　57
step and twist phase　354
sternoclavicular joint (SCJ)　22, 45
sternoclavicular ligament　22
sternocleidomastoideus muscle　22
sternohyoideus muscle　22
sternothyroideus muscle　22
stick-stick　142
stiff and contracted shoulder　169
stiff and painful shoulder　150
stooping exercise　155, 442
straight downward stroke）　56
stregthening supraspinatus and short-arc abduction exercise　237
stretching　455, 463
STRYKER notch shoulder view　107, 286
subacromial bursa　417
subacromial bursitis　155
subacromial impingement　150, 163
subacromial joint　37
subacromial painful arc　166
subacromial pressure　79
subclavian artery　32
subclavius　26
subcoracoid impingement syndrome　165
subdeltoid joint　37
subglenoid synovial pouch　91
subluxatio of the shoulder　306
subluxation　277
subluxing shoulder　233
subordinate pivotal positions　50
subscapular artery　32
subscapular nerve　30
subscapularis　27
subscapularis bursa　116
sulcus sign　94, 234
superficial　455
superficial tear　186
superior adduction　127
superior angle　16
superior approach　421
superior border　16

superior glenohumeral ligament (SGHL)　23
superior labrum anterior and posterior injury　396
superior thoracic artery　32
supero-humeral joint　37
supraacromial bursitis　263
supraclavicular nerve　22
supraglenoid tubercle　17
suprahumeral gliding mechanism　151
suprahumeral joint　37
suprascapular artery　32
suprascapular ligament　17
suprascapular nerve　30, 417
suprascapular notch　17
supraspinatus　27
supraspinatus outlet position　106
supraspinatus syndrome　156
supraspinous fossa　16
swing of the lumberjack　56
synovectomy of the shoulder joint　424
syringomyelia　114

T

T字型切開　422
table sanding method　212
tapotements　456
tear drop　116, 118
tear of the rotator cuff and subacromial bursitis　396
tendinitis　101, 396
—— of the long head of biceps tendon　396
—— of the shoulder　156
tenomyosis　249
teres major　27
teres minor　27
teres minor capsular strain　399
teres minor or infraspinatus syndrome　399
The Shoulder　10
therapeutic exercise　456
THOMPSON 法　420
thoracic outlet compression syndrome　266
thoracic scapular humeral articulation　33
thoracoacromial artery　32
thorax　21
three dimensional range　33
three-quarter delivery　385
throwing　56
throwing injuries　349
throwing plane　385, 386, 406
time-angle　142
time-position　142
time-velocity　142
tongue shape　186
total shoulder　430

transacromial approach　196, 421
transit zone　64
translation of the humeral head　234
transverse axis　49
transverse cervical artery　32
transverse friction of Dr. Cyriax　456
transverse ligament　20
transverse tear　186, 188
trapezius　25
trapezoid ligament　19, 22, 44
trapezoid ridge　22
traumatic dislocation of the shoulder　278
traumatic osteolysis of the distal end of the clavicle　262
traumatic tendinitis　156
triangular　188
triangular space　28
triangular tear　186
triceps　28
trick abductor　46
trispherical total shoulder prosthesis　434
true adhesive capsulitis　151
true angle of glenohumeral joint　127
true lateral view　106
tubular bursa　24, 116

U

UCLA anatomic total shoulder　431
UEMATSU 法　428
underhand delivery　385
unstable shoulder arthrosis　403
up and downward swing　56
upward flexion　48

V

vertical axis　49
vibration　455

W

WATSON-JONES 法　428
WEBER 法　293
westpoint axillary view　107
WHEBLE-SKORECKI prosthesis　432
wind up phase　354, 358
wing　41
wooden rod exercise　213

Y・Z

YERGASON テスト　89, 159
zero position　50
zero position test　95
zero position ギプス包帯　418
zero starting position　50

人名索引

和文

あ

安里英樹　208
安達長夫　11, 118, 151, 288, 291
安部国雄　261
阿部秀一　66, 71
阿部宗昭　292
阿部靖　281
相澤利武　155, 165, 205, 216
青木光広　399
赤坂俊樹　347
赤星正二郎　398
赤星義彦　437
赤松功也　448
秋田恵一　35
秋吉隆夫　308
明智光秀　148
上尾豊二　154
浅野尚文　273
尼子雅敏　289
新井　315
荒牧健一　236
安藤直人　437
安楽岩嗣　143, 449

い

五十嵐三都男　424
井形高明　368
井口理　77
井澤一隆　271
井手淳二　204
井樋栄二　77, 154, 219, 279
井上善二郎　249
井上尚美　331
井上紀彦　316, 425
伊丹康人　437
伊坪敏郎　183
伊藤吾希夫　154
伊藤沙織　180
伊藤茂彦　272
伊藤直栄　127
伊藤信之　12, 236, 424
伊藤秀芳　428
伊藤博元　316
飯野三郎　316
池内宏　142, 143
池田亀夫　308, 329
池田均　51, 72, 157, 171, 245, 247
池永稔　316
石井壮郎　381

石垣範雄　180
石垣眞　307
石上宮子　344
石川知志　413
石黒隆　272, 325
石毛徳丸　208
石田肇　249, 250, 256
石田康行　399
石橋徹　431
泉恭博　317
磯又右衛門　9
市川徳和　151
市瀬武彦　272
乾浩明　74, 378
今泉君義　272
今田直紀　118
岩田玲　205
岩田清二　119, 314, 317
岩原寅猪　249, 250
岩堀祐介　401
岩森洋　263

う

宇田宙照　43
上村正吉　115, 205
梅原忠雄　317
浦川正人　19, 34, 66
浦田節夫　166
浦田節雄　295
浦野良明　268, 269

え

江川琢也　208
江原茂　117, 122
衛藤正雄　153, 216, 236
遠藤和博　30, 229, 236
遠藤寿男　11, 329

お

小川清久　116, 118, 119, 208, 270, 287, 325
小川剛司　122, 316
小田一　148
尾崎厚志　205
尾崎二郎　51, 205, 208, 245, 317, 411
織田信長　148
大泉尚美　183, 435
大井雄紀　347, 385
大江健次郎　273
大垣晶子　211
大垣治雄　307
大須賀友晃　411
大田方　147

大谷俊郎　437
大塚訓喜　262
大槻玄澤　15
大原稔盛　312
大前博路　281, 282
大谷道倫　316
岡崎敦　340
岡田陽生　160
岡村健司　237
岡本勉　144, 145
荻野幹生　262
奥山繁夫　115, 118
落合信靖　29

か

加藤貞利　316
加藤幹雄　354
嘉納治五郎　10
梶田幸宏　423
霞秀夫　318
片桐知雄　105
片山良亮　157, 230, 252, 265, 437
葛洪　9
金谷整亮　250
金子康司　262
蒲田和芳　463
神平雅司　291
亀田淳　411
川岸尚子　208
川島明　113, 329
川端秀彦　257
川部直己　316
河上淳一　375
河邨文一郎　249, 256
菅正隆　272
蒲原宏　289

き

木島康明　198
木下博　307
城戸正喜　23
菊川憲志　122, 312, 317
菊地一馬　23
北尾淳　316
北村歳男　280
衣笠清人　331

く・け

工藤洋　270
久津間智允　291
久米田秀光　317
熊谷純　11, 23, 155, 178, 221

熊谷英夫　122
黒田重史　182, 237
見目智紀　251

こ

小島利協　329
小菅眞一　257
小平博之　95, 98
小林昭　313, 317
小林博一　191
小林雅彦　423
小松田辰郎　281, 316
小宮山喜充　318
小山泰宏　401
古賀順一　437
後藤康夫　76
後藤康雄　215
高志鳳翼　9
黄帝　9
駒井正彦　247, 297
近藤憲二　143, 449
近藤正行　205
近良明　178
建道壽教　112, 124, 236, 247

さ

佐久間俊行　272, 274
佐々木淳也　375
佐々木誠人　95
佐志隆士　66, 117, 122, 222, 381, 385
佐藤克己　331, 446
佐藤克也　122
佐野博高　178
佐野実　272
佐原亮　72
西須孝　262
斎藤宏　237
齊藤英知　282
坂巻豊教　316
崎原宏　273
桜井悟良　358
桜田允也　317
里見和彦　270

し

清水和也　316
下崎真吾　276
神中正一　147, 149, 151, 287, 289
末直樹永　446

す

菅原黎明　144, 145
菅本一臣　115, 392
菅谷啓之　13, 196, 414, 449
杉田玄白　9
杉原隆之　122
杉村功　317
杉本勝正　405
杉基嗣　160

杉森一仁　270
鈴木一秀　396, 401, 413
鈴木加奈子　464
鈴木健一　236
住吉修逸　272

せ・そ

瀬川昌耆　248
関巌　437
関展寿　178, 463
関宏　262
仙石裕美　233
孫常太　107

た

田久保興徳　208
田崎篤　450
田島宝　316
田中攸一良　428
田中直史　73
田中千晶　344
田中直史　404
田中偉生　307
田中洋　51, 58, 68, 100, 280, 378, 385, 402
田畑四郎　205
田村耕一郎　464
田村正吾　208
多田浩一　93
多田秀穂　165
高木公三郎　142, 412
高岸憲二　12, 122, 320
高岸直人　114, 177, 195, 202, 207
高桑巧　252
高沢晴夫　387, 412
高澤祐治　314
高瀬勝己　122, 329
高田裕光　317
高橋輝一　207
高原啓子　210
高原政利　91
滝川昊　229
滝川一美　109
瀧内敏朗　295
瀧澤勉　122
竹内公彦　435, 446
竹岡宇三郎　10
竹田宜弘　308
竹村達弥　270
武田栄　142
武田躬行　317
武田芳嗣　375
武智秀夫　437
武富由雄　142
立花孝　98, 368, 460, 463, 464
立原久義　41
谷祐輔　401
玉井和哉　331
丹下和晃　423
丹波康頼　9

ち・つ

千葉慎一　196
津山直一　60, 424
塚越広　266
塚西茂昭　208
辻正二　407
辻公一郎　312, 315
土屋弘吉　291
筒井廣明　13, 449
筒井廣　143
坪内俊二　312
鶴田崇　464
鶴海覚治　115, 118, 151, 154

て

寺師宏之　237
寺谷威　347
照屋均　399, 407

と

戸松泰介　320
戸祭喜八　437
土居宗算　292
東村隆　158
時吉聡介　27
冨田恭治　205
朝長匡　291
鞆田幸徳　411
豊川成和　284, 347
鳥巣岳彦　264, 272

な

名倉素朴　9
名倉弓雄　307
名越充　178, 398
那須久代　30
那須亨二　317, 340
中尾佳裕　178
中川滋人　398, 401, 405
中川照彦　178, 197
中川信　208
中澤明尋　262
中島勲　143, 449
中島清隆　157
中島大輔　178
中嶋寛之　279, 285, 291, 337
中田勝　312, 315
中根康博　272
中野謙吾　272
中溝寛之　377, 411
中村恒一　204, 215, 252
中村常一　196
中村信之　197
中村真里　375, 384
中村康雄　375
中村隆二郎　122
仲川嘉之　159, 313, 331, 347
永井琢己　146, 204

に

長尾秋彦　463
長尾宗治　9
長雄英正　272
長倉栄　270
夏恒治　383
楢山鎮山　9

に

二宮俊憲　76
二宮裕樹　201, 312
二宮彦可　9
二村昭元　35
西川仁史　364
西嶋隹嘉　157
西田圭一郎　270
西中直也　81, 281
西村哲　268
仁科秀雄　317

ぬ・の

沼尻雅之　263
野坂健次郎　272
野島晃　366
野末洋　290
野田剛　413
野間慎朗　320
信原克哉　10, 66, 422

は

羽根田貞郎　259
長谷川幸治　317
萩原健二　338
橋口宏　166, 329
橋倉一裕　437
橋本淳　155, 199, 240, 358, 386, 405, 448
橋本卓　151, 178, 183, 248, 271
橋本祐之　371
畑幸彦　23, 119, 196, 201, 208, 281, 315
畠山雄二　208, 280, 329
花村浩克　114
華岡青洲　9
浜田純一郎　26
浜田彰　160
濱田一壽　178, 446
林田賢治　401
林正樹　368, 412
原田幹生　205
原徹也　428
原寛徳　281
原文吉　151, 177
原正文　401, 449

ひ

日高滋紀　320
日野高睦　117, 221
樋口三郎　292
東敦　199
平井啓　316
平川誠　248

平山隆三　207
広瀬和彦　266
広瀬宣夫　273
廣岡孝彦　340
廣瀬隼　338

ふ

深谷泰士　344
福井圀彦　230
福島充也　247
福島克也　75
福田公孝　143, 449
福田登　235
福田宏明　11, 199, 329
藤井康成　375, 402
藤田耕司　119, 281
二井数馬　183
船越正男　270
古澤清吉　266

ほ

保刈成　247
北宋　9
洞口敬　124
堀井基行　122
堀川哲男　316
本清憲一　272
本間光正　114

ま

真島暉明　272
前田智　196
前田利治　307
松井健郎　165
松浦恒明　178
松岡俊哉　365
松田昌美　213
松野誠夫　151, 291, 299
松葉健　262, 317
松橋智弥　208
松原統　285, 291
松村昇　339
松本真一　359
万納寺毅智　316

み

三浦信義　317
三笠元彦　11, 118, 151, 154, 207, 431, 437, 449
三上真弘　321
三上容司　276
三木威勇治　10, 35, 37, 114, 149, 151, 177
三澤典子　173
三谷晋一　314
三井弘　270, 437
三原研一　401
三森岐栄　194, 216, 321
三森甲宇　35, 76, 96, 195, 219, 304, 347

水谷仁一　375
水野祥太郎　148, 151
射延みどり　210, 211
皆川洋至　125, 185, 188, 226
南村武彦　208
宮岡英世　316
宮尾益克　10, 282, 291
宮崎貞二　322
宮沢知修　79, 181
宮下浩二　375, 464
宮田博夫　260
宮田康史　305
宮前珠子　127
宮本梓　72
宮本隆司　270

む

武藤芳照　412
村上成道　283
村木孝行　402, 463
村成幸　401

も

茂手木三男　249, 250, 252
望月智之　35, 188
望月由　183, 202, 283
森愛樹　249, 251
森岡健　115, 118, 291
森澤佳三　261, 321, 449
森澤豊　166
森雅文　316

や

矢野元男　317
矢吹省司　251
安永博　340
柳田隆　314, 315
柳瀬孝徳　263
山内直人　338
山口久美子　23
山口拓嗣　114, 181
山口光　126
山崎拓也　405
山崎祐一郎　122
山根慎太郎　183, 203, 205
山本宣幸　180, 202, 233, 282
山本龍二
　　11, 114, 199, 207, 284, 289, 316

ゆ・よ

湯川佳宣　316
横倉誠次郎　111, 112
横矢晋　124, 383
吉川玄逸　308, 399, 405
吉田篤　186, 316
吉田仁朗　316
吉松俊一　119, 266, 270, 314
吉村英哉　35
吉原元棟　9

米谷俊祐　338
米田稔　143, 449

わ

和田尋二　314

若林育子　100, 178
脇谷滋之　269
渡辺正毅　142

欧文

A

Aamoth 290
Abbott 422
Abboud 178
Ackerman 249
Adams 281, 282, 290, 368, 412
Adrian 143, 144
Adson 266
Ahlgren 233
Ahmad 295
Akerson 149, 177
Albee 429
Aldridge Ⅲ 207
Alexander 237
Allman 312
Alnor 109
Altchek 237
Amstutz 431
Anderson 287
Andre Latarjet 292
Andreason 113
Andrew 100
Andrews 388, 396
Andry 9
Antuñna 444
Anzel 314
Apoil 101, 168, 207, 399
Arens 114
Armstrong 202
Arnel 371
Arntz 440
Artz 291
Ashhurst 412
Askey 150
Augereau 207
Austin 436
Axen 114, 118
Aziz 424

B

Bael 149
Balyk 215
Banas 291
Bankart 9, 282, 288
Bardenheuer 282
Bargren 316
Bartl 208
Basmajian 230, 306
Bason 342
Bassett 57, 396
Bateman 30, 37, 44, 85, 145, 151, 156, 157, 159, 161-163, 195, 202, 205, 214, 237, 254, 261, 266, 282, 346, 389, 424, 430
Baulot 436
Bayley 12, 317
Bechtol 431
Beddow 433

Bell 237
Beltran 428
Benegas 335
Benjamin 424
Bennett 112, 404, 422
Benton 344, 387
Bera 149
Bergfeld 321
Bergmann 436
Bernard 313
Bickel 432
Bigliani 35, 165, 216
Birkner 111
Birmingham 208
Bishop 446
Black 265
Blauth 182
Blazina 306
Bloch 39, 57, 150, 151
Bloom 79
Blumensaat 308
Bogue 429
Boileau 20, 434, 435, 436
Boinet 264
Bokor 308
Bonica 250
Bonnevialle 444
Borenstein 258
Bost 282
Bosworth 37, 150, 156, 196, 316
Bourne 74
Boyd 292, 308
Boytchev 290, 291
Brailsford 112
Braune 52, 61
Braunstein 23, 119
Brav 284, 304
Bristow 291
Broca 9, 281, 282
Bronk 144
Bronner 150
Broom 144
Browne 316
Brukner 96
Brumback 207
Bryce 347
Buckingham 435
Buechel 433
Burman 143
Burns 396
Burrow 430

C

Cahill 262, 412
Cailliet 37, 162, 163
Caird 284
Caldwell 325
Campbell 175, 196
Cave 125, 308
Chaco 230
Chakravarty 196
Chambler 166

Chansky 178
Chao 71
Charcot 266
Chaumet 149
Chechik 226
Chen 296
Cheung 178, 289, 435
Chin 203, 446
Chopp 178, 181
Chung 259, 262
Churchill 436
Cicoria 354
Cisternino 308
Claggett 266
Clavert 331
Clayton 270, 431
Cleaves 110
Clinton 436
Codivilla 290
Codman 10, 24, 33, 38, 48, 50, 52, 55, 61, 90, 101, 114, 127, 148-150, 156, 157, 163, 164, 177, 214, 229, 264, 327, 421, 461
Codsi 431
Cofield 439
Colley 149
Collins 291
Comtet 144, 145
Connolly 285
Cooper 22, 159, 163, 237, 278
Copeland 430
Copeman 249
Corbeil 155
Corteen 320
Costouros 208
Court-Brown 389
Coventry 150
Crosby 436, 448
Cubbins 420, 421
Cuomo 446
Curlig 282
Curran 268
Curtis 159

D

Danlos 229
Danzig 285
Darrach 202, 421
Das 229
Daubenspeck 161, 186, 187, 195
Davidson 380
Dawbarn 180
De Anquin 282, 286, 287, 293
De Belder 272
De Seze 37, 150, 160
De Wilde 436
Debeyre 205
Decoulx 343
Delitala 291
Delude 66
Dempster 229, 236
Depalma 19, 118, 150, 151, 161, 196, 233, 261, 282, 290, 304, 306, 425

DESAULT 418
DESHMUKH 446
DESMET 269
DESPLATS 149
DEUTSCH 435
DEWAR 317, 424
DIAS 283
DIDEE 107
DIERICKX 207
DINES 178
DIVELEY 404
DODSON 208
DOLLINGER 150
DOODY 51, 62
DOTTER 368, 412
DOURSOUNIAN 292
DOWDY 230
DUN 385
DUPLAY 148, 149
DUPUS 262
DURALDE 204, 331
DUTOIT 281, 282, 292

E

EARWAKER 334
EDELMANN 429
EDELSON 112, 401
EDEN 281, 288
EDWARDS 445
EDWIN SMITH 8
EGGENSCHWYLER 114
EHLERS 229
EHRLICH 284
EISENHART-ROTHE 236
EJESKAR 316
EKELUND 436
ELHASSAN 436
EL-KHOURY 119, 287
ELOESSER 266
ENGELBRECHT 431
ENNEVAARA 159, 160, 186
EPPS JR. 326
ERLANGER 144
ESCAMILLA 411
ESPOSITO 154
EULENBERG 259
EVE 9
EWALD 149

F

FABRE 289
FAIRBANK 425
FALCONER 266
FARRON 435
FASSBENDER 250
FAVRE 434
FEELEY 446
FENLIN 432
FERRARI 34
FICK 27, 54
FINDLAY 343

FINNAN 196
FISCHER 52, 61, 346
FISK 106
FITZWILLIAMS 259
FLATOW 237
FLEISIG 385
FLOWER 9, 282
FLURY 294
FOWLER 149
FRANK 202
FRANTA 446
FREEDMAN 62
FREISIG 377
FRIEDL 114
FRIGG 340
FROIMSON 344
FUNAKOSHI 178
FUNK 165

G

GALATZ 208
GALVANI 143
GARDNER 422
GARTH 107, 399
GASSER 144
GAUGER 422
GEDUIN 207
GEGENBAUER 1
GENTS 166
GEORGEBERS 8
GERBER 98, 207, 401
GERHARDT 208
GHELMAN 119
GHINST 429
GHORMLEY 259
GIBSON 259
GILCREEST 149, 152, 158-160, 163
GILFILLAN 429
GILMER 98
GLADSTONE 215
GLANZMANN 207
GLASGOW 396
GLICK 321
GLOUSMAN 167, 404
GODSIL 186, 204
GOLDING 10
GONG-YI HUANG 12
GOWLAND 260
GRADOYEVITCH 109, 261
GRAMMONT 434
GRAMMONT 434
GRANT 17, 32, 37, 150, 177, 229
GRAVES 265
GREEN 97
GREENFIELD 60
GRISTINA 434
GRONMARK 316
GRUBER 251, 260
GUNSEL 110
GUPTA 435
GURD 318

H

HA'ERI 207
HABERMEYER 77, 159, 247, 436
HADJICOSTAS 207
HAGERT 251
HALDER 66
HALL 261
HALLEY 259, 291
HALVERSON 261
HAMADA 181
HAMMOND 148, 151
HAN 100
HAND 155
HARMAN 434
HARMON 424
HARRYMAN 185, 218, 219, 229, 399, 401
HARTMANN 9, 281, 282
HATTRUP 445, 446
HAWKINS 81, 237, 305, 401
HEIKEL 202
HEINEKE 149
HELFET 291
HELMY 331
HENDERSON 290
HENRY 316, 420
HEPPENSTALL 327
HERMAN 259
HERMANN 145
HERMODSSON 114, 281, 282
HEYWORTH 402
HILL 9, 282
HILMY 12
HINDENACH 308
HIPPOCRATES 8, 277, 281, 287, 465
HISLOP 60
HITCHCOCK 150
HOCKMAN 36
HOELLRICH 207
HOFFMEYER 77, 248
HOHMANN 112, 267
HOLLAND 259
HOLMES 149
HORN 110, 311
HOROWITZ 149
HOU 424
HOUNSFIELD 124
HOVELIUS 284, 285, 288, 291, 292, 304
HOWORTH 230, 236
HUANG 235, 245
HUBER 23
HUFFMAN 401
HUSTON 267
HYBBINETTE 288

I

IANNOTTI 432
IDELBERGER 151
IMATANI 321
INMAN 33, 52, 60, 61, 144, 145, 281
IRLENBUSCH 208

J

Jacobs 155, 321
Jain 446
Jalovaara 229
Janecki 312
Jarjavay 149
Jennings 208
Jerosch 177
Jia 248
Jiunn Jer Wu 12
Jobe 97, 354, 388, 410
Joessel 282
Johnson 143, 266, 449
Johnston 54
Jones 429
Jost 380
Julliard 150, 152, 155

K

Kahn 96
Kai-Ming Chan 12
Kapandji 37, 57
Kaplan 393
Kappakas 316
Kappe 181
Kappis 264
Karadimas 290
Karas 237
Karelse 434
Karlsson 22
Kask 219
Katznelson 317
Kavanagh 347
Keener 178
Keiser 285
Kelly 98
Kelly II 272
Kemton 436
Kendal 99, 403
Kenmore 430
Kennedy 316
Kent 230
Kerlan 396, 399, 403, 412
Kernwein 114, 116, 118
Kessel 12, 166, 432
Kilbler 401
Kim 222, 401
King 149, 354, 389
Kinnett 285
Kiviluoto 285
Kivimäki 155
Klapp 149
Klepps 436
Kocher 278, 323, 422
Koehler 107, 110, 260, 346
Kölbel 432
Komi 357
Kopell 265
Kotzen 115
Kovacevic 202
Kretzler 237
Kronberg 19
Krueger 429
Kuester 149, 282
Kvitne 357
Kwang-Jin Rhee 12
Kwon 66

L

L'episcopo 425
Labriola 231
Laduron 429
Lähteenmäki 196
Laine 150
Lajtai 399
Lance 428
Lange 150, 249, 284
Lanz 42, 61, 132
Latarjet 291, 292
Laudner 385, 402
Lauro 114
Lavik 281
Lawlence 107
Lebar 237
Leborgne 335
Leclerc 306
Lecocq 317
Ledderhose 159, 160
Lee 272
Lehtinen 251
Leo Testut 292
Lettin 270, 432
Lévigne 436
Levine 375
Levinsohn 163
Levy 207, 446
Lewis 71
Liberson 110, 346
Liebolt 257
Limb 347
Limpisvasti 280
Lind 77
Lindblom 114
Lindholm 288
Linge 57
Linson 335
Lintner 258
Lippert 287
Lippmann 150, 159
Lirette 168
Lockhart 33, 61
Loew 155
Lohr 178
Long 122, 159
Lorbach 154
Loschke 149
Lovett 132
Lucas 258
Lugli 429
Lundberg 118, 151
Lusardi 295
Lyman 423

M

Magnuson 290
Mäkelä 266
Malkani 203
Mallon 229, 237
Malone 357
Manes 287
Manny 272
Marchais 166, 168
Mariani 162
Marmor 151
Marques 109
Martin 149, 306
Marx 196
Master 272
Mathys 432
Matsen 237, 436
Matsen III 150, 163, 237
Matti 291
May 291
Mayer 424
Maynoou 292
Mazas 432, 448
Mazoueè 396
Mcadams 411
Mccarty 446
Mcclelland 411
Mccully 100
Mccurrick 109
Mcfarland 99, 403
Mcglynn 306
Mcintyre 266
Mckeever 150
Mclaughlin 37, 150, 154, 163, 177, 186, 195, 202, 214, 308, 421
Mcleod's 354
Mcmurray 291
Mcnickle 450
Mcquillan 335
Mead 291
Meehan 305
Meis 337
Meister 375
Melis 178
Menachem 251
Mencke 346
Mercer 68
Meyer 10, 149, 158, 159, 177
Michaels 429
Michele 251, 263
Middernacht 435, 436
Miehlke 250
Milch 263, 264
Miller 279
Millett 272, 340
Mink 119, 287
Misamore 237
Mitchell 104, 404
Mochizuki 383, 409
Mologne 226
Monro 10, 177
Montagana 265, 399

MOORE 205, 261
MORELLI 207
MORREY 272, 289
MOSELEY 37, 102, 150, 151, 157, 159, 163, 282, 293, 318, 346, 417
MOTHE 278
MOYNES 98
MULLANEY 411
MUMFORD 149, 318
MYERS 99, 385, 401

N

NAGERL 71
NAKAGAWA 405
NAM 435
NEER 94, 150, 163, 165, 168, 177, 202, 218, 228, 233, 237, 248, 270, 295, 306, 324, 330, 401, 429
NEERGAAD 249
NELSON 151, 266
NEVIASER 114, 116, 118, 150, 186, 195, 205, 279, 316, 396
NEYTON 435
NHO 435
NICH 183
NICHOLSON 436
NICOLA 290
NILSSON 330
NISKANEN 288
NISSENBAUM 266
NOLAN 436
NOVÉ-JOSSERAND 181
NOYES 444
NUTTER 261
NYFFELER 434

O

O'BRIEN 96
O'DONOGHUE 306
O'DRISCOLL 237
OBERHOLZER 114
OGAWA 166, 289
OGILVIE-HARRIS 413
OH 181
OIZUMI 202
OLLIER 420
OLOFSSON 268
OSMOND-CLARK 290, 291, 304
OUTLAND 260
OWEN 151
OWENS 289
OZSOY 226

P

P-A PIERRE 259
PACE 347
PAGNANI 168
PAHLE 270
PAINTER 149, 157
PALMER 10, 282, 288

PAPPAS AM 99, 354, 401
PAPPAS GP 351
PARE 9
PARSONS 435
PASILA 150
PASTEUR 149
PATTE 165, 230
PAYR 150
PEAN 429
PEARL 208, 430
PEIPER 144
PELET 289
PERTHES 281, 282
PETER HALE 12
PETERSSON 119, 166, 177, 268, 312
PETTRONE 322
PFAHLER 435, 446
PFUHL 24, 35, 37, 150, 151
PHILLIPS 261
PIERRE 259
PILLAY 260, 261
PILZ 282
PLANCHER 218
PLATT 290
POIRER 261
POITRAS 402
POST 96, 204, 288, 304, 308, 316, 432
POULIART 281, 401
POWERS 321
PRIETO 286
PRODOMOS 23
PROTASS 313
PROTZMAN 230, 306
PUTMAN 149
PUTTI 290

Q

QUINLAN 259
QUIRING 24

R

RADAS 401
RADNAY 436
RAEBROX 308
RAFERT 122
RAHME 167, 288
RANDON 124
RANKIN 159
RAO 237
RAPPEY 436
RASK 265
RAUNIO 270
RAY 261
REEDER 144
REEVES 118, 432
REICH 262, 264
REICHEL 263
REISCHAUER 150
RENNER 261
REYNOLDS 396
RHEE 281, 450

RICE 436
RIEDINGER 258
RILL 155
RIOS 339
RISPOLI 71
ROCKWOOD 168, 196, 233, 306, 312, 346
RODEO 202
RODICHKIN 434
ROGER 9
ROJVANIT 143, 449
ROKOUS 105
ROPER 322, 431
ROSENORN 321
ROSER 281
ROSSI 403
ROSSIGNOL 259
ROTHMAN 290
ROVERT 125
ROWE 219, 237, 278, 281, 284, 288, 306, 428
RUGTVEIT 308
RUSSO 168
RUTER 293

S

SACHS 9
SAEGESSER 114, 294
SAHA 34, 50, 61, 145, 204, 229, 236, 283, 292, 424, 431
SAJADI 435
SALTER-HARRIS 412
SAMILSON 114, 118, 286
SANTAVIRTA 156
SARTORI 304
SARTORIS 122
SCAGLIETTI 290
SCALISE 435
SCHADE 249
SCHAI 334
SCHAR 110, 150
SCHEIBEL 280
SCHICKENDANTZ 397
SCHLYVITCH 261
SCHMELZEISEN 178
SCHNEEBERGER 207
SCHRAGER 149
SCHRODER 292
SCHULTZE 282
SCHUMANN 446
SCOTT 237, 242, 308
SEEGER 122
SELECKY 296
SELEGMANN 272
SEVER 425
SEVERT 435
SHAW 306
SHEVLIN 145
SIEGEL 431
SIEVERS 149
SIMMONDS 150
SINGLETON 57
SIR BAKER 10
SIR HARRY PLATT 290

Sisk 292
Skedros 95
Skinner 177
Smith 10, 177, 313, 330, 445
Smith Petersen 202
Smythe 335
Sneppen 12
Snyder 101, 143, 396, 449, 450
Sohier 39, 40, 44, 45, 52, 57, 63, 455, 456
Soholoff 266
Solem 79
Sonnery-Cottet 401
Soslowsky 34
Soto-Hall 160
Spahn 207
Sperling 446
Spillane 266
Spoor 292
Sprengel 259
Stack 290
Stamm 175, 237
Steinbrocker 150, 266
Steindler 54, 59
Steinhausen 61
Stenlund 156
Stieda 149
Stilli 10
Stimson 287
Stoller 117
Strizak 118
Stryker 107
Stubbins 314
Sugalski 281
Sullivan 351
Svirsky-Fein 272
Symeonides 281, 304
Szabo 431, 436
Szubinski 150
Szyszkowitz 334

T

Taljanovic 393
Tarsy 159, 160
Tengan 399
Terrier 435
Thomas 282, 401, 402, 430

Thompson 420
Throckmorton 338
Thur 207
Tibone 291, 308, 310, 412
Tirman 117
Tischer 312
Todd 265
Tossy 312
Townley 163, 282
Trenerry 215
Trillat 291
Tronzo 287
Tullos 354
Turek 50, 151, 163, 307
Tyler 99, 100, 401, 402

U

Uhthoff 166, 177
Urist 321

V

Valtancoli 290
van de Sande 181
Vandembussche 207
Vargas 316
Velpeau 418
Venable 430
Verborgt 432
Vittorio Putti 290
von Eisenhart-Rothe 231
von Hecker 263
Vosschulte 150

W

Wachsmuth 61
Walch 101, 165, 380, 399
Waldburger 152
Walker 436, 437
Wall 259
Walsham 259
Wang 35
Warner 34, 99, 401
Watson-Jones 290, 323
Weaver 316

Weber 293, 424, 436, 446
Weddell 266
Weiner 214, 268
Weiss 118, 267
Wellish 150
Wellmann 292
Weng 292
Werder 109, 262
Werner 166, 208, 390
Wertheimer 109, 261
Weseley 412
Weston 119, 268
Wheble 430
Whilmoth 289
White 112, 287, 424
Wiedenbauer 144, 145
Wierks 435
Wilber 346
Wiley 143
Wilk 402
Willett 259
Williams 324, 435
Wilson 205, 259
Wirth 258, 422
Wolfgang 195, 266
Wrede 149
Wright 266, 390
Wulker 248

Y

Yamaguchi 237
Yamamoto 165, 226
Yamshon 144, 145
Yeh 377
Young 291, 435
Yu 178

Z

Zawacki 351
Zdravkovic 346
Zilber 208
Zimmer 112
Zippel 432
Zlatkin 122
Zuckerman 335